Schulgesundheitslehre.

Das Schulhaus und das Unterrichtswesen,

vom hygienischen Standpunkte

für Ärzte, Lehrer, Verwaltungsbeamte und Architekten

bearbeitet von

Dr. Eulenberg,
Geheimer Ober-Medicinalrath.

und

Dr. Bach,
Direktor des Falk-Realgymnasiums zu Berlin.

Mit zahlreichen Illustrationen.

Berlin.
J. J. Heines Verlag.
1891.

Vorrede.

Bei den Fortschritten der Wissenschaften, welche mit der Schulgesundheitspflege in engster Verbindung stehen, dürfte es gerechtfertigt erscheinen, zeitweilig sowohl über die wirklichen Errungenschaften, als auch über die auseinandergehenden Anschauungen, welche im Verlaufe der Jahre auf dem Gebiete des Schulwesens ihre Vertreter gefunden haben, eine Ausschau zu halten, um sie an der Hand der Hygiene und der Erfahrung kritisch zu beleuchten und vorurteilsfrei nach ihrem Werte zu prüfen. Von diesen Erwägungen sind die Verf. ausgegangen, als der Antrag, ein Werk über Schulgesundheitspflege herauszugeben, an sie herantrat.

Die Erhaltung der Gesundheit der Schuljugend hat man zu allen Zeiten nach ihrer folgenreichen Bedeutung zu schätzen gewusst, aber sie ist im Verlaufe unseres Jahrhunderts erst zum Losungswort geworden, je mehr man zur Erkenntnis der gesundheitlichen Schäden gelangte, welche der Jugend aus dem Schulbesuche erwachsen können. In der Beurteilung dieser Mängel das richtige Mass zu halten und bei der Erörterung der bezüglichen Abhilfmassregeln stets deren Ausführbarkeit zu berücksichtigen, war der leitende Gesichtspunkt der Verfasser. Denn auf keinem Gebiete ist der Weg der besonnenen Reform gebotener und das Mittel einer Revolution verderblicher als in der Gestaltung des Erziehungs- und Unterrichtswesens.

Die Wichtigkeit der inneren Einrichtung des Schulhauses und seiner Nebenanlagen, sowie die spezielle Architektur der Lehrzimmer haben wir gebührend hervorgehoben, weil zunächst die Räumlichkeiten, in denen die Schüler längere Zeit verweilen, den hygienischen Anforderungen entsprechen müssen und auch der Medizinalbeamte, bezw. der Schularzt sich mit den baulichen Bedingungen vertraut machen muss, welche behufs Vermeidung gesundheitsschädlicher Einflüsse zu erfüllen sind, während der Architekt an alle hygienischen Faktoren erinnert wird, welche bei Schulbauten niemals übersehen werden sollten. In dieser Beziehung verweisen wir auf die Konstruktion der verschiedenen Bauten, der einzelnen Geschosse, der inneren Wände, der Fensteranlage, der Zimmerdecken, der Schornsteinanlage etc., wobei der

Hygieniker und der Architekt Hand in Hand gehen müssen. Von diesem Standpunkte aus glauben wir berechtigt zu sein, unser Werk nicht nur den Aerzten und Lehrern, sondern auch den Verwaltungsbeamten und Architekten zur Berücksichtigung zu empfehlen.

Da die schnelle Fortsetzung und Vollendung unseres zunächst lieferungsweise erschienenen Buches durch unerwartete Widrigkeiten und Schwierigkeiten gehemmt worden ist, so sind bereits einzelne Lieferungen einer anerkennenden Kritik unterworfen worden. Wenn aber von pädagogischer Seite die historische Einleitung für überflüssig erklärt worden ist, weil Spezial-Werke hierüber genauere Auskunft erteilen, so lag es nicht in unserer Absicht, diese überflüssig zu machen, sondern nur eine allgemeine Uebersicht dessen zu liefern, was bereits für die allgemeine Bildung, speziell für den Schulunterricht und die hygienische Ausstattung der Schulbauten angestrebt worden ist, da die Vergangenheit nicht unberücksichtigt bleiben darf, wenn man auf einem Gebiete Reformvorschläge machen will, auf welchem schon die tüchtigsten Kräfte gearbeitet haben. Auch war das Ausland zu berücksichtigen, das die deutschen, besonders die preussischen Verhältnisse in ihrem Werden und Sein so genau nicht kennt wie wir.

Aerztlicherseits hat unsere pag. 371 ausgesprochene Ansicht: dass bei herrschenden akuten Infektionskrankheiten die Zulassung gesunder Kinder zum Schulbesuche zu gestatten sei, wenn man auf eine sorgfältige Isolierung der betreffenden Schüler rechnen könne, Widerspruch erfahren, indem behauptet wurde, dass namentlich auf dem Lande die Ausschliessung dieser Kinder vom Schulbesuch eine wichtige Massregel sei. Wir wollen diese Thatsache um so weniger bestreiten, als wir ja ausdrücklich hervorgehoben haben, dass nur unter der Voraussetzung der Isolation der Kranken die fragliche Zulassung zu gestatten, folglich im entgegengesetzten Falle zu verbieten sei.

Liest man pag. 371 und 372 im Zusammenhange, so wird man finden, dass den verschiedenen Schulverhältnissen hinreichend Rechnung getragen worden ist, wenn auch Stadt und Land nicht überall scharf gegenüber gestellt worden sind. Die hygienischen Grundsätze bleiben ja überall dieselben, mag es sich um Stadt- oder Landschulen handeln. Der Unterschied zwischen beiden Schulen soll streng genommen nur in Aeusserlichkeiten, d. h. in der mehr oder weniger reichlichen Ausstattung der Bauten und der inneren Einrichtung bestehen, der hygienische Zweck soll überall in den Vordergrund treten, wenn auch die Mittel zur Erreichung dieses Zieles nach Lage der Sache verschieden sein müssen, worauf wir wiederholt hingewiesen haben.

Das auf S. 217 beschriebene Subsell hat auf dem Bonner Realprogymnasium während eines Jahres die Probe bestanden und auch die Anerkennung seiner Zweckmässigkeit seitens des Regierungskommissars gefunden.

Es sind nicht alle Abschnitte mit gleicher Ausführlichkeit behandelt. Wir haben namentlich diejenigen Punkte hervorgehoben und eingehender besprochen, welche in den vorhandenen hygienischen Werken noch nicht die genügende Berücksichtigung oder Klärung gefunden haben. Wenn wir z. B. die „gymnastischen Einrichtungen und Veranstaltungen" mit grösserer Ausführlichkeit behandelt haben, so geschah es mit Bedacht, weil dieselben noch nicht ausreichend mit dem Ganzen der Hygiene verwoben, andererseits aber doch ganz besonders wichtig zur Erziehung eines körperlich wie geistig gesunden und kräftigen Geschlechts sind. In der Gymnastik — im weitesten Sinne gefasst — liegen ausserordentlich wichtige treibende und bildende Kräfte und in dem Turnunterricht ist ein fester Anhalt, ein sicherer Boden für gedeihliches Fortschreiten in dieser Richtung gewonnen. Dieser Umstand ist von manchen nicht gewusst oder wohl verkannt; aber für uns liegt darin recht eigentlich der positive Teil der Gesundheitspflege, die aktive Hygiene, wie sie sich dem anthropologisch und klimatisch so begünstigten Hellenentume aus seinen äusseren und inneren Verhältnissen fast unbewusst von selbst ergab und wie sie auch von uns unter gekünstelteren und verwickelteren Verhältnissen gepflegt werden muss, wenn wir in unserem Menschentum etwas von der hellenischen Kalokagathia wahren oder aufnehmen wollen.

Aus ähnlichen Gründen haben wir die Ferienkolonieen einer eingehenderen Besprechung unterworfen, als es von unseren Vorgängern gemeinhin geschehen ist, zumal jetzt erfreulicher Weise diese Einrichtung ein Gegenstand der Fürsorge immer weiterer Kreise wird. Wenn wir auch dem Kindergarten einen besonderen Abschnitt gewidmet haben, so thaten wir dies in der Absicht, diese segensreiche Einrichtung, die in neuerer Zeit wieder manche Verkennung und Verzerrung erfahren hat, in ihrer hygienischen Bedeutung hervorzuheben. Ein neu und frisch sich entwickelndes Gebiet der Schulgesundheitspflege ist die Sprachheilkunde, auf die wir deshalb in einem besonderen Abschnitte über Sprechübungen und Sprachfehler hingewiesen haben.

Im allgemeinen wird den Lesern überall das Bestreben entgegentreten, die Anforderungen der Hygiene mit den Zielen und Aufgaben der Schule in Einklang zu bringen und zu zeigen, dass die Schule überhaupt eine hygienische Anstalt in hervorragendem Masse ist. Sie strebt eine allseitige Ausbildung der Kräfte an; das geht nicht anders zu erreichen als durch Anstrengung und Uebung im Unterricht. Die Hygiene ist kein Hindernis, sondern ein Beförderungsmittel des Unterrichts und der Erziehung im musisch-gymnastischen Sinne. Es ist also eine entschieden einseitige Betrachtungsweise der Dinge, wenn bei Männern wie Fr. Nietsche oder Renan die Grösse eines Fortschrittes danach bemessen wird, wie viele ihm geopfert werden müssen, und wenn ihnen so die Hygiene „das Bedenken erregt, dass sie das Leben in Millionen schwacher und unnützer Wesen aufrecht erhält, die eher sterben sollten." Wir müssen bekennen, wir haben allerdings kein

Verständnis für diesen „aristokratischen Radikalismus, welcher die Erziehung einer höheren Menschenart, des „Uebermenschen", anstrebt, auch wenn sie nur dadurch erreicht werden könnte, dass „Massen von Menschen, wie wir sie kennen, hingeopfert werden" müssten. Unser Ideal ist Platons Republik nicht.

Es bleiben noch viele Fragen zu beantworten, noch viele Aufgaben zu lösen. Besonders möchten wir die deutschen Aerzte und Schulmänner zur sorgfältigen Sammlung eines umfassenderen Beobachtungsmaterials auffordern, wie es Hertel und Key in so anerkennenswerter Weise für unsere nordischen Stammverwandten gethan haben. Denn gerade nach dieser Seite sind bei uns die statistischen Aufstellungen noch so jung, noch so wenig folgerichtig durchgeführt, dass sie nur zum Teil als sichere Grundlage von Massnahmen der Behörden dienen können.

Dass sich hier Arzt und Schulmann zu gemeinsamer Arbeit verbunden haben, wird als kein Nachteil angesehen werden; im Gegenteil dünkt es uns, als könne es dem Gemeinwohl nur förderlich sein, wenn die Vertreter des hygienischen und des pädagogischen Standpunktes sich verbinden und verständigen; denn ein Gegensatz besteht zwischen ihnen nicht oder soll wenigstens nicht bestehen, wenn die Jugend nach richtigen Grundsätzen erzogen werden soll.

Bonn und Berlin, März 1891.

H. Eulenberg. Th. Bach.

Inhaltsverzeichnis.

Historischer Ueberblick
der
Entwicklung des Unterrichtswesens.

Die Entwicklung des Erziehungs- und Unterrichtswesens steht mit dem jedesmaligen Stande der Kultur und Gesittung, mit dem herrschenden Zeitgeiste und einem mehr oder weniger ausgebildeten Familienleben im engsten Bunde. Der Entwicklungsprozess vollzieht sich in der ganzen Natur; auch der Mensch, ein Produkt der schöpferischen Natur, entwickelt sich erst als vernünftiges Geschöpf; wie seine körperliche Ausbildung der Pflege und Wartung bedarf, so wird auch sein geistiges Leben, sein Fühlen und Wollen, sein Denken und Handeln durch die Eindrücke angeregt, welche in seiner nächsten Umgebung, in der Familie, auf ihn einwirken. So körperlich und geistig vorbereitet, wird er für einen planmässigen Unterricht befähigt, der zur Erreichung seiner Lebensaufgabe führen soll, indem er nicht nur die Ausbildung des Verstandes und die Erwerbung nützlicher Kenntnisse, sondern auch die sittliche Bildung zu seinem Ziele macht. Sofern jeder Unterricht das gesamte geistige Leben in Anspruch nimmt und dadurch eine erziehende Wirkung äussert, sind Erziehung und Unterricht Wechselbegriffe, deren einer den andern bedingt, denn die Erziehung im engeren Sinne ist das Produkt des Unterrichts und der Unterricht ist das Mittel zur Erziehung und Entfaltung des selbstbewussten geistigen Lebens.

Es liegt auf der Hand, dass die Art und Weise der Erziehung und des Unterrichts zu allen Zeiten von dem Grade der Kulturentwicklung und der ganzen Denkungsweise eines Volkes abhängig blieb. Die Notwendigkeit der Erziehung haben auch die ältesten Kulturvölker anerkannt, da ein Staat ohne Jugenderziehung sich nicht weiter entfalten kann. Im alten Athen erhielt die Ausbildung der Jugend eine besondere Richtung, wonach Alle ein und dieselbe Erziehung erhalten sollten, weil alle Glieder eines Staates einen gemeinschaftlichen Endzweck hatten. Im Wesentlichen handelt es sich hierbei um eine Staatserziehung, in welcher der individuellen geistigen Entwicklung kein Raum gelassen wurde.

Plato hat in seiner „Politeia" das System idealer Bürgererziehung aufgebaut, welches auch Aristoteles in seinen Grundzügen adoptiert hat.

In Athen begann die Ausbildung mit dem Elementarunterricht im Lesen, Schreiben und Rechnen. Darauf folgte die höhere geistige Ausbildung in der μουσική und die planmässige körperliche Ausbildung in der γυμναστική. Beide vereint sollten der harmonischen Ausbildung aller Anlagen und Kräfte der Seele und des Körpers dienen. Der Hellene konnte sich eine einseitige Erziehung gar nicht denken. Die Knaben besuchten die Palaestra (Ringschule), in der sie sich unter Leitung der „Paidotriben" (Lehrer der Ringkunst) übten, vom Leichtern zum Schwereren fortschreitend. Hörte mit dem 18. Lebensjahre die eigentliche musische Bildung auf, so wurde dagegen die Gymnastik in den Gymnasien weiter betrieben.

Die Gymnasien, welche stets Palaestra (Ringschule), Dromos (Lauf- und Rennbahn) und Xystos (bedeckter Säulengang für die Leibesübungen im Winter) umfassten, waren sehr ausgedehnte Anlagen mit Uebungs- und Spielplätzen, mit Räumen für Ballspiele und Bäder, aber auch mit Hallen und Sälen, in welchen die Rhetoren und Philosophen ihre Schüler um sich sammelten, so dass sie allmählich den Mittelpunkt des geselligen und geistigen Lebens bildeten. *)

In Sparta, wo der Staat die Erziehung der Knaben schon mit dem 7. Lebensjahre in die Hand nahm, zielten die Leibesübungen, die Abhärtung des Körpers und das Ertragen der verschiedensten Entbehrungen nur auf kriegerische Zwecke hin. Ausser dem Erlernen von Lesen und Schreiben war der Unterricht im Gesange, in der Musik und im rhythmischen Tanze auf die Ausbildung des Geistes gerichtet, obgleich die Ausbildung des Körpers die des Geistes bei Weitem überwog und die notwendige Folge des kriegerischen Geistes war, welcher die Spartaner erfüllte.

Die Musik, die alle menschlichen Empfindungen beherrschende Macht, haben die Griechen zur Kunst erhoben, wie ja auch das Wort „Musik" aus der griechischen Sprache stammt. Die pythischen Spiele zu Delphi waren hauptsächlich der Musik gewidmet. Aber auch bei anderen Volksfesten und Wettkämpfen der Hellenen machte sich neben dem gymnastischen das musische Element geltend. Bei den olympischen Spielen kämpften auch Dichter und Sänger um den „Olivenkranz".

Im alten Rom war der Unterricht der Jugend wie in Athen Privatangelegenheit. Auch hier begann der Elementarunterricht im siebenten Lebensjahre, während die weitere Ausbildung in andern Schulen sich vornehmlich mit der Erklärung der Klas-

*) Die Lehranstalt von Plato wurde „Akademie", die von Aristoteles „Lykeion" (Lyceum) genannt, Namen, die sich in anderer Bedeutung bis auf die Gegenwart erhalten haben. Seit 1812 heissen in Preussen die höhern Schulen „Gymnasien", welche für das Universitätsstudium vorbereiten.

siker und Dichter beschäftigte. Die alten Römer nannten den für die Ausbildung des Geistes bestimmten Ort „ludus", eine den körperlichen Spielen entlehnte Bezeichnung. Erst mit dem Einfluss der griechischen Bildung entstand der Name „Schola" und bezeichnet ursprünglich die „Musse" oder die in der Musse abgefassten wissenschaftlichen Arbeiten.

Die Schulbildung dauerte bis zum siebenzehnten Lebensjahre, worauf mit der Anlegung der Toga virilis, eines Ueberwurfes über das Unterkleid, Tunica, die Berechtigung zum Eintritt in das öffentliche Leben und zur Beteiligung an demselben eintrat. Eine höhere Ausbildung in der Rhetorik und Philosophie für die nach Staatsämtern Strebenden erteilten die Schulen der Rhetoren. Nur einzelnen lateinischen und griechischen Rhetoren wurde eine Unterstützung aus öffentlichen Mitteln gewährt, was aber erst unter der Regierung des Kaisers Vespasianus nachhaltiger geschah. Der Kaiser Hadrian gründete 135 n. Ch. aus Staatsmitteln das „Athenäum", eine Anstalt, an welcher Lehrer in allgemeinen Wissenschaften, in den sog. Artes liberales, Unterricht erteilten oder Schriftsteller ihre Werke öffentlich vorlasen. Letzteres geschah auch schon zur Zeit des Kaisers Augustus. Das Athenäum näherte sich aber schon mehr unsern heutigen Universitäten.

Den wesentlichsten und nachhaltigsten Einfluss auf Erziehung und Unterricht übte die Verbreitung des Christentums aus, indem der Unterricht allmählich allgemeiner wurde und nicht auf die höheren Stände beschränkt blieb; seine Ausdehnung auf die übrigen Klassen der Bevölkerung hat sich jedoch äusserst langsam vollzogen, und es verflossen noch Jahrhunderte, bevor von einem Volksunterricht die Rede sein konnte.

In den ältesten christlichen Schulen nannte man die Schüler, welche noch nicht getauft waren und dort in der christlichen Religion Unterricht erhielten, Katechumenen, daher auch die Schulen, die ganz unter der Aufsicht der Geistlichen standen, Katechumenenschulen genannt wurden. Sie dienten zur Ausbildung in der Glaubenslehre. Diese scholastische, aus aristotelischen und theologischen Lehrsätzen zusammengesetzte Verstandeslehre unterschied sich wesentlich von der Scholastik der Römer, welche die an den kaiserlichen Schulen angestellten Lehrer der Beredsamkeit vortrugen.*)

Karl der Grosse (768—814) erkannte die hohe Bedeutung des Unterrichts für die Volksbildung und bemühte sich, durch Heranziehung von Künstlern und Gelehrten den Sinn für Kunst und Wissenschaft immer mehr anzuregen. Die Schulen, die in engster Verbindung mit den Klöstern standen und eigentliche „Klosterschulen" waren, suchte er für die Laien nutzbringender

*) Die Methode, die Dialektik auf das Dogma anzuwenden, erreichte im 13. Jahrhundert ihren Höhepunkt, nachdem durch Übersetzungen die aristotelischen Schriften der allgemeinen Benutzung zugänglicher geworden waren.

1*

zu machen und ihren bisherigen engen Wirkungskreis zu erweitern. Karl der Grosse sowohl als sein Nachfolger Ludwig der Fromme knüpften die Anlegung neuer Bistümer oder Stiftungen an die Bedingung, dass sich die bei den Kathedralkirchen vereinigten Kanoniker (die ein gemeinsames Leben nach bestimmten Regeln, Canones, führten) verpflichteten, Schulen für den Volksunterricht damit zu verbinden. Hieraus entstanden die Dom- und Stiftsschulen im 9. und 10. Jahrhundert, während die errichteten „Landschulen" nur ein ephemeres Bestehen hatten und unter den Nachfolgern Karls wieder verfielen, weil die sozialen Verhältnisse und der geringe Bildungsgrad der grossen Volksmasse das Bedürfnis für Volksschulen und öffentlichen Unterricht noch nicht aufkommen liessen. Der Vorsteher der Klosterschule zu Fulda, Rhabanus Maurus (804), genoss als Schulmann insofern einen grossen Ruf, als er einen ausführlichen Commentar zum Unterrichte in den „Artes liberales" verfasste und die Dialektik als Königin aller Künste und Wissenschaften pries, da nur diese allein Kenntnisse und Weisheit verleihen könne.

Die sieben freien Künste waren schon seit dem 5. Jahrhundert die Hauptgegenstände des Unterrichts. Das „Trivium" umfasste Grammatik, Dialektik und Rhetorik, das „Quadrivium" Musik, Arithmetik, Geometrie und Astronomie. Ersteres sollte zum Verständnis der heiligen Schrift führen, letzteres die Hülfsfächer lehren, welche zur Förderung des Gottesdienstes, zur Erlernung der Baukunde und der kirchlichen Zeitrechnung für erforderlich erachtet wurden.

Der geistlich scholastischen Bildung trat die ritterliche Erziehung gegenüber, indem sie den sogenannten „sieben freien Künsten" dem Trivium und Quadrivium der Klosterschulen die „sieben ritterlichen Vollkommenheiten" entgegen stellte, nämlich Reiten, Schwimmen, Pfeilschiessen, Fechten, Jagen, Schachspielen und Versemachen.*) Aber auch die altgermanischen volksthümlichen Uebungen des Laufens, Springens, Steinwerfens, Barlaufens und Ballspiels wurden in den Kreis der ritterlichen Künste hineingezogen.

In den Klosterschulen entstanden zwei Abteilungen: 1) eine Schola interior oder ecclesiastica für die dem Klosterleben gewidmeten jungen Leute (Oblati genannt) und 2) eine Schola externa oder Canonica, welche verschiedenen Ständen zugänglich war.

Die Klosterschulen förderten den Volksunterricht jedoch nur in geringem Grade, aber gelehrte Männer gingen aus ihnen hervor, deren Einfluss auf die allgemeine Bildung nicht zu unterschätzen ist. So wirkten in der Klosterschule zu St. Gallen 5 Mönche mit Namen Notker, unter denen hervorzuheben sind: Notker Babulus, der Stammler, welcher sich um den Kirchengesang verdient

*) Petrus Alphonsus: Probitates hae sunt: equitare, natare, sagittare, cestibus certare, aucupari, scacis ludere, versificare (cf. Euler's Geschichte des Turnunterrichts.)

gemacht und die Prosen oder Sequenzen eingeführt hat. Sein Zögling Notker Physikus stand als Arzt am Hofe Kaisers Otto I. in grossem Ansehen. Notker Labeo (mit den grossen Lippen), auch Teutonicus genannt, hat sich durch grosse Gelehrsamkeit hervorgethan; seine vielen biblischen Uebersetzungen nebst Erläuterungsschriften werden als Denkmäler der althochdeutschen Sprache betrachtet.

Ausser Ratpert, dem Dichter geistlicher Lieder, sind auch noch die vier Ekkeharts als St. Galler Mönche zu nennen, von denen Ekkehart I. im Anfange des 10. Jahrhunderts durch sein dem Virgil nachgebildetes Heldengedicht: „Waltharius manufortis" bekannt geworden ist. Ekkehart II., sein Neffe, war der Lehrer der Herzogin Hadewig auf der Burg Hohentwil. Lehrer und Schülerin haben in Victor Scheffels „Ekkehart" ein poetisches Denkmal erhalten.

Die Klosterschulen in Reichenau am Zellersee, zu Weissenburg im Elsass, zu Fulda und Korvey an der Weser sind ebenfalls als Pflanzstätten der Wissenschaft hervorzuheben. Die einzigen Reste der alten Stiftsbibliothek zu Korvey sind als „Annales Corbejenses" in Pertz's „Monumenta Germaniae historica" abgedruckt.

Die Mädchen waren auf den Unterricht in den Frauenklöstern angewiesen. Unter diesen ist das Kloster zu Gandersheim in der Mitte des 10. Jahrhunderts durch die Nonne Rotsuita (Hrotsuit) bekannt geworden, welche Legenden, epische Gedichte und Dramen in lateinischer Sprache verfasst hat.

Unter dem Deutschen Kaiser Otto dem Grossen (936–973) würde die engere Verbindung von Deutschland mit Italien weit günstiger und nachhaltiger auf Kunst und Wissenschaft eingewirkt haben, wenn nicht die fortwährenden Kriege um die Herrschaft von Italien jeden Fortschritt in der Volksbildung gehemmt hätten.

Erst als im 12. und 13. Jahrhundert Handel und Gewerbe einen fortschreitenden Aufschwung nahmen, erwachte zunächst im Bürgerstande das Bewusstsein, wie dringend notwendig und unentbehrlich für den Verkehr eine geregelte Schulbildung sei. Es entstanden nunmehr städtische Schulen, die besonders in den grösseren Städten Leipzig, Lübeck, Hamburg, Wismar, Rostock, Stettin, Wien und Köln gegründet wurden, weil man hier wegen der vielfachen Handelsbeziehungen zum In- und Auslande auch am meisten das Bedürfnis fühlte, in der allgemeinen Bildung vorwärts zu schreiten. Namentlich entstanden für Kaufleute die niederdeutschen „Schreibschulen", die eine von der Kirche unabhängige Stellung einnahmen und im Gegensatze zu den lateinischen Schulen in der deutschen Sprache und in allen für das bürgerliche Leben notwendigen Gegenständen Unterricht erteilten, womit bereits die ersten Schritte zur Erlernung der Realien gethan wurden. Diese Schulen hatten an den Geistlichen, welche die Schreibekunst als ihre Domäne, als die „ars clerica" betrachteten, hartnäckige Widersacher, weil sie durch diese neue Einrichtung eine Schmälerung ihrer Einnahmen befürchteten, obgleich diese Schulen den kirchlichen Anstalten gegenüber keine oppositionelle Stellung einnahmen. Je mehr der Bürgerstand die in seinem Interesse gegründeten Schulen würdigen lernte, desto lauter wurden die Klagen der Lehrer der lateinischen Schulen darüber, dass die Eltern meinten, „Latein bringe ihren Kindern keinen Nutzen.“

Um den Rektor der lateinischen Schule einigermassen zu entschädigen, wurde sein Verhältnis zu den „deutschen Schulen“ genau geregelt. So musste in Ueberlingen die Mädchenschule ihm für jedes Kind 3 Schilling-Pfennige entrichten. In Braunschweig durften die „Beischulen“ nur eine bestimmte Anzahl von Knaben aufnehmen und sollten sie im bestimmten Alter entlassen. In den lateinischen Schulen wurde nur der Kirchengesang und die lateinische Weltsprache gelehrt. Neben dem Rektor fungierten gemietete Lehrer und Baccalaurei ohne Gehalt, welche für ihren Lebensunterhalt durch Unterricht als Hauslehrer sorgen mussten.*)

Die Schüler durften auch ausserhalb der Schule nicht Deutsch sprechen. Der Verkehr mit Laienkindern wurde ihnen deshalb untersagt, damit sie nicht in Folge ihrer deutschen Sprache „wie Bauern und Lotterbuben erfunden würden.“ Der Unterricht begann im Sommer schon des Morgens um 6 Uhr, im Winter um 7 Uhr.

Allgemein gebräuchliche Schulbücher waren Cato und Donat. Cato hiess ein lateinisches Spruchgedicht: „Disticha de moribus ad filium“, dessen Verfasser unbekannt ist.

Neuerdings sind die früheren Schulordnungen genauer bekannt geworden, namentlich die der Schulen zu Wien (1446) und Nürnberg (1575) [1]). Die Wiener Stephansschule hatte 3 Klassen und 3 Unterabteilungen; der Unterricht begann mit dem Buchstabieren des Donat**) und dem täglichen Auswendiglernen eines halben Verses. Die Anstellung des Lehrers erfolgte nur auf Kündigung. Seine Einnahme bestand aus „Lohn“ vom Rat, z. B. in Wesel aus 10 Gulden, zu Ueberlingen aus 10 Pfd. Pfennige und dem Schulgeld der Kinder. In Landau empfing er von den Schülern, die das ABC und das „Benedicite“ lernten, nur 16 Heller, von denen, die den Donat lasen, 2 Schilling-Heller, während die, welche den Cato lasen, 2½ Schilling-Heller bezahlten. [2]) Für Heizung und Feuerung musste besonders bezahlt werden. Jeder Knabe musste in Gerolzhofen täglich sein Scheit Holz mitbringen; Eltern, die dies nicht wollten, konnten ihre Knaben zu Hause lassen. Von den Lichtern, von denen je 6 Knaben eins lieferten, behielt der Lehrer die

---

*) Beim geistlichen Stande bedeutete Baccalaureus einen Geistlichen, welcher die niedrigsten Würden einnahm.

**) Aelius Donatus lebte in Rom im 4. Jahrh. n. Chr. als Grammatiker, Rhetor und Commentator. Seine Schriften bildeten die Grundlage der ersten Elementarbücher und dienten im ganzen Mittelalter als die einzigen Leitfaden im lateinischen Unterricht. Seine lateinische Grammatik wurde kurzweg als „Donat“ bezeichnet und Fehler gegen die Grammatik hiessen allgemein „Donatschnitzer.“

Stummel. Die zahlreichen, dem Lehrer gemachten Geschenke wurden erst gegen Ende des Mittelalters hier und da vom Rate verboten. Zu denselben gehörte auch eine Lieferung von Weichselkernen zur Bereitung des Bieres. *)

Wir können nicht umhin, zur Charakterisierung der damaligen Zeit, noch folgende Thatsachen unserer Quelle zu entnehmen. So bestand eine merkwürdige Sitte darin, dass das sog. „Austrittsgeld" mit 1 Pfennig gezahlt werden musste. Der Lehrer stand mit gespreizten Beinen da und liess die Schüler durchkriechen, wobei er einem jeden einen Schlag gab. Da es zu Ostern, Pfingsten oder Weihnachten gezahlt wurde, so wurde es mit der Entlassung der Schüler in die Ferien und Festtage in Zusammenhang gebracht, obgleich unsere Ferien noch nicht eingeführt waren. Bloss Hauptfesttage unterbrachen den Unterricht; dagegen war der Schulmeister befugt, für die Schüler „zur Lust und Spielswillen, ihrem Leibe zum Troste" schulfreie Tage anzuordnen, so dass die Schulfeste einen Ersatz für die Ferien darboten. Am Gregoriustage (am 12. März) war der Schulanfang, der mit dem „Bischofsspiel" zu lustigen Streichen führte und besonders in Hamburg, Lübeck und Braunschweig gefeiert wurde. In Braunschweig gab das Herumtragen des Pfaffenbaums am Ulrichtage zu vielem Unfug Anlass; ebenso war das „Rutenholen aus dem Walde" (das Vagatum-Gehen) ein sehr heiteres Schülerfest. Hieraus erhellt, dass man auch damals durch Spiele im Freien auf das körperliche Wohlbefinden der Kinder einzuwirken suchte. Aber dem ganzen Unterrichtswesen fehlte noch die wissenschaftliche, methodische Grundlage, denn von einer formalen Entwicklung der geistigen Kräfte konnte noch keine Rede sein.

Auch die „Deutschen Schreibschulen" standen noch auf einer niederen Stufe, was sich besonders bemerkbar macht, wenn man die Entstehung derselben in Lübeck und Hamburg verfolgt, wo es heisst: „Ein jeglicher Schulmeister soll bei den Kindern selbst sein, keines andern Handels wahrnehmen, nicht seine Ehefrau mit den Kindern umgehen lassen, sie wäre denn auch gelehrt." Ferner: „Die Schulmeister dürfen die Knaben nicht ausschicken, Holz zu klauben, Eisen oder anderes in den Gassen, an den Wegen und im Wasser etc. zu suchen." In der Regel war der Stadtschreiber als Lehrer der deutschen Schule angestellt, um die Kinder im lateinischen ABC, im deutschen Lesen und Schreiben zu unterrichten. Auch kam es im Jahre 1456 noch vor, dass der deutsche Schulmeister Küster und Stadtschreiber war.

Wie tief überhaupt die Schulbildung im 14. bis 16. Jahrhundert noch stand und wie sehr die Schulzucht erschwert war, beweist

---

***) In Landau durfte der Lehrer nicht über 6 Pfund verlangen; in Schwäbisch-Hall war die Höhe der Lieferung für jede Klasse genau festgestellt. Aus den Weichselkirschen wird in Würtemberg, Bayern und Baden besonders das „Kirschwasser", ein sehr beliebter Branntwein, noch immer dargestellt.

das Auftreten der „fahrenden Schüler", auch Bachanten oder Studenten genannt, welche unter dem Vorwande, Schulen zu besuchen, um eine Anstellung als Lehrer zu erlangen, ein herumschweifendes Leben führten, auch jüngere Schüler, sog. „Schützen" aufnahmen, sie aber zum Betteln und Stehlen für ihre Zwecke anhielten. Das Tragen von Schwertern und Messern veranlasste wiederholte Verbotserlasse; ebenso schwierig war es, das Hazardspiel und das Zechen in den Wirtshäusern bei dieser rohen Klasse von Schülern auszurotten. *)

Der Stock blieb ein Abzeichen des Lehrers und kam sogar bei Prozessionen nicht aus seiner Hand; reichte der Stock nicht aus, so mussten die straffälligen Schüler den Asinus (Esel) oder den Lupus (Wolf) besteigen. Der schwäbische Lehrer Häuberle ist durch ein genaues Verzeichnis der von ihm während einer 51-jährigen Wirksamkeit ausgeteilten, nach hunderttausenden zählenden Stockschläge, Rutenstreiche, Kopfnüsse etc. bekannt geworden. [8])

Der damalige Wohlthätigkeitssinn unterstützte sogar das wüste Treiben der „Bachanten", indem einige Städte, wie z. B. Breslau, für diese besondere Verpflegungsanstalten mit dem „Gymnasium" verbunden hatten. Es war nicht selten, dass sich diese fahrenden Schüler bis zu ihrem 30. Lebensjahre in den Schulen herumtrieben. Die deutsche Sage hat den Dr. Faust als Typus eines fahrenden Schülers aufgestellt.

Die höheren Schulen dienten nach wie vor zur Ausbildung der Geistlichen. In den „Klosterschulen" blieb die lateinische Sprache neben dem „Trivium" der wichtigste Unterrichtsgegenstand. Die aus den Zeiten Karls des Grossen stammenden „Dom- und Stiftsschulen" sind im Verlaufe der Zeit grösstenteils in unsere heutigen Gymnasien übergegangen.

Es darf nicht unerwähnt bleiben, dass bereits im 12. Jahrhundert das Bestreben sich kundgab, sich von den artes liberales zu emancipieren, nachdem unter dem Einfluss des jüdischen Gelehrten Maimonides (geb. 1133 zu Cordova) „Judenschulen" entstanden waren, die teils selbständig blieben, teils mit den arabischen Schulen zu Cordova, Sevilla und Kairo sich vereinigten, um statt der unpraktischen „artes liberales" die Realwissenschaften, welche man unter dem Namen „Scientiae" zusammenfasste, mehr als bisher zu pflegen.

Es kam noch hinzu, dass der deutsche Städtebund „Hansa" seit dem 13. Jahrhundert durch neue Handelswege dem Handel und Wandel eine neue und grossartigere Ausdehnung gab, so dass die vielfachen Beziehungen zum Auslande auch das deutsche Kultur-

---

*) Man vergleiche Luthers Klagen über diese Zustände, wie: „Ja, was hat man gelernt in hohen Schulen und Klöstern bisher, denn nur Esel, Klötze und Blöcke werden? Zwanzig, vierzig Jahren hat einer gelernet und hat weder Lateinisch noch Deutsch gewusst. Ich schweige das schändliche, lästerliche Leben, darinnen die edle Jugend so jämmerlich verderbet ist."

leben berühren mussten und die Notwendigkeit allgemeiner und vielseitigerer Kenntnisse nahe legten.

Den Volksunterricht und die geistige Ausbildung der bürgerlichen Klassen suchten die „Brüder vom gemeinsamen Leben" oder „vom guten Willen" in die Hand zu nehmen. Sie gehörten einer Bruderschaft an, deren Stifter Gerhard (Geert) de Groote zu Deventer († 1384) und Florentius Radewius († 1400) waren. Alle Männer von sittlichem Charakter konnten sich diesem Bunde anschliessen, dessen Hauptbestreben war, die unnützen Wissenschaften (Astronomie, Alchemie, Chiro- und Nekromantie) zu verwerfen und an ihrer Stelle den Unterricht auf die Erlernung praktischer Kenntnisse zu lenken. Auch in religiöser Beziehung bekämpfte man die Missbräuche der damaligen Kirche, ohne sich von ihrem Verbande auszuschliessen. Indem man der ersten Christengemeinde nachzuahmen suchte, gründete man „Fraterhäuser" mit christlicher gemeinsamer Lebensweise und einer Anstaltstracht. Diese Brüderschaft verbreitete sich von den Niederlanden aus nach Norddeutschland, Italien und Portugal; sie suchte überall den Volksunterricht zu fördern, zu welchem Zwecke sie entweder Schulen in den „Bruderhäusern" gründete oder sich an bestehende Schulen anschloss, ganz besonders auch durch Verteilung geeigneter Bücher unter die Schüler segensreich wirkte. Eine ähnliche Wirksamkeit übten die „Schwesterhäuser" betreffs des weiblichen Geschlechts aus.

Als bedeutende Mitglieder dieser Bruderschaft ragen Thomas von Kempen, der lange als Verfasser der „Nachfolge Christi" galt, und der gelehrte Kardinal Nicolaus Cusa (geb. zu Cues an der Mosel, † 1464) hervor. Der Dritte in diesem Bunde ist Joh. Wessel (auch Gansfort genannt), welcher als ein Vorläufer von Luther zu betrachten ist.

Ausser der Buchdruckerkunst (1440) wirkte der hauptsächlich in Johannes Reuchlin (1455—1522) und Erasmus von Rotterdam (1467—1536) vertretene Humanismus immerhin im Hinblick auf die Scholastik als ein kräftiger Hebel des geistigen Fortschritts. Während die Studien dieser Gelehrten auf den Unterricht in den alten klassischen Sprachen in pädagogisch-wissenschaftlicher Weise gerichtet waren, suchte Ulrich von Hutten (1488—1523) das Deutschtum auf jede Weise zu fördern.*)

Für den Volksunterricht gab es schon damals einzelne Lehrer, welche nicht dem geistlichen Stande angehörten, sondern

*) Humanität ist die ethische Richtung des Menschen im Gegensatz zur Rohheit, Brutalität. Das Streben nach Humanität bezeichnet den Humanismus, welcher zur Zeit der Reformation den Gegensatz zur Scholastik bildete, indem die Ansicht immer mehr Platz griff, dass die die menschliche Bildung fördernden Studien, die Humaniora, nur aus den klassischen Sprachen des Altertums zu schöpfen seien. Es entstand hieraus das Erziehungssystem, welches den Inbegriff aller Bildung auf das Studium des Lateinischen und Griechischen zurückführte und bis in das 19. Jahrhundert seine Verteidiger fand, welche man Humanisten zu nennen pflegt.

dem Magistrate untergeordnet waren, aber wegen ihres kärglichen Gehaltes in den dürftigsten Verhältnissen lebten.

Wirft man einen Blick auf das Universitätsleben, so ersieht man, dass vor der Reformation Lehrer und Schüler wie bei den Domschulen, eine Korporation bildeten. Dem rohen und wüsten Auftreten der Studenten traten die Lehrer nicht energisch genug entgegen. Paris vertrat als die älteste Universität seit dem 12. Jahrhundert die Theologie, Bologna die Jurisprudenz und Salerno die Medizin. Karl IV. gründete zu Prag im Jahre 1348 die erste deutsche Universität nach dem Muster von Paris. Diesem Beispiele folgte zunächst Wien, dann Heidelberg, Köln, Erfurt, Würzburg, Leipzig, Rostock, Greifswald, Freiburg im Breisgau, Basel, Ingolstadt, Tübingen, Mainz, Wittenberg, Frankfurt a. O. (1506), so dass zur Zeit der Reformation bereits 16 Universitäten bestanden.

Die Fakultäten der Neuzeit bildeten sich erst allmählich aus. Die Oberleitung lag in den Händen eines vom Papste dazu ernannten Bischofs oder Propstes der nächsten Nachbarschaft einer Universität. Er war der Kanzler, dem der Rektor und die Dekane untergeordnet waren. Die Namen und deren Bedeutung haben sich bis zur Gegenwart fortgepflanzt, nur mit dem Unterschiede, dass an die Stelle des Kanzlers ein Kuratorium getreten ist, welches die vermittelnde Behörde zwischen der Staatsregierung und der Hochschule ist. Der jährlich gewählte Rektor leitet, von einem gewählten Ausschusse, dem Senate, unterstützt, gemeinschaftlich mit dem ständigen Kurator die Verwaltung der Hochschule. Dekan heisst der jährlich gewählte Vorstand einer Fakultät.

Bei den älteren Universitäten gab es nur eine mit der Universität verbundene Lehranstalt für die „Artisten“, d. h. Schüler der freien Künste. Das Contingent der Universitäten setzte sich daher aus Schülern der verschiedensten Altersstufen zusammen. Bis zur Zeit des Humanismus haftete allen Universitäten vorwaltend der kirchliche Charakter an. Am meisten erinnern noch die englischen Universitäten in ihren Einrichtungen an die alte Verfassung, denn die Studenten erhalten in den sog. „Colleges“, d. h. Instituten, in welchen die Vorbereitung zur Universität und das Universitäts-Studium stattfindet, nicht nur freie Wohnung, sondern auch Unterstützungen aus den Stipendienfonds.*) Die öffentlichen Vorlesungen erstreckten und erstrecken sich noch zunächst auf die alten Klassiker, Mathematik und Physik, worauf erst die eigentlichen Fachwissenschaften folgen, die nur in den „Colleges“, denen die Zöglinge angehören, betrieben wurden. Erst 1826 entstand in London aus Privatmitteln eine freie Universität, die seit

*) Diese „Colleges“ sind mithin eigentliche „Universitäts-Colleges“. Den deutschen Gymnasien sind diejenigen Schulen ähnlich, welche auf die Universität vorbereiten und in der Regel „Grammar-Schools“ genannt wurden.

1836 mit der „London university“ vereinigt und als Examinationsbehörde auch zur Erteilung von Graden ermächtigt ist.

Die Organisation der schottischen Universitäten ist der deutschen ähnlicher, dagegen steht die Universität zu Dublin noch unter dem System der bischöflichen Kirche.

In Frankreich schuf Napoleon I. die „Akademieen“, *) welche Napoleon III. auf 17 Hauptstädte verteilte, und von denen jede die wissenschaftlichen Institute einer Provinz umfasst. Die „Facultäten“ erteilen den akademischen Unterricht und sind Fach- oder Berufsschulen, deren Dekan vom Unterrichts-Minister gewählt wird. **) Nur in Paris sind die 5 Fakultäten vereinigt.

Nach dieser kurzen Abschweifung auf das Universitätsgebiet, die wir zur Veranschaulichung des gesamten Unterrichtswesens für angezeigt hielten, kehren wir zu den Schulen zurück, in denen mit der Reformation sich ein Umschwung zeigte, wozu Luther (1483—1546) durch seine unsterblichen Verdienste um die Entwicklung und den Aufbau der deutschen Sprache den Grund gelegt hatte. Sein Streben war auf die Errichtung von „christlichen Schulen“ gerichtet. Für die Schule verfasste er seinen Katechismus und Fabeln in Aesop'scher Manier. Begeistert für Musik und Gesang suchte er diese Künste auch in die Schulen einzuführen. Ausführlich spricht er sich hierüber in seinen „Tischreden“ aus. „Musikam habe ich allezeit lieb gehabt; wer diese Kunst kann, ist guter Art, zu Allem geschickt. Man muss Musikam von Not wegen in Schulen behalten. Ein Schulmeister muss singen können, sonst sehe ich ihn nicht an. Die Musika ist eine schöne herrliche Gabe Gottes und nahe der Theologie. Die Jugend sollte man stets zu dieser Kunst gewöhnen, denn sie macht feine, geschickte Leute. Singen ist die beste Kunst und Uebung. Es hat nichts zu thun mit der Welt und ist nicht vor dem Gerichte, noch in Hadersachen.“

Ueber körperliche Uebungen sprach er sich folgendermassen aus: „Es ist von den Alten sehr wohl bedacht und geordnet, dass sich die Leute üben und etwas Ehrliches und Nützliches vorhaben, damit sie nicht in Schwelgen, Unzucht, Fressen, Saufen und Spielen geraten. Dann gefallen mir doch diese zwo Uebungen und Kurzweile am allerbesten, nämlich die Musika und Ritterspiel mit Fechten, Ringen u. s. w., unter welchen das erste die Sorgen des Herzens und melancholische Gedanken vertreibt, das andere macht feine, geschickte Gliedmaass am Leibe und erhält ihn bei Gesundheit mit Springen u. s. w. Die endliche Ursache ist auch, dass man nicht auf Zechen, Unzucht, Spielen und Doppeln (Würfeln) gerate, wie man jetzt leider siehet an Höfen und in

*) Im Allgemeinen versteht man unter „Akademieen“ Anstalten, die keine bestimmten praktischen Zwecke, sondern überhaupt die Entwicklung und Hebung der Wissenschaften verfolgen.

**) Das Privatdozentum besteht in Frankreich nicht. Die ausserordentlichen Professoren sind dem Minister zuständig.

Städten; da ist nicht mehr, denn: „Es gilt dir! Saufaus!" Darnach spielt man um etliche hundert oder andere Gulden. Also geht's, wenn man solche ehrbare Uebungen und Ritterspiele verachtet und nachlässt."

Auch Zwingli empfiehlt in seinem „Lernbüchlein, wie man die Knaben christlich unterweisen soll", das Laufen, Springen, Steinwerfen und Fechten, um den Leib zu üben und geschickt zu machen." Das Schwimmen erscheint ihm indess nicht unbedenklich. Ausserdem mahnt er die Jugend zu einfacher Tracht und mässigem Leben: Galenus sei 120 Jahre alt geworden, weil er nie satt vom Tische aufgestanden sei.

Joachim Camerarius (1500—1574), der Freund Melanchthons, zeigt sich besonders in seinem „Dialogus de Gymnasiis" als Förderer der Leibesübungen, von denen er besonders das Ballspielen, Laufen, Springen, Kämpfen und Ringen hervorhebt. Er rühmt die Gymnastik der alten Hellenen gegenüber den zu heftigen, rauhen und masslosen Uebungen der alten Germanen, zumal dieselben inmitten argen Schmausens und Zechens getrieben wurden, während er die Schüler ihre Uebungen vor dem Essen, nach Alter und Körperbeschaffenheit geordnet, ausführen lässt.

Luther machte sich noch dadurch besonders um die Schule verdient, dass er die „Sächsische Schulordnung" vom Jahre 1525 und 1528 entwarf, welche zuerst besondere Schulklassen einführte und mit Strenge auf einen geregelten Besuch der Schule drang. Luther hielt die Obrigkeit für verpflichtet, die Untertanen zu zwingen, ihre Kinder zur Schule zu schicken, womit zuerst der Notwendigkeit des Schulzwanges Ausdruck verliehen wurde.

Eine weitere Folge dieser Schulreform war die Selbständigkeit der Schule gegenüber der Kirche und Kirchenobrigkeit. Hiermit ging die Leitung und Beaufsichtignng der Schulen immer mehr auf die Gemeindevorstände als weltliche Obrigkeit über, so dass sie als Gemeindeanstalten erhalten wurden.

Freilich war die Vermehrung der Schulen anfangs noch in enge Grenzen gezogen und ebenso ihre Thätigkeit sehr beschränkt, weil es an pädagogisch ausgebildeten Lehrern fehlte und die bisherige kärgliche Besoldung der Lehrer, durch die sie nicht selten zu Tagelöhner-Arbeit genötigt wurden, kein Anlockungs-Mittel war, sich dem Lehrerstande zu widmen.

Zu Luther's Zeiten zeigte sich aber doch schon eine bemerkbare Zunahme der Schulen, namentlich der Dorfschulen in Sachsen, während durch den Kurfürsten Moritz von Sachsen (1543) aus den Mitteln der aufgehobenen Klöster höhere Schulen gegründet wurden, die im Gegensatze zu den städtischen Schulen „Fürstenschulen" genannt wurden. Sie befanden sich zu Meissen, Pforta und Grimma. Viele Zöglinge erhielten freien Unterricht und das Zeugnis zum Besuche der Universität.

Die Württembergischen Klosterschulen entstanden unmittelbar in und aus Klöstern.

Seit der Reformationszeit nannte man besonders gut ausgestattete höhere Schulen einzelner grösserer Städte, wie Gotha, Nürnberg und die Hansestädte, schon durchgehends Gymnasien. Es gab sogar „Gymnasia academica“, welche bei minder begüterten jungen Leuten das Studium an der Universität ersetzen sollten.*)

Alle höheren Schulen betrieben noch eifrig die klassischen Sprachen, ganz besonders das Lateinische. Auch Melanchthon konnte seine Vorliebe für die lateinische Sprache nicht verleugnen. Seine pädagogischen Nachfolger, wie Valentin Trotzendorf zu Goldberg (1490—1566), Johannes Sturm zu Strassburg (1507—1589) haben im ähnlichen Sinne mit grossem Erfolge gewirkt. Für die höheren Schulen erweiterte der Rector Michael Neander zu Nordhausen (1525—1596) den Melanchthon'schen Schulplan durch das Griechische und Hebräische, sowie durch Geschichte und Kosmographie, wie damals die Geographie genannt wurde.**)

Im Uebrigen suchten die Schulen hüben und drüben den Einfluss ihrer Kirche zu befestigen und den streng confessionellen Charakter möglichst aufrecht zu erhalten.

Die Reformbestrebung in den protestantischen Schulen blieb aber nicht ohne Rückwirkung auf die katholischen. Nachdem Ignaz von Loyola 1543 den Jesuitenorden gestiftet hatte, wurden die Jesuiten die eifrigsten Jugenderzieher, indem sie nicht nur die Bildung der Zöglinge ihres Ordens eifrig betrieben, sondern auch noch besondere „Convicte“ errichteten, in welchen junge Leute Unterricht und Unterhalt fanden.***)

Der Unterrichtsplan für die Jesuitenschulen war von dem Jesuitengeneral Claudio Aquaviva 1599 entworfen worden und es diente seine „Ratio et imitatio studiorum societatis Jesu“ überall zur Richtschnur. Die drei untern Klassen (infima, media et suprema classis grammaticae) lehrten die Grammatik, die zwei obersten (Humanitas et Rhetorica) gaben Anweisung zur Beredsamkeit. Auf diese „Studia inferiora“ folgten die „Studia superiora“, die sich während 2—3 Jahre auf Mathematik, Philosophie und Moral nach Aristoteles ausdehnten. Hierauf traten die fähigen Schüler in den theologischen Kursus mit dem Unterricht im Hebräischen ein, welcher 4 Jahre dauerte.

---

*) An diese Einrichtung erinnern die noch heute bestehenden Anstalten, wie das Lyceum Hosianum zu Braunsberg für katholische Theologen, die Akademie zu Münster mit einer katholisch-theologischen und philosophischen Fakultät. Zu letzterer gehören alle Studien, die nicht theologischer, juristischer oder medizinischer Natur sind.

**) Melanchthon und Luther sagten 1528: „Erstlich sollen die Schulmeister Fleiss ankehren, dass sie die Kinder allein Lateinisch lehren, nicht Deutsch oder Griechisch oder Hebräisch, wie etliche bisher gethan, die armen Kinder mit solcher Mannigfaltigkeit zu beschweren, die nicht allein unfruchtbar, sondern auch schädlich ist.

***) Convict nennt man gewöhnlich die Anstalt, in welcher katholische Theologen für eine bestimmte Zeit zusammenleben; auch wird bisweilen das gemeinschaftliche, teils unentgeltliche Speisen auf Universitäten so genannt.

Das Ungenügende dieses Unterrichts für die Volksbildung wurde auch im Schosse des Jesuitenordens anerkannt; infolge dessen entstand 1621 der Orden der „Väter der frommen Schulen", dessen Mitglieder sich „Piaristen" nannten und neben ihren Mönchsgelübden die Volkserziehung als ihre Aufgabe betrachteten. Die deutsche Sprache, Geschichte und Geographie etc. sollten vorzugsweise gepflegt werden. Noch gegenwärtig stehen in Oesterreich und Polen mehrere Unterrichtsanstalten unter der Leitung der Piaristen.

Ueber die äussere Ausstattung der Schule und der innern Schulräume besitzt man bis zum 16. Jahrhundert fast keine historischen Daten. Aus bildlichen Darstellungen, denen man hier und da begegnet, ersieht man, dass die Schüler in den niedern Schulen auf hufeisenförmig zusammengestellten Bänken, mit dem Katheder in der Mitte, ohne Lehne und Tische sassen. In besser ausgestatteten Schulzimmern finden sich Tische mit beweglichen Schemeln oder lehnlosen Sitzen. Der Holzschnitt eines Schulzimmers, in welchem Kaiser Maximilian I. (1493–1519) als Jüngling Unterricht erhielt, zeigt Schultische mit horizontaler Tischplatte und einem Pultständer, der ganz in derselben Weise ausgeschnitten ist wie der Pultständer unserer heutigen Schultische. Ein anderer langer Tisch ruht mit der flachen Tischplatte auf zwei Ständern, die auf dem Boden in zwei Füsse auslaufen und in der Mitte durch eine Querstange verbunden sind, eine Form des Tisches, welche man noch heute ausserhalb der Schule antrifft.[4])

Jedenfalls werden solche Schulzimmer nur sehr vereinzelt vorgekommen sein; noch weniger wird man hieraus den Schluss ziehen können, dass auch nur entfernt ähnliche Einrichtungen in Volksschulen damals bestanden haben. Nur einzelne Städte haben sich schon frühzeitig durch die Beschaffung gut ausgestatteter Schulräume ausgezeichnet, obgleich die damals noch unbekannten schulhygienischen Anforderungen nicht erfüllt werden konnten.

Ganz besonders hatten die Drangsale des dreissigjährigen Krieges (1618—48) verheerend auf alle sozialen Einrichtungen eingewirkt. Auf den Hochschulen nahm die Verwilderung der Sitten zu, während viele Schulen durch Brand zu Grunde gingen, wenn die Kriegsfackel über Städte und Dörfer geschwungen wurde. Da es an Mitteln zum Wiederaufbau der Schulen fehlte, so nahm auch die Zahl der lateinischen Schulen ab,*) zu deren Wiederherstellung man sich um so weniger veranlasst sah, als die Ansicht immer mehr Wurzel fasste, dass der Elementarunterricht für die Volksbildung als eine weit dringendere Aufgabe der Lösung bedurfte.

Noch vor diesen Kriegsereignissen hatte der Kurfürst Joachim II. 1552 für die Mark Brandenburg ein „Consistorium" für die evangelischen Kirchen- und Schulangelegenheiten eingesetzt und

---

*) Man hat berechnet, dass es um 1600 in Deutschland schon nahe an 150 lateinische Schulen gab, welche die Bedeutung der heutigen Gymnasien hatten.

hiermit die erste Centralverwaltung für das Unterrichtswesen begründet, welche 1573 vom Kurfürsten Johann Georg reorganisiert wurde, bis Joachim Friedrich 1604 ein Geheimrats-Kollegium als ständige Verwaltungsbehörde einsetzte, aus welchem nach und nach ein „geistliches Departement" entstand, dem das Konsistorium untergeordnet wurde. Die „Visitations- und Konsistorialordnung", welche unter Johann Georg erlassen worden war, war für die Entwicklung des Volksschulwesens insofern von Bedeutung, als mit der Gründung von Küsterschulen auf den Dörfern die Beaufsichtigung, die innere Einrichtung der Schulen, der Unterricht geregelt, und die Gehälter der Lehrer verbessert wurden. Diese Landschulen genügten in der engen Begrenzung, in welcher sie errichtet wurden, bei weitem nicht dem Bedürfnisse; aber immerhin war es ein Fortschritt zur Hebung des Volksschulwesens, wozu besonders das Vordringen der Jesuitenschulen in die Mark Brandenburg die nächste Anregung gegeben hatte, zumal es dem Orden gelungen war, viele Schüler zu Konvertiten zu machen.

Inzwischen hatten Kopernicus (1473—1543), Tycho de Brahe († 1601), Keppler († 1630), Galilei und Newton die Astronomie und Physik durch ihre Forschungen und Entdeckungen bereichert. Hans Sachs (1494—1576) hatte als ein hervorragender und fruchtbarer Dichter die Reformation wesentlich gefördert, während Fischart durch seine kräftige und kühne Behandlung der deutschen Sprache nicht ohne Einfluss auf die allgemeine Bildung geblieben ist. Nachdem ausserdem die öffentliche Presse ins Leben gerufen und 1609 in Köln die erste Zeitung erschienen war, musste allmählich eine neue und geläuterte Weltanschauung Platz greifen. Bei diesen geistigen Fortschritten konnte das Unterrichtswesen nicht unbeteiligt bleiben, obgleich bessere Schulbauten mit zweckmässiger Ausstattung immerhin zu den Ausnahmefällen gehörten.

Das Schulzimmer eines Schulhauses aus dem Anfange des 17. Jahrhunderts ist hinsichtlich seiner inneren Einrichtung näher bekannt geworden. Bei einem Brande, welcher im Jahre 1631 das schwäbische Städtchen Isny heimgesucht hatte, wurde auch das Schulhaus eingeäschert. Joseph Furtenbach der Jüngere hat dasselbe in seiner im Jahre 1649 zu Augsburg erschienenen Schrift aus der Erinnerung beschrieben und anderweitige praktische Vorschläge daran geknüpft, wie man künftig zum Wohle der Kinder bei Schulbauten zu verfahren habe. Man wusste schon recht gut den Einfluss der Schule auf die Gesundheit der Kinder zu würdigen und war mit den wichtigeren schulhygienischen Erfordernissen nicht unbekannt, obgleich manche Einrichtung noch im grellen Gegensatz zu unseren heutigen Anforderungen stehen musste. „Die Schüler soll man hoch und wert halten, dieselben in gutem Wohlstand zuvörderst zu Gottes Lob und Ehr auferziehen, rechtschaffene Leute daraus machen, damit sie nach unserm Hintritt auch in den weltlichen Sachen zu Handel, Wandel und ehrlichen Handwerkern können gebraucht werden. Derowegen sie auch gar notwürdig seyend, dass man ihnen ein schön lüftig-gehendes Zimmer, beneben genugsamen Platz, dass sie sich zum Schreiben und Rechnen wol erstrecken können, verordne, auch an einer guten Commoditet kein Mangel erscheinen lasse".

Aus diesen Grundsätzen geht jedenfalls ein frommer Eifer hervor, womit man das körperliche und geistige Wohl der Schulkinder zu fördern suchte. Hierfür spricht auch der lange Titel der gedachten Schrift: „Teutsches Schulgebäu. Wie ein teutsche Schulstuben wohlbestelltermassen gegen die vier Winden dergestallt gerichtet, dass zuvörderst Gottes des Allmächtigen gnädige Beschützung die liebe Jugend hier in gutter Gesundheit verharren, Ingleichen, dass ihre Schreibtisch und Bänkh in solcher bequemen und guten Ordnung gestellt werden, dass sie zur Gottesfurcht, gutten Sitten, Zucht und Erbarkeit, Beneben zu Erlernung des Schreibens, Rechnens und der so hochnutzlichen Buchhalterey hierinnen erwünschte Gelegenheit finden werden. Allen christeiffrigen Liebhabern der Teutschen Schulen, zu wohlgefallen beschriben und mit einen hierzu hochnutzlichen, selber geradierten Kupffer-Druck in den Druck gegeben. Durch

Joseph Furtenbach, den Jüngern.

Anno M.DC.XLIX."

Nachstehende Zeichnung (Fig. I) giebt ein Bild der inneren Einrichtung. *)

1) Die Schulstube hat zwei Säulen zur Unterstützung des Gebälkes (1), links ist die Abteilung für Mädchen, rechts die für Knaben. Die Fenster liegen an beiden Langseiten, so dass der

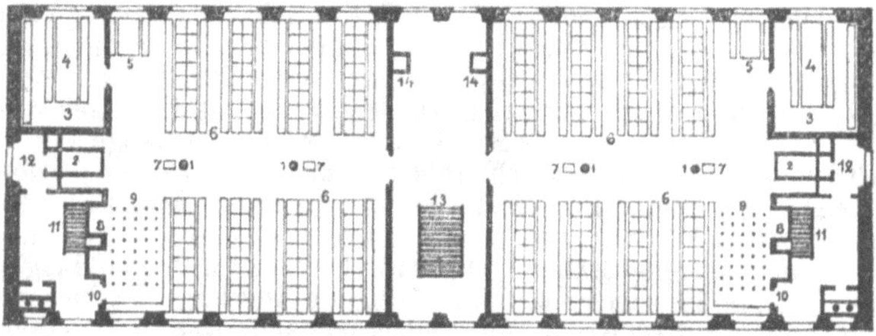

Einfall des Lichtes von zwei Seiten aus erfolgt. Ihre Höhe beträgt $10\frac{1}{2}$ Schuh (Würtemb. = ca. 3 m) **), ihre Länge 48 Fuss (ca. 14 m); ihre Tiefe ist nach der Zeichnung um etwa 3 m geringer.

Die Lage von Nord nach Süd wird der von Ost und nach West vorgezogen; die Westseite soll als die Wurfseite ganz vermauert werden. Die durch die Stube streichende Luft darf die Kinder nicht belästigen, während der von den Kindern herrührende

*) Die Zeichnung ist dem Holzschnitt nachgebildet, welcher in der Kulturgeschichte von Dr. Otto Henne am Rhyn (II. Thl. S. 209) mitgeteilt ist.
**) Der Würtemb. Fuss ist = 0,286 m.

Atem oder Dampf, welcher naturgemäss gegen die Decke steigt, dort durch eigene Luftöffnungen zu entfernen ist. Zu diesem Zwecke sollen die obern Fensterflügeln drehbar sein, um sie nach Bedarf zu öffnen, damit die verdorbene Luft austritt und die frische Luft einströmt. [6])

Der grosse Kachelofen an der Schmalseite (2) wird von einer eigenen Heizkammer aus bedient; er erwärmt auch den für Unterricht in der Buchhalterei bestimmten Raum (3), wo ein Bücherkasten nebst einem grossen Tisch (4) sich befindet. Rechts davon steht ein Podium nebst Tisch für den Lehrer (5); hier sind auch die Wandtafeln aufgestellt.

2) Schultische. Es stehen mit der Stirnseite gegen die Fensterwand (6) jederseits vier Tische von je 18 Fuss Länge (= ca. 5,15 m), 3 ½ Fuss Breite (= ca. 1 m) und 2 ½ Fuss Höhe (= 0,73 m). Sie sind durch eine rote Linie auf schwarzem Grunde der Länge in zwei, der Breite nach in acht Teile abgeteilt. Jeder Tisch ist mithin in 16 Felder eingeteilt und für je 8 Kinder auf jeder Seite bestimmt. Jedes Feld ist 2 ½ Fuss (= 0,73 m) lang und 1 ¾ (= 0,5 m) breit. Demnach konnten in jeder Abteilung 64 Kinder aufgenommen werden. An vier Kreuzungsstellen der roten Unterteilungslinie der Tische waren die Tintenfässer in bleiernen Gefässen angebracht.

3) Schulbänke. Sie sind ohne Lehne und 1 ¼ Fuss (= 0,35 m) breit. Ein 3 Fuss breiter Gang (= 0,85 m) dient dem Lehrer zur Beaufsichtigung der Schüler beim Schreiben und den Schülern zum bequemern Zu- und Abgang. Der Mittelgang zwischen den Pulten ist 12 Fuss (= 3,4 m) breit und gewährt einen Überblick über das ganze Schulzimmer. An jeder Säule (1) steht ein verschiebbares Podium „Käntzlein" genannt (7), welches von Schülern für den mündlichen Vortrag bestiegen wird. Unterhalb des Ofens steht ein Lehrmittelschrank nebst verschiebbarem Pulte (8), auf welches grosse Fraktur-Buchstaben aufgeschraubt werden. Vor dem Pulte sind in 8 Reihen 40 Nägel in den Fussboden eingeschlagen, die grosse Platten tragen, worauf sich die kleinsten Schüler beim Buchstabieren stellen (9). Daneben führt eine Thür in einen Vorraum (10), wo die „Secrets" mit 2 Sitzräumen liegen. Die hier befindliche Nebentreppe (11) wurde zur Herbeischaffung des Brennholzes in die hinter dem Ofen gelegene gewölbte Kammer benutzt (12).

In der Mittelachse des Gebäudes liegt die Haupttreppe (13), welche in den ersten Stock führte. Hier finden sich zwei auch Kammern (14). In dieser die beiden Lehrzimmer trennenden Flur („Lauben") wurden zeitweilig Theater-Spiele aufgeführt, die Redeübungen bezweckten. Aber auch der Exercitien im Freien wird gedacht, welche das Nützliche mit dem Angenehmen verbanden und gleichzeitig den Körper kräftigten. „Scharfsinnige Teutsche Schulmeister" hätten nämlich ihren wohl zum teil schon erwachsenen Knaben etwa an Feiertagen dadurch „Kurzweil" bereitet, dass sie dieselben aufs Land in das „liebliche Feld" hinausführten, um ihre in der Schule erlernte Arithmetik, Geometrie und Planimetrie praktisch auszuüben. „Unverdrossene Schulmeister“ hätten sich sogar unterfangen, die „Architecturam Militarem oder das Kriegs-Gebäw“ zu exercieren.

Auch noch ein anderer Umstand, die Ausstattung der Lehrerwohnung, ist erwähnenswert, weil sie fast vollständig den gegenwärtigen Anforderungen entspricht. Das ganze Erdgeschoss war für beide Schullehrer in zwei symmetrisch gleiche Wohnungen geteilt, während die beiden Lehrzimmer im ersten Stock lagen. Diese Wohnungen enthielten je eine Flur, eine Küche, eine Speisekammer, eine Wohnstube, drei Kammern für die Hausfrau und Kinder, eine stille Stube, eine Mägdekammer, einen Vorratsraum, ein Holzgelass und Sekret. Ein Mittelgang vermittelte den Zugang zu sämtlichen Räumen und erhielt sein Licht von der Stirnseite des Hauses. Nur ein Teil des Hauses war unterkellert und durch eine besondere Treppe zugänglich. Schlafstuben sind nicht erwähnt, so dass in dieser Beziehung sich eine Lücke zeigt. Ueber die Konstruktion des Sekrets fehlt hier eine nähere Andeutung; dass ein solches sich im Vorraum des Schulzimmers befand, verstösst allerdings erheblich gegen die hygienischen Vorschriften. Ueber diesen wichtigen Punkt wird erst späterhin ausführlicher die Rede sein können.

Die genauere Darlegung eines Schulhauses aus dem 17. Jahrhundert dürfte immerhin insofern gerechtfertigt sein, als daraus bereits das Bestreben, das Schulhaus nach gesundheitsgemässen Regeln zu erbauen und das Wohl der Schüler zu schützen hervorleuchtet. Allerdings wird ein Schulhaus, wie das in Rede stehende, noch eine seltene Erscheinung gewesen sein.

Das 17. Jahrhundert kann immerhin als ein Wendepunkt im Unterrichtswesen betrachtet werden, nachdem unter Herzog Ernst I. von Sachsen-Gotha, dem Frommen, (1601—1675) die Gothaische Schulordnung im Jahre 1642 ein Vorbild für den Volksunterricht geworden war. Es wurde hiermit der Grund zum obligatorischen Schulbesuch gelegt, indem jede versäumte Schulstunde bestraft wurde. Der Unterricht beschränkte sich auf 3 Stunden vor- und nachmittags, während am Mittwoch und Sonnabend der Nachmittag frei blieb, eine Einrichtung, die sich im grossen und ganzen bis auf die Gegenwart erhalten hat. Die Geistlichkeit beaufsichtigte die Schulen, welche 3 Klassen hatten, über deren Leistungen eine jährliche Prüfung abgehalten wurde. Ausser dem Lesen, Schreiben, Rechnen und Singen sollten Heimats- und Vaterlandskunde, Naturgeschichte, Messkunst, Kalenderkunde, ein Abriss der Sternkunde nach dem Ptolemäischen System, Gesetze, Rechte, Steuern, etliche Hausregeln Gegenstände des Unterrichts sein, „wenn alle andern vorgeschriebenen Lektionen absolviert sind.“ Alle diese Dinge sind (nach Cap. 8) in einem besondern Büchlein enthalten, das „den Kindern zu rekommandieren, doch, dass es in ihrer Freiheit gelassen wird, ob sie selbiges schaffen oder auch nach und nach abschreiben wollen.“ Der Lehrer soll es abschnittsweise lesen lassen, danach den Inhalt abfragen; dabei „macht er den Anfang billig bei den geschicktesten Ingeniis.“ [6])

Der aus Schleusingen nach Gotha berufene Rektor Arnold Reyher entwarf die Grundlage der Schulordnung, welche als „Schul-Methodus“ sehr grosse Verbreitung fand und in pädagogisch-historischer Beziehung von grösstem Interesse ist (vgl. Dr. M. Schulze: die Entwicklungsepoche des deutschen Volksschulwesens unter Herzog Ernst dem Frommen. Gotha 1865). Es fehlte nur noch an geschulten Lehrern, deren systematische Ausbildung die weitere dringende Aufgabe blieb. In Gotha wurde sie erst im Jahre 1780 durch die Stiftung eines Seminars erfüllt. Was die körperlichen Uebungen betrifft, so wurden im Geiste der damaligen Zeit „Steinwerfen und Schleudern“ empfohlen, das Baden und Schwimmen aber in fliessendem Wasser als gesundheits- und lebensgefährlich verboten und zwar nach der Vorschrift in Trotzendorf's Schulordnung: nec aestate frigidis aquis lavantor, nec hieme glaciei se credunto. Mit der Erweiterung der wissenschaftlichen Ausbildung in gelehrten Schulen wurde schon frühzeitig neben der Bildung des Geistes auch die Erhaltung der körperlichen Gesundheit berücksichtigt. Dies beweisen die Schriften aus ärztlichen Kreisen, wozu namentlich das Werk von Johannes Heurnius († 1601) „de morbis, qui in singulis partibus humani capitis insidere consuererunt“ (Lugd. Bat. 1549) und die Schrift von Gregorius Horst († 1636): tractatus de tuenda sanitate litteratorum (Giessae 1615) gehören. Während ersterer den Erfolg der Studien von der Zwischenzeit, die der Erholung gewidmet würde, abhängig sein liess, gab letzterer den Studierenden Anleitung, wie sie mit Nutzen studieren und doch dabei die Gesundheit erhalten könnten. „Um mit Liebe und Nutzen zu lernen, muss man weniges hören und lernen.“

Auch aus dem Lager der Humanisten erhoben sich Stimmen, die gleich denen der Reformatoren den grössten Wert auf die ritterlichen und gymnastischen Uebungen neben den humanistischen Studien legten. So verlangt der italienische Humanist Petrus Paulus Vergerius († 1428) in seinem Werke: „de ingenuis moribus et liberalibus adolescentiae studiis“ neben den für das Studium bestimmten Stunden des Tages auch bestimmte Stunden für körperliche Uebungen, die bei Knaben leichterer Art sein können, bei Jünglingen aber im Fechten, Schiessen, Reiten, Steinwerfen, Laufen, Springen, Ringen etc. bestehen sollen. Francesco Filelfo († 1461) will den Morgen für das Studium der Schüler, den Nachmittag für Belustigungen bestimmen, um den angestrengten jugendlichen Geist wieder abzuspannen, damit der Zögling nach den Erholungsstunden gegen Abend wieder die Bücher zur Hand nehme. Mapheus Vegius († 1458) lehrte in ähnlichem Sinne. Hieronymus Mercurialis († 1606) ging noch weiter und wünschte die Gymnastik der Alten vollständig hergestellt zu sehen, zu welchem Zwecke er in seiner an den Kaiser Maximilian II. gerichteten

Widmung seines Werkes: „de arte Gymnastica“ dessen Mithülfe in Anspruch nahm.

Erwägt man nun, dass bereits seit dem 15. Jahrhundert noch viele andere pädagogische Schriftsteller auf einen regelmässigen Wechsel von Beschäftigung und Erholung bei der studierenden Jugend gedrungen haben, so erblickt man unschwer in diesen Bestrebungen den Beginn der „Ueberbürdungsfrage“, die seit Jahrhunderten mit den Fortschritten der Wissenschaft und den vermehrten Ansprüchen an die studierende Jugend immer breiteren Boden gewonnen hat.

In pädagogischer Beziehung suchten der Württembergische Hofprediger Joh. Valentin Andreä (1568—1654) und der Holsteiner Wolfgang Ratich (1571—1635) das Schulwesen dadurch zu verbessern, dass sie die Einführung der lateinischen Grammatik in deutscher Sprache anstrebten; sie fanden aber bei der orthodoxen Partei in der Durchführung ihrer vernunftgemässen Schulreform heftigen Widerstand. Es dauerte noch bis zum Anfange des 18. Jahrhunderts, ehe der Unterricht im Deutschen neben dem in den alten Sprachen eine ebenbürtige Stellung einnahm.

Seit den Kreuzzügen und der Blüte des Ritterwesens wurde jedoch bereits die Kenntnis der französischen Sprache für das Abzeichen eines feiner Gebildeten angesehen, daher namentlich die adeligen Schüler auch späterhin im 17. und 18. Jahrhundert die alten Sprachen, besonders das Griechische dem Französischen hintansetzten. Sie genossen vor den Bürgerlichen den Vorzug eines besonderen Lehrplans, bis für sie besondere „Ritterakademieen“ gegründet wurden, in denen auch die sogenannten ritterlichen Künste und Uebungen des Voltigierens (Pferdspringens), Fechtens etc. vertreten waren.

Mächtig griff Amos Comenius (Komenski, geb. 1592 in Mähren, † 1671) in das Unterrichtswesen ein. Als Prediger der böhmischen Brüder (Hussiten) musste er mit seinen Glaubensgenossen Böhmen verlassen; er liess sich zu Lissa nieder, wo er 1648 Bischof seiner Gemeinde wurde, nachdem er in England und Schweden seine pädagogischen Ideen zu verwirklichen gesucht hatte. Sein Wanderleben führte ihn inzwischen nach Ungarn und Siebenbürgen, wo er 4 Jahre (1658—1662) verweilte, um sich mit der Reorganisation der Schule zu Potak und der Vollendung seines „Orbis pictus“, des ersten dieser Art, zu beschäftigen. Nach Lissa zurückgekehrt, verweilte er hier zwei Jahre, verlor dann bei der Beschiessung der von den Schweden besetzten Stadt durch die Polen Hab und Gut. Er musste den Wanderstab wieder ergreifen, fand aber weder in Schlesien, noch im Brandenburgischen, noch in Hamburg eine bleibende Stätte, bis ihm eine befreundete Familie ein Asyl in Amsterdam bereitete, wo er seine Schriften gesichtet und mit der Herausgabe seiner Werke sich bis zu seinem dort erfolgten Tode beschäftigt hat. Was die Stufenfolge in der Unterweisung der Kinder betrifft, so verlangt er nach der bis zum 6. Jahre reichenden Schola materna bis zum 12. Jahre die Schola vernacula, die deutsche Schule, an die sich dann bis zum 18. Jahre die Schola latina und bis zum 24. Jahre die Academia anschliesst. Sein oberster Grundsatz aber war: Nihil methodo analytica sola, synthetica potius omnia. Seine Lehrmethode hat er in der „Didactica magna seu Omnee omnia docendi artificium" entwickelt. Seine in fast alle europäischen Sprachen übersetzte Sprachlehre: „Janua linguarum reserata", das aufgeschlossene Sprachenthor, hat die grösste Verbreitung wie kaum ein anderes Buch gefunden. Auch in der „Novissima liuguarum methodus" (1645) lehrte er eine einfachere Methode zur Erlernung der lateinischen Sprache, welche von dem Grundsatz ausging: „Nicht Regeln, sondern Beispiele, nicht Phrasen, sondern Sachen." Den Anschauungsunterricht betrachtete er als die höchste Aufgabe. Anfangs soll man „den Sinn, dann das Gedächtnis, hierauf den Verstand und zuletzt das Urteil üben", denn „das sinnlich Aufgefasste haftet am festesten im Gedächtnis, mehr als hundertmal wiederholte Beschreibung und Erzählung". Aber auch die „mens sana in corpere sano" liess der grosse Schulreformer nicht unberücksichtigt, indem er eine bestimmte, festgeregelte Lebensweise und eine tägliche Bewegung des Körpers forderte, auch auf luftige Schulräume drang. Seine letzte Schrift war „Eins ist not" (Unicum necessarium), in welcher er seine socialen Bestrebungen auseinandersetzte und sich als ein Priester der Humanität erwies.

Bereits Ratich, auf den sich Comenius mehrfach beruft und stützt, hatte gegen das mechanische Answendiglernen mit Hintansetzung des Verstandes geeifert. Auch die Lehren des französischen Moralphilosophen Montaigne († 1592), welcher die scholastische Theologie bekämpfte, sowie des Begründers der Erfahrungsphilosophie, Bacon von Verulam († 1626) haben sicher auf Comenius anregend gewirkt. Späterhin hat John Locke (1632 bis 1704) in seinen „Thoughts on education" (London 1639) auf die Pädagogik einen ähnlichen Einfluss ausgeübt.

Gegen die starre protestantische Orthodoxie trat der theosophische Schuster von Görlitz Jakob Böhm (1575—1624) und ganz besonders der Philosoph Leibnitz (1646—1716) auf. Für die Entwickelung und Gestaltung des Unterrichts nach richtigen philologischen Grundsätzen ward Leibniz nicht nur durch seine mannigfaltige Lehrthätigkeit, sondern auch durch seine Schriften bedeutungsvoll. In seiner „Nova methodus docendi discendique juris" (1668) entwirft er ein Bild von dem Fortgange der Bildung vom 6. bis 18. Lebensjahre und hebt hervor, dass der Knabe von 12 bis 18 Jahren dem öffentlichen Unterricht angehören solle, um nicht nur planmässige wissenschaftliche Weisung zu empfangen, sondern auch dauernde Freundschaften zu schliessen, körperliche Uebungen vorzunehmen und sich technische Fähigkeiten anzueignen. Weiter ausgeführt hat er diese Gedanken in den Arbeitsplänen für seinen Zögling v. Boineburg und endlich auch in seinem „projet de l'éducation d'un Prince" (1693), in welchem das Notwendige in der Erziehung schärfer von dem Nützlichen und Angenehmen gesondert ist. In seiner Denkschrift über die Verbesserung der Künste und Wissenschaften im deutschen Reiche (1716) giebt er das Idealbild einer Schule als Tugendschule (Erziehung), als Sprachschule (Lehre) und als Kunstschule (Bildung).

Friedrich I. hatte schon 1694 die Universität Halle gegründet und dort dem Juristen Thomasius und dem Prediger Francke, die aus Leipzig vertrieben worden waren, eine neue Heimat geschaffen. Thomasius (1656 – 1728) hat das Verdienst, die deutsche Sprache zur Sprache der Wissenschaft erhoben und zuerst das Universitäts-Programm in Leipzig in deutscher Sprache abgefasst zu haben. Sie wurde fortan die Kathedersprache.*)

August Hermann Francke (1663—1727) war aus der Schule des Pietismus hervorgegangen, den besonders der Probst Spener in Berlin vertrat. Unbestritten ist das Verdienst, welches die Halle'sche pietistische Schule sich um Unterricht und Erziehung erworben hat. Die Stiftung in Halle, welche Francke begründet hat, umschloss ausser dem Waisenhause und der Druckerei nebst Buchhandel noch ein Lehrerseminar und Pädagogium, aus welchem eine grosse Zahl von Lehrern und Schülern hervorgegangen ist. Francke's organisatorisches Talent hatte auch eine lateinische Schule und zwei deutsche Schulen (eine Bürger- und Armenschule) geschaffen, so dass bei seinem Tode sämtliche Anstalten 2200 Kinder und eine grosse Anzahl von Lehrern umschlossen.

Nicht lange darnach machte sich auch im Schosse des Pietismus die Notwendigkeit geltend, nach den Grundsätzen des Comenius die Realien als Unterrichtsobjekte zu pflegen. Ein Zögling der noch heute bestehenden Francke'schen Stiftung, Pfarrer Semler, gründete im Hinblicke auf die Bedürfnisse des praktischen Lebens 1706 die erste Realschule zu Halle, deren Thätigkeit nach Semler's Tode wieder einging.

Die im Jahre 1739 von einem andern Zögling dieser Anstalt, dem Prediger Johann Julius Hecker in Berlin errichteten 6klassigen Schulen waren die Vorläufer eines andern Plans, den Hecker durch die Einrichtung einer Realschule zu verwirklichen suchte; in ihr sollten die Schüler ebenfalls für das praktische Leben vorgebildet werden und zwar mittels der Anschauungslehre, wozu Hecker in Halle die erste Anregung erhalten hatte. In der That wurde in Berlin 1747 die erste Königliche Realschule eröffnet, welcher Friedrich II. seine lebhafte Teilnahme zuwandte. Der Modell- und Bildervorrat der Schule wurde allmählich immer reichhaltiger und besonders durch Hecker's Gehülfen, Friedrich Hähn, erweitert, welcher ebenfalls Lehrer am Franckeschen Waisenhause gewesen war und 1757 Hecker's Nachfolger wurde. Er vervollkommnete den mathematischen und technischen Unterricht, leitete

*) Das erste Kolleg in vaterländischer Sprache betraf „Gratian's Grund-Regula, vernünftig klar und artig zu leben". Das Programm, welches er an das schwarze Brett hatte anschlagen lassen, behandelte den „Discours, welcher Gestalt man denen Franzosen im gemeinen Leben und Wandel nachahmen solle."

auch in dem 1748 von Hecker eingerichteten Seminar den Unterricht, wozu er durch seine Wirksamkeit als Lehrer an dem neuerrichteten Seminar zu Kloster Bergen bei Magdeburg besonders befähigt war. Das erste Schullehrerseminar zweigte sich 1753 aus dieser Realschule vollständig ab, womit erst der feste Grundstein zum Aufbau des preussischen Volkschulwesens gelegt wurde.

Wie Friedrich I. Künste und Wissenschaften beschützt hatte, so suchte Friedrich Wilhelm I. (1713—1740), der Mann der straffen Ordnung, für die Hebung der Volksschule zu wirken und das von dem grossen Kurfürsten begonnene Werk fortzusetzen, welcher bereits 1662 durch die Kirchenordnung den Gemeinden die Errichtung von Schulen in Dörfern, Flecken und Städten empfohlen und 1687 die erste Schulordnung für Cleve und Mark erlassen hatte. Des Königs Blicke richteten sich hauptsächlich auf Ostpreussen und Lithauen, wo das Volkschulwesen am meisten im Argen lag. Nach jahrelangen Unterhandlungen erliess er am 1. August 1736 ein Schulgesetz: Principia regulativa oder General-Schulen-Plan, nach welchem das Landschulwesen im Königreich Preussen eingerichtet werden soll.

Zur Ausführung des Gesetzes wurde armen Gemeinden für die Besoldung der Lehrer und Erbauung von Schulhäusern ein Staatszuschuss bewilligt, wozu der als „mons pietatis" gegründete Schuldotationsfonds bereit gestellt wurde. § 9 dieses Gesetzes bestimmte, dass „jedes Schulkind à 5—12 Jahren incl. dem Schulmeister jährlich, es gehe zur Schule oder nicht, 15 Gr. preuss. oder 4 GGr. zu geben hatte." Hiermit war der Schulzwang bestimmt ausgesprochen. Die Saumseligen sollten sofort bei der Königl. Kriegs- und Domänen-Kammer angezeigt werden*), welche, falls der Beamte das rückständige Schulgeld binnen einer bestimmten Frist nicht beschafft, diesen dafür verantwortlich zu machen hatte.

Bereits im Jahre 1713 hatte Friedrich Wilhelm I. „die evangelisch-reformirte Inspektions-Klassical-Gymnasial- und Schulordnung" als Schulgesetz für die ganze Monarchie mit Ausnahme von Cleve, Mark und Ravensberg erlassen und bestimmte Schulnormen festgesetzt.

Bemerkenswert ist noch der Unterrichtsplan für diejenigen, welche sich der Theologie oder dem Lehrfach widmen wollten. „Es soll nicht gestattet werden, dass Vaganten oder Stürmer, unter welchem Namen sich seither eine gottlose Gesellschaft auf vielen Schulen eingeschlichen und ärgere Greuelthat, als vormals im Pennalismo**) geschehen, verübt hat, sich auf Schulen aufhalten mögen."

---

*) Unter Fried. Wilh. I. wurde eine einheitliche Verwaltungsbehörde, das Generaldirektorium, errichtet, unter welchem Provinzialkammern standen. Das mittelalterliche Lehrwesen wurde ganz aufgehoben. Er gründete im Jahre 1723 auch das noch bestehende Krankenhaus: die Charité.

**) Pennale (von Penna, Feder) hiessen damals die neu angekommenen Studenten, welche in einem Abhängigkeitsverhältniss zu den ältern Studenten

Es geht hieraus hervor, dass zur Zeit dieser Mahnung die „fahrenden Schüler“ noch nicht ausgestorben waren. Dass ihr wüstes Treiben dem Ordnungssinn des Königs ganz besonders zuwider sein musste, liegt auf der Hand. Die Instruktion für das Generaldirektorium schrieb noch ausdrücklich vor, dass Kirchen und Schulen in gutem Zustande erhalten und die Provinzialkammern hierzu angewiesen werden sollten. Die Leitung dieses „geistlichen Departements“ gehörte zum Geschäftsbereiche des Justizministeriums und stand unter einem besonderen Präsidenten.

Friedrich der Grosse (1740—86) erliess eine neue Instruktion für das Generaldirektorium, behielt aber seine Grundlage bei. Die Ausarbeitung des preussischen Landrechts, welches erst 1794 in Kraft trat und das Schulwesen regelte, geschah unter seiner Regierung. Sofort nach Schluss des siebenjährigen Krieges (1756 bis 63) wandte er der Schule seine Fürsorge zu und erliess schon unter dem 8. Februar 1763 einen Befehl, dass in den Amtsdörfern der Kurmark die „ungeschickten und untüchtigen, einen bösen Wandel führenden Küster und Schulmeister“ entfernt und nur solche Lehrer angestellt werden sollten, welche Hecker examiniert und fähig befunden hätte, „die Erziehung nach vernünftigen und christlichen Grundsätzen zu leiten“. Die Verpflichtung zum Schulbesuche erstreckte sich vom 5. bis 13. und 14. Altersjahr. Widerspenstigkeit gegen diese Anordnung wurde ohne Weiteres mit Exekution bestraft. Noch anderweitige spezielle Vorschriften finden sich in dem General-Landschul-Reglement, welches von Hecker ausgearbeitet und vom Könige unter dem 12. August 1763 unterzeichnet wurde. In allen Provinzen und bei allen drei christlichen Religionsverwandten wurde es zur Nachachtung öffentlich bekannt gemacht. Man kann dies Reglement als die Grundlage der Preuss. Schulverfassung betrachten. [7])

Demselben folgte im Jahre 1764 ein Erlass, betreffend die Verbesserung der Stadtschulen, und im Jahre 1765 „ein General-Schulreglement“ für die katholischen Schulen in Schlesien. Ein Schulreglement vom Jahre 1782 für das Herzogtum Cleve und die Grafschaft Mark stellte an die evangelischen Schulen der Städte dieselben Anforderungen, wie sie in den bisher erlassenen Schulordnungen zur Geltung gekommen waren.

Die bisher als Gemeindeanstalten gestifteten und erhaltenen Schulen hatten fortan als Staatsanstalten zu funktionieren, nachdem bereits im 17. und 18. Jahrhundert die städtische Freiheit und Autonomie immer mehr abgenommen und die Stadtgemeinden der Staatsgewalt gegenüber eine untergeordnete Stellung eingenommen hatten. Das Allgemeine Landrecht spricht sich

---

(Schoristen) standen und Dienste der niedrigsten Art verrichten mussten, auch körperliche Misshandlungen sich gefallen lassen mussten. Nach Ablauf eines Jahres erfolgte unter einer grob symbolischen Scene die Deposition, d. h. der Schluss des Pennalkurses. Der Pennalismus hielt sich noch bis zum Ende des 17. Jahrhunderts.

hierüber ausführlicher aus (§ 1—53 Tit. 12, T. II) und der dort vertretene Grundsatz ist bis jetzt festgehalten und durch das Staatsschulaufsichtsgesetz vom 11. März 1872 noch weiter begründet worden.

Ein Ober-Konsistorium zu Berlin hatte bereits 1750 die Aufsicht über die Provinzialkonsistorien erhalten. Der „Schul-Katalogus" vom 10. Oktober 1774 bezweckte eine Schulstatistik, welche jährlich vom Schulhalter entworfen, vom Prediger und Inspektor mit Anweisung versehen, demnächst dem Provinzialkonsistorium und von diesem dem Ober-Konsistorium eingesendet werden sollte. Als Vorbild hat der von Herzog Ernst I. von Sachsen-Gotha bereits eingeführte Schul-Katalogus gedient. Für die katholischen Schulangelegenheiten in Schlesien schuf Friedrich II. nach Aufhebung des Jesuitenordens (1773) aus den Priestern des Ordens ein „Königl. Schulinstitut" und behufs Handhabung der Disziplin eine „General-Schuladministration" für die Universität zu Breslau und die katholischen Gymnasien in Schlesien.

Ein Ober-Schulkollegium, welches das gesamte Schulwesen zu beaufsichtigen hatte, entstand 1787 unter Friedrich Wilhelm II. (1786—97), womit die Trennung der Schule von der Kirche anerkannt wurde. Der Justizminister Wöllner, der 1788 als Chef des geistlichen Departements auch Chef des Ober-Schulkollegiums war, trat als Feind jeder religiösen Aufklärung auf. Infolge des Religions-Ediktes vom 9. Juli 1788 setzte er es durch,*) dass bei der Anstellung der Geistlichen und Lehrer eine Prüfung ihrer Kirchengläubigkeit zur Bedingung gemacht wurde. In diesem Geiste erging auch eine besondere Circ.-Verfügung vom 4. September 1794 als Anweisung für die Lehrer an Gymnasien und Stadtschulen, sowie die vom 16. Dezember ej. a. für die Lehrer an den Land- und anderen Stadtschulen.

In dieser Zeit wurde Friedrich Eberhard von Rochow (geb. 1734 in Berlin) von des Volkes Not und Unwissenheit ergriffen; er widmete daher seine ganze Thätigkeit der Hebung der Landschulen und errichtete selbst Schulen auf seinen Gütern zu Reckahn und Krahne bei Brandenburg. In seinem „Lehrbuch für die Lehrer der Landleute" hat er die Punkte, welche für die Entwicklung der Volksschule massgebend sind, mit grossem Verständnis entwickelt. Sein „Kinderfreund" war ein Lesebuch für Schüler und hat als erstes Volksbuch dieser Art die rechtschaffene Gesinnung, Gottesfurcht und Menschenliebe zu fördern und besonders auch dem Aberglauben, dem er auf dem Lande noch überall begegnete, entgegen zu wirken gesucht. Bei seinem Mitarbeiter Bruns hat er die thätigste Unterstützung gefunden; v. Rochow wirkte als ein ächter Volkslehrer bis zu seinem Tode im Jahre 1805.

Ein sehr beliebter Jugendschriftsteller war Christ. Felix

---

*) Im Jahre 1788 wurden die Abiturientenprüfungen für höhere Schulen eingeführt. Auch die „Pepinière", die Bildungsanstalt für Militairärzte wurde gegründet.

Weisse (1726—1804). Seine „Lieder für Kinder“, sein „A. B. C.-Buch“ und sein „Kinderfreund“ hatten allgemeinen Beifall und die weiteste Verbreitung gefunden. Ein höchst verdienstvoller Volksschriftsteller war Karl Zacharias Becker (1752—1822), der an dem Philanthropin zu Dessau als Lehrer gewirkt und die erste Zeitschrift für die Jugend herausgegeben hat. Sein „Rath- und Hülfsbüchlein oder lehrreiche Freuden- und Trauergeschichten des Dorfes Mildheim“ (2 Bde. Gotha 1787 und 98) ist eine vortreffliche Anleitung zur Selbstbildung des deutschen Landmanns.

Das erste „Philanthropin“ war eine Schöpfung Basedow's (1723—1790). Er war seit 1753 an der Ritterakademie zu Soröe auf Seeland als Professor der Moral und schönen Wissenschaften angestellt und schrieb 1758 (vier Jahre vor dem Erscheinen von Rousseau's Emil) seine „praktische Philosophie für alle Stände“. Er beruft sich darin für die „Regeln in Ansehung der Gesundheit und Leibesstärke“ auf „viele vernünftige Ärzte, besonders Locke“. Seine Ansichten erhielten in seinem „Methodenbuch für Väter und Mütter der Familien und Völker“, dessen I. Bd. 1770 erschien, erst bestimmten Gehalt, und hierbei ist wohl die Einwirkung Rousseau's nicht in Abrede zu stellen, obgleich er in manchen Punkten sehr von der Rousseau'schen Anschauung abwich.

Die Anfänge der Leibesübungen haben die Philanthropen in den Ritterakademien kennen gelernt, beziehungsweise dorther entlehnt, d. h. also aus dem adeligen Stande in den Bürgerstand übertragen. Aber auch die Schriften von Simon André Tissot über die „Gesundheit der Gelehrten“, und unter den deutschen Ärzten namentlich die 1701 erschienene Abhandlung von Friedrich Hoffmann: „de motu optima corporis medicina“ wirkten auf die auch im und nach dem 30 jährigen Kriege nicht ausgestorbene Volksgymnastik belebend ein. Ebenso blieb Zückert's „diätetische Erziehung des Kindes“ (Berlin 1765), die Basedow ausdrücklich erwähnt, nicht ohne Einfluss auf die körperliche Erziehung.

Basedow kämpfte in seinem „Methodenbuch“ gegen die Fehler und Sünden des einseitigen und verweichlichelnden Erziehungs- und Bildungswesens jener Zeit und gründete 1774 das „Philanthropin“ in Dessau, wo nach seinem Berichte „alle Pensionisten, wie auch die Famulanten, wenn das gehörige Alter und die Anzahl dazu da ist, in allen militärischen Bewegungen und Stellungen von einem Erfahrenen geübt werden. Denn wie mich dünkt, durch nichts anderes erwirbt der Körper so viel Geschicklichkeit. Auch wollen wir es nach und nach — durch Zusatz von einigen hundert Schritten — so weit bringen, dass ein Pensionist von gehörigem Alter mit Vergnügen zwei oder drei Meilen zu Fuss zurücklegt. Solche und zwar anfangs kleine Reisen wollen wir oftmals anstellen.“ *)

Basedow's Kampf gegen das Vorurteil, dass die wahre Bildung nur allein in der Erlernung des Lateinischen und Griechischen zu

---

*) Grössere Wanderungen und Reisen leitete Ch. G. Salzmann (1744 – 1811), welcher 1781—84 Lehrer am Dessauer Philanthropin war.

finden sei, verdient jedenfalls Anerkennung, nicht minder sein Bestreben, die Realien mehr als bisher in den Kreis des Unterrichts zu ziehen. Seine vielen Absonderlichkeiten dagegen, seine ziemlich haltlose Sittlichkeit und der Mangel an andauernder, umsichtiger, auch im Kleinen gewissenhafter Thätigkeit haben wohl Anlass gegeben zu Herder's hartem Urteil: „Ihm (Basedow) möchte ich keine Kälber zu erziehen geben, geschweige Menschen". Auch Prof. Stommel, der sich in „Fritzens Reise nach Dessau" günstig aussprach, verspottete später in einem satyrischen Romane Basedow's Gebaren. Das ganze Philanthropin zerfiel nach zwei Jahren.

Der Kampf zwischen „Humanismus und Philanthropismus", welchen Basedow angeregt hatte, pflanzte sich bis auf die Jetztzeit als ein Streit zwischen „Humanismus und Realismus" fort.

Im Allgemeinen kann man die Philanthropine als geschlossene Reallehranstalten für Vorläufer der Realgymnasien als öffentlicher Anstalten ansehen, wie die Fürstenschulen (insbesondere Pforta) Vorbilder für die humanistischen Gymnasien wurden. Die Philanthropine betrieben das Griechische nicht oder nur ganz privatissime und wollten den gesamten Unterricht lebensvoller, jugendfreundlicher, knabengemässer gestalten.

Unter den Lehrern, welche an Philanthropinen gewirkt haben, ist ausser Campe, dem bekannten Jugendschriftsteller, besonders Salzmann als Begründer der Erziehungsanstalt zu Schnepfenthal bei Gotha umsomehr hervorzuheben, als seine Gründung noch fortbesteht. Die Anstalt war auf denselben Grundsätzen wie das Philanthropin in Dessau gegründet; ihr Gedeihen verdankte sie den trefflichen, makellosen Männern, die Christen im Lessing'schen Sinne waren, Salzmann und Guts-Muths, welch letzterer die Leibesübungen leitete und zu einer pädagogischen Gymnastik ausbildete.

Salzmann erläuterte seine Erziehungs- und Unterrichtsweise in der 1783—84 verfassten Schrift: „Noch etwas über die Erziehung nebst Ankündigung einer Erziehungsanstalt", welche 1784 zu Schnepfenthal eröffnet wurde. Den grössten Wert legte er auf Wanderungen und Reisen seiner Zöglinge, indem er in diesen das beste Mittel zur Kräftigung des Körpers und Ausbildung des Geistes erblickte. Hierüber wurde unter hervorragender Beteiligung von Guts-Muths eine besondere Schrift: „Reisen der Salzmann'schen Zöglinge" verfasst.

Karl Ritter, der berühmte Geograph, war ein Zögling der Anstalt, dessen Geistesrichtung auf Natur und Völkerleben durch den Gang des dortigen Unterrichts, besonders auch durch die häufigen Wanderungen und Reisen, die unter Führung der Lehrer ausgeführt wurden, entschieden hervorgerufen und genährt worden ist. Unter der Obhut von Guts-Muths erwuchs gleichzeitig aus dem zarten Knaben ein kräftiger Jüngling.

Die systematischen Wanderungen und Fussreisen der Schnepfenthaler sollten mit der körperlichen Ausbildung die Beobachtungsgabe stärken, die Freude an der Natur beleben und das Hauptziel der Anstalt erreichen helfen, welche nur gesunde, verständige, gute und frohe Menschen bilden wollte. In der 1793 erschienenen Gymnastik von Guts-Muths wird der Rat erteilt, so früh als möglich mit dem Wandern zu beginnen, weil es die Kraft und Geschmeidigkeit der Glieder, sowie die Schärfung der Sinne, die Frische und Tüchtigkeit des ganzen Wesens bewirke.

Hatten aber einmal die Philanthropen die ritterlichen Uebungen aus den adeligen Erziehungsanstalten oder Ritterakademieen als „Gymnastik“ in das wohlhabende Bürgertum, welches seine Söhne in die Philantropine schickte. hinübergeführt und wahrhaft pädagogisch gestaltet, so war nur noch ein bedeutungsvoller Schritt zu thun, um die Segnungen geordneter Leibesübungen der gesamten Jugend des deutschen Volkes zu Teil werden zu lassen und so besonders für die Knaben und Jünglinge auf den Gelehrtenschulen ein wohlthätiges Gegengewicht gegen die einseitige Geistesarbeit zu schaffen. Diesen Schritt that dann grade in der Zeit der höchsten Not unseres Vaterlandes Friedrich Ludwig Jahn, der „Vater der deutschen Turnerei“. Ist sie auch zeitweise in ihrer erziehlichen Bedeutung verkannt und zurückgedrängt worden, so blieb sie uns doch seitdem unverloren.

An Guts-Muths schliesst sich Aug. Herm. Niemeyer (1754—1828), der Kanzler der Universität Halle, in seinen „Grundsätzen der Erziehung und des Unterrichts“ an, prüft dessen die Gesundheit so fördernde Uebungen, warnt aber vor der schon von Plato und Galen getadelten „Wut der Gymnastik“ in den Jahren der Kindheit und des Knabenalters. Er war Lehrer an den Francke'schen Stiftungen, 1785 deren Mitdirektor, seit 1799 dann Direktor, hatte folglich in seinem Berufe bereits eine reiche pädagogische Erfahrung, als er 1796 das obenerwähnte Werk herausgab. Er predigt die Einheit und Harmonie in der Ausbildung aller Anlagen und Fähigkeiten und legt deshalb auf die Gesundheit und Leibesübungen Wert; insbesondere hebt er die methodische Handhabung des gymnastischen Unterrichts hervor. (Vergl. II. Hauptabschnitt, Abt. 1.)

Insofern die Pädagogik stets mit den philosophischen Wissenschaften Hand in Hand ging und einerseits die Ethik, andererseits die Anthropologie und Psychologie als ihre Grundlage in Betracht zieht, haben auch Philosophen wie Kant, Herbart, Beneke und Schleiermacher auf das Erziehungswesen mächtig eingewirkt.

Um das Unterrichtswesen in den höheren Schulen haben sich gegen Ende des vorigen Jahrhunderts viele Schulmänner auf dem Gebiete der Philologie grosse Verdienste erworben. Besonders hat Friedrich Gedike, seit 1795 Direktor des Berlinischen Gymnasiums zum grauen Kloster sich an der Neugestaltung des Unterrichtswesens in Preussen wesentlich beteiligt, Lesebücher und Chrestomathieen herausgegeben, welche zu den ersten und besten dieser Art gehörten. Die pietistische Schule hielt das Studium der alten Sprachen für wertlos, weil sie davon eine nachteilige Einwirkung auf die religiöse Anschauung befürchtete. Das Studium der Alten war jedoch inzwischen in ein neues Stadium getreten und besonders durch Christ. Gottlob Heyne in Göttingen (1729—1812) gefördert worden, da er den Schwerpunkt nicht auf die Erklärung der Klassiker nach grammatikalischen Regeln legte, sondern das gesamte antike Kulturleben in einem einheitlichen Bilde zusammenfasste.

In seinem Sinne wirkte ausser Gedike besonders noch August Ferdinand Bernhardi (1808 Direktor des Werder'schen und zuletzt des Friedrich-Wilhelms-Gymnasiums), ein Schüler von Fr. August Wolf (1759—1824) in Halle, der die Altertumswissenschaft als ein harmonisches Lehrsystem aufbaute, in welchem die wichtigsten Disciplinen Platz fanden. Man glaubte nun dem von der pietistischen und philanthropinistischen Schule vertretenen Realismus den „Idealismus" gegenüber stellen zu sollen, indem man im Humanismus nicht im Sinne der alten Humanisten (Reuchlin, Erasmus etc.) die ausschliessliche Herrschaft der alten Sprachen erblickte, sondern ihn als Grundlage der allgemeinen Bildung, die nur von den altklassischen Sprachen ausgehen könne, wesentlich erweiterte und dem Bedürfnisse der Gegenwart entsprechend einem Verjüngungsprozess unterwarf. In Anbetracht aber, dass auch dem Philanthropinismus in Schnepfenthal ein hoher und reiner Idealismus innewohnte, dürfte es nicht zutreffend sein, den die Realfächer mehr vertretenden Schulanstalten gegenüber ausschliesslich vom „Idealismus" der humanistischen Gymnasien zu sprechen. Paulsen (Geschichte des gelehrten Unterrichts, Leipzig 1885) wählt daher auch für die gymnasiale Richtung den Ausdruck: „Neuhumanismus".

Durch die Bestrebungen von Fr. A. Wolf wurde die Philologie mittelst ihrer vollständigen Trennung von der Theologie zu einer selbständigen Wissenschaft erhoben. Der von ihm für Gymnasien entworfene Schulplan ist in seinen Grundzügen noch in den heutigen Lehrplänen der Gymnasien (1882) wieder zu erkennen. Das Hauptziel war nicht auf die Anhäufung von Kenntnissen, sondern auf die geistige Entfaltung gerichtet, wozu das Studium der Alten als Wegweiser und Muster der Humaniora dienen sollte.

Zu den Philologen, welche in dieser Richtung wirkten und den Humanismus der neueren Zeit vertraten, gehören Gottfried Hermann (1772—1848) in Leipzig und namentlich Böckh (1785—1867) in Berlin. Dieser sagte sich von jeder philologischen Einseitigkeit los und trat offen für die gleichberechtigte Behandlung der Geschichte, Mathematik und der deutschen Sprache neben den antiken Studien ein. „Davon kann ich mich nicht überzeugen, dass man die alten Sprachen der sogenannten formalen Bildung wegen treiben müsse; denn ich sehe nicht, dass Leute, die eine vorzügliche Kenntnis der griechischen und lateinischen Grammatik besitzen, die übrigen Sterblichen an hoher Geistesbildung weit überragen." (Kleine Schriften Bd. 1, S. 142.)

Auch Schleiermacher hat sich hierüber ausgesprochen: „Der Grund, dass die alten Sprachen der geeignetste Stoff für die allgemeine Bildung seien, hat sich nicht bewährt.“ Danach darf der Begriff: „allgemeine Bildung“ der bisherigen Beschränkung nicht länger unterliegen, sondern muss nach den geistigen Bedürfnissen der Gegenwart erweitert werden, da nur in dieser Richtung der Weg geebnet wird, der zur Versöhnung zwischen theoretischem und praktischem Wissen führt.

Auf das Volksschulwesen hat Pestalozzi (1746—1827) einen mächtigen Einfluss ausgeübt. Als Volkslehrer von Gottes Gnaden hat er die mathematisch-analytische Methode des Anschauungsunterrichts neu begründet, und das Hauptgewicht auf die selbstthätige Entwickelung der geistigen Kräfte gelegt. Darin stimmt er mit Basedow überein, dass Menschenbildung und Humanität durch einen naturgemässen Unterricht anzustreben sei; Basedow machte man aber den Vorwurf, dass bei ihm die Vielheit der Unterrichtsgegenstände und das „Eintrichtern“ vorherrschte, während Pestalozzi Feind alles Gemachten und Künstlichen war und nur auf Grund unmittelbarer Anschauung die Geisteskräfte zu entfalten suchte. Sein System wurde nach den verschiedensten Richtungen verwertet; Zeuge hiervon sind die Blinden- und Taubstummen-, die Besserungs- und Rettungsanstalten, die Fortbildungs-, die Handels-, Gewerbe-, die Landwirtschafts- und Forstschulen, sowie die höheren Bürger- und Töchterschulen. Pestalozzis vornehmstes Gebot war die Nächstenliebe, die er durch Unterricht und Erziehung der ärmeren Volksklassen und durch Verbesserung der häuslichen Erziehung thatsächlich kund gab. Seine zahlreichen Schüler, die er besonders durch seine persönliche Einwirkung fesselte, sind für die Hebung des Elementarunterrichts in den verschiedensten Ländern thätig gewesen.

Fichte stimmte dem Pestalozzischen Unterrichtsgange vollständig bei und empfahl ihn in seinen Reden an die deutsche Nation. Ebenso beifällig äusserte sich der Minister von Altenstein in einem Schreiben an Pestalozzi; auch wurde dessen Schüler Carl August Zeller nach Preussen berufen, um in Ostpreussen seine Thätigkeit zu entfalten, wo er 1811 die Seminare Braunsberg und Karalene einrichtete. Die Kriegsunruhen verhinderten aber einstweilen eine weitere Verbreitung dieser Bestrebungen.

Der namhafteste Anhänger der Pestalozzischen Lehre war der 1866 verstorbene Seminardirektor Diesterweg. Auch Friedrich Fröbel (1782-1852), der Begründer der „Kindergärten“, ist aus der Pestalozzi'schen Schule hervorgegangen. Das Kinderspiel sollte mit Ausschluss jeglichen Unterrichts nach pädagogischen Grundsätzen zur Einwirkung aller guten Eigenschaften geleitet werden. In Preussen und Sachsen wurden die Kindergärten anfangs verboten, woran die Verwechselung Friedrich Fröbels mit seinem Neffen Karl Fröbel schuld war, der 1851 in Hamburg eine Hochschule für das weibliche Geschlecht errichtet und durch sein Programm Anstoss erregt hatte.

Die grosse Bedeutung der „Kindergärten“ für das leibliche und geistige Wohl der Kinder lernte man indess bald schätzen und heutzutage wird niemand verkennen, dass sie in rechter Weise gestaltet und geleitet den Elementarunterricht durch die der Kindesnatur angemessene Art und Weise, den Verstand und die Aufmerksamkeit anzuregen, in bester Weise vorbereiten. Sie waren bisher überwiegend den Kindern bemittelter Eltern zugänglich; es ist an der Zeit, diesen Vorschulen des Lebens zum Wohle des Volkes als „Volkskindergärten“ eine noch weitere Ausdehnung zu geben, wie dies jetzt von vielen Seiten erstrebt wird. *)

Besondere Unterrichtsmethoden, die sich mit der Pestalozzischen Lehrmethode kreuzten, verdienen noch eine kurze Erwähnung. Pfarrer Bell hatte 1797 in Indien eine Lehrmethode kennen gelernt, die im wechselseitigen Unterricht bestand, indem die tüchtigsten Schüler im Alter von 14—18 Jahren aus den obersten Klassen als Gehülfen des Lehrers beim Unterricht im Lesen, Schreiben, Rechnen und in der Religion benutzt wurden. Lancaster führte sie 1798 ein, weshalb sie die Bell-Lancaster'sche Lehrmethode genannt wird. Sie hat in Ländern mit zerstreuten Wohnplätzen, wie in Norwegen und Schweden, Eingang gefunden, da sie den Vorteil hat, dass mit geringen Kosten und Lehrmitteln der Elementarunterricht abgehalten werden kann. Auch in England besteht sie noch, wie aus dem „Report of Dr. Crichton-Browne to the Education Department upon the alleged Overpressure of Work in Public Elementary-Schools“ (1884) hervorgeht. Wenn Browne auf eine Ueberbürdung in den Volksschulen aufmerksam macht, so hat er wohl hauptsächlich die Schulen nach dem Bell-Lancaster'schen System im Auge, wo gerade die „pupil teachers“ (lehrende Schüler) wegen zu grosser Anstrengung häufig mit nervösen Leiden behaftet sein sollen; Migräne, Neuralgien und dergleichen Krankheiten seien angeblich unter ihnen sehr verbreitet. So will Browne unter den so beschäftigten Knaben 48% und unter den Mädchen, die unterrichten halfen, 67% angetroffen haben, welche an Kopfschmerzen litten. Wenn die statistischen Angaben vielleicht Bedenken erregen könnten, so geht doch aus dem Thatsächlichen die Bestätigung der Erfahrung hervor, dass jede Art von Ueberanstrengung auf die Dauer dem jugendlichen Körper schadet. *)

Die Jacotot'sche Methode wurde 1818 als „Universalunterricht“ angepriesen. Sie bezweckt wie die Pestalozzi'sche Lehre Hebung der geistigen Kräfte und die Anregung der Selbstthätigkeit, legt aber auf eine beständige Uebung und Stärkung des Gedächtnisses den Hauptwert. Einzelne Schulmänner haben die Grundsätze dieser Methode beim Unterricht einzuführen gesucht,

*) Die vom Pfarrer Oberlin 1770 im Elsass gegründeten „Kleinkinderbewahranstalten“ fanden in Deutschland 1802 durch die Fürstin Pauline von Lippe-Detmold Eingang. In Preussen bestehen sie seit 1827 und stehen grösstenteils als Werk der inneren Mission unter der Leitung von Frauenvereinen.

z. B. der verdiente Schulmann Joh. Karl Christian Vogel († 1862), der Begründer der ersten städtischen Realschnle in Leipzig.

James Hamiltons Methode bezweckt hauptsächlich die Erlernung fremder Sprachen und besteht darin, dass nicht mit der Grammatik, sondern mit dem Lesen begonnen wird. In Deutschland erschienen mehrere Lehrbücher, die sich auf diese Methode stützten. Am meisten Anklang fand sie in Nordamerika, wo Hamilton 1815 in Newyork als Sprachlehrer der französischen Sprache wirkte. Der Mangel an geistiger Anregung, an den diese Methode leidet, hat ihr im Kreise der Philologen keinen Bestand gesichert. Mit der Jacotot'schen Methode stimmt sie nur darin überein, dass die Erlernung fremder Sprachen hauptsächlich auf der Kunst des Lesens (und Verstehens) zusammenhängender Stücke begründet werden soll. Ausführlich hat Jacotot seine Methode in dem Werke: „Universalunterricht oder Lernen und Lehren nach der Naturmethode" niedergelegt.

In Oesterreich hat Kaiser Joseph II (1765–90) als Apostel der Humanität auch auf das Unterrichtswesen insofern eingewirkt, als er durch das Toleranzedikt von 1781 auch Rede- und Pressfreiheit eingeführt und an Stelle der aufgehobenen Klöster moderne Bildungs- und Humanitätsanstalten errichtet hat. Unter diesen zeichnete sich das allgemeine Krankenhaus aus, an welchem auch Johann Peter Frank (1745–1821), der bekannte Verfasser des Systems einer vollständigen „medizinischen Polizei", gewirkt hat. *)

---

*) Heutzutage versteht man unter „medizinischer Polizei" oder „Medizinalpolizei" im engeren Sinne das eigentliche Heilwesen und die öffentliche Krankenpflege; zu Frank's Zeiten war sie noch ein Gemisch von den verschiedensten Polizei-Verordnungen. „Sanitätspolizei" bezieht sich auf die Verhütung der Verbreitung herrschender ansteckender Krankheiten und die Beseitigung aller Uebelstände, welche nach der bisherigen Erfahrung als die Ursache einer vorhandenen Gefahr oder Kalamität in Betracht kommen. Ihre Thätigkeit beschränkt sich daher mehr auf einzelne, die öffentliche Gesundheit bedrohende Schäden und findet mit der Beseitigung derselben in der Regel ihren Abschluss. Die öffentliche Gesundheitspflege besteht dagegen nicht in einer vorübergehenden Thätigkeit, sondern in einer regelmässigen und ununterbrochenen Überwachung der Gesundheitsverhältnisse und aller nachteiligen Einflüsse, welche dieselben beeinflussen können. Sie umfasst daher alle prophylaktischen Massregeln, welche geeignet sind, allen Gesundheitsschädigungen rechtzeitig vorzubeugen.

Im Wesen der Polizei liegt mehr das abwehrende und schützende Element, während die öffentliche Gesundheitspflege zur Verwaltung gehört, welche zur positiven Förderung der Gesundheitsverhältnisse verpflichtet ist, daher auch ausserhalb der Not der Zeit Anstalten und Einrichtungen zu treffen hat, welche zum Aufbau, zur Erhaltung und Befestigung der Gesundheit erforderlich sind. Es leuchtet ein, dass die Schulgesundheitspflege ein wichtiger Zweig dieser Verwaltungsthätigkeit ist und eine beständige Beaufsichtigung und Ueberwachung notwendig macht.

Das griechische Wort: Hygieine oder Hygiene ist gleichbedeutend mit „Gesundheitspflege", und man unterscheidet wie bei dieser eine „öffentliche und private Hygiene".

Die Stimmen, welche im 16. und 17. Jahrhundert bereits zum Schutze der Gesundheit in den Schulen sich erhoben, haben keine nachhaltige Wirkung geäussert, weil der Sinn für hygienische Verhältnisse viel zu wenig geweckt war, aber auch der nachteilige Einfluss der Schulen sich weniger bemerkbar machte als in unserm Jahrhundert, in welchem die Anforderungen an die Leistungen der Schüler sich immer mehr steigerten und auch die Unterrichtszeit insofern eine grössere Ausdehnung gewonnen, als im vorigen Jahrhundert in den Lehrplänen viel Fakultatives vorkam, was heutzutage obligatorisch geworden ist.

Wie weit die Schulen noch hinter den hygienischen Anforderungen zu den Zeiten Franks zurückstanden, ersieht man aus seinem umfangreichen Werke.[9]) Er äussert sich hier zunächst im II. Bande über die Gesundheitspflege der lernenden Jugend und die erforderliche Aufsichtsbehörde über Erziehungsanstalten. Er hebt den Nachteil einer zu frühen und zu ernsten Anstrengung der jugendlichen Seelen- und Leibeskräfte hervor und verlangt die Bestimmung des Lebensalters, in welchem man die Jugend zur ernstlichen Erlernung der Wissenschaften anhalten dürfe. In der Abhandlung über „die Schulen und den Unterricht der Jugend mit Rücksicht auf das Wohl der Kinder und des Staates" schildert er die nötigen Eigenschaften der Schulgebäude und ihrer innern Räume, sowie die Konstruktion der Subsellien. Er warnt vor den grausamen Züchtigungsmethoden der Lehrer, die er aus eigener Erfahrung kennen gelernt hatte. Mehrere Regierungen sahen sich noch zu Verordnungen genötigt, welche das Bestrafen der Kinder mit Stöcken und Fäusten „sub poena cassationis" verboten. Fast kein wichtiges Moment, welches auch gegenwärtig in das Gebiet der Schugesundheitspflege gehört, hat Frank übersehen. Nicht minder sorgfältig hat er den Wert der Gymnastik, der körperlichen Uebungen, der verschiedenen Spiele etc., insbesondere der Bewegungsspiele hervorgehoben. Auch verlangt er, dass der „Uebungslehrer" mit der Jugend Fussmärsche vornehmen soll, welche zugleich für naturwissenschaftliche Studien nutzbar gemacht werden könnten. Seine vielen Hinweisungen auf Schriftsteller, deren Arbeiten er benutzt hat, beweisen übrigens, dass man der Schule und dem Wohle der Jugend auch in andern Kreisen Beachtung geschenkt hatte, wenn auch das Interesse dafür bei Weitem nicht so allgemein verbreitet war, wie in unsern Tagen, seitdem die hygienischen Bestrebungen mehr zur Geltung gelangt sind.

In Preussen galten die weiteren Veränderungen im Unterrichtswesen unter dem Könige Friedrich Wilhelm III. (1797—1840) hauptsächlich der Verwaltung. Nach der Aufhebung des „Ober-Schulkollegiums" und der Wöllner'schen Schöpfungen übernahm 1808 das Ministerium des Innern die Unterrichtsverwaltung und bildete eine besondere Sektion für Kultus und öffentlichen Unterricht. An Stelle der im Jahre 1809 gegründeten „Wissenschaftlichen Deputationen", welche die Kandidaten des höhern Schulamtes zu prüfen, die Lehrpläne, die Lehrbücher und das Ergebnis der Abiturienten-Prüfungen zu revidieren hatten, traten im Jahre 1816 die „Wissenschaftlichen Prüfungskommissionen" mit derselben Funktion; der Minister behielt aber die Ermächtigung, die Kommissionen jährlich nach dem jedesmaligen Bedürfnisse zusammenzusetzen. *)

Die Provinzialbehörden wurden 1808 in „Regierungen" umgewandelt, während an der Spitze einer Provinz seit 1815 ein Oberpräsident stand, welcher in dem an jedem Hauptorte der Provinz für Kirchen- und Schulsachen errichteten Konsistorium den Vorsitz führte. Im Jahre 1817 entstand das „Ministerium für geistliche und Unterrichts-Angelegenheiten" als selbständige Centralbehörde. In der Provinzialverwaltung vollzog sich erst 1845 eine Trennung der „Konsistorien" in 2 Abteilungen, in eine evangelisch-geistliche und eine ausschliesslich für das höhere Schulwesen bestimmte, welche seit dieser Zeit als „Provinzial-Schulkollegium" fungierte.

An einzelnen Verordnungen, welche den Schulvorständen, Direktoren und Lehrern die Fürsorge für die Gesundheit der Kinder und deren Behütung vor übermässiger geistiger Anstrengung empfehlen, hat es seit 1817 nicht gefehlt. Aber es bedurfte immerhin einer besonderen Anregung, um die Gesundheitspflege in besseren Gang zu bringen. Da wurde im Jahre 1836 die öffentliche Aufmerksamkeit auf die Gesundheitsverhältnisse der höhern Schulen gelenkt, als der Regierungs-Medizinalrat Dr. Karl Ignaz Lorinser zu Oppeln eine Abhandlung „Zum Schutze der Gesundheit in den Schulen" veröffentlichte. [10]) Er hob hervor, dass in den Gymnasien die Ausbildung des Geistes und Körpers nicht im richtigen Verhältnis stände und daher dieser wie jener an einem schleichenden Siechtum leide, durch welches die Lebenskraft allmählich gebrochen und der Kern der Gesundheit angegriffen werde. Man sei geneigt, dieses Siechtum dem eingeführten System des Unterrichts allein zur Last zu legen, ohne genau zu erwägen, dass auch die Generation eine andere, der Keim des Uebel schon in die Schule mitgebracht sei und hier nur, von gewissen Umständen begünstigt, Nahrung und Wachstum erhalte. Seit der Entdeckung von Amerika habe das Leben eine andere Richtung und Gestalt erhalten, infolge dessen eine grössere Unruhe und Beweglichkeit der Seele, ein Uebergewicht des Nervensystems im Körper, überhaupt ein künstlicheres Dasein entstanden sei, weshalb auch Krankheiten, die man früher nur in den höhern Ständen beobachtet habe, gegenwärtig auch im Bauernstande wüteten. Um diese krankhaften Anlagen des Körpers sowie des Geistes zu steigern, gäbe es in der

---

*) 1810 wurde die neue Universität zu Berlin gegründet und 1811 die Universität zu Frankfurt a. O. nach Breslau verlegt und dort mit der „Kais. Leopoldins-Carolinischen deutschen Akademie d. Naturf." vereinigt.

That keine wirksameren Mittel, als diejenigen, welche man heut zu Tage auf den deutschen Gymnasien in Anwendung bringe. Diese Mittel beständen in der Vielheit der Unterrichtsgegenstände, in der Vielheit der Unterrichtsstunden und in der Vielheit der häuslichen Arbeiten. Das Erste sei vorzüglich zur Verwirrung und Abstumpfung des Geistes geeignet, das Zweite halte die naturgemässe Ausbildung des Körpers zurück und durch das Dritte werde verhindert, dass diese beiden Wirkungen nicht ausser der Schule wieder aufgehoben würden.

Diese Anregung auf dem Gebiete der Schul-Gesundheitspflege hatte zunächst eine Prüfung der bestehenden Verhältnisse und die Festsetzung eines Normalplans gemäss der Ministerial-Verordnung vom 24. Oktober 1837 zur Folge, welche erst später durch die Verfügung vom 7. Juni 1856 modifiziert wurde. Im Kreise der Pädagogen (Mützell, Heinsius, Köpke) erfuhr diese Angelegenheit eine verschiedene Beurteilung, während medizinischerseits Prof. Froriep[11]) die von Lorinser aufgestellten Thesen einer eingehenden Kritik unterwarf. Er stellte im allgemeinen eine Ueberreizung der Jugend nicht in Abrede und suchte deren Ursache in der den Schulprüfungen beigelegten Wichtigkeit, wodurch in unangemessener Weise der Schulunterricht und dessen Aufgaben gesteigert würden. Zur Beseitigung der Ursachen dieses schädlichen Einflusses der Schulen sei

1) zu verhindern, dass die jungen Leute nicht zu früh in die Schule eintreten oder in Klassen vorrücken, welche ihrem Alter noch nicht angemessen seien.

2) Die Stundenzahl des täglichen Schulunterrichts sei der Altersstufe entsprechend zu bestimmen.

3) Bei Entwerfung des Schulplans sei darauf zu achten, dass die Gegenstände weder zu hoch für das der Klasse entsprechende Lebensalter, noch auch zu mannigfaltig seien.

4) Die zunächst vorgesetzten Schulbehörden hätten darauf zu achten, dass die Leistungen der einzelnen Klassen durch die Bemühungen der Lehrer sich nicht über die festgesetzten Stufen erhöben.

5) Bei den Schulprüfungen sei zu vermeiden, dass dieselben nicht zu einer Prüfung für die Lehrer selbst würden.

6) Ueberhaupt sei die Prüfung so einzurichten, dass sie nicht als etwas zu Befürchtendes fortwährend vor den Augen der Schüler stehe.

7) Das Abiturienten-Examen werde genau bei seiner Bestimmung gehalten, — zu ermitteln, ob die jungen Leute fähig geworden seien, zu studieren.

8) Die bei Erfüllung dieser Indikationen gewonnene Zeit werde der körperlichen Ausbildung aus dem Grunde gewidmet, damit der Staat sowohl körperlich als auch geistig tüchtige Bürger erhalte.

Das Ergebnis seiner Erörterungen besteht demnach, kurz zusammengefasst, in Folgendem:

Die Folgen der Ueberreizung durch den Schulunterricht sind in unserer Jugend zu bemerken; die Veranlassung zu derselben giebt die Hast, mit welcher der Unterricht von seiten der Eltern, Lehrer und Kinder betrieben wird, und die von den Lehrern infolge unseres Prüfungssystems herbeigeführte Steigerung der Anforderungen, welche sich in den einzelnen Klassen und Unterrichtsgegenständen nachweisen liesse.

Die wichtigste praktische Folge, welche aus dem Lorinser'schen Schulstreite hervorging, war die von der Mehrzahl der Direktoren und Provinzialschulkollegien empfohlene Wiederzulassung der Turnübungen, welche seit 1818 in privaten Gärten und Sälen hatten einsiedlen müssen, und es erschien endlich auf einen Immediatbericht der Minister des Krieges, des Innern und der geistlichen Angelegenheiten jene berühmte Kabinetsordre vom 6. Juni 1842, welche anordnete, dass „die Leibesübungen als ein notwendiger und unentbehrlicher Bestandteil der männlichen Erziehung förmlich anerkannt und in den Kreis der Volkserziehungsmittel aufgenommen werden sollten."

Während zweier Dezennien ruhte die medizinische Schulfrage; alsdann folgte eine grosse Zahl von Schriften, die entweder vom Standpunkte der Schul-Gesundheitspflege im allgemeinen ausgingen oder einzelne Schäden der Schulen, wie die unzweckmässigen Subsellien, die unreine Luft in den Schulstuben, die Folgen des schlechten Sitzens auf den Schulbänken, die sog. Schulkrankheiten im speziellen erörterten. Auch die Anforderungen an die Schulbauten wurden einer Prüfung unterzogen. Die seit den Sechziger Jahren immer mehr in Fluss geratenen hygienischen Schulfragen führten notwendigerweise auch zu einer Klärung der „Ueberbürdungsfrage" und zur Erwägung, wie die Anforderungen der Zeit mit den Leistungen der Schulen in Einklang zu bringen seien. Dem Arbeiter auf geistigem Gebiet kann Mühe und Ausdauer nicht erspart werden. Ohne Fleiss erreicht auch der Schüler sein Ziel nicht; die Zeiten sind vorüber, in denen ein „bleiches Gesicht" als das Attribut eines fleissigen Schülers angesehen wurde. Erhaltung der Gesundheit bei normaler geistiger Entwicklung ist das Mittel, welches die Schule mit den Lebensanforderungen versöhnen soll.

In der „neuen Aera" nach 1860 herrschte auch ein allgemeiner Drang nach planmässiger Gestaltung und ergiebiger Betreibung des Schulturnunterrichts. Durch den grossen Aufschwung, welchen damals das Vereinsturnwesen nahm, wurden den Schülern höchst dankenswerte Anregungen geboten und frisch geschulte Turnlehrerkräfte zugeführt, an denen bisher erheblicher Mangel herrschte. Ausser einem der Gesundheitslehre mehr entsprechenden Unterrichtsplan hat man auch die Unterrichtsgegenstände je nach dem Berufe, dem sich die Schüler zu widmen gedenken, gesondert und demgemäss auch die Realfächer mehr berücksichtigt.

Durch die festere Gestaltung der Realschulen erster Ordnung zu Realgymnasien haben letztere noch nicht die volle Gleichberechtigung mit den Gymnasien erhalten. Der Kampf zwischen „Humanismus und Realismus“ ist noch nicht ausgefochten und wird auch bei der grossen Verschiedenheit der Ansichten nicht so bald zum Friedensschluss führen. Es giebt ja noch viele, welche den jetzt bestehenden Dualismus verwerfen und dem Gymnasium die ausschliessliche Berechtigung als wissenschaftliche Vorbereitungsanstalt einräumen wollen; sie befürchten den Uebergang aus dem Realismus in den Materialismus und halten das ethische Moment für gefährdet; für das Bildungsbedürfnis des Bürgerstandes würden die Mittelschulen und die höheren Bürgerschulen ohne Latein vollständig genügen. Die Gemässigten wünschen eine Vermittelung zwischen dem Alten und Neuen, wie sie das Realgymnasium bietet, in welchem das Lateinische in ausgedehntem Massstabe betrieben wird und statt des Griechischen das Englische eingeführt ist. Wenn auch in der Wissenschaft und Kunst das Studium der Antike notwendig sei, sagen andere, um das Streben der Neuzeit zu verfolgen und zu verstehen, so sei doch nicht in Abrede zu stellen, dass das Studium der neueren Sprachen, Mathematik, Geographie und Naturwissenschaften die Klarheit und Schärfe des Denkens ebenso gut auszubilden vermöge wie das der alten Sprachen. Auch der Ideenschatz und das Ideenvermögen, das Verständnis des alten Hellenentums werde nicht nur durch die Lektüre der alten Klassiker, sondern auch, wie die Erfahrung lehre, durch gute Uebersetzungen derselben vermittelt. Noch andere wollen eine Vermittelung dadurch anbahnen, dass den Gymnasien der spezifisch-philologische Charakter genommen werde und die ethische und nationale Bildung mehr in den Vordergrund trete. Jedenfalls müsse man die schriftliche und mündliche Uebung, die Uebersetzungen der alten Sprachen beschränken; die ihnen gewidmeten Stunden sollten zur Lektüre dienen, damit für die Beschäftigung mit der Geschichte, der Literatur und den Naturwissenschaften mehr Zeit übrig bliebe. Für diejenigen, welche sich nicht einem gelehrten Berufe widmen wollten oder nicht dafür befähigt erschienen, sei das Griechische fakultativ zu machen. Andere gehen noch weiter und wollen der Unterrichtsverwaltung die Berechtigung nehmen, bestimmte und allgemeine Lehrpläne, Instruktionen und Reglements vorzuschreiben; jeder einzelnen Anstalt müsse Freiheit und individuelle Entwicklung überlassen bleiben. Man solle das eigentliche Gymnasium erst mit der Sekunda anfangen lassen.

Wir haben hiermit nur ganz im allgemeinen die Gesichtspunkte andeuten wollen, von denen die Reformbewegung im Unterrichtswesen ausgeht, und gehen nunmehr zur Betrachtung der bestehenden Einrichtungen und Unterrichtsanstalten über.

Unterscheidet man das höhere und niedere Unterrichtswesen, so gehören gegenwärtig in Preussen

I. zu den höhern Schulen.

1) die Gymnasien und Progymnasien. Letztere sind in mehreren Städten die Reste der früheren Klosterschulen und ihr Lehrplan ist dem der unteren und mittleren Klassen der Gymnasien gleichgestellt. Alle Progymnasien schliessen mit dem Kursus der Obersekunda ab.

2) Die Reallehranstalten haben durch die Unterrichts- und Prüfungsordnung vom 6. Oktober 1859 und durch die Circular-Verfügung vom 31. März 1882 (Centr.-Bl. f. d. g. U.-V. S. 234 Jahrg. 1882) eine selbständige Organisation erhalten. Die Realgymnasien (Realschulen I. Ordnung) haben wie die Gymnasien 6 Hauptklassen und 9jährigen Kursus.*) Die Realpro-

---

*) Die Berechtigungen der Realgymnasien sind folgende:

I. Im Cívildienste. A. Das Reifezeugnis berechtigt zum Studium der Mathematik, der Naturwissenschaften und der neuern Sprachen — mit nachfolgender Zulassung zur Prüfung pro facultate docendi und der Fähigkeit, an Real- und Gymnasial-Lehranstalten angestellt zu werden, — zum Studium des Bau- und Maschinenfaches auf den Königl. technischen Hochschulen zu Berlin, Hannover und Aachen und zu den Staatsprüfungen des Hochbau-, Bau-, Ingenieur- und Maschinenwesens, — zum Studium auf den Königl. Bergakademien zu Berlin, Klausthal, der mit der Königl. technischen Hochschule zu Aachen verbundenen Bergbau-Abteilung und zu den Prüfungen für die obern (technischen) Ämter der Berg-, Hütten- und Salinenverwaltung, — zum Studium auf den Königl. Forstakademien und zu den Prüfungen für die obern Stellen des Königl. Forstverwaltungsdienstes (auch im reitenden Feldjägerkorps, sofern das Abiturienten-Zeugnis eine „unbedingt genügende Zensur in der Mathematik" aufweist) und schliesslich zum Eintritt in den Postdienst mit Aussicht auf Beförderung in die höheren Dienststellen.

B. Das Zeugnis über einjährigen erfolgreichen Besuch der Prima berechtigt zu Stellen in der Verwaltung der indirekten Steuern und zu den höheren Stellen des Telegraphendienstes.

C. Das Zeugnis der Reife für Prima berechtigt zum Studium auf den höheren landwirtschaftlichen vorbildenden Anstalten, zum Studium der Tierheilkunde, zur Approbation als Zahnarzt, zur Feldmesser- und Markscheiderprüfung, zum Justizsubalterndienst, zum Zivilsupernumerariat im Staatseisenbahndienste und bei der Provinzialverwaltung und zum Bureaudienst bei der Königl. Berg-, Hütten- und Salinenverwaltung.

D. Das Zeugnis der Reife für Obersekunda berechtigt zum Besuch der Königl. Allgemeinen Akademie der bildenden Künste in Berlin, zur Zulassung zur Apothekerprüfung und zur Anstellung bei Reichsbankanstalten.

E. Das Zeugnis der Reife für Untersekunda berechtigt zum Besuch der Königl. Gärtner-Lehranstalt bei Berlin, der Hochschule für Musik in Berlin, der Königl. Kunstschule in Berlin, zur Zeichenlehrerprüfung und zur Annahme als Gehilfe bei dem subalternen Post- und Telegraphendienst — mit nachfolgender Zulassung zur Postamts-Assistenten-Prüfung.

F. Das Zeugnis der Reife für Tertia berechtigt zum Besuch einer Landwirtschaftsschule.

II. Im Militärdienste. A. Das Reifezeugnis berechtigt zum Eintritt in das reitende Feldjägercorps, sofern das Zeugnis eine „unbedingt genügende" Zensur in der Mathematik aufweist; es befreit vom Fähnrichsexamen und von der Eintrittsprüfung als Seekadett, letzteres, falls das Prädikat in der Mathematik „Gut" ist.

B. Der einjährige erfolgreiche Besuch der Prima berechtigt zur Meldung als Zivilapplikant für das Sekretariat des Marine-Intendanturdienstes und zur Zulassung zum Werft-Verwaltungssekretariatsdienste.

gymnasien stehen in demselben Verhältnis zu den Realgymnasien wie die Progymnasien zu den Gymnasien und ebenso die Realschulen (mit 7 jährigem Kursus) zu den Oberrealschulen (mit 9 jährigem Kursus).

Die höheren Bürgerschulen haben einen 6 jährigen Kursus; mit den Real- und Oberrealschulen ist ihnen der Wegfall des Lateinischen gemeinsam. Mit dem Bestehen der Abgangsprüfung ist die Erteilung des Zeugnisses der wissenschaftlichen Befähigung für den einjährigen Militärdienst verbunden.

Nach dem Ministerial-Erlass vom 30. Dezember 1875 (Falk) ist die Anerkennung einer höheren Lehranstalt als „höhere Bürgerschule" oder „Progymnasium" ausschliesslich Sache der obersten Schulaufsichtsbehörde und kann wie die eines Gymnasiums oder einer Realschule erst dann erfolgen, wenn die äussere Bestand- und innere Leistungsfähigkeit der betreffenden Schule nach Massgabe der dafür geltenden Bestimmungen vollkommen gesichert ist Die letztere insbesondere soll auf Grund einer eingehenden Revision und einer demnächst von dem Unterrichtsminister anzuordnenden Entlassungsprüfung derjenigen Schüler nachgewiesen werden, welche nach einjährigem Besuche der Sekunda der Anstalt von dem Lehrerkollegium für reif erachtet werden. Bei dieser Entlassungsprüfung findet rücksichtlich der höheren Bürgerschulen das Reglement für die Abgangsprüfungen höherer Bürgerschulen und rücksichtlich der Progymnasien die Cirkul.-Verfg. vom 12. Januar 1856 und 31. Mai 1882 unter Beschränkung der Zielleistungen auf den Abschluss von Obersekunda analoge Anwendung.[12])

Alumnate sind noch als Anstalten für junge Leute zu erwähnen, welche sich den höheren Berufszweigen, insbesondere den gelehrten Studien widmen wollen. Sie stehen mit den Gymnasien auf gleicher Stufe; zu den grössten Anstalten dieser Art gehört das Joachimsthal'sche Gymnasium zu Berlin, welches sowohl „Interne", als auch bloss am Unterricht teilnehmende Schüler „Extraneer" zulässt. Aehnlich ist die Landes-Schule zu Schulpforta organisiert, doch bewahrt sie noch mehr den internen Charakter.

C. Das Zeugnis für die Prima berechtigt zum Fähnrichsexamen, zur Zulassung auf die Königl. Militär-Rossarztschule zu Berlin, zur Zulassung als Zivilaspirant für den Militärmagazindienst und berechtigt Zahlmeisteraspiranten der Armee, welche die Prüfung zum Zahlmeister „zur vollständigen Zufriedenheit" abgelegt haben, zum Sekretariat des Militär-Intendantur-Dienstes.

D. Das Zeugnis für Obersekunda berechtigt zur Zulassung als Seekadett, doch muss die wissenschaftliche Befähigung ausser in Latein, Deutsch und Geschichte, in welchen drei Gegenständen nicht geprüft wird, noch durch eine besondere Eintrittsprüfung dargethan werden.

Die Versetzung nach Obersekunda berechtigt ferner zum Eintritt in den Militärdienst als Einjährig-Freiwilliger, die Einjährig-Freiwilligen zur Zulassung zur Zahlmeisterlaufbahn bei der Armee und Marine, die Zahlmeisteraspiranten der Marine, welche die Prüfung zum Zahlmeister mit dem Qualifikationsattest „gut" oder „sehr gut" bestanden haben, zur Zulassung zum Sekretariat des Marine-Intendanturdienstes, Militäranwärter zur Meldung um Ausbildung im Werft-Betriebssekretariatsdienste.

E. Das Reifezeugnis für Sekunda berechtigt zur Zulassung auf die Haupt-Kadettenanstalt zu Lichterfelde bei Berlin, Mannschaften des Dienststandes der Reichsflotte zur Zulassung zur Zahlmeister-Laufbahn der Marine.

Die Gymnasien haben alle Berechtigungen der Realgymnasien. Ausserdem steht aber ihren Abiturienten der Zutritt zu allen Fakultätsstudien offen.

Mit den Alumnaten sind die Kadettenanstalten in Vergleich zu stellen, welche der Vorbildung der Offiziere dienen. Was ihren Lehrplan anbetrifft, so ist derselbe nach der Unterrichts- und Prüfungs-Ordnung der Realgymnasien eingerichtet. Der Körperpflege dienen mannigfache gymnastische Uebungen, wie Turnen, Exerzieren, Reiten, Tanzen und Schwimmen. Die hygienischen Vorschriften und Einrichtungen der Anstalten sind im letzten Jahrzehnt zum teil wahrhaft mustergiltige geworden.

In Elsass-Lothringen ist die definitive Organisation der höheren Lehranstalten durch das Regulativ vom 10. Juli 1873 erfolgt. Die Abiturientenzeugnisse der anerkannten Gymnasien (Lyceen und Collegien) und Realschulen erhielten für die öffentlichen Verhältnisse gleichen Wert mit den im übrigen Deutschland unter amtlicher Autorität ausgestellten Maturitätszeugnissen. Ebenso ist den Zeugnissen der mit der Strassburger Universität verbundenen und im wesentlichen analog den preussischen eingerichteten wissenschaftlichen Prüfungskommission für das höhere Lehramt gleiche Gültigkeit (jedenfalls für Preussen) zugesichert worden. Im Jahre 1883 hat ein Erlass des Statthalters von Elsass-Lothringen die Aufhebung der Realgymnasien bezw. deren Umwandlung in Gymnasien oder in Realschulen angeordnet, doch ist bis jetzt bei einigen Reallehranstalten fakultativer lateinischer Unterricht bestehen geblieben, so dass diese auch dem Bedürfnis von Real- oder Realprogymnasien entsprechen.

Aus der Bundes-Schulkommission vom 16. Dezember 1868 ist nach Entstehung des deutschen Reiches die Reichs-Schulkommission entstanden, welche im allgemeinen eine Verständigung zwischen den deutschen Bundesstaaten über gemeinsame Interessen des höheren Schulwesens insbesondere, auch über das Militär-Berechtigungswesen herbeizuführen hat. Nach der im Jahre 1874 getroffenen Uebereinkunft haben Maturitätszeugnisse der anerkannten deutschen Gymnasien für die Zulassung zu den Universitätsstudien und für alle öffentlichen Verhältnisse in ganz Deutschland gleiche Geltung. Für die Reallehranstalten, in erster Reihe für die Realgymnasien, wird eine ähnliche Verständigung angestrebt.

II. Die niederen Schulen.

A. Niedere Volksschulen, Elementarschulen.

Der Volksschulunterricht und die Seminarbildung traten in ein neues Stadium, als die unter Friedrich Wilhelm IV. im Ministerium von Raumer ausgearbeiteten „Schulregulative" vom Jahre 1854 unter König Wilhelm I. ausser Kraft gesetzt und dafür vom Minister Falk die „Allgemeinen Bestimmungen, betreffend das Volksschul-, Präparanden- und Seminar-Wesen vom 15. Oktober 1872" erlassen wurde. Die Schulinspektoren wurden mit der schleunigen Ausarbeitung der Lehrpläne beauftragt und angewiesen, Vorschläge hinsichtlich der neu einzuführenden Lehr- und Lernbücher baldigst einzureichen (vergl. Centr.-Bl. f. d. g. U.-V. 1872, S. 586).

Einrichtung der Volksschule. Die normalen Volksschuleinrichtungen verteilen sich in die mehrklassige Volksschule, die Schule mit 2 Lehrern und die Schulen mit einem Lehrer, welche entweder die einklassige Volksschule oder die Halbtagsschule ist.

a. In der einklassigen Schule werden Kinder jedes schulpflichtigen Alters in einem und demselben Raum durch einen gemeinsamen Lehrer gleichzeitig unterrichtet. Die Zahl derselben soll nicht über 80 steigen. Bei Schulbauten soll daher Rücksicht darauf genommen werden, dass Achtzig die Normalzahl der Kinder für ein Lehrzimmer ist.

b. Die Halbtagsschule kann mit Genehmigung der Regierung errichtet werden, wo die Zahl der Kinder über 80 steigt oder das Schulzimmer auch für eine geringere Zahl nicht ausreicht und die Verhältnisse die Anstellung eines zweiten Lehrers nicht gestatten.

c. Zweiklassige Schulen sind solche, wo zwei Lehrer an einer Schule angestellt sind. Steigt die Zahl der Kinder über 120, so ist eine dreiklassige Schule einzurichten.

Bei mehrklassigen Schulen ist darauf zu halten, dass die Aufsicht über die Schüler, die Aufrechthaltung der äussern Schulordnung sowie die Beaufsichtigung des Schulgebäudes dem ersten Lehrer, dem Hauptlehrer, übertragen werden.

d. Eine Trennung der Geschlechter ist für mehrklassige Schulen rücksichtlich der oberen Klassen wünschenswert. Wo nur zwei Lehrer angestellt sind, ist eine Einrichtung mit zwei, beziehungsweise drei aufsteigenden Klassen derjenigen von zwei nach den Geschlechtern getrennten einklassigen Volksschulen vorzuziehen.

e. Die Vereinigung mehrerer einklassigen Schulen an einem Orte zu einer mehrklassigen Schule ist anzustreben.*)

Einrichtung und Ausstattung der Schulen. Das Schulzimmer muss wenigstens so gross sein, dass auf jedes Kind ein Flächenraum von 0,6 qm kommt, ein Mass, welches nach den „Erläuterungen" vom 18. November 1887, die durch den Ministerialerlass vom 24. Januar 1888, betreffend die Entwürfe für ländliche Volksschulgebäude veröffentlicht worden sind (Centr.-Bl. f. d. g. U.-V.

---

*) Hinsichtlich des religiösen Verhältnisses handelt es sich vorzugsweise um Konfessionsschulen, in welchem die Schüler ein und demselben Bekenntnisse angehören. Konfessionslose Schulen sind Privatschulen, welche die Konfession ihrer Schüler nicht berücksichtigen und den Religionsunterricht der Geistlichkeit überlassen. In Simultanschulen sucht man den verschiedenen Konfessionen gleiches Recht einzuräumen.

Die Elementarschulen sind meist aus Mitteln der Gemeinden unterhaltene Gemeindeschulen. Man nennt sie auch öffentliche Schulen, insfern sie aus öffentlichen Mitteln gegründet sind und unterhalten werden. Liefert der Staat diese Mittel, so heissen die Schulen Staatsschulen.

S. 258, 1888), bei ganz grossen Klassen 0,64 qm für jedes Kind betragen soll, während es mit der Abnahme der Klassengrösse sich bis zu 0,74 qm steigert.

Die allgemeinen Bestimmungen über die Beschaffenheit der Schulzimmer, der Tische und Bänke haben ebenfalls in den „Erläuterungen" genauere Feststellungen erhalten, welche späterhin bei der Ausstattung der Schulzimmer näher zur Sprache kommen werden. *)

Innere Einrichtung der Volksschule. Die Volksschule, auch die einklassige, gliedert sich in drei Abteilungen, welche den verschiedenen Alters- und Bildungsstufen der Kinder entsprechen. Wo eine Volksschule vier Klassen hat, sind der Mittelstufe zwei, wo sie deren sechs hat, jeder Stufe zwei Klassen zuzuweisen.

Lehrgegenstände der Volksschule sind Religion, deutsche Sprache (Sprechen, Lesen, Schreiben), Rechnen, nebst den Anfängen der Raumlehre, Zeichnen, Geschichte, Geographie, Naturkunde, Singen und für die Knaben Turnen, für die Mädchen weibliche Handarbeiten. Die wöchentliche Stundenzahl beträgt in der einklassigen Volksschule nach den 3 Stufen 20 und 30, in der mehrklassigen Schule 22, 28 und 30 resp. 32. **)

Der Unterricht in weiblichen Handarbeiten wird, wenn thunlich, schon von der Mittelstufe an, in wöchentlich zwei Stunden erteilt. Für die Erteilung dieses Unterrichts sind besondere Instruktionen erlassen worden. (Centr.-Bl. S. 51—56, 1873 und S. 622—636, 1874.)

B. Mittelschulen. Gehobene Volksschulen.

Der Ministerial-Erlass vom 15. Oktober 1872 spricht sich hierüber, wie folgt, aus.

„Unter dem Namen von Bürger-, Mittel-, höheren Knaben- oder Stadtschulen sind bereits gegenwärtig eine beträchtliche Anzahl von Unterrichtsanstalten vorhanden, welche einerseits ihren Schülern eine höhere Bildung zu geben versuchen, als dies in der mehrklassigen Volkschule geschieht, andererseits aber auch die Bedürfnisse des gewerblichen Lebens und des sog. Mittelstandes in grösserem Umfange berücksichtigen, als dies in höheren Lehranstalten regelmässig der Fall sein kann. Es entspricht den Anforderungen der Gegenwart, nicht nur die bestehenden Anstalten dieser Art weiter zu entwickeln, sondern auch die Neuerrichtung derselben seitens der Gemeinden thunlichst zu fördern. Wenn solche Schulen den nachfolgenden Anforderungen entsprechen, so sind dieselben als Mittelschulen anzusehen und zu bezeichnen.

1) Die Schulen sollen neben den Volksschulen des Ortes bestehen und mindestens fünf aufsteigende Klassen mit einer Maxi-

*) Da auf diese „Erläuterungen" noch oft Bezug genommen werden wird, so ist bei ihrer Citation stets der gedachte Ministerialerlass zu verstehen.

**) Ueber den Unterricht der in Fabriken beschäftigten Kinder trifft § 135 der Gew.-Ordn. vom 21. Januar 1869 Bestimmungen.

malzahl von je **fünfzig** Schülern haben. Es kann jedoch gestattet werden, dass die Oberklassen einer sechsklassigen Volksschule nach dem Lehrplan der Mittelschule arbeiten.

2) Der Unterricht in der Mittelschule ist im Anschlusse an den vorgeschriebenen Lehrplan, welcher auf eine sechsklassige Schule berechnet ist, zu verteilen. Bei fünf Klassen sind die Pensa der drei Unterklassen auf zwei Klassen zu verteilen. Bei mehr als sechs Klassen findet eine Erweiterung des Pensums statt.

Wo die lokalen Verhältnisse eine besondere Berücksichtigung des Ackerbaues, Fabrikwesens, Bergbaues, Handels oder der Schiffahrt in dem Lehrplan bedingen, sind die erforderlichen Aenderungen in demselben vorzunehmen. Demgemäss ist es auch je nach dem Bedürfnis zuzulassen, nur eine der im Lehrplan bezeichneten neueren Sprachen oder statt derselben eine andere in den Lehrplan aufzunehmen.

3) Die Ausstattung der Mittelschulen muss den höheren Lehrzwecken derselben entsprechen. Insbesondere sind für den Unterricht in der Geographie und Naturkunde die erforderlichen Lehrmittel zu beschaffen. Auch ist für eine Bibliothek Sorge zu tragen, welche diejenigen grösseren wissenschaftlichen Werke enthält, deren Benutzung für die Lehrer notwendig ist.

4) Der Unterricht ist nur von solchen Lehrern zu erteilen, welche hierzu nach Massgabe der Prüfungs-Ordnung als befähigt anerkannt sind. Die Mittelschulen ressortieren wie die Volksschulen von den Königl. Regierungen, beziehungsweise in der Provinz Hannover von dem Königl. Konsistorium. In keinem Falle darf übrigens durch die Verfolgung höherer Unterrichtsziele die Volksschule benachteiligt werden. Es ist daher nur da, wo für die letztere eine ausreichende Fürsorge stattgefunden hat, die Errichtung von Mittelschulen seitens der Behörden anzustreben. [18])

Der Lehrplan einer sechsklassigen Mittelschule umfasst: Religion, Deutsch, Rechnen, Raumlehre, Naturbeschreibung (Physik, Chemie), Geographie, Geschichte, Zeichnen, Gesang. Der Unterricht in wenigstens **einer** fremden neueren Sprache ist obligatorisch, der im Lateinischen fakultativ.*)

Höhere Töchterschulen gehen wie die höheren Bürgerschulen und Mittelschulen über die elementare Schulbildung hinaus. In der Regel nehmen sie die Kinder mit Beginn des schulpflichtigen Alters auf und behalten sie so lange, bis das angestrebte

---

*) In Frankreich hat sich das Bedürfnis nach ähnlichen Anstalten herausgestellt, indem durch das Gesetz vom 21. Juni 1865 ein „enseignement secondaire special" eingerichtet worden ist. Kinder von 11—12 Jahren werden bei einer genügenden Vorbereitung zugelassen; fehlt diese noch, so muss sie durch einen einjährigen Vorbereitungskursus nachgeholt werden. Der Unterricht, welcher dem auf preuss. höheren Bürger- oder Mittelschulen ähnlich ist, dauert 4 Jahre. Zu den **fakultativen** Lehrgegenständen gehören lebende fremde Sprachen, Gesetzgebung, Gewerbelehre, Singen, Turnen, Zeichnen nach Ornamenten und **Gesundheitslehre**. – Auch in **Oesterreich** ist das Mittelschul-System eingeführt.

Ziel des höheren Unterrichts erreicht ist und die Zöglinge die verschiedenen Klassen absolviert haben. Die Zahl der Klassen ist in den einzelnen Schulen verschieden; jedoch hat die Erfahrung ergeben, dass wenigstens drei Stufen, eine Elementar- oder Unterstufe, eine Mittel- und eine Oberstufe notwendig sind. Die grossstädtischen höheren Töchterschulen haben in der Regel 3 Elementarklassen und 6 höhere Klassen, die hier und da wieder in 2 Coeten zerfallen. Die Arbeiten für die Schule haben sich auf der Unterstufe auf täglich eine Stunde, auf den oberen Stufen auf höchstens zwei Stunden zu beschränken. *) Die höheren Töchterschulen sind in Preussen teils vom Staate, teils von Städten, zum bei weitem grösseren Teile aber von Privaten eingerichtet und unterhalten. Da das staatliche Berechtigungswesen auf ihre Gestaltung keinen Druck ausübt, so war ihnen von vornherein freiere Bewegung als den höheren Knabenschulen gegönnt. Indessen machte sich im natürlichen Verlaufe der Dinge doch auch bei ihnen das Bedürfnis einer grösseren Uebereinstimmung in den Grundzügen geltend. Nachdem also namhafte deutsche Mädchenschulpädagogen 1872 die „Weimarer Denkschrift" veröffentlicht hatten, berief Minister Falk im August 1873 eine Konferenz von preussischen Fachmännern nach Berlin und erliess auf Grund der hier gepflogenen Beratungen und Beschlüsse im April 1874 eine Prüfungsordnung für Lehrerinnen. Es wurde von Seiten des Staats auch in ausgedehnterer und planmässigerer Weise für Lehrerinnenseminare gesorgt, die teils selbständig, teils im Anschlusse an höhere Töchterschulen errichtet wurden. Ebenso wurde für allgemeinere Einführung und zweckmässigere Einrichtung des Mädchenturnunterrichts Fürsorge getroffen, indem in Berlin eine Prüfungskommission für Turnlehrerinnen bestellt wurde, der unter Minister von Gossler regelmässige Kurse zu deren Ausbildung angereiht wurden. Es war an der Zeit, dass für die Mächenschulen die Lehrkräfte eine besondere Ausbildung erhielten. Denn es wurde vielfach als ein Missgriff wahrgenommen, dass man die Formen und Weisen und Ziele des Knabenunterrichts einfach auf die Mädchenschulen übertrug.

Was die Gesundheitspflege anbetrifft, so mahnte die mehrfach bemerkte Zunahme von Rückgratsverkrümmungen, Bleichsucht, Kurzsichtigkeit, Nervenschwäche ernstlich daran, die physiologischen und hygienischen Gesetze streng und eifrig zu wahren, die allgemeinen Anforderungen der Schulgesundheitslehre hier erst recht zur Geltung zu bringen.

C. Fortbildungsschulen.

Die gewerblichen Fortbildungsschulen sollen die Volksschulbildung ihrer Zöglinge befestigen, ergänzen und mit Rücksicht

*) Ein vollständiger vom Provinzial-Schulkollegium zu Königsberg unter dem 7. August 1868 entworfener Unterrichtsplan ist im Centralblatt für die ges. Unterrichts-Verwaltung (No. 10, 1868, S. 625) abgedruckt.

auf die Erhöhung ihrer Erwerbsfähigkeit und Erwerbstüchtigkeit erweitern. Nach diesen Gesichtspunkten sind die Spezial-Lehrpläne auszuarbeiten.

Die Fortbildungsschulen bestanden schon in älterer Zeit, aber in einer ganz anderen Form; sie wurden nämlich den kirchlichen Katechesen nach beendigtem Gottesdienst angeschlossen. Bestimmungen hierüber finden sich schon in dem früher erwähnten „General-Landschul-Reglement" von Friedrich dem Grossen und im „General-Schul-Reglement für die katholischen Schulen". Sie erhielten infolge des Ministerial-Erlasses vom 17. Juli 1874 eine kräftige Förderung, indem denselben Staatszuschüsse in Aussicht gestellt wurden, wenn sie nach einem von der Königl. Regierung genehmigten Lehrplan arbeiteten und die sonst von Aufsichtswegen zu stellenden Bedingungen erfüllten. Für die östlichen, stark mit polnischen Elementen durchsetzten Provinzen sind neuerdings besondere Bestimmungen zur Förderung des Fortbildungswesens erlassen worden.

Die Bewilligung eines neuen Staatszuschusses ist in der Regel nur für solche Fortbildungsschulen zulässig, deren Besuch auf Grund eines nach §§ 106 und 142 der Gewerbeordnung vom 21. Juni 1869 erlassenen Ortsstatuts obligatorisch ist.*) Von der obligatorischen Gestaltung der Fortbildungsschulen darf ausnahmsweise nur da abgesehen werden, wo nach Lage der Verhältnisse mit Bestimmtheit zu erwarten ist, dass die betreffende Schule auch ohne Schulzwang allgemein besucht werden wird, dass also die Absicht der bezüglichen Bestimmungen auch ohne ein zwingendes Ortsstatut zu erreichen ist. Wo die Bewilligung von Staatszuschüssen beantragt wird, ist auch die Mitwirkung der Gemeinde für die Pflege und Unterhaltung dieser Schulen in Anspruch zu nehmen. Für diese Zwecke hat sie mindestens den gleichen Betrag wie der Staat zu leisten.

Die Fortbildungsschulen sind den englischen „Recreative Evening Schools" ähnlich, insofern sie denselben Zweck ver-

---

*) Nach der Abänderung der Gewerbe-Ordnung vom 17. Juli 1878 (R. G. Bl. S. 199) ist an die Stelle des § 106 nunmehr der § 120 getreten und lautet: „Die Gewerbeunternehmer sind verpflichtet, bei der Beschäftigung der Arbeiter unter 18 Jahren die durch das Alter derselben gebotene Rücksicht auf Gesundheit und Sittlichkeit zu nehmen. Sie haben ihren Arbeitern unter 18 Jahren, welche eine von der Gemeindebehörde oder vom Staate als Fortbildungsschule anerkannte Unterrichtsanstalt besuchen, hierzu die erforderlichenfalls von der zuständigen Behörde festzuzetzende Zeit zu gewähren. Für Arbeiter unter 18 Jahren kann die Verpflichtung zum Besuche einer Fortbildungsschule, soweit die Verpflichtung nicht landesgesetzlich besteht, durch Ortsstatut (§ 142) begründet werden."

§ 142: „Ortsstatute können die ihnen durch das Gesetz überwiesenen gewerblichen Gegenstände mit verbindlicher Kraft ordnen. Dieselben werden nach Anhörung beteiligter Gewerbetreibender auf Grund eines Gemeindebeschlusses abgefasst. Sie bedürfen der Genehmigung der höheren Verwaltungsbehörde. Die Centralbehörde ist befugt, Ortsstatuten, welche mit den Gesetzen in Widerspruch stehen, ausser Kraft zu setzen."

Die Schullokale, Beleuchtung etc. sind hygienisch zu regeln.

folgen und eine Ersatz-Nachhülfe (secundary education) für den Elementarunterricht gewähren. Im Jahre 1888 gab es in London schon 112 Schulen dieser Art für Knaben von 12 bis 18 Jahren.

Auch der „Sonntags-Schulen“ ist hier noch zu gedenken, die in Nordamerika und England durch den Mangel eines durchgreifenden staatlich geordneten Schulwesens hervorgerufen worden sind, indem sie den Schulunterricht ersetzen sollen. Da aber ausser dem Unterricht im Lesen und Schreiben auch das religiöse Gebiet hauptsächlich ins Auge gefasst worden, so hat der evangelische Ober-Kirchenrat zu Berlin durch Erlass vom 21. Dezember 1867 in anbetracht, dass der öffentliche Unterricht ein solches Auskunftsmittel nicht erfordert, die Sonntagsschule als einen katechetischen Gottesdienst behandelt, wie er bereits vorher in einzelnen Parochien von Berlin ins Leben getreten war. Fast noch wichtiger sei die Heranziehung der besten jugendlichen Kräfte der Gemeinde unter sorgsamer Leitung der Geistlichen zu einer Thätigkeit, an welcher Jünglinge und Jungfrauen selbst geistig erstarken, um als künftige Hausväter und Mütter einen Kern der Gemeinde zu bilden. Die Möglichkeit der Einführung solcher „Kinder-Gottesdienste“ sei in den Städten fast überall gegeben, lasse sich aber auch in grösseren Dorfschaften einrichten; man werfe den Blick auf England, wo 3 Millionen Kinder von 300000 Lehrkräften auf diese Weise (schon um die Mitte dieses Jahrhunderts) unterrichtet wurden (vergl. Centr.-Bl. f. d. g. U.-V. N. 7 1868 S. 508.)

Betreffs der Ressortverhältnisse der Lehranstalten ist zu bemerken, dass sämtliche mit Berechtigung versehene höhere Lehranstalten einschliesslich der Seminarien unter Aufsicht der Provinzial-Schulkollegien stehen. Alle übrigen Schulanstalten sind den königl. Regierungen unterstellt.*)

Die Lehrordnung und der Lehrplan für die „Schullehrer-Seminare“ und das „Prüfungswesen“ betreffs der Lehrer und Lehrerinnen an Volksschulen ist durch den Erlass vom 15. Oktober 1872 geregelt worden. Derselbe enthält die hierauf bezüglichen Einzel-Bestimmungen; nur hinsichtlich der mit dem Schullehrer-Seminar verbundenen ein- und mehrklassigen Uebungsschulen ist noch zu bemerken, dass an sie dieselben hygienischen Anforderungen wie an alle öffentlichen und Privat-Schulen umsomehr zu stellen sind, als sie in dieser Beziehung notwendigerweise Musterschulen

*) Ausführliche Auskunft über Einrichtung und Benennung der höheren Lehranstalten gibt die Circ.-Verf. vom 31. Mai 1882, durch welche auch die Unterrichts- und Prüfungsordnung vom 6. Oktober 1859 aufgehoben ist. Infolge der Allerh. Kabinetsordre vom 9. Januar 1882 sind im Kultus-Ministerium zwei Abteilungen für die Unterrichts-Angelegenheiten eingerichtet. Der 1. Abteilung sind die Angelegenheiten der Universitäten und wissenschaftlichen Anstalten des höheren und technischen Unterrichtswesens, sowie der Kunst und des Kunstgewerbes, der II. Abteilung die Angelegenheiteu des niederen Schulwesens einschliesslich der Seminare, des Unterrichts der Taubstummen, Blinden und Idioten, des Mädchenschulwesens und des Turnunterrichts überwiesen worden.

darstellen sollen. Es folgt hieraus, dass der „Lehrplan für den pädagogischen Unterricht im Seminar" (Centr.-Bl. 1873, S. 223) auch den Unterricht in den Grundzügen der Schulgesundheitspflege einschliessen muss, um die in demselben aufgeführte „Leibespflege" praktisch zu verwerten. Wenn in den Volksschulen nach den vielfachen Wünschen der Gegenwart die Hauptzüge der „Gesundheitslehre" gelehrt werden sollen, so kann damit erst begonnen werden, nachdem die Lehrer sich damit bekannt gemacht, und nunmehr die Ueberzeugung gewonnen haben, dass die „Pflege des Leibes" und des „Seelenlebens" Hand in Hand gehen muss.*)

In den Provinzen bleibt für die Geschäftsführung der Konsistorien in Gemässheit der Kabinetsordre vom 31. Dezember 1825, betreffend die Abänderung der bisherigen Organisation der Provinzial-Verwaltungsbehörden (G. S. S. 5, 1828), die Dienstinstruktion vom 23. Oktober 1817 (G. S. S. 237) mit den nachträglichen Abänderungen massgebend.

Von den zwei Abteilungen behandelt die eine als „Konsistorium" die evangelisch-geistlichen Sachen, die andere als „Provinzial-Schul-Kollegium" die ihm durch seine Dienstinstruktion überwiesenen Unterrichts-Angelegenheiten (Anstellung der Rektoren der gelehrten Schulen, der Direktoren der Schullehrer-Seminare, die Vermögensverwaltung, das Kassen- und Rechnungswesen der Gymnasien, der gelehrten Schulen und der Schullehrer-Seminare). Die katholischen Schulangelegenheiten bearbeitet ein technischer Provinzial-Schulrat von katholischer Konfession.

Die Regierung bedient sich der Schulinspektoren als ihrer Organe, soweit dabei die inneren Schulangelegenheiten in Betracht kommen. Der Magistrat lässt nach dem Ministerial-Erlass vom 28. Juni 1861 seine Anträge durch Vermittelung der Schuldeputation, beziehungsweise des Schulinspektors an die Regierung gelangen.

Der Landrat ist nach dem Erlass des Ministers des Innern und der geistlichen etc. Angelegenheiten vom 30. September 1874 ständiger Kommissar der Regierung und zwar unabhängig von seinen Funktionen im Kreisausschuss. Auch der Kreis-Schulinspektor ist Commissarius perpetuus der Regierung.

Die Schulaufsicht über alle Erziehungs- und Unterrichts-Anstalten steht nach dem im „Allgemeinen Landrecht" ausgesprochenen Grundsatze dem Staate zu. Das Schulaufsichtsgesetz vom 11. März 1872 spricht sich hierüber näher aus. Dasselbe lautet folgendermassen:

„Wir Wilhelm pp. verordnen in Ausführung des Artikels 23 der Verfassungs-Urkunde vom 31. Januar 1850 mit Zustimmung der beiden Häuser des Landtags für den Umfang der Monarchie, was folgt:

§ 1. Unter Aufhebung aller in einzelnen Landesteilen entgegenstehenden Bestimmungen steht die Aufsicht über alle öffentlichen und Privat-, Unterrichts- und Erziehungsanstalten dem Staate zu.

Demgemäss handeln alle mit dieser Aufsicht betrauten Behörden und Beamten im Auftrage des Staates.

§ 2. Die Ernennung der Lokal- und Schulinspektoren und die Abgrenzung ihrer Aufsichtsbezirke gebührt dem Staate allein. Der vom Staate den Inspektoren der Volksschule erteilte Auftrag ist, sofern sie dies Amt als Neben- oder Ehrenamt verwalten, jederzeit widerruflich.

Alle entgegenstehenden Bestimmungen sind aufgehoben.

*) In neuester Zeit sind für Lehrer Kurse zur Unterweisung in der Gesundheitslehre am hygienischen Institut der Universität zu Berlin eingerichtet worden.

§ 3. Unberührt durch dieses Gesetz bleibt die den Gemeinden und deren Organen zustehende Thätigkeit an der Schulaufsicht, sowie der Artikel 24 der Verfassungsurkunde vom 31. Januar 1850.

§ 4. Der Minister der geistlichen, Unterrichts- und Medizinal-Angelegenheiten ist mit der Ausführung dieses Gesetzes beauftragt."

Rechtsgelehrte wie Zachariae und Robert von Mohl gingen in ihren Ansprüchen an den Staat betreffs des Unterrichtswesens weiter und traten für eine öffentliche Erziehung durch den Staat ein, welche sie zwar nicht im Sinne der alten Welt, sondern nur insofern verwirklicht sehen wollten, als sie den Staat zur Beschaffung und Unterhaltung der erforderlichen Unterrichtsanstalten verpflichtet hielten, eine Anschauung, die mit der in Preussen bestehenden Gesetzgebung nicht vereinbar ist, indem die Beschaffung der Schulhäuser Sache der Gemeinde ist. Für die Unterhaltung des Unterrichts hat der durch den Staatshaushaltungs-Etat ausgesetzte Staatsfond zur Gewährung von Unterstützung und Zuschüssen an bedürftige Gemeinden gedient.

Das Volkschullasten-Gesetz vom 14. Juni 1888 (G. S. No. 23, S. 240) bezweckt, den Druck der Volksschullasten durch Leistung eines gesetzlich bestimmten Staatsbeitrags zu dem Diensteinkommen der Lehrer und Lehrerinnen noch wirksamer zu erleichtern. Der die Ausführung dieses Gesetzes betreffende Erlass des Kultusministers vom 22. Juni 1888 erklärt ausdrücklich:

„dass der ausgesetzte Staatsfonds zur Gewährung von Zuschüssen für das Volksschulwesen durch das Gesetz, welches den Schulunterhaltungspflichtigen Erleichterung bei Aufbringung des Diensteinkommens der Lehrer gewährt, nicht verkürzt werden solle. Um die Entwicklung des Volksschulwesens in Preussen auf der Höhe der Anforderungen der Gegenwart zu erhalten, sei es unvermeidlich gewesen, die Leistungskräfte der Schulunterhaltungspflichtigen bis zu einem an die Grenzen der nachhaltigen Leistungsfähigkeit hinanreichenden Grad in Anspruch zu nehmen. Aus diesem Grunde solle den betreffenden Staatsverbänden die zur Lehrerbesoldung seither gewährte Staatsbeihülfe auch noch fernerhin in dem Masse und so lange belassen werden, als dieselben bei billiger Beurteilung des Masses ihrer individuellen Leistungsfähigkeit doch noch einer weiter reichenden Entlastung bei Auftreibung des Diensteinkommens bedürftig erscheinen."

Betreffs der Förderung der gesundheitlichen Verhältnisse der Schulen schliesst der Schulzwang die Verpflichtung des Staates in sich, keine Schäden aufkommen zu lassen, welche die Gesundheit der Schüler beim Besuche der öffentlichen Schulen in irgend einer Weise, sei es durch Mangel an Luft, Licht oder Raum, zu beeinträchtigen vermögen. Denn wie die obligatorische Impfung die Verpflichtung des Staates zur Folge hat, für die Beschaffung fehlerfreier und gesunder Lymphe Sorge zu tragen, so muss auch beim obligatorischen Schulbesuch Bürgschaft dafür geleistet werden, dass die Kinder in den Schulräumen keinen gesundheitsschädlichen Einwirkungen oder Gefahren ausgesetzt werden. An Vorschlägen und Verordnungen fehlt es nicht, aber ihre Ausführung stösst noch auf viele Hindernisse, die in vielen Fällen in der geringen Leistungsfähigkeit der Gemeinden, aber auch nicht selten in dem unzureichenden Interesse für Schulgesundheitspflege ihren Grund haben. Indes können auch sparsame Mittel Verstösse gegen sanitäre Einrichtungen nicht entschuldigen. Sparsamkeit und Zweckmässigkeit schliessen sich nicht aus, wenn nur frühzeitig bei der Wahl des Bauplatzes, beim Bauplan und bei der äusseren und inneren Ausstattung der Schule die hygienischen Gesichtspunkte zur Geltung kommen. In dieser Beziehung ist das Inspektions- und Revisionssystem vom höchsten Werte, wenn sich daran Schulmänner, Aerzte und Architekten beteiligen. Wie sich dasselbe in den verschiedenen Staaten entwickelt hat, werden wir nunmehr in Betracht ziehen.

1) Schulinspektion seitens der Verwaltungsbehörde in Preussen. Man versteht darunter Einrichtungen, welche dafür Sorge tragen, dass möglichst Alles beseitigt wird, was der Schulerziehung hemmend entgegentritt.

Die städtische Schuldeputation bildet in Gemässheit der Instruktion vom 26. Juni 1811 die nächste Aufsichts- und Verwaltungsinstanz für städtische Schulen. Sie ist aus Mitgliedern des Magistrats und Stadtverordneten, sowie aus Schulmännern als technischen Mitgliedern zusammengesetzt und funktioniert unter Aufsicht und Leitung des Magistrats und der Regierung. Die Rektoren der Volksschulen haben nicht ohne Weiteres das Recht, an den Sitzungen der Schuldeputation mit beratender Stimme teilzunehmen. Dies Recht muss ihnen nach dem Minist.-Erlass vom 23. November 1874 ausdrücklich verliehen werden.

Der Minist.-Erlass vom 11. Dezember 1867 macht darauf aufmerksam, dass nach § 12 der Instruktion vom 26. Juni 1811 die Schuldeputationen sich einer positiven Einwirkung in den Wirkungskreis der Rektoren höherer Schulen zu enthalten haben. Auch nach der späteren Gesetzgebung (Dienst-Instruktion für die Provinzial-Konsistorien vom 23. Oktober 1877 § 6 und 7, G. S. S. 237, ferner Kabinetsordre vom 31. Dezember 1825, G. S. 1826 S. 5) dürfen sie sich nicht in die inneren Angelegenheiten der höheren Schulen einmischen.

Die der Schuldeputation zustehende Aufsicht hinsichtlich der inneren Schulangelegenheiten der Volks- oder Gemeindeschulen kann einem ihrer Mitglieder übertragen werden. Dieses Mitglied wird im Schosse der Schuldeputation gewählt und vom Magistrate der Regierung als Lokalschulinspektor präsentiert. Er führt die Aufsicht im Auftrage der Schuldeputation und ist der nächste Vorgesetzte des Lehrers. Häufig fungieren Geistliche in dieser Eigenschaft und sind dann berechtigt, den Religionsunterricht zu überwachen und zu leiten.[14] In einzelnen Städten, z. B. in Berlin, Stettin, Danzig, Breslau und Magdeburg, ist dem Magistrat ein technischer Decernent, der „Stadtschulrat", behufs Beratung aller Schulangelegenheiten beigeordnet. Er kann auch Mitglied der Schuldeputation werden oder widerruflich vom Staate als Kreisschulinspektor angestellt werden.

Die Spezialaufsicht, welche Prediger, Schulvorstände oder die Kreis-Schulinspektion ausser der Schul-Deputation führen, soll nach der Instruktion von 1811 mit der allgemeinen Oberaufsicht der letztern in Verbindung gesetzt werden; namentlich gilt dies von der Oberaufsicht der Kreis-Schulinspektoren als beständige Kommissarien der Regierung. (Erlass vom 29. Juni 1863. Centralbl. 1863 S. 427.)

Den Orts-Schulvorständen sind ihre Rechte und Obliegenheiten durch die Instruktion vom 6. November 1829 angewiesen. Wo eine im Magistrate beruhende städtische Schulkommission angeordnet ist, führt diese als Spezialvorstand der einzelnen Ortsschulen die instruktionsmässige nächste Aufsicht über dieselben. Diese Einrichtung findet sich mehr in grösseren Städten, zumal wenn es sich um eine grosse Anzahl von Schulen von verschiedenen Konfessionen handelt. Diese Schulkommissionen führen auch den Namen Schul-Kuratorien. Denselben steht zwar die Wahl der Lehrer zu, sie beschäftigen sich aber wesentlich nur mit äusseren Angelegenheiten, während die inneren unmittelbar unter der Aufsicht und Verwaltung der Staatsbehörde stehen.

Unter Umständen kann auf Grund des Gewohnheitsrechtes die Anstellung der Lehrer seitens der Staatsregierung auch ohne Einwirkung der städtischen Gemeinden erfolgen. Auch ist bisweilen die Kirchengemeinde beim Patronat*) beteiligt, in welchem Falle sie sich durch ihren Pfarrer oder Gemeindemitglieder vertreten lassen kann, so dass eine Schulkommission unter Umständen je nach den örtlichen Verhältnissen aus sehr verschiedenen und zahlreichen Mitgliedern besteht.

Der Schulvorstand auf dem Lande ist aus dem Patron der Schule, wenn diese eine Patronatsstelle ist, dem Ortsgeistlichen, dem Ortsvorsteher und zwei bis drei Familienvätern zusammengesetzt. Gegebenen Falls führt der Patron den Vorsitz in den Verhandlungen, zu denen auch der Lehrer ohne Stimmrecht hinzugezogen werden kann, da sein Rat zur schnelleren und zweckmässigeren Erledigung der Schul-Angelegenheiten dienen kann. (cf. Centr.-Bl. f. d. U.-W. 1872, S. 496.) Im Uebrigen ist zu bemerken, dass auf dem Gebiete des Volksschulwesens eine grosse Menge örtlicher Verschiedenheiten Platz greift, die in der jetzigen Gesetzgebung nicht überall eine ausreichende Begründung finden. Von diesem Gesichtspunkte aus ist der Erlass eines Unterrichtsgesetzes als dringendes Bedürfnis zu betrachten.

2) Aerztliche Schulrevisionen. In Preussen sind dieselben noch nicht systematisch organisiert und nur teilweise, wenigstens nicht in allen Regierungsbezirken nach übereinstimmenden Grundsätzen zur Ausführung gelangt. Den ersten Schritt behufs Einführung, resp. Erweiterung der ärztlichen Schulrevisionen hat der Kultusminister v. Gossler durch sein Rundschreiben vom 25. Februar 1888 an sämtliche Regierungen gethan und dieselben zu einem

*) Unter Patronat versteht man vornehmlich den Inbegriff der Rechte, welche sich jemand durch die Stiftung einer geistlichen Stelle oder einer sonstigen Anstalt für sich und seine etwaigen Nachkommen erworben hat.

Gutachten hierüber aufgefordert, wobei die nachstehenden Gesichtspunkte zur besonderen Erwägung empfohlen werden.

Um ein Urteil darüber zu gewinnen, ob, eventl. in welchem Masse eine stärkere Beteiligung von Aerzten bei der Gesundheitspflege in den Schulen erforderlich sein wird, sind diejenigen gesundheitlichen Faktoren, deren Gestellung von den Schulorganen mehr oder weniger abhängig ist, einzeln in Betracht zu ziehen, hauptsächlich die Reinheit und Temperatur der Luft in den Räumen des Schulgebäudes, die Reinhaltung der Anstalt überhaupt, die Bedingungen für die Körperhaltung des Schülers im Schulzimmer, insbesondere diejenigen, welche auf die Formung des Körpergerüstes und die Entwicklung des Sehorgans von Einfluss und in der Bauart, den Abmessungen und sonstigen Raumverhältnissen der Sitze und Tische, ausserdem in den Dimensionen und der Belichtung des Schulzimmers, sowie der vom Schüler vorzugsweise zu betrachtenden Gegenstände, namentlich des Lehrmaterials, gegeben sind, ferner die Gelegenheit zur Bewegung im Freien und in bedeckten Räumen während der Unterrichtspausen, die Bereitstellung guten Trinkwassers, zweckmässige und ausreichende Abtritte, die Massnahme zur Fernhaltung von Keimen ansteckender oder anderer vermeidbaren Krankheiten.

Hinsichtlich der Fürsorge für die gesundheitsgemässe Beschaffenheit und Wirkung der Baulichkeiten und der Ausstattung werden die gegebenen Einrichtungen und die Erhaltung und Anwendung derselben zu unterscheiden sein.

Unter den ersteren werden sowohl die vorhandenen, als auch die neu zu errichtenden Anstalten und die etwaigen Abänderungen Gegenstand der Beurteilung sein; in allen diesen Fällen aber wird es nur einer einmaligen Feststellung und auch dieser nur da, wo dieselbe nicht bereits stattgefunden hat, benötigen. Was dagegen die Handhabung der Einrichtungen, wie z. B. die Auswahl angemessen dimensionierter Subsellien für die einzelnen Schüler, die Reinhaltung, die Benutzung der Lüftungs- oder der Heizvorrichtungen anbelangt, so würde sich die Art derselben nur durch wiederholte Revision nachweisen lassen, und zwar würden die Zeiträume, in denen zweckmässig die Wiederholungen zu erfolgen hätten, sowohl nach den örtlichen Verhältnissen, wie auch nach den einzelnen Zwecken verschieden zu bemessen sein.

Die gegen die Verbreitung ansteckender Krankheiten in den Schulen vorzunehmenden Untersuchungen würden sich, insoweit dieselben nicht vom Lehrer selbst ausführbar sind, nur auf chronische Leiden, namentlich der Haut und der Augen erstrecken können, da eine weitere Ausdehnung dieser Massnahme, deren Wichtigkeit an sich nicht verkannt werden kann, zur Aussicht auf befriedigenden, einigermassen vollständigen Erfolg einen unverhältnissmässig grossen und an den meisten Orten unmöglichen Aufwand von ärztlichen Kräften notwendig machen würde. Auch hier wird die Kontrolle nach der verschiedenen Bedeutung, welche die in Betracht zu ziehenden Krankheiten für die einzelnen Gegenden besitzen, in verschiedener Häufigkeit angemessen auszuführen sein.

Während die Feststellung zum letzteren Zweck unzweifelhaft nur durch Aerzte erfolgen könnte, so erscheint die Notwendigkeit, diese auch zu den übrigen Untersuchungen heranzuziehen, nicht in gleichem Grade feststehend, vielmehr zunächst noch eine nähere Erörterung über die bei dem bisherigen Verfahren hervorgetretenen Mängel und die Zweckmässigkeit, in dieser Beziehung die Thätigkeit der seither hieran beteiligten Organe (Schulkuratorien, Direktoren, Inspektoren, Vorstände, Lehrer, Baubeamte) durch Aerzte zu verstärken, wichtig. Insbesondere ist hierbei noch zu prüfen, ob, bezw. für welcherlei Kontrollen die beamteten Aerzte, deren vorzugsweise Berücksichtigung sich in ihrer besonderen Verantwortlichkeit und in höherem Masse nachgewiesenen Kenntnis der Hygiene begründet, allein ausreichen würden, und für welche andere Zwecke etwa die Heranziehung nicht beamteter Aerzte für nötig oder empfehlenswerter erachtet wird.

Da in einigen Verwaltungsbezirken die Einrichtung der ärztlichen Schulrevision bereits besteht, so ist Wert darauf zu legen, aus denselben zu erfahren, auf welche Schulen und welche Revisionsobjekte sich diese Untersuchungen erstrecken, wie oft, von welcherlei Aerzten und auf wessen Kosten sie ausgeführt werden, welchen ersichtlichen Nutzen sie bisher gehabt haben und welche sonstigen Erfahrungen von Bedeutung in Betreff derselben etwa gemacht worden sind.

Schliesslich werden die Regierungen noch veranlasst, auch die Frage des Bedürfnisses einer Einführung, bezw. Erweiterung der ärztlichen Schulrevision der Erwägung zu unterziehen und sich über das Ergebnis nach Massgabe der oben aufgestellten Gesichtspunkte gutachtlich zu äussern, insbesondere auch etwaige Vorschläge über die Organisation der Revisionen oder einer anderweitigen Heranziehung von Aerzten zur Beteiligung an den Aufgaben der Schulaufsicht zu formulieren.

In Elsass-Lothringen erstreckten sich die Oberpräsidial-Bestimmungen vom 3. Juli 1876 auf die Anlage, Einrichtung und Ausstattung der Elementarschulhäuser. Das ärztliche Gutachten über das höhere Schulwesen vom August 1882 empfiehlt den Erlass von Normativbestimmungen für die bauliche Anlage, Einrichtung und Ausstattung auch der höheren Schulen, sowie eine regelmässige Inspektion der höhern Schulen durch sachverständige Aerzte, bezw. Medizinalbeamte. Gegenwärtig liegt den „Bezirksärzten" die Revision sämtlicher Schulen ob.

In den übrigen Staaten des Deutschen Reiches sind über ärztliche Schulrevisionen, bezw. über die begutachtende Beteiligung der beamteten Aerzte an den Schulbauten und an deren inneren Einrichtungen bereits Bestimmungen erlassen.

Im Königreich Sachsen haben die Bezirksärzte nach § 18 der Instruktion für die Bezirksärzte vom 10. Juli 1884 bei Neubauten, sowie bei Um- und Reparaturbauten von Gebäuden für Volksschulen auf Erfordern die Bauplätze, in jedem Falle aber die Baupläne und nach Fertigstellung der Gebäude die letzteren selbst vor der Ingebrauchnahme in gesundheitlicher Beziehung zu prüfen.

Die Bezirksärzte sind ermächtigt, die Volksschulen, Gymnasien, Realschulen und Seminare in bezug auf die in gesundheitlicher Beziehung zu stellenden Anforderungen zeitweilig zu revidieren. Sie haben sich diesfalls in Betreff der Volksschulen in Städten mit revidierter Städteordnung mit den Stadträten, anderwärts mit den Schulvorständen, in betreff der Gymnasien, Realschulen und Seminare aber mit den betreffenden Direktionen vorher zu benehmen, auch, wo besondere Schulärzte angestellt sind, die Revisionen nur in Gemeinschaft mit dem letzteren vorzunehmen. Ueber die bei solchen Revisionen etwa wahrgenommenen Uebelstände haben sie den zuständigen Schulbehörden unter gutachtlicher Auslassung über die Abstellung derselben Mitteilung zu machen.

Zu dem gedachten § 18 der Instruktion wird in der Ministerial-Verordnung vom 7. Juli 1884 an die Kreishauptmannschaften auf die nachstehende Verzeichnung dessen verwiesen, worauf die Bezirksärzte bei der Revision von Schulen ihr Augenmerk zu richten haben. Sie lautet:

Bei der Revision von Volksschulen haben die Bezirksärzte hauptsächlich auf folgende Punkte ihr Augenmerk zu richten: Ob die Mauern und

Wände des Schulgebäudes trocken und rein gehalten sind — ob der Fussboden der Schulzimmer eben, dicht und rein ist, — ob die Schullokale ausreichend hell, gegen grelles Sonnenlicht aber geschützt sind, — ob die Schulzimmer gleichmässig erwärmt und die Schüler gegen strahlende Wärme geschützt sind, — ob die einzelnen Schulzimmer nicht überfüllt sind, so dass auf jedes Kind ein Klassenraum von mindestens 2,5 Kubikmeter kommt, — ob durch fleissiges Oeffnen von Fenstern und Thüren uud durch geeignete Ventilationsvorrichtungen dafür gesorgt ist, dass auch nach mehrstündigem Unterricht die Luft in den Schulzimmern nicht in zu hohem Grade verunreinigt werde, — ob die Subsellien so konstruiert sind, dass sie den Schülern eine gesundheitsgemässe Schreibstellung ohne alle Schwierigkeit gestatten, — ob die Abtritte in genügender Anzahl vorhanden, ob sie sachgemäss konstruiert und rein gehalten sind. Bei der Revision von Gymnasien, Realschulen und Seminarien haben die vorgedachten Gesichtspunkte ebenfalls Berücksichtigung zu finden, und, insoweit mit den betreffenden Anstalten Internate verbunden sind, ausserdem noch die Salubrität der Schlafräume.

Ueber Missstände, deren Abstellung aus hygienischen Gründen für unbedingt notwendig erachtet wird, sollen die Bezirksärzte besonders an die Schulbehörde berichten und die bezüglichen Anträge auf Abhilfe stellen.[15])

Im Königreich Württemberg sind ärztliche Visitationen der Gemeindeschulen schon seit 1814 eingeführt. Nach der Verordnung vom 21. Dezember 1862, betreffend die Vollziehung der Bauordnung, sollen bei Bauten, die gesundheitliche Rücksichten in Anspruch nehmen (wie Schulen), die Baupläne dem Oberamtsphysikat zur Aeusserung vorgelegt werden. Die Verordnung vom 29. März 1868 ist eine Instruktion für die Einrichtung der Subsellien in den Gelehrten-, Real- und Volksschulen, die auch in andern deutschen Staaten Berücksichtigung gefunden hat.[16])

Nach dem Erlass des Ministeriums des Innern vom 20. Oktober 1875, betreffend die ordentlichen oberamtsärztlichen Gemeinde-Medizinalvisitationen hat das Oberamt die Ortsschulinspektoren, die Lehrer, den im Orte ansässigen Arzt und den etwa erforderlichen Bauverständigen zur Mitwirkung bei der Untersuchung der Schule einzuladen. Der Oberamtsarzt hat seine Anträge schriftlich zu stellen und durch Vermittelung des Oberamtes dem Bezirksschulinspektor mitzuteilen.

Die Untersuchung der Schulen ist womöglich in der Zeit, in welcher Unterricht erteilt wird, im Beisein der Lehrer vorzunehmen. Der Oberarzt hat die Vorschriften der Verfügung des Ministers für Kirchen- und Schulangelegenheiten vom 28. Dezember 1870, betreffend die Einrichtung der Schulhäuser und die Gesundheitspflege in den Schulen, als Leitfaden zu benutzen. Hiernach sind wesentliche Missstände, welche der Zustand der Schulgebäude darbietet, nachdrücklich hervorzuheben. Besonders ist zu achten auf die Umgebung des Schulhauses, welche etwa die Luft verunreinigen könnte, auf die Wände des Schulhauses und der Schulzimmer, auf den für jedes Schulkind nötigen Luftraum, den Fussboden, die Beschaffenheit der Fenster und Rouleaux, auf die Heizung und Ventilation, Stellung und Beschaffenheit der Subsellien, die Anlage der Abtritte, die Reinhaltung der Schulzimmer, Treppen und Gänge, der Subsellien und Bänke, die Reinlichkeit der Schulkinder und deren Körperhaltung während des Schreibens.

Durch den Erlass vom 7. Februar 1876 sind auch „oberamtsärztliche Visitationen der höheren Gelehrten- und

Realschulen" vorgeschrieben, die alle drei Jahre auf Requisition der betreffenden Schulvorstände ausgeführt werden sollen. Die Berichterstattung ist aber in den Jahren 1882—84 nur selten erfolgt. Häufiger waren die Ausstellungen in Volksschulen, nachdem die Untersuchungen von Berlin und Rembold über den Einfluss des Schreibens auf Auge und Körperhaltung die Aufmerksamkeit der Aerzte mehr auf diesen Gegenstand hingelenkt hatten. Sie bezogen sich daher in erster Linie auf die Stellung der Subsellien, den Lichteinfall und die Körperhaltung der Schüler. [17])

Im Königreich Baiern sind die Aufsichtsbehörden durch den Ministerial-Erlass vom 12. Februar 1874 in Gemässheit des § 12 der Allerh. Verordnung vom 18. April 1873, betreffend die Errichtung und Leitung von Erziehungs- und Unterrichtsanstalten (Minist.-Bltt. für Kirchen- u. Schulangelght. Nr. 8 1874 S. 72) angewiesen worden, bei der Visitation der gedachten Anstalten der Beschaffenheit der Lokalitäten, der Reinlichkeit, der Verpflegung und überhaupt den sanitätspolizeilichen Normen entsprechende Aufmerksamkeit zuzuwenden.

Bei solchen Inspektionen ist in der Regel die Prüfung der gesundheitlichen, wirtschaftlichen und disziplinaren Verhältnisse durch einen Verwaltungsbeamten unter Zuziehung der erforderlichen Techniker (Amtsärzte, Bautechniker etc.) vorzunehmen, während die Würdigung der Unterrichtserfolge und die Qualifikation der Lehrer den Schulaufsichtsorganen zu überlassen ist. Für die Verwaltungsbeamten und Behörden dienen die generellen Bestimmungen vom 12. Februar 1874 als Anhaltspunkte, die l. c. abgedruckt sind. Die Visitationen sind stets unvermutet und zu einer Zeit vorzunehmen, welche auch die Prüfung der für Zöglinge bestimmten Kost gestattet. Uebrigens ist für die Durchführung der Normativbestimmungen in Berücksichtigung der erforderlichen pekuniären Opfer mit Schonung und unter Gewährung angemessener Fristen zu verfahren. Nur wo durch amtsärztliches Gutachten entschieden gesundheitsgefährliche Zustände konstatiert worden sind, haben die Aufsichtsbehörden mit Nachdruck auf ungesäumte Durchführung der notwendigen Reformen zu bestehen und bei offenbarem Widerstand von der ihnen durch § 13 der Allerh. Verordnung vom 16. April 1873 eingeräumten Befugnis Gebrauch zu machen. Das Staatsministerium erwartet insbesondere von den königl. Kreisregierungen, dass dieselben jede Gelegenheit benutzen werden, sich durch Kommissäre von dem Zustande der im Regierungsbezirke befindlichen Institute genaue Kenntnis zu verschaffen.

Der ärztliche Zentralausschuss im Grossherzogtum Hessen hat in der Sitzung vom 20. November 1882 bei der Beratung über den hygienischen Schutz der Sehkraft der Schüler und Schülerinnen wichtige Fragen der Schulhygiene erörtert, worauf wir noch zurückkommen werden. Unter den aufgestellten Thesen lautete die neunte:

Die hygienischen Verhältnisse der Schulen müssen einer fortlaufenden, ins Einzelne gehenden staatsärztlichen Kontrolle unterzogen werden. Es erscheint insbesondere auch nützlich und notwendig, dass die im Grossherzogtum begonnenen periodischen Augenuntersuchungen der Schüler, wenigstens der höheren (öffentlichen und Privat-) Schulen unter Zuziehung von Spezialisten fortgesetzt werden.

Infolge dessen erging ein Grossherz. Erlass vom 18. März 1884 an sämtliche Kreisgesundheitsämter, durch welchen dieselben angewiesen werden, den gesundheitlichen Verhältnissen der

Schulen nach allen Richtungen eine eingehende Aufmerksamkeit zu widmen, keine passende Gelegenheit vorübergehen zu lassen, ohne sich mit jenen Verhältnissen bekannt zu machen und auch ohne Requisitionen der zuständigen Behörden die Schulen aus eigenem Antriebe so oft zu besuchen, als es erforderlich ist.

„Die Kreisgesundheitsämter haben sich zu diesem Behufe bezüglich der höheren Lehranstalten mit deren Direktoren, rücksichtlich der Volksschulen mit den Grossh. Kreisschulkommissionen ins Einvernehmen zu setzen und mit letzteren gemeinschaftlich die Schulen zu besuchen. Ueber die Ergebnisse dieser Thätigkeit in den Schulen ist künftig, unbeschadet der Verpflichtung, in geeigneten Fällen Spezialbericht zu erstatten, jedesmal ein Jahresbericht in umfassender Weise vorzulegen. Zu den zu prüfenden Gegenständen gehören hauptsächlich:

1) Die baulichen Verhältnisse der Schulen. Es ist von jedem einzelnen Schullokale ein einfacher Handriss unter Bezeichnung der in betracht kommenden Masse anzufertigen und Auskunft darüber zu geben, welche Schullokale betreffs der räumlichen Dimensionen, Beleuchtung, Heizung und Ventilation, Abtrittsanlagen, Trinkwasserversorgung, Turn- und Spielplätze den hygienischen Anforderungen entsprechen, wie viele und welche nicht. Mangelhafte Einrichtungen können nicht mit einem Schlage beseitigt werden. Schon wegen der finanziellen Lage vieler Gemeinden ist hier jede Ueberstürzung zu vermeiden, vielmehr in den Vorschlägen zur Abhülfe den Lokalbehörden gegenüber das richtige Mass einzuhalten.

2) Auch in betreff der Schulbänke ist das vorhandene Material in Form von Skizzen aufzunehmen; auch ist darauf zu sehen, ob in den einzelnen Klassen Subsellien in verschiedenen Grössenstufen vorhanden sind und richtig benutzt werden.

Die Direktionen der höheren Lehranstalten und die Kreisschulkommissionen haben bei Neuanschaffungen über das in Aussicht genommene Modell das Gutachten der Kreisgesundheitsämter einzuholen. Wenn irgend thunlich, sind nur Schulbänke mit beweglicher Sitzplatte und Minusdistanz anzuschaffen.

3) Die Gesundheitsverhältnisse der Schüler erfordern die Beachtung der herrschenden kontagiösen Krankheiten, gegen deren Weiterverbreitung in den Schulen die erforderlichen Massregeln zu beantragen sind. Wo es noch nicht geschehen sein sollte, ist die Anzeigepflicht solcher Krankheiten durch Lokalpolizeireglement zu betreiben. Den Sehstörungen der Schüler und deren allgemeinem Gesundheitszustand in Bezug auf Ernährungsstörungen, Abspannung, Nervosität etc. ist eine ernste Aufmerksamkeit zu widmen. Seitens der Kreisgesundheitsämter ist hierbei möglichst auf Einzelheiten einzugehen, während die einschlägigen Verhältnisse und die Vorschläge zur Abhülfe in Besprechungen mit dem Lehrer, den Eltern und den behandelnden Aerzten der Schüler mit dem gehörigen Takte zu erörtern sind.

In Ausführung des Artikels 11 des Gesetzes vom 16. Juni 1874, das Volksschulwesen im Grossherzogtum betreffend, ist über Bau und Einrichtung der Schulräume und Lehrerwohnungen unter andern auch die Bestimmung getroffen worden, dass die Entscheidung über die Wahl des Bauplatzes erst erfolgen darf, nachdem das Gutachten des Kreisarztes in gesundheitspolizeilicher Beziehung eingeholt ist. Für jeden Schüler ist ein Flächenraum von mindestens 0,8 qm im ganzen erforderlich. Die Höhe des Zimmers muss mindestens 3,5 m, bei grösseren Schulräumen 4 m betragen. Der Gesamtluftraum für einen Schüler wird auf mindestens 3 Kubikmeter bestimmt (§ 4 der Verordnung des Ministers des Innern vom 29. Juli 1876).

Im Grossherzogtum Baden unterliegen die öffentlichen

Schulen (§ 80 des Elementar-Unterrichtsgesetzes vom 8. März 1868, Verordnung vom 17. Oktober 1884, die Schulhaus-Baulichkeiten betreffend) in sanitätspolizeilicher Hinsicht der Beaufsichtigung dusch den Bezirksarzt. Derselbe hat, falls nicht Anlass zu einer besonderen Nachschau gegeben ist, gelegentlich der Vornahme der ihm obliegenden Ortsbereisungen (§ 16 der Verordnung vom 27. Juni 1874) an seinem Amtssitz einmal jährlich nach Benehmen mit den Direktoren oder Vorständen der Anstalten die Schulen einer eingehenden Prüfung zu unterwerfen.

Hauptgegenstände der Beobachtung sind 1) die Schullokale. Hier ist besonders zu prüfen, ob den über den Bau und die Einrichtung der Schulräume getroffenen Bestimmungen genügt ist, ob ferner die Schulbänke etc. den hygienischen Anforderungen entsprechen (vgl. Verordnung des Oberschulrats vom 26. Mai 1868, die Einrichtung der in den Schulen zu benutzenden Subsellien betreffend); 2) die Gesundheitsverhältnisse der Schüler, sowie Sitz und Haltung der Schüler beim Lesen und Schreiben etc.

In gleicher Weise unterliegen die Privat-Lehr- und Erziehungs-Anstalten in gesundheitlicher Beziehung der Beaufsichtigung durch den Bezirksarzt. Falls seinen diesbezüglichen Anträgen seitens der Vorstände dieser Anstalten nicht stattgegeben wird, kann er die Mitwirkung des Bezirksamtes in Anspruch nehmen.

In Volksschulen soll nach dem Gesetz vom 8. März 1868 und der Verordnung vom 17. Oktober 1884 auf jedes Kind wenigstens 108 Kubikfuss (= ca. 3 Kubikmeter) Luft kommen, bei einer Zimmerhöhe von 3,6 m (12 Fuss). Aus klimatischen Rücksichten kann diese Höhe auf 3,14 m (10 Fuss) herabgesetzt werden. Im ganzen kommt auf jedes Kind wenigstens 0,81 qm (9 Quadratfuss badischen Masses) Flächenraum.

Die Ueberwachung der Schulen durch Aerzte ist im letzten Dezennium in zahlreichen Schriften der Gegenstand einer eingehenden Besprechung geblieben. Einstweilen begnügen wir uns mit der Darlegung der historischen Entwickelung dieser Angelegenheit und werfen zu diesem Zwecke noch einen Blick auf die Entwickelung der Schulhygiene mit vorzugsweiser Berücksichtigung der ärztlichen Schulaufsicht in den nicht zum Deutschen Reiche gehörenden Staaten, sowie im Auslande, insofern die Handhabung der Schulgesundheitspflege mit der ärztlichen Beteiligung Hand in Hand geht.

Oesterreich hat das Reichs-Sanitätsgesetz, betreffend die Organisation des öffentlichen Sanitätsdienstes, unter dem 30. April 1870 erlassen*), in Gemässheit dessen eine Trennung der

*) In Oesterreich fungiert im Ministerium des Innern der k. k. oberste Sanitätsrat als oberste Sanitätsbehörde; für die einzelnen Länder wirkt der Landessanitätsrat, dessen ordentliche Mitglieder den Titel: „k. k. Sanitätsrat“ führen, während für die Bezirke die besoldeten landesfürstlichen Bezirksärzte und die von den Gemeindevertretungen aufgestellten Sanitätsorgane thätig sind.

Bereits 1770 hatte van Swieten, der berühmte Schüler des grossen Boerhave, eine Organisation des Sanitätswesens begründet, nachdem einzelne grössere Städte schon im 16. und 17. Jahrhundert sog. „Magistri sanitatis“ ernannt hatten, welche für den Schutz der öffentlichen Gesundheit zu sorgen hatten, wenn derselben Gefahr drohte. Auch gab es „Physici regni“, welche die von autonomen Landständen angestellten Sanitätsräte waren.

gerichtlichen Medizin von der öffentlichen Gesundheitspflege sich vollzogen hat. Der Erlass des Kultusministeriums vom 9. Juni 1873 hat eine ständige Kommission für die Schulgesundheitspflege in Volksschulen ins Leben gerufen, zu dessen Mitgliedern ein Arzt gehören soll, damit sofort an Ort und Stelle die etwa vorhandenen sanitären Uebelstände festgestellt und geeignete Ratschläge zu deren Abhilfe erteilt werden.

Der Erlass des niederösterreichischen Landschulrates vom 3. Januar 1874 beschäftigt sich mit der Beschaffenheit, Einrichtung etc. der Schulgebäude für Volksschulen. Dieselbe Behörde hatte bereits unter dem 6. November 1872 angeordnet, dass bei jedem Neu- oder grösseren Erweiterungsbau bei Staats- und Kommunal-Mittelschulen der Landessanitätsrat sein technisches Gutachten vom Standpunkte der Gesundheitspflege vor Erteilung der Baubewilligung abzugeben habe, nachdem ihm die Profilpläne und das Bauprogramm zur Einsicht eingehändigt worden seien.

Der Erlass vom 31. August 1878, welcher auch für Mittelschulen massgebend ist, betrifft den Einfluss der Schule auf das Auge, worauf auch die Erlasse des Kultusministeriums vom 26. November 1878 und 1. März 1880 weiter eingehen. Erlasse aus den Jahren 1885 und 1886 verbieten die quadrittierten Schreibmaterialien und solche mit schrägen Richtungslinien.

Verschiedene Gemeinderatsbeschlüsse der Stadt Wien aus den Jahren 1875 und 1879 enthalten Belehrungen über Heizung und Ventilation. Ein Beschluss aus dem Jahre 1867 ordnet betreffs der Reinlichkeit der Schullokale an, dass die Lehrzimmer wöchentlich zweimal, Gänge, Stiegen, Aborte täglich mit nassen Sägespänen auszukehren, Fensterböcke, Fenster, Thüren, Fussböden, Möbel zweimal monatlich zu waschen sind. [18]) Ob auch die Ausführung dieser Vorschrift regelmässig geschieht? Nach dem Jahresbericht des Wiener Stadtphysikats befriedigen Reinlichkeit, Wasserspülung etc. auch in neuen Schulen nicht.

In Prag wurde die ärztliche Aufsicht in den öffentlichen und privaten Volks- und Bürgerschulen, sowie in Kleinkinderbewahranstalten dem Präsidial-Erlass vom 24. Januar 1883 gemäss seit dem 1. Februar 1883 durchgeführt. Demnach ist der Bezirksarzt im Anfange eines jeden Schuljahres verpflichtet, in den ihm zugeteilten Schulen den Gesundheitszustand der Kinder in betreff des Gesichts und Gehörs, wie der Tauglichkeit zum Turnen zu prüfen und nach seinem Befunde im Einverständnis mit dem Schuldirektor die nötigen Anstalten zu treffen.

Nebst dieser im Anfange eines jeden Schuljahres vorzunehmenden Generaluntersuchung soll der Bezirksarzt wenigstens einmal im Monate die ihm zugeteilten Schulen visitieren und auf die Reinlichkeit im Hause überhaupt, in den Gängen und auf Aborten, auf die Beheizung, die Auslüftung und Desinfektion der Aborte sein Augenmerk richten, namentlich den Schulbesuch und die Verbreitung der Infektionskrankheiten berücksichtigen und den Bericht darüber in dringenden Fällen sofort oder, falls dies nicht der Fall sein sollte, in der Sitzung der Bezirksärzte erstatten.

Nach den vorliegenden Erfahrungen bedarf diese Art der Beaufsichtigung noch sehr der Vervollständigung und einer nachhaltigeren Unterstützung seitens der Lehrorgane, die ihr bisher gefehlt hat. Man stösst vielmehr auf einen unberechtigten Widerstand, welcher nicht nur dem hygienischen Fortschritte, sondern auch der Wirksamkeit des Physikats entgegengestellt wird. Indem die betreffenden Berichte dem Schulreferate überreicht werden, haben selbst die Bezirksärzte über das Ergebnis derselben bisher nichts erfahren, als bis sie die bezüglichen Schulen wieder besuchten. Der Physikus erfuhr in der Regel erst durch die Bezirksärzte, was für Veränderungen stattgefunden hatten, weil man es nicht für nötig erachtete, den Physikus regelmässig zu verständigen oder denselben zum wenigsten zu den Beratungen einzuladen. [19])

Ungarn hat sich durch grosse Fortschritte in der Schulhygiene ausgezeichnet und auch die ärztlichen Schulrevisionen eingeführt. Viele Erlasse des ungarischen Unterrichtsministeriums beweisen die Sorgfalt, welche den gesundheitlichen Verhältnissen der Schule zugewendet wird, wofür auch die in jüngster Zeit beabsichtigten Ferienkolonien für Gymnasiasten und Realschüler sprechen.

Gehen wir weiter in das Ausland, so kommt zunächst England in betracht, wo der grösste Teil des Schulwesens Privatsache ist. Die niederen Schulen stehen vorherrschend noch auf einer wenig entwickelten Stufe, insofern es sich um den Unterricht der Kinder der Arbeiter handelt. Sie liegen meist im Bereiche der Arbeiterhäuser (work houses) und werden von der Armenbehörde beaufsichtigt. Hinsichtlich der gesundheitsgemässen Einrichtung dieser Häuser kommt die „Public Health Act“ vom Jahre 1875 zur Geltung, welche hierüber Bestimmungen trifft; da aber das „Haus“ gleichbedeutend mit „Schule“ ist, so unterliegt auch die letztere den bezüglichen hygienischen Verordnungen, welche besonders in den §§ 46 und 91 enthalten sind. Es bestehen daher auch keine speziellen Gesetze über Erbauung oder Einrichtungen von Schulen. Ebensowenig giebt es von der Regierung angestellte Schul-Inspektoren oder Schulärzte.

Die öffentlichen Elementarschulen (Public elementary Schools, Board-Schools) dienen zum Unterricht der Kinder wenig bemittelter Klassen, und für sie erstreckt sich der Schulzwang vom 5. bis zum 13. Lebensjahre. Ein Spielplatz fehlt bei keiner Schule; aber die sonstigen hygienischen Einrichtungen lassen oft noch viel zu wünschen übrig.

Kinder der mittleren und höheren Stände werden, wenn es die Mittel nur eben erlauben, in den ersten zwei Jahren zu Hause unterrichtet und besuchen dann vom 7. bis 10. Jahre eine Vorbereitungsschule. Hierauf folgt die höhere Vorbereitungsschule, welche als Internat für „die öffentlichen Schulen“ vorbereitet. Sie liegt in der Regel auf dem Lande in einem grossen geräumigen Hause, in welchem sämtliche Knaben wohnen. Auf körperliche Uebungen, Spiele, Wettläufe etc. werden wenigstens zwei bis drei Stunden täglich verwandt.

Die öffentlichen Schulen (Public Schools oder Grammar-Schools) nehmen Knaben vom 13. oder 14. bis zum 17. oder 18. Lebensjahre auf und bereiten zum Universitätsstudium oder zur Ergreifung irgend einer höheren Berufsstellung vor. Zur Erlangung des Reifezeugnisses muss ein Examen nach einem vorgeschriebenen Prüfungsreglement abgelegt werden. Die Schulen zu Eton, Rugby, Winchester, Malborough etc. bestehen seit Jahrhunderten und liegen in der Nähe dieser Städte auf dem Lande. Nur einige Stiftungsschulen haben in der Stadt London ihren Sitz. Die Einrichtungen entsprechen ebenfalls unseren Internaten; nur sind die nach Hunderten zählenden Schüler auch in verschiedenen Häusern untergebracht. Die täglichen Schulstunden belaufen sich auf 4—6, die häuslichen Arbeiten auf 1½—2 Stunden, während die körperlichen Spiele und Uebungen 2—3 Stunden beanspruchen. In der Handhabung der Hausordnung werden die Lehrer von mehreren der ältesten Knaben unterstützt, welche verschiedene Namen — Captain, Prefect, Head Monitor etc. tragen und grossen Einfluss auf den Verkehr der Knaben untereinander bei der Arbeit und beim Spiel ausüben; eine Einrichtung, die an die Bell-Lancastersche Methode erinnert, nur mit dem Unterschiede, dass die Schüler nicht beim Hauptunterrichte beteiligt sind, welcher im Uebrigen nicht mit der Strenge wie in Deutschland betrieben wird und weniger auf die Beibringung von vielen positiven Kenntnissen gerichtet ist. Bekannt ist es, dass deutsche Lehrer oder Lehrerinnen, welche in England Lehrerstellen einnehmen, sich allgemein über die „Unwissenheit" der englischen Jugend wundern. Ob aber die freiere, durch die vielen Arbeiten nicht behinderte Entfaltung der geistigen Kräfte den Vorzug verdient, ist eine Frage der Pädagogik, die wir hier nicht weiter verfolgen können. So viel steht fest, dass die Sorge für die körperliche Entwicklung der englischen Jugend ihre guten Früchte trägt.

Die ärztliche Aufsicht der Schulen macht neuerdings immer grössere Fortschritte. Die „Medical officers of the Health", von der Lokalbehörde angestellte Gesundheitsbeamte, beaufsichtigen hauptsächlich die Elementarschulen ihres Distrikts. Auch unterlassen sie nicht, die Vorsteher von Schulen auf das Auftreten von kontagiösen Krankheiten aufmerksam zu machen und ihnen die infizierten Häuser zu bezeichnen.

Nichtärzliche Inspektoren überwachen mehr die Vorschriften (Regulations) des „Public Health Act", welche sich auf den Unterricht beziehen (education department). Da sie aber Uebelstände in den Schulen oft übersehen, so beteiligt sich ein Teil des „Local Government Board" (der Ortsbehörde), welcher sich mit den Gesundheitsverhältnissen befasst und aus namhaften Aerzten besteht, insofern an der Beaufsichtigung der Schulen, als er das „education department" (Unterrichtsabteilung) von den in den Berichten der „Medical officers of Health" bemerkten Mängeln in öffentlichen Elementarschulen in Kenntnis setzt. [20])

Die Aufsicht über die Mittelschulen hat die „Lancet

sanitary commission" in die Hand genommen. Man ersieht aber hieraus, dass das Aufsichtswesen der Schulen nicht systematisch geordnet ist.

Anders verhält es sich mit den grossen Privat-Schulanstalten, die in der Regel ihren besonderen Schularzt haben, welcher nicht nur die Schulräume, sondern auch die Wohnungen der Lehrer in hygienischer Beziehung überwacht, die körperlichen Uebungen und Spiele der Schüler leitet und besonders darauf bedacht ist, die Einschleppung ansteckender Krankheiten in die Schule und aus dieser in das Elternhaus zu verhüten. Hierüber bestehen in manchen Schulanstalten sehr strenge Vorschriften. Die meisten Schulen beobachten in ihrem Krankenhause eine strenge Sonderung der ansteckenden und nicht ansteckenden Krankheiten und besitzen ein besonderes Haus für Scharlachkranke mit getrennten Pflegerinnen.

Mädchenschulen sind für mittlere und höhere Klassen der Bevölkerung eingerichtet, stehen aber nicht auf derselben Stufe wie die Knabenschulen. Man hat daher auch neuerdings das Bedürfnis gefühlt, den deutschen höheren Töchterschulen ähnliche Schulanstalten (High Schools for girls) zu gründen, mit welchen man auch mehr eine Verbindung der Schule mit der Familie zu erzielen und ein Externat zu schaffen sucht, welches bekanntlich in Deutschland dem in England bevorzugten Internatsystem gegenüber die erste Stelle einnimmt.

In den grösseren Städten von Nordamerika ist die Beaufsichtigung der Schulen mehr Sache der Aufseher (controllers of the public schools), sowie eines Kuratoriums (board of trustees), dessen Mitglieder aus dem Stadtrat oder der Einwohnerschaft gewählt werden, wie es besonders in Washington der Fall ist. Hier ist auch die Schulbehörde zum Erlass von „by laws" (Nebenverordnungen oder Beschlüsse einer Korporation) berechtigt, wonach ständige Ausschüsse (standing committees) zur Leitung des ganzen Schulwesens mit Rücksicht auf Gesundheit und Wohlbehagen (comfort) der Lehrer und Schüler gewählt werden können. Seit 1855 ist dem Comité des Kuratoriums (committee of trustees) ein Arzt beigesellt worden, welcher an jeder Schulinspektion teilnimmt und über die angetroffenen Gesundheitsverhältnisse einen Bericht zu erstatten hat. Die höheren, unseren Gymnasien ähnlichen Schulen heissen wie in England „colleges".

In Frankreich liegen trotz Descartes und der Petites Ecoles von Pontroyal, trotz der Konventsbeschlüsse (1792—95) und der Napoleonischen Machtsprüche, trotz Duruys und Jules Simons Bemühungen dem Unterrichte noch vielfach jesuitische Schulordnungen zu Grunde. Neuerdings giebt sich aber wie in Italien eine Hinneigung zu deutschen Einrichtungen entschieden kund.

Was die Gesundheitspflege betrifft, so sind seit 1878 in einzelnen Gemeinden „sanitäre Schulinspektionen" eingeführt. Besonders im Departement Seine ist die Anordnung getroffen, dass

Aerzte an der Revision der Schulen teilnehmen. Im Uebrigen ist hier vorgesehen, dass der Arzt in den von der Behörde bezeichneten Schulen nach seinem Gutdünken eine Revision vornehmen kann. Grössere Städte wie Lyon, Lille, Bordeaux und Havre sind diesem Beispiel gefolgt. In Lyon werden die Schulärzte auf sechs Jahre ernannt und es erstreckt sich ihre Thätigkeit auf die Primärschulen (Vor- oder Elementarschulen) und Kinderasyle.

Durch einen ministeriellen Erlass aus dem Jahre 1851 sind die Schulaufsichtsbehörden angewiesen worden, auf die Abhaltung schädlicher Einflüsse auf die Schule besondere Sorgfalt zu verwenden. Im Jahre 1882 wurde in Folge eines Erlasses des Unterrichtsministers eine besondere Behörde, die „Commission d'hygiène des écoles", eingesetzt.*)

In Italien hat das Gesetz vom 20. März 1865, vervollständigt durch das Gesetz vom 6. September 1874, das Sanitätswesen geregelt. Der Minister des Innern, beziehungsweise die Präfekten, Unter-Präfekten und Bürgermeister haben mit Hülfe von Gesundheitsräten für die Ausführung des Gesetzes zu sorgen. Der „oberste Gesundheitsrat" steht ausserdem in allen die Erhaltung der Gesundheit betreffenden Fragen dem Minister zur Seite. Die Gemeinden haben ein besonderes Ortsstatut für die Ausübung der kommunalen Gesundheitspflege. Auch die Schulgesundheitspflege liegt ganz in den Händen dieser Ortsgesundheitsbehörde; sie wird daher auch je nach den Ansprüchen, die man an die Schule macht, verschieden gehandhabt werden. [21])

Auch in Belgien fällt den Gemeinden die Ausführung der wichtigeren hygienischen Aufgaben zu. Die 1842 gegründete „Academie de Médecine" ist das beratende und begutachtende Organ der Regierung in hygienischen Dingen. Ausserdem ist dem Ministerium des Innern seit 1845 ein „Inspecteur général" beigeordnet, der jedoch mehr die sanitätspolizeilichen Angelegenheiten besorgt. Für die öffentliche Gesundheitspflege sollten die seit 1848 gegründeten Comités (comités de salubrité publique) in grossen Städten und grösseren Landgemeinden thätig sein. Als eine ergänzende, die vorgeschlagenen Verbesserungsmassregeln begutachtende Behörde kam der „Conseil supérieur d'hygiène publique" hinzu, ohne dass jedoch die schulhygienischen Einrichtungen hierdurch wesentlich beeinflusst wurden. Diese haben namentlich in Brüssel seit einem Decennium durch die Einführung der Schulärzte sehr gewonnen, welche jede Schule monatlich dreimal zu inspizieren und am Ende jedes Monats einen nach einem vorgeschriebenen Schema abgefassten Bericht über den Gesundheitszustand der Schüler und die Beschaffenheit der Schul-

*) In Frankreich führen mehrere öffentliche Schulen den Namen: Lycées, welche Internate sind, da die Schüler hier Kost und Wohnung erhalten. Ihre Kontrolle unterliegt der „Commission des logements insalubres". Die in Süd-Deutschland früher vorkommenden Lyceen sind in Gymnasien übergegangen. Nur in Württemberg giebt es noch Lyceen, die aber unter den Gymnasien stehen und daher mehr den preussischen Progymnasien ähnlich sind, wie die dortigen Real-Lyceen den preussischen Real-Progymnasien entsprechen.

räume betreffs der Reinlichkeit, Heizung, Ventilation etc. einzuliefern haben. In ähnlicher Weise ist man in Löwen und in den Antwerpener Freischulen vorgegangen, wie überhaupt im Auslande hauptsächlich nur die grösseren Städte an den Fortschritten der Schulhygiene teilgenommen haben.

In den Niederlanden hat das Gesetz vom 1. Juni 1865, betreffend die Organisation des Gesundheitswesens, die Medizinal-Inspektoren geschaffen, welche als ständige Beamte für die Provinzen des Staates angestellt sind. Der Gesundheitsrat, der aus Aerzten, Apothekern und einem Rechtsgelehrten besteht, unterstützt die Thätigkeit der Inspektoren und versammelt sich wenigstens zweimal im Jahre unter dem Vorsitze des Medizinal-Inspektors. Die Aufgabe dieser Behörde besteht in der Ueberwachung der Gesundheitsverhältnisse der Bevölkerung und der Ausführung der bezüglichen Gesetze und Verordnungen. Jeder Inspektor hat einen Jahresbericht an den Minister zu erstatten. Sämtliche Inspektoren versammeln sich jährlich wenigstens einmal unter dem Vorsitz des Ministers, um wichtigere medizinalpolizeiliche oder hygienische Fragen zu beraten. Unter letzteren nimmt die Schulgesundheitspflege eine wichtige Stelle ein, da die Inspektoren bei ihrer revidierenden Thätigkeit mit allen Schulverhältnissen vertraut sind.

In Dänemark und Schweden haben während des letzten Dezenniums besondere Kommissionen statistische Erhebungen über den allgemeinen Gesundheitszustand der Schüler und Schülerinnen ausgeführt, ein Beweis, dass auch in diesen Ländern die Schulhygiene das Interesse der Aerzte in Anspruch nimmt. In den Fünfziger-Jahren bestand in Dänemark die Vorschrift, dass die Schulen jährlich einmal vom Arzte zu revidieren wären. Seit dieser Zeit sind erhebliche Fortschritte gemacht und namentlich die Ansprüche an die Ausstattung der Schulräume sehr gesteigert worden. Hinsichtlich der Kurzsichtigkeit ist zu bemerken, dass auch in den genannten Ländern als Hauptursache derselben das gesundheitswidrige Sitzen der Kinder beim Schreiben angegeben wird. In allen Schulen, hohen und niederen, wurde ein erheblicher Prozentsatz von kranken und schwächlichen Kindern angetroffen.

In Dänemark hat der kommunale Kreisarzt Axel Hertel zu Kopenhagen durch seine Schrift über den Gesundheitszustand der Schuljugend in dem Jahre 1882 bahnbrechend gewirkt. Die aus einem Schuldirektor, zwei Aerzten, drei Schulmännern und einem Architekten bestehende Kommission hat die Resultate der an ca. 30000 Schulkindern vorgenommenen Untersuchungen, bezw. Nachfragen veröffentlicht. Es wurden 29 % aller Untersuchten in Knabenschulen und 41 % in allen Mädchenschulen kränklich, d. h. nicht in normalem Gesundheits- und Körperzustande befunden.

In Schweden hat das ärztliche Mitglied der Kommission, Prof. Axel Key den Bericht abgefasst. Es wurden dort 11 210 Schüler in Gymnasien und Reallehranstalten untersucht, von denen

5025 oder 44,8 % keinen normalen Gesundheits- und Körperzustand zeigten. Die Krankheitskurve steigt zusehends mit der zunehmenden obligatorischen täglichen Arbeitszeit. Am interessantesten ist die Parallele, welche zwischen der Körperentwicklung und diesen Faktoren gezogen ist. Denn die Krankheitskurve steigt vor der Pubertätsentwicklung und nach Abschluss derselben im 18. und 19. Lebensjahre, während das 17. als das gesundeste erscheint. An Länge nehmen die schwedischen Knaben aber am meisten im 15. und 16., an Gewicht im 16. und 17. Lebensjahre zu. Wir werden auf diese und ähnliche Fragen noch in anderem Zusammenhange zurückkommen und bemerken nur noch, dass in den schwedischen Schulen die Krankenprozente der Knaben, ganz besonders aber der Mädchen, auffallend höher als in den entsprechenden dänischen Schulen erscheinen. Diese Prozente für die schwedischen Mädchen sinken nach dem 12. Jahre nicht unter 60 %, und es finden sich für sämtliche Mädchen der höheren Schulen Schwedens 61 % Kranke, während in den höheren Schulen Dänemarks nur 39 % vorkommen. Hertel nimmt es als möglich an, dass dieser erhebliche Unterschied zwischen den dänischen und schwedischen Krankenprozenten zum Teil wenigstens davon herrührt, dass die dänischen Untersuchungen in den Monaten November und Dezember ausgeführt wurden, während die schwedischen im Februar und März stattfanden. In Dänemark treten nämlich die Fälle von Bleichsucht, Nervosität etc. bei Mädchen unzweifelhaft viel häufiger im Frühling als im Herbst, kurze Zeit nach den langen Sommerferien, auf. Die Jahreszeit und das vorherige Verhalten der Schüler bilden daher wichtige Faktoren bei diesen Untersuchungen. Nicht minder wichtig ist der Umstand, dass Krankheiten, wie Anämie, Kopfschmerz und Nervosität sehr häufig von einem gesunden Verhalten nicht scharf abgegrenzt sind, und es folglich von der subjektiven Ansicht des untersuchenden Arztes abhängt, ob er die verschiedenen Abweichungen von der Gesundheit als wirkliche Krankheitszustände auffasst. [22]) Diese Schwierigkeiten treten bei allen statistischen Erhebungen ein, vollends wenn man daraus Schlüsse ziehen oder auf grund derselben Vergleiche mit anderen Erhebungen anstellen will. Bei der Morbiditäts-Statistik ist es daher von wesentlicher Bedeutung, über die Grenze zwischen Krankheit und Gesundheit, sowie über die Diagnose einer ausgeprägten Krankheit nach bestimmten und übereinstimmenden Grundsätzen Einigung herbei zu führen und kein Moment, welches hierbei von erheblichem Einfluss ist, zu übersehen. So findet Hertel z. B. zur Erklärung der höheren Krankenprozente in den schwedischen Töchterschulen ein wichtiges Moment darin, dass die schwedischen Mädchen im Vergleiche mit den dänischen eine weit längere tägliche Arbeitszeit haben.

Litteratur. 1) Vor- und frühreformatorische Schulordnungen und Schulverträge in deutscher und niederländischer Sprache. Herausgegeben von Dr. phil. **Johannes Müller**, Seminaroberlehrer zu Waldenburg i. Schl. 1. u. 2. Abteilung. Zschoppau bei F. A. Maschke 1885 und 1886 (XIV. S. 141, 142 u. 350.)

Ferner gehören hieher: Monumenta Germaniae paedagogica. Schulordnungen, Schulbücher und pädagogische Miscellaneen aus den Landen deutscher Zunge. Unter Mitwirkung einer Anzahl von Fachgelehrten herausgegeben von **Karl Kehrbach.** 1. Bd. — Braunschweigische Schulordnungen von den ältesten Zeiten bis zum Jahre 1828. Mit Einleitung, Anmerkungen, Glossen und Register. Herausgegeben von Prof. Dr. **Friederich Koldewey.** Berlin, A. Hofmann & Comp. 1886. — 2) Prof. Dr. **Zarncke,** Der deutsche Cato. Leipzig 1852. — 3) Dr. **Otto Henne am Rhyn.** Kulturgeschichte des deutschen Volkes. II Teile. Berlin, Grotesche Verlagsbuchhandlung. S. S. 267 II. Teil. — 4) Henne am Rhyn l. I. Teil S. 312 u. 330, II. Teil S. 208. — 5) **Karl Hinträger:** Ein deutsches Schulhaus vor 250 Jahren, Zeitschrift für Schulgesundheitspflege von Dr. **Kotelmann.** Nr. 5 S. 142. 1888. Hamburg bei Voss. — 6) **August Schorn.** Geschichte der Pädagogik in Vorbildern und Bildern. 12. Aufl. 1885. Leipzig. Das General-Landschafts-Reglement ist hier im Auszuge abgedruckt. — 7) **L. v. Rönne,** Das Unterrichtswesen des preussischen Staates. 2 Bde. Berlin 1835. I. Bd. S. 64. — 8) Zeitschrift für Schulgesundheitspflege. Nr. 7 1888 S. 206. — 9) **Joh. Peter Frank,** System einer vollständigen medizinischen Polizei. 6 Bde. München, Stuttgart und Wien 1784—1829. 3 Supplementbände erschienen Stuttgart u. Leipzig 1812—27. — 10) **Lorinser,** Medizinische Zeitung vom Verein für Heilkunde in Preussen. 1836. Nr. 1. Berlin bei Enslin. Der Aufsatz ist 1861 als Separatabdruck erschienen. — 11) **Robert Froriep,** Bemerkungen über den Einfluss der Schule auf die Gesundheit. Berlin bei Enslin 1836. — 12) **L. Wiese,** Das höhere Schulwesen in Preussen. Historische und statistische Darstellungen. Berlin 1864, Wiegandt & Grieben. (3 Bände.) — 13) Dr. **Schneider,** Volksschulwesen und Lehrerbildung in Preussen. Berlin 1875, Wiegandt & Grieben. — 14) **H. Steffenhagen,** Handbuch der Organisation und Verwaltung der städtischen Schuldeputationen. Berlin 1888. J. J. Heines Verlag. Der Minist.-Erlass vom 9. Juni 1888 erläutert die Stellung der Kreis-Schulinspektoren zu den Stadtdeputationen. Centr.-Bl. f. d. g. U.-V. Juli-August-Heft. S. 603. — 15) Die Medizinalgesetze und Verordnungen des Königreichs Sachsen. Systematisch geordnet und mit Erläuterungen herausgegeben von Dr. **Reinhard,** Präs. des Landesmedizinal-Kollegiums und Amtshauptmann **von Bosse.** 2. Auflage. Leipzig 1887, Rossberg'sche Buchhandlung. — 16) Die gesetzlichen Bestimmungen in der Einrichtung der Schulhäuser in Württemberg. Stuttgart, Verlag von Karl Grüninger. 1882. — 17) Medizinal-Bericht von Württemberg für die Jahre 1882, 83 und 84. Bearbeitet von Dr. **Pfeilsticker.** Stuttgart 1887, S. 176. — 18) **Leo Burgerstein,** Die Gesundheitspflege der Mittelschulen. Wien 1887. — 19) **Heinrich Zahor,** Stadtphysikus, Bericht über die Gesundheits-Verhältnisse der königl. Hauptstadt Prag in den Jahren 1884—1885 und der Thätigkeit der Stadtphysikats im Jahre 1885. Prag 1887, S. 463. — 20) **Hermann Weber,** Ueber Schulhygiene in England. Wiesbaden bei Bergmann. 1884. — 21) **Uffelmann,** Darstellung des auf dem Gebiete der öffentlichen Gesundheitspflege in ausserdeutschen Ländern bis jetzt Geleisteten. Eine vom deutschen Verein für öffentliche Gesundheitspflege gekrönte Preisschrift, nebst einer vergleichenden Darstellung des in Deutschland Geleisteten. Berlin bei Reimer 1878. — 22) **Axel Hertel,** Neuere Untersuchungen über den allgemeinen Zustand der Schüler und Schülerinnen. Zeitschrift für Schulgesundheitspflege. No. 6 und 7. 1888.

A. Schulbauten.

Die spezielle Betrachtung der schulhygienischen Verhältnisse umfasst zwei Hauptgesichtspunkte: Die Schulbauten nebst deren innerer Einrichtung und das Unterrichtswesen. Seitdem das Unterrichtswesen im engsten Bunde mit der Gesundheitspflege steht, sind in erster Linie die Räume, in denen die Schüler während eines grossen Teils des Tages verweilen, in gesundheitlicher Beziehung vorschriftsmässig herzustellen und auszurüsten. Alle Forderungen, welche man an eine gesunde Wohnung stellt, sind noch in einem erhöhteren Grade bei Schulbauten in Betracht zu ziehen, weil die Ansammlung vieler Menschen in geschlossenem Raume erfahrungsgemäss noch grössere Vorsichtsmassregeln nötig macht. Schon die Verunreinigung der Luft in den Schulräumen ist bekanntlich die nächste Folge der hier angesammelten, durch die Atmung und Hautausdünstung ausgeschiedenen Stoffe, deren schädlicher Einfluss um so greller sich bemerkbar macht, je grösser die Zahl der hier verweilenden Schüler ist, und je weniger dieselbe in einem entsprechenden Verhältnis zum Umfange der Schulräume steht. Letzterer Umstand bedingt die gesundheitswidrige Ueberfüllung der Schule, auf deren Vermeidung schon beim Entwurf des Bauplans Rücksicht zu nehmen ist. Die hygienische Forschung geht aber noch weiter und beginnt mit der Auswahl eines geeigneten Bauplatzes, wenn es sich um einen Neubau handelt. Der Hygienist muss daher zu einer massgebenden Beurteilung des in Betracht kommenden Grundes und Bodens befähigt sein, da es nicht genügt, von einem guten und trockenen oder von einem schlechten und feuchten Boden zu sprechen; man muss vielmehr die einzelnen Bestandteile kennen lernen, welche die verschiedenen, zu einem Bauplatz geeigneten oder ungeeigneten Bodenarten charakterisieren. Die Vorschriften in einzelnen deutschen Staaten, nach welchen das Gutachten der beamteten Aerzte bei der Wahl eines Bauplatzes einzuholen ist, setzen geologische Kenntnisse voraus, wenn ein derartiges Gutachten auf wissenschaftlicher Grundlage beruhen soll.

Freilich verlangt man heute von den beamteten Aerzten einen Fonds von vielseitigen Kenntnissen, die nicht blos zu erwerben, sondern auch nach dem Stande der Wissenschaft zu erweitern sind. Unter diesen dürfte aber die Kenntnis der Grundzüge der

Geologie unentbehrlich sein, da viele hygienische Fragen das Studium des Erdbodens zur notwendigen Bedingung machen. Im Nachstehenden beschränken wir uns auf die Darlegung der verschiedenen Bodenarten, da es auf diese wesentlich ankommt, wenn man zur Prüfung des Bodens zu baulichen Zwecken übergeht.

1) Der Boden.

Die verschiedenen Bodenarten bei der Wahl eines Schulbauplatzes. Durch die Wandlungen, welche die Gesteine durch den Verwitterungsprozess erleiden, entsteht der Erdboden als eine durch den Regen wegspülbare Schicht. Besteht er nur aus mineralischen Bestandteilen, so heisst er Mineral- oder Rohboden, ist er mit verwesender organischer Substanz vermischt, so bezeichnet man ihn als Humus- oder Kulturboden.

Der aus festen Gesteinen oder von Menschenhand bisher unberührten Erdschichten bestehende Boden heisst der gewachsene Boden, den man nach dem Ursprungsgestein, aus dem er entstanden, als Sand-, Lehm-, Kies-, Geröll-, Thon- oder Mergelboden unterscheidet. Bei mehreren grösseren Städten ist entweder der Sandboden oder das Kiesgerölle oder auch der lehmige Untergrund vorherrschend. Unter Untergrund versteht man die unter der Ackerkrume liegende und unberührt gebliebene Erdschicht, die keine Pflanzennährstoffe enthält. Nur der gewachsene Boden sollte als Bauplatz in die Wahl kommen. In grösseren Städten stösst man bei Erdarbeiten fasst immer zunächst auf aufgeschütteten Boden, der bis zum gewachsenen Boden abzutragen ist, wenn man an solchen Stellen Bauarbeiten beabsichtigt. Die Schuttanhäufungen erreichen in alten Städten nicht selten eine erhebliche Mächtigkeit und können zur Verunreinigung des Bodens beitragen. Sie entstehen noch fortwährend aus der Unsitte, die verschiedenen Abfälle sich selbst zu überlassen, oder aus dem Umstande, dass man tiefe Ausschachtungen bei Erdarbeiten mit Bauschutt oder Abfällen aller Art ausfüllt.

So sehr sich auch der Kies als Baugrund empfiehlt, so verwerflich ist hierzu der feine Quarzstaub (sehr feiner Sand), die Kieselguhr und die Diatomeenerde, und zwar deshalb, weil dieser feine Staub beweglich und verschiebbar ist, daher nicht bindet. Im beweglichen, losen oder schüttigen Boden werden die Gemengteile nur durch ihren gegenseitigen Druck zusammengehalten. Der eigentliche Sand besteht dagegen vorherrschend aus Quarzkörnern, enthält aber in der Regel auch noch schlämmbare Erdsubstanzen (Thon, Lehm, Mergel, Humus und Eisenocker), daher man thonigen, lehmigen, mergeligen, eisenschüssigen oder humosen Sand unterscheidet.

Der pure Sand charakterisiert sich dadurch, dass er im feuchten Zustande nicht zwischen den Fingern breitdrückbare Körner enthält, auch mit Wasser weder einen Teig noch Schlamm bildet. Sobald das Wasser ruhig stehen bleibt, schlägt er sich rasch auf den Boden nieder. Seine Körner kleben nur dann zusammen, wenn sie mit einem Bindemittel, mit dem Ueberzuge einer der oben genannten schlämmbaren Substanzen oder mit verwitterten Mineralresten versehen sind. Erst hierdurch wird der Sand zu einer geschlossenen zusammenhängenden Masse vereinigt und bildet dann den bündigen Boden.

Nach der Menge der im Sande vorherrschenden Mineralart nennt man ihn den quarz- oder kalkreichen oder augitischen Sand (nach Augit oder Pyroxen, einem mit Kalk gemischten, dunkelgefärbten Silicatmineral benannt). Ganz verschieden hiervon ist der Vulkan- oder Lavasand, der aus gestampfter Lava, die teils Trachyt, teils Basaltarten enthält, besteht.

Die Bündigkeit oder Cohärenz des Sandes ist demnach um so geringer, je mehr die Quarzkörner in einem Sandgemenge vorherrschen, je grobkörniger er ist, je weniger Substanzen, welche Feuchtigkeit anziehen und festhalten, zwischen den einzelnen Körnern sich befinden. Die Wasseraufsaugungskraft (Hygroskopizität) des Sandes und seine Wasserhaltungskraft (Porosität) sind von denselben Ursachen abhängig wie seine Bündigkeit. Sein Verhalten gegen die Wärme ist insofern verschieden, als der gefärbte Sand die am Tage aufgenommene Wärme am Abend wieder abgiebt, der weisse, aus Kalkresten bestehende Sand weniger Wärme am Tage aufnimmt, aber am Abend weit fester hält als der gefärbte Sand.

Nächst dem Sande ist die kieselsaure Thonerde oder die Thonsubstanz ein wesentlicher Bestandteil des Bodens und zeichnet sich durch ihre Wasseranziehungs- und Wasserhaltungskraft aus. Diese Eigenschaft ist um so grösser, wenn sie noch 3 bis 5 % Eisenoxydhydrat oder auch feinzerteilte Humussubstanzen enthält. Beim Baugrunde kommen hauptsächlich die magern Thone mit einem Gehalt an Eisenoxyd und Kieselmehl in Betracht. Der Hauptrepräsentant derselben ist der weit verbreitete Lehm, auch Grundlehm oder Lehmthon genannt, in welchem die Thonsubstanz mit Eisenoxyd, nicht abschlämmbarem Kieselmehl und durch Kochen mit Wasser abschlämmbarem, feinem Sande gemischt ist.

Häufig kommen auch Mergelarten vor, Gemische von Thon und kohlensaurem Kalk oder Dolomit (kohlensaurem Kalk und Magnesia), die sich dadurch charakterisieren, dass sie mit erwärmter Salzsäure wegen des Gehalts an Kohlensäure mehr oder weniger aufschäumen. Herrscht der eine oder andere Bestandteil vor, so unterscheidet man erdigen Mergelthon, Thonmergel, gemeinen Mergel (Mergel schlechtweg), wenn die Thonsubstanz bis zu 80 % steigt, sowie den Lehmmergel. Alle Mergel besitzen wegen ihres Thongehalts eine starke Feuchtigkeitsanziehungs- und Wasserhaltungskraft. Kalkreiche Mergel erwärmen sich langsam, bleiben aber lange warm, während thonreiche Mergel dem thonigen kalten Erdboden sich nähern. Die mit grösseren oder geringeren Mengen von Mineraltrümmern, namentlich mit Sand gemischte Thonsubstanz fehlt fast in keinem Mineralboden. Man unterscheidet daher auch noch

1. sandige Bodenarten mit 80 % Sand und 20 % abschlämmbarer Thonsubstanz,
2. thonreiche Bodenarten mit 60 % gemeinen Thons und höchstens 40 % abschlämmbaren Sandes,
3. lehmreiche Bodenarten mit 35—60 % abschlämmbaren Sandes und 40—65 % eigentlicher Lehmmasse,
4. kalkreiche Bodenarten mit höchstens 75 % gemeinen Thons und 25 % kohlensauren Kalkes,
5. Kalksandboden mit viel Kalksand und wenig Thon,
6. Mergelboden mit vorherrschendem Mergel und Kalksande in verschiedenen Mengen.[1])

Wirft man nun die Frage auf, welche Bodenart sich am meisten als Baugrund empfiehlt, so kann man sie dahin beantworten, dass jede Bodenart, welche für Luft, Wasser und Wärme zugänglich ist, sich als Baugrund eignet.

Demnach liefern Gerölle, Kies-, Sand- oder Lehmboden einen Baugrund, auf dem hohe Gebäude errichtet werden. Thatsächlich sind ganze Städte auf Kies-, Sand- oder Lehmboden erbaut. Der Sand bildet besonders das grossartigste Magazin im Boden und ist selbst für manche thonreiche Bodenarten ein Verbesserungsmittel. Je mehr aber der Thon im Boden vorherrscht, desto weniger ist dieser als Baugrund brauchbar, da er dem Regen keinen Durchgang gestattet, sondern eine für das Wasser undurchlässige Schicht bildet. Der Thonboden veranlasst um so leichter Wasseransammlungen, in je grösserer Ausdehnung er an die Oberfläche tritt. Stehen die Grundmauern in einem solchen Boden, so kann eine Feuchtigkeit derselben entstehen, die sich allmählig nach physikalischen Gesetzen auf das übrige Mauerwerk fortsetzt und die ungesundesten Zustände herbeiführt.

Ein feuchtes Schulhaus ist die Quelle vieler Gesundheitsstörungen, insofern es durch Wärmeentziehung gerade auf Kinder höchst nachteilig einwirkt. Andererseits bedingt es Pilzwucherungen und namentlich Schimmelbildung, weil alle feuchten Mauern die natürliche Ventilation behindern oder ganz aufheben. Alle Pilzwucherungen vermehren den Kohlensäuregehalt der Luft und beeinträchtigen dadurch ihre Reinheit. Mit Recht wird daher auch bei der Revision der Schulbauten als die wichtigste Aufgabe betrachtet, sich von der Trockenheit der Gebäudemauern Ueberzeugung zu verschaffen. Um ihrer Feuchtigkeit von vornherein vorzubeugen, ist die Erforschung des Baugrundes das wichtigste Erfordernis. Ein Schularzt muss daher auch die Kenntnisse besitzen, welche ihn befähigen, die Eigenschaften des Bodens richtig und sachgemäss zu beurteilen. Wir gehen hier nur auf die wichtigsten Bodenarten näher ein.

Je mehr im Lehmboden der Sand vorherrscht, desto besser ist er als Baugrund zu benutzen. Haben die Mergelarten einen vorwiegenden Gehalt an Kalk oder Dolomit, so steht der Verwendung dieser Bodenarten als Baugrund nichts im Wege, denn kalk- oder dolomithaltiger Boden gestattet den Zutritt der Luft sehr gut. Erfahrungsgemäss geht in einem solchen Boden die Verwesung organischer tierischer Substanzen, die eben nur unter Mitwirkung der atmosphärischen Luft eintritt, sehr rasch von statten. In einem porösen Boden sind dessen Bestandteile so aneinander gelagert, dass sie sich wegen ihrer verschiedenen Form und Grösse nicht allseitig berühren, sondern geringere oder grössere Hohlräume bilden, welche grade im körnigen und lockern Boden die Durchgängigkeit für Luft und Wasser bedingen, wie es auch beim Kies oder Grobsand der Fall ist. Selbst manche körnige und schiefrige Gesteine befördern den Abfluss des Wassers. So sind auch einige Arten von Sandstein durchlässig, wenn sie porös sind, während der sehr feine Sand, wie schon erwähnt worden ist, wegen seiner engen Hohlräume auch weit weniger Luft und Wasser durchlässt als Grobsand. Nach der Grösse der einzelnen Körner unterscheidet man: Grob-, Mittel- und Feinkies oder Grob-, Mittel- und Feinsand. Es ist hierbei indes zu beachten, dass die Gesamtmenge der Poren, welche Renk das Porenvolum nennt, geringe Schwankungen zeigen kann, während in der Durchgängigkeit für Luft und Wasser sich oft erhebliche Unterschiede ergeben. [2]) Vergleicht man z. B. die am häufigsten vorkommenden Bodenarten, wie Sand, Lehm und Thon nach ihrer Porosität (Wasserfassungsvermögen), so haben die Untersuchungen Folgendes ergeben:

	Porenvolum %	Kapilläre Sättigungskapazität in % des Porenvolums.
Sand hat	39,4	88,5
Lehm -	45,1	95,7
Thon -	52,7	95,7.

Die Durchgängigkeit eines solchen Bodens für Wasser stellt sich dagegen in sehr auffallender Verschiedenheit dar, da durch eine Bodenschicht von 10 cm Mächtigkeit und 10 qcm Oberfläche innerhalb 24 Stunden sickerten:

bei Sand 5760 kcm,
bei Lehm 1674 „
bei Thon 0,7 „ [3])

Die Durchlässigkeit eines Bodens für Luft und Wasser ist der höchst wichtige Faktor, welcher seine Trockenheit bedingt und in hygienischer Beziehung bei der Wahl das erste und wesentlichste Erfordernis ist.

Was die Bodenwärme betrifft, so wird sie hauptsächlich von der Sonnenstrahlung beeinflusst, deren Wirkung durch das Absorptionsvermögen des Bodens bedingt wird. Letzteres ist mehr von der Farbe des Bodens als von der Feinheit des Korns abhängig. Im allgemeinen sind lockere Bodenarten schlechtere Wärmeleiter als feste. Lehm leitet besser als Kalk. Der dichte Boden ist bei warmer Witterung wärmer, in der kältern Jahreszeit aber kälter als der lockere, z. B. Sand. Je mehr der Boden mit Wasser gesättigt ist, desto mehr nimmt das Leitungsvermögen für Wärme ab. Ein feuchter Boden zeigt daher stets niedrigere Temperaturen mit geringern Schwankungen, während jeder trockne Boden rascher und starker Erwärmung und Erkaltung fähig ist.

Die Bodenwärme ist indes in unserm Klima in einer Tiefe von 1,5 m von den täglichen Schwankungen der Aussentemperatur unabhängig. So lange die einzelnen Bodenarten trocken sind, ist auch ihre Wärmekapazität nicht erheblich verschieden. Auch aus diesem Grunde geht die Wichtigkeit eines trocknen Bodens als Baugrund hervor, zumal er die in ihn eingedrungene Feuchtigkeit rascher zur Verdunstung bringt. Diese erfolgt um so energischer, je grösser der Abstand zwischen einer porösen Oberfläche und einer tiefer gelegenen für das Wasser undurchlässigen Schicht ist. Hat letztere eine hohe Lage, so kann das auf ihr angesammelte Wasser in die untersten Schichten des Oberflächenbodens eindringen und durch Anfüllung ihrer Poren mit Wasser die Luft daraus verdrängen. Feucht nennt man den Boden, so lange Luft und Wasser noch gleichmässig in den Poren verteilt sind. Tritt aber ein Ueberschuss von Wasser ein, so sammelt sich letzteres auf der undurchlässigen Schicht an und nimmt je nach der Durchlässigkeit des Bodens einen höhern oder niedrigern Stand ein. Dies unterirdische Wasser nennt man Grundwasser.

Alles Grundwasser stammt von atmosphärischen Niederschlägen; in der Nähe der Flüsse steht es meist höher als diese; ein tieferer Stand gehört zu den Ausnahmen. Die wasserdichte Unterlage verläuft indes nicht immer parallel mit dem Niveau der Oberfläche; sie zeigt vielmehr oft Erhöhungen und Vertiefungen. Nach dem Grade ihres Gefälles strömt das Grundwasser den Flüssen zu, so dass es bei schnellem Ablauf gar nicht zum Ansammeln kommt. Sein Stand und seine Menge ist daher unter diesen Umständen von den örtlichen Regenmengen unabhängig. Um den Abstand des Grundwasserspiegels von der Bodenoberfläche zu messen, bedient man sich eines Bohrloches, in welches ein an einem Centimetermass befestigter Schwimmer hinabgelassen wird. Sobald derselbe den Grundwasserspiegel erreicht, liest man den Abstand am Centimetermass ab. Aus den vielfachen, in grösseren Städten angestellten Beobachtungen hat man ersehen, dass der Stand des Grundwassers an verschiedenen Orten grösseren oder geringeren Schwankungen ausgesetzt ist und in diesem Falle davon abhängt, ob viel oder wenig Regen in den Boden eindringt, wie viel davon in den lockern Bodenschichten verdunstet, und wie gross namentlich das Gefälle der wasserdichten Schicht ist, worüber das Grundwasser sich befindet.

Nach Pettenkofers Theorie spielt das Grundwasser bei der Entstehung von Typhus und Cholera eine Rolle, da die meisten Erkrankungs- und Todesfälle mit dem tiefsten, die geringste Menge derselben mit dem höchsten Grundwasserstande zusammenfielen. In letzterem Falle würden nämlich die Krankheitskeime verhindert, aus dem Boden nach aussen auszutreten, während beim tiefen Grundwasserstande die trockengelegten Partien hierzu Gelegenheit böten. Dass sich diese Beobachtungen in andern Städten nicht so wie in München bestätigt haben, kann nicht auffallen, wenn man die Verschiedenheit der Boden- resp. Untergrundverhältnisse berücksichtigt und erwägt, dass die Natur des Untergrundes der Forschung noch ein weites Feld darbietet und namentlich die Entwicklung und Anhäufung der organischen Krankheitskeime im Boden noch einer nähern und genauern Darlegung bedarf. Die neuesten Untersuchungen, welche über das Vorkommen von verschiedenen Mikroorganismen in den verschiedenen Bodenschichten angestellt sind, haben ergeben, dass nur die oberflächlichen Schichten reich an Mikroorganismen verschiedener Art sind, die tieferen dagegen, einschliesslich des Grundwasserbezirks, keimarm oder sogar keimfrei angetroffen werden. Eine Ausnahme hiervon scheinen nur diejenigen Fälle zu machen, in welchen in der Tiefe selbst eine Quelle der Verunreinigung besteht oder durch die Hand der Menschen die natürlichen Bodenverhältnisse allzugewaltig umgestaltet sind. [1]) Diese wichtigen Fragen gehören zu dem grossen Gebiete der öffentlichen Gesundheitspflege und können hier nur angedeutet werden. In schulhygienischer Hinsicht ist die Kenntnis des Grundwasserstandes immerhin insofern wichtig genug, als sie in konkreten Fällen Aufschluss darüber giebt, ob und inwiefern das Grundwasser als eine direkte Quelle der Durchfeuchtung des Bodens zu betrachten ist und inwiefern Feuchtigkeitszustände in den Schulhäusern damit in Verbindung stehen. Somit hängt die Frage wegen der Tauglichkeit eines Bodens als Baugrund oder wegen der Möglichkeit, Keller anzulegen, wesentlich davon ab, wie weit das Grundwasser sich zeitweilig der Bodenoberfläche nähert.

Bei der Kelleranlage muss es als allgemeine Regel gelten, die Kellersohle möglichst entfernt, zum allerwenigsten 1 Meter weit, vom höchsten Grundwasserstande zu halten. Bei Brunnenanlagen auf dem Schulhof ist ebenfalls auf den Stand des Grundwassers Rücksicht zu nehmen, um ermessen zu können, wie tief der Brunnenschacht sein muss, damit der Brunnen stets wasserhaltig bleibt. Was die Schwankungen des Grundwassers betrifft, so sind dieselben in einem lockeren Boden häufiger als in einem dichten Lehmuntergrunde. Die Annahme, dass der beim Steigen und Fallen des Grundwassers eintretende Wechsel von Durchfeuchtung und Austrocknung derjenigen Bodenschichten, innerhalb deren sich dasselbe bewegt, unter Umständen — die allerdings noch näher zu erforschen sind — günstig auf die Weiterverbreitung der Infectionskrankheiten wirken könne, dürfte nicht ohne Weiteres von der Hand zu weisen sein. Die Vorsicht gebietet es jedenfalls, einen Baugrund mit entschieden schwankenden Grundwasserverhältnissen für Schulbauten zu vermeiden.

Als Bodenkrankheit ist ausser dem Milzbrande die Malaria (Wechselfieber) ausser Zweifel gestellt. Ebenso ist in Malaria-Gegenden die Durchfeuchtung des mit organischen Stoffen angefüllten Bodens als ein gesundheitsschädliches Moment bekannt und neuerdings auch insofern wissenschaftlich nachgewiesen worden, als man die Entdeckung eines besondern Bacillus als Träger des Malariagiftes gemacht zu haben glaubt (Klebs und Tommasi Crudeli). Wenn auch die Untersuchungen hierüber noch zu keinem sichern Abschluss gekommen sind, so steht doch so viel fest, dass beim Aufwühlen eines solchen Bodens zu Bau- oder anderen Zwecken Krankheitskeime auftreten, unter deren Einwirkung die dabei beschäftigten Arbeiter zu leiden haben. Bei Schulbauten in Malaria-Gegenden ist es immerhin dringend angezeigt, die Grundmauern mit einem Graben, dem sogenannten Luftgraben zu umgeben, um Feuchtigkeit oder andere schädliche Einflüsse des Bodens vom Gebäude abzuhalten.

Ist man genötigt, ein Schulgebäude in einer Mulde oder sogar in einem torfigen Boden zu errichten, wenn durchaus kein anderer Platz aufzufinden ist, so ist eine Entwässerung des feuchten Bodens durch eine regelrechte Drainage geboten. Aufschüttungen darf man als Baugrund nie anwenden; auch die Verwendung von Beton (ein Gemenge von Gesteins- und Ziegelstücken mit Kies, Sand und Cement) empfiehlt sich hier nicht zur Beschaffung einer wasserdichten Sohle. Alter Bauschutt darf nicht einmal als Ausfüllmaterial, über der luft- und wasserdichten Isolierung liegend, zur Verwendung kommen, weil er alle Arten von nachteiligen Abfällen enthalten kann.

Sind ausserhalb der Baugrube Aufschüttungen notwendig, so vermeide man namentlich solche, die einen nachteiligen Einfluss auf das Grundwasser, bezw. auf die Brunnen ausüben können. Das beste Aufschüttungsmaterial ist Sand oder Lehm. Humöser Boden ist als Ausfüllmaterial und als Baugrund unter allen Umständen verwerflich. Von Sümpfen oder stehenden Gewässern sind alle Schulbauten fern zu halten. weil sie gesundheitsschädlich einwirken können.

Muss man in einem gebirgigen Terrain das Schulgebäude bei Bergabhängen errichten, so bedingt das unmittelbare Anbauen an einen Berg Feuchtigkeit der daranstossenden Mauern. Man muss dadurch eine freie Lage schaffen, dass man eine ausreichende Partie des Berges abträgt und hierdurch einen freien Durchgang zwischen dem Schulhause und dem Berge herstellt, um allen Nachteilen eines feuchten Hauses vorzubeugen. Wenn es eben möglich ist, suche man den Baugrund auf einem freien und hochgelegenen Terrain auf, dessen Vorteil zu allen Zeiten und unter allen Verhältnissen Anerkennung gefunden hat. Ausser der freien Luftbewegung ist es der hierdurch erleichterte Abfluss des Regenwassers, welcher zur Trockenheit des Bodens wesentlich beiträgt.

Die Bodenluft befindet sich in fortwährender Bewegung; sie besteht vorwaltend aus Kohlensäure, die aus den organischen Beimengungen des Bodens sich hauptsächlich entwickelt. Die Durchgängigkeit des Bodens für Luft und seine Fähigkeit, Gase aufzunehmen, üben auch auf die Abgabe der Kohlensäure einen

Einfluss aus, obgleich diese unter gewöhnlichen Verhältnissen eine minimale ist. Alle Thonsubstanzen besitzen die Fähigkeit, alle Gase aufzunehmen und festzuhalten. Schon eine gewöhnliche Lehmschicht vermag den Austausch zwischen Boden- und Aussenluft zu verhindern.

Methoden zur Untersuchung des Bodens. Das hierbei anzuwendende Verfahren kann sich auf sehr complicierte Untersuchungen nicht einlassen; es soll einfach und leicht ausführbar sein, um ein ungefähres Urteil über die Beschaffenheit des Bodens zu gewinnen. Indem wir detaillierte chemische Untersuchungen ausschliessen, begnügen wir uns mit der mechanischen und physikalischen Prüfung.

Zur mechanischen Prüfung des Bodens reicht ein Sieb von Metallblech aus, welches mit Löchern von 0,25—3 mm Durchmesser versehen ist, um damit die feinsten Teile von den gröberen Körnern zu unterscheiden: Feinen Sand und Staub erhält man bei Löchern von 0,25 mm, mittlern Sand bei solchen von 0,25—0,5 mm, groben Sand bei solchen von 0,5—1,0 mm, sehr groben Sand bei 1,0—3,0 mm, Kies bei solchen von mehr als 3,0 mm. Nach der Grösse der Körner unterscheidet man demnach Sand, Grand, Gries, Geröll und Kies. Es empfiehlt sich nicht, den unter 0,25 mm liegenden sehr feinen Sand als Thon, wie es sehr häufig geschieht, zu bezeichnen, da hierdurch leicht Irrtümer entstehen. Der Grund dieser Bezeichnung liegt darin, dass man in der Wissenschaft „Thon“ strenger unterscheidet als im gewöhnlichen Leben, indem man hier „Sand“ nennt, was grobkörnig ist und „Thon“, was zwischen den Fingern nicht mehr gefühlt werden kann. Dass der „feine Sand“, der ganz frei von Thon sein kann, für Wasser undurchlässig ist, haben wir bereits oben erwähnt. Uebrigens spielt die praktische Erfahrung eine grosse Rolle bei der Prüfung der Bodenarten. „L'expérience doit confirmer la theorie“. Die wissenschaftlichen Untersuchungen können sich nur mit kleinen Proben beschäftigen, die niemals einen stichhaltigen Rückschluss auf ganze Bodenschichten zulassen. Von grösster Bedeutung ist es, dass man den Verlauf der verschiedenen Lager verfolgt, die geognostische Formation der oberflächlichen und tiefer gelegenen Bodenschichten, ihre vorwaltenden Bestandteile etc. darlegt, um einen allgemeinen Ueberblick über die Bodenbeschaffenheit zu erhalten. Die städtischen Behörden sollten es als eine ihrer wichtigsten Aufgaben betrachten, nicht nur regelmässige Messungen des Grundwasserstandes anzuordnen, sondern auch das Verhalten der Bodenschichten des Stadtgebietes zu einander kartographisch darzustellen, so dass hieraus die verschiedenen übereinanderliegenden Bodenschichten nach ihrer Mächtigkeit und ihrem Gefälle pp. erkannt werden können. Eine solche Darstellung würde die Auswahl eines Bauplatzes ausserordentlich erleichtern, da man hierdurch sofort Aufschluss darüber erhält, ob man es mit einem feuchten oder trockenen Boden zu thun hat, ob Gesteine vorwalten, ob der Felsboden durch Verwitterung und Zerklüftung Spalten erhalten hat, oder ob es sich in der Hauptsache um Alluvium (angeschwemmtes Land) handelt, dessen Hauptrepräsentanten Sand, Kies und Lehm sind.

Orth hat mit Recht die Wichtigkeit der kartographischen Darstellung des städtischen Bodens hervorgehoben und vorgeschlagen, das Niveau durch zahlreiche Horizontalen oder in anderer Weise koloristisch zu bezeichnen, und zwar nach einem grösseren Massstabe von 1 : 1000 oder 1 : 2500. [5])

Um ein Bild von den verschiedenen Untergrundschichten nach der Profiliermethode zu geben, profiliert man entweder auf der koloristisch angedeuteten geologischen Grundlage nach oben, um dadurch die oberflächlichen Schichten zu charakterisieren, mit Zeichen, Buchstaben oder Farben nebst gleichzeitiger Angabe des Wasserstandes, der Körnung des Sandes und dergleichen, oder man geht von der Oberkrume aus und profiliert nach unten die verschiedenen Schichtungen und Bildungen bis zu einiger Tiefe, und zwar ebenfalls unter Hinzufügung der Mächtigkeit, des Wasserstandes etc. mit Buchstaben oder Farben etwa in folgender Weise:

40 cm H. W. 60 cm L. S.

40 cm L.

200 cm L. M.

F. S.

d. h. von oben nach unten folgen aufeinander nachstehende Schichten:

60 cm lehmiger Sand,
40 „ Lehm,
200 „ Lehmmergel,
nachfolgend feinkörniger Sand.

Der Hochwasserstand (H. W.) steigt bis 40 cm von der Oberfläche. In ähnlicher Weise würde der Mittel- und Niederwasserstand nach dem senkrechten Abstande von oben leicht angedeutet werden können. Jedenfalls würde hierdurch eine höchst wichtige Vorarbeit nicht nur für die Wahl des Baugrundes einer Schule, sondern auch für die Entwässerungsfrage geschaffen werden, abgesehen davon, dass sie auch den sanitären Interessen der ganzen Stadt zu gute kommen würde, da eine genauere Erforschung von Grund und Boden, auf dem man lebt und stirbt, eine Forderung des Kulturlebens ist.

Die physikalische Prüfung der einzelnen Bodenarten bezweckt zunächst die genauere Bestimmung der Porosität. Man unterscheidet im porösen Boden zwischen den sehr engen, sog. capillären Zwischenräumen und den weiteren. Von ersteren ist die Wasserkapazität, d. h. das wasserhaltende Vermögen des Bodens abhängig, während die weiten Poren sich nur vorübergehend mit Wasser füllen und daher mehr oder weniger lufthaltig bleiben. Zur Bestimmung dieser Wasserkapazität kann man sich eines Zinkkastens von etwa 20 cm Höhe und 9 qcm Grundfläche bedienen, dessen Boden mit vielen Löchern versehen ist. Letztere bedeckt man mit einem Stück angefeuchteter Leinwand und füllt den abgewogenen Zinkkasten mit dem zu untersuchenden Boden und wägt ihn dann nochmals ab. Dann setzt man denselben 5—12 mm tief in Wasser und lässt ihn dort so lange stehen. bis neue Wägungen eine Gewichtszunahme zeigen. Aus der Gewichtsdifferenz schliesst man auf das Gewicht des aufgenommenen Wassers, bezw. auf das Volum der kapillären Poren. Hierbei ist jedoch zu bemerken, dass man durch diesen Versuch keine genauen Resultate erhält, namentlich wenn es sich um einen humosen oder thonigen Boden handelt, wobei chemische Wirkungen eintreten können. Derartige Verschiedenheiten in den Bestandteilen des Bodens machen sich auch im gewachsenen oder natürlichen Boden bemerkbar, was man daraus ersicht, dass der Regen niemals gleichmässig in schon wasserhaltenden Boden eindringt.

Das von der Feinheit der kapillären Zwischenräume ebenfalls abhängige Aufsaugungsvermögen des Bodens lässt sich annähernd mittels meterhoher Glasröhren von 2—4 cm Durchmesser prüfen. Man verschliesst deren untere Oeffnung mit Leinwand, nachdem sie mit dem zu untersuchenden Boden gefüllt sind. Mit dem untern Ende stellt man sie 2 cm tief in Wasser und beobachtet die Zeit, welche dazu erforderlich ist, dass die Feuchtigkeit eine gewisse Höhe erreicht. Es ist aber auch bei diesem Experiment zu erwägen, dass noch andere, nicht kontrollierbare Faktoren hierbei einwirken.

Um eine für hygienische Lokaluntersuchungen genügende annähernde Beurteilung der Durchlässigkeit eines Bodens für Wasser sich zu verschaffen, können die gewöhnlichen gegrabenen Pumpbrunnen benutzt werden. Wird nämlich durch Pumpen der Wasserspiegel im Brunnenschacht auf ein bestimmtes Mass gesenkt, so gleicht sich die Niveaudifferenz um so rascher aus, je grösser die Durchlässigkeit des Bodens ist, in welchem sich das Grundwasser bewegt. Bringt man auf dem Wasserspiegel einen Schwimmer an, so lassen sich dessen vertikale Abweichungen an einer am Brunnenpfosten angebrachten Skala ablesen. Das Pumpen wird so lange fortgesetzt, bis sich der Grundspiegel um 0.5 m gesenkt hat. Man sucht alsdann das Pumpen so zu regulieren, dass der Schwimmer ungefähr auf demselben Stande bleibt. Das ausgepumpte Wasser fängt man in Gefässen von bekanntem Inhalte auf und berechnet darnach die durchschnittlich pro Minute bei 0,5 m Niveau-Differenz zufliessende Wassermenge. In einem dichten Boden wird das Wasser stets längere Zeit gebrauchen, um den frühern Standpunkt wieder einzunehmen. Es handelt sich aber hierbei nur um die Bodenschichten, innerhalb deren sich das Grundwasser bewegt: es bleibt demnach noch die hygienische Aufgabe zu erfüllen, auch die Durchlässigkeit der oberflächlichen, über dem Grundwasser liegenden Bodenschichten kennen zu lernen.

An der chemischen Centralstelle in Dresden wurden Sand, Kies und Lehm wegen ihrer grossen Verbreitung als Untersuchungsobjekte für die Bestimmung der Durchlässigkeit der

Bodenschichten für Luft und Wasser gewählt. Wir beschränken uns auf die Mitteilung der Resultate der Prüfung und bemerken nur, dass letztere betreffs der Durchlässigkeit der Bodenarten für Luft so ausgeführt wurde, dass die Luft aus dem einem Aspirator entfliessenden Wasserquantum, die Durchlässigkeit für Wasser dagegen aus der bei konstantem Druck die mit Bodenmaterial gefüllte Bürette durchfliessenden Wassermenge bestimmt wurde. Die Durchlässigkeit einer Bodenschicht von 1 Meter Höhe und 1 qcm Filterfläche berechnet sich für Luft pro Stunde:

		Gibt man dem reinen lufttrockenen Kies die Durchlässigkeit 100, so gruppieren sich:
völlig trockener Sand	= 3,2 Liter	= 35,16
lufttrockener Sand	= 2,5 „	= 27,47
mit Feuchtigkeit gesättigter Sand	= 1,65 „	= 18,13
lufttrockener völlig lehmfreier Kies	= 9,10 „	= 100,—
lufttrockener lehmhaltiger Kies	= 3,14 „	= 34,50
mit Feuchtigkeit gesättigter lehmhaltiger Kies	= 2,02 „	= 22,20

Der Lehm zeigt sowohl im lufttrocknen wie im feuchten Zustande nur schwache diffusible Eigenschaften. Der lehmhaltige Kies ergab bei seiner Untersuchung nur einen Gehalt von 27,8 Vol. proc. eingemischten Lehms und doch verminderte die Anwesenheit dieser Menge die Durchlässigkeit des reinen Kieses um 65,5 %. Trotzdem ist aber der lehmhaltige Kies durchlässiger als der lufttrockene Sand, welchem ein Gehalt von nur 1,1 Vol. proc. beigemischt ist. Dem Wasser gegenüber stehen die quäst. Bodenarten in ähnlichem Durchlässigkeitsverhältnisse, wie noch folgender Versuch zeigt. Bei einer Schicht von 0,204 m Höhe und 0,260 m Wasserdruck gab Sand vom rechten Elbufer in einer Stunde 278 kcm, lehmhaltiger Kies vom linken Elbufer 501 kcm filtriertes Wasser. Die Erfahrung, dass Feuchtigkeit der Bodenarten stets ihre Durchlässigkeit für Luft vermindert, wird auch durch diese Versuche bestätigt. Ausserdem haben sie ergeben, dass die Durchlässigkeit derselben Bodenarten der Höhe der Schicht proportional abnimmt, weshalb die Mächtigkeit der in der Natur vorkommenden Bodenarten bei dieser Frage stets in Betracht kommen muss. [6])

2) Der Bauplatz für Schulbauten.

Die Erörterungen über die Bodenverhältnisse ergeben die Gesichtspunkte, welche bei der Wahl eines Bauplatzes massgebend sind. Allerdings wird man nicht in allen Fällen sämtlichen Anforderungen, welche an einen vorschriftsmässigen Bauplatz zu stellen sind, entsprechen können, da hauptsächlich in Städten schon die örtlichen Verhältnisse nicht selten der Wahl der Baustelle unüberwindliche Hindernisse entgegenstellen. Trotzdem darf man die Eigenschaften eines Bauplatzes, welche vom Standpunkte der Hygiene zu fordern sind, niemals aus den Augen verlieren; vielmehr soll man in jedem konkreten Falle von Schulbauten in der Wahl des Baugrundes sich der grössten Vorsicht befleissigen, denn Fehler, die späterhin sich nicht mehr beseitigen lassen, sind schleichende Uebel, die fortwuchernd nur Unheil erzeugen. Mag es sich nun um höhere oder niedere Volksschulen handeln, die Forderungen, welche möglichst zu erfüllen sind, gipfeln in Folgendem:

1. Der Baugrund muss aus einem gesunden, mithin von allen fremden Beimengungen freien Boden bestehen, der für Luft und Wasser durchlässig ist.

2. Der Boden muss ein gewachsener sein, mithin aus Bodenarten bestehen, welche die Hand des Menschen nachweislich noch nicht berührt hat.

3. Finden sich in den grösseren Städten Aufschüttungen vor, so sind sie vollständig abzuräumen, bis man auf den gewachsenen Boden gelangt, da sie einerseits niemals als Baugrund zu verwerten sind, andererseits aber auch wegen ihres Gehaltes an faulenden organischen Stoffen sanitäre Beachtung verdienen, eventuell auch neu anzulegende Schulbrunnen nachteilig beeinflussen können.

4. Als Bodenarten empfehlen sich Kies, Sand, sandreicher Lehm, kalk- und dolomithaltiger Mergel. Die bereits erwähnten Unterabteilungen von Bodenarten eignen sich um so mehr, je mehr Sand und je weniger Thon sie enthalten. Je mehr überhaupt die Thonsubstanz im Boden vorwaltet, desto verwerflicher ist er als Baugrund, weil sie einen kalten und feuchten Boden bedingt.

5) Eine Haupteigenschaft des Bodens muss die Trockenheit sein, sie ist unter allen Verhältnissen zu fördern und zu schützen. Aus diesem Grunde sind schon die Niveauverhältnisse des projektierten Platzes so zu regeln, dass alle Unebenheiten ausgeglichen werden und eine schwache Neigung des Terrains entsteht, um jeder Ansammlung des Meteorwassers vorzubeugen und die Abwässerung zu erleichtern. Die Lage darf deshalb nicht beengt, sondern muss frei und wenn möglich etwas erhöht sein, damit die Sonnenstrahlen allseitig den Platz bestreichen und ihm Wärme zuführen. Man muss ferner den Grundwasserstand zu erforschen suchen, damit man nicht einen Platz mit hohem Grundwasserstande wählt. Stehen keine Notizen über städtische Grundwassermessungen zur Verfügung, so sollte man wenigstens Bohrversuche machen, um sich davon zu überzeugen, ob man es mit einem feuchten Boden zu thun hat. Ist man wegen der örtlichen Verhältnisse genötigt, zur Verwendung eines solchen Bodens zu schreiten, so muss man auf dem Wege einer ordnungsmässig ausgeführten

Drainage die Trockenheit des Bodens sicher stellen. Selbstverständlich wird man stets eine Baustelle vermeiden, welche dem **Hochwasser** ausgesetzt ist.

6) Eine freie Umgebung, welche **Luft** und **Licht** reichlich spendet, ist auch für spätere Ventilationseinrichtungen in den Schulräumen und für deren Belichtung von Belang. Man vermeide daher auch die Nähe hoher Gebäude, um nicht den Einfluss von Licht und Luft zu schmälern. Reflektiertes Licht, welches von weissen Wänden benachbarter Häuser herrührt, ist dagegen nachteilig und veranlasst leicht Blendung. Jede Beengung des Bauplatzes durch schmale Strassen etc., ist besonders in Städten thunlichst zu umgehen.

7) Desgleichen ist hier der Bauplatz möglichst fern zu halten von geräuschvollen oder mit belästigenden Effluvien verbundenen gewerblichen Anlagen, von Märkten, Gasthäusern, Kasernen oder jedem andern lauten und lebhaften Verkehr, welcher störend auf den Unterricht einwirken kann.

8) Auf dem Lande ist bei der Wahl des Bauplatzes darauf zu achten, dass in seiner Nähe sich keine Sümpfe, Teiche oder stehende Gewässer befinden, welche einen nachteiligen Einfluss auf den Boden oder die Luft ausüben. Dichte Baumpflanzungen dürfen Sonne und Licht nicht abhalten.

9) Der Bauplatz darf auch nicht zu abgelegen liegen, damit die spätere Frequenz der Schule dadurch nicht beeinträchtigt wird. In grossen Städten sind lange Schulwege nicht zu vermeiden; indes bringen die vermehrten Verkehrsmittel der Neuzeit in dieser Beziehung grosse Erleichterung und haben ausserdem den moralischen Vorteil, dass sie die Schüler mehr vom Strassenleben abhalten. Weit bedenklicher in sanitärer Beziehung sind die Schulwege auf dem Lande, wo die Schulkinder oft Wind und Wetter preisgegeben und den Gefahren der Durchnässung und Durchfrierung weit mehr ausgesetzt sind. Die Wahl des Bauplatzes verdient daher betreffs dieses Punktes die grösste Beachtung, damit die künftige Schule thunlichst in der Mitte des Schulbezirks zu liegen kommt und die Schulwege nicht zu weit bemessen werden. Bei der Ausstattung der Schulzimmer werden wir auf diesen Umstand noch zurückkommen.

10) Der **Umfang** des Bauplatzes richtet sich zunächst nach dem Plan, ob grössere höhere Lehranstalten oder Elementarschulen projektiert sind.

Fehlt es an einer geschlossenen Turnhalle, die eventuell bei schlechtem Wetter während der Unterrichtspausen als Aufenthalt dienen kann, so ist es höchst zweckmässig, einen offenen Raum mit Bedachung herzustellen. Lehnt sich dieser an das Schulhaus an, so darf er dem letzteren nicht den Einfall des Lichtes benehmen. (S. die Architektur der Schulbauten.)

Stets ist bei der Bestimmung der Grösse des Bauplatzes auch eine etwaige Vergrösserung der Bauten und ganz besonders auf die Anlage eines **Spielplatzes** oder auch eines **Turnplatzes**

Rücksicht zu nehmen. Die Grösse des Spielplatzes richtet sich zunächst nach der Zahl der Schüler, welche Gebrauch davon machen. Nimmt man eine 6 klassige Volksschule mit je 50 Schülern an, so muss für 300 Schüler Raum geschaffen werden. Für je einen Schüler hat man 3 qm (= 30 Qu.-Fuss) Spielraum festgesetzt [7]), ein Mass, welches allen Anforderungen entsprechen dürfte. Auf einem freien Turnplatze können Baumpflanzungen in ausreichender Entfernung vom Schulhause zum Schutze gegen die Sonnenhitze dienen. Kastanien-, Linden- und Ulmenbäume eignen sich am besten hierzu. Platanen sind einigermassen in Misskredit gekommen, seitdem man die Beobachtung gemacht haben will, dass die Haare der Blütenknospen verweht auf alle Schleimhäute, welche damit in Berührung kommen, sehr reizend einwirken könnten. Es scheint sich indes in dem betreffenden Falle nur um eine individuelle Empfänglichkeit gehandelt zu haben. Der Spielplatz muss einen festgestampften Boden haben, mit einem angemessenen Gefälle und einer Decke von feinem Kies versehen sein. Von derselben Beschaffenheit muss der Turnplatz sein.

11) Für Nebengebäude, wie namentlich für die Abortanlagen, ist mit besonderer Sorgfalt auf dem Bauplatze eine für die bezüglichen Einrichtungen geeignete Stelle zu wählen. Auf dem Lande wird noch auf die Wohnung des Lehrers, wenn diese nicht im Schulhause liegt, und auf die dazu gehörigen Wirtschaftsgebäude Rücksicht zu nehmen sein, um dementsprechend den Bauplatz zu erweitern. Bei einem Viehstande ist die Anlage von Mist- und Jauchegruben der sanitären Beurteilung zu unterwerfen. In erster Linie muss hier die Vorsicht Platz greifen, dass sie in möglichst grosser Entfernung vom Schulbrunnen liegen, um denselben von allen schädlichen Beimischungen frei zu halten. Schon bei der Wahl des Bauplatzes ist eine zweckmässige Stelle für eine Brunnenanlage ins Auge zu fassen und der Untergrund besonders zu prüfen, ob und inwiefern er sich hierzu eignet.

12) Die Anlage eines Schulgartens ist auf dem Lande leichter zu ermöglichen, wenn der Lehrer auf die Führung einer ländlichen Wirtschaft angewiesen ist. Ein solcher Garten bietet den grossen Vorteil, dass er zum Unterricht in der Pflanzenkunde, zur Kenntnis der giftigen Pflanzen und der Schwämme, zur Anleitung in der Dendrologie und Obstkunde benutzt werden kann. Man sollte hierauf mehr Wert legen, als bisher geschehen ist, da ein derartiger Anschauungs-Unterricht in der Naturkunde die besten Erfolge verspricht.

Im Bau- und Situationsplan sind alle vorstehenden Momente vorzusehen. Die Bezeichnung der einzelnen Grundrisse, Aufrisse, Durchschnitte und der betreffenden Lokale muss aus dem sachgemäss aufgestellten Bauplan ersichtlich sein, während der Situationsplan auf die Lage des Bauplatzes nach den verschiedenen Himmelsrichtungen, auf dessen Niveauverhältnisse, Ausdehnung und nächste Umgebung etc. Rücksicht nimmt.

3. Die Architektur der Schulbauten im allgemeinen.

Ein Normalbauplan für die verschiedenen Schulbauten lässt sich nicht aufstellen, da klimatische und örtliche Verhältnisse, sowie die verschiedenen Unterrichtszwecke, die man verfolgt, bei jedem Bauplan mitsprechen. Der Schwerpunkt liegt in der Aufstellung hygienischer Normativbestimmungen, die mehr oder weniger bei allen Schulbauten zu berücksichtigen sind. In dieser Richtung kommen zunächst die zu verwendenden Baumaterialien, die Baukonstruktion im allgemeinen, die Bauarten, die Fundamentierung, die Anlage des Kellers, die Zahl der Geschosse, die inneren Wände, die Decken- und Dachkonstruktion, die Schornstein- und Treppenanlage und endlich die Umfassungsmauern in Betracht. Ueber diese verschiedenen Punkte hat der „Bauplan" Rechenschaft zu geben und das Nähere in den dazu gehörigen „Erläuterungen" auseinander zu setzen.

a. Baumaterialien. Nach den verschiedenen Gegenden ist auch das vorherrschende Baumaterial verschieden, aber trotz dieser Verschiedenheit ist es Sache der Gesundheitspflege, stets bei der Auswahl derselben den gesundheitlichen Anforderungen gerecht zu werden. Diese bestehen in erster Linie in der Durchlässigkeit des Baumaterials für Luft und seiner Eigenschaft, möglichst wenig Wasser anzuziehen. Die erstere Eigenschaft soll die natürliche Ventilation, d. h. den Luftdurchgang durch die Poren der Umfassungsmauern vermitteln, welcher namentlich im Winter zur Geltung kommen muss, wo man vorzugsweise auf den Aufenthalt im geschlossenen Raume angewiesen ist und auch die Lufterneuerung in den Schulzimmern wegen der Kälte viel weniger durch Oeffnen der Fenster gefördert wird. Je dichter das Baumaterial ist und je weniger undicht Fenster und Thüren sind, desto weniger findet der Austausch zwischen Innen- und Aussenluft statt.

In einem grossen Teil von Deutschland wie in Frankreich, England und Nordamerika werden gut gebrannte Ziegel vorzugsweise als Baumaterial benutzt, wenn an Ort und Stelle Ziegelbrennereien bestehen oder der Transport dieser Steine nicht zu kostspielig ist. Ihre Durchlässigkeit hängt sehr von der Art des Brennens ab und nimmt bis zu einem gewissen Grade mit der Stärke des Brennens zu. Diese darf aber nicht bis zum Schmelzen der in den Ziegeln vorhandenen Silikate gesteigert werden, weil alsdann die Durchlässigkeit wieder abnimmt. Das sog. Verglasen der Ziegel ist daher zu verhüten. Glasierte Ziegel soll man nur zur Verzierung der Frontmauern benutzen, da sie gänzlich undurchlässig sind und deshalb nur eine beschränkte Anwendung finden dürfen. Unglasierte Ziegel oder Klinker, sog. Verblendsteine, stehen hinsichtlich der Durchlässigkeit fast auf gleicher Stufe mit den hart gebrannten Ziegeln.

Kalksteine sind in Italien gebräuchlich, **Sandsteine** in der Schweiz. In unserm Klima eignen sich **Kalksteine** im allgemeinen nicht zu Bauten. Neuerdings hat man indes bei Hansdorf-Bielawij-Alexandern Kalklager entdeckt, welche die berühmten Rüdersdorfer Kalklager bei Berlin insofern noch übertreffen, als der aufgefundene Kalk 97,77 % kohlensauren Kalk enthält und eine Druckfestigkeit von 812 kg für den Quadratcentimeter Druckfläche besitzt, daher zu Bauzwecken benutzbar ist.

Der **Kalktuffstein** ist sehr grossporig und das durchlässigste Material; er ist aber bröcklich und giebt wegen der zahlreichen sichtbaren Luftkanäle keine warme Wohnung, ist daher zu Bauten nicht verwendbar, obgleich er bei der Befeuchtung nur die Hälfte seiner Durchlässigkeit einbüsst.

Wenn **Schlackensteine** nach ihrer Hauptmenge aus kohlensaurem Kalk bestehen, so beeinträchtigt die beigemengte Schlacke ihre Durchlässigkeit nicht; unter dieser Voraussetzung liefern sie ein gutes und billiges Baumaterial.

Gips (schwefelsaurer Kalk) verhält sich nach der Dicke des daraus bereiteten Breies hinsichtlich seiner Durchlässigkeit verschieden. Gips, aus sehr dünnem Brei hergestellt, wird für das durchlässigste Material gehalten, während Gipsplatten, aus sehr dickem Brei angefertigt, wenig porös sind. Zu Plafonds und Deckenkonstruktion verwendet man Gips durchschnittlich nur in dünner Lage. Stuckarbeiten kommen aber bei Schulbauten nicht vor, da sie hier überflüssig sind. Dass der längere Zeit als Fussboden benutzte Gips mit der Zeit immer undurchlässiger wird, ist leicht erklärlich, weil der beim Betreten eingedrungene Staub oder Sand etc. die Undurchlässigkeit vermehrt. Die Undurchlässigkeit des Fussbodens, resp. der Decke kann aber unter Umständen mehr Vorteil als Schaden bringen, wie wir späterhin noch auseinandersetzen werden.

Sandsteine sind hinsichtlich ihrer Durchlässigkeit sehr verschieden. Am durchlässigsten ist im allgemeinen der französische Sandstein; hierauf folgt der **Nebraër** Sandstein aus den Sandsteinbrüchen bei Nebra im Regierungsbezirk Merseburg, dann der **sächsische** und **Seeberger** Sandstein. Am dichtesten ist durchschnittlich der rote und weisse **Sollinger** Sandstein (aus dem Sollinger Wald zwischen Leine und Weser). Diese verschiedene Durchlässigkeit ist erklärlich, wenn man sich die Zusammensetzung des Sandsteins aus kleinen rundlichen oder eckigen Quarzkörnern, die durch ein thoniges, mergeliges, kieseliges oder eisenschüssiges Bindemittel zusammengehalten werden, vergegenwärtigt. Die verschiedene Färbung der Sandsteine ist nur von dem beigemengten Eisen abhängig.*)

*) Alle Sandsteine gehören zu den **sedimentären Gesteinen**. Wegen dieser Beteiligung an der Sedimentärformation unterscheidet man nach der Formation Grauwacken-, Keuper-, Grün- oder Quadersandstein, welcher der Kreideperiode angehört, aber wegen seiner geringen Durchlässigkeit sich mehr zu Steinhauerarbeiten, zur Ausschmückung der Fassade, Einfassung der Fenster etc. eignet.

Grünsandstein aus Oberbayern und der Schweiz steht hinsichtlich der Durchlässigkeit zwischen Maschinenziegel und Handziegel. Um bleibenden Nachteilen vorzubeugen, ist es übrigens geboten, alle Sandsteine einer Prüfung zu unterwerfen, bevor man sie zum Mauerwerk verwendet, eine Notwendigkeit, die sich übrigens bei jedem Baumaterial mehr oder weniger herausstellt, zumal die auf experimentellem Wege gewonnenen Prüfungsresultate wegen häufiger Verschiedenheit des Materials nicht vollkommen übereinstimmen können. Hier muss häufig die Erfahrung des praktischen Architekten zu Hülfe kommen. Es giebt besonders Sandsteine, die sehr hygroskopisch sind, die aufgenommene Feuchtigkeit fast niemals verlieren und daher beständig feuchte Wohnungen bedingen. Auch die Druckfestigkeit der Gesteine*) sollte man jedesmal bei grösseren und kostspieligen Gebäuden vorher prüfen. Zu dieser Prüfung benutzt man „Materialprüfungsmaschinen“, deren Handhabung Sache des Architekten ist, da es sich hierbei um rein mechanische Wirkungen handelt, die in bautechnischer Beziehung insofern von hoher Wichtigkeit sind, als Festigkeit der Materialien eine ihrer notwendigsten Eigenschaften ist und eben so sehr in Betracht kommen muss, wie die poröse und durchlässige Beschaffenheit derselben. Wie beim Boden, so zeigt sich auch bei den Baumaterialien ein Unterschied zwischen Porenvolum und Durchlässigkeit, weil die für die Luft zugänglichen Poren einen ganz andern Bruchteil des Gesamtporenvolums ausmachen, wie die für Wasser durchlässigen Zwischenräume. Poröse Baumaterialien haben ausser der Durchlässigkeit stets den Vorzug, dass die Wärmekapazität mit der Porosität steigt und die Leitungsfähigkeit abnimmt. Sie halten daher auch bei der Heizung die Wärme länger an sich und geben sie nur langsam in's Freie ab.

Behufs Untersuchung der Baumaterialien auf ihre Durchlässigkeit für Luft hat man verschiedene Methoden, unter denen wir hier nur die Aspirations-Methode erwähnen, mittels welcher die hier zur Sprache kommenden Ergebnisse hauptsächlich erlangt worden sind. Sie besteht darin, dass man mittels besonderer Apparate, die überhaupt beim Aspirationsverfahren gebräuchlich sind, das Quantum trockener Luft bestimmt, welches unter konstantem Druck innerhalb einer gewissen Zeit das Versuchsstück durchdringt.

Schürmann, Lang und Märker haben auf diesem Gebiete die meisten Untersuchungen angestellt.[8]) Hiernach gruppiert Lang die Baumaterialien hinsichtlich ihrer Durchlässigkeit für Luft nach deren Abnahme folgendermassen: 1. Kalktuffstein, 2. fünf Sorten von Schlackenstein, 3. Fichtenholz über Hirn (Querschnitt), 4. Luftmörtel, 5. Ziegel, 6. Beton im trockenen Zustande, 7. Ziegel, stark gebrannt, 8. Klinker (Verblendstein) unglasiert, 9. Portland Cement,

*) Bruchsteine nennt man im allgemeinen Natursteine, im Gegensatz zu den von der Hand der Menschen dargestellten künstlichen Steinen.

trocken, 10. Maschinenziegel, 11. Grünsandstein aus Oberbayern, 12. Schweizer Grünsandstein, 13. Handziegel, schwach gebrannt, 14. Eichenholz über Hirn, 15. Gips, gegossen, 16. Klinker, glasiert, undurchlässig.

Das kapillare Aufsaugungsvermögen der Baumaterialien für Wasser ist von wesentlicher Tragweite, insofern es das Aufsteigen der Feuchtigkeit in den Wänden bedingt. Zur Prüfung desselben kann man wie beim Boden verfahren, nur muss man ganz gleichmässig präparierte Versuchsstücke in Wasser eintauchen und dann die Steighöhe des letzteren oder die Zeitdauer vergleichen, in welcher eine gewisse Steighöhe erreicht wird.

Auf Grund der über das Wasserauffassungsvermögen (Porosität) der Baumaterialien angestellten Versuche hat Lang in einer Tabelle die verschiedenen Hohlräumeprozente in denselben zusammengestellt, aus welcher wir auszugsweise folgende Daten entnehmen.

Nr.	Material.	Hohlraum-Prozente.
	Bruchsteine.	
1	Dolomit aus Niederbayern	14,70
2	Granit, sehr feinkörnig, aus Belgien	0,05
3	„ grobkörnig, aus der Oberpfalz	0,45
4	Kalkbruchstein bei Regensburg	17,70
5	Kalkschiefer aus Niederbayern	0,93
6	Kalktuffstein	20,2
7	Solling-Kalktuffstein	32,2
8	Marmor aus Carrara	0,22
9	Grüner Sandstein aus der Oberpfalz	10,84
10	„ „ „ Oberbayern, a.	9,70
11	„ „ „ „ b.	5,49
12	„ „ „ der Schweiz	7,30
13	Sehr lockerer französischer Sandstein	39,8
14	Nebraër Sandstein in 4 Sorten, zwischen	21,4
	und	26,3
15	Sächsischer Sandstein aus Postelwitz	16,1
	„ „ „ Welschhufe a.	12,4
	„ „ „ „ b.	15,4
	Künstliche Steine.	
	1) Backsteine.	
16	Ziegel, stark gebrannt	28,3
17	„ feuerfest, aus Coburg	21,54
18	Ziegelstein, locker	34,6
19	Handziegel, locker	38,7

Nr.	Material.	Hohlraum-Prozente.
20	Backstein, locker gebrannt, ...	38,7
21	Handziegel, stark gebrannt, ...	30,2
22	Maschinenziegel, hart gebrannt, ...	26,8
23	Handziegel, hart gebrannt, aus Rosswein und	10,9
	Deutschenbora in Sachsen . .	8,4
	2) Schlackensteine.	
24	Hohofen-Schlackenstein aus Osnabrück und	
	Haardt schwankt zwischen	22,6
	und	24,5
25	Schlackenstein aus Zuffenhausen in Würtemberg	69,6
	3) Verblendsteine.	
26	Verschiedene Sorten von Verblendsteinen	
	zwischen . . .	20,7
	und	31,8
	4) Bindemittel.	
27	Luftmörtel	26,0
28	Beton	19,1
29	Portland-Cement	17,8
30	Gips schwankt in 4 Sorten zwischen	44,5
	und	65,9

Verblendsteine haben häufig Höhlungen, welche blos auf einer Seite ins Freie münden, und so die Erfüllung von solchen Poren mit Wasser gestatten, die zur Durchlässigkeit natürlich nichts beitragen können. Uebrigens glaubt Lang aus seinen Untersuchungen schliessen zu können, dass, wenn man einerseits die Materialien nach abnehmender Permeabilität für Luft, andererseits nach abnehmendem Wasserfassungsvermögen gegenüberstellt, sich für homogenes Material ein annähernder Parallelismus ergebe. Aus dem Wasserfassungsvermögen der Baumaterialien auf ihre Durchlässigkeit zu schliessen hält er aber im allgemeinen für eine etwas unsichere Methode, welche nur bei Materialien von regelmässigem Korn statthaft erscheine.

In praktischer und hygienischer Beziehung ist die Durchfeuchtung der Baumaterialien von grösstem Belange, weil sie in dem Grade, wie das Wasser eindringt, die Luft austreibt. Namentlich kann auch die vom Boden herrührende Feuchtigkeit der Schulbauten nicht oft genug in ihren gesundheitschädlichen Folgen betont werden. Die Wassermenge, welche bei einem Neubau durch Benetzung beim Mauern entsteht, ist schon bedeutend, und es kann nach den Feststellungen von v. Pettenkofer ein Ziegelstein hierbei mehr als 10 pCt. seines Gewichtes an Wasser einsaugen.*) Das poröseste und leichteste Baumaterial ist der Schwemmstein, der in vulkanischen Gegenden, z. B. der Rheinprovinz, aus Lavaasche, Bimstein etc. angefertigt wird. Wegen seiner geringen Festigkeit eignet er sich zwar nicht zu Massivbauten, aber ganz vortrefflich für innere Wände oder kleinere Baulichkeiten, z. B. für Vorbau-Erker etc. mit geringer Tragfähigkeit.

Hervorzuheben ist die Durchlässigkeit des Mörtels, welcher sogar minder geeigneten Baumaterialien zu Gute kommt, wenn z. B. in einigen Gegenden kein anderes Material als dichter und hygroskopischer Bruchstein zur Verfügung steht. Hier muss die grössere Mörtelmasse die fehlende Durchlässigkeit des Baumaterials einigermassen ersetzen. Uebrigens werden auch wegen der Ungleichheit der Steine grössere Mörtelfugen erforderlich. Wenn gleich letztere einem Bauwerk schweren Nachteil bringen können, so sind sie beim Bruchsteinmauerwerk nicht zu vermeiden. Da nun der Mörtel für Luft gut durchgängig ist, so ersetzt die Mörtelmasse freilich nur in geringerem Grade die fehlende Durchlässigkeit des Materials.*) Das bekannte Experiment, durch eine Mauer mittels eines Glastrichters Luft so durchzublasen, dass eine an der entgegengesetzten Wand aufgestellte Kerzenflamme abgelenkt wird oder sogar erlischt, beruht hauptsächlich auf der Durchlässigkeit des Mörtels.

Die durchlässigen Baumaterialien, resp. Mauerwände, die freie Lage des Gebäudes, die Temperaturdifferenz zwischen Aussen- und Innenluft und die Luftbewegung sind die wichtigsten Faktoren, welche die natürliche Ventilation der bewohnten Lokalitäten unterstützen. Wir erwähnen hier diese wichtige Thatsache nur beiläufig, um sie bei der Ventilation und Heizung noch näher zu besprechen. Dass aber durchlässige Baumaterialien allein die Trockenheit der Schulbauten bedingen und in erster Linie von der Schulgesundheitspflege gefordert werden müssen, dürfte als das unantastbare Ergebnis aller bezüglichen Untersuchungen gelten. Forschung und Erfahrung zeigen den Weg an, welcher zur richtigen Auswahl der Baumaterialien führt.

Das Bauholz. Beim Bauholz verhält es sich betreffs der Durchlässigkeit gerade wie bei den mineralischen Baumaterialien, denn sie zeigen dieselbe Verschiedenheit der Durchlässigkeit wie diese. Das Fichtenholz ist noch durchlässiger als der Mörtel, während Eichenholz dichter als der dichteste Ziegel ist. Als Massstab für die Festigkeit und Leistungsfähigkeit der Hölzer dient die „Druck- und Biegungsprobe". Die äussere Charakteristik eines Versuchsstückes richtet sich nach dem Ansehen des Längenschnittes oder besser noch der Spaltfläche, sowie nach dem An-

*) Von grösstem Nutzen ist in einem derartigen Falle die Herstellung eines Hohlraums zwischen Aussen- und Innenwand, von welchem späterhin noch die Rede sein wird.

sehen des Querschnittes. Diese Untersuchungen gehören in das Gebiet des sachverständigen Technikers. Von sanitärer Bedeutung ist das Bauholz wegen seiner Neigung zu Fäulnis oder Vermoderung und nicht minder beachtenswert wegen der Holzschwammbildung.*)

Hölzer, die dem Wechsel der Witterung ausgesetzt sind, unterliegen leicht der Fäulnis. Da sie von den stickstoffhaltigen Saftbestandteilen ausgeht und von hier aus sich auf die Holzfaser fortpflanzt, so pflegt man verschiedene Chemikalien in das Innere des Holzes einzutreiben, welche als antiseptische Stoffe die Fäulnis verhindern. Dies geschieht in technischen Anlagen. Aber auch bei bedeckten Balken kann durch unzweckmässige Lagerung derselben oder infolge von Durchfeuchtung oder bautechnischer Fehler Fäulnis entstehen, wie wir vor kurzem in einem grossen Schulgebäude beobachtet haben. Der Umstand, dass sich der Fussboden gesenkt hatte, veranlasste weitere Nachforschungen, die zur Entdeckung der faulen Balken führten und dem Einsturze des Schulgebäudes vorbeugten.

Auch der Hausschwamm (Merulius lacrimans) entwickelt sich mit Vorliebe da, wo das Holz auf feuchtem Mauerwerk ruht. Vorzugsweise, wenn auch nicht ausschliesslich, kann das Nadelholz von diesem Schwamm befallen werden, während Eichenholz ihm einen grösseren Widerstand entgegensetzt. Der Schwamm bildet Stränge von etwa 1 cm Dicke, welche wie Wurzeln in immer dünner werdende Aeste übergehen und ein netzartiges Gebilde erzeugen. Sie verzweigen sich nach allen Richtungen und treten an den Fugen und Spalten des Holz- und Mauerwerkes hervor. Die Feuchtigkeit, welche sich dem Holze von aussen durch nasses Mauerwerk mitteilt, bereitet die Lagerstelle vor, in welcher die Sporen des Schwammes den Boden für ihre Entwicklung finden. In stark infizierten Wohnungen kann der Schwamm erhebliche Gesundheitsstörungen hervorrufen, die in Erkrankungen des Darmkanals, Uebelkeit, Teilnahmlosigkeit, Benommenheit des Kopfes, in einem typhösen Allgemeinleiden mit Fieber bestehen. In einem konkreten Falle trat die Krankheit im Juni und Juli, mithin zur Zeit der Fruktifikation des Schwammes und der Ausstäubung seiner Sporen auf, welche kaum den Durchmesser eines mm haben und in reifem Zustande sehr leicht verstäubt werden, so dass man die betreffenden, durch einen widrigen Modergeruch auffallenden Räume nicht selten damit bedeckt findet. In einem Falle erfolgte längere Zeit nach der ersten Erkrankung ein Ausbruch von „Aphthene“ (wahrscheinlich Diphteritis) mit tötlichem Verlaufe. Bei Kindern zeigten sich Katarrhe der Bindehaut des Auges und der Respirationswege. Die mikroskopische Untersuchung des Auswurfs (der Sputa) ergab, dass die Sporen durch Einatmen in die Lungen, noch mehr aber durch Herabschlucken in den Darmkanal gelangen und hiernach die ver-

*) Die Zusammensetzung verschiedener Holzarten und Untersuchungen über deren Brennfähigkeit hat Emil Gottlieb zum Gegenstande einer eingehenden Prüfung gemacht. Die im Journal für praktische Chemie veröffentlichte Arbeit findet sich im Auszuge in den „Industrie-Blättern“ No. 47, 1884.

schiedenen Krankheitserscheinungen hervorrufen. In den milderen Fällen wurden blos die Schleimhäute, welche mit den Sporen in Berührung kamen, gereizt. [9]) Es ist die Frage aufgeworfen worden, ob bei den langsam und schliesslich tötlich verlaufenden Fällen nicht auch Keimungsprozesse der Pilzsporen im Körper sich entwickeln könnten. Leichenöffnungen, die hierüber Aufschluss geben könnten, liegen nicht vor. Man hält diesen Vorgang nicht für unmöglich, weil im Organismus alle Bedingungen, wie Phosphorsäure, Kali, genügende Feuchtigkeit, Mangel an Licht und Luftwechsel, zur Entwickelung der Sporen vorhanden sind.

Poleck und Thümmel gelang es, den Schwamm aus Sporen auf seinem natürlichen Nährboden zu kultivieren. Auch ist Polecks Vermutung, dass die klinischen Beobachtungen [10]) eine Beziehung zwischen dem Hausschwamm und dem Strahlenpilz (Actinomycetes) wahrscheinlich machten, nicht von der Hand zu weisen, zumal sie in der grossen Analogie der Bedingungen, unter denen der Strahlenpilz vorkommt, mit jenen, unter denen der Hausschwamm aus Sporen sich entwickelt, eine wesentliche Stütze findet. Es lag daher der Gedanke nahe, die Entstehung der Strahlenpilzerkrankungen auf die Sporen von Merulius lacrimans zurückzuführen.

Abgesehen von dieser nicht unwahrscheinlichen Hypothese ist der Hausschwamm auch an und für sich ein in sanitärer Beziehung sehr beachtenswertes Vorkommnis, welches bei Schulbauten zur dringendsten Prophylaxis auffordert. Die vielgepriesenen chemischen Mittel sind gänzlich unzuverlässig zur Beseitigung des Schwammes. Falls derselbe in einem Schullokale ausgebrochen sein sollte, muss das kranke Holz schon mit Rücksicht auf die Schulkinder sowohl, als auch auf das Wohl der betreffenden Ortschaft oder Stadt gänzlich vernichtet werden, weil wir die Verbreitung der Sporen mit ihren gesundheitsschädlichen Folgen garnicht berechnen können.

Das beste Vorbeugungsmittel zur Verhinderung des Schwammes ist die Unterkellerung des Schulhauses und der Schutz des Kellers gegen von unten oder seitlich eindringende Feuchtigkeit. Wie Letzteres zu bewerkstelligen ist, wird bei der „Kelleranlage" genauer dargelegt werden. Hier ist nur zu erwähnen, dass es besonders verwerflich ist, Balken unmittelbar auf die Grundmauer zu legen. Holz und Mauerwerk muss stets durch Asphaltplatten getrennt werden.

Da jeder Luftwechsel und die Einwirkung des Tageslichts die Entwickelung des Hausschwammes verhindern, auch trockene und gut ventilierte Räume ihm den Nährboden nehmen, so ist die Gesundheitspflege vor allen Dingen auf die Beschaffung eines trockenen Bodens und trockener Baumaterialien angewiesen, sowie zu Vorkehrungen genötigt, welche Luft und Licht spenden und dadurch mit zur Förderung der Trockenheit der Schullokale beitragen. Ebenso erledigt sich hierdurch die Frage, ob auch die Volksschulen der Keller bedürfen. Die Gesundheitspflege gebietet unter allen Umständen deren Anlage. Aus Sparsamkeitsgründen, die bei der Ausführung der notwendigsten Grundsätze der Gesundheitspflege niemals vorwalten sollten, hat man nicht selten auch seitens des Staates die halbe Unterkellerung gestattet, was sich vom Standpunkt der Schulgesundheitspflege nicht empfiehlt (cfr. Minist.-Erlass vom 9. April 1879). Freilich kommen auf dem Lande noch Volksschulen vor, die gar nicht unterkellert sind. Hierauf deuten auch die „Erläuterungen“ hin, wenn es dort heisst: „Ist das Schulzimmer nicht unterkellert, so darf der Holzfussboden nicht unmittelbar auf den Untergrund oder die Füllerde gelegt, sondern muss über einen Hohlraum gestreckt werden, durch welchen die Zimmerluft streicht. Aussenluft in diesen Hohlraum einzuleiten, empfiehlt sich nicht, wenigstens nicht in der kalten Jahreszeit, da dies den Boden „fusskalt“ machen würde. Die technischen Anordnungen, durch welche eine die Erhaltung des Holzwerks sichernde stetige, wenn auch nur mässige Luftbewegung unter dem Fussboden bewirkt wird, können als bekannt vorausgesetzt werden. Die hier empfohlene Massnahme gilt übrigens auch für nicht unterkellerte Wohn- und Schlafzimmer der Lehrerwohnung.“

Wir halten dafür, dass Schulhäuser mit Lehrerwohnung unbedingt mit einem Keller zu versehen sind, weil einerseits eine geregelte Haushaltung einen Keller nicht entbehren kann, andererseits aber der bleibende Aufenthalt der Lehrerfamilie im Schulhause eine grössere sanitäre Berücksichtigung verlangt, als das vorübergehende Verweilen der Schüler in den Schulzimmern. Die grossherz. badische Verordnung vom 17. Oktober 1884 schreibt im § 2 ausdrücklich vor: „Das Gebäude muss mit Kellern — womöglich gewölbten — versehen sein.“

Was die Luftbewegung unter dem Fussboden betrifft, so erachten die meisten Architekten Luftkanäle unter den Dielen auf freiliegenden Geschossbalken für verwerflich. Auch eine unmittelbare Verbindung eines derartigen Luftkanals mit der Aussenluft in der Fassade würde nicht nur die Temperatur im Schulzimmer herabsetzen, sondern auch Regenwasser durch Sturm oder Wind einführen.

Um den Balkenkopf in der Decke des Kellergeschosses vor jeder Feuchtigkeit zu schützen, kann man denselben hohl ummauern, um ihm Luft auf Umwegen zuzuführen. Luftzufluss findet nur durch die Oeffnung in der Fussbodenleiste (4 in Fig. 2) statt. Bei 7 und 8 ist ein dünnes Zinkblech über die Oeffnung genagelt, wodurch

Fig. 2.

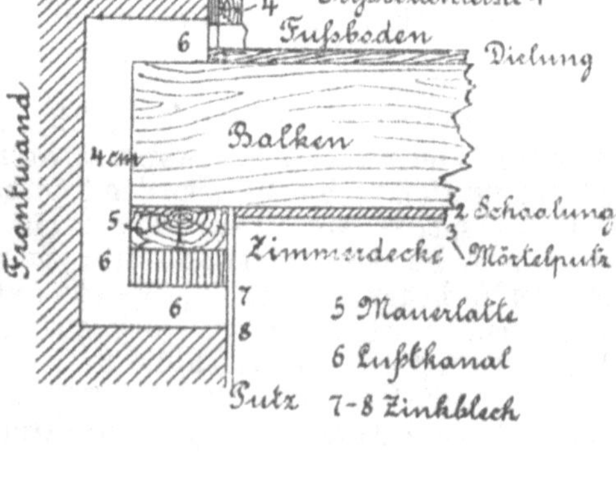

die Luft verhindert wird, unter die Balkendecke einzutreten. Das Zinkblech, welches natürlich übertapeziert wird, hält die Temperatur der Luftschicht im Kanal (6) auf derselben Höhe, wie die Zimmerluft unter der Decke, wodurch im Winter, wo es ja hauptsächlich Niederschläge in den Mauern giebt, ein steter Luftwechsel in dem Luftkanal (6) hervorgerufen wird, weil nun mehr Auftrieb vorhanden ist und an der Fussbodenleiste (4) Luftwechsel auftritt.

b. Schulbaukonstruktion im allgemeinen. Bei jedem Neubau, mag es ein Schulhaus oder ein Wohnhaus sein, kommen bestimmte Gesichtspunkte zur Geltung, die sowohl hinsichtlich der Festigkeit und Zweckmässigkeit, als auch der dabei zu beobachtenden hygienischen Vorschriften mehr oder weniger überall massgebend sind. Wir betrachten daher zunächst das Schulhaus im Rohbau und die Anordnung seiner innern Räume nebst den dazu gehörigen baulichen Einrichtungen; indem wir unter Rohbau die Aufführung sämtlicher Wände, der Schornsteine, Gewölbe, massiver Treppen und des Daches zusammenfassen. Insofern sich die äussere Ausstattung, die Fassade, namentlich betreffs der Durchführung der hygienischen Anforderungen den inneren Einrichtungen unterordnen muss, soll man bei Schulhäusern gleichsam von innen nach aussen bauen, mithin die äussere Ausstattung den inneren Räumen anpassen.

Die Art der Bauten. Die Frage, ob man den Massivbau oder den Fachwerkbau wählen soll, kann nur bei Volks- oder Elementarschulen aufgeworfen werden, da bei allen höheren Schulen nur der Massivbau in die Wahl kommen kann. Betreffs der Elementar-Schulen spricht sich der Minist.-Erlass vom 1. Febr. 1879 (Centr.-Bl. f. d. U.-V. 1879 S. 361) dahin aus, dass ein guter Massivbau dem Fachwerkbau vorzuziehen ist, weil er solider und sicherer, auf die Dauer auch billiger ist. Man solle daher durch Belehrung auf die Gemeinden einwirken, dass sie die bessere, wenn auch anfangs etwas kostspieligere Bauart wählen.

„Die im Erlasse vom 30. November 1868 (Centr.-Bl. S. 781) gegebene Vorschrift, dass Schulbauten in der Regel massiv ausgeführt werden sollen, bezieht sich der Natur der Sache nach in erster Linie auf solche Bauten, bei deren Kostendeckung der Staatsfonds aus irgend einem Grunde beteiligt ist. Baut aber eine Gemeinde aus eigenen Mitteln, so können nur solche bauliche Ausführungen absolut verboten werden, welche unbedingt als unzuläsig gelten. Dies ist aber hinsichtlich des Fachwerkbaus nicht der Fall.“

Unzweifelhaft gewährt der Massivbau bedeutende Vorteile, welche in der grösseren Dichtigkeit der Aussenmauern, in der Möglichkeit, in denselben Luftschichten anzubringen, in der durch grössere Trockenheit bedingten Wärme des Inneren des Hauses, sowie in der geringen Feuersgefahr und Reparaturbedürftigkeit bestehen.

Nach dem angezogenen Erlass vom 30. November 1868 wird der Ziegelrohbau dem Putzbau vorgezogen. Auch sind die

Aussenflächen der Umfassungsmauern nicht besonders auszufugen; die Mauern sind vielmehr gleich in vollen Fugen herzustellen und ist der Mörtel, so lange er frisch ist, sauber zu schneiden.

Ganz werwerflich ist der Pisébau, der auch gegenwärtig kaum noch vorkommt. Ursprünglich wurde dazu mit Häckerling vermischter Lehm benutzt. Dieser Bau bildet zwar einen schlechten Wärmeleiter und schützt das Holz vor Fäulnis, weshalb auch früher das Verfahren eingeführt war, die Köpfe der in Ziegeln und Brandmauern liegenden Balken mit einer Lehmschicht zu umhüllen; er hat aber den Nachteil, dass sich viel Ungeziefer in den Mauern einnistet. Auch ist seine Herstellung insofern schwierig, als sie sehr von Witterungseinflüssen abhängig ist. Ebenso wenig eignet sich für Schulbauten die Benutzung von Schlacken, die mit lehmartiger Erde vermischt und nach Art des Pisébaus verwendet werden. Dagegen haben sich Schlackensteine unter der S. 81 aufgeführten Bedingung sehr gut bewährt.

Auch der Fachwerkbau ist in manchen gebirgigen und kalten Gegenden nicht zu entbehren. Werden die Fachwände mit guten Ziegeln ausgefüllt und nach gehöriger Austrocknung mit Schiefer oder Holzblättchen bekleidet, so gewähren sie nicht nur eine gefällige Fassade, sondern auch einen recht gesunden Aufenthalt. Auch in befestigten Städten dürfen in den Vorstädten bekanntlich aus fortifikatorischen Gründen keine Massivbauten aufgeführt werden. Man ist daher oft genötigt, dort Bauten mit drei Geschossen in der angeführten Weise aufzuführen.

Die Fundamentierung der Schulbauten. Für die Grundmauern sind stets feste, der Feuchtigkeit des Bodens und dem Eindringen der Bodenluft widerstehende Steine zu benutzen. Hier ist ein undurchlässiges Material am Platze, weil es wesentlich darauf ankommt, das Aufsteigen der Erdfeuchtigkeit in das Gebäude zu verhüten. Als man diesem Umstande noch weniger Aufmerksamkeit schenkte, blieben manche Gebäude weniger wegen des feuchten Baumaterials, als wegen der Nässe feucht, die in die Fundamente drang und infolge des kapillären Aufsaugungsvermögens der Steine sich den verschiedenen Geschossen mitteilte.

Diesem Uebelstande wird heutzutage durch eine aus einem Asphaltüberzug bestehende Isolierschicht abgeholfen. Asphalt ist den Glas- und Bleiplatten unbedingt vorzuziehen, weil allein eine gute Asphaltmasse einen sicheren Abschluss gewährt. Diese Isolierschicht muss sich auf sämtliche Mauern ausdehnen, wenn sie ihren Zweck erreichen soll. Sofern es nur eben der Baufonds gestattet, soll man auch den Kellerfussboden mit einem Asphaltbelag versehen, um diesen mit der Isolierschicht zu verschmelzen, da auf diese Weise ein absolut luft- und wasserdichter Fussboden der untersten Kellereien für die Sicherung der sanitären Beschaffenheit des Schulbaues bewirkt wird.

Wie Fig. 3 zeigt, ist die Isolierschicht der Grundmauer (a), welche in der Höhe von a b liegt, mit der Asphaltlage des Kellerfussbodens bei b genau zu verbinden. Um den beabsichtigten

Zweck vollkommen zu erreichen, müssen alle Kellerräume ausnahmslos mit einer Asphaltlage versehen werden. Da aber der Fussboden des Kellers begreiflicherweise erst nach der Bedachung des Hauses und dem Ausbau der übrigen Geschosse hergestellt werden kann, auch während dieser Zeit das „Setzen des Bauwerkes“ sich in der Regel vollzieht, so wird es keiner Schwierigkeit unterliegen, den Asphaltbelag des Kellerfussbodens b c bei b dicht mit der Isolierschicht a b zu verschmelzen. Sollte sich etwa

Fig. 3.

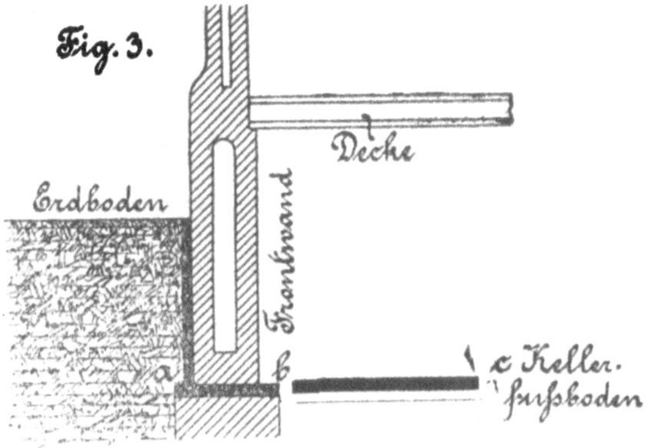

nach Jahren ein Riss in der Stossfuge bei b zeigen, so bedarf es nur einer geringen Nacharbeit, um die Fuge bei b zu dichten. Die Fundamente müssen daher sämtlich mit Absätzen wie bei a und b versehen sein, damit die Isolierschicht behufs späterer Vereinigung mit b c sowohl als auch mit a b zu Tage tritt. Diese einfache Anordnung muss alle Grundluft und Erdfeuchtigkeit abschliessen; sie verhütet ausserdem die Gefahr, welche durch Ausströmungen aus einer schadhaften Gasrohrleitung in den Strassen dadurch entstehen kann, dass in einem sehr durchlässigen Boden das Leuchtgas durch die Grundmauern des Hauses, das Kellergewölbe und schliesslich durch die Zimmerböden dringt, um hier an den Bewohnern der betreffenden Zimmer seine gefährliche, bezw. tötliche Wirkung auszulassen. Ein in der angegebenen Weise konstruierter Kellerboden kann im Verein mit einer Gewölbedecke (s. „Fussbodenkonstruktion“) derartige Unglücksfälle gar nicht aufkommen lassen. *)

*) Stäbe hat in seiner Schrift über „Boden-Ventilation“ (Magdeburg 1873) behufs Unschädlichmachung der Bodenluft vorgeschlagen, die Kellersohle mit Betonmasse zu belegen und 12“ hoch über dem Kellerboden eine Ueberwölbung des letzteren herzustellen, die nun so hergestellte und gewölbte Kellersohle zu betonisieren, zu planieren und den Hohlraum unter ihr mit den Schornsteinen in Verbindung zu bringen. Die Kellerwände müssen durch Ausfugen mit Cement möglichst luftdicht gemacht und die bewegende Wärmequelle möglichst günstig situiert werden, um einen ausgiebigen Erfolg zu erzielen. Unseres Wissens hat dieser Vorschlag wenig Verbreitung gefunden, da er in der Ausführung sehr kostspielig ist. Der beabsichtigte Zweck wird mit weit geringeren Kosten durch die in Fig. 3 dargelegte Asphaltierung erreicht.

Wird ein Holzfussboden im Keller vorgezogen, so kann der Dielenbelag auf Dachlatten als Unterlage verlegt werden. Derselbe muss aber von den Wandflächen um etwa 0,3 m fern bleiben, damit hierdurch für die Luftzirkulation Sorge getragen wird. Unter allen Umständen ist es aber zweckmässig, einen solchen Fussboden nur auf der Grundlage des asphaltierten Kellerfussbodens anzulegen.

Sind die Bodenverhältnisse günstig, dann können Pflasterschichten (Backsteine) für die Aufnahme des Asphaltbelages im Keller unmittelbar auf dem gewachsenen Boden hergestellt werden. Liegt aber ein nicht ganz geeigneter Boden vor, der es nötig macht, dass die Fundamente sogar auf Brunnen oder Rosten erbaut werden müssen, oder liegt die Kellersohle so tief, dass der Kellerfussboden möglicherweise dem Grundwasserdruck ausgesetzt werden kann, dann muss mittels eines gewöhnlichen oder umgekehrten Gewölbes, welches in Cementmörtel oder in hartgebrannten Ziegelsteinen zu erbauen ist, ein angemessenes Fundament für den Kellerfussboden beschafft werden, bevor er mit dem Asphaltbelag versehen werden kann. Sind Ausschachtungen nötig geworden, um den gewachsenen Boden zu erreichen, so empfiehlt es sich, mittels zweckmässig mit Wasser behandelten Sandes dem Kellerpflaster eine unverrückbare Unterlage zu schaffen, weil sich ein solcher Sand am leichtesten komprimieren lässt. Bei grossen Schulbauten, Gymnasien etc. führt man bisweilen, wenn das Baukapital es erlaubt, eine zweite Schutzmauer um die Grundmauer, welche sehr zweckmässig ist, indes den Asphaltbelag nicht ersetzen kann. Liegt die Kellerdecke in gleicher Höhe mit der Strassen- oder Bodenoberfläche, so wird jedenfalls ein „Luftgraben" erforderlich sein, um dem Keller Luft und Licht zuzuführen und denselben für manche Anlagen, z. B. von Centralheizungen etc. benutzbar zu machen. Ein solcher Luftgraben ist die „Area" der englischen Häuser, welche als Graben der Fassade entlang dem Keller Luft und Licht spendet und dessen Tiefe in gleicher Höhe mit der Kellersohle liegt. Sofern dagegen die Kellerdecke etwa 0,50 Meter über der Strassen- oder Bodenoberfläche liegt, ist die vielseitigste Benutzung eines solchen Kellers ermöglicht. Aber auch in einem solchen Falle ist die Anlage eines „Luftgrabens" sehr nützlich, wenn auch nicht absolut nötig; immerhin hält er das Fundament frei von Meteorwasser etc. In der Regel giebt man ihm aber unter den gedachten Verhältnissen irgend eine schützende Decke, die längs der Frontmauer durch eingelegte gelochte Eisenplatten unterbrochen wird, um die Luftzirkulation in der Vertiefung zu unterhalten. Selbst beim einfachsten Landschulhaus ist eine vorschriftsmässige Fundamentierung nicht ausser Acht zu lassen, obgleich sich hier die Applikation einer Isolierschicht nur auf die Grundmauern beschränken wird. Desto mehr hat man deshalb für die Undurchlässigkeit des Kellerfussbodens zu sorgen, welche am einfachsten und zweckmässigsten durch festgestampften Lehm erzielt wird, der in dieser Beschaffenheit eine bessere

Isolierschicht bildet, als der mit Ziegelsteinen gepflasterte Kellerboden, den man übrigens in ländlichen Schulhäusern nicht einmal immer vorfindet.

Das Kellergeschoss. Die Kelleranlage haben wir schon in ihren wichtigsten Punkten hervorgehoben und der hygienischen Bedeutung eines Kellers gedacht. Behufs Ergänzung derselben ist noch das Kellergewölbe zu erwähnen, welches in allen Schulen mit einem Korridor unentbehrlich ist, da sich dieser, wenn er mit einem Cement- oder Plattenboden versehen wird, nur auf einer Gewölbedecke zweckmässig herstellen lässt. Befindet sich eine Centralheizanlage im Keller, so ist eine Gewölbedecke schon wegen der Feuergefährlichkeit geboten. (s. Abwehr von Feuersgefahr.) Die nachstehende Fig. 4 zeigt den Grundriss des Kellergeschosses im Realprogymnasium zu Bonn und soll nur einen allgemeinen Ueberblick darüber gewähren, wie sich die einzelnen Räume bei der Anlage einer Niederdruck-Dampfheizung verteilen. Der Lufteinfallschacht ist auf dem Schulhofe angelegt, von wo aus die frische Luft mittels eines unterirdischen, gemauerten, bequem fahrbaren Kanals, welcher innerhalb des Gebäudes unter der Kellersohle liegt, an die Warmluft-Kammer gelangen soll. (Das Nähere über dieses Auftriebsystem s. bei Heizung und Ventilation.) [11])

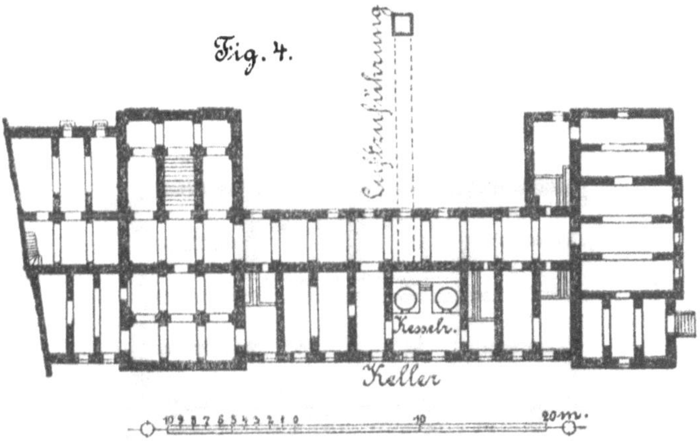

Durch die Mitteilung einiger der Praxis entnommener Grundrisse von Bauten, die bereits die Feuerprobe der Erfahrung überstanden haben, glauben wir ein getreues Bild von den Anforderungen, welche man an Schulbauten stellen darf, zu liefern.

Aehnliche Verhältnisse werden sich auch in anderen grösseren Schulen bei diesem Heizsystem finden. Die Anlage eines Centralluftheizsystems werden wir späterhin betrachten.

Selbstverständlich gestaltet sich das Kellergeschoss bei Elementar- oder Volksschulen, höheren Bürgerschulen weit einfacher, indem es hier hauptsächlich eine nur den Bedürfnissen der Lehrer-Haushaltung entsprechende Einrichtung erhalten wird.

Fig. 5.

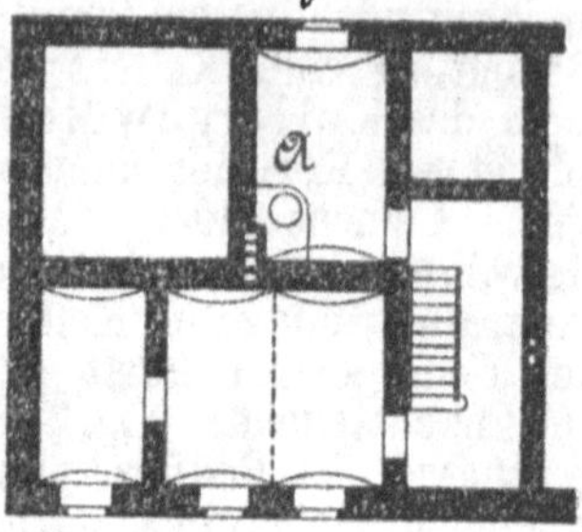

Wenn das Kellergeschoss keine Gewölbedecke erhält, dann ist ganz besonders die Vorsicht zu beachten, dass der Fussboden nicht unmittelbar auf der Füllerde angelegt wird, sondern einen angemessenen Hohlraum erhält.

Fig. 5 zeigt einen den „Erläuterungen“ entnommenen Grundriss eines Kellergeschosses in einem einklassigen Volksschulhause, welches eine gewölbte Waschküche (a) nebst andern Wirthschaftsräumen enthält, von denen zwei ebenfalls gewölbt sind.

Die „Erläuterungen“ weisen noch darauf hin, wie für den Fall, dass wegen hohen Grundwasserstandes die Anlage wasserfreier Keller unter dem Schulhause eine zu bedeutende Erhebung des Erdgeschosses bedingen würde, Kellerräume entweder im Wirtschaftsgebäude oder in einem besonderen Kellerbau angelegt werden müssten. Auf diese Weise würde man die jedenfalls grösseren Kosten vermeiden, welche erforderlich sind, um ein vorschriftsmässiges Fundament für den Kellerfussboden bei zu hohem Grundwasserstande herzustellen (s. S. 92).

Fig. 6.

Kellergeschoß.

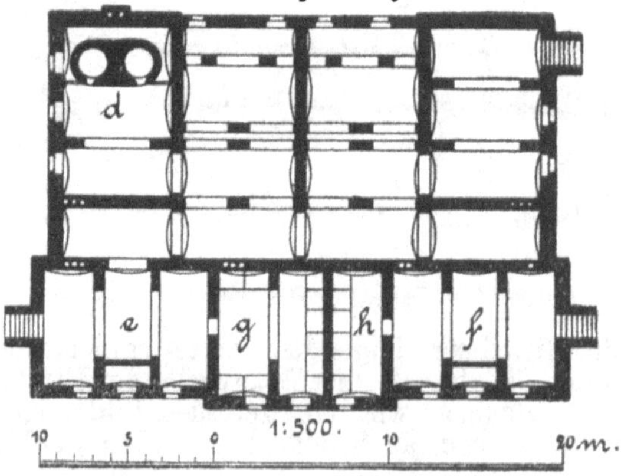

Die ausreichende Stärke der Kellerwände ist ein dringendes Erfordernis. Wenn man hier sparen will und mit 0,3 Meter dicken Mauern auszukommen glaubt, so ist es eine bekannte Erfahrung, dass derartige Mauern der Wirkung des Erddruckes nicht zu widerstehen und unter Umständen grosses Unheil herbeizuführen vermögen.

In den städtischen mehrklassigen Elementarschulen ist das Kellergeschoss um so reichlicher und solider auszustatten, je mehr man den Anforderungen der Gegenwart Rechnung trägt. So ist z. B. in der neuen Elementarschule St. Remigius in Bonn die Niederdruck-Dampfheizung eingeführt und mit dem betreffenden Heizraum (d in Fig. 6) versehen. Alle Räume sind gewölbt; auch Einrichtungen für Badezellen (g für Knaben, f für Mädchen) sind vorgesehen. Die Ankleideräume für Knaben liegen in e, für Mädchen in f. Die übrigen Räume werden nach Bedarf benutzt.

Das Erdgeschoss. Das Erdgeschoss wird in Elementarschulen stets für die Lehrzimmer verwendet. Als allgemeine Regel gilt es, den Fussboden des Erdgeschosses wenigstens ein halbes Meter über die Bodenfläche zu erheben, ein Mass, welches bei fehlender Unterkellerung auf 1 Meter erhöht werden sollte. Bei dem hierdurch entstehenden Zwischenraum hat man ganz besonders auf die Verwendung eines tadellosen Füllmaterials und die Anbringung einer sachgemäss anzulegenden Luftschicht grosse Sorgfalt zu verwenden.

In höheren Schulen wird bisweilen das Erdgeschoss nur für physikalische und chemische Lehrzimmer benutzt. Die Anordnung der Lehrzimmer richtet sich überhaupt nach den Lehrzwecken, die man verfolgt, nach dem ursprünglichen Bauprogramm und nach dem Baufonds, der für den Schulbau ausgeworfen ist.

Die Anlage eines einseitigen Korridors mit massivem Fussboden in der Länge des Schulgebäudes, auf welchen die Klassenzimmer stossen, erfordert überall eine Gewölbedecke. Eine derartige Einrichtung sollte man gegenwärtig in regelrecht ausgeführten Bauten für höhere Schulen nicht mehr vermissen.

In Fig. 6a (s. S. 96) findet sich die Darstellung des Erdgeschosses eines zu Bonn neu zu errichtenden Gymnasiums, dessen Räume sich dem zur Verfügung gestellten Bauplatze anordnen mussten. Die vordere Front ist nach SW. und die hintere nach NO. gerichtet. Hier erstreckt sich ein Garten bis zum Rheine hin, während die vordere Front von einer breiten Strasse und einem Vorraum begrenzt wird. Die gegenüberliegenden zweistöckigen Häuser haben auf den Lichteinfall keinen Einfluss. Die Korridore sind sehr geräumig ausgebildet. Das Kellergeschoss ist gewölbt, aber mit keiner Centralheizung versehen, da man die Einführung einer Lokalheizung in Aussicht genommen hat. Auf Einzelheiten bei diesem Bau kommen wir noch zurück und begnügen uns einstweilen damit, die Anordnung der verschiedenen Räume darzulegen.

Fig 6a

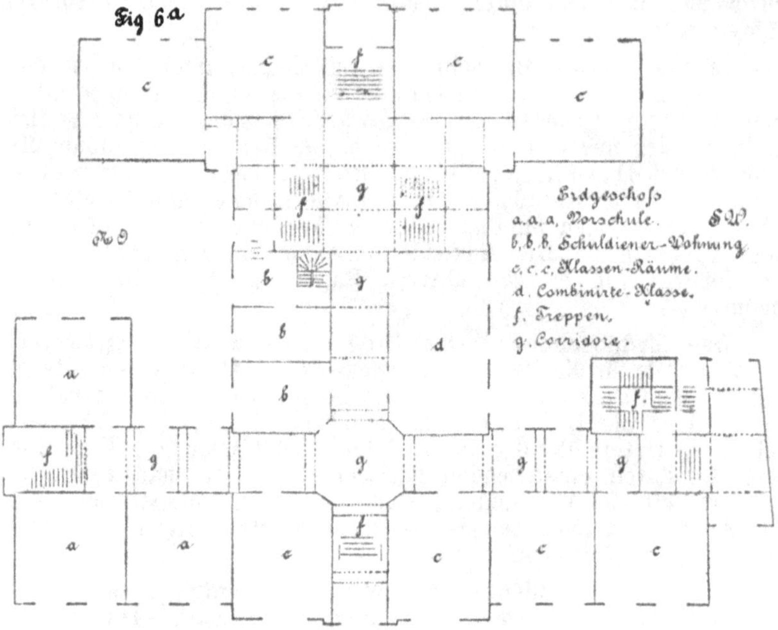

Fig. 7 zeigt den Grundriss des Erdgeschosses im Bonner Realprogymnasium.

Fig. 7.

Erdgeschoß.

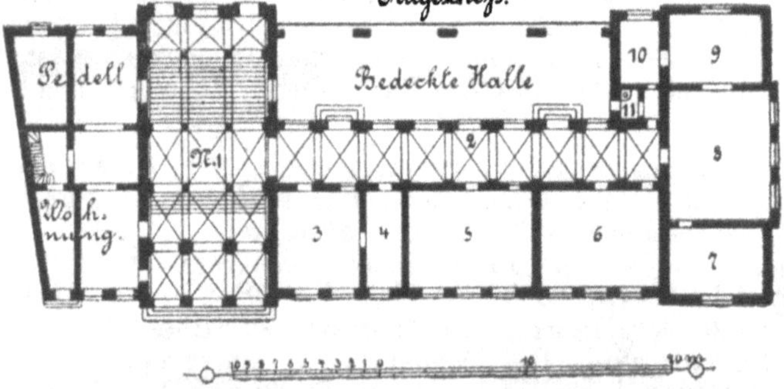

Das Erdgeschoss enthält ausser der Wohnung des Pedellen in No. 1 eine geräumige Vorhalle, welche auf den Korridor (No. 2) führt, in No. 3 ein Lehrerzimmer, in No. 4 die Bibliothek, in No. 5 und 6 Schulzimmer, in No. 7 ein chemisches Kabinett, in No. 8 ein physikalisches Lehrzimmer, in No. 9 ein physikalisches Kabinett, in No. 10 ein physikalisches Laboratorium und in No. 11 ein

Wasserkloset für Lehrer. Eine „bedeckte Halle" steht unmittelbar mit dem Spielplatz in Verbindung und dient zum Aufenthalt der Schüler bei ungünstigem Wetter. Wenn eine Turnhalle in der Nähe liegt, kann auch diese zu diesem Zwecke benutzt werden; nur müsste jedenfalls Vorsorge getroffen werden, dass bei dieser Verwendung nicht allerlei Schmutz und Staub in die Halle verschleppt würden. Einen solchen Aufenthaltsort im Kellergeschoss herzurichten, wie vorgeschlagen worden ist, dürfte bei dem anderweitigen Gebrauche desselben unmöglich sein. Auch die Korridore sind hierzu nicht geeignet. Die Bonner Einrichtung empfiehlt sich am meisten und ist auch ohne grosse Kosten herzustellen, wenn sie beim Bauplan schon vorgesehen wird. Bei älteren Schulanlagen wird es allerdings zu schwierig sein, den geeigneten Raum hierzu zu finden. Bei sorgfältiger Erwägung aller Verhältnisse seitens des Architekten lassen sich indes noch oft Auskunftsmittel schaffen. An der den Fenstern gegenüberliegenden Wand des Korridors sind Kleiderhaken zum Aufhängen der Ueberkleider und Kopfbedeckung der Schüler angebracht. Auch finden sich hier porzellanene Wasserausgüsse nebst Wasserleitungsrohr vor. Der Fussboden aller Korridore, sowie des Vestibüls und der Vorhalle besteht aus Cement; die Belichtung geschieht ausreichend durch hohe Fenster, welche auch zur kräftigen Ventilation des Korridors beitragen.

Fig. 8 zeigt den Grundriss des Erdgeschosses in einem kleinen, aus einer früheren höheren Bürgerschule entstandenen Realprogymnasium.

Fig. 8. Erdgeschoß.

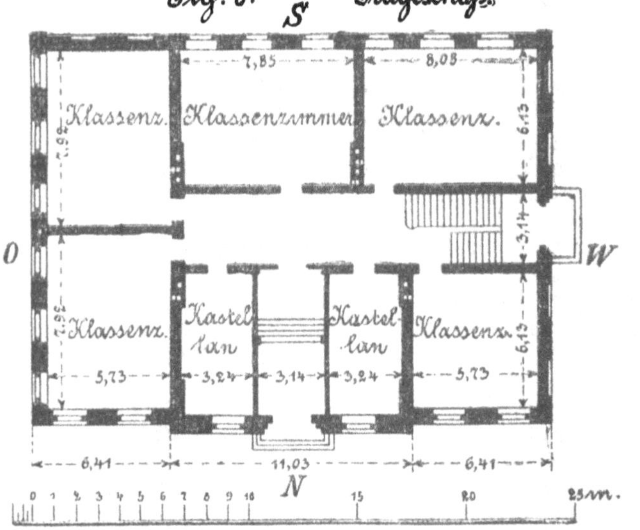

Das früher im Erdgeschoss liegende chemische Laboratorium hat man nebst dem Lehrzimmer für Chemie nach dem Kellergeschoss, 3 Fuss tiefer als die Kellersohle verlegt. Ihr Licht empfangen beide Räume von einem Lichthofe. Aus welchen Gründen die Stadtverwaltung diese unzweckmässige Aenderung getroffen hat, ist unerklärlich. Jedenfalls würde es kaum vorgekommen sein, wenn ein hygienisch ausgebildeter Arzt an den städtischen Beratungen beteiligt gewesen wäre. Verstössen dieser Art, die häufig die verschiedensten Motive haben, begegnet man ja noch oft; sie werden erst seltener werden, wenn auch ein Arzt seine Stimme bei dem Bauplan abzugeben hat. Viele Architekten nennen diese ärztliche Einwirkung eine neue unliebsame Instanz, die nur unnötige Weiterungen veranlasse. Diese verkennen die Wichtigkeit der hygienischen Anforderungen und erwägen nicht, dass hier eine gemeinschaftliche Thätigkeit des Architekten und Hygienisten am Platze ist und von irgend einer Bevormundung nicht die Rede sein kann. Zu weitgehende hygienische Vorschläge wird der Architekt in ihre Grenzen verweisen; auf Unterlassungen von Massregeln, die entschieden dem hygienischen Interesse zuwider laufen, wird der Arzt das Augenmerk richten, wie der Schulmann dem Architekten die zweckmässigsten pädagogischen und didaktischen Gesichtspunkte zu bieten hat.

Bei Elementarschulen ist beim Grundriss des Erdgeschosses meist noch die Wohnung des Lehrers zu berücksichtigen. Das preussische Kultusministerium hat in diesem Falle mittels mehrerer Erlasse sich über die Ausdehnung der Wohnung geäussert. Der Erlass vom 9. April 1879 (Centr.-Bl. S. 364) hat für verheiratete Lehrer eine Wohnstube von 25, eine heizbare Schlafstube von 20, zwei Kammern von 15—18 qm nebst Küche und sonstigen Vorratsgelassen bestimmt. Nach den „Erläuterungen“ werden für verheiratete Lehrer der Volksschulen 2 Stuben zu 20—25, eine bis zwei Kammern zu 12—15, eine Küche von 15 qm Fläche, sowie der nötige Keller- und Bodenraum gefordert. Die lichte Höhe der Zimmer soll 3 m (9½ Fuss), die der Dachstuben, welche als Schlafstuben benutzt werden, nicht geringer als 2,5 m (ca. 8 Fuss) sein, Masse, welche die äusserste Minimalgrenze erreichen.

Fig. 9 (s. S. 99) ist den „Erläuterungen“ entnommen und stellt ein Schulzimmer eines einklassigen Schulhauses für 60 Kinder nebst Lehrerwohnung dar.

Ein Drempel verbindet die verschiedenen Geschosshöhen für Schulzimmer und Lehrerwohnung. Eine Erweiterung kann durch Beseitigung der betreffenden Innenwände und Beifügung einer fünften Fensterachse bewirkt werden. Falls dann die kleine Hinterflur (a) verloren ginge, müsste die Küche (b) in einem kleinen Ausbau angebracht werden. Da die Lehrerwohnung ausser Küche und Speisekammer nur drei Stuben erhalten konnte, so ist der Ausbau einer Giebelstube im Dachraum vorgesehen, neben welcher noch nach Bedarf in der Dachschräge zwei Vorratskammern leicht abgeschrägt werden können. Im Keller liegt, wie schon erwähnt worden, die Waschküche und zwar unter der

Küche, während die übrigen Räume nach Bedarf abzuteilen sind. Im übrigen stellt sich auch noch eine besondere Arbeits-

Fig. 9.

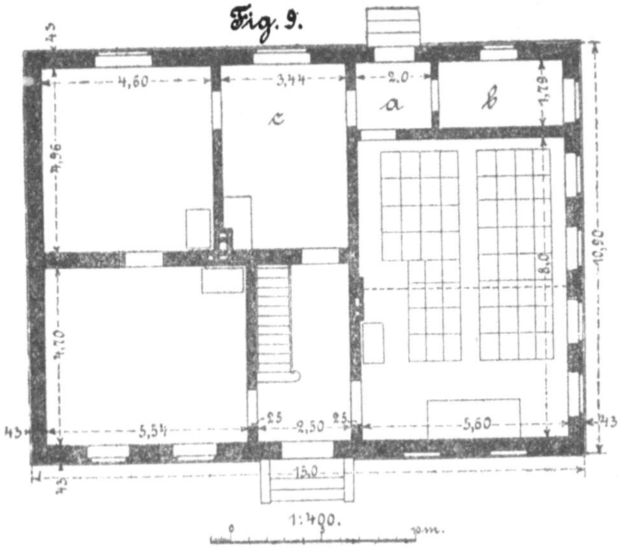

stube für den Lehrer als ein Bedürfnis heraus, die bei c anzubringen wäre.

In der Bonner 14klassigen Elementarschule werden Knaben und Mädchen unterrichtet. Wie Fig. 10 zeigt, sind die betreffenden Schulzimmer vollständig getrennt. Die Situation der Räume

Fig. 10.

Erdgeschoß

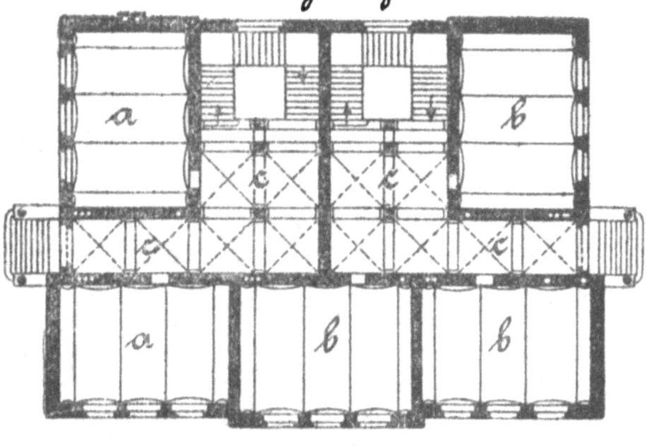

stimmt mit der in beiden Obergeschossen überein. a bezeichnet die Schulsäle für Knaben, b für die Mädchen. Ein doppelseitiger Korridor beginnt von der Eingangsthür in einer Breite von 3 m; er ist nur 6 m lang und breitet sich dann zu einem 6 m breiten einseitigen Korridor aus, der bis zum Treppenhaus verläuft.

Obergeschosse. Die nachstehenden schematischen Zeichnungen sollen wie die früheren nur die räumlichen Verhältnisse veranschaulichen.

Erstes Obergeschoss. Fig. 10a zeigt das erste Obergeschoss des Bonner Gymnasiums, welches in Betreff der Räume

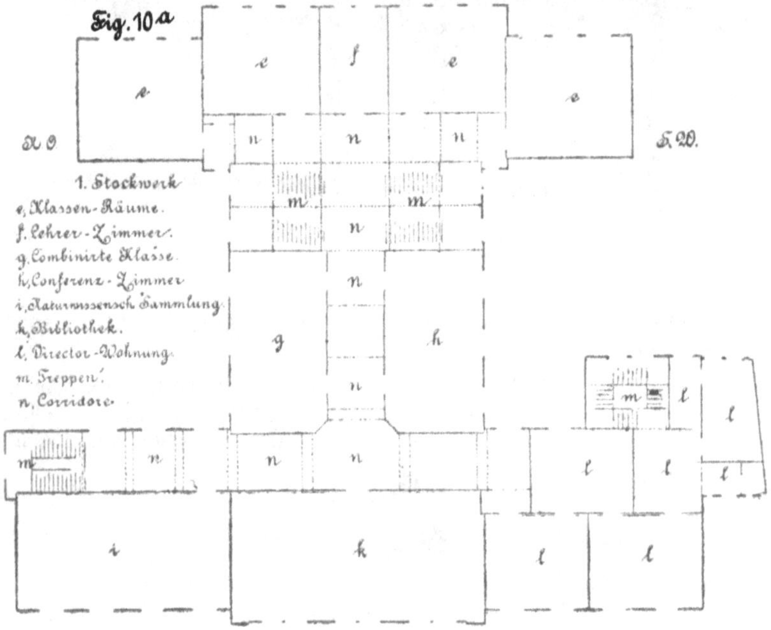

dem Erdgeschoss sehr ähnlich ist. Im zweiten Obergeschoss (s. Fig. 10b S. 101) findet sich der andere Teil der Direktor-Wohnung, die Aula und der Zeichensaal nebst Klassenräume.

In dem Bonner Realprogymnasium ordnen sich die Räume der Obergeschosse nach nachstehendem Grundriss: (s. Fig. 11 S. 101).

Erstes Obergeschoss. Bei No. 1 (Fig. 11) liegt das Treppenhaus, bei 2 der Korridor, bei 3 ein Schulzimmer, bei 4 ein Konsultations-Zimmer für Lehrer, bei 5 ein Naturalien-Kabinett; No. 6 und 7 sind Schulzimmer. Der Versammlungssaal 8 ist eine Art „Aula“, aber für Abhaltung grösserer Feierlichkeiten nicht gross genug. Zu diesem Zwecke steht ein in der

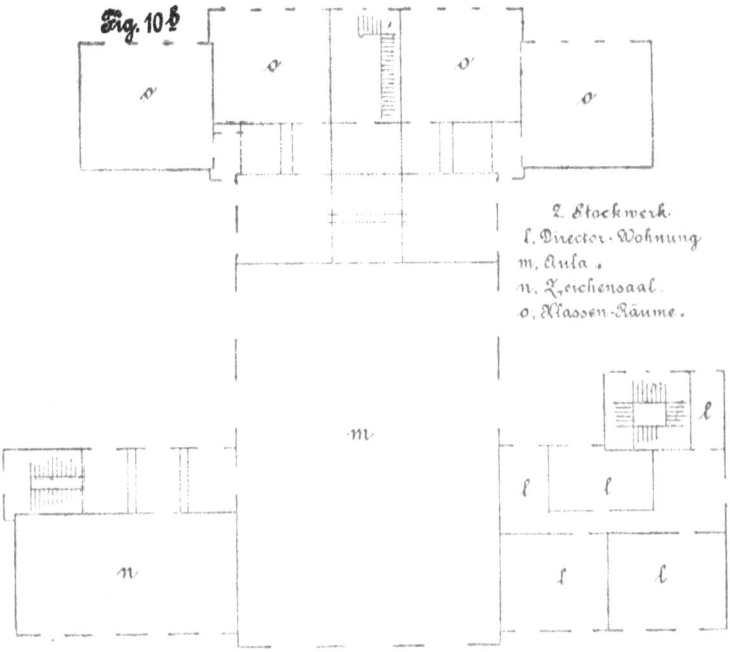

Fig. 10b

Nähe gelegenes, für grössere Versammlungen ausreichendes Lokal zur Verfügung.

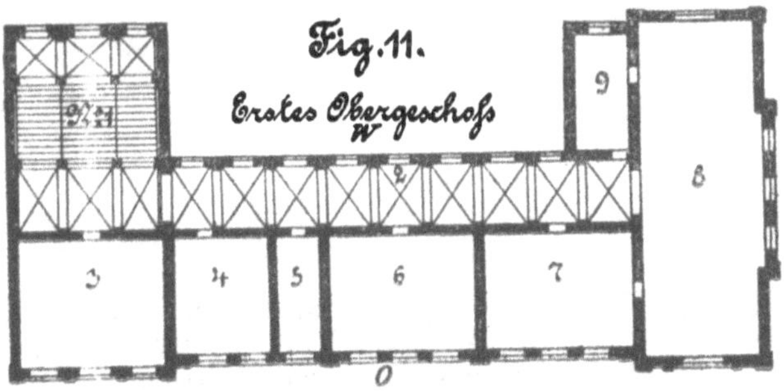

Fig. 11.

Im **zweiten Obergeschoss** (s. Fig. 12 S. 102) ist im grossen und ganzen die Einteilung ähnlich. Das Korridorsystem ist auch hier durchgeführt (2). Bei 1 liegt das Treppenhaus und bei 9 die Speicher- oder Bodentreppe. Die ganze östliche Seite (3, 4, 5, 6) enthält Schulzimmer, während sich in No. 7 der Zeichensaal nach Norden ausdehnt. In No. 8 liegt noch ein Modellzimmer.

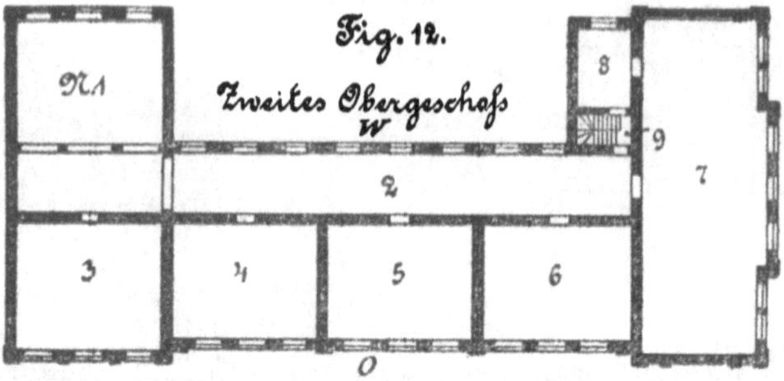

Die beiden Obergeschosse und das Erdgeschoss haben eine Höhe von je 4,50 m von Fussboden zu Fussboden gemessen.]

In dem erwähnten kleineren Realprogymnasium gestaltet sich das erste Obergeschoss wie Fig. 13 zeigt.

Fig. 13.

Erstes Obergeschoß

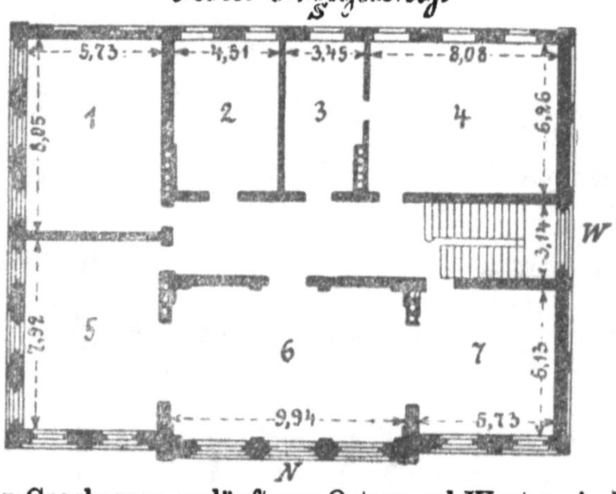

In allen Geschossen verläuft von Osten nach Westen ein doppelseitiger Korridor, auf den die Klassenzimmer ausmünden, eine Einrichtung, die unbedingt dem einseitigen Korridor weit nachsteht, leider aber wegen des Kostenpunktes noch vorwaltend zur Ausführung kommt. Ein doppelseitiger Korridor ist für die Reinhaltung der Luft um so weniger geeignet, wenn er nicht durch gegenüberstehende Fenster unmittelbar gelüftet werden kann. Dieser Nachteil findet sich in dem kleineren Realprogymnasium in allen Geschossen. Diese sind durch Steintreppen, welche an der Westseite liegen, mit einander verbunden. Diese Treppen und die Gänge erhalten durch ein grosses, in der westlichen Giebelwand angebrachtes Fenster ihr Licht. Wie in den meisten Fällen dieser Art lässt sich aber das Fenster nur schwierig öffnen und wird für Lüftungszwecke auch nur wenig oder eigentlich gar nicht benutzt. Dagegen ist die Gewölbedecke und der mit gebrannten Thonplatten belegte Fussboden der Gänge als zweckmässig hervorzuheben. Die mangelhafte Ventilationseinrichtung wird sehr erheblich durch die ganz freie und allen Winden ausgesetzte Lage des Schulhauses ersetzt, wodurch die natürliche Ventilation wesentlich gefördert wird. Ueber dem Haupteingange, in der nach Norden gelegenen Fassade liegt die Aula, welche durch breite Flügelthüren mit dem Konferenzzimmer und dem Zeichensaal verbunden ist (5—7). Ein Klassenzimmer, ein zoologisches und physikalisches Kabinett nebst einem Lehrzimmer für Physik finden sich in 1—4.

Vorteilhaft ist das reichliche Höhenmass in den verschiedenen Geschossen; so beträgt die lichte Höhe des Erdgeschosses 4,23 m, des ersten Obergeschosses 4,70 m und des zweiten Obergeschosses 3,45 m. Auch ist das ganze Gebäude von der städtischen Wasserleitung aus mit Wasser versorgt und mit Vorrichtungen für Gasbeleuchtung versehen worden, zwei grosse Vorteile, welche in einer kleinen Stadt von kaum 8000 Einwohnern alle Anerkennung verdienen.

Wir fügen noch den Grundriss des zweiten Obergeschosses (Fig. 14) hinzu, wo die nach demselben Styl eingerichtete Wohnung des Rektors liegt.

Fig. 14.

Zweites Obergeschoß

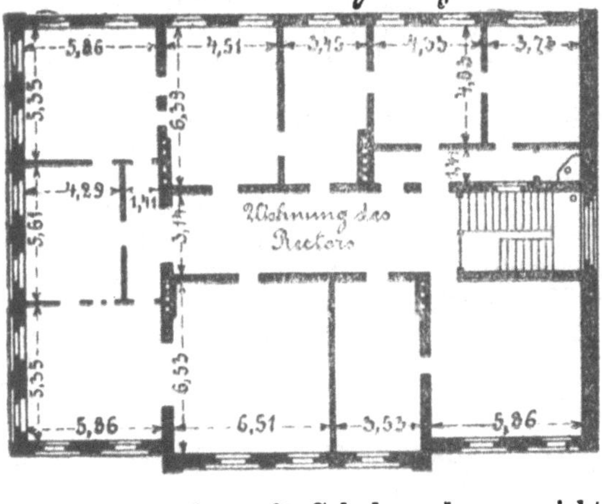

Mehr als zwei Obergeschosse für Schulzwecke zu errichten, halten wir nicht für zweckmässig. Abgesehen von der körperlichen Anstrengung, welche mehr von den Lehrern als von den Schülern beim Steigen vieler Treppen empfunden werden wird, ist es die grössere

Schwierigkeit, Ordnung und Reinlichkeit in etagenreichen Schulen aufrecht zu erhalten. Man könnte sagen, dass diese mit jedem Geschosse sich steigert. Dem Grundsatze, in grossen Städten mehr in die Höhe als in die Breite zu bauen, sollte man bei Schulbauten durchaus nicht huldigen.

Innere Wände. Ein grosser Fehler besteht bei Schulbauten oft darin, dass man die inneren Wände nicht stark genug macht und sich dadurch vieler Vorteile beraubt. Zunächst ist in sanitärer Beziehung zu erwähnen, dass es sich sehr empfiehlt, zum Ausbau der inneren Wände nur hartgebrannte, mithin weniger durchlässige Ziegelsteine zu verwenden, weil poröses Material, wie z. B. die Schwemmsteine etc., zwar sehr leicht ist, aber auch in den vielen Poren möglicherweise Mikroben und Ungeziefer aller Art etc. beherbergen kann. Andererseits gestatten nur feste Steine die Anbringung von Ventilations- und Rauchröhren innerhalb der Wände, wie sie heut zu Tage immer mehr gefordert werden, so wie das Einbauen von Wandschränken, die für Schulbauten denselben Nutzen haben wie für gewöhnliche Wohnhäuser; denn sie erweitern den in Schulzimmern so wertvollen freien Raum, indem sie vollständig die zur Aufbewahrung der Schulutensilien bisher üblichen Schränke überflüssig machen, welche nicht nur den Schulraum beengen, sondern in der Regel auch die Träger von vielem angesammelten Schulstaub sind. Bei der vielfach noch unzureichenden Reinigung der Schulzimmer wird man noch weniger die kleinen Staubberge auf den Schränken beachten, die hier in ungestörter Ruhe ihren Platz behaupten. Wenn man die Wandschränke andererseits tadelt und sie für Kisten mit verdorbener Luft ansieht, so kann dieser Tadel sich doch nur darauf beziehen, dass man die Wandschränke zum Aufbewahren von ungereinigten Kleidern und Schmutzstoffen aller Art benutzt und mithin eine an und für sich vortreffliche Einrichtung aus Unordnung und Unreinlichkeit missbraucht. Zur Aufbewahrung der Oberkleidung der Schüler dürften derartige Wandschränke sich jedenfalls nicht eignen, weil die Schulluft hierdurch in ihrer Reinheit beeinträchtigt werden könnte, wenn die von solchen Kleidern ausgehende üble Luft sich in diesen Schränken ansammelte und dann zeitweilig der Schulluft sich mitteilte. In die Wandschränke der Schule gehören Papiere, Hefte, Bücher, Globen, alle kleineren Unterrichtsapparate, die zur Benutzung der schwarzen Wandtafeln erforderlichen Schwämme, Kreide etc. Die Schwämme sollten übrigens häufig ausgewaschen und desinfiziert werden. Darauf hat man bisher kaum Rücksicht genommen, und doch ist auch dieser anscheinend geringfügige Umstand bei herrschenden Infektionskrankheiten beachtenswert genug.

Deckenkonstruktion. Man unterscheidet bekanntlich die Holz- oder Balkendecke und die Gewölbedecke. Die Balkendecken sind in den Elementar- und niederen Schulen vorherrschend im Gebrauch, weil sie billiger als Gewölbedecken sind. Um so mehr Sorgfalt ist auf ihre Konstruktion zu verwenden, weil hierbei wesentliche sanitäre Momente in Frage kommen. In den meisten

Fällen wird die Balkenlage so hergestellt, dass über jedem Stockwerke etwa in 90 cm Entfernung von dem benachbarten Balken wieder ein Balken gelegt, der Zwischenraum (a in Fig. 15) zwischen je zwei Balken aber durch eine Lage Bretter (das Füllholz I) gedeckt und mit Schutt versehen wird. In eine Balkenfalze darunter wird nun eine Lage Staken (II ein flaches Holzscheit, Schalt- oder Schaalholz genannt) gelegt. Diese Schaalung (II) wird berohrt (d. h. mit Rohrschilf benagelt), dann mit Kalkmörtel beworfen und geputzt. Ueber den Balken wird eine Lage von Dielen (III) befestigt.

Fig. 15.

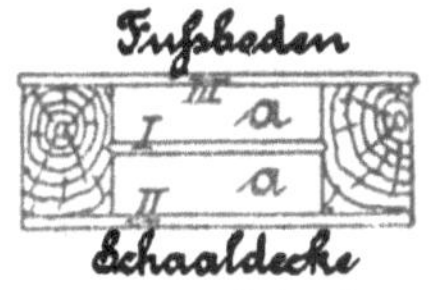

Durch eine solche Balkendecke wird eine Decke geschaffen, welche die Bewohner im oberen Stockwerke mit ihren Möbeln etc. zu tragen vermag und eine Trennung der verschiedenen Stockwerke bewirkt. Erwägt man nun aber, dass nur eine dünne, sehr poröse Lage Kalkmörtel von etwa 15 mm Dicke, dann eine 15 mm dicke Rohrschicht, 25 mm dickes Schaalholz mit breiten Rissen, eine 90 mm hohe Luftschicht, hierauf 25 mm dickes Füllholz mit vielen Ritzen, ein loser trockener Schutt von etwa 50—60 mm Mächtigkeit mit weiten Poren und schliesslich 30 mm dicke Dielen mit Ritzen diese Decke bilden, so liegt es auf der Hand, dass die verdorbene, an der Zimmerdecke des unteren Stockwerkes angesammelte Luft sehr leicht in das obere Stockwerk einzudringen vermag.[12]) Diese Thatsache hat man bei Schulbauten noch viel zu wenig berücksichtigt, namentlich wenn es sich um Schulen mit mehreren Geschossen handelt. Abgesehen von der Feuersgefahr muss sich infolge der Durchlässigkeit solcher Decken die Luft im Obergeschoss verunreinigen, besonders im Winter, wo die Heizung das Aufsteigen der verdorbenen Luft befördert.

Dass ein unzweckmässiges und schlechtes Füllmaterial auch Krankheitskeime beherbergen kann, ist als eine konstatierte Thatsache zu betrachten. In Krankenhäusern kann sich z. B. der Typhus einnisten und nicht eher schwinden, als bis die Dielen gänzlich aufgerissen und die Hohlräume zwischen den Balken mit frischem und unbedenklichem Schüttmaterial gefüllt sind. Wenn Masern, Scharlach und Diphtheritis beständig in gewissen Wohnungen wiederkehren und auch nach der Verlegung der Kranken oder nach einer gründlichen Desinfektion der Schlafräume nicht weichen, dann wird man häufig den Krankheitsherd unter den Dielen finden und ihn erst mit der Erneuerung des Schüttmaterials vernichten. Es leuchtet ein, dass dieser Umstand auch in Schulen von der grössten Bedeutung ist und man auch hier der Decke, resp. dem Fussboden die grösste Aufmerksamkeit schenken soll. Man muss schon beim Bau der Schule sich stets gegen heimliche Feinde rüsten, und zwar dadurch, dass man das Einschleichen von unzweckmässigen und gesundheitsschädlichen Einrichtungen verhütet, damit nicht die Schule selbst ein Ansteckungsort wird.

Da die Balkendecke noch nach wie vor zur Anwendung

kommen wird, so soll man wenigstens die grösste Sorgfalt auf die Konstruktion derselben verwenden und die richtige Wahl des Füllmaterials treffen.

Bei kunstgerecht geleiteten Bauten muss die Stakung (c in Fig. 16) bei II • II angeordnet werden. Gewöhnlich wird

Fig. 16.

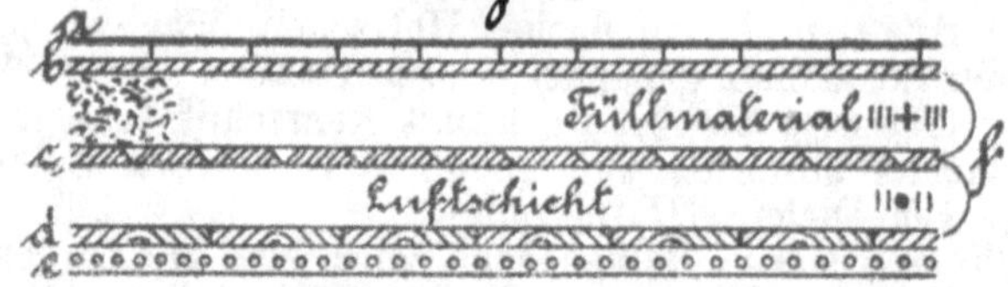

a) Fussboden, b) Blindboden oder Füllholz, c) Stakung, d) Deckenschaalung, e) Rohr mit Gipsmörtelbewurf.

sie aber bei Spekulations- und Schwindelbauten bei III + III angelegt. Nicht selten werden die Stakhölzer mit dem vorhandenen Bauschutt leichthin beworfen, wobei ein richtiger Abschluss zwischen den Geschossen nicht erzielt wird. Dieser ist nur herzustellen, wenn die Stakhölzer (c) in der Höhe von c f oder noch besser in der Höhe von II • II liegen und nach und nach mit nass aufgetragenen Strohlehmschichten bis zur Oberfläche der Balkenlage überstrichen werden. Wird dann weiter das vielfach übliche Füllmaterial von Koksklein oder Bauschutt angewendet, dann ist trotz der tieferen Lage der Stakung wenig Abschluss zwischen den Geschossen vorhanden.

Das beste und wirksamste Füllmaterial erhält man, wenn man Kalkmehl verwendet, welches durch Zerfallen des gebrannten Kalkes an der Luft sich bildet. Dieses Material gewährt weder dem Ungeziefer noch den Mikroorganismen einen Aufenthalt, entzieht dem Holzwerk die Nässe, schützt es mithin vor Fäulnis und besitzt auch darin einen sehr wesentlichen Vorzug, dass es ein gutes Filter für die Innenluft ist. Wo also die Verhältnisse zur Ausführung der Balkendecke nötigen, da soll man jedenfalls die oben gedachten Vorsichtsmassregeln im Auge behalten, wenn man auch dadurch niemals die Vorteile einer feuersicheren Gewölbedecke erreichen wird. Man darf indess darauf hoffen, dass das Eisen das Holz immer mehr aus der Baukonstruktion verdrängen wird.

Unter den verschiedenen Regierungs-Verordnungen schreibt der Minist.-Erlass vom 29. Juli 1876 in Ausführung des Artikels 11 des Gesetzes vom 16. Juni 1874, das Volksschulwesen im Grossherzogtum Hessen betreffend, nur vor, dass die Konstruktion der Gebälke und die Ausfüllung zwischen denselben so zu wählen sei, dass das Durchdringen des Schalles aus einem Stockwerk in das andere möglichst erschwert wird. Ebenso lautet eine grossherzogl. badische Verordnung vom 17. Oktober 1884. Beide Bestimmungen scheinen der württembergischen Verfügung vom 28. Dezember 1870, welche denselben Wortlaut hat, nachgebildet zu sein. Die bayerische Verordnung vom 16. Januar 1867 empfiehlt zur Verhütung einer raschen Abkühlung der Zimmerluft einen aufgefüllten Fussboden in dem Deckungsgebälke über und bezw. unter dem Schulraume, wenn dieser sich nicht im Erdgeschosse befindet. Nach der königl. sächsischen Verordnung sind die Balken nicht unter 0,92 m von Mittel zu Mittel zu legen und deren Höhe nicht unter 0,24 m zu nehmen, damit der Estrich und die Sandaufschüttung zwischen Dielung und Einschub nicht unter 7 cm betrage. Sämtliche Verordnungen berühren nicht den Schwerpunkt der Sache, worauf es in sanitärer Beziehung ankommt. Die „Erläuterungen“ haben die Anordnung der Decke nur mit Rücksicht auf einen günstigen Lichteinfall vorgesehen. (S. Fensterkonstruktion.)

Die massive Gewölbedecke. Die Fig. 17a und 17b veranschaulichen im allgemeinen eine unverbrennliche und ganz undurchlässige Deckenkonstruktion, deren grosse Vorteile in die Augen springen.

Fig. 17a.

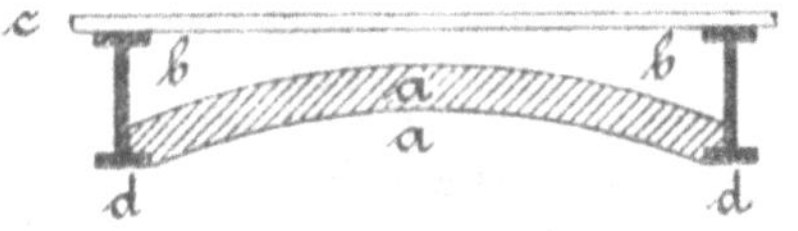

Fig. 17b.

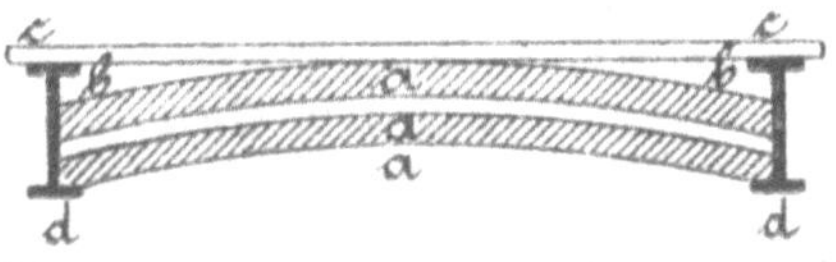

Bei aaa liegt das Gewölbe, welches in den eisernen T-Trägern dc seine Stütze findet. Bei dem Doppelgewölbe (Fig. 17b) ist eine Luftschicht angebracht. Bei b liegt der Gipsguss über Steinstückchen. Wenn statt der zwischen den eisernen Trägern (dc) errichteten Gewölbe (a, a) ein Gipsguss in einer Stärke von etwa der Hälfte der Trägerhöhe errichtet oder auch Cementbeton hierzu benutzt wird, (Fig. 17 a) dann erhält man gleichfalls eine vorzüglich gute Deckenkonstruktion. Bei c bringt man den Fussboden an, der aus Gipsguss, Steinfliesen (Mettlacher Fliesen) oder aus einem Asphaltbelag bestehen kann. Hieraus geht hervor, dass Fussböden der gedachten Art in Korridoren und Fluren oder Gängen nur auf einer massiven Deckenkonstruktion errichtet werden können.

In Schulzimmern wird man den Cementboden oder Fliesen als kalten Fussboden vermeiden, da man zur Bedeckung des Fussbodens hier keine Teppiche, Strohmatten u. s. w. verwenden kann; man muss daher auf eine andere Weise einen Fussboden herstellen, der eine ebenbürtige Stellung neben einer Fussbodenlage aus Mettlacherfliesen etc. einnimmt. Zu diesem Zwecke kann man eichene Tafeln, Stäbchen oder sonstige Harthölzer in eine Asphaltlage einbetten. Ein solcher Fussboden hat sich bereits in Gerichtsgebäuden und ähnlichen Versammlungsorten vollkommen bewährt; es dürfte daher keinem Zweifel unterliegen, dass er auch in Schulzimmern am Platze ist, zumal die Fugen zwischen den einzelnen Platten ebenso unveränderlich sind wie bei einem Fussboden, der aus Fliesen hergestellt ist, da sie mittels des Dichtungsmaterials konstant geschlossen erhalten werden. Die Unmöglichkeit der Schwammbildung bei solchen Fussböden und ihr grosser Vorteil in gesundheitlicher Beziehung liegt klar vor Augen, wenn man sie mit den bisher üblichen Fussbodenanlagen vergleicht. Ausserdem zeichnen sie sich auch durch Einfachheit, Dauerhaftigkeit und Billigkeit aus. Im Anschluss an die Deckenkonstruktion konnte hier die Besprechung der Fussbodenanlage nicht umgangen werden. Ihre genauere Darlegung gehört in die „Ausstattung der Schulzimmer", worauf wir verweisen.

Konstruktion des Daches. Hier kann der Fussboden mit festem und glatten Gipsguss ebenfalls nur im Zusammenhange mit einer massiven Deckenkonstruktion hergestellt werden. Bei einer Lehrerwohnung ist ein solcher Fussboden von grossem Werte, weil jede Staubanhäufung rascher beseitigt werden kann, wenn glatte Flächen vorliegen. Ebenso wird die Feuergefährlichkeit hierdurch bedeutend vermindert und die Aussentemperatur im Winter und Sommer erheblich abgehalten. So lange Gewölbedecken noch selten sind, so lange wird auch ein massiver Dachfussboden trotz seiner vielen Vorzüge zu den frommen Wünschen bei Schulbauten gehören. Im Bonner Realprogymnasium sind im obersten Geschosse die Decken in Cementbeton zwischen Eisenträgern hergestellt; demgemäss bildet dieses Material auch den Fussboden des Dachgeschosses.

Die räumliche Ausbildung des Daches hängt von seiner Höhenentfaltung und der Wahl des Dachdeckungsmaterials ab. Ein geräumiger Dachboden ist besonders für Volksschulen mit Lehrerwohnung wertvoll, wenn Dachstuben sich zur Ergänzung der Wohnung als notwendig herausstellen. Die nach dem Architekten Francois Mansard benannten Dachstuben lassen sich an einem in die Höhe steigenden Dache ohne Schwierigkeit einbauen. Auch die „Erläuterungen" haben dieselben vorgesehen. Dachstuben, die als Schlafstuben dienen, sollten nicht niedriger als 2,50 m (ca. 8 Fuss) sein. Liegt die Dachstube in der Schräge des Daches, dann darf ihre durchschnittliche Höhe niemals unter 2,50 m betragen.

Als Dachdeckungsmaterial sind Schiefer und Dachpfannen, namentlich die gefalzten Pfannen oder Biberschwänze am gebräuchlichsten. Schindeln kommen in Deutschland seltner, in der Schweiz häufiger in die Wahl. Neuerdings scheinen glasierte Eisenplatten als Dachbedeckung Eingang zu finden. Sie sollen sich hauptsächlich für Bauten in südlich gelegenen Gegenden eignen. Dem Holzcementdach wirft man häufige Reparaturbedürftigkeit vor; auch ist es nur da am Platze, wo man auf die Ausbildung des Daches keinen Wert legt, wie es beim Bonner Realprogymnasium geschehen ist, dessen Holzcementdach nur eine

Neigung von $^1/_{20}$ hat. Das Dach soll nicht für eigentliche Schulzwecke dienen; hier münden nur die Abluftkanäle, die durch Gitter abgedeckt sind; deshalb ist es nur mittels einer kleinen Nebentreppe, welche neben dem Zeichensaal liegt, zugänglich.

Die Treppenanlage. Die Haupttreppen in neueren Schulen werden fast durchgängig aus Steinen hergestellt. In Bonn ist die Haupttreppe aus Cementbetonstufen auf Eisenträgern mit einem schmiedeeisernen Geländer hergestellt, und führt in gleicher Breite bis zum zweiten Obergeschoss.

Auf dem Handgriff des Geländers bringt man häufig metallene Knöpfe oder sonstige Hindernisse an, um das Herabrutschen auf demselben unmöglich zu machen. Die Seite der Treppe an der Wand des Treppenhauses bedarf höchstens eines einfachen Handgriffes. In den meisten Fällen beobachtet man auch die Regel, die von einem Stockwerke zum andern führenden Treppen weder in einem Laufe, noch gewunden anzulegen. Am zweckmässigsten ist es, sie in zwei Arme mit dazwischen liegenden Podesten zu verteilen, wie es allerdings nur in höheren Schulanstalten häufiger vorkommt. Ein Hauptgewicht ist darauf zu legen, dass das Treppenhaus möglichst hell ist und ausreichendes direktes Licht erhält, sei es durch grosse Fenster oder Oberlicht. Die Breite der Stiegen im Innern des Hauses sollte wenigstens 1,5 m betragen, damit auch Schüler, welche sich auf der Treppe begegnen, hinreichenden Platz finden. Der Minist.-Erlass vom 2. Oktober 1876 verbietet ausdrücklich gewundene Stufen und schreibt 1,25 m als geeignete Breite der Treppe vor. Es ist selbstverständlich, dass in höheren Lehranstalten mit mehreren Hunderten von Schülern die Breite der Treppen eine viel bedeutendere sein muss. Die Höhe des einzelnen Trittes sollte nie 15 cm überschreiten und seine Tiefe durchschnittlich gleich 30 cm sein.

Um die Kinder an Reinlichkeit und Ordnung zu gewöhnen, sind an der Innentreppe Einrichtungen zum Reinigen der Füsse, z. B. die aus geflochtenen Kokosfasern hergestellten Matten anzubringen, die auch den Vorzug der Billigkeit haben.

Schornsteinanlage. Man spricht in der Schulgesundheitspflege viel von den verschiedenen Heizungsmethoden, aber wenig oder gar nicht von einer zweckmässigen Schornsteinanlage, die gerade beim Bauplan sorgfältig ins Auge zu fassen ist, um allen späteren Störungen der Heizung von vornherein vorzubeugen. Wir halten den Schornstein für den wesentlichsten Punkt bei der Heizungsfrage und eine eingehende Darlegung seiner Funktion in hygienischer Beziehung für erforderlich. Die Form und Beschaffenheit des über das Dach hinausragenden Schornsteins, beziehungsweise Schornsteinkopfes findet sich in Deutschland ziemlich übereinstimmend. Die Verteilung der Schornsteine hängt zunächst von der Zahl der Feuerstellen ab. Als Hauptregel soll man festhalten, dass für jede Feuerstelle ein besonderer Schornstein zu errichten ist, selbst auf die Gefahr hin, die Dacharchitektur hierdurch zu schädigen. Städtische Polizeibehörden gestatten nicht selten die Einmündung von drei Stubenöfen in ein russisches Rohr, obgleich diese Einrichtung unter Umständen für die Bewohner eines solchen Hauses sehr schädliche Folgen haben kann.

Die Aufgabe des Schornsteins besteht in der Abführung der in ihm befindlichen erwärmten Verbrennungsgase (durch Auftrieb) über Dach. Der sogenannte „Zug" im Schornstein wird dadurch bewirkt, dass die durch die Feuerstelle erwärmten und leichter gewordenen Gase nebst der beim Beginn des Feuerns im Schornstein noch vorhandenen kalten Luft vereint zum Schornsteinkopf aufsteigen und dort in die Atmosphäre austreten.

Die dünnere und leichtere Luft im Schornsteine und im Ofenraum verlangt „Ausgleich", welcher sich dadurch vollzieht, dass durch die Feuerungs- oder Rostthür der Heizanlage (Ofen, Kamin) Luft zur Feuerstelle dringt, welche hier erwärmt wird und nach physikalischen Gesetzen so lange durch den Schornsteinkopf ins Freie gelangt, als die Heizanlage in Funktion ist. Vollzieht sich dieser Ausgleich auf irgend eine andere Weise und nicht durch die Feuerungsthür, dann ist die Feuerungsanlage schlecht konstruiert und kann dann für die Bewohner des betreffenden Hauses verhängnisvoll werden.

Ein Schornstein, in welchem kein Feuer Luftverdünnung bewirkt, zeigt keinen Auftrieb, wenn absolute Windstille in der Atmosphäre vorhanden ist; weht dagegen im Freien auch nur ein ganz geringer Wind und trifft dieser den Schornsteinkopf, dann entsteht absolute (— kalte —) Luftverdünnung am und um den Schornsteinkopf. Aus dem Schornstein selbst eilt die Luft in diese kalte Luftverdünnung zum Ausgleich und zwar nach dem physikalischen Gesetze der kommunizierenden Röhren.

Eine richtige Konstruktion der Schornsteine ist in praktischer und hygienischer Beziehung unerlässlich. In allen Fällen müssen Schornsteine über die Firsthöhe des Hauses hinausreichen; auch ist der Schornsteinkopf wenigstens 10 Meter entfernt von einem höheren Aufbau zu erbauen. Eine Schornsteinanlage in der Frontmauer vermeidet man in der Regel, jedoch ist sie unter Umständen bedingungsweise statthaft. Jedenfalls sind Schornsteine in der Frontwand mit einer Luftschicht zu umgeben, was sich durch eine Wangenstärke von 0,3 m leicht bewirken lässt.

Für eine vertikale Ausführung der Schornsteine hat man möglichst zu sorgen, obgleich eine sog. Schleifung derselben auf den Auftrieb nicht nachteilig einwirkt, da bekanntlich Verbrennungsgase einer Feuerungsanlage, z. B. von Centralöfen für Luftheizung etc. vertikal abwärts und dann noch horizontal geleitet werden, bevor sie in einen vertikalen Schornstein gelangen. Rauchkanäle schleift man nicht gern unter 45°. Ein sehr wichtiges Moment ist bei Schornsteinanlagen die möglichst dichte Beschaffenheit der Schornsteinwangen und die Vermeidung auch der kleinsten Fugen oder Löcher in denselben. Das angemessene Verhältnis des Querschnittes eines Rohrs zu den ihm gehörenden Rostflächen gestaltet sich nach der Grösse der Feuerungsanlagen wie

0,13 m . 0,21 m, oder wie 0,26 m . 0,26 m, bei Centralfeuerung wie 0,40 m . 0,40 m.

Zu den sehr belästigenden Erscheinungen gehört das „Einrauchen“ der Oefen; es wird selbst bei einer vorschriftsmässigen Höhe des Schornsteinkopfes bisweilen durch einen unmittelbaren Windstoss verursacht, der von oben nach unten in den Schornstein dringt und dadurch absolute Luftverdichtung im Schornstein bewirkt. Diesem Uebelstande kann durch eine einfache horizontale Platte, welche allerdings eine gewisse Fläche und einen gewissen Abstand vom Schornsteinkopfe erhalten muss, abgeholfen werden. Alle noch so verschiedene Schornsteinköpfe oder „Sauger“ sind kostspieliger aber nicht wirksamer. Wie die eiserne Platte auf den Schornsteinkopf wirkt, werden wir später erörtern. Wir bemerken nur noch ergänzend, dass die absolute Luftverdichtung ein Herd dichterer, also mit grösserer Spann- oder Fliehkraft versehener Luft ist, bei welcher die lebendige Kraft des Windes bereits in die erhöhte Spannkraft der verdichteten Luft umgesetzt ist. Steht der Schornstein in dem Herd der Luftverdichtung, so muss er einrauchen.

Ausser durch die vorhin erwähnte, an der Schornsteinmündung vorhandene Luftverdichtung (Wind) kann der „Zug“ auch durch „Nebenluft“ beeinträchtigt oder vernichtet werden. Sie entsteht durch die geringsten Fugen oder Undichtigkeiten des Schornsteins. Ein vorschriftsmässiger Schornstein ist den Thon- oder eisernen Röhren in jeder Beziehung vorzuziehen. Schon der Umstand, dass das Thonrohr die Last der sich setzenden Ummauerung nicht zu tragen vermag, verursacht leicht ein Zerbrechen desselben, während die Laschen des eisernen Rohres durch das Setzen des Mauerwerkes abgepresst werden können. Anders verhält es sich mit einer Anlage, bei welcher ein eisernes Rohr (bb in Fig. 18) frei in einem grossen viereckigen Schornstein (6, 7, 8, 9), der immer besteigbar bleiben muss, angebracht ist. Die Anbringung einer Thonröhre würde hier nicht ratsam sein. In diesem Falle handelt es sich um eine Ventilations-, bezw. Luftentziehungsanlage in grösserem Massstabe. Indem wir diese Einrichtung hier erwähnen, greifen wir der Erörterung über die Ventilation vor; sie schliesst sich aber naturgemäss der Schornsteinkonstruktion an und wird auch in der Regel Lockkamin genannt. Im Prinzip findet sie auch in vielen Schulen auf verschiedene Weise Verwendung.*)

Fig. 18.

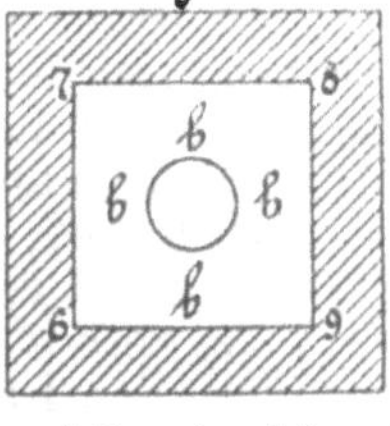

*) Einen Lockkamin primitiver Art hat man in der Weise konstruiert, dass man eine Oeffnung im Schornstein macht, in welcher man nach Dr. Munde ein verschliessbares Blechrohr in aufsteigender Richtung und der Dicke der Innenmauer entsprechend anbringt. Denselben Zweck verfolgen Arnotts schwingende Klappen, die sich in einem kleinen Behälter befinden und öffnen, sobald der Schornstein in Funktion tritt. Diese Einrichtung ist zwar einfach

Bisher hat man den Lockkamin vorzugsweise in Hospitälern behufs Absauguug der verdorbenen Luft verwendet, indem man annahm, dass im Verhältnis zur abgegangenen Luft die frische Luft auf den natürlichen Wegen sich Eingang verschaffen würde. Zur Entlüftung der Küchen, Keller, Aborte etc. empfiehlt sich diese Einrichtung unter allen Umständen. Betreffs der von Menschen bewohnten oder auch nur vorübergehend benutzten Räume, wie z. B. bei Schulen, Hospitälern etc. hat man indes das Bedenken erhoben, dass durch eine sehr starke Erwärmung des einliegenden eisernen Rohres eine absolute Luftverdünnung in den bewohnten Räumen auftreten und eine der Luftverbesserung entgegengesetzte Wirkung sich erzeugen könne. Es kommt daher bei dieser Einrichtung wie in so vielen anderen Fällen auf eine sachgemässe Heizung an, um dem beregten Uebelstande vorzubeugen. Ausserdem wird man auf eine entsprechende Luftzuführung Bedacht nehmen müssen, wenn man in Schulanstalten oder grösseren Krankenstuben in Alumnaten Gebrauch von dieser Einrichtung machen will. Nur unter der letzteren Bedindung wird man die beabsichtigte Reinhaltung der Luft durch Wegnahme der verdorbenen Luft am sichersten erzielen.

Der Sammelraum für die abzuführende Luft sind die in Fig. 19 mit 6, 7, 8, 9 bezeichneten Stellen, in deren Mitte das eiserne Rohr (b) liegt, welches vom Keller aus bis übers Dach verläuft. Mithin steht das Rohr in einem gemauerten Schornsteinmantel. Die Luftentziehungskanäle müssen ebenso genau wie die Rauchröhre konstruiert sein, damit die abzuführende Luft fortdauernd nur nach einer Richtung, nämlich von unten nach oben entweichen kann. Zum Schutze der Anlage gegen Windstösse, Regen etc. kann die oben erwähnte eiserne Platte über dem Schornsteinkopfe dienen. Eine andere Vorsichtsmassregel besteht darin, dass der eiserne Schornstein sich niemals über den gemauerten Schornstein erheben darf, weil durch den Wind, der sich an dem erhöhten Rohrstück stösst, der Austritt der verbrauchten Luft aufgehoben und andererseits der Rauch unter günstigen Umständen in den Luftentziehungskanal (in den Schornsteinmantel) getrieben wird. Fig. 20 zeigt, wie sich der Schornsteinmantel über das Rauchrohr erhebt.

Fig. 19.

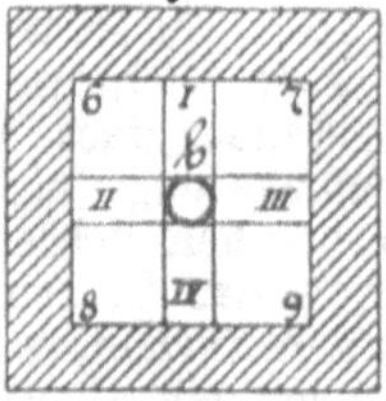

Fig. 20.

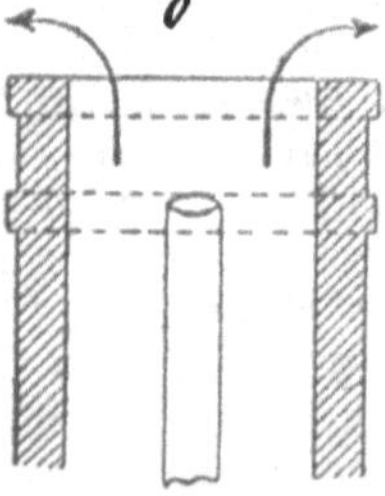

und soll in manchen Fällen sich sogar nützlich erwiesen haben, aber sie hat doch insofern grosses Bedenken, als durch die Oeffnung im Schornstein „Nebenluft" eindringt, welche den Auftrieb stört, event. sogar den Austritt der Verbrennungsgase in den Wohnraum veranlassen kann, worauf wir als ein nicht seltenes Ereignis aufmerksam machen. Wir erwähnen hier auch noch die mechanische Aspiration oder Absaugung mittels Ventila-

Der Fehler, dass das Rauchrohr höher als der viereckig gemauerte Schornsteinmantel errichtet wird, ist nicht selten und eine Hauptursache, dass meistens der Erfolg dieser Einrichtung misslingt. Um eine absolut sichere Funktion derselben zu erzielen, muss man das Rauchrohr (b in Fig. 19) in vier horizontale Endigungen oder Kniee (I, II, III, IV) auslaufen lassen, damit der Rauch immer aus derjenigen Oeffnung austreten muss, welche im Herde der absoluten Lufverdünnung, also hinter dem Winde liegt.

Wie bereits erwähnt worden, darf die Aufwärtsbewegung der Verbrennungsgase im Schornstein (der Auftrieb) nur durch das Feuer der Feuerungsanlage unter Mitwirkung des Windes bewirkt werden. Die Aufwärtsbewegung der verdorbenen Luft im Luftentziehungskanal wird, wenn gar kein Wind wehen sollte, nur dann stattfinden, wenn im Gebäuderaum wärmere und in der Aussenluft kältere Luft und auch sonst keine Gegenwirkungen vorhanden sind. Dieser Auftrieb im Luftentziehungskanal muss daher, weil die gedachten Temperaturdistanzen nicht immer vorhanden sind, lediglich auch durch den Wind, welcher mit äusserst wenigen Ausnahmen fast beständig mehr oder minder weht, hervorgebracht und gesichert werden können. Durch Vorbeistreichen des Windes an der Schornsteinmündung wird nämlich absolute Luftverdünnung am Körper des Schornsteinkopfes bereitet, in welche die Luft aus dem Schornsteinrohr nach dem Gesetze der kommunizierenden Röhren zum Ausgleich eilt. (Vergl. Fig. 21.)

Fig. 21.

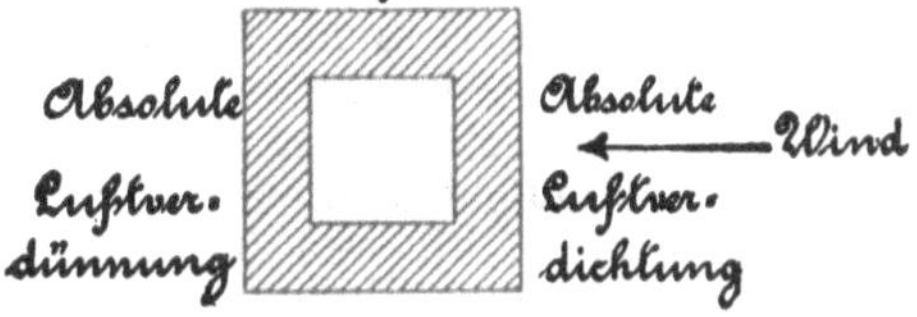

Eine gute Schornsteinanlage wird immer ihren Zweck erfüllen, ein Luftentziehungskanal aber besonders dann, wenn Wind weht oder wenn Temperaturdifferenzen zwischen Innen- und Aussenluft vorhanden sind. Wie eng aber beide Anlagen miteinander verbunden, und welche Vorsichtsmassregeln bei beiden Anlagen zu treffen sind, um ihre Funktion zu sichern, glauben wir bereits hinreichend dargelegt zu haben. In der Regel sind dieselben Vorschriften, welche für die Ausführung der Rauchröhren gelten, auch für die der Luftentziehungskanäle massgebend. Auch bei Störungen ihrer Funktion wirken oft dieselben Momente. So zeigt die Erfahrung, dass, wenn die Sonne im Hochsommer bei Windstille die Schornsteinmündung bescheint, die Wirkung der relativen Luftverdünnung (der sog. Zug), welche im Schornstein durch die Feuerung bewirkt wird, im

toren, die in Fabriken zur Abführung einer staubigen Atmosphäre benutzt wird, auch für Hospitalzwecke sich empfiehlt, wenn für angemessene Luftzuführung gesorgt wird, in Schulanstalten aber wegen der Kostspieligkeit der Anlage nicht anzuwenden ist.

Beginn der Anfeuerung vollständig aufgehoben ist und in Folge dessen ein „Einrauchen“ in die Gebäuderäume stattfindet. Eine Abhülfe hiergegen gibt es nicht; insofern aber diese Erscheinung nur selten und meist nur beim ersten Anfeuern auftritt und durch Stroh- oder Hobelspanfeuer leicht beseitigt werden kann, wenn der Schornstein im übrigen nicht fehlerhaft ist, so muss dies Vorkommnis eben ertragen werden. Alle Schornsteinkappen nützen hierbei nichts. Hinsichtlich der Luftentziehungskanäle gilt genau dasselbe; sind sie dagegen mittels eines Küchenschornsteins erwärmt, dann werden sie auch bei hoher Aussentemperatur und bei sehr schwachem Winde dem Gebäuderaum Luft entziehen.

Bei Betrachtung der Fehler, welche die Funktionen der Schornsteinanlage stören, hat man noch permanent oder zeitweise einwirkende zu unterscheiden.

Für den Fall, dass der Fehler immer und auch bei Windstille oder tiefer Aussentemperatur selbst dann auftritt, wenn der Schornsteinkopf und die in ihm befindliche Luftsäule einer Luftverdichtung nicht ausgesetzt sind, liegt die Ursache der Störung darin, dass gedachte Luftsäule im Schornstein nicht allein in der Ausdehnung von der Rostlage und Feuerungsthür bis zum Schornstein Luft erhält, sondern auch von anderen Oeffnungen aus. Ein solcher Schornstein hat aber, wie man im gewöhnlichen Leben sagt, „Nebenluft“. Eine Ursache dieser Nebenluft haben wir bereits in der fehlerhaften Aufmauerung des Schornsteins kennen gelernt. Tritt durch undichte Stellen des gemauerten Schornsteins Aussenluft in die Luftsäule desselben, so erkaltet die durch die Feuerungsanlage erwärmte Luft und hiermit wird ihr Auftrieb ganz oder teilweise aufgehoben. Da hier nur die Dichtung der Schornsteinwangen Hülfe schaffen kann, so sind alle Schornsteinaufsätze wirkungslos.

Zweitens können andere Feuerungsanlagen, welche in ein und denselben Schornstein münden, wie „Nebenluft“ wirken. Diese Störung tritt gewöhnlich dann ein, wenn nur einige Feuerungsanlagen im Betriebe sind und die andern nicht. Durch die nicht im Betrieb befindlichen Anlagen kann dann „Nebenluft“ in den Schornstein dringen. Das „Einrauchen“ kann aber ebenso gut in demjenigen Ofen auftreten, welcher gar nicht im Betriebe ist, wie in denjenigen Oefen, welche angefeuert sind. Zur Illustration dieser Thatsache erwähnen wir nur den Fall, in welchem zwei Damen in ihrem Schlafzimmer durch Kohlendunst getötet wurden, der durch einen im Speisesaal stehenden und gar nicht benutzten Ofen in das Schlafzimmer gedrungen war. Dies war nur dadurch möglich geworden, dass dieser Ofen in einen Schornstein ging, an dem auch die Wohnung eines Zahnarztes im ersten Obergeschoss beteiligt war. Dieser hatte die ganze Nacht hindurch für seine Arbeiten einen mit Holzkohlen geheizten Ofen benutzt, dessen Dämpfe aus dem gemeinschaftlichen Schornstein sich einen Weg in den Ofen der beiden über ihm wohnenden Damen gebahnt und durch ihren Austritt die tödliche Vergiftung derselben herbeigeführt hatten. [13])

Wir erwähnen hier diesen Fall, um auf die Notwendigkeit hinzuweisen, dass in Schulen unter allen Umständen und unbedingt für jede lokale Feuerungsanlage ein besonderer Schornstein anzulegen ist. Wenn dies in allen Schulen nicht der Fall sein sollte, so kann dem „Einrauchen" nur durch luftdichtschliessende Feuer- und Rostthüren, welche den die warme Schornsteinluft abkühlenden Luftstrom abhalten, vorgebeugt werden. Diese luftdichten Verschlussthüren können aber nur dann absoluten Schutz gewähren, wenn sie stets geschlossen gehalten und nur dann geöffnet werden, wenn der Ofen in Betrieb gesetzt wird. Bei allen Kaminanlagen ist die Regel, für jede Feuerstelle einen besonderen Schornstein herzustellen, als ganz unerlässlich zu betrachten, weil hier dichte Verschlussthüren nicht anzubringen sind.

Drittens ist der Querschnitt des Rauchrohrs zur Aufnahme der Verbrennungsgase mehrerer Feuerstellen oft nicht gross genug. Hier hört das „Einrauchen" nur auf, wenn ein oder zwei Feuerstellen nach einem anderen Schornstein geleitet werden, wodurch das das Einrauchen veranlassende Rauch- oder Feuerrohr entlastet wird. Immerhin geht auch aus diesem Vorkommnis hervor, wie wünschenswert und hygienisch wichtig es ist, so wenig als möglich Feuerstellen in einem gemeinschaftlichen Schornstein münden zu lassen. Eine Sparsamkeit ist in diesem Punkte sehr übel angebracht, weil die Beseitigung der nachteiligen Folgen nicht selten grössere Kosten verursacht, als die ersten Ausgaben für eine zweckmässige Einrichtung betragen.

Tritt das „Einrauchen" nur zeitweise und insbesondere bei gewissen Windrichtungen auf, so unterliegt der Schornsteinkopf nicht selten wegen seiner Lage dicht vor einem höhern Bauwerk, etwa vor einer vertikalen Höhenwand oder einem höheren nachbarlichen Gebäude, der Luftverdichtung durch die Kraft des Windes. Auch aus diesem Grunde ist ein freigelegener, möglichst von hohen Gebäuden entfernter Bauplatz für Schulen zu wählen. Kann in grossen Städten diese unangenehme Nachbarschaft nicht vermieden werden, so ist Abhülfe des beregten Uebelstandes nur durch Erhöhung der Schornsteinmündung bis fast oder zur Höhe der die Luftverdichtung bewirkenden Baukörper zu schaffen. Ein Schornsteinaufsatz würde in diesem Falle natürlich absolut wirkungslos sein.

In Frankreich hatte man vor mehreren Jahren ein Verfahren eingeführt, nach welchem man über sämtliche, bis auf den Bodenraum geführte Schornstein-Ausmündungen einen Kanal wölbte, aus dem der gemeinschaftliche Schornstein „über Dach" hervorging. In diesem Falle können mehrere Rauchröhren, welche etwa aus dem Herd der absoluten Luftverdichtung durch Aufmauerung nicht herausgebaut werden können, betriebsfähig gemacht werden, wenn die Mündung des gemeinschaftlichen Schornsteins nicht nachteilig beeinflusst wird.

Bei der Lage eines Schulhauses an einem Berge kann noch der Fall eintreten, dass eine Luftbewegung parallel der Neigung des Berges von oben nach dem Thal weht und den Schornsteinkopf so trifft, das der Luftstrom die Luftsäule im Feuerrohr verdichten muss. Hier wird die Aufmauerung des Schornsteinkopfes nutzlos, dagegen die Anbringung der horizontalen Platte über dem Schornstein wirkungsvoll sein.

Die Platte kann aus Gusseisen oder Eisenblech hergestellt werden und zwar weit billiger als ein sogenannter „Sauger", welcher selten Verbesserung bewirkt. Die eiserne Platte ruht auf eisernen Füssen von etwa 20 mm Durchmesser, welche halb so hoch sind, wie die Platte lang ist. (Fig. 22). Sie muss in derselben Hälfte über den äussern Schornsteinrand hinaustreten. Ist der Querschnitt des Schornsteins ein Rechtek mit ungleich langen Seiten, dann nimmt man den halben Wert der längsten Seite, um die Höhe der Plattenfüsse und die Uebertretung über den Schornsteinkopf zu finden.

Fig. 22.

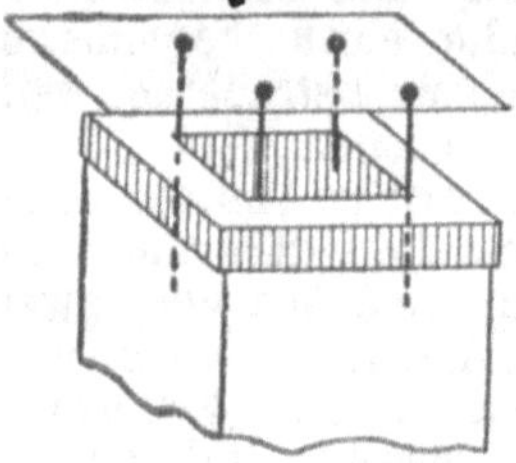

Aus Figur 23 erhellt, dass selbst ein der Horizontale sich nähernder, aber immerhin noch nach abwärts gerichteter Windstoss (W), die Luftsäule des Schornsteins nicht treffen kann, weil der Wind auf die schräge Fläche (1, 2) des gemauerten Schornsteinkopfes stösst und hier abgewiesen wird, wodurch eine absolute Luftverdünnung über der Schornsteinmündung 2, 2 entsteht. Unter diesen Umständen muss sich selbst die unerwärmte Luftsäule eines Luftentziehungskanals nach dem Verdünnungsherde über 2, 2 zum Luftausgleich bewegen.

Fig. 23.

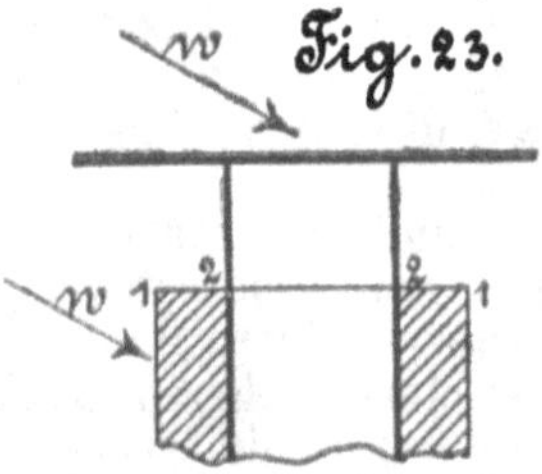

Die Ofenheizung in Schulen wird im allgemeinen nur Schornsteine von nicht zu weitem Durchmesser erfordern. Hält man an dem sehr empfehlenswerten Grundsatze: nur ein Rauchrohr in einen Schornstein münden zu lassen, fest, so wird ein Durchmesser von 0,15—0,21 m ausreichen. Die Putzöffnung des Schornsteines muss unbedingt im Keller liegen und die Fortsetzung des Schornsteines bis in das Kellergeschoss ist schon aus Reinlichkeitsgründen geboten. Auch dies ist ein Grund, warum ein Schulhaus unterkellert sein soll. Die Thür der Putzöffnung muss immer hermetisch verschlossen bleiben, sobald das Schornsteinfegen beendigt ist. Die geringste Nachlässigkeit in dieser Beziehung rächt sich an der gestörten Funktion des Schornsteins und mithin auch der Ofenheizung. Die enge Verbindung zwischen Ofen und Schornstein muss daher notwendigerweise dahin führen, dass man dem

Schornstein dieselbe Beachtung wie dem Ofen zuwendet; man könnte sagen, der Schornstein ist die Seele der Heizung.

Umfassungsmauern. Die Hauptanforderung an die Umfassungsmauern ist Stärke und Festigkeit, daher sie auch eine der Grösse des Gebäudes entsprechende Dicke haben müssen. Wände von 0,3 m (1 Fuss) Dicke sind selbst bei einfachen Landschulhäusern nicht ausreichend, um gegen den von aussen anschlagenden Regen wirksamen Schutz zu gewähren. Bei diesen wendet man vorherrschend Ziegelsteine an und zieht den Rohbau dem Putzbau vor. Auch pflegt man die Mauern in vollen Fugen herzustellen und den Mörtel, so lange er noch frisch ist, sauber zu schneiden.

Von einem bestimmten Baustil kann nur bei grössern Schulanlagen die Rede sein, obgleich man sich auch vielfach bei Schulbauten nach dem vorherrschenden Baugeschmack richtet. Es ist bekannt, dass man in dieser Beziehung in manchen Städten zu weit gegangen ist und besonders auf die Ausschmückung der Fassade Kosten verwendet hat, die mit Rücksicht auf die Hygiene nicht nöthig sind, da vom Standpunkte derselben keine Prachtbauten, sondern nur sanitäre, der Schulgesundheitspflege entsprechende Einrichtungen verlangt werden. In vielen Fällen würden die Ausgaben für die äussere Ausschmückung eine weit bessere Verwendung für eine reichliche Beschaffung von Licht, Luft und Raum gefunden haben. Im Uebrigen kann man es nur rühmend hervorheben, wenn manche Gemeinden die öffentlichen Schulen durch ein gefälliges Aeussere vor allen andern Gebäuden auszeichnen, denn auch das Schulhaus soll der Ordnung und Zweckmässigkeit Ausdruck verleihen und durch seine äussere und innere Ausstattung den Eindruck gewähren, dass es eine Stätte der Bildung ist.

Für die Auswahl des Baumaterials haben wir bereits die er-

Ostfassade. Fig. 24.

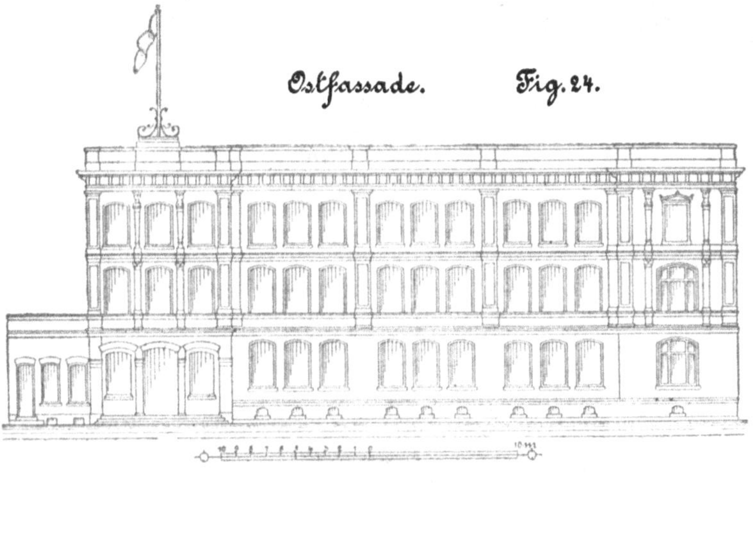

forderlichen Fingerzeige gegeben. In der Mehrzahl der Fälle wird gegenwärtig auch bei Gymnasien und Realschulen der Ausbau als Backsteinrohbau, aber im Verein mit Blendziegelsteinen durchgeführt, und hierbei sollte nur eine mässige Verwendung von Sandsteinen oder Terrakotten für die Architekturteile stattfinden. In dieser Weise ist das Bonner Realprogymnasium durchgeführt, und wir können nicht umhin, die Fassade (s. Fig. 24 S. 117) desselben als ein Muster von schöner Einfachheit und solider Festigkeit, welche auf jeden einen angenehmen Eindruck macht, hier wiederzugeben. *) An der hinteren dem Spielplatze zugewendeten Seite des Gebäudes sind für die Flächen nur ausgesuchte Feldrandsteine benutzt worden. Fig. 25 stellt die Nordfassade dieses Gebäudes dar.

Nordfassade Fig. 25.

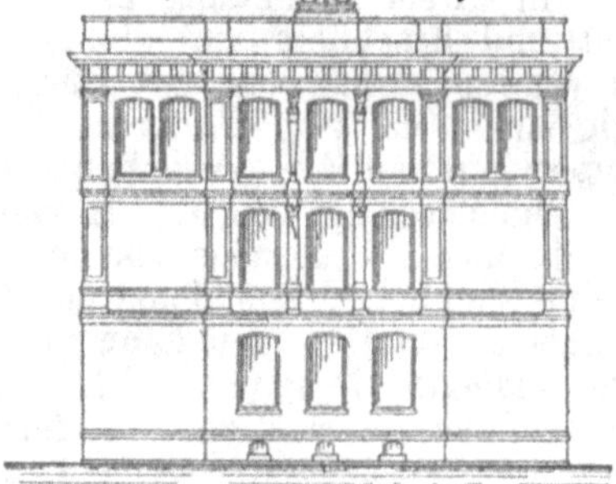

Nimmt man für die Fassade an die Stelle des Sandsteins Putz und für die Füllungsflächen Verblender, so ist der Gegensatz zwischem dem soliden Ziegelmaterial und dem unsolideren Putz kein ästhetischer. Noch unangenehmer ist der Eindruck, wenn man nach Art der holländischen Bauten im 17. und 18. Jahrhundert zwischen jeder fünften oder sechsten Lage von Verblendern Quadersteine in Putz einfügt.

Ueber die Durchlässigkeit und Porösität der Verblendsteine haben wir bereits das Nähere angegeben. Auch mit minder durchlässigen Backsteinen oder anderen Steinen kann man, falls die örtlichen Verhältnisse deren Benutzung gebieten, die Vorteile eines porösen Materials erreichen, wenn eine Luftschicht derart eingebaut wird, dass dadurch gewissermassen eine doppelte Frontwand entsteht. Die Luftschicht besteht, wenn man hauptsächlich die Regulierung der Temperatur in den Wänden bezweckt, am zweckmässigsten aus vielen einzelnen, von einander abgeschlossenen Abteilungen. Eine derartige Luftschicht-Abteilung sollte nicht höher als 1 Meter und nie weniger tief als 0,07 Meter erbaut

*) Alle Zeichnungen, welche das Bonner Realprogymnasium und die neue Elementarschule betreffen, verdanken wir der Gefälligkeit des Herrn Stadtbaumeisters Lembke, welcher diese Bauten entworfen und ausgeführt hat.

werden. Ihre Ausdehnung in die Breite kann den Verhältnissen entsprechend beliebig angeordnet werden, weil ihre Breite ohne Einfluss auf die Wirkung ist; dagegen ist ihre Höhe von Belang; denn je niedriger die Luftschicht hergestellt wird, desto geringer wird auch die Auftriebshöhe für die Luft in derselben, wodurch der schnellen Abkühlung oder Erwärmung vorgebeugt wird. Bei allen grösseren Schulbauten sollte man den Einbau einer derartigen Luftschicht niemals vernachlässigen, weil sie eine vollständige Trockenheit der Umfassungsmauern sichert.

Fig. 26.

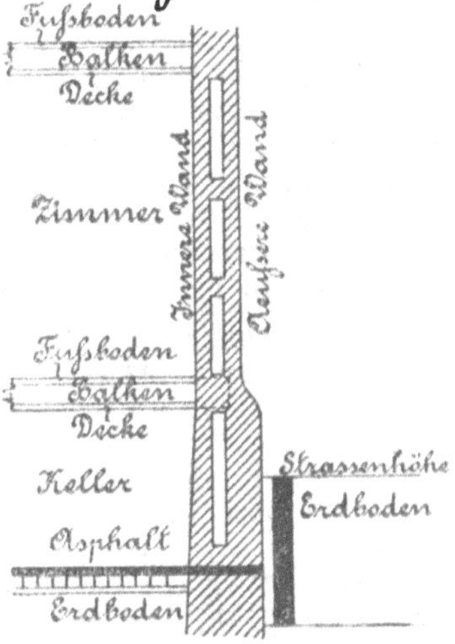

Fig. 26 stellt den vertikalen Durchschnitt einer Frontwand dar, aus welchem man die Lage der Luftschicht-Abteilungen zwischen zwei Fenstern (im Fensterpfeiler) ersehen kann.

Fig. 27 veranschaulicht eine Luftschicht-Abteilung in grösserem Massstabe und zugleich den physikalischen Vorgang der Luftbewegung in einer solchen Abteilung, wenn die Wand A und B mit Luft von verschiedener Temperatur umspült ist. Im Winter bei erwärmter Stubenluft und kalter Aussenluft bewegt sich die durch die warme innere Stubenwand (A) erwärmte Luftschicht in der Richtung der Pfeile aaa aufwärts, die an der kalten Wand (B) abgekühlte Luftschicht in der Richtung der Pfeile bb abwärts und tritt von hier in die Richtung a wieder ein. Durch erneuerte Erwärmung steigt sie wieder aufwärts und durch wiederholte Abkühlung wieder abwärts. Dieser Kreislauf dauert so lange, bis die Temperatur-Verschiedenheiten zwischen Stuben- und Aussenluft aufgehört haben.

Fig. 27.

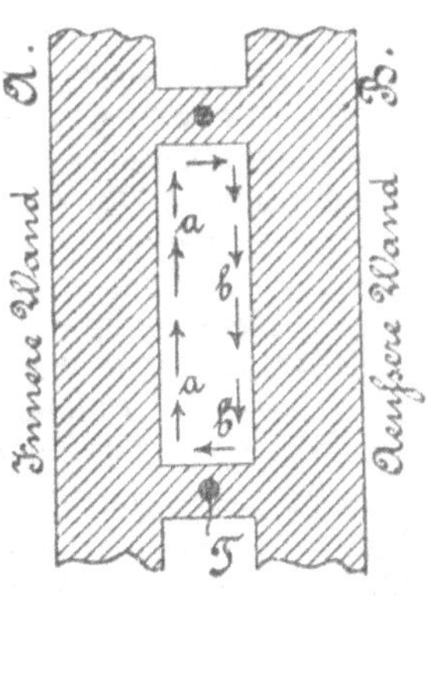

Im Sommer findet derselbe Vorgang statt, jedoch häufig in umgekehrter Richtung, weil sehr oft die Wand B wegen der Sonnenbestrahlung sich wärmer erweist als die Wand A. Bekanntlich ist die Luft ein schlechter Wärmeleiter; man erreicht daher durch eine solche Luftschicht eine längere Aufrechterhaltung von verschiedenen Temperaturen in den Wänden A und B, als wenn keine Isolierschicht vorhanden wäre. Ausserdem liegt es auf der Hand, dass durch eine derartige Anlage der auf die Aussenwand (B) anschlagende und in die Wand eindringende Regen von der inneren Wand (A) durchaus abgehalten wird. Aus diesem Grunde ist die Luftschicht namentlich für die Wetterseite eines Schulgebäudes von wesentlicher Bedeutung und ersetzt in vollkommener Weise alle anderen gegen Feuchtigkeit der Mauern gepriesenen Mittel, wie z. B. ein Anstrich mit einer Lösung von 1 Teil Paraffin in 2—3 T. Steinkohlenteeröl. Es ist aber die Verwendung von geteerten oder glasierten Klinkern gegen das Durchschlagen von Feuchtigkeit an den die Front- und Innenwand verbindenden Schichten (T in Fig. 27) unerlässlich. Mit der Verwendung von dichtem und undurchlässigem Material verhält es sich hier gerade wie bei den Grundmauern.

Am vollkommensten würde die Luftschicht ihren Zweck erfüllen, wenn gar keine Luftbewegung in derselben stattfände, weil dann der Temperaturausgleich zwischen A und B nur in horizontaler Richtung vor sich gehen und längerer Zeit bedürfen würde. Hieraus ergiebt sich, dass der Auftrieb in der Isolierschicht erst dann ganz beseitigt werden könnte, wenn es gelänge, die Luftschicht als solche zu einer Fläche herabzudrücken. Es ist klar, dass sich dergleichen kleine Luftschichten nicht herstellen lassen; gleichzeitig geht aber hieraus hervor, dass in dieser Beziehung poröse Steine, wie wir sie oben kennen gelernt haben (S. 80), das Beste leisten.

Man ordne die Luftschichten nie über 1 Meter Höhe an, wenn dieselben ihren Zweck erfüllen, mithin im Winter die Wärmeleitung nach aussen, bezw. die Abkühlung der Schulräume und im Sommer die Wärmeleitung von aussen nach innen vermindern sollen. Anders verhält es sich, wenn man mit der Luftschicht lediglich die Feuchtigkeit der Atmosphäre, bezw. der Baumaterialien abzuhalten bezweckt; dann ist die Höhe der Luftschicht unbeschränkt. Alle diese Momente hat man beim Bauplan stets ins Auge zu fassen, da alle nachträglichen Verbesserungen in dieser Richtung zwecklos sind. Die heutigen Architekten haben dieser Angelegenheit mehr Sorgfalt zugewendet, als dies früher geschah. Nichtsdestoweniger gehört sie auch zur Domäne des Schularztes, insofern es seine Pflicht ist, die hygienisch wichtigen Punkte schon beim Bau eines Schulhauses scharf zu betonen.

Eine derartige Rücksichtnahme gebührt sich auch bei der Volksschule, obgleich hier die Verhältnisse im allgemeinen insofern einfacher sind, als es sich nicht um grosse Bauten handelt. Die nachstehende, den „Erläuterungen“ entnommene Fig. 28 zeigt die Fassade eines Schulhauses mit zwei Klassen und Wohnungen für zwei verheiratete Lehrer.

Vorderansicht. Fig. 28.

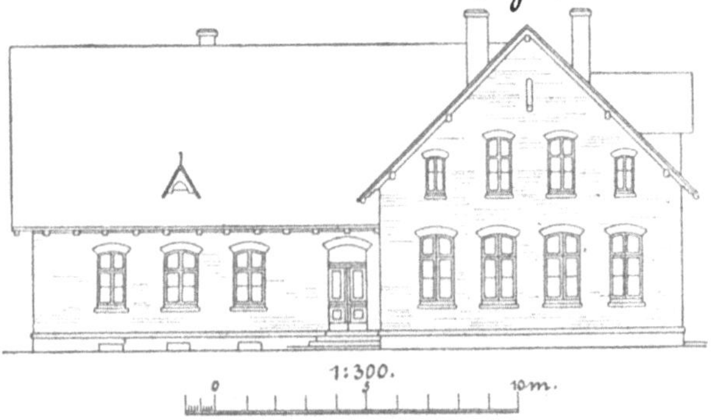

Die beiden Schulklassen sind hier durch einen Flur getrennt. Bei Annahme eines angemessenen hohen Drempels soll im Dachgeschoss ausreichender Raum für die Wohnung des zweiten Lehrers gewonnen werden, in welcher Küche und zwei Stuben grade, die Kammern aber schräge Decken erhalten. Betreffs der Umfassungswände wird im Allgemeinen als empfehlenswert bezeichnet, dass in den Schulzimmern alle vorspringenden Mauerecken so viel als möglich vermieden werden, um jede Gelegenheit zum Abstossen des Putzes thunlichst zu benehmen. Ueber die Anbringung einer Luftschicht in den Umfassungsmauern der Volksschulen haben sich die „Erläuterungen“ nicht ausgelassen, obgleich dieselbe sich auch hier in vieler Hinsicht empfehlen würde, besonders wenn die Lage eines Schulhauses isoliert und allen Witterungseinflüssen ausgesetzt ist. Um so mehr muss dann jedenfalls eine ausreichende Dicke dieser Mauern gefordert werden.

Als Gegenstück der einfachsten ländlichen Schule möge hier noch die Abbildung der Vorder-Ansicht der neuesten Elementarschule St. Remigius in Bonn (s. Fig. 29 S. 122) dienen, die in ähnlicher einfacher Weise wie das Realprogymnasium gebaut ist, aber sofort erkennen lässt, dass man es mit einem öffentlichen Gebäude zu thun hat, welches durch sein imponierendes Aeussere sich vor allen anderen in der Nähe gelegenen Bauten auszeichnet.

Lage der Fassade den Himmelsrichtungen gegenüber. Ueber diesen Punkt gehen die Ansichten sehr auseinander, und es giebt keine Himmelsrichtung, die nicht einerseits empfohlen und andererseits verworfen würde. Schliesslich muss man sich doch den örtlichen Verhältnissen fügen, wenn diese stärker als alle Erwägungen ins Gewicht fallen, wie es sehr häufig in Städten vorkommt. Im allgemeinen muss der Grundsatz gelten, dass das Schulhaus nicht sonnenlos sein darf; denn alle Wohnungen, welche den

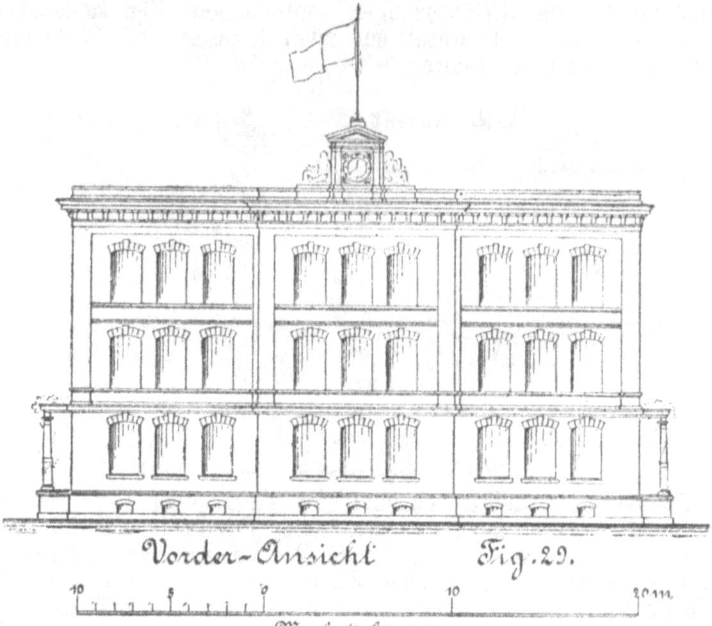

Vorder-Ansicht Fig. 29.

Massstab 1: 400.

Sonnenstrahlen gar nicht ausgesetzt sind, bleiben durchgehends kühl und haben einen grösseren Feuchtigkeitsgehalt, weil der Luftwechsel in ihnen erschwert ist. Man erinnere sich des italienischen Sprichworts: „wo die Sonne nicht hineingeht, geht der Arzt hinein." Wenn aber nur einzelne Schulstuben nach Norden liegen und das ganze Schulhaus im Uebrigen den sanitären Anforderungen entspricht, so kann diese Lage um so weniger bedenklich sein, als man bekanntlich allen Zeichensälen vorzugsweise eine Lage nach Norden giebt, weil hier die Lichteinwirkung am gleichmässigsten ist. Die Himmelsrichtungen, die am meisten empfohlen werden, sind Ost, Süd und Südost, insofern man auf die Besonnung Wert legt und es sich um Vor- und Nachmittagsunterricht handelt. Der Zeichenunterricht ist ein mehr beschränkter, wobei die Besonnung des Raums ganz in den Hintergrund treten kann. Ein Festhalten an einer bestimmten Himmelsrichtung ist indes aus dem oben angeführten Grunde nicht möglich, und es kann der Architekt häufig seiner Aufgabe nur dadurch nachkommen, dass er die Oertlichkeit mit dem vorgelegten Bauplan und den durch technische und hygienische Anforderungen bedingten Konstruktionen möglichst zweckmässig kombiniert, wie es z. B. beim Bonner Gymnasium der Fall ist.

Bei mehrklassigen Elementarschulen kann es unmöglich vermieden werden, dass nicht einige Schulklassen eine den genannten Himmelsrichtungen entgegengesetze Lage erhalten, denn der Baugrund kann in dem Umfange, dass alle Schulklassen in einer ausgesuchten Richtung liegen, in grösseren Städten gar nicht mehr beschafft werden. Selbst bei der Anlage eines einseitigen Korridors in Gymnasien oder höheren Schulen, auf welchen die z. B. nach Osten belegenen Schulzimmer in der Mehrzahl auslaufen, kann es nicht verhütet werden, dass einzelne Lehrräume eine nördliche Lage erhalten. Dies hat namentlich in allen höheren Schulen gar kein Bedenken, weil nach der Nordseite alle Zimmer, welche nicht als Lehrzimmer benutzt werden, verlegt werden können. Ausser dem Zeichensaal gehören Aula, Treppen, Kabinette pp. hierher.

Die Lage der Schulbauten mit den nach Osten gerichteten Schulzimmern ist deshalb eine bevorzugte, weil die Sonne die Klassen hauptsächlich vor Beginn des Unterrichts bescheint und die Einwirkung der Mittagssonne vermieden wird. Der gegen die Lage nach Osten erhobene Einwand, dass die Strahlen der Morgensonne nur schräg in die Schule fielen und keine gleichmässige Beleuchtung erzeugten, ist ganz hinfällig, da die Sonne beim Beginn des Unterrichts in den meisten Fällen schon höher steht, abgesehen davon, dass andere das schräg einfallende Sonnenlicht für einen Vorteil erachten, weil es das ganze Zimmer besser erhellt. Aber wegen eines andern Umstandes hat auch diese Lage Klagen der Lehrer veranlasst; sie beschweren sich nämlich nicht selten über die grosse Wärme, der sie beim Betreten der von der Morgensonne bestrahlten und durchglühten Räume schon gleich beim Beginn des Unterrichts ausgesetzt sind. Hier trägt nicht die Morgensonne die Schuld, sondern die Nachlässigkeit des Schuldieners, der das rechtzeitige Oeffnen der Fenster und Herablassen der Vorhänge (Marquisen) versäumt, bevor die Schule beginnt. Für die heissen Sommertage würde jedenfalls die Anbringung von Marquisen sehr geeignet sein, um die Sonnenstrahlen von den Fensterscheiben abzuhalten. Man ersieht aber hieraus, dass auch die Lage des Schulhauses nach Osten gewisse Vorsichtsmassregeln nötig macht, wenn sie den von ihr erwarteten Vorteil verwirklichen soll. Dieser besteht zweifellos darin, dass die Morgensonne bei einiger Aufmerksamkeit auch im Hochsommer am wenigsten Unbequemlichkeit bereitet.

Ebensoviel Licht, aber mehr Sonne gewährt die Lage nach Süden, weshalb sie auch am meisten Vorkehrungen zum Schutze gegen die Hitze und gegen zu grelle Belichtung erfordert. Man verfällt hierbei oft in ein Dilemma, wenn man einerseits für viel Licht, andererseits für eine Dämpfung desselben Sorge tragen soll. Man entgeht demselben am besten dadurch, dass man die Sonnenstrahlen durch zweckmässig konstruierte Marquisen von den Fensterscheiben abhält, ohne die Belichtung erheblich zu schwächen. Da man aber meist die Ausgaben für diese Anlage scheut, so begnügt man sich in der Regel mit Rouleaux im Innern der Schulzimmer. Dass die Württembergische Verordnung vom 28. Dezember 1870 Marquisen zum Schutze gegen direktes Sonnenlicht verwirft, kann nur in der

Befürchtung einer Beeinträchtigung des Lichteinfalles seinen Grund haben. Sorgt man dafür, dass die Stellung der Marquisen nur temporär nach dem jedesmaligen Bedürfnis bewirkt wird, so ist ihr Vorteil jedenfalls nicht gering anzuschlagen, indem er hauptsächlich in der Verhütung der starken Erhitzung der Fensterscheiben, bzw. der hierdurch gesteigerten Temperatur der Schulstube beruht. Dagegen sind Rouleaux jedenfalls brauchbarer bei reflektiertem Sonnenlicht, welches von gegenüberstehenden Gebäuden herrührt. In diesem Falle müssen sie möglichst farblos sein; aber auch bei direktem Sonnenlicht dürfen sie nur von mattgrauer Farbe sein, wenn sie gegen dieses schützen sollen.

Sehr zweckmässig sind die neueren Jalousien mit horizontalen Brettchen, die nach dem Einfall der Sonnenstrahlen gestellt werden können und bei horizontaler Stellung die Einwirkung des Lichtes kaum beschränken. Diese Stellung kann namentlich bei der Mittagssonne beobachtet werden, da deren Strahlen im Sommer unter so steilem Winkel einfallen, dass sie nicht tief in das Innere der Schulzimmer eindringen. Die Handhabung des mit dieser Einrichtung verbundenen Schnurwerkes darf jedoch nur vom Lehrer besorgt und kontrolliert werden, wenn es nicht zum Spielzeug der Schüler werden soll. Diese an und für sich zweckmässige Vorkehrung wird aber durchgehends nur in den höheren Klassen eines gut dotierten Gymnasiums Einführung finden. Sie kann übrigens auch in den viel zu wenig benutzten Rollvorhängen, die unten aufgerollt sind und mittels einer Kurbel aufgezogen, also nicht herabgelassen werden, einen Ersatz finden, da man auf diese Weise den Stand der Rouleaux ebenfalls nach dem Einfall der Sonnenstrahlen regulieren und häufig die volle Wirkung des Oberlichtes noch eintreten lassen kann; dass alle Vorkehrungen zur Abhaltung der Besonnung der Belichtung nur möglichst wenig Abbruch thun dürfen, kann nicht oft genug betont werden.

Wo man die Ausgaben für Marquisen vermeiden will, kann man die empfehlungswerten Rollvorhänge von ungebleichter Leinewand auch vor den Fenstern anbringen, um die Erhitzung der Fensterscheiben zu vermeiden. Bei zweckmässiger und solider Konstruktion leisten sie wesentliche Dienste. Der Erfindungsgeist der Techniker könnte in dieser Richtung noch Erspriessliches leisten.*)

Nach den „Erläuterungen“ würde überhaupt die Anordnung am besten so zu treffen sein, „dass der Raum zwar in der Zeit vor oder nach dem Unterricht von der Sonne bestrahlt wird, so-

*) Wie wir aus dem Protokoll der Sitzung des ärztlichen Centralausschusses aus dem Grossherzogtum Hessen vom 20. November 1882 ersehen, hat man auch dort die Vorzüge der in Amerika gebräuchlichen, die ganze Fensternische reichlich deckenden und vor dieser angebrachten, nach oben verschiebbaren Vorhänge (Chicago-Vorhänge) anerkannt, welche sowohl eine allgemeine Deckung der Fenster als auch nur ihres unteren Teiles erlauben, folglich dem nach der Decke reflektierten Lichte den Eintritt gestatten und überhaupt in ihrer Gebrauchsweise mehrfache, den jeweiligen Umständen entsprechende Modifikationen zulässig machen.

weit möglich aber nicht auch während der Unterrichtszeit", ein Vorschlag, der in den seltensten Fällen ausführbar sein wird, wie denn auch die „Erläuterungen" schliesslich auf passende Vorkehrungen an den Fenstern zurückkommen, „wenn wegen sonstiger örtlicher Verhältnisse eine sonnige Lage nicht zu vermeiden ist."

Mit der Grösse der gegenwärtig geforderten Glasflächen in Schulen steigt auch die mit der Besonnung verbundene Unbequemlichkeit, die namentlich in der Temperaturerhöhung besteht. Der Vorteil der Besonnung im Winter für die Temperaturerhöhung würde in Anschlag zu bringen sein, wenn die sonnigen Tage vor den trüben vorherrschten, worauf aber in unserm Klima nicht zu rechnen ist. Vielmehr ist der Einwurf, dass die Besonnung grosser Glasflächen im Winter die Regulierung der Heizung erschwert, nicht von der Hand zu weisen.

Die Südostlage verwerfen einige, weil hierbei die Sonnenstrahlen mehr schräg einfallen, die Glaswand am meisten besonnen und ein Verhängen der ganzen Fläche notwendig machen. [14]) Man verkennt aber andererseits den grossen Vorteil dieser Lage, welcher darin besteht, dass die Sonne die Schulräume später bescheint und früher verlässt. Bei allen Wohnungen sucht man überall die Südostlage mit Vorliebe auf, weil sie erfahrungsgemäss am wenigsten unbequem ist. Und warum sollten hier die Vorkehrungen gegen eine starke Besonnung nicht ebenso gut anzubringen sein wie bei der Südlage?

Wir stehen nicht an, die Südostlage bei Schulbauten für die beste zu erachten und sie jeder anderen Lage vorzuziehen. Dass übrigens auch gegen die Südwest- oder Westlage bei Schulen, die keinen Nachmittagsunterricht haben, sich kein Bedenken erheben lässt, ist selbstverständlich, obgleich man im allgemeinen die Westseite als Wurfseite nur notgedrungen wählen wird.

In dem ärztlichen Kongress zu Darmstadt wurde es bei freier Verfügung des Platzes für empfehlenswert erklärt, nicht die Flächen, sondern die Ecken des Schulhauses nach den vier Himmelsrichtungen und die Zimmer somit nach der Südost-, Südwest- und Nordwestseite zu richten, die fast sonnenlose Nordostseite aber zu vermeiden. Uebrigens konnte man sich auch dort der Ueberzeugung nicht verschliessen, dass Ausnahmen von dieser Regel nicht blos zulässig, sondern oft auch je nach den örtlichen Verhältnissen absolut erforderlich sind.

Wenn aber neuerdings für Schulen mit Vor- und Nachmittagsunterricht die Lage nach N., NNO oder NNW für die günstigste betrachtet wird, so können wir dieser Ansicht um so weniger beitreten, als alle von der Sonne nie beschienenen Schulräume zur Feuchtigkeit hinneigen und in der Regel den Eindruck der Kälte machen. Nur die Lage nach NO hat den Vorteil, dass wenigstens in den ersten Morgenstunden die Sonnenstrahlen das Schulgebäude erreichen, wenn es eine freie Lage hat, während die an der entgegengesetzten Front angebrachten Schulräume die

Richtuug nach SW bekommen und erst gegen Mittag von der Sonne beschienen werden.

Bei der Wahl der Fassadenlage gehen wir mithin davon aus, dass die Besonnung des Schulhauses niemals auszuschliessen ist, weil sie als ein den Grundsätzen der Hygiene entsprechendes Moment aufzufassen und hauptsächlich für die Beschaffung einer gesunden und reinen Luft von wesentlichem Werte ist. Man ist auch in neuerer Zeit bei höheren Schulanstalten stets bemüht, namentlich die nicht für den Unterricht bestimmten Räume, z. B. das physikalische, zoologische Kabinett etc. nach N zu verlegen.

Nachweis der Trockenheit von Neubauten. Bei Schulbauten ist die Frage, wann ein Neubau ohne Gefährdung der Gesundheit bezogen werden darf, selbstverständlich ebenso wichtig, wie bei jeder Wohnung und insofern noch wichtiger, als es sich hier um die Ansammlung von vielen Kindern handelt, deren Organismus um so empfänglicher für Schädlichkeiten ist, je jünger sie sind.

Ehe neue Schulbauten bezogen werden dürfen, müssen sie in erster Linie die genügende Trockenheit zeigen; dass feuchte Schulräume denselben Nachteil haben müssen, wie feuchte Wohnungen, liegt auf der Hand; nur treten die Folgen nicht bald und nicht so prägnant auf wie bei Wohnungen, weil eben Schulen nur einen vorübergehenden Aufenthalt gewähren. Alumnate werden sich aber in dieser Beziehung nicht von bürgerlichen Wohnungen unterscheiden. Immerhin können feuchte Schulräume schon durch die Störung der Wärmeproduktion auf die Schüler nachteilig einwirken, und zwar um so nachteiliger, als feuchte und nasse Wände den Körper einseitig abkühlen, gerade wie jede Erkältung in der Hauptsache als eine einseitige Abkühlung des Körpers zu betrachten ist, wodurch die normale Hautfunktion in irgend einer Weise eine Störung erfährt.

Feuchte Wände leiten wie nasse Kleider die tierische Wärme schneller ab; die Verdunstungskälte, die hierbei entsteht, macht den Eindruck einer nicht gehörig beheizten Stube und ist bei empfindlichen Konstitutionen faktisch als ein fühlbarer Kältestrom bemerkbar. Diese vermehrte Wärmeleitungsfähigkeit der feuchtkalten Wände entsteht eben dadurch, dass die in den Poren des Baumaterials eingeschlossene und gleichsam wie eine Isolierschicht wirkende Luft durch das Wasser verdrängt ist.

Die nahe Beziehung der Haut zur Nierenfunktion macht es erklärlich, dass bei lang dauernder Störung der Hautfunktion auch die Nierenthätigkeit krankhaft verändert werden kann. Am nachteiligsten wird der kindliche Organismus durch feuchte Schulräume getroffen, indem Rheumatalgien und Katarrhe verschiedener Art die nächsten Folgen davon sein können, welche dann auf dem Boden einer etwa vorhandenen individuellen Krankheitsanlage sich zu mannigfachen chronischen Leiden entwickeln.

Um zu beweisen, dass ein Neubau die gehörige Trockenheit besitzt, hat man verschiedene Untersuchungsmethoden. Die Trockenbestimmung des Mörtels ist deshalb unsicher, weil die Trockenheit des Mörtelbewurfs sich an verschiedenen Stellen anders verhalten kann. Bei der Aspirationsmethode wird eine grössere Luftmenge durch eine Mauer hindurch aspiriert und deren Feuchtigkeitsgehalt bestimmt. Letztere vergleicht man nun mit der Feuchtigkeit der Aussenluft. Zur Ausführung dieser Methoden gehören die Kenntnisse eines sachverständigen Chemikers.

Man kann auch den Feuchtigkeitsgehalt der Zimmerluft bestimmen und aus einem Vergleiche desselben mit dem der Aussenluft Anzeichen für eine erhöhte Wasserabgabe seitens der Wände gewinnen. Hierzu dienen die von Lambrecht in Göttingen konstruierten Hygrometer, die auch von Laien mit Vorteil benutzt werden können. Wir werden bei der Untersuchung der Schulluft auf ihren Feuchtigkeitsgehalt diese Hygrometer noch näher betrachten.

Nach den in München ausgeführten Untersuchungen soll der Wassergehalt des Mörtels nicht 1‰ übersteigen. In der Regel nimmt man aber als äusserste Grenze zwischen feuchten und trockenen Räumen 4—5 Gewichtsprozente Wasser im Mörtel an. Die Beschaffenheit des Baumaterials und die Stärke der Mauern, sowie die freie Lage des Gebäudes beeinflussen die Zeit, innerhalb welcher die vollendete Austrocknnng eines Neubaus anzunehmen ist. Polizeilicherseits hat man oft einen Zeitraum festgesetzt, der zwischen der Vollendung des Rohbaus und dem Beziehen einer Wohnung liegen muss, weil eine spezielle Kontrolle jedes einzelnen Neubaus nicht durchführbar ist. Bei Schulbauten wird der Architekt und die Schulbehörde hierüber Entscheidung treffen. Je länger das Mauerwerk ohne Putz steht, desto vollständiger trocknet es aus und desto schneller wird auch die zum Putz dienende Mörtelschicht austrocknen. Bei Schulen mit starken Mauern und mehreren Geschossen nimmt man im Allgemeinen nach vollendetem Rohbau noch einen Zeitraum von ca. 9 Monaten an, der bis zur Benutzung der Schulräume verstreichen muss, obgleich sich niemals diese Zeit absolut sicher bestimmen lässt, weil die verschiedensten Momente hierbei zu berücksichtigen sind. Ausnahmen werden namentlich durch das zum Bauen günstige Wetter oder auch durch Beheizung der Räume bedingt. Handelt es sich nämlich darum, das Wasser aus Neubauten zu entfernen, so benutzt man gegenwärtig die Beheizung der einzelnen Räume mittels Feuerung in Kokskörben und zwar unter beständiger Lüftung mittels geöffneter Fenster und Thüren.

Sehr häufig begeht man den Fehler, dass man das rohe Mauerwerk nicht ausreichend austrocknen lässt, sondern nach kurzer Zeit mit Verputz versieht, bevor die Poren allseitig mit Luft erfüllt sind. Jeder Verputz, woraus er auch bestehen mag, verschliesst dann die noch mit Wasser erfüllten Poren und erschwert die Austrocknung im höchsten Grade. Beim Einheizen treten dann nicht selten feuchte Flecken an den Wänden auf, deren Sichtbarwerden von dem noch bestehenden Verschluss der Poren mit

Wasser und dem Austreten der Luft aus der Oberfläche der Wand abhängt. Irrtümlich hat man, wie v. Pettenkofer nachgewiesen, diese Erscheinung auf das Auftreten von Hydratwasser geschoben, welches bei der Verbindung der Kalkerde im Mörtel mit der Kohlensäure der Luft frei werde.

„An der wichtigen Erklärung des Zustandekommens der nassen Flecken in Neubauten hängt zugleich das richtige Verständnis der Function der Mörtelwand in Beziehung auf die Fortschaffung eines grossen Teils des durch den menschlichen Haushalt entwickelten Wassers nach aussen in die freie Luft. Unsere Wände müssen sehr häufig condensiertes Wasser schlucken, durch ihre Masse hindurch befördern, damit es, aussen angekommen im Freien abdunstet. Das ist der Grund, warum nach Norden gelegene oder aus andern Ursachen nie von der Sonne beschienene Lokalitäten oft um so viel feuchter werden, als sonst gleich beschaffene nach Süden gelegene oder von der Sonne beschienene. Das tritt namentlich bei unbeheizten Räumen am deutlichsten hervor. Es giebt Zeiten im Jahre, namentlich während des Uebergangs vom Winter zum Frühling, wo solche Räume kälter sind, als die äussere Luft. Wenn man nun gar die Fenster öffnet, um die warme Luft der ersten Frühlingstage in diese kalten Räume hereinzulassen, dann schlägt sich eine grosse Menge Wasser an Wänden und sonstigen Gegenständen, an Möbeln, Büchern, Kupferstichen etc. nieder, was dann solche Lokalitäten feucht macht. Dieses Wasser muss ebenso wie in einem Neubau wieder nach aussen in die Luft abtreten.“ (v. Pettenkofer.)

Wir haben diesen Passus besonders auch deshalb hervorgehoben, um ihn denjenigen Architekten vorzuhalten, die neuerdings die Lage der Schulzimmer nach Norden als die günstigste bezeichnen.

Wir schliessen hier die neuerdings erlassenen staatlichen Bestimmungen hinsichtlich der Abwehr von Feuersgefahr bei öffentlichen Gebäuden und speziell bei Schulbauten um so mehr an, als sie betreffs der Baukonstruktion in manchen Punkten mit den Anforderungen übereinstimmen, die wir bereits im Vorhergehenden erörtert haben.

Vorkehrungen zur Sicherstellung der Gebäude gegen Feuersgefahr sind im Ministerium der öffentlichen Arbeiten unter Zustimmung der übrigen Ressortchefs ausgearbeitet und vom Kultusministerium mittels Circular-Erlasses vom 27. Oktober 1884 den Behörden zur Kenntnisnahme mit der Veranlassung zugefertigt worden, die Bestimmungen bei allen das Kultusministerium berührenden Bauten, deren Kosten ganz oder teilweise aus Staatsfonds oder solchen Stiftungsfonds, die unter Staatsverwaltung stehen, gedeckt werden, ungesäumt zur Anwendung zu bringen.

Nach dem Circular-Erlass des Ministers der öffentlichen Arbeiten vom 21. August 1884 sind diese Massnahmen für die zur Zeit in Bau begriffenen Gebäude, soweit es ohne erhebliche Mehrkosten, sowie ohne Ueberschreitung der Anschlagssumme thunlich ist, noch nachträglich anzuordnen, bei vorhandenen Gebäuden dagegen im allgemeinen nicht in Aussicht zu nehmen. Falls aber aus den baulichen Verhältnissen bestehender Gebäude für die darin verkehrenden Personen mit Rücksicht auf deren grosse Zahl etc. eine naheliegende Gefahr sich herleiten lasse, so seien behufs entsprechender Abhilfe nach Benehmen mit der betreffenden, das Gebäude beaufsichtigenden Behörde geeignete Vorschläge, event. unter Beifügung von Skizzen, jedoch vorläufig ohne Kostenberechnungen den betreffenden Ressortchefs zu unterbreiten. Die unter I. der Anweisung genannten Gebäude seien jedoch hierbei nur ausnahmsweise in Betracht zu ziehen.

Wir lassen hier die „Anweisung, betreffend die Vorkehrungen zur Sicherstellung fiskalischer Gebäude gegen Feuersgefahr“ mit dem Bemerken folgen, dass wir alle anderen Gebäude ausser den Schulbauten ausgeschlossen haben. Neben den lokalen bau- und feuerpolizeilichen Vorschriften werden die nachfolgenden Bestimmungen immerhin von allgemeinem Interesse sein und auch den Gemeinden, die auf eigene Kosten Schulbauten ausführen, zur Richtschnur dienen können.

I.

Landschulgebäude mit ein bis zwei Klassen etc., Wohngebäude für Beamte an Gymnasien und sonstigen Lehranstalten, Gebäude, welche ausser dem Keller- und Dachgeschosse nicht mehr als zwei bewohnbare Geschosse aufweisen, sind, von besonderer Ausnahme abgesehen, im wesentlichen mit massiven Wänden, gestaakten und geputzten Balkendecken, hölzernem Dachverbande unter harter Bedachung, mit hölzernen, unterwärts gerohrten und geputzten Treppen zu erbauen.

Bei Landschulgebäuden, in denen eine der Klassen im ersten Stocke zu liegen kommt, ist darauf zu achten, dass die Zugangstreppe in der Nähe jener Klasse angeordnet wird, eine Breite von mindestens 1,30 m erhält und ohne Wendelstufen bei höchstens 17 cm Steigung mit entsprechend grossem Podeste versteuert wird. Ferner müssen in Landschulgebäuden sowohl die Thüren der Klassen, als auch die Hausthüren nach aussen aufschlagen.

II.

Land- und Stadtschulen mit mehr als zwei Klassen, Mittel- und Realschulen, Gymnasien, Seminare und Pädagogien, Blinden- und Taubstummenanstalten, klinische Anstalten der Universitäten und Krankenhäuser sind in folgenden Punkten abweichend von den unter I verzeichneten Gebäuden zu behandeln.

a) Sämtliche Wände derselben werden massiv, bezw. unverbrennlich hergestellt.

b) Das ganze Kellergeschoss, die Korridore, Eingangsflure und Treppenhäuser etc. werden überwölbt.

c) Sämtliche Treppen vom Keller bis zum obersten Stockwerke, bezw. Dachboden sind massiv, am besten aus Haustein, freiliegend oder, wenn solches irgendwo durchführbar, auf steigenden Gewölben oder zwischen festen gemauerten Wangen aufzuführen.

d) Die Treppen, welche auf den Dachboden führen, müssen daselbst mit massiven Wänden umschlossen, überwölbt und mit einer eisernen Thür gegen den Dachboden verwahrt werden.

e) Die Lichteinfallschächte etwa vorkommender Oberlichte müssen mit Wellblech oder sonst geeignetem Material derart ummantelt werden, dass ein im Dachboden entstehendes Feuer die Lichtschächte erst nach längerer Zeit erreichen und sich von da aus in tiefer liegende Gebäudeteile verbreiten kann.

f) Unter Berücksichtigung der Grundrissgestaltung im Dachboden sind Brandmauern in der Ausdehnung auszuführen, dass der Dachraum in Entfernungen von 30 zu 30 m feuersicher abgeschlossen wird.

g) Die Thüren der Schulklassen, sowie aller Säle, in denen sich eine grössere Zahl von Menschen gleichzeitig aufzuhalten pflegt, müssen bei angemessener Breite nach aussen aufschlagen und dürfen zur Vermeidung einer Begegnung von Menschenströmen nicht einander gegenüber liegen.

h) Die Schornsteine sind innerhalb des Dachbodens nicht mit Reinigungsthüren zu versehen; die Reinigung der Schornsteine soll vielmehr, wenn thunlich, vom Dache aus durch Anbringung von Laufbrettern ermöglicht werden.

i) Die Gebäude sind, sofern an dem betreffenden Orte eine Wasserleitung von ausreichendem Drucke vorhanden ist, an letztere anzuschliessen und mit der erforderlich erscheinenden Zahl von Feuerhähnen nebst den zugehörigen Hanfschläuchen von auskömmlicher Länge derart auszustatten, dass jedem Raume Wasser in genügender Menge unter genügendem Drucke abgegeben werden kann. Dementsprechend sind insbesondere an den Endigungen der Treppe im Dachboden, jedoch innerhalb der massiven Ummantelung derselben, sofern hier noch genügender Druck in der Leitung vorhanden ist, Feuerhähne anzuordnen.

Auf Herstellung von Feuerhähnen ist auch dann Bedacht zu nehmen, wenn das Gebäude eine eigene Wasserleitung erhält.

Ist an dem betreffenden Orte eine organisierte Feuerwehr vorhanden, so hat der Kreisbaubeamte sich mit dem Dirigenten derselben bezüglich der Zahl, Lage und Konstruktion der Feuerhähne und Hydranten in Verbindung zu setzen. Wird seitens der Feuerwehr auf die Herstellung von Feuerhähnen im Innern des Gebäudes kein Werth gelegt, so kann auf solche verzichtet werden. In diesem Falle ist jedoch auf Beschaffung einer ausreichenden Zahl von Hydranten auf den Höfen etc. Bedacht zu nehmen. In den Erläuterungsberichten der speziellen

Projekte sind diese Verhältnisse eingehend zu erörtern und die getroffenen Dispositionen entsprechend zu motivieren.

Die hiernach in fiskalischen Gebäuden herzustellenden Feuerhähne und Hydranten sind von Zeit zu Zeit in geeigneter Weise, eventuell unter Mitwirkung der Feuerwehr durch den zuständigen Kreisbaubeamten auf ihre Gebrauchsfähigkeit zu kontrollieren; auch empfiehlt es sich, etwa in dem betreffenden Gebäude wohnende Unterbeamte in der Benutzung der Feuerhähne zu unterweisen.

k) Endlich wird in den grössern Gebäuden dieser Gruppe, etwa von einem Kostenbetrage von 100 000 Mark für das Hauptgebäude an, soweit die Grundgestaltung nicht ohne Weiteres zu übersehen ist, zur Orientierung der Feuerwehr ein möglichst deutlich dargestellter Plan von den Grundrissen des Gebäudes im Massstabe von 1 : 200 im Eingangsflur, bezw. der Portierloge aufzuhängen sein.

Im Uebrigen finden auch auf die unter II. genannten Gebäude die Bestimmungen unter I. entsprechende Anwendung.

IV.

Auditoriengebäude, Turnanstalten und sonstige Gebäude, in denen sich eine grössere Zahl von Menschen häufig aufzuhalten pflegt, haben sich in ihrer Bauart im Allgemeinen den unter II. verzeichneten Gebäuden anzuschliessen.

Im Uebrigen ist besonderer Werth darauf zu legen, dass sich die eine grosse Zahl von Menschen fassenden Räume möglichst schnell entleeren können. Demgemäss ist dafür zu sorgen, dass einerseits Ausgänge von ausreichender Zahl, von genügender Breite und zweckmässiger Lage angeordnet, andererseits, wenn die betreffenden Räume mit Emporen u. s. w. sich nicht zu ebener Erde befinden, Treppen in genügender Zahl von ausreichender Breite und mit angemessener Steigung vorgesehen werden, deren im Erdgeschosse belegene Thüren direkt ins Freie führen müssen.

Was zunächst die Ausgänge betrifft, so sind deren Thüren bei allen vorstehend genannten Gebäudearten so anzuordnen, dass sie nach aussen aufschlagen, und zwar bezieht sich diese Bestimmung auf alle äusseren Thüren, sowie diejenigen inneren, welche zu den betreffenden Räumen gehören oder von den Besuchern beim Verlassen derselben passiert werden müssen. Hinsichtlich der Zahl und Breite der Ausgänge, einschliesslich der daran sich anschliessenden Vorflure, Korridore etc., sowie der Treppen wird festgesetzt, dass unter Beachtung der Gesamtzahl, welche der betreffende Raum aufzunehmen vermag, angeordnet werden,

entweder für je 120 Personen ein Ausgang und eventuell eine sich anschliessende Treppe von mindestens 1,00 m Breite,

oder für je 180 Personen ein Ausgang und eventuell eine sich anschliessende Treppe von mindestens 1,50 m Breite,

oder für jede 240 Personen ein Ausgang und eventuell eine sich anschliessende Treppe von 2,00 m Breite.

Die vorstehenden Masse müssen im Lichten, bei den Treppen zwischen den Handläufern gemessen, vorhanden sein. Die Treppen sind mit graden Läufen und rechteckigen Podesten, welche dieselbe Breite wie die Läufe aufweisen müssen, herzustellen. Die Steigung der Stufen darf das Mass von 18 cm nicht überschreiten. Die Treppen erhalten auf beiden Seiten Handläufer, welche über die Podeste ohne Unterbrechung fortlaufen.

Sollen Wendeltreppen angewandt werden, so müssen die Umfassungsmauern dementsprechend kreisförmig gestaltet werden; auch dürfen die Stufen nicht ganz spitz zulaufen, sondern müssen an der Spindel, bezw. im Auge der Treppe mindestens noch 10 cm Auftritt nachweisen.

Auf eine gewendelte Treppe sind jedoch

bei einer Breite von	1,0 m	höchstens	60 Personen,
" " " "	1,5 m	"	90 "
" " " "	2,0 m	"	120 "

in Ansatz zu bringen.

Es bleibt anheim gestellt, die Personenzahl, welche ein Auditorium aufzunehmen vermag, auf Ausgänge und Treppen von verschiedener Breite zu verteilen, also etwa einen Ausgang von 1,5 m und einen von 1,0 m anzuordnen u. s. w. und eventuell diesen Ausgängen entsprechende Treppen vorzusehen.

Die Ausgänge und Treppen müssen eine solche Lage erhalten, dass die Entleerung des betreffenden Raumes möglichst leicht erfolgen kann, dass auch beim Vorhandensein mehrerer Ausgänge und Treppen das Publikum dieselben unwillkürlich in entsprechender Weise benutzt.

Nebenausgänge oder Nebentreppen, welche den Besuchern des betreffenden Gebäudes nicht bekannt sind, auch nach Lage der Verhältnisse nicht bekannt sein können, bleiben bei der Feststellung der Zahl und Breite der Ausgänge und Treppen, welche behufs ausreichend schneller Entleerung des fraglichen Raumes notwendig sind, ausser Betracht.

Berlin, den 21. August 1884.

Der Kultusminister hat ferner noch die Regierungen angewiesen (Circ.-Erl. vom 6. Decbr. 1884), bei den an der Aufbringung der Baukosten mitbeteiligten Privatpatronen und Gemeinden im Sinne einer freiwilligen Annahme der von der Staatsverwaltung als notwendig erkannten Massnahmen zur Erhöhung der Feuersicherheit hinzuwirken und im Weigerungsfalle zu erwägen, inwieweit die Durchführung dieser Massnahmen durch resolutorische Entscheidung herbeizuführen ist.

Betreffs der bereits vor Erlass der obigen Vorschriften festgestellten Bauprojekte soll die Königl. Regierung in jedem einzelnen Falle prüfen, in welchem Umfange die qu. Vorschriften zur Anwendung zu bringen sein möchten, und demnächst die ministerielle Entscheidung beantragen.

Desgleichen wurde die Bestimmung einer Königl. Regierung gebilligt (Circ.-Erl. vom 31. Januar 1885), der zufolge bei allen Neu- und Reparaturbauten nicht allein die Thüren der Schulstuben, sondern auch die für die Schulkinder bestimmten Eingangsthüren der Schulhäuser nach aussen aufschlagend eingerichtet werden sollen.

Betreffs der Anlage von Blitzableitern zum Schutz gegen Blitzschlag wird die Königl. Regierung zu N. mittels des Erlasses vom 28. März 1884 ermächtigt, auf solche Anlagen in Zukunft für alle Neubauten von öffentlichen Volksschulhäusern regelmässig Bedacht zu nehmen und weiterhin dieselben auch für diejenigen der bestehenden Schulhäuser zu verlangen, welche auf Grund der von der Königl. Regierung angestellten Ermittelungen ihrer Beschaffenheit und Lage nach als der Blitzgefahr besonders ausgesetzt zu erachten sind, zu welchen vor Allem die mit weicher Bedachung versehenen gerechnet werden müssen. Gleichzeitig ist in geeigneter Weise darauf hinzuwirken, dass nach und nach thunlichst auch alle übrigen Schulhäuser mit Blitzableitern versehen werden. Die erste Einrichtung und die Unterhaltung der Blitzableiter, bezw. die notwendigen periodischen Revisionen liegen den Gemeinden ob.

Behufs Ausübung einer staatlichen Kontrolle beauftragt der Kultusminister im Einverständnis mit dem Minister der öffentlichen Arbeiten die Königl. Regierung, in einzelnen Fällen ihre Baubeamten anzuweisen, sich sowohl bei der Neuanlage, als auch bei der Revision von Blitzableitern in geeigneter Weise gelegentlich zu beteiligen. Jedoch ist diese Beteiligung möglichst zu beschränken und mit anderweitigen Dienstgeschäften in der Nähe der betreffenden Baustellen thunlichst zu combinieren, damit die Baubeamten dadurch nicht belastet werden.

Literatur. 1) **Ferdinand Senft,** Fels und Erdboden. Lehre von der Entstehung und Natur des Erdbodens. München 1876. — 2) **C. Flügge,** Lehrbuch der hygienischen Untersuchungsmethode. Leipzig 1881. — **Renk,** Zeitschrift für Biologie Bd. 15, p. 205. — 3) **J. Soyka,** Artikel: „Boden" in Eulenburg's Realencyklopädie. Wien 1885. 3. Bd. 2. Aufl. — 4) **Carl Fränkel,** Ueber das Vorkommen verschiedener Mikroorganismen in verschiedenen Bodenschichten. Zeitschrift f. Hygiene von Koch und Flügge. 2. Bd. 3. Heft. 1887. S. 521. — 5) **Orth** in Eulenberg's Vierteljahrsschrift für gerichtl. Medizin und Sanitätswesen. 20. Bd. S. 357. 1874. — 6) **Ernst Schürmann** in zweiten Jahresbericht der chemischen Centralstelle für öffentl. Gesundheitspflege in Dresden. Herausgegeben von Dr. **Fleck.** Dresden 1873. S. 42–46. — 7) **Varrentrapp,** Hygienische Anforderungen an Schulbauten. Deutsche Vierteljahrsschrift für öffentl. Gesundheitspflege. 1. Bd. 4. Heft. S. 467. 1869. — 8) **C. Lang,** Ueber natürliche Ventilation und die Porosität der Baumaterialien. Erste Ausgabe Stuttgart 1877. 2. Ausgabe München ohne Jahreszahl. — **Ernst Schürmann,** Ueber natürliche Ventilation und den Einfluss der Baumaterialien auf dieselbe. Dritter Jahresbericht der chem. Centralstelle in Dresden. 1874. S. 45. — **Märcker,** Untersuchung über die Diffusion von Kohlensäure durch poröse Scheidewände. Landwirtschaftliche Jahrbücher. VI. Bd. Suppl. — 8a) **Max v. Pettenkofer,** Beziehung der Luft zu Kleidung, Wohnung und Boden. Drei populäre Vorlesungen. Braunschweig 1872. S. 39. — 9) **Ungefug,** Kreisphysikus zu Darkehmen. Erkrankungen durch den bösartigen Haus- oder Thränenschwamm. In Eulenberg's Vierteljahrsschrift. Bd. 27. 1877. S. 302 u. 527. — 10) Prof. **Göppert,** Der Hausschwamm, seine Entwicklung und Bekämpfung. Nach dessen Tode herausgegeben und vermehrt von Prof. Dr. **Polek.** Breslau 1887. — 11) Jahresbericht über das Schuljahr 1887—1888 des Realprogymnasiums zu Bonn von Prof. Hölscher. Die Beschreibung des Gebäudes hat der Erbauer, der Stadtbaumeister **Lembke,** geliefert. — 12) **R. Grassmann,** der Bau der Fabrik- und anderen Gebäude nach den Regeln der Gesundheitspflege. Stettin 1882. — 13) **Hermann Eulenberg,** Die Lehre von den schädlichen und giftigen Gasen. Braunschweig 1864. S. 144. — 14) **Chr. Nussbaum,** Architekt in München. Zur Orientierung der Schulzimmer in der Zeitschrift für Schulgesundheitspflege. No. 3. 1888. —

Nebenanlagen des Schulhauses.

Zu den wichtigsten Nebenanlagen gehören die Bedürfnisanstalten. Darüber kann kein Zweifel herrschen, dass sie nicht in das Schulhaus gehören. Sie müssen unbedingt getrennt vom Schulhause liegen, aber auch nicht zu entfernt, um die Ueberwachung derselben seitens des Lehrers zu ermöglichen. Ein bedeckter, seitlich aber offener Gang soll die Verbindung mit dem Schulhause vermitteln, damit der Zugang vor der Unbill des Wetters geschützt ist und namentlich bei starkem Regen die Durchnässung der Schüler verhütet wird. Wenn man hierbei das Schulhaus den üblen Ausdünstungen der Aborte für ausgesetzt hält, so steht man noch auf dem alten Standpunkt, wo man die „Verpestung der Luft" durch Aborte und Abortgruben für möglich hielt. Eine geregelte Hygiene muss jedoch von der Voraussetzung ausgehen, dass ein so schädlicher Einfluss der Bedürfnisanlagen heutzutage nicht mehr vorkommen darf. Ihre Lage muss aber immerhin eine zweckmässige sein; sie dürfen daher auch nicht in der Nähe eines „Luftbrunnens" liegen, wenn ein solcher vorhanden ist. Es kommen solche Verstösse gegen die Hygiene bei übrigens vortrefflich eingerichteten Schulanstalten vor. Dies rührt daher, dass man den Bedürfnisanlagen noch immer nicht die Berücksichtigung schenkt, welche sie im höchsten Grade verdienen. Man begegnet noch immer dunkeln, schmutzigen, ekelerregenden Schulabtritten, die jeder Ueberwachung entbehren und gegen deren Benutzung Sitte und Anstand sich empören müssen. Es lohnt sich daher wol der Mühe, auf ihre Lage sowohl, als auf ihre innere Einrichtung näher einzugehen. Dass sich alle Einrichtungen unter Dach befinden müssen, ist wol selbstverständlich. Ihre Lage nach einer bestimmten Himmelsrichtung, z. B. nach Norden, verbieten oft die örtlichen Verhältnisse. Wenn es möglich ist, so ziehe man die Lage nach Norden oder besser nach Osten der nach Süden oder Westen vor. In Volksschulen, in denen Mädchen und Knaben gemeinschaftlich unterrichtet werden und der Hofraum nicht getrennt ist, muss ein besonderer Zugang für beide Geschlechter und eine strenge Trennung der Aborte geschaffen werden, wie es Sitte und Anstand erfordern. Die grössten Unzuträglichkeiten kommen vor, wenn hierfür nicht Sorge getragen und dem Zartgefühl der Mädchen nicht Rechnung getragen wird. Jeder Zugang muss einen massiven Boden haben, wenn er auch nur aus gestampftem Lehm besteht, um nicht zur Verschleppung von Staub und Schmutz beizutragen.

Sitzraum und **Sitz** repräsentieren den Ort, den man mit den verschiedensten Namen belegt, wie Abtritt, Klosett, Privet oder Privé, heimliches Gemach, Kabinett, auch Toilette etc. Das Gebäude, welches die Abtritte enthält, sollte in einem dem Schulgebäude entsprechenden Stil gebaut und mit einer angemessenen Fassade versehen werden. Ohne Luxus zu entfalten, braucht man doch den Schönheitssinn nicht zu beleidigen. Aufgabe des Architekten wird es sein, hier das richtige Mass zu treffen. Da Fenster in einer mehrsitzigen Abteilung fehlen, so muss ein Oberfenster, das sich öffnen und schliessen lässt, oder zum wenigsten ein Lattenverschlag von ca. 35 cm Höhe über der Thür den Raum erhellen, da sonst der Schüler die Thür bei der Benutzung des Abtritts meist offen lässt, um sich in der Dunkelheit zurechtzufinden, wodurch wiederum gegen allen Anstand verstossen wird. Da der Lehrer nicht alle Missstände dieser Art überwachen kann, so sollen sie wenigstens durch fehlerhafte Einrichtungen nicht gefördert werden. Zum äusseren Anstand gehört es ferner, dass jeder Sitz einen besonderen Raum und eine besondere Thür erhält, die von aussen und innen verschliessbar ist und sich stets von innen nach aussen öffnen muss. Zweckmässig ist es, bei grösseren Schulanstalten für jede Klasse eine Sitzabteilung zu bestimmen und besonders zu bezeichnen. Die Meinungen gehen darüber auseinander, wie viele Schüler auf einen Abtritt anzuweisen sind. Nach den „Erläuterungen" ist für je 40 Knaben und für je 25 Mädchen in Volksschulen ein Sitz anzunehmen. Andere rechnen auf 25—30 Kinder einen Abtrittssitz. Sehen wir von den älteren Ansichten ab, die sogar 50 Knaben, resp. 40 Mädchen einem Sitz zuweisen, so dürften 4 Abtritte auf 100 Schüler weiblichen oder männlichen Geschlechts durchschnittlich eine annehmbare Zahl sein.

Der Sitzraum muss einen massiven Boden haben, der aus Reinlichkeitsgründen notwendig ist und sich wenigstens 10 cm über den Boden des Schulhofs zu erheben hat. Der Zwischenraum zwischen Thür und Abtrittssitz betrage wenigstens 65 cm, seine Breite unter gewöhnlichen Verhältnissen 75 cm, ein Mass, welches eine ungehinderte Bewegung gestattet und von der speciellen Anordnung des Sitzes für ältere und jüngere Schüler unabhängig ist. Betreffs der Ausstattung der Wände des Sitzraums verwerfen wir die vielfach ausgesprochene Ansicht, dass die Wände mit Asphaltanstrich zu versehen seien. Das Bemalen der Wände wird dadurch zwar verhindert, der Reinlichkeit im allgemeinen aber kein Vorschub geleistet; denn ein solcher Ort fordert nicht zur strengen Beobachtung der Reinlichkeit auf, giebt erfahrungsgemäs weit eher Anlass zur Vernachlässigung derselben. Gegen jedes unanständige Benehmen auf dem Abort, sei es durch grobe Besudelung oder durch obscöne Zeichnungen, kann nur die strengste Schulzucht helfen. Die Uebelthäter sind leicht herauszufinden, wenn man eben die Aborte nach den Klassen bezeichnet. Widmet der Klassen-Ordinarius diesem Gegenstande seine Aufmerksamkeit, so werden die gedachten Gemeinheiten nicht mehr vorkommen. Und der Gegenstand selbst ist wichtig genug, um auf der Tagesordnung zu bleiben. Wir würden einen hellen Oelanstrich vorziehen, um diesem Orte ein freundliches Aussehen zu verschaffen, damit er für die Schuljugend um so mehr ein Antrieb ist, sich der Reinlichkeit zu befleissigen. Eine Bekleidung der Wände mit Porzellanplatten bis über die Höhe des Sitzes hinaus würde das Wünschenswerteste sein, wenn der Baufonds dies gestattet. Die Decke kann fehlen, wenn eine dichte und solide Dachkonstruktion unmittelbar über den Sitzräumen sich befindet, zumal hierdurch eine kräftige natürliche Ventilation in Wirksamkeit tritt. Dadurch wird auch der Vorschlag, behufs Ventilation am untern Teile der Thür einen 25 cm hohen Raum auszuschneiden, hinfällig, abgesehen davon, dass hierzu eine der genannten Vorrichtungen über der Thür weit zweckmässiger ist. Wir verweilen etwas länger bei diesen Aeusserlichkeiten, weil wir der Ansicht sind, dass ihre Berücksichtigung bei den Schülern den Sinn für Ordnung und Reinlichkeit erweckt, der über die Schulzeit hinaus für das spätere Leben sich weiter erhalten soll. Eindrücke der frühesten Jugend haften am längsten; man sorge daher in der Schule dafür, dass sie keine abschreckenden, sondern nur nachahmungswürdige Erinnerungen hervorrufen.

Der Sitz des Abortes. Am zweckmässigsten ist es, den Abortsitz unmittelbar über der Grube anzubringen, damit die Exkremente direkt in dieselbe fallen. Von diesem Gesichtspunkt aus sind Gruben unentbehrlich und einstweilen in allen Städten, die sich an einer Schwemmkanalisation noch nicht beteiligen können, für gemeinschaftliche Aborte, wie in Schulen, unersetzlich. Man rät vielfach an, die Höhe des Sitzes nach der Höhe der Bänke der entsprechenden Klasse zu bemessen; wir teilen diese Ansicht nicht und halten dafür, dass sie für das bequemere Sitzen bei der Defaekation etwas niedriger sein müssen, so dass bei den kleinsten Schülern die Höhe 25 cm, bei mittelgrossen 30 cm und nur bei den grösseren Schülern 35 cm zu betragen hat. Das Gestell kann aus mit Oel durchtränktem Eichenholz bestehen. Ein Anstrich ist insofern unzweckmässig, als er ein gründliches Reinigen, wie Abscheuern mit Seifenlauge etc. nicht zulässt. Und wie notwendig dies bei herrschenden akuten ansteckenden Krankheiten ist, leuchtet ein, obgleich man bisher hierbei weit weniger auf die Reinhaltung des Abortes als auf die Desinfektion der Gruben Rücksicht genommen hat; man kann aber die Frage aufwerfen: welchen Vorteil bringt die Grubendesinfektion, wenn der Abtritt selbst den grössten Schmutz beherbergt? Die Oeffnung im Sitzbrett habe einen Durchmesser von 25, resp. 30 cm mit schräger Abrundung nach innen. Von entsprechendem Durchmesser ist am untern Teile des Brettes eine Einfassung von verzinktem oder inwendig emailliertem Eisenblech anzubringen, die nur 10 cm hoch ist und deren untere Oeffnung eine Weite von wenigstens 30 cm hat. Der vordere Teil ist schräg abschüssig, während die hintere und seitliche Partie ganz senkrecht verläuft, um jedes Ankleben der Exkremente zu verhüten. Man könnte einwenden, dass diese Vorkehrung ganz überflüssig sei, wenn der Abtrittssitz über der Latrinengrube liegt. Wir erwidern hierauf, dass die Sitzöffnung ohne alle Einfassung einen sehr unschönen Eindruck macht; andererseits soll sie das Holzwerk vor Durchnässung schützen und erkennen lassen, ob die erforderliche Beaufsichtigung und Reinigung des Aborts erfolgt. Deshalb können wir uns mit den „Erläuterungen“ nicht befreunden, wenn sie anraten, von der Sitzöffnung aus einen Trichter mit Fallrohr so anzuordnen, dass die untere Mündung des letzteren tiefer in den Grubenraum hinabreicht, als die untere Oeffnung der über Dach führenden Dunströhre, welche am höchsten Punkte der Grubenabdeckung anzubringen sei, damit die Grubengase besser durch diese Röhre ins Freie ausströmen. Mit dem Fallrohr kann nur die Entwicklung übler Ausdünstungen begünstigt werden, weil die stets anklebenden Fäkalstoffe ohne Wasserspülung nicht zu entfernen sind. Jedenfalls erschwert jedes Fallrohr die Handhabung der Reinlichkeit und die Beseitigung der üblen Gerüche. Hütet man sich vor derartigen selbstgeschaffenen Schwierigkeiten, dann sind auch alle Vorkehrungen, z. B. ein Schrägbrett oder ein galgenförmiges Holzgestell hinten am Sitzplatz, welche verhüten sollen, dass die Schüler sich nicht auf den Abtritt stellen können, unnötig, da nur grobe Beschmutzungen die erste Veranlassung dazu geben. Warum sollte sich ein Schüler auf den Abtrittssitz stellen, wenn nicht die Verunreiniguug das Sitzen unmöglich macht? Beseitigt man nicht sofort den den Sitz verunreinigenden Kot, so ist es eine natürliche Folge, dass man sich einen „türkischen Abort“ schafft und in hockender Stellung über einem Loch seine Notdurft verrichtet. Die gänzlich vernachlässigte Beaufsichtigung der Aborte trägt die Hauptschuld dieser Missstände und es ist in der That empörend, dass sie noch heutzutage vorkommen.

Die ovale Form der Brillenöffnung wird der runden vorgezogen, weil sie einer Verunreinigung mit Urin besser vorbeugt. Dies wird auch bei der mehr Raum gewährenden runden Form erreicht, wenn nur der Zwischenraum zwischen dem vordern Rande des Brettes und der Oeffnung nicht mehr als 4 cm beträgt. Klappdeckel sind zu vermeiden, da sie leicht aus Mutwillen beschädigt werden; sie sind auch unnötig, wenn man für eine Behandlung des Grubeninhalts Sorge trägt, welche das Auftreten von stinkenden Gasen nicht aufkommen lässt.

Das Fässersystem. Nach Art der Aufbewahrung und Beseitigung der Exkremente erleidet die Abortanlage mannigfache Modifikationen. Bedient man sich der Kübel, Fässer oder Tonnen, so handelt es sich wesentlich nur um kleine Gruben, die den Vorteil der schnellen Beseitigung der Faekalien haben, da diese eintreten muss, sobald die genannten Gefässe gefüllt sind. Die aus Eichenholz hergestellten, mit Glasur- und Harzöl angestrichenen Tonnen haben in der Stadt Emden, wo das Fässersystem wegen des hohen Grundwasserstandes eingeführt werden musste, einen Inhalt von 29 resp. 41 Liter, je nachdem der Haushalt kleiner oder grösser ist. [1]) Der Deckel der Tonne ist von Zink und wie der eiserne Rand der Tonnenöffnung mit schwarzer Oelfarbe angestrichen. Das Sitzbrett lässt sich aufklappen und an demselben ist ein Trichter von inwendig weiss emailliertem Schmiedeeisenblech angeschraubt. Beim Zuklappen des Sitzbrettes schliesst der Mantel des Trichters an die Oeffnung der darunter stehenden Tonne dicht an. Die obere Oeffnung des Trichters hat einen Durchmesser von 30 cm und nach hinten eine 20 cm hohe, senkrechte Wand, während die vordere in so schräger Richtung verläuft, dass die untere Oeffnung nur einen Durchmesser von 7—10 cm hat und die 20 cm weite Oeffnung der Tonne nur zur Hälfte ausfüllt. Es ist unvermeidlich, dass nicht Kotteile am Trichter hängen bleiben, welche eine sehr häufige Reinigung desselben erfordern, wie denn überhaupt das Fässersystem eine weit grössere Aufmerksamkeit und Bedienung beansprucht, als das Grubensystem. Beim Abholen der Tonnen wird das vordere Brett des Abtrittssitzes, welches lose anliegt, weggenommen und die volle Tonne entfernt. Dieses an und für sich einfache Verfahren wird durch die Abfuhr, welche wenigstens einmal wöchentlich erfolgt, complizierter, weil sie in Städten systematisch zu organisieren ist und namentlich eines Tonnenabfuhrwagens bedarf, geschweige der vielen Einrichtungen, welche beim Unterbringen des Latrineninhaltes in Erwägung kommen. Ist mit einer Volkslandschule ein Schulgarten verbunden, so könnte der Dünger auf dem leichtesten Wege mittels Handwagen dorthin geschafft, teils sofort verwertet, teils zu Composthaufen bearbeitet werden, wenn letztere in hinreichender Entfernung vom Schulhause placiert und mit desinficierenden Mitteln sachgemäss behandelt werden. Dieselben Schwierigkeiten bietet das sog. Heidelberger System [2]) dar, welches mit grösseren Tonnen von 105 Liter Inhalt arbeitet. Jede Tonne wird ausserdem durch einen eingeschalteten Siphon gegen das Abfallrohr abgeschlossen, wodurch das System complicierter wird und namentlich durch die Zugabe eines Abfallrohrs auch schwieriger zu behandeln ist. Aus diesem Grunde schon dürfte sich das System überhaupt für Schulen nicht eignen, in denen wir prinzipiell jedes Abfallrohr zu vermeiden suchen, wenn es sich nicht um ein Wasserklosett handelt, welches erfahrungsgemäss das angenehmste und bequemste Verfahren repräsentiert, weil die Exkremente sofort durch Wasser den städtischen Kanälen zugespült werden. Auch ist die Reinhaltung des Klosettsitzes und des damit verbundenen Porzellanbeckens mittels des zur Verfügung stehenden Spülwassers weit leichter ermöglicht. In Städten mit Schwemmkanälen ist man daher in den Schulen wegen der Beschaffung und Einrichtung der Bedürfnisanstalten vieler Sorgen überhoben. Jedes andere Abfall- oder Kotrohr, welches ohne Spülung nie frei von anklebenden Fäkalien ist, entwickelt stets üble Gerüche, die auch durch den Siphon oder das Ventilationsrohr nicht gänzlich beseitigt werden, es sei denn, dass aus dem Abfallrohr ein besonderes Rohr sich abzweigt und unmittelbar neben dem Küchenschornstein bis über das Dach in die Höhe führt. Selten wird es aber bei Schulabtritten auf dem Schulhofe möglich sein, eine solche Verbindung herzustellen. Auch wegen des Kostenpunktes hat das Heidelberger System bisher wenig Eingang gefunden. Spülabtritte sollten in Schulen gar nicht geduldet werden.

Das Grubensystem. Dies bisher verpönte System hat in dem Professor Dr. Franz Hofmann zu Leipzig neuerdings einen warmen Verteidiger gefunden. Zunächst bekämpft er die herrschende Ansicht, dass alle Gruben durchlässig seien und dadurch den Boden mit Fäulnisresten imprägnierten. Bei 100 Jahre bestehenden Abortgruben hat er nur die innerste Schicht mit Latrinenstoffen imprägniert gefunden; die äussere Schicht und die Mörtellagen waren frei geblieben. Ausserdem sei zu beachten, dass die Gruben, eingesenkt in den Erdboden und umgeben von diesem schlechten Wärmeleiter, viel niedrigere Temperaturgrade zeigen als die meisten Tonnen. Freilich verwirft Hofmann die schlechten Gruben, welche als sog. Schlinggruben nur eine seitliche Mauerung haben und deren Boden ohne jeden Schutz auf grobkiesigem Grunde steht. Durch Senkungen des Mauerwerks, die hierbei unvermeidlich sind, entstehen klaffende Sprünge desselben, wodurch das Aussickern des Grubeninhalts vermittelt wird. Die Herstellung einer guten Grube überlässt Hofmann dem Architekten.[3]) Das Einsetzen von gusseisernen Kästen in den Boden empfehlen wir nicht, da diese erfahrungsgemäs weit weniger dauerhaft sind als cementierte Mauern. Um ihre Undurchlässigkeit zu sichern, ist es zweckmässig, dass jede neu anzulegende Grube auf der Sohle eine 0,15 m starke Betonschicht hat, auf welcher zwei in Cement gemauerte, je 0,07 m starke Lager festgebrannter Ziegel ruhen. An diese schliessen sich mit Cement ausgestrichene Wandungen aus hartgebrannten, nicht durchlässigen Ziegeln an. Sehr sicher verfährt man, wenn in einem Abstand von 5 cm eine Futtermauer aufgeführt und der Zwischenraum mit frisch gelöschtem Kalk ausgefüllt wird. Auch die Futtermauer ist auf der innern Fläche der Sohle und in den Wandungen mit geglättetem Cementputze zu versehen. Statt der Futtermauer kann man die Grube auch mit einer festen, mindestens 80 cm dicken Lehmschicht oder mit einer mindestens 15 cm dicken Cementschicht von aussen umgeben.

Weit günstiger liegen die Verhältnisse, wenn man Gebrauch von Torfstreu oder Torfmull macht, deren grosse Aufsaugungsfähigkeit für Flüssigkeiten hinreichend erprobt ist.*) Ebenso

*) Es gibt verschiedene Torfarten, die sich nach den Pflanzen, aus denen sie entstanden sind, unterscheiden. Moostorf nennt man den Torf, in welchem Sphagnen, Hypnen, Conferven und Algen die Hauptbestandteile bilden. Aus dem Moostorf gewinnt man fabrikmässig durch Sieben Torfmull, eine braune pulverförmige Masse, während der auf dem Siebe zurückbleibende Teil Torfstreu heisst.

werden Ammoniak, kohlensaures Ammoniak und die Stinkstoffe absorbiert, so dass eine Desodorisierung stets erfolgt. Man hat berechnet, dass die Torfstreu durchschnittlich ungefähr das 8fache, Torfmull das 10fache seines Gewichtes an Wasser aufsaugt.[1]) Beim Torfmull bleibt eine trockene Masse zurück, die sich als gutes Düngungsmittel bewährt hat. Zur Entleerung des Latrineninhaltes kann man sich halbdurchsägter Petroleumfässer bedienen, welche sich auf Handkarren leicht transportieren lassen. Die Torfstreu, eine strohartige Masse, kann man mit einer Mistgabel auf Karren laden. Bei der Benutzung der Torfstreu oder des Torfmülls verfährt man am besten so, dass man nach Entleerung der Grube zuerst die Sohle derselben vollständig mit diesem Material bestreut und in der Zwischenzeit soviel davon zusetzt, dass alle Flüssigkeit absorbiert bleibt. Zu diesem Zweck muss die immerhin cementierte, regelrecht angelegte Grube an ihrer hintern Seite mittels eines im Gebäude liegenden Ganges übersehen und nach Bedürfnis bestreut werden können. Geschieht dies vorschriftsmässig, so tritt bei der Entleerung nur ein eigentümlicher süsslicher Geruch auf, wovon wir uns mehrfach überzeugt haben. Die Grube braucht unter diesen Umständen nur teilweise mit Bohlen überdeckt zu sein, wenn der Luftwechsel durch das über ihr befindliche und zweckmässig konstruierte Dach vermittelt wird.

Bei der Benutzung des präparierten Torfes hat man noch folgendes Verfahren zu beachten.*) Das Quantum jeder einzelnen Streuung ist nach der Aufsaugungsfähigkeit und Zusammensetzung des Torfmülls, sowie nach dem Alter und Geschlecht der den Abort Benutzenden zu regulieren, mag es sich um Gruben oder bewegliche Gefässe handeln. In beiden Fällen muss der Abortsitz ohne Vermittelung eines Abfall- oder Kotrohrs mit der Grube, resp. den Fässern, Tonnen oder Kübeln in unmittelbarer Verbindung stehen. Arme Gemeinden, welche auf den Kostenpunkt zu sehen haben, könnten wenigstens die billigere Torfstreu oder auch ein Gemisch von Gartenerde mit Sägemehl benutzen, da letzteres ebenfalls, wenn auch in weit geringerem Grade, Flüssigkeiten absorbiert. Jedenfalls wird der Geruch der Gruben dadurch gehoben, wie die vielfach eingeführten Erdklosetts nach Moule beweisen. Man kann daher über hinreichende Mittel gebieten, um allen Belästigungen der Gruben durch üble Gerüche vorzubeugen. Aber auch die beste Anlage ist wertlos, wenn sie nicht einer beständigen und sehr sorgfältigen Ueberwachung unterliegt. Es müsste zu den wichtigsten Obliegenheiten der Schuldiener gehören, dieses Amt gewissen-

---

*) Geruchfreie Torfmüll-Anlagen besorgt in der verschiedensten Weise der Ingenieur Otto Poppe zu Kirchberg in Sachsen. Am Besten sind für das Lehrerpersonal und dessen Familie, wenn besondere Umstände die Einführung des Kübelsystems erheischen sollten, die selbständig wirkenden Torfstreu-Klosetts. Auch kann man die im Handel vorkommenden Eimer von Zink oder Porzellan unter dem Sitzbrett aufstellen, wenn man die geringe Mühe nicht scheut, auf jede Defaekation die Bestreuung folgen zu lassen, wozu man nur eines geringen Vorrats des Streumaterials (Torfmüll, trockene Gartenerde, mergelhaltiger Sand) nebst einem hölzernen Löffel bedarf.

haft zu nehmen. Jeder Leiter einer Schule ist verpflichtet, die Schuldiener in allen Geschäften, welche die Reinigung der Schulzimmer sowohl als auch die der Abortanlagen betreffen, zu überwachen, zumal der Begriff der Reinlichkeit ein sehr relativer ist, und die Anforderungen an dieselbe um so geringer sind, je ungebildeter jemand ist. Viele Abortanlagen sind noch ein Hohn auf die Schulhygiene, und es ist hohe Zeit, hierin Wandel zu schaffen. Aus der Beschaffenheit der Abortanlagen lässt sich der Schluss ziehen, ob der Geist der Ordnung und Reinlichkeit in einer Schulanstalt vorwaltet.

Pissoirs. Für Pissoirs sind besondere Abteilungen im Abortenhause notwendig. Die hiermit verbundenen Belästigungen werden am sichersten durch Wasserberieselung der aus Schiefertafeln oder Cementwänden bestehenden Ständer beseitigt, wenn der mit Wasser vermischte Urin sofort städtischen Kanälen zufliesst. Wo diese Einrichtungen fehlen, muss der Urin mittels Röhren besonderen Gefässen, Tonnen oder Fässern, zufliessen, damit er rechtzeitig weggefahren werden kann. Letzteres Verfahren empfiehlt sich für Schulen nicht, weil die gebräuchlichen desinfizierenden, resp. desodorisierenden Mittel erfahrungsgemäss selten oder fast nie in der erforderlichen Menge und Wiederholung angewendet werden. Für alle Schulen, die über keine Wasserleitung gebieten, besteht die zweckmässigste und einfachste Einrichtung darin, dass auf einem hinreichend hohen hölzernen Gestell Steinguttöpfe aufgestellt werden, in welche die Knaben urinieren. Selbstverständlich muss sich die Höhe des Gestells und der Töpfe nach den verschiedenen Klassen richten, damit das Urinieren bequem und reinlich stattfindet. Bei einiger Aufmerksamkeit wird der Fussboden hierbei nicht mit Urin besudelt. Derselbe muss aber massiv sein oder zum wenigsten aus gestampftem Lehm bestehen, damit die tägliche Reinigung bequemer durchgeführt werden kann. Auch empfiehlt es sich, die Ständer durch eine, die Töpfe überragende bretterne Scheidewand zu trennen, um dem Anstande Rechnung zu tragen. Nach geschlossenem Unterricht muss der Schuldiener die Töpfe in die Grube entleeren und in gereinigtem Zustande wieder auf das Gestell bringen. Das Lehrerpersonal bedient sich natürlich besonderer Klosetts und Pissoirs. Statt letzterer könnten gewöhnliche Nachttöpfe, passend aufgestellt, den Zweck vollständig erreichen, stets vorausgesetzt, dass keine Wasserspülung vorhanden ist. Wo letztere zu Gebote steht, würde das allgemein verbreitete Porzellanbecken am Platze sein.

Brunnen. Bei der verhältnismässig noch beschränkten Verbreitung der „öffentlichen Wasserleitungen" ist ein Schulbrunnen unumgänglich nötig. Seine Lage sei eine dem Abortenhause entgegengesetzte, denn wenn auch bei einer sachgemässen Konstruktion der Latrinengruben eine Durchtränkung des Bodens mit Fäulnisprodukten ausgeschlossen ist, so ist doch immerhin eine isolierte Lage der Brunnen vorzuziehen, um alle unreinen Zuflüsse von aussen abzuhalten. Schon bei der Auswahl des Baugrundes und Bauplatzes ist eine angemessene Stelle der Brunnen vorzusehen. Der

Baugrund kommt insofern in Betracht, als er ein hinreichendes Wasserquantum liefern muss. Die Schachtbrunnen, die Trink- und Hauswasser liefern, werden nämlich stets vom Grundwasser gespeist. Sogar die Tiefbrunnen für Wasserleitungen sind häufig auf die Benutzung des Grundwassers angewiesen. Seltener steht so viel Quellwasser zu Gebote, um ein genügendes Wasserquantum zu beschaffen. Die Verwendung des Flusswassers erfordert stets eine besondere Filtration. Beim Grundwasser spielt die Bodenfiltration eine grosse Rolle, da von den Eigenschaften des Bodens, welchen es durchwandert, auch seine Beschaffenheit abhängig ist. Lösliche Stoffe, welche von der Erdoberfläche aus in die tiefern Bodenschichten gelangen, können, wenn sie vom Wasser aufgenommen werden, durch die Bodenfiltration wieder daraus entfernt werden. Sogar gelöste organische Stoffe werden in einem luftreichen Boden oxydiert und mineralisiert. Je länger die Wege sind, welche das Wasser durchwandert, desto ärmer pflegt es an gelösten Stoffen zu sein, während Wässer, welche in der Nähe der Erdoberfläche gesammelt sind, desto reicher daran sind. Hieraus erhellt, wie verschieden die Brunnenwässer sein können und wie schwierig es ist, ein Normalwasser aufzustellen. In dieser Beziehung lassen sich nur die Haupteigenschaften eines guten Trinkwassers nennen, wie Klarheit, Geruch- und Geschmacklosigkeit. Die Temperatur darf keinen bedeutenden Schwankungen unterliegen. Durchgehends liegt sie bei 10 ° C. Was die näheren Bestandteile betrifft, so nimmt Reichardt an, dass in 100,000 Teilen Wassers enthalten sein dürfen:

an festen Bestandteilen	10—50 T.	(0,10—0,50 g im Liter)
„ Gesamtkalk	18—20 „	(0,18—0,20 „ „ „)
„ Salpetersäure	0,4—0,6 „	(0,004—0,006 „ „ „)
„ organischen Substanzen	1,0—5,0 „	(0,010—0,050 „ „ „)
„ Chlor	0,2—0,8 „	(0,002—0,008 „ „ „)
„ Schwefelsäure	0,2—6,0 „	(0,002—0,063 „ „ „)

Dass die Bodenverhältnisse die grösste Verschiedenheit in diesem Gehalte bedingen, haben wir schon angedeutet. Namentlich zeigen die Wässer einen etwas höheren Gehalt an festen, gelösten Stoffen, welche ihren Lauf durch kalkfreie Gebirgsformationen genommen haben; er wird im allgemeinen um so höher, je weniger die Bodenfiltration auf die Reinigung der Wässer eingewirkt hat. In solchen Wässern konnte Tiemann in 100,000 Teilen nachweisen: 50—60 Teile gelöster fester Stoffe, darunter 15—25 Teile Kalk und Magnesia, 2—3 T. Chlor, 8—10 T. Schwefelsäure, sowie Hundertmillionteile Ammoniak, aber keine salpetrige Säure. Man hat daher auch in neuerer Zeit andere Grenzwerte aufgestellt und folgende Zahlen angenommen:

für den Abdampfrückstand 0,5 g pro Liter,
für organische Substanz 30—40 mg pro Liter,
für Chloride (in nicht salzhaltigem Boden) 20—30 mg pro Liter,
für Ammoniak 2 mg pro Liter,
für salpetrige und Salpetersäure 3—4 mg pro Liter.[5])

Die Menge der organischen Stoffe lässt sich nur ganz allgemein aus der Menge des durch das Wasser reducierten Kaliumpermanganats erschliessen. Die Reduktion besteht darin, dass die tief rotblaue Farbe dieser Lösung durch organische Stoffe entfärbt wird. Aber auch über die Menge derselben, welche noch zulässig im Trinkwasser ist, gehen die Ansichten auseinander. In der Regel sollen die in 100000 Teilen enthaltenen organischen Stoffe nicht mehr als 1 Teil Kaliumpermanganat reducieren, während v. Pettenkofer noch 5 Teile als Maximum gestattet (d. h. im Liter 50 mgr der Lösung = 10 mgr Kaliumpermanganat). Reichardt lässt beim Leitungswasser nur den Verbrauch von 2—4 mgr Kaliumpermanganat im Liter zu. Rühren die organischen Stoffe von humösen Substanzen her, wie es häufig der Fall ist, dann finden Zuflüsse aus den oberen Bodenschichten statt. Zu den häufigsten löslichen Bestandteilen der natürlichen Wässer gehören: Sauerstoff, Stickstoff, Kohlensäure, Sulfate, Chloride und Nitrate des Ammoniaks, der Alkalimetalle, des Calciums und Magnesiums, durch Kohlensäure in Lösung gehaltene Carbonate des Calciums, Magnesiums und Eisens, Kieselsäure, sowie die löslichen Anteile der Humusstoffe. Fast niemals fehlen Sauerstoff, Stickstoff, Kohlensäure, Calciumverbindungen und Kochsalz. Harte Wässer sind reich an Kalk und Magnesia und verdanken diesen höhern Gehalt dem Boden, durch welchen sie geflossen sind. Der Kalkboden kann auch salpetersaure Salze enthalten und deshalb dem Wasser Salpetersäure mitteilen. Vorherrschend sind aber salpetrige und Salpetersäure, sowie Ammoniak Produkte der Fäulnis organischer Substanzen im Boden; namentlich entstehen die Säuren, wenn ein reichlicher Zutritt von sauerstoffhaltiger Luft das Eintreten von Salpetersäuregährungen ermöglicht. Ein vermehrter Kochsalzgehalt kann durch Verunreinigung des Bodens mit Urin entstehen, was man häufig in Brunnen, die in der Nähe von Schlinggruben oder Mistpfützen liegen, beobachten kann. Andererseits kann auch die Bodenbeschaffenheit den erhöhten Gehalt von Kochsalz bedingen, so dass in manchen Gegenden das Trinkwasser hierdurch oft ungeniessbar wird. Bei der Untersuchung eines Wassers, die sich auf die Gewichtsanalyse oder auf die Titrir-Methode, die sog. Massanalyse erstrecken kann, hat man mithin sehr verschiedenen Gesichtspunkten Rechnung zu tragen. In hygienischer Beziehung ist der Nachweis der durch Fäulnis- oder Gährungsprozesse entstandenen Substanzen am wichtigsten. Wir begnügen uns aber hier mit dem qualitativen Nachweis, da die quantitative Analyse in das chemische Laboratorium gehört. Eine vereinfachte Methode der chemischen Trinkwasser-Untersuchung nach den Grundsätzen der Massanalyse hat Dr. Boehr zur Benutzung seitens der Medizinalbeamten mitgeteilt, worauf wir verweisen, da sie sich im Allgemeinen als praktisch bewährt hat, mit Ausschluss einiger Substanzen, für deren Nachweis neuerdings zuverlässigere Reagentien bekannt geworden sind, z. B. für Ammoniak.[6])

1) Zur Ammoniakbestimmung wird gewöhnlich das Nessler'sche Reagens, Kaliumquecksilberjodidlösung benutzt. Ist nur wenig Ammoniak vorhanden, dann färbt sich die Flüssigkeit gelb; die Färbung wird um so intensiver, je mehr Ammoniak sich vorfindet. Da indes auch vom Vorhandensein organischer Stoffe eine Färbung entsteht, so ist die Methode vorzuziehen, welche darin besteht, dass man das zu prüfende Wasser mit Salzsäure ansäuert und durch Abdampfen concentriert. Durch Zusatz von Phosphormolybdänsäure scheidet sich nach kurzem Stehen bei Gegenwart von Ammoniak ein citronengelber Niederschlag aus.

2) Der Nachweis der salpetrigen Säure ist schwieriger. Am zuverlässigsten ist Metaphenylendiamin oder Metadiamidobenzol (Benzol, in welchem 2 Wasserstoffatome durch die Amidogruppe vertreten sind), welches sich mit salpetriger Säure in Triamidbenzol umwandelt, ein Körper von lebhaft gelber Färbung, der bei grösserer Conzentration gelbrot wird.

3) Salpetersäure wird qualitativ nachgewiesen, wenn man in einer Porzellanschale eine Wasserprobe mit absolut chemisch reiner Schwefelsäure übergiesst, nachdem man vorher einige Tropfen einer wässrigen Brucinlösung zugefügt hat. Wird die Mischung zusammengerührt, so entsteht auch bei Spuren von Salpetersäure eine rote Färbung.

4) Schwefelsäure gibt mit Chlorbarium einen weissen, in Wasser und verdünnten Säuren löslichen Niederschlag. Chlorwasserstoffsäure (Salzsäure) erkennt man leicht durch eine Silbernitratlösung, indem ein käsiger, weisser Niederschlag entsteht, der in Salpetersäure unlöslich, in Ammoniak aber löslich ist.

5) Die Kohlensäure entsteht gleich den Nitraten und Nitriten bei der Zersetzung organischer Substanzen durch Fäulnis. Je reicher der Boden an letzteren ist, desto grösser ist auch der Kohlensäuregehalt des Wassers, in welchem sie im freien, festen und halbgebundenem Zustand vorkommt. Diese drei Zustände bestimmt man zugleich, wenn man mit Aetzbaryt die freie und halbgebundene Kohlensäure fällt, dann filtriert und den Niederschlag mit Salzsäure behandelt. Dadurch treibt man die Kohlensäure aus und fängt sie in gewogenen Absorptionsapparaten auf.

6) Schwefelwasserstoff schwärzt in das zu untersuchende Wasser eingetauchtes Bleipapier und erzeugt mit Nitroprussidnatrium nach Zusatz von Kali eine vorübergehende schöne Purpurfarbe.

7) Unter den schädlichen Metallen kann Blei in Frage kommen, welches möglicherweise durch eine schlechte Konstruktion der Pumpen oder auch durch Leitungswasser in Folge von bleiernen Röhren, welche in der Regel in der Hausleitung benutzt werden, vorkommen kann. Man hat nämlich gefunden, dass der Gehalt des Leitungswassers an freier Kohlensäure eine lösende Wirkung auf das Blei hat. Wie dem auch sein mag, unter Umständen können Fälle eintreten, in denen eine Untersuchung auf Blei geboten erscheint. Der Nachweis ist leicht, wenn man ein Trinkglas zu zwei Dritteln mit dem zu untersuchenden Wasser füllt, 1 Theelöffel voll Essig zusetzt und in dieses Gemisch zwei blank gescheuerte und mit Leinewand gut abgetrocknete Stricknadeln so stellt, dass sie sich kreuzen. Nach 6—7stündigem Stehenlassen bei gewöhnlicher Temperatur werden die Nadeln, wenn Blei vorhanden ist, einen grauen glanzlosen Beschlag und einzelne schwarze oder schwarzbraune Flecken zeigen. Das sicherste Schutzmittel gegen Blei besteht in der Benutzung eines Kohlenfilters, durch welches man das Leitungswasser vollständig reinigt.

Baktereologische Untersuchungen. Mit den Fortschritten der Baktereologie ist die Untersuchung des Wassers auf Bakterien, die mehr oder weniger in jedem Wasser vorkommen, als ein wichtiges Ergänzungsmittel der chemischen Analyse zu betrachten, da sie den sichersten Massstab für die Bodenverunreinigung liefert. Je ärmer die Wässer an organischen Substanzen sind, desto eher kommen in ihnen Diatomeen und grüne Algen, sowie unter den Infusorien: Ciliaten, wie Nassula, Loxodes etc., sowie Entamostraceen, wie Daphnia, Cyclops, Cypris etc. vor, weil sie nur in sauerstoffreichem Wasser gedeihen; dagegen deuten Wasserpilze wie Saprolegnien, Leptomitus lacteus, Wassermycelien von Penicillium glaucum, Mucor mucedo, Aspergillus etc. und unter den Infusorien gewisse Amöben, Amphileptus Lamella auf Wässer hin, die reich an schwebenden organischen Stoffen sind. Je reicher die Wässer an faulenden organischen Stoffen sind, desto eher finden sich Bakterien aller Art, entweder in Zoogloeaform oder als Vibrionen, Spirillen, Monaden, Kryptomonaden etc., sowie gewisse Amöben, bewimperte Infusorien, Glaucoma scintillans, Vorticella infusionum, Colpoda cucullus etc. Chemische Untersuchungen allein vermögen nicht die Unschädlichkeit eines Wassers nachzuweisen, es muss die bakteriologische Untersuchung hinzukommen. Es lässt sich ein Parallelismus zwischen dem bakteriologischen und chemischen Verhalten nicht nachweisen, denn Brunnenwässer, deren chemische Konstitution sich nicht wesentlich verschieden zeigt, können in dem Gehalt an entwicklungsfähigen Keimen sehr vaiieren, so dass Schwankungen von 25,000 bis 800,000 Mikroben in einem ccm Wasser nicht selten sind. Dass letztere mit unreinen Zuflüssen im Untergrunde in unmittelbarer Verbindung stehen, ist zweifellos, wie man tagtäglich in durch „Stadtlauge" verunreinigten Brunnen nachweisen kann. Je reiner der Boden ist, in welchem der Brunnen sich befindet, desto weniger lassen sich entwicklungsfähige Keime in seinem Wasser auffinden. Eine Grenze in dieser Beziehung festzusetzen, welche bei gutem Trinkwasser nicht zu überschreiten ist, erscheint noch schwierig, obgleich die Thatsache feststeht, dass ein von seiner Umgebung abgeschlossener Brunnen ein Wasser mit nur 5—50 entwicklungsfähigen Keimen enthalten kann. Bei gewöhnlichen Brunnen hat man einerseits 300, andererseits 500 Keime in 1 ccm Wasser für die zulässige Maximalgrenze gehalten. Leitungswasser, welches nur mit Quellwasser gespeist wird, liefert erfahrungsgemäss ein Wasser mit nur 5—180 entwicklungsfähigen Keimen. Bei der Wasserfiltration im grossen ist ein grösserer oder geringerer Keimgehalt des Wassers unvermeidlich. In 1 ccm frischfiltrierten Wassers hat man den zulässigen Keimgehalt auf 50 bis höchstens 350 Keime festgesetzt.[7])

Brunnenanlagen. Alle bisherigen wissenschaftlichen Untersuchungen weisen auf die praktische Forderung hin, die strengsten Ansprüche an die Konstruktion der Brunnen zu stellen. Der Leichtsinn, mit dem Brunnen gebaut werden, und die Profanierung der Brunnen bei ihrer Benutzung sprechen nicht dafür, dass die hygienische Wichtigkeit der Brunnen allgemeine Anerkennung gefunden hat. Wir erwähnen in erster Linie die Dichtigkeit der Brunnenwandungen als das Hauptserfordernis; es folgt hieraus, dass auch das zu verwendende Material möglichst undurchlässig sein muss. Viele Brunnen unserer Vorfahren, die mächtige Quader von undurchlässigem Gestein aufeinander türmten und durch wasserdichten Mörtel befestigten, liefern noch nach Jahrhunderten gutes Trinkwasser. Freilich waren solche Brunnen selten, aber ihr Vorhandensein beweist doch, dass man von richtigen Gesichtspunkten ausging. Wir werden uns in den meisten Fällen auf undurchlässige hart gebrannte Ziegel beschränken müssen, die um so vorzüglicher sind, wenn man sie mit Kochsalz glasiert. Ebenso gut sind die Schmelzer, in denen die Silicate durch Hitze verglast sind. Wenn Bruchsteine gipshaltig sind, so sind sie nicht zu verwerten, weil sie auf die Dauer das Wasser gipshaltig machen. Vor allem müssen Brunnen stark gebaut sein, dass sie dem Druck des Erdreiches widerstehen. Senkungen der Mauerwände bewirken stets Risse und Sprünge, wodurch jeder Schutz vor der Umgebung verloren geht. Zum vollständigen Ausmauern muss cementierter Mörtel verwendet werden. Am besten würde ein Ausstreichen der Wände mit Cement sein, wenn nicht hierbei der leidige Kostenpunkt wieder zur Sprache käme, obgleich Festigkeit und unnötige Reparaturkosten die ersten grösseren Ausgaben ausgleichen würden. Das sog. Brunnenrad oder der Brunnenkranz sollte nur aus Eichenholz und nicht aus Buchenholz angefertigt werden. Die Tiefe der Brunnen richtet sich natürlich nach dem Stande des Grundwassers; aber immerhin empfiehlt es sich, bei hohem Grundwasserstande die Sohle in einer tieferen Erdschicht anzulegen, um sie aus dem Bereiche der Bodenverunreinigung zu bringen und dadurch den Vorteil einer ergiebigen Bodenfiltration, bezw. eines keimfreien Grundwassers zu erreichen. Man zieht die Röhren- oder Abessinier-Brunnen den Schacht- oder Kesselbrunnen vor, weil sie gegen Verunreinigungen mehr geschützt sind und das Grundwasser aus grösserer Tiefe nehmen, wo es seine ursprüngliche keimfreie Beschaffenheit noch behalten hat. Kurz! alle Bestrebungen müssen in dem Schutz der Brunnen vor unreinen Zuflüssen gipfeln.

Wir müssen noch eine Einrichtung erwähnen, welche sich für viele Brunnen in Niederungen eignet, in denen das Grundwasser reich an vegetabilisch-organischen Substanzen ist. Hier sollte man bei einem Kesselbrunnen dessen Sohle durch eine Cementschicht abschliessen und durch diese Schicht ein thönernes Rohr leiten und zwar so, dass das untere Stück noch in den Boden hinein- und das andere oben über dem Wasserspiegel hervorragt. Beide Enden haben Oeffnungen und das Rohr ist mit Sand, Kies oder ähnlichen Filtrationsmaterial gefüllt. Das Grundwasser tritt unten ein, passiert die Filtrierschicht und tritt oben gereinigt aus. Sachgemäss ausgeführt, hat sich die Einrichtung in manchen Gegenden als praktisch bewährt. Ausserdem sollte jeder Pumpbrunnen ein höher liegendes Geschränk haben, damit keine unreinen Flüssigkeiten von aussen einfliessen. Aus diesem Grunde ist auch alles Waschen und Spülen in der Nähe des Pumpenrohres zu vermeiden. Während man in den frühesten Zeiten den Brunnen als ein Heiligtum betrachtete, unterliegt er heutzutage nicht selten einer sehr anstössigen Profanation.

Bei der Konstruktion der Pumpen sind alle sog. Bleistiefelaufsätze zu vermeiden; sie sind wie das Steigrohr nur aus Eisen herzustellen, um aller Gefahr, dass das Trinkwasser bleihaltig werden könnte, zu begegnen. Gerade die verschiedenen Verunreinigungen des Wassers z. B. mit Ammoniak, salpetersauren Salzen etc. können die Oxydation der Bleiteile begünstigen. [8])

Wirtschaftsanlagen. Die Lehrerstellen auf dem Lande, welche mit Landwirtschaftsbetrieb versehen sind, erfordern noch besondere Gebäulichkeiten. Die „Erläuterungen" halten ein kleines Gebäude, welches Stallung und Vorratsgelasse für Futter, Stroh, Brennstoffe etc. umfasst, für genügend; hinsichtlich der Anordnung und Grösse der einzelnen Abteilungen verweisen sie auf die allgemeinen für ländliche Wirtschaftsgebäude bestehenden Regeln.

Nach dem preussischen Ministerial-Erlass vom 27. August 1886 (Centr.-Bl. f. d. U. V. S. 257) regeln sich die Ansprüche eines Lehrers auf Wirtschaftsräumlichkeiten zunächst nach der ihm bei seiner Anstellung (durch Vokation, bezw. die mit derselben verbundene Einkommensnachweisung) erteilten Zusicherung. Abgesehen hiervon kann die Einrichtung der Wirtschaftsgebäude, bezw. eine Erweiterung derselben von dem Lehrer nur dann gefordert werden, wenn solche nach Lage der örtlichen Verhältnisse zur Sicherstellung des zu seiner standesgemässen Unterhaltung erforderlichen, zuständigerseits festgesetzten Einkommens notwendig ist.

In hygienischer Beziehung sind an die Ställe Anforderungen zu stellen, welche das Eindringen der Abgänge in den Boden verhüten. Jeder Stall muss zum wenigsten gepflastert sein; Rinnen zur Ableitung der Flüssigkeiten in eine wasserdichte Mistgrube sind erforderlich. Ganz besonders ist bei Schweineställen die grösste Reinlichkeit zu beobachten. Die Schülerabtritte in den Stall zu verlegen, ist nicht statthaft. Ein Freibau für die Abortanlagen ist auch unter diesen ländlichen Verhältnissen umsomehr geboten, als er Vorkehrungen gestattet, um betreffs der verschiedenen Geschlechter den erforderlichen Anstand zu beobachten.

Schulbaracken. Es können Umstände eintreten, dass es an hinreichendem Raum in den Elementarschulen fehlt, wenn ein unvermuteter Zugang von Schülern eintritt oder überhaupt eine Vermehrung der Bevölkerung eine Erweiterung oder einen Neubau der Schule in Aussicht stellt. Man hat dann nicht selten vor der Hand zu dem Einmieten der Schulen in Privatwohnhäusern seine Zuflucht genommen, um die Konsolidierung der Verhältnisse abzuwarten oder hinreichende Zeit zum Neubau zu gewinnen.

Statt des Einmietens hat man in neuerer Zeit die Errichtung von „Schulbaracken" praktischer, zweckmässiger und billiger gefunden. Eine solche „Schulfiliale", wie sie sich in Dresden befindet, enthält 4 Klassen, ein kleines Lehrerzimmer und einen sehr breiten Korridor. Ihre Lage ist hoch; in der Richtung von Süden nach Norden erbaut erhalten die auf beiden Längsseiten gelegenen Klassen genügend Licht. Der Flächenraum der ganzen Baracke beträgt 274 qm. Eine Unterkellerung fehlt, aber die übrigen technischen Vorkehrungen verhüten durchaus ein Eindringen der Feuchtigkeit. Die Mauern sind sog. Kesselmauern, 33 cm dick, innerhalb deren sich starke Lufträume befinden. Die Höhe der Fensterbrüstung beträgt von aussen 1,85 m, so dass niemand in das Zimmer hineinsehen kann. Jedes Klassenzimmer ist 8½ m lang, 6 m tief, und 3½ m hoch. Es hat 3 Fenster auf der linken Seite der Schüler in einer Breite von 1,30 m und einer Höhe von 2,30 m. Ventiliert wird im Sommer durch die offenen Fenster, im Winter durch einen in den Ofen endigenden Luftkanal, dessen Funktion wir wiederholt als unzuverlässig bezeichnet haben. Die Oefen werden von Aussen mit Koks geheizt; die Temperatur war eine befriedigende. Der Korridor ist 3 m breit. Das Dach ist mit Dachpappe gedeckt. Die Aborte befinden sich in einem Nebenbau, wo das Tonnensystem eingeführt ist. Die Ausgaben für die gesamte Anlage nebst einem Kohlenschuppen betragen 11,153 Mk. 75 Pf. Die Baracken haben sich billiger als das Einmieten in Privaträume gestellt. In Dresden kosteten 9 Schulklassen an Miete jährlich 4120 Mk., also in 3 Jahren mit Einschluss einer Entschädigung von 200 Mk. 12,560 Mk. Es kommt noch eine komplizierte Neueinrichtung hinzu, die man beim Aufhören des Mietskontraktes wieder rückgängig machen muss. Es leuchtet daher ein, wieweit billiger sich die Schulbaracken stellen. Selbst bei ungünstiger Rechnungsweise würde sich die Baracke in 10 Jahren völlig bezahlt machen. Ihr dauernder Gebrauch wird eine Frage der Zeit sein.

Eine Zwischenstufe zwischen Baracke und fester Schule ist die Dresdener „Schulvilla“ mit 15 Klassen, die man mehr als ein Experiment betrachten kann. Sie bietet aber nach dem Urteil der Beteiligten keinen ausreichenden Raum dar. [9])

Schulgarten. Den grossen Wert eines Schulgartens in pädagogischer Beziehung haben wir bereits hervorgehoben. Neuerdings ist in höherem Grade die Aufmerksamkeit auf denselben gelenkt worden, um den Schülern Gelegenheit zu geben, sich die für das praktische Leben notwendigsten botanischen Kenntnisse zu erwerben. Es kommt noch hinzu, dass die Beschäftigung im Garten ein vortreffliches Mittel ist, die Gesundheitsverhältnisse der Schüler zu fördern. Schweden ist in dieser Angelegenheit in anerkennungswerter Weise vorausgegangen und hat namentlich der Schweiz als Vorbild gedient. Die von der Stadt Zürich ausgeschriebenen Preise für die besten Entwürfe eines Schulgartens haben einen guten Erfolg gehabt. Die Ausführungen von Morgenthaler erstrecken sich auf die Wahl und Bearbeitung der Terrains, auf die Anpflanzung der Zierbäume und Ziersträucher, Obstbäume, Reben, auf die Belehrung über medizinische, Gift- und Waldpflanzen. Selbst die Werkzeuge zur Bearbeitung des Gartens werden erläutert.

Andere Artikel schildern den „Vogelschutz“, die „Anlage eines Bienenstockes“, die „Waldpflanzen und die Korbweide“ sowie die „praktische Ein- und Durchführung des Schulgartens“. Wenn die letztere Abhandlung den Schulgarten für vorzugsweise berechtigt hält, „das Volk in intellektueller, moralischer und ökonomischer Hinsicht zu heben“, so handelt es sich um die Anstrebung eines Zieles, welches von der grössten Tragweite ist, das volle Interesse der Pädagogen und Hygienisten in Anspruch nimmt und zur eifrigsten Nachahmung auffordert.[10])

Badeeinrichtungen. Die Stadt Göttingen hat das Verdienst, die Volksschul-Bäder zuerst eingeführt zu haben. Diesem Beispiele folgten später Sachsenhausen bei Frankfurt a. M. und Mainz in den neu erbauten Volksschulen. In einer Elementarschule zu Bonn sind, wie wir schon erwähnt haben, die Vorkehrungen dazu bereits vorgesehen, um sie eventuell zur Ausführung zu bringen. Bei diesen Einrichtungen handelt es sich um „Brause-Douchebäder“, die im Kellergeschoss angelegt werden. In Göttingen ist der hierzu bestimmte Raum 5,12 m lang und 2,5 m breit. Vor demselben liegt das Aus- und Ankleidezimmer von derselben Grösse. Von ähnlichem Umfange ist die Anlage zu Sachsenhausen. Sämtliche Räume haben einen Putz von Cementmörtel, die Böden sind mit Asphalt-, bezw. Cementstrich versehen, gehörig entwässert und mit einem ziemlich dichten, leicht wegnehmbaren Lattenrost belegt, der in dem Aus- und Ankleidezimmer nötigenfalls noch mit Kokosmatten bedeckt werden kann. Letztere werden durch gewöhnliche Füllöfen erwärmt, während der Doucheraum durch den daselbst aufgestellten Warmwasser-Cirkulationsofen genügend beheizt wird, dessen Cirkulationsröhren mit einem im Obergeschoss aufgestellten, 1,28, bezw. 2 ccm Wasser fassenden, schmiedeeisernen Behälter in Verbindung stehen, von welchem aus die Douchen mit heissem Wasser versehen werden. Das den Brausen entströmende Douchewasser hat eine Temperatur von + 27—30 ° R, welche an einem hinter der Vereinigung der Zuflussröhre von kaltem und warmem Wasser angebrachten Thermometer abgelesen wird. Die Ueberwachung der Temperatur und das Aufdrehen eines Durchgangshahns für die Speisung sämtlicher Brausen hat der Bademeister zu besorgen.

Unter den Brausen stehen kreisrunde, sog. „Badebassins“ aus starkem Zinkblech mit kräftigem Wulst und Holzboden, welche bei einer Tiefe von 0,65 m und einem Durchmesser von 1—1,20 m mit Ablasshahn versehen sind. Sie sind gross genug, um je drei Kinder zu gleicher Zeit abzudouchen. Die Bedienung der Oefen, Herstellung des heissen Wassers, Regulierung der Hähne, sowie das etwa erforderliche Abseifen der Schüler besorgt der Schuldiener oder Heizer der Centralheizung, bei Mädchen dessen Frau. Von der richtigen Wahl dieser Persönlichkeiten hängt das Gelingen des ganzen Planes ab. Anfangs fand die Sache wenig Anklang bei Kindern und Eltern, aber schon nach wenigen Monaten meldete sich der grösste Teil der Schüler und bald darauf die ganze Schule, so dass gegenwärtig in Zwischenräumen von 14 Tagen während der Unterrichtszeit, namentlich während der Fächer: Schreiben, Lesen, Rechnen etc. alle Schüler gebadet werden. Der Lehrer entlässt bei Beginn der betr. Stunde 6—9 Schüler nach dem Baderaum. Die Erstangekommenen kleiden sich sofort aus und treten unter die Brausen; Andere folgen nach, während sich erstere abtrocknen, wieder rasch ankleiden und in die Klasse zurückgehen. Nach Verlauf einer Stunde hat die ganze Klasse durchgebadet, indem bei Klassen von 60 Kindern auf das Kind nur 3 Minuten kommen, eine Frist jedoch, die kaum ausreichen dürfte, das Badegeschäft ordnungsmässig durchzuführen.

In Sachsenhausen sollen zu gleicher Zeit 15 Schulkinder entlassen werden, welche alle zusammen, je 3 in einer der 5 vorhandenen Badebassins, gedoucht werden. Indem somit jeder Abteilung 15 Minuten Zeit zur Verfügung stehen, wird der Unterricht weniger gestört, als wenn alle 3 oder 6 Minuten die Klassenthür auf- und zugeht. Noch zweckmässiger dürfte es sein, den Badebetrieb an einem freien Nachmittage vornehmen zu lassen, um jede Ueberstürzung zu vermeiden und den sanitären Zweck des Bades vollständig zu erreichen. Vor Erkältungen sind die Kinder im Winter dadurch geschützt, dass sie beim Verlassen des Garderoberaumes durch die Centralheizung erwärmte Gänge und Treppenhäuser auf dem Wege zur Klasse passieren. In Göttingen sollen die Kosten der Einrichtung nur 780 Mk. betragen haben, während in Sachsenhausen für 5 Brausedouchen mit dem oben gedachten Zubehör 1355 Mk. verausgabt worden sind. Rechnet man aber die Bauarbeiten, die Einrichtung der Aus- und Ankleidezimmer etc. noch hinzu, so werden für die Anlage von 5 Douchen 1800—2000 Mk., also für jede Brausedouche 300—400 Mk. zu berechnen sein. [11]) Die Kosten würden sich natürlich noch mehr steigern, wenn ein besonderes Gebäude für die Badeanlage errichtet werden müsste, wie in Wien und Berlin für städtische Volksdouchebäder. Schon sehr viele Städte sind diesem Beispiel gefolgt und haben mithin den hohen sanitären Wert der Reinigungsbäder anerkannt, denn sie sorgfältigste Wahrnehmung der Reinlichkeit als Mittel zur Erhaltung der Gesundheit steht auf gleicher Stufe mit der Sorge für die Ernährung. [12]) Wenn nun manche Städte auch den Kindern die Segnungen eines „Brause-Schulbades“ gewähren, so verdienen solche Bestrebungen die grösste Anerkennung und vielseitigste Verbreitung.

Als Mittel zum Schutz und zur Kräftigung der Gesundheitsverhältnisse der Schulkinder sind demnächst die „Ferienkolonien“ und „die Kinderheilstätten an der deutschen Seeküste“, ferner der „Aufenthalt in Soolbädern“ zu erwähnen, obgleich sie nicht unmittelbar mit der Schule in Verbindung stehen, aber als sanitäre Massregel für kränkliche und schwache Kinder vom höchsten Werte sind, wenn die Humanität und der Wohlthätigkeitssinn der Gemeinden ihre Durchführung in die Hand nimmt und auch der Staat mit seinen Mitteln, z. B. mit Ermässigung des Fahrgeldes bei Eisenbahnfahrten, zu Hülfe kommt. Dem Pfarrer Biron in Zürich gebührt das Verdienst, die erste Ferienkolonie gegründet zu haben. Bald darauf entstand eine in Frankfurt a. M. durch die Bemühungen von G. Varrentrapp [13]) als die erste in Deutschland, während in der Schweiz dem Vorgange von Zürich Basel, Arau und Bern, Genf, Neuschatel und Winterthur folgten. In Deutschland machten die Ferienkolonien sehr rasche Fortschritte. Auf Frankfurt folgten

1879 zunächst Dresden, Stuttgart und Wien, 1880 Barmen, Köln, Leipzig, 1881 Breslau, Chemnitz, Düsseldorf, Elberfeld, Hannover etc., so dass gegenwärtig wol jede grössere Stadtgemeinde eine solche Humanitätsanstalt aufzuweisen hat. Ihr Hauptzweck soll nur auf die physische Erziehung armer, kränklicher Kinder gerichtet bleiben, daher auch alle Einrichtungen (Spiele, Spaziergänge, Turnen, Ernährung etc.) auf die Kräftigung des Körpers hinzielen. Die Art der Unterbringung ist verschieden. Nach dem Vorgange in Dänemark hat man nur einige Kinder bei rechtschaffenen kleinen Landwirten untergebracht oder aber vorzugsweise eine grössere Anzahl von Kindern, eigentliche Kolonien, unter Beaufsichtigung eines Lehrers in passenden Gastwirtschaften in Kost und Logis gegeben. Die Stadt Barmen besitzt sogar ein besonderes Haus für solche Kinder im Soolbad Königsborn bei Unna. Soolbäder, Seehospize verfolgen natürlich noch andere Zwecke; auch die „Kinderhorte" vereinigen mit der Unterhaltnng und Belehrung nützliche Beschäftigungen. Bei den Ferienkolonien sollte man jedoch stets nur deren Hauptzweck im Auge behalten und diesen nicht durch andere Nebeneinrichtungen beeinträchtigen. Dieselben Zwecke verfolgen in Frankreich die „Colonies de vacances oder sanitaires". Auch in England sind einige Städte. z. B. Glasgow, auf dem Wege freiwilliger Subskriptionen auf diesem Gebiete thätig gewesen.

Ueber **Turnhallen** vergleiche man „Turnwesen".

Litteratur. 1) Das Abfuhrwesen und Tonnensystem der Stadt Emden mit Statistik. Emden 1885. — Die Verwertung der städtischen Fäkalien. Bearbeitet von **Ed. Heiden, Alex. Müller** und **Karl von Langsdorff.** Hannover 1885. — 2) **Karl Mittermaier** in Heidelberg: Das Tonnensystem, in Eulenberg's Vierteljahrsschr. 32. Bd. S. 108., 1880 S. 153. — 3) Aus einem in Chemnitz gehaltenen Vortrag. In Eulenberg's Vierteljahrsschr. 49. Bd. 1888 mitgeteilt. — 4) **R. Blasius** in Braunschweig: Die Verwendung der Torfstreu. Vortrag, Braunschweig 1884. — 5) **Ferd. Tiemann** und **C. Preusser.** Artikel „Wasser" in Hermann Eulenberg's Handbuch des öffentlichen Gesundheitswesens, 2. Bd. S. 1054. Berlin 1882. — 6) **Max Boehr** in Eulenberg's Vierteljahrsschr. 25. Bd. 384, 1878 und 30. Bd. S. 119 1879. — 7) **Plagge** und **Prockauer,** Bericht über die Untersuchung des Berliner Leitungswassers, Zeitschr. f. Hygiene 2. Bd. 3. Heft 1887 S. 401. — **Carl Fränkel.** Loc eod. Ueber Mikroorganismen in den verschiedenen Bodenschichten S. 521. —8) **Hermann Eulenberg.** Handbuch der Gewerbehygiene. S. 109, 113 ff. Berlin 1876. — 9) Zeitschrift f. d. höh. Unterrichtswesen Deutschlands. Herausgegeben von H. A. Weiske. No. 47 1888. — 10) **Der Schulgarten.** Pläne mit erläuterndem Texte. Preisgekrönte Arbeiten vom schweizerischen landwirtschaftlichen Verein. Zürich 1888. — 11) **Industrie-Blätter.** Herausgegeben von Dr. G. Jacobsen. S. 410. 1887. — 12) **Oscar Lasser,** Die Kulturaufgabe der Volksbäder. Berlin 1889. — 13) **G. Varrentrapp,** Ueber die bisherigen Ergebnisse der Ferienkolonien. Deutsche Vierteljahrsschr. für öff. Gesundheitspflege. 25. Bd. 1. Heft. 1883.

B. Die Architektur der Lehrzimmer im Besonderen.

Licht, Raum und Luft bilden die Trias, welche in jedem Schulzimmer ihre Herrschaft ausüben soll. Die Grösse der Schulzimmer wird durch verschiedene Verhältnisse, die einzeln noch zu betrachten sind, bedingt. Bevor man aber das Schulzimmer betritt, ist noch der Hausthür und des Hausflurs zu gedenken. Die Hausthür, welche den Zugang zu den Schulzimmern vermittelt, ist am zweckmässigsten innerhalb des Hauses anzulegen und nur mit einigen Stufen zu versehen. Die „Erläuterungen" halten die vielfach verworfenen Freistufen vor der Hausthür für notwendig. „Sie sollen bequem angelegt und bei einer grösseren Stufenzahl mit seitlichen Wangen und Schutzgeländern versehen werden, so dass sie nicht von drei Seiten aufsteigen." Wo die örtlichen Verhältnisse zu ihrer Anlage nötigen, wird man nichts gegen dieselbe einwenden können. Dass ihre Höhe nach Möglichkeit zu beschränken ist, erkennen auch die „Erläuterungen" an; man soll daher, wenn Ortsverhältnisse zu einer mehr als gewöhnlichen Erhöhung des Erdgeschosses über den umgebenden Boden zwingen, auf die Anwendung von sanftansteigenden Rampen, welche die Zahl der Freistufen vermindern, thunlichst Bedacht nehmen.

Nach der Grösse des Schulhauses richtet sich natürlich auch die Grösse der Hausthür, deren Breite überdies nicht unter 2 m betragen darf. Jede Hausthür ist mit einem Oberlicht behufs Erhellung des Hausflurs zu versehen. Wo eine Mädchen- und Knabenschule sich in demselben Schulhause befinden, da empfiehlt sich die Herstellung von zwei besondern Eingangsthüren, die nach aussen aufschlagen und von einem gepflasterten Vorplatz aus zugänglich sind. Auch bei dem kleinsten Landschulhaus muss derselbe zum wenigsten einen festen Boden haben, damit nicht aller Schmutz in das Schulzimmer übertragen wird. Zur Beobachtung der Reinlichkeit müssen Fusseisen an der Hausthür und Stroh- oder Rohrmatten im Hausflur dienen.

In einigen Gegenden ist es Sitte, die Eingangsthür bis zum Beginn des Unterrichts geschlossen zu halten, worunter die Kinder bei schlechter Witterung leiden müssen. Man hat auf diesen Umstand viel zu wenig Rücksicht genommen, obgleich er in sanitärer Beziehung höchst wichtig ist, denn was nützen alle andern Anordnungen der Schulgesundheitspflege, wenn die Kinder durchnässt oder durchfroren in das Schulzimmer eintreten müssen, ohne sich vorher der durchnässten Kleidungsstücke entledigen zu können. Hierzu bietet der Hausflur in den meisten Schulen keinen passenden Aufenthalt, da er in der Regel wenig umfangreich ist. Jedes Schulzimmer sollte daher ein der Zahl der Schüler entsprechendes Vorzimmer haben, welches sich ohne grosse Kosten dem Schulbau einfügen lässt, aber von wesentlichem Nutzen sein kann, wenn hier die nassen Oberkleider, Regenschirme etc. untergebracht werden und die Kinder vor Beginn der Schule einen passenden Aufenthalt finden. Wenn irgend eine Einrichtung aus Gesundheitsrücksichten geboten erscheint, so ist es diese, welche sich immerhin in höheren, reich ausgestatteten Schulen zu einem „Kabinett" aufbauschen kann, aber auch in der primitivsten Form sich immerhin nützlich erweisen wird.

Wo grosse Korridore zur Verfügung stehen, können diese, wie es thatsächlich in vielen städtischen Schulen geschieht, wohl einigermassen einen Ersatz für diese Vorzimmer bieten, sind aber in keiner Beziehung so zweckmässig wie diese und jedenfalls nur als ein Notbehelf zu betrachten. Der Flur gestaltet sich da, wo ein Korridor sich anschliesst, zu einem Vorhof oder Vestibüle. In sanitärer Beziehung ist nur der einseitige Korridor von wesentlichem Nutzen, während der doppelseitige in der Regel durch den Mangel einer geregelten Ventilation auffällt. Je länger er ist und je weniger er durch gegenüber liegende Fenster gelüftet werden kann, desto weniger entspricht er der Salubrität. Die Breite der Korridore sollte stets 3 m betragen. In Elementarschulen, in welchen Lehrer Wohnung haben, darf auch der Flur nicht schmäler als 2,50 m sein. Dient er auch dem Lehrer als Zugang zu seiner Wohnung, so machen die „Erläuterungen" mit Recht darauf aufmerksam, dass ein dem Wirtschaftsverkehr des Lehrers dienender Neben- oder Hinterflur, der in der Regel nach dem Hofe führen wird, erforderlich ist, damit, z. B. bei Krankheitsfällen in der Familie des Lehrers, der Schulverkehr von dem Hausverkehr der Lehrerwohnung völlig gesondert werden kann.

Fig. 30.

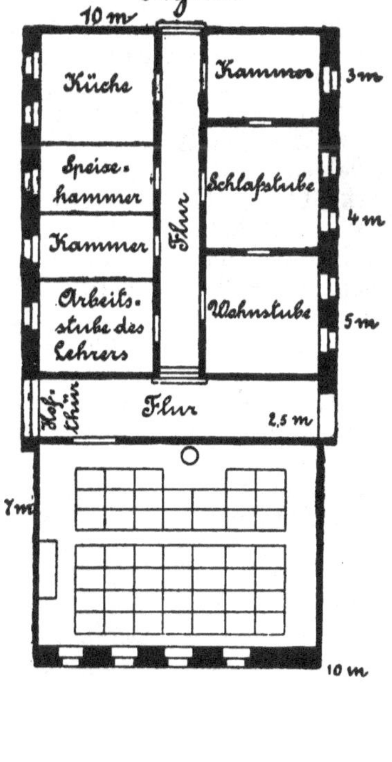

Wir teilen hier eine kleine Handzeichnung (Fig. 30), die wir schon längst vor der Publikation der „Erläuterungen“ entworfen hatten, deshalb mit, weil sie mit deren Auffassung im grossen und ganzen übereinstimmt. Eine vollständige Isolierung der Lehrerwohnung ist namentlich dann erforderlich, wenn eine Infektionskrankheit eins der Familienmitglieder oder jemanden vom Dienstpersonal befallen hat; auf diese Möglichkeit ist also bei jedem Bauplane eines Schulhauses mit Lehrerwohnung Rücksicht zu nehmen, obgleich man gegenwärtig mehr der Ansicht huldigt, das Schulhaus nicht zugleich als Wohnung für die Lehrer zu benutzen.

Die Thür des Schulzimmers liegt, wie die „Erläuterungen“ bemerken, am zweckmässigsten so, dass der Eintretende im Gesichte und nicht im Rücken der auf ihren Sitzen befindlichen Schüler erscheint, weil nur so vermieden wird, dass die Kinder, sich nach demselben umwendend, die Ruhe und Ordnung in der Klasse stören. Alle dem Schulverkehr dienenden Thüren müssen nach aussen aufschlagen (cfr. den Erlass vom 27. Oktober 1884).

Fensterkonstruktion. In Anbetracht, dass eine ausreichende Belichtung zu den Haupterfordernissen eines Lehrzimmers gehört, verdienen die Fenster als Spender des Lichtes die grösste Beachtung; denn ein Mangel desselben gehört zu den verschiedenen Ursachen der Kurzsichtigkeit der Schüler. Statistische Erhebungen haben hinreichend festgestellt, dass in allen Schulen, höheren und niederen, um so mehr Kurzsichtige sich finden, je dunkler sie sind, weil die Ueberanstrengung des Auges bei unzureichender Zimmerhelle die Entstehung dieser Krankheit mit bedingt.

Darüber kann kein Zweifel mehr herrschen, dass nur helle Schulzimmer für die Erhaltung des Sehvermögens bürgen. Auch darüber besteht wohl Uebereinstimmung, dass das Licht im Allgemeinen nur von einer Längsseite in das Zimmer fallen soll. Am nachteiligsten ist das von vorn, d. h. durch Fenster in der Kathederwand einfallende Licht, weil es die Schüler blendet und verhindert, Zeichnungen oder Geschriebenes auf der neben dem Lehrer stehenden Tafel deutlich zu erkennen. Dass beim rechts einfallenden Lichte die schreibende Hand Schatten auf der Schreibfläche macht, ist allgemein bekannt, und es wird daher dieser Lichteinfall von jedem Schreibenden als sehr störend vermieden. Für die Schüler kann er ganz besonders deshalb nachteilig werden, wenn er sie verhindert, die vorschriftsmässige Schreibhaltung inne zu halten.

Das vom Rücken der Kinder her einfallende Licht blendet den Lehrer und ist für die Schüler insofern störend, als dabei durch ihren Körper Schatten auf die Schreib- und Lesefläche fällt. Nur in Notfällen, in denen keine anderen Aushilfemittel zur Verfügung stehen, kann es unter der Bedingung gestattet werden, dass die Rückfenster mattgraue Rouleaux, oder, was noch besser ist, matte Scheiben erhalten, um die gedachten Nachteile nicht eintreten zu lassen. In den meisten Fällen ist eine zu grosse Tiefe der Schulzimmer die Ursache, dass man zu diesem Aushilfemittel schreiten muss. In allen Schulen, welche unter diesem Uebelstande leiden, können eben die Rückfenster nur als Notbehelf dienen; wie denn auch der Ministerial-Erlass vom 29. Juni 1883 Fenster im Rücken der Schüler nur aushilfsweise, nie aber an der rechten oder an der Gesichtsseite derselben zulässt. Die Rückfenster könnten eventuell auch zur Herstellung einer schnellen und ergiebigen Ventilation benutzt werden, weil dieselbe nicht immer gründlich genug durch das blosse Oeffnen der Fenster in einer Längsseite bewirkt wird, namentlich wenn die Schulzimmer sehr tief sind.

Zur raschen und ausgiebigen Ventilation hat man auch Fenster an verschiedenen und entgegengesetzten Seiten der Schulzimmer für wünschenswert erachtet, wenn sie nur für diesen Zweck verwendet werden. Das von rechts und links einfallende Licht, „das Doppellicht", hält der Ministerial-Erlass vom 13. Oktober 1879 unter allen Umständen für unzulässig, während der Erlass vom 29. Juni 1883 das Doppellicht gradezu für das Gegenteil einer korrekten Beleuchtung erklärt. Selbst in den Fällen, wo das linksseitige Licht für die Erhellung nicht ausreichend ist, sollte auf eine andere Weise als durch das Doppellicht Abhülfe geschafft werden. Die „medizinische Sachverständigen-Kommission zu Strassburg" ist anderer Ansicht.[1]) Nach ihr sollen bei einseitiger Beleuchtung die Klassenzimmer ihr Licht von Ost, West oder auch von Nord erhalten. „Bei Neubauten höherer Schulen sind die Klassenzimmer, wenn sie weniger als 5 m breit (tief) sind, durch eine einzige, zur Linken der Schüler gelegene Fensterreihe zu erleuchten, bei allen breiteren Zimmern ist die doppelseitige Beleuchtung einzurichten; ausnahmsweise kann auch im Rücken der Schüler Licht einfallen." Es wird zugegeben, dass das von links oben kommende Licht den Tisch erhelle, ohne das Auge zu sehr zu blenden, auch das geeignetste beim Schreiben sei, weil es den Schatten der Feder und der schreibenden Hand unschädlich mache. In einem gewöhnlichen Arbeitszimmer werde daher auch der Arbeitstisch demgemäss aufgestellt. Für ein Schulzimmer sei das linksseitige Licht keineswegs das geeignetste, weil es meist nicht ausreiche. Um auf diesem Wege die erforderliche Lichtmenge zu erhalten, müssten die Fenster sehr hoch hinaufreichen, dürften die Pfeiler an der Fensterwand nicht breiter sein als $^3/_4$ der Fensterbreite, müssten ferner die Fensternischen abgeschrägt sein und die Tiefe des Zimmers dürfte nur um 1, höchtens 1,5 m die Fensterhöhe übertreffen. Nur unter diesen Bedingungen werde man von jedem Platze aus ein hinreichend grosses Stück des Himmelsgewölbes sehen können. Weil aber die Fenster in den meisten Fällen nur höchstens auf 3,5—4 m (in der Regel sogar weniger) hinaufreichten, so würde diese Beleuchtungsart nur für kleinere Klassenzimmer brauchbar sein, d. h. für solche, deren Tiefe 5—5,5 m nicht überstiege. Dagegen würde für die grosse Mehrzahl der Klassenzimmer die doppelseitige Beleuchtung die geeignetere sein.

Die für die einseitige Beleuchtung aufgestellten Bedingungen sind nicht in allen Fällen zu erfüllen; Fensteröffnungen von 3 m Höhe und 1,50 m Breite sind durchschnittlich schon als umfangsreich zu bezeichnen; in den meisten Fällen wird man damit ein zufriedenstellendes Mass erhalten. Die Zimmer müssen dann jedenfalls eine Höhe von wenigstens 4 m haben, wenn die Fenster nicht tiefer als 1 m über dem Boden hinabreichen sollen. Bei drei Fenstern dieser Art könnte die Länge eines Klassenzimmers 8 bis 8,50 m und dessen Tiefe 6 bis 6,50 m betragen, um auf eine ausreichende Belichtung rechnen zu können. Für die Klassenzimmer mit einer einseitigen Belichtung eine ganz bestimmte Himmelsrichtung vorzuschreiben, ist in der Praxis nicht durchführbar, abgesehen davon, dass wir die Lage nach Norden soviel als möglich zu vermeiden suchen.

Was die doppelseitige Fensterlage betrifft, so geht man auch in Frankreich von der Ansicht aus, dass die Frage wegen der ein- oder zweiseitigen Lage der Fenster keine vorherrschende sei; vielmehr müsse das Bestreben dahin gehen, unter allen Umständen eine ausreichende Belichtung zu beschaffen, um das Sehvermögen zu schonen.

Auch Berlin und Rembold halten „die in Deutschland so sehr verpönte Beleuchtung von zwei Seiten gar nicht für unzweckmässig.“ Die Klassen einer Schule, welche die wenigsten Kurzsichtigen hatten, erhielten von beiden Seiten her reichliches Licht. „In den Schulzimmern herrschte eine wohlthuende, keineswegs blendende Helle.“ [2])

Die „Sachverständigen-Kommission“ hält die Befürchtung, dass bei einer solchen Fensterlage der Schatten der schreibenden Hand störend wirke, für nicht begründet. Die Hälfte der Schüler empfinge ja sicher die grössere Lichtmenge von der linken Seite her, aber auch die an der rechten Fensterseite sitzenden erhielten noch immer so viel Licht von links, dass ein deutlicher Schatten nicht entstehen könne. Auch würde die Lichtverteilung eine gleichmässigere; die Reihen der Bänke, welche den Pfeilern entsprächen, und die Plätze, welche den Ecken des Zimmers nahe lägen, würden nicht dunkel sein, weil nur auf diese Weise der Raum des Klassenzimmers gut ausgenützt werden könnte, Vorteile, die gewiss hoch anzuschlagen sind und noch dadurch erhöht werden, dass durch gegenüberliegende Fenster die Lüftung der Zimmer während der Unterrichtspausen auf die ergiebigste Weise bewerkstelligt werden kann. Hiernach dürfte das Doppellicht nicht ohne Weiteres zu verwerfen, sondern einer fortgesetzten Prüfung wol wert sein, um die Bedingungen festzustellen, unter denen es gestattet ist. Unbedingt fordert eine grössere Tiefe der Schulzimmer zunächst dazu auf. Wir fanden in einem Zimmer von 8 m Länge und 9 m Tiefe, welches nach NO. und SW. zwei Fenster von 2,5 m Höhe und 1,24 m Breite hatte, dass bei einer Tiefe von 8 m beim Schreiben noch immer der linksseitige Lichteinfall sich geltend machte und erst bei 8,5 m Tiefe ein schwacher, mehr verschwommener Schatten auftrat, der von den rechts gelegenen Fenstern herrührte. Eine Störung beim Schreiben, bezw. eine Nötigung zur schiefen Schreibhaltung konnte hierbei nicht beobachtet werden.

Bei der Architektur neuer Schulzimmer muss der Grundsatz massgebend bleiben, dieselben nicht zu tief oder zu lang und die Fenster nur in ihrer Längsseite anzulegen, um von hier aus genügendes Licht zu spenden. Ein zweiter Punkt, in welchem die Ansichten immer mehr übereinstimmen, ist der, dass man breite und hohe, möglichst bis an die Decke reichende Fenster anlegt, weil eben der Lichteinfall von oben auch den von den Fenstern entfernter sitzenden Schülern zu Gute kommen muss.

Da die Anlage hoher Fenster durch die Gewölbedecken ermöglicht wird, so sollte man auch aus diesem Grunde dieselbe der Balkendecke vorziehen. Man hat sich indes hierbei auf andere Weise zu helfen gesucht und die Decke des Schulzimmers so konstruiert, dass, wie die „Erläuterungen" ausführen, nicht die Balken, sondern „Unterzüge" auf der Fenster- und Ofenwand lagern, während die Balken mit den Wänden gleichlaufend gestreckt sind. Hierdurch wird erreicht, dass die Fenstersturze fast unmittelbar an die Balkenlage reichen und so dem Zimmer den möglichst günstigen Lichteinfall sichern. Da die „Unterzüge" natürlich auf die Zwischenpfeiler der Fensterwand treffen, so können sie so angeordnet werden, dass ihre Oberkante annähernd mit dem Fenstersturze in gleicher Höhe liegt. Mithin ist die Möglichkeit vorhanden, auch in einer einfachen Dorfschule hohe Fenster anzulegen, allerdings aber nur in einer der Länge der Balken entsprechenden Zahl. Die Gewölbedecke gestattet dagegen völlige Freiheit in der Anlage vieler und hoher Fenster. Als Regel gilt, die Fenster nicht in zu grossen Abständen zu verteilen, mithin die Fensterpfeiler nicht breiter als höchstens 1 m zu machen, um eine möglichst gleichmässige Erhellung der Schulzimmer zu erreichen. Gekuppelte Fenster hat man deshalb für Schulen verworfen, weil sie breitere Pfeiler erfordern, welche das Maas von 1 m übersteigen. Man soll auch die Fensterleibungen so viel als möglich abschrägen, um Fensternischen zu vermeiden. Um den Lichteinfall in keiner Weise zu hindern, sind nur Fenstersturze in grader Linie anzulegen. Die Fenster möglichst h o c h anzulegen, muss der leitende Gesichtspunkt bleiben. Wenn die sächsische Verordnung bestimmt, dass die Fensterhöhe über der Ebene der Subsellienpulte mindestens $^{2}/_{5}$ der Zimmertiefe, die Brüstungshöhe nicht unter 0,8 m betragen soll, so kann es sich nur um ein Durchschnittsmass für Volksschulen handeln.

Rund- und Spitzbogenfenster sind zu vermeiden, weil gerade das Oberlicht am wirksamsten ist. Deshalb wird auch allgemein für die F e n s t e r b r ü s t u n g eine Höhe von 1—1,25 m vorgezogen, weil das unter Augenhöhe einfallende Licht leicht blendet.

Grösse der Schulzimmer. Ausser den Freiräumen und der Sitzraumfläche für die Schüler kommt auch deren Z a h l insofern in Betracht, als diese eine gewisse Begrenzung erheischt, um den Umfang der Schulzimmer sowohl mit Rücksicht auf das Wohl der Lehrer als auch der Schüler festzustellen. Diese Frage ist besonders bei Elementarschulen von Wichtigkeit, weil sich hier die grösste Zahl von Schülern vorzufinden pflegt. Bei höhern Schulen ist eine Ueberfüllung der Schulzimmer nicht so häufig, da in den Vorbereitungsklassen der Gymnasien und Realgymnasien, die den Elementarschulen gleichstehen, in der Regel nicht mehr als 50 Schüler Aufnahme finden. Auch in den untersten Klassen der Gymnasien und Realschulen wird die Zahl der Schüler sich in der Regel auf 50—60, in den mittlern auf 40—50 und in den höhern auf 20—30 belaufen.

In mehrklassigen Elementarschulen sollte die Zahl von 60 Schülern das Maximum bilden. Schwieriger sind die Verhältnisse in den einklassigen Elementarschulen, in denen selten weniger als 80 Schüler vorkommen. Wegen der häufig vorkommenden Ueberfüllung dieser Schulen haben auch mehrere deutsche Staaten Bestimmungen über die zulässige Zahl der Schüler getroffen. In Preussen sollen nach den Ministerial-Erlassen vom 24. December 1872 und 28. Februar 1874 nicht mehr als 80 Kinder in den einklassigen Volksschulen unterrichtet werden. Für 100 Kinder sind 2 Klassen und für mehr als 120 Schüler 3 Klassen erforderlich.

Nur ausnahmsweise ist nach dem Erlass vom 4. April 1879 unter besonderen Verhältnissen die Anlage des Schulzimmers bis zur Grösse von 100 Kinderplätzen (bezw. 60 qm) zu gestatten, namentlich bei solchen Gemeinden, bei welchen zwar ein Anwachsen der Schülerzahl um etwas über 80 in absehbarer Zeit zu erwarten ist, der Zuwachs jedoch nicht die Einrichtung einer zweiten Schulklasse bedingt. Immerhin sollte man bei Neubauten auf eine künftige Erweiterung Bedacht nehmen, was seitens der Architekten stets vorzusehen ist, wenn man es nicht vorzieht, sofort Reserveräume fertig zu stellen. Je grösser der Raum ist, desto mehr Anstrengung wird der Lehrer beim Sprechen haben, um sich für alle Schüler verständlich zu machen, abgesehen davon, dass mit der grössern Schülerzahl zweifellos auch die Beaufsichtigung erschwert wird.

Die Länge des Zimmers, d. h. die Entfernung der hintersten Schulbänke von der Kathederwand, soll nach dem Ministerial-Erlass vom 14. Januar 1880 nicht mehr als 9 Meter betragen, damit auch Kinder mit einem weniger scharfen Auge die Schrift etc. auf der Wandtafel erkennen können. Bei 10 Meter Länge, die in Baden gestattet ist, müsste der Quergang hinter der hintersten Subsellienreihe in einer Breite von 1 Meter frei bleiben.

Für die Tiefe der Zimmer sind bei einseitiger Fensterlage höchstens 6,5 m anzunehmen, da auch die von der Fensterwand am entferntesten aufgestellten Tische hinreichend erhellt sein müssen. Unter der Voraussetzung, dass die Fenster richtig verteilt und von ausreichender Grösse sind, nimmt die Württemberg'sche Verordnung an, dass die Zimmertiefe höchstens gleich der $2\frac{1}{2}$fachen Höhe des Fensterscheitels über der Ebene der Subsellienreihe betragen soll. Wir würden die 2fache Höhe als billiges Durchschnittsmass vorziehen. (S. S. 155.) Man wählt in der Regel ein

Verhältnis der Länge zur Tiefe wie 3 : 2, wobei das Schulzimmer die Form eines länglichen Vierecks oder Rechtecks erhält, die auch hinsichtlich der Belichtung am zweckmässigsten ist. In Hessen soll bei grossen Schulzimmern das Verhältnis der Tiefe zur Länge wie 3 : 5 sein, während bei kleinern Zimmern sich die Form mehr der quadratischen nähern soll. Letztere dürfte nur dann zu billigen sein, wenn die Kinderzahl weniger als 50 beträgt. Auch Baden gestattet bei kleinen Zimmern mit reichlicher Beleuchtung die quadratische Form. Im Uebrigen wird auch hier für die Lehrzimmer die Gestalt des Rechtecks vorgezogen, dessen längste Seite sich zur kürzern wie 5 : 3 oder 5 : 4 verhalten soll.

Ist man über die Zahl der Schüler, den Umfang der Freiräume und der Sitzraumfläche der Schüler klar geworden, so ergeben sich aus diesen Gesichtspunkten auch die Länge und Tiefe der Schulzimmer, stets unter der Voraussetzung, dass hierbei sanitäre Grundsätze als Richtschnur dienen. In dieser Beziehung sind es bei der Architektur der Schulzimmer Luft und Raum, welche die Gesundheit der Schüler schützen sollen.

Die verschiedenen Grundflächen, die sich aus der Länge und Tiefe der Zimmer ergeben, können sich zwischen 48 und 60, höchstens 62 qm bewegen. Im Bonner Realprogymnasium sind die Klassenzimmer 8,50 m lang und 6,50 m tief; die Grundfläche beträgt demnach 55,25 qm und da die Maximalzahl der Schüler 50 ist, so kommt auf jeden Schüler 1,105 qm. Aehnliche Verhältnisse finden sich in Gymnasien, namentlich in den höhern Klassen, wo mit der Abnahme der Schülerzahl auch der Klassenraum für den einzelnen Schüler wächst. Bei Lehrzimmern von 52 qm mit 30 Schülern giebt z. B. eine nicht selten vorkommende Grösse des Klassenraums für den Schüler 1,73 qm; bei 20 Schülern würde derselbe natürlich bis zu 2,6 qm steigen.

Flächenraum der Lehrzimmer. Die von der Bauabteilung im Ministerium für Handel, Gewerbe und öffentliche Arbeiten unter dem 17. November 1870 zusammengestellten Massbestimmungen für die Klassenräume der Gymnasien und Vorschulen sind den Provinzial-Schulkollegien durch Erlass des Kultusministeriums vom 23. October 1879 mit der Veranlassung zugegangen, dass diese Bestimmungen bei Aufstellung von Neubau-Projekten für höhere Schulen und deren Vorklassen in der Regel als Anhalt zu nehmen sind; in Fällen jedoch, wo die konkreten Verhältnisse es erfordern oder rätlich erscheinen lassen, ist von der Anwendung dieser Bestimmungen abzusehen. [3])

Die Massbestimmungen gehen zunächst davon aus, dass die äusserste Entfernung, in welcher ein Schüler die Schultafel deutlich zu lesen vermag, erfahrungsgemäss 8,2 m beträgt. Daher wird das äusserste Mass eines Klassenzimmers in der Richtung von der hintersten Wand nach dem Podium des Lehrers hin nicht über 9,5 m, von Wand zu Wand gemessen, betragen dürfen. Die **Zimmerbreite** wird zwischen 5,7 und 7,0 m variieren. Die **Höhe** des Klassenzimmers beträgt 4,1 bis höchstens 4,4 m. (In vielen Gymnasien findet man eine solche von 4,5 m.) Die innere Einrichtung wird bestimmt

1. durch den Sitz des Lehrers und die zunächst demselben befindliche Schultafel oder sonstige Unterrichtsmittel. Dieser Raum erhält eine Breite von 1,9 bis 2 m von der Wand ab gemessen.

2. Durch die freizulassenden Gänge. Der für den Eintritt der Schüler und Lehrer bestimmte Gang muss wenigstens 1 m breit sein. (Gegenwärtig stellt man höhere Anforderungen, namentlich wenn ein Vorraum und ein Korridor vorhanden ist.)

a) Der Gang längs der Fensterwand, resp. zwischen dieser und den Kopfenden der Schülerbänke wird mit Rücksicht auf die vorhandenen Fensternischen 0,4 m breit.

b) Der Mittelgang zwischen den Schülersitzen in der Richtung vom Podium nach der Hinterwand des Zimmers wird 0,5 m breit. Dieser Gang wird nur dann erforderlich, wenn das Klassenzimmer so breit ist, dass mehr als 6 Schüler neben einander sitzen. (Gegenwärtig sind 6 Schüler für eine Bank das Maximum. Bei den nicht selten vorkommenden zweisitzigen Bänken sind wenigstens zwei Mittelgänge erforderlich.)

c) Der Gang hinter der hintersten Bank, resp. zwischen dieser und der Abschlussmauer des Zimmers wird ebenfalls 0,5 m breit.

Für **Volksschulen** haben die „Erläuterungen" die Masse für die Freiräume festgesetzt, womit insofern ein hygienischer Fortschritt zu verzeichnen ist, als bei der Grössenbestimmung der Lehrzimmer in Elementarschulen auch die freizulassenden Gänge nunmehr mit in Anschlag zu bringen sind. Die bezüglichen Masse unterscheiden sich kaum mehr von den für Gymnasien und Vorschulen zusammengestellten Massbestimmungen, ein fernerer Beweis, welchen Aufschwung die hygienischen Anschauungen im letzten Decennium genommen haben. Im Vergleich mit den betreffenden Bestimmungen in den übrigen deutschen Staaten heben wir hervor

a) den Längsgang an der Fensterwand. Württemberg, Sachsen und die „Erläuterungen" verlangen eine Breite von 0,4 m. Eine solche von 0,5—0,6 m würde in vielen Fällen, namentlich in einem rauhen Klima und beim Mangel von Doppelfenstern vorzuziehen sein. In Baiern ist daher nach der Instruktion vom 20. Oktober 1855 für jeden Seitengang circa 0,6—0,9 m (2—3 Fuss baierisch) in zweckmässiger Weise vorgeschrieben.

b) Der Längsgang in der Mitte zwischen zwei Bankreihen soll nach der Verordnung in Württemberg mindestens 0,8 m breit sein, während Sachsen und die „Erläuterungen" eine Breite von 0,5 m verlangen, die nur als Minimum gelten kann.

c) Der Längsgang an der Eingangsthür bezw. an der Ofenwand soll nach den „Erläuterungen" 0,6 bis 0,8 m breit sein. Württemberg und Baden verlangen ausserdem eine Entfernung des (eisernen) Ofens von den ihm zunächst stehenden Subsellien von mindestens 1 m, unter der Voraussetzung, dass der

Stellung des Ofens die grösste Beachtung verdient. Wenn es irgend möglich ist, sollte man für den betreffenden Längsgang jedenfalls im ganzen eine Breite von 1 m wählen und in der Nähe des Ofens ein paar Sitzplätze beseitigen.

d) Der Quergang hinter der letzten Subsellienreihe sollte mindestens ca. 0,9 m (3 Fuss) bis 1 m breit sein. Württemberg verlangt eine Breite von 0,4, während die „Erläuterungen“ diese Breite auf 0,3 m reduzieren wodurch leicht eine Beengung des Klassenraums entstehen kann.

e) Der Vorplatz vor der vordersten Bank wird vorherrschend in einer Breite von 2 und 2,5 m freigelassen, die auch mit Rücksicht auf den Umfang des Katheders nebst Podium und Wandtafel erforderlich ist, wofür Württemberg mindestens eine Breite von 1,2 m und eine Länge von 2,5 m verlangt. Für diesen freien Raum gewähren die „Erläuterungen“ 1,70 m Breite, die indes nur für einklassige Volksschulen ausreichen wird.

Baden schliesst sich Württemberg eng an, indem es für die Aufstellung des Katheders nebst Tafel gleiche Masse an der fensterlosen Vorderwand verlangt. Auch Sachsen hält einen Zwischenraum von mindestens 2,5 m zwischen der vordersten Subsellienreihe und der Kathederwand für notwendig. In Baiern wird mittels der gedachten Instruktion für den Lehrersitz eine Länge von 1,2 m und eine Breite von circa 0,9 m und ausserdem ein freier Raum auf drei Seiten von 63—88 □Fuss baierisch (circa 6—8 qm) vorgeschrieben. Hält man 2 m Breite als Minimum für den Raum zwischen der vordersten Subsellienreihe und der Kathederwand fest, so ist immerhin die Zulassung eines gewissen Spielraumes in dieser Beziehung zweckmässig, um dem Bestreben einer Gemeinde nach luftigen Räumen keine Schranken zu setzen, denn zur Herstellung eines ausreichenden Flächenraumes sind die Freiräume von grossem Belang und in ihrer Bedeutung gegenwärtig auch von der preussischen Regierung mittels der „Erläuterungen“ anerkannt worden. Insofern sie ein wesentliches Glied in der Raumeinteilung bilden, sollte man vom sanitären Standpunkt die Masse derselben niemals über Gebühr verkürzen, sondern soviel als möglich erweitern.

Die Sitzgrösse und Sitzraumfläche der Schüler. Bisher war in Preussen die Bestimmung der allgemeinen Verfügung vom 15. Oktober 1872 massgebend, wonach das Schulzimmer mindestens so gross sein musste, dass auf jedes Kind einschliesslich der Freiräume ein Flächenraum von 0,6 qm kam. Aehnliche Bestimmungen finden sich auch noch in den übrigen Staaten. So ist in Hessen und Baiern einschliesslich der Freiräume 0,8 qm, in Baden „im ganzen“ auf jedes Kind 0,81 qm Flächenraum erforderlich. Bei einer derartigen Annahme fallen die Unterschiede zwischen grösseren und kleineren Schülern weg und man muss sich mit der Bestimmung einer allgemeinen Sitzfläche begnügen. Wie die nachstehende Figur 32 zeigt, ist man auch genötigt, die Freiräume sparsam zu bemessen, um 80 Schulkinder auf einer Gesamtfläche von 48 qm unterzubringen. Die Sitzraumfläche für den einzelnen Schüler beträgt **im allgemeinen** nur 0,30 qm (5,8 $\times$ 2,1 = 12,18, dividiert durch 40 = 0,30 qm). Die „Erläuterungen" erklären nunmehr mit Recht, dass diese Abmessungen nur unter Voraussetzungen genügen, welche jetzt nicht mehr zulässig sind. Sie erweisen sich als völlig ungeeignet bei solchen Zimmern, welche für eine kleinere Schülerzahl bestimmt sind, und zwar umsomehr, je kleiner diese Zahl ist. Dies erklärt sich leicht aus dem Umstande, dass die neben den Schülersitzen und Tischen unerlässlichen Freiräume nicht in gleichem Verhältnisse mit der Schülerzahl wachsen und abnehmen, vielmehr einen grössern Bruchteil der Zimmerfläche beanspruchen, sowohl bei einem kleineren als bei einem grösseren Schulzimmer. Demgemäss ist man genötigt gewesen, nicht nur die genügende Bemessung der **Freiräume**, sondern auch die durch die Subselliengrösse bedingte **Sitzgrösse** bezw. **Sitzraumfläche** für die Ermittelung des Raumes, der für jeden Schüler erforderlich ist, heranzuziehen.

Fig. 32.

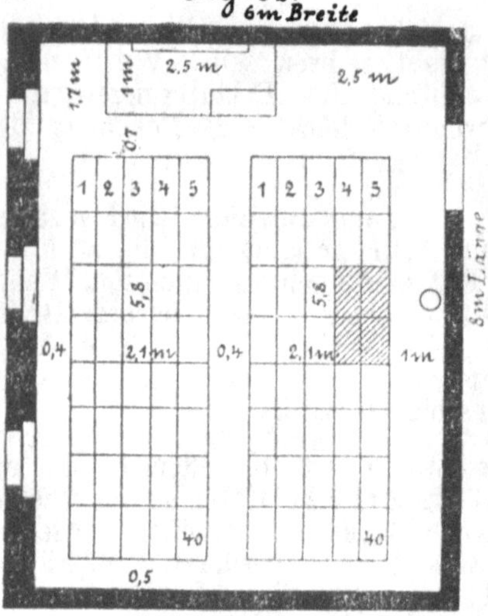

In einer einklassigen Volksschule handelt es sich um die Unterbringung von Kindern, die im 6. bis 14. Lebensjahre stehen, deren verschiedene Körperlänge demnach auch Bänke und Tische von verschiedenen Abmessungen erfordert. Die „Erläuterungen" unterscheiden drei verschiedene Abstufen der **Sitzgrösse**, welche einen Flächenraum von 48 cm auf 68 cm, bezw. von 50 cm auf 70 cm und von 52 cm auf 72 cm Tiefe beanspruchen, d. h. bei einer Banklänge von 48, 50 oder 52 cm soll die ganze Tiefe der Schulbank 68, bezw. 70 und 72 cm betragen.*)

---

*) Die genauern Dimensionen der Schulbänke, sowie die bezüglichen Einzelheiten werden später ausführlich zur Sprache kommen. Für den Architekten ist es von keinem Belang, welche Art von Subsellien gewählt werden, weil ihm in der Regel nie festes Mass gegeben wird, welches er für jeden Schülerplatz, d. h. für Tisch und Bank, also für den ganzen Flächenraum, welchen der Schüler während des Unterrichts einnimmt, nötig hat.

Wie aus Fig. 34 zu ersehen ist, reicht die **Tiefe** eines Subsells nach der ältern Form mit Plus-Distanz von der hintern Tischkante bis zur hintern Bankkante, umfasst demnach den horizontalen und geneigten Teil der Tischplatte, welch letzterer ebenso lang ist wie die Bank, ferner den etwa vorhandenen Zwischenraum zwischen Bank und Tischplatte (Distanz), sowie die Breite der Bank und eventuell die Lehne mit deren etwaiger Neigung nach hinten. Bei einer Banklänge von 48 cm auf 68 cm Tiefe des Subsells würde z. B. der horizontale Teil der Tischplatte 5 cm, deren geneigter Teil 31 cm, die Bankbreite 28 cm und die Plus-Distanz 4 cm betragen müssen, um in Summa 68 cm, d. h. die Tiefe der ganzen Schulbank zu erhalten. Multipliziert man die Banklänge (48 cm) mit dieser Tiefe (68 cm), so erhält man die **Sitzraumfläche** in qm, also nach dem letztern Beispiel 0,32 qm.

Fig. 34.

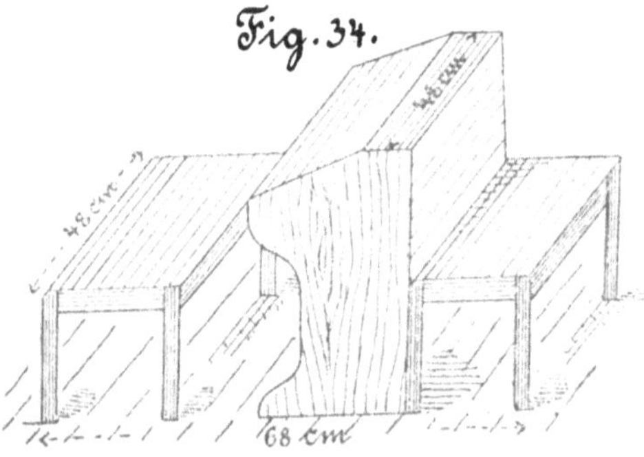

Mit Sitzgrösse bezeichnet man hiernach die Fläche, welche die jedem einzelnen Schüler zukommenden Teile der Bank und des Tisches nebst etwaiger Plus-Distanz einnimmt.

Ausser der Sitzgrösse hat man noch diejenige Fläche, welche als entsprechender Teil der Klassengrundfläche als Klassengrösse jedem einzelnen Schüler zukommt, zu beachten. Vereinigt man z. B. drei verschiedene Gruppen von Plätzen und zwar eine Gruppe von 12 Plätzen für die kleinsten Schüler von 48 auf 68 cm Sitzfläche, eine zweite von 32 Plätzen von 50 auf 70 cm und eine dritte von 16 Plätzen von 52 auf 72 cm Sitzfläche, so können im Ganzen 60 Kinder (12+32+16) untergebracht werden. Beträgt nun die Klassengrundfläche 44,8 qm (5,60×8) so kommt auf jeden Schüler mit Einschluss der Freigänge eine Klassengrösse von 0,74 qm $\left(\frac{44,8}{60} = 0,74\right)$. Eine Klassengrösse aber für jeden Schüler anzugeben, ist nicht recht möglich, wenn man ganz genaue Masse geben will, weil die Freiplätze in ihrer Grösse mit der Zahl der Plätze und auch mit der Gestalt des Klassenraumes sich ändern. Soll z. B. eine Klasse von 20 Schülern von derselben Körperlänge entworfen werden, wofür 48 cm auf 68 cm Platz zu beanspruchen sind, so wird man 20 Rechtecke

Fig. 55.

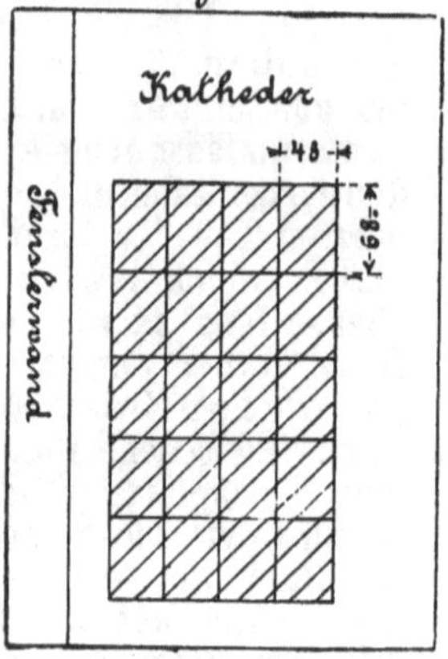

von dieser Grösse nebeneinander setzen und die Freiräume hinzufügen, wie aus Fig. 55 hervorgeht.

Der schraffierte Raum zeigt die Fläche der Sitzplätze (= 20.0,48.0,68 m.) Aus der weiss gelassenen Fläche für Vorraum und Gänge ergiebt sich deutlich, dass die Klassengrösse, der eigentliche Klassenraum, wesentlich grösser ist als die Platzgrösse oder Sitzraumfläche.

Wir schliessen hier noch die ministeriellen Massbestimmungen für Gymnasien und Vorschulen vom 17. November 1870 an, insofern sie sich speziell auf die Sitzraumfläche und den Klassenraum der Schüler beziehen.[3])

Alter und Klasse der Schüler	Wilhelms-Gymnasium in Berlin der Sitze u. Tische			Städtische Schulen in Berlin der Sitze u. Tische			Städtische Schulen in Köln der Sitze u. Tische			
	Breite	Tiefe	Fläche	Breite	Tiefe	Fläche	Breite	Tiefe	Fläche	
	m	m	qm	m	m	qm	m	m	qm	
I. Elementar- und Gemeindeschulen										Beim Wilhelms-Gymnasium beziehen sich die Masse auf Vorbereitungsklassen für das Gymnasium, in Köln auf die höhern Klassen der Realschule.
Alter von 6—7 Jahren	0,48	0,73	0,35	0,42	0,58	0,23	0,42	0,71	0,30	
Alter von 7—8 Jahren	0,48	0,75	0,36	0,45	0,63	0,28	0,43	0,73	0,31	
Alter von 8—14 Jahren	0,50	0,79	0,39	0,48	0,65	0,31	0,45	0,76	0,34	
II. Gymnasien										
Sexta und Quinta 10—13 Jahre	0,54	0,81	0,43	0,50	0,71	0,35	0,47	0,81	0,34	
Quarta und Tertia 13—16 Jahre	0,59	0,85	0,50	0,55	0,73	0,40	0,52	0,84	0,44	
Sceunda und Prima 16—19 Jahre	0,65	0,89	0,58	0,60	0,79	0,47	0,58	0,84	0,48	
Vorbereitungsklassen für höhere Lehranstalten				0,48	0,68	0,32	—	—	—	

Diese Massbestimmungen entsprechen schon deshalb nicht mehr den heutigen Anforderungen, weil ihnen nur das Lebensalter und nicht die Körperlänge zu Grunde liegt. Als Sitzraumfläche für Prima und Sekunda gilt 0,58 qm (= 0,65 $\times$ 0,89 cm); in dem Erläuterungsbericht wird für jeden Schüler aber noch der zu berechnende Klassenraum (die Klassengrösse) wie folgt festgestellt:

a) in den Oberklassen mit 1,1 bis 1,2 qm,
b) in den Mittelklassen mit 1,0 bis 1,1 qm,
c) in den Unterklassen mit 0,9 bis 1,0 qm.

Diese Masse sind indes aus den obengedachten Gründen niemals genau innezuhalten und deshalb von keinem wesentlichen Werte.

Für den Unterricht im Zeichnen wird das Doppelte der angegebenen Flächenmasse, für den Unterricht in der Physik und Chemie ist 0,2 bis 0,25 qm mehr als das unter a b c angegebene Flächenmass und für den Unterricht im Gesange mit Unrecht ebenso viel weniger pro Schüler gefordert. Diese Grössenbestimmung kann überhaupt nur annähernd Geltung haben, da verschiedene Faktoren hierbei Ausnahmen bedingen. Namentlich gilt dies auch für die Grösse der Aula, die sich nach den örtlichen Verhältnissen und nach der Zahl der Schüler richten muss. Ein Mass von 0,5 bis 0,6 qm für jeden Schüler würde im allgemeinen angemessen sein, vorausgesetzt, dass nicht durch eine zu grosse Anzahl von Schülern ganz ausserordentliche Massverhältnisse entstehen.

Was die Sitzplätze im allgemeinen betrifft, so bedient man sich in Volksschulen selten der vier- oder fünfsitzigen Subsellien; noch seltener sind die zwei- oder dreisitzigen. Die grossen Vorteile der zweisitzigen Bänke haben wir wiederholt hervorgehoben; weil sie aber viel Raum erfordern, sind sie in Elementarschulen noch wenig eingeführt. In der Vorschule und in allen übrigen Klassen des Realprogymnasiums zu Bonn, des Falk-Realgymnasiums in Berlin und an vielen andern Stellen leisten sie gute Dienste. Fig. 33 giebt ein Bild ihrer Aufstellung. Man ersieht hieraus, dass bei 32 Schülern 3 Mittelgänge erforderlich sind. Haben die Subsellien Einzellehnen, so empfiehlt es sich, diese behufs Raumersparung an die hinteren Tische anzulehnen, und die Freigänge hinter jedem Subsell aufzuheben, um die Ansprüche an den Raum nicht zu hoch zu steigern.

Fig. 33.

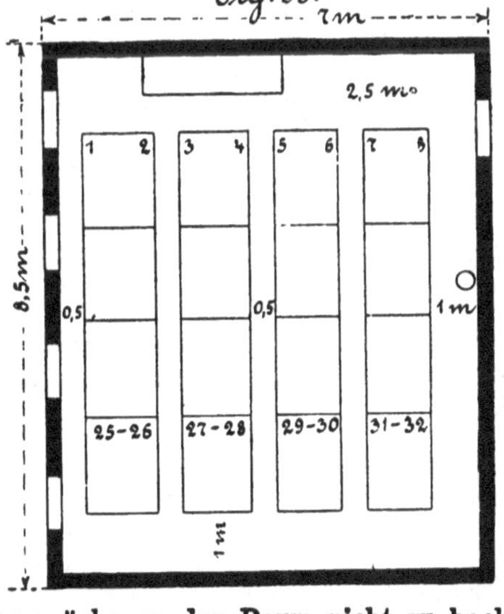

Kubischer Luftraum der Schulzimmer. Wenn man die Grundfläche eines Klassenzimmers festgestellt hat, dann bleibt noch die Bestimmung der Zimmerhöhe übrig, um durch die Multiplikation dieser mit der Grundfläche den kubischen Luftraum kennen zu lernen. Das drückende Gefühl, welches niedrige Stuben hervorrufen, steigert sich in einem mit Schülern dicht besetzten Klassenzimmer. Indes hat man mit Recht die Anschauung verlassen, dass die Schulluft desto reiner sei, je höher das betreffende Zimmer sei, da die Zimmerhöhe allein keinen Einfluss auf die Lufterneuerung ausübt. Ein noch so grosser kubischer Luftraum ist nicht ausreichend, die Schule für die ganze Dauer des Unterrichts mit frischer Luft zu versehen. Um diesen Zweck zu erfüllen, muss die Ventilation zu Hülfe kommen. Nichtsdestoweniger ist die Zimmerhöhe immerhin insofern von grossem Belang, als sie in einem richtigen Verhältnis zur Grundfläche des Raumes stehen muss, denn je grösser die Schülerzahl in einem Raume ist, desto mehr Luftmenge wird auch mit Rücksicht auf einen normalen Verlauf des Respirationsprozesses erfordert (cfr. Ventilation). Schon Zwez [1]) hat darauf aufmerksam gemacht, dass eine Höhe von mindestens 3,14—3,20 m (10 Fuss) nötig ist, um das Gefühl des Druckes in den Zimmern nicht aufkommen zu lassen, während sie verhältnismässig mit dem Flächengehalt des Zimmers bis zu 3,8 m (12 Fuss) aufsteigen müsse. Eine grössere Höhe, sagt man, erschwere dem Lehrer das genügend laute Sprechen. Obgleich man diese Ansicht nicht überall teilt, so gibt es doch noch andere Gründe, welche auf die Zimmerhöhe bestimmend einwirken. Um dies Verhältnis zwischen dem Flächenraum und der Zimmerhöhe näher zu bezeichnen, schlägt Zwez vor, die geringste Höhe von 3,14—3,20 m für jede weitere 10 qm Fläche um 0,15 m (½ Fuss) steigen zu lassen, so dass Zimmer von 30—40 qm Fläche 3,30 m (10½ Fuss) Höhe, solche von 40—50 qm Fläche 3,45 m (11 Fuss), solche von 50—60 qm Fläche 3,6 m und solche von mehr als 60 qm Fläche 3,8 m (12 Fuss) Höhe erhalten würden. Wenn auch diese Masse in der angeführten Reihenfolge nicht überall inne zu halten sind, so ist doch der Grundsatz, dass mit dem Wachsen der Bodenfläche eine Steigerung der Zimmerhöhe Hand in Hand gehen soll, von massgebender Bedeutung.

Die „Erläuterungen“ nehmen 3,20 Meter Zimmerhöhe als das geringste Mass an, welches zur Not für den Luftraum eines ländlichen Schulzimmers ausreichen wird. Sie schliessen sich demnach den frühern bezüglichen Bestimmungen an. Sie halten aber mit Recht ebenfalls an dem Grundsatze fest, dass einem grössern Raume bei sonst gleichen Voraussetzungen auch eine grössere Höhe zukomme. Um nämlich die Länge des Schulzimmers nicht in unzweckmässiger Weise zu steigern, würde man auch dessen Tiefe mit der Raumgrösse wachsen lassen. Da nun die Belichtung des Zimmers bis zu dem von den Fenstern entferntesten Sitzplatze, wenn irgend möglich, durch unmittelbar einfallendes Himmelslicht erfolgen solle, so bedürfe der Raum, um das Licht vom Fenster aus unter gleichem Winkel nach der Tiefe eintreten zu lassen, bei grösserer Tiefe auch eine grössere Höhe. Für die Beschränkung der Raumhöhe auf ein als noch zulässig erachtetes Mindestmass sprächen vor Allem Ersparungsrücksichten, da sowohl die Baukosten als auch die Schwierigkeit und die Kosten der Heizung des Raumes mit der Höhe desselben wüchsen.*) Der letztere Grund dürfte durchschlagender als der erstere sein, weil in rauhen und kalten Gegenden grade mit Rücksicht auf die Heizung eine Ueberschreitung von 3,20 Meter vielfach für nicht zweckmässig erachtet wird. Wo aber dieser Grund nicht vorliegt, verdient eine Erhöhung dieses Masses auf 3,45 (11 Fuss) und 3,80 m (12 Fuss) aus sanitären Rücksichten den Vorzug, zumal man andererseits der Ansicht ist, dass eine mässige Erhöhung der Klassenzimmer in der Regel den Gemeinden keine erhebliche Steigerung der Baukosten veranlasse. In Anbetracht, dass eine angemessene Zimmerhöhe für die Beschaffung der ausreichenden Luft- und Lichtmenge von wesentlichem Einflusse ist, sollte man auch hier die Sparsamkeit nicht auf Kosten der Gesundheitspflege zu weit treiben. Eine sachgemässe Durchführung der Schulgesundheitspflege erfordert stets grössere Ausgaben, die nicht zu vermeiden sind, wenn man den sanitären Grundsätzen in ausreichendem Grade Rechnung tragen und den Schutz der Gesundheit der Schüler als das vornehmste Ziel erreichen will. Die „Erläuterungen“ stellen nicht in Abrede, dass bei einer Grundfläche von 0,64 qm pro Schüler und einer Zimmerhöhe von 3,20 m ein Mass von 2 Kubikmeter Luftraum als gering zu betrachten sei und nur in Anbetracht der kürzern Unterrichtsdauer einer Dorfschule als zulässig erscheine. Aber auch bei einem Flächenraum von 0,74 qm pro Schüler würde nur ein Luftraum von nur 2,37 cbm entstehen, ein sehr geringes Mass, wenn man die bezüglichen Bestimmungen in andern deutschen Staaten hiermit vergleicht.

Die Württemberg'sche Verordnung verlangt für jeden Schüler bis zu 14 Jahren einen Luftraum von mindestens 3 cbm, für ältere Schüler je nach dem Alter 3,5 bis 5 cbm; das Minimum der Zimmerhöhe soll dann 3,4 m betragen. In Sachsen ist nach dem Gesetz vom 26. April 1873 auf jedes Schulkind ein Klassenraum von mindestens 2,5 cbm zu rechnen. In Hessen wird der Gesamtluftraum für einen Schüler auf mindestens 3 cbm bei einem Flächenraum von 0,8 qm pro Schüler bestimmt, während die Höhe der Schulzimmer mindestens 3,5 m, bei grössern Schulhäusern 4 m betragen muss. In Baden soll bei einer Zimmerhöhe von 3,6 m der Luftraum auf annähernd 3 cbm pro Schüler berechnet werden, da auf jedes Kind 0,81 qm Grundfläche kommen. Bei

*) Man darf nicht übersehen, dass es die Aufgabe der „Erläuterungen“ ist, eine Anleitung zur Beobachtung von Sparsamkeit bei Neubauten von ländlichen Volksschulen zu geben.

allen diesen Bestimmungen handelt es sich um Volksschulen, deren Schülern mithin eine angemessene Luftmenge zu Teil wird. Es würde daher aus sanitären Rücksichten sehr erwünscht sein, dass auch in Preussen wenigstens 2,5 cbm Luftraum pro Schüler der Volksschulen das Minimum wäre, was schon bei einer Zimmerhöhe von 3,45 m (11 Fuss) und einem Flächenraum von 0,74 qm pro Schüler zu erreichen ist, obgleich die Bestimmung in Hessen (3 cbm pro Schüler) unter allen Umständen den Vorzug verdienen würde. Je nach der Grösse der Grundfläche eines Schulzimmers der Volksschulen würde demnach bei einer solchen von 48, 60 oder 62 qm der gesamte kubische Luftraum bei einer Zimmerhöhe von 3,20 m betragen:

153, bezw. 192 und 198 cbm,

bei einer Zimmerhöhe von 3,80 m aber

182 bezw. 228 und 235 cbm.

Es liegt demnach auf der Hand, dass der sanitäre Vorteil um so besser erreicht wird, je mehr die Zimmerhöhe beträgt. Bei den höhern Schulen sind mit Rücksicht auf ältere und grössere Schüler auch die Raumverhältnisse reichlicher zu bemessen. Eine Zimmerhöhe von 4 bis 4,5 Meter (circa 13—14 Fuss) ist nicht selten. Im Bonner Realprogymnasium ist eine Höhe von 4,5 m in allen Geschossen vom Erdgeschoss an durchgeführt. Bei 50 Schülern kommen auf jeden Schüler 1,45 qm Grundfläche, folglich bei einer Zimmerhöhe von 4,50 m ein Luftkubus von 4,9 cbm; bei 30 Schülern würde letzterer 8,3 cbm betragen. Bei einer Grundfläche der Klassenzimmer von 55,25 qm umfasst je ein Klassenzimmer einen Luftraum von 248 cbm. Wir haben bisher keine Klagen der Lehrer über diese Zimmerhöhe vernommen; wenigstens hat ihre Stimme mit Leichtigkeit den ganzen Raum beherrscht. Wir würden bei höhern Schulen ohne Bedenken eine Zimmerhöhe von 4,30—4,50 m unter allen Umständen für ein sehr angemessenes Mass halten.

Litteratur. 1) Aerztliches Gutachten über das höhere Schulwesén Elsass-Lothringens. Im Auftrage des Kaiserl. Statthalters erstattet von einer medicinischen Sachverständigen-Kommission. Strassburg i. E. 1882. — 2) **Berlin** und **Rembold**, Untersuchung über den Einfluss des Schreibens auf Auge und Körperhaltung des Schulkindes. 2. Aufl. Stuttgart 1883. — 3) Centralblatt f. d. g. Unterrichts-Verwaltung. S. 688 1879. — 4) **W. Zwez**, Das Schulhaus und dessen innere Einrichtung. 2. Aufl. Weimar 1870.

C. Innere Ausstattung der Schulzimmer.

Bei der inneren Ausstattung der Schulzimmer kommen die Verglasung der Fenster, der Fussboden, der Anstrich der Wände, das Mobiliar, bezw. die Schulbänke oder Subsellien, sowie die Beheizung und Ventilation in Betracht. Es handelt sich mithin um Einrichtungen, welche einen wesentlichen Teil der Schulhygiene betreffen.

1. Die Verglasung der Fenster.

Ueber die Architektur und Lage der Fensteröffnungen haben wir bereits das Erforderliche ausgeführt. (M. vergl. S. 154.)

Die Verglasung der Fenster ist für die innere Ausstattung der Zimmer insofern von erheblicher Bedeutung, als sie einerseits einen günstigen und reichlichen Lichteinfall zu vermitteln hat, andererseits mittels zweckmässiger Einrichtungen zum Oeffnen der Lüftung der Schulzimmer dienen soll. Fenster von 2,6 m Höhe und 1,6 m Breite sind in höheren Schulen gegenwärtig vorherrschend; demgemäss muss sich auch die Glasfläche erweitern. Sie wird in der Regel durch ein Querholz in einen kleineren oberen und in einen grösseren unteren Teil geschieden. Beide Teile zerfallen wieder durch vertikal und horizontal verlaufende hölzerne Rahmen in einzelne Scheiben, wobei zu erinnern ist, dass alle Rahmen nur die notwendigste Breite erhalten dürfen, um in keiner Weise den Lichteinfall zu schmälern. Fig. 30a zeigt die gebräuchlichste Anordnung, wobei das mittlere Dritteil der Glasfläche die Fensterflügel bildet. Beim Oeffnen derselben erhält die einströmende Luft einen zu schmalen Weg, der um so weniger für Lüftungszwecke genügt, weil, wie es gewöhnlich der Fall ist, das Oberfenster nur schwierig und deshalb fast nie geöffnet wird. Weit mehr empfiehlt sich eine Vorkehrung, wobei das Oberfenster nur einen Flügel und, wenn es die verwendbaren Mittel gestatten, auch nur eine Scheibe bildet, damit einerseits das Licht unbehindert von oben einfällt, andererseits das Oberfenster sich von oben nach innen öffnen lässt.

Fig. 30 a

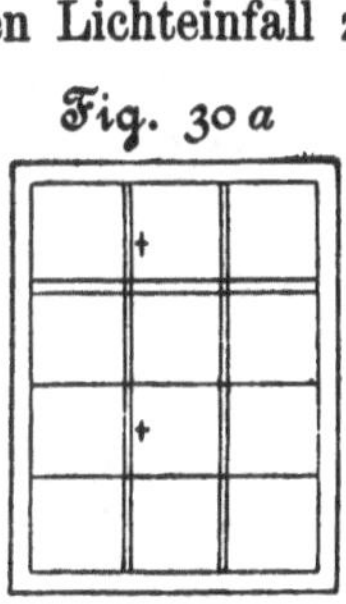

Vandenesch [1]) hat eine nachahmungswerthe und in den Volksschulen des Aachener Regierungsbezirkes seit Jahren bewährte Einrichtung genauer beschrieben und durch die nachstehende Zeichnung (Fig. 30b) erläutert.

Fig. 30b.

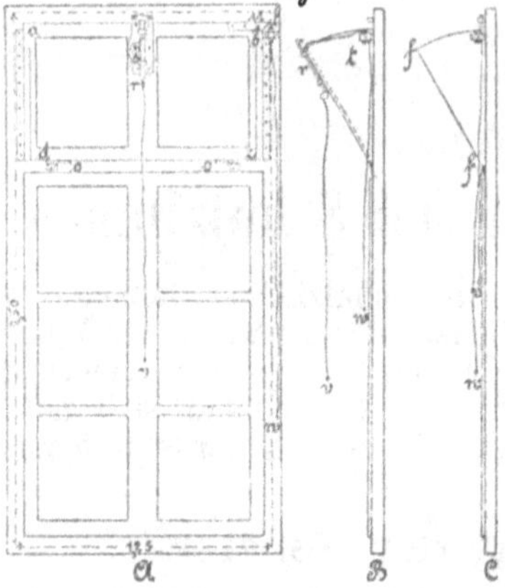

Das ganze Oberfenster a b c d (siehe die innere Vorderansicht A) bildet einen Flügel, der an der Unterkante mittels starker Fischbänder oder Scharniere angeschlagen wird und sich von oben nach innen (siehe die innere Seitenansicht B) öffnen lässt. Um ein Verschieben desselben nach seitwärts zu verhüten, sind die beiden Scharniere o o entgegengesetzt anzuschlagen. Der Verschlussriegel r, der in seinen beiden Haltern sich ganz leicht verschieben muss, wird in der Mitte der inneren Oberkante des Oberfensters angeschlagen und durch eine Feder s stets nach oben gedrückt. Das obere Ende desselben ist abgeschrägt (siehe die inneren Seitenansichten B und C), wodurch der Riegel beim Verschliessen von selbst in den Verschlusshaken hineinspringt. Beim Oeffnen zieht man mittels einer Schnur v den Riegel herunter. Der Verschluss wird durch eine zweite Schnur w bewirkt, welche an einem auf der rechten inneren Oberkante des Oberfensters angebrachten hervorstehenden, mit einer Oese versehenen hebelartigen Eisenstäbchen u befestigt ist und oben über ein in entsprechender Höhe auf dem Blindrahmen angebrachtes Röllchen t läuft. Um beim Oeffnen des Oberfensters mittels der Riegelschnur v das plötzliche Herunterfallen desselben zu verhüten, ist zugleich die Verschlussschnur w in die andere Hand zu nehmen, damit durch gelindes Anhalten derselben der zu rasche Fall verhindert wird. Die beim Oeffnen des Oberfensters zur Seite rechts und links entstehende dreieckige Oeffnung mit einem Winkel von 30—45° je nach der geringeren oder grösseren Höhe des Schulzimmers wird durch ein auf den Blindrahmen aufgenageltes starkes Zinkblech (siehe bei B und C) ausgefüllt behufs Verhütung des Niederschlagens der Zugluft in das Schulzimmer. Die innere Kante dieses Zinkblechs (siehe bei C die Kante f f) wird 3 Centimeter breit rechtwinkelig nach innen umgebogen, und dieser Winkel tritt beim Oeffnen vor die innere Kante des Oberfensters (siehe bei B und A), so dass also die Oeffnung stets dieselbe Distanz behalten muss. Beim Anschlagen des Oberfensters ist namentlich darauf Rücksicht zu nehmen, dass beim Oeffnen desselben zwischen ihm und dem Fensterquerriegel keine Ritze entsteht, durch welche Zugluft, Regen und Schnee in das Zimmer dringt; der Drehpunkt darf deshalb nicht ausserhalb des Fensterquerriegels und Blindrahmens (siehe bei B und C) liegen. Die

Anlage ist nicht kostspielig und kann an allen Fenstern angebracht werden. Alle Windräder in den Scheiben sind nutzlos und verdienen kaum der Erwähnung.

Mittels des beweglichen Oberfensters kann mithin während des Unterrichts eine zweckmässige Lüftung vorgenommen werden, wenn nicht sehr ungünstiges Wetter oder grosse Kälte derselben hinderlich sind. Für die Handhabung der ganzen Vorkehrung ist noch zu beachten, dass das zurückgeschlagene Oberfenster beim Oeffnen der Thür mit solcher Heftigkeit zuschlagen kann, dass die Fensterscheiben zertrümmert werden. Es empfiehlt sich deshalb, die Schnur, welche das Oberfenster zurückschlägt, an der Wand sorgfältig zu befestigen oder den Fensterfallwinkel möglichst dem rechten zu nähern.

In den Unterrichtspausen ist das Oeffnen der Fensterflügel und Thüren zu jeder Jahreszeit vorzunehmen, da nur durch einen kräftigen Luftzug die Schulluft wieder gereinigt werden kann. In Fig. 30a müssten daher wenigstens alle 3 Abteilungen des Unterfensters zum Oeffnen eingerichtet werden, wenn man auf eine Wirkung der Lüftung rechnen will. Auch in gut ausgestatteten Elementarschulen findet man Fenster von 2,5 m Höhe, und 1,25 m Breite; öffnet man deren Fensterflügel, so verschafft man sich einen ausreichenden Durchgang für die Aussenluft. In dieser Beziehung sind daher solche Fenster den gegenwärtig gebräuchlichen breiten Fenstern mit schmalen Fensterflügeln jedenfalls vorzuziehen, wenn es sich eben um die nicht hoch genug anzuschlagende Lüftung handelt. Bei allen Fensterkonstruktionen ist dieser Zweck ganz besonders im Auge zu behalten, da er von derselben Bedeutung ist, wie die Beschaffung einer ausreichenden Lichtfläche der Fenster. Dass die Fenster möglichst hoch, fast bis zur Zimmerdecke reichen müssen, haben wir bereits als einen allgemein gültigen Grundsatz hervorgehoben. Desgleichen haben wir auf die Notwendigkeit einer hohen Fensterbrüstung von mindestens 1 Meter über dem Fussboden hingewiesen. Wo das Licht tiefer einfällt, veranlasst es leicht Blendung; in solchen Fällen hat man zur Blendung der untersten Fenster seine Zuflucht genommen. Das Anstreichen derselben mit weisser Oelfarbe macht keinen schönen Eindruck und giebt auch den Schülern zu beständigen Kritzeleien Anlass; eine Mattierung der Scheiben ist nötigenfalls vorzuziehen. In Darmstadt kam die Frage zur Sprache, ob eine durchaus matte Scheibung der Fenster der an der Süd- und Westseite belegenen Schulzimmer erforderlich sei. Das Angenehme eines solchen Lichtes wurde anerkannt, aber doch andererseits die diffuse Beleuchtung zur Vornahme von Sehprüfungen für unentbehrlich erachtet, so dass man es für nötig hielt, zunächst noch bis zur definitiven Entscheidung Erfahrungen in dieser Richtung zu sammeln.*) Das „Strassburger Gutachten“

*) In Studier- und Arbeitsstuben mit Südlage der Fenster haben wir beobachtet, dass sensible Individuen, auf welche das intensive Licht blendend einwirkte, die vorteilhafte Wirkung der mattierten Scheiben rühmten, während Andere bei einem so gedämpften Lichte sich auf die Dauer unbehaglich fühlen und niemals zu viel Licht erhalten können.

verwirft die Mattierung der untersten Fensterscheiben, weil die gleichmässig weisse Fläche auf die Dauer blendend wirke und auch das Licht, welches sie liefere, wenig brauchbar sei. Wir haben die blendende Wirkung weit häufiger bei dem dicken gerieften Glase beobachtet, obgleich es das Licht am wenigsten absorbiert. Wir stimmen aber darin dem „Gutachten" vollkommen bei, dass in Schulen der Zweck der mattierten Scheiben weit besser durch die bereits S. 124 erwähnten Rollvorhänge erreicht wird, welche, wenn sie im Innern der Schulzimmer angebracht sind, soweit von den Scheiben abstehen müssen, dass das Oeffnen der Fenster nicht behindert wird.*) Die Frage, wie tief das Licht in die Augen der Schüler fallen darf, ist dann wohl überflüssig, wenn man sich über die Höhe der Fensterbrüstung geeinigt hat. So verlangt Varrentrapp[2]), dass das Licht nicht tiefer als in der Richtung der Tischplattenhöhe das Auge der Schüler treffe, während die Darmstädter Kommission eine Höhe der Fensterbrüstung bis zur Kopfhöhe der sitzenden Schüler befürwortet. Die erstere Forderung würde einer Höhe der Fensterbrüstung von ca. 1 Meter entsprechen, die andere dagegen über dies Mass hinausgehen, womit wir nur insofern weniger übereinstimmen, als die Körpergrösse der Schüler bekanntlich kein unveränderliches Mass gewährt.

Das Oberlicht. Die Frage, ob nicht das Oberlicht vorteilhafter als das Seitenlicht einwirke, wurde neuerdings von A. Weber[3]) wieder angeregt, welcher den Beweis zu führen suchte, dass es möglich sei, die sämtlichen Klassenzimmer in den ersten Stock zu verlegen, während die seitliche Beleuchtung auf die im Erdgeschosse befindlichen Räume (physikalischer Hörsaal, Aula pp.) beschränkt bleiben könnte. In der Kommissionssitzung zu Darmstadt einigte man sich trotz der vielen Einwendungen, die gegen das Oberlicht erhoben wurden, doch schliesslich dahin, dass seitens der Regierung die Frage der Oberlichtbeleuchtung von Schulzimmern durch Versuche in grösserem Massstabe gelöst werden möchte. Ueber diese Versuche ist bisher noch nichts bekannt geworden. Darüber kann aber kein Zweifel herrschen, dass das Oberlicht in vieler Beziehung von vorteilhafter Wirkung ist, die sich besonders dadurch kund giebt, dass jede Stelle des betreffenden Raumes eine ebenmässige Belichtung erhält, und dass ferner Ventilationsanlagen sich leicht damit verbinden lassen. Seine Schattenseiten sind dagegen auch nicht zu verkennen. Abgesehen davon, dass das Oberlicht im Sommer ebenso gut der Vorkehrungen gegen die Sonnenstrahlen bedarf, wie die seitliche Belichtung, ist auch die notwendige Reinigung des Glases beim Oberlicht schwieriger zu bewirken, als die der seitlich gelegenen Fensterscheiben. Die Herstellung des Oberlichts ist nur mit Aufgebung des Raumes im

*) An derselben Stelle (S. 123 u. 124) haben wir die Vorkehrungen bereits besprochen, welche die Abhaltung der Sonnenstrahlen von den Fensterscheiben bezwecken.

darüber liegenden Geschosse möglich. Auch erzeugt die aus Fensterscheiben zusammengesetzte Stubendecke eine schnellere Abkühlung der Stubentemperatur als eine solide Decke; schon aus diesem Grunde wird es in kälteren Klimaten kaum anwendbar sein. Bekanntlich haben Griechen und Römer in den südlich gelegenen Gegenden vom Oberlicht einen fast ausschliesslichen Gebrauch gemacht. Es ist wohl vorauszusehen, dass die Verwendung des Oberlichts in Schulen unter allen Umständen eine sehr beschränkte bleiben wird. Trotzdem würde es sich der Mühe lohnen, mit dem Oberlichte, das bisher fast nur in nordamerikanischen Schulen, in Deutschland nur für Zeichensäle eingeführt und nach der Württembergischen Verordnung hierfür als wünschenswert empfohlen wird, eingehende Prüfungen anzustellen, wozu die dadurch erzielte gleichmässige Erhellung der Räume vorzugsweise auffordert.

Zu erwähnen ist noch, dass man auch die Shed- oder Pultdächer für Schulzimmer empfohlen hat, um ebenfalls hierdurch eine gleichmässige Erhellung des ganzen Zimmers zu bezwecken. Man muss an der steilen Fläche das Fenster und an der schiefen das Dach anbringen, welches mit Schiefer oder Pfannen belegt wird. Jedenfalls hat man bei dieser Einrichtung weniger mit den Einflüssen der Witterung zu kämpfen. Fensterrahmen und Rippen können aus Schmiedeeisen hergestellt werden. Um das einfallende Sonnenlicht zu vermeiden, wird die Lage gegen Nord oder Nordost empfohlen; andernfalls sind auch hier wie bei den Seitenfenstern Schutzvorrichtungen gegen zu starke Erwärmung der Glasfläche durch Sonnenstrahlen zu verwenden.

Fig. 31 deutet eine derartige Einrichtung an. Die Zeichnung ist der Schrift von Gross entnommen, in welcher das Oberlicht sehr warm empfohlen wird, aber nur aus theoretischen Gründen, denn über die praktische Verwendung des Pultdaches für Schulzimmer fehlt es noch an Erfahrungen [4])

Fig. 31.

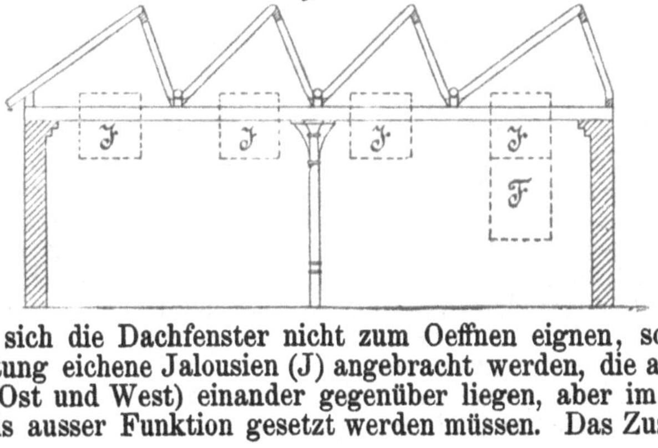

Da sich die Dachfenster nicht zum Oeffnen eignen, so sollen zur Lüftung eichene Jalousien (J) angebracht werden, die auf zwei Seiten (Ost und West) einander gegenüber liegen, aber im Winter jedenfalls ausser Funktion gesetzt werden müssen. Das Zuströmen frischer Luft soll dann durch die Heizung vermittelt werden. Auffällig ist es, dass zur bessern Beleuchtung der Wandtafeln noch auf jeder Seite ein zweiseitliches senkrecht stehendes Fenster (F) vorgesehen ist, was bei einer zweckmässigen Einrichtung kaum notwendig sein dürfte. Wer jemals einen durch ein Oberlicht oder Pultdach erhellten Raum betreten hat, wird gerade von der gleichmässigen Verteilung des Lichtes in demselben überrascht worden sein. Was aber seine Verwendung bei Schulen anbetrifft, so handelt es sich noch um eine unfertige Sache, die höchst wahrscheinlich eine Zukunft hat, aber der reiflichsten Erwägung bedarf; denn auch die etwaigen Nachteile des an und für sich gewiss vortrefflichen Oberlichtes sind sachgemäss und vorurteilsfrei zu erörtern, bezw. möglichst zu beseitigen. Am ehesten könnte das Oberlicht in Schulbaracken (m. vergl S. 147) geprüft werden.

Lichtraum. Kehren wir zur seitlichen Belichtung der Schulzimmer zurück, so begegnen wir zunächst noch der Frage, wie viel Lichtraum zur ausreichenden Erhellung eines Schulzimmers erforderlich ist. Man kann hierauf erwidern, dass einem Schulzimmer niemals zu viel Licht zugeführt werden kann, wenn dies in ordnungsmässiger Weise geschieht. Um aber bei der Architektur der Schulzimmer einen ungefähren Massstab betreffs der Zahl und Grösse der Fenster zu erhalten, haben die meisten Regierungen Bestimmungen über das Verhältnis der Zimmerfläche zur Glasfläche getroffen. Nach der Württembergischen Verordnung soll die Gesamtfläche der lichten Fensteröffnungen eines Schulzimmers bei vollkommen freier Lage desselben mindestens $^1/_6$ und bei Beschränkung der Helligkeit bis zu $^1/_4$ der Fussbodenfläche betragen. Hiermit stimmen die Verordnungen in Sachsen, Baden und Hessen überein. In Preussen wird nach dem Minist.-Erlass vom 14. Januar 1886 eine gesamte Lichtfläche aller Fenster von annähernd mindestens $^1/_5$ der Bodenfläche des Schulsaals verlangt.

In allen älteren Schulen ist dies Verhältnis sehr verschieden und kann von 1 : 7, bis 1 : 9 schwanken. [1]) Nimmt man das von der preussischen Regierung festgestellte Verhältnis an, so würde sich bei einer Zimmerfläche von 60 qm eine Lichtfläche von 12 qm ergeben. Bei 60 Schülern würde mithin jeder Schüler eine Lichtfläche von 0,2 qm erhalten, welche genau 300 Quadratzoll entspräche. Nach dem Vorgange von Hermann Cohn werden durchschnittlich 300—400 Quadratzoll Lichtfläche für jeden Schüler verlangt.

Nach den „Erläuterungen" soll auch für Volksschulen die Regel gelten, dass die lichtgebende Fensterfläche mindestens $^1/_5$ der Bodenfläche des Raumes betrage, wobei indes auf eine entsprechende Grösse und Anordnung der Fenster zu achten ist und die bei der Konstruktion derselben zu beobachtenden bautechnischen Vorschriften stets im Auge zu behalten sind, da es unmöglich ist, ein absolutes Lichtmass anzugeben.

Hinreichend grosse und hohe Fenster sind in erster Linie zu fordern, Fenster von 2,5 m (8') Höhe und 1,6 m (ca. 5') Breite repräsentieren eine Fensterfläche von 4 qm; bei 3 Fenstern würde sich eine solche von 12 qm ergeben. Bei einer Grundfläche des Zimmers von 52 qm (6,5 m Breite und 8 m Länge) würde demnach, auf 1 qm Zimmerfläche 0,23 qm (ca. = 345 Quadratzoll) Lichtfläche fallen. Wollte man nach Cohn aus dem Quadrat der Fensterflächen die Lichtfläche dadurch bestimmen, dass man dieses durch die Zahl der Schüler dividiert, so würde man ein unsicheres Resultat erhalten; bei 60 Schülern würde man z. B. eine Lichtfläche von 0,2 qm, bei 50 Schülern eine solche von 0,24 qm (ca. = 360 Quadratzoll) erhalten, ohne dass hierdurch thatsächlich die Lichtfläche vergrössert würde. In dieser Beziehung ist die Zahl der Schüler immerhin ein veränderlicher Faktor; dessenungeachtet kommt bei der Belichtungsfrage eines Klassenzimmers nicht nur die Zahl der Schüler, sondern auch namentlich deren Grösse sehr in Betracht.

Als Durchschnittsmass eignet sich noch am besten das oben angeführte Verhältnis von 1 : 5 oder die Berechnung der Lichtfläche nach der Zimmerfläche als einem stabilen Faktor, wobei auf 1 qm Zimmerfläche im grossen und ganzen 0,20 qm (300 Quadratzoll) Lichtfläche fallen. (M. vergl. Photometrie).

Angesichts der Wichtigkeit der Erhellung von Schulräumen dürfte diese Festsetzung der Lichtfläche als Mindestmass gelten, grössere Ansprüche an dieselbe jedoch keineswegs ausschliessen, sobald dieselben aus irgend einer Ursache, sei es wegen grosser Tiefe oder Länge der Schulzimmer, oder sei es wegen das Licht benehmender Nachbargebäude, wegen der weniger freien Lage des Schulhauses etc., geltend gemacht werden müssen, so dass man nach Lage der Sache von 0,20 qm Lichtfläche auf 0,27 qm (= 400 Quadratzoll) oder sogar auf 0,34 qm (= 500 Quadratzoll) pro 1 Quadratmeter Zimmerfläche steigt oder auch unter besonderen Umständen ein Mittelmass zwischen diesen höhern Sätzen in Anwendung bringt. Das „Strassburger Gutachten“ betrachtet die Belichtung als eine gute, welche allen Plätzen des Schulzimmers so viel (von oben einfallendes) Licht vom blauen Himmel oder von hellen Wolken zuführt, dass der Schüler an mittelheiteren Tagen eine feine Diamantschrift — z. B. Jägers Schriftprobe Nr. 1 — noch auf eine Entfernung von 30 Centimeter lesen kann, eine Forderung, deren Erfüllung sehr wünschenswerth ist, leider aber oft auf die grössten Hindernisse stösst. Ebenso verhält es sich mit dem Vorschlage von Javal, dass man von jedem Platze aus noch einen Theil des Himmelsgewölbes erblicken soll. Immerhin wird aber das eifrigste Bestreben darauf gerichtet bleiben müssen, den Schulzimmern die möglichst grösste Lichtmenge zu beschaffen. Dass man auch an die Reinigung der Fenster erinnern muss, dazu giebt die Erfahrung, wie gröblich dieser Punkt oft vernachlässigt wird, genügenden Anlass. Die Berechnung des Lichtraumes ist hinfällig, wenn nicht für reine und klare Fensterscheiben gesorgt wird. Zu einer gründlichen Reinigung der Schulzimmer gehört daher auch ein regelmässiges Fensterputzen. (S. Schulstaub).

Bei der Lüftungsfrage kommt in erster Linie ein leichtes und bequemes Oeffnen der Fenster in Betracht. Auch in dieser Beziehung begegnet man den grössten Verstössen gegen die Schulhygiene, namentlich wenn noch die Scheu mancher Lehrer vor jedem offenen Fenster hinzukommt und die Fenster allmählich einen hermetischen Verschluss erhalten.

2. Der Fussboden.

Bei der „Deckenkonstruktion“ haben wir bereits die Beschaffenheit eines musterhaften Fussbodens besprochen. Ein massiver Boden von Gips, Cement oder Fliessen ist in Schulen als „fusskalt“ unzulässig, so lange die Beheizung des Fussbodens nicht allgemeiner geworden ist.*) Zunächst wird man sich noch auf den Dielenboden beschränken, da Neuerungen, wenn sie auch den besten Erfolg versprechen, in der Regel nur sehr langsam alte Gewohnheiten überwinden. Jeder Fussboden muss die Reinhaltung des Schulzimmers erleichtern, er muss daher vollkommen glatt sein und aus vollständig ausgetrocknetem Holze angefertigt sein. Buchen- oder Kiefernholz, namentlich aber Eichenholz eignet sich wegen seiner Festigkeit und Dauerhaftigkeit am besten hierzu. Tannenholz ist gerade wegen seiner leichten Abnutzung zu vermeiden. Auch zu Lagerhölzern sollte man Eichenholz vorziehen. Legt man dieselben zu weit auseinander, so erhält man einen schwankenden und unsicheren Boden, ein grosser Uebelstand, der häufig in dem tadelswerten Bestreben nach Sparsamkeit seinen Grund hat. Wie die Lagerhölzer zu behandeln sind, haben wir bereits früher näher erläutert.

Die Dielen von 2,5 cm. Stärke dürfen die Breite von 10—12 cm. nicht überschreiten und müssen so dicht als möglich aneinander gefügt, am besten ineinander gefalzt werden, damit keine Vernagelung nötig ist und keine Ritzen entstehen, welche stets als Staubquellen zu betrachten sind. Wo eine Gewölbedecke vorhanden ist, können die zusammengefalzten Dielen direkt in Cement eingesenkt werden. Bei Holzdecken ist die Wahl des Füllmaterials sehr beachtungswert, worüber wir das Nähere mitgeteilt haben. Weite Ritzen haben auch den grossen Nachteil, dass beim Scheuern des Fussbodens Wasser in das Füllmaterial dringt, das Abtrocknen erschwert und eine Brutstätte für Mikroben geschaffen wird. Eine Durchtränkung des Fussbodens mit Leinöl hat sich überall bewährt, weil dessen Reinhaltung dadurch befördert und der Schmutz leichter beseitigt wird. Auch die von aussen durch das Schuhwerk der Schüler eingebrachte Feuchtigkeit vermag dann weniger in das Holz einzudringen. Soll aber der Oelanstrich diese Vorteile gewähren, dann muss er auch beim Beginn eines jeden Semesters erneuert werden, widrigenfalls sein Nutzen vollständig schwindet.

*) In dem neuen Hospital zu Hamburg hat man zuerst die Fussbodenheizung eingeführt.

Neuerdings hat man für geringere Mietshäuser einen Teeranstrich auf beiden Seiten der ausgetrockneten Diehlen empfohlen (1 Kilo Teer auf 8—10 qm Bodenfläche). Wenn es sich bestätigen sollte, dass der Fussboden nur eine tief gelbbraune Farbe erhält und der Teergeruch nur einige Tage unangenehm ist, dann würde ein solcher Fussbodenanstrich für Volksschulen auf dem Lande nicht unangemessen sein, zumal er eine grössere Haltbarkeit erwarten lässt. Auf die Farbe kommt es weniger an, da fast alle Fussböden nach längerer oder kürzerer Zeit ein schmutzig-braunes Ansehen erhalten.

3. Wände und Decken.

Sie dürfen durch Abstäuben nicht zur Verunreinigung der Schulluft beitragen. Bei der Kalktünche, die in Elementarschulen vorherrschend im Gebrauch ist, kann man durch einen geringen Zusatz von abgerahmter dünner Milch, weichem Käsestoff oder Leim das Abstäuben erheblich vermindern und den Anstrich dauerhafter machen. Jede Leimfarbe verringert zwar die Durchlässigkeit der Wände, die Einbusse, welche sie dadurch erleidet, kann jedoch nur dann in Anschlag kommen, wenn der Leim als Bindemittel in stärkerm Grade verwendet wird. Wasserglasanstrich hebt die Durchlässigkeit allmählich ganz auf; er ist auch fast ganz ausser Gebrauch gekommen. Ebenso wenig wird man den Oelanstrich verwenden, da er fast in gleichem Grade die Poren der Wände für den Durchgang des von der Atmung herrührenden condensierten Wasserdampfes verschliesst. Von einem Tapetenüberzuge wird in Schulzimmern nicht die Rede sein, da man darüber einig ist, dass er die Durchlässigkeit der Wände um so mehr vermindert, je dichter der Klebstoff ist.

Will man die weisse Kalktünche, bei welcher die Durchlässigkeit am wenigsten leidet, färben, so wähle man unbestimmte helle Farbentöne, welche vor Blendung schützen. Stets darf dieser Anstrich nur einfarbig sein, während die weisse Kalkfarbe auf die Decke beschränkt bleibt. Wenigstens einmal im Jahre sollten Wände und Decken einen neuen Anstrich erhalten. Die Verwendung giftiger Farben ist in Gemässheit des Reichsgesetzes vom 5. Juli 1887 (B. G. Bl. S. 277, Nr. 28) verboten. Ausdrücklich bestimmt § 9, dass die arsenhaltige Wasser- und Leimfarbe zur Herstellung des Anstrichs von Fussböden, Decken, Wänden, Thüren, Fenstern der Wohnungen nicht verwendet werden darf.

Es ist kaum nötig zu erwähnen, dass die Wände ganz glatt sein müssen, damit sich der Staub nicht auf die Unebenheiten ablagern kann. Um Wandstellen, mit denen die Schüler in Berührung kommen, vor Beschmutzung oder Beschädigung des Putzes zu schützen, hat man in vielen Schulen die Holzbekleidung vom Boden aus bis zu einer Höhe von 1,5 m eingeführt. Es kommt vor, dass sie seitens einiger Lehrer noch höher gewünscht wird, weil sie zugleich den grossen Vorteil gewährt, die kalte Ausstrahlung der Wände während des Winters abzuhalten. Der Anstrich dieser Holzbekleidung darf nicht zu dunkel sein; eine mehr hell-bräunliche Oelfarbe macht den Raum freundlicher und ist deshalb vorzuziehen. Ein Oelanstrich kann die Holzbekleidung einigermassen ersetzen, wenn die zur Verfügung stehenden Mittel dürftig sind, da die oben erwähnte Schattenseite eines solchen Anstrichs doch nur auf den untern Teil der Wände beschränkt bleibt. Ein hellerer Oelanstrich eignet sich auch mehr für Thüren und ganz besonders für die hölzernen Rahmen der Fenster; die gegenwärtig sehr vorherrschende dunkelbraune Farbe absorbirt entschieden zu viel Licht, wie wir mehrmals erprobt haben. Bei dem Bestreben nach Helligkeit der Schulräume verdient auch dieser Umstand volle Berücksichtigung, ganz besonders bei grossen und breiten Fenstern. Hier würden wir sogar einen weissen Anstrich empfehlen, da die Schüler mit den Fenstern nicht in Berührung kommen, ihre absichtliche Beschmutzung daher ausgeschlossen ist. Die passende Lage der Thüren haben wir bereits früher besprochen. Dass sie nach aussen aufschlagen sollen, ist durch den S. 128 mitgeteilten Ministerial-Erlass verfügt worden. Es ist aber schon vorgekommen, dass durch das ungestüme Aufschlagen der Thür draussen befindliche Schüler nicht unerheblich verletzt worden sind. Die Schuldisziplin kann unmöglich derartige Zufälligkeiten ganz verhüten.

4. Das Mobiliar, Schulbänke, Subsellien.

Unter Schulbank versteht man im Allgemeinen die Sitzvorrichtung, in der die Bank mit dem Tische fest verbunden ist. Diese Verbindung wird durch gemeinschaftliche Schwellen von ca 5—6 cm Höhe und Breite vermittelt. Ganz unpraktisch und die Reinigung der Schulzimmer sehr störend ist die feste Verbindung mehrerer Schulbänke untereinander. Jede Schulbank soll ein für sich bestehendes Ganze bilden. Das gewöhnliche Material ist Holz, in neuerer Zeit auch Eisen. Im letzteren Falle werden aber Pult- und Sitzplatten stets aus 2—3 cm dicken Holzplatten angefertigt. Länger als 2,5 m sollte keine Schulbank sein, wobei zwei Sitz- und Pultständer genügen. Letztere erhalten für ein bequemes Ein- und Austreten einen angemessenen Ausschnitt oder bei Eisenkonstruktion eine Ausschweifung.

Die zur Ausstattung der Schulzimmer dienenden Schulgerätschaften sind nach dem Erkenntnis des Oberverwaltungsgerichts vom 30. Dezember 1885 nicht Pertinenzstücke der Schulgebäude und es gehört daher deren Beschaffung nicht zu den Schulbauten; sie sind stets auf Kosten der Schulgemeinde herzustellen, wenn, wie dies namentlich in den östlichen Provinzen von Preussen der Fall ist, die Gutsherrschaft, bezw. das sog. Schulpatronat zur Errichtung der Schulgebäude verpflichtet ist. Die Schulbankfrage steht seit Dezennien auf der Tagesordnung und wird auch kaum jemals zum Abschluss gelangen, da stets neue Vorschläge von Berufenen und Unberufenen auftauchen, auch die Schulgesundheitslehre gleichen Schritt mit der Vervollkommnung und grösseren Ausdehnung des allgemeinen Gesundheitswesens halten muss, woraus stets neue Gesichtspunkte erwachsen, die nicht ohne Rückwirkung auf die Schule bleiben können. Alle Bestrebungen müssen daher darauf gerichtet sein, über die wichtigsten massgebenden Grundsätze Einigung herbeizuführen. So herrscht in betreff der Konstruktion der Schulbank darüber Uebereinstimmung, dass man nicht mehr die verschiedenen Altersklassen, sondern die Grössenverhältnisse der Schüler als Richtschnur hierbei benutzen muss. Nirgends ist ein Individualisieren mehr geboten, als beim Aufbau der Schulbänke. Wie ausserordentlich schwankend die Schülergrösse in den verschiedenen Lebensaltern ist, geht aus zahlreichen Messungen hervor. Man hat daher die Notwendigkeit anerkannt, dass diese nach den grösseren Ferien zu wiederholen sind, um nach den verschiedenen Grössenverhältnissen die Auswahl der Subsellien zu treffen.

Wir führen hier beispielsweise die neuesten Messungen an, welche Rektor Dr. Carstädt zu Breslau[5]) fast regelmässig reichlich 2 Jahre hindurch an den Schülern der I. evangelischen höheren Bürgerschule fortgesetzt hat. Das 16. Lebensjahr musste als obere Altersgrenze festgehalten werden, weil von älteren Schülern nur eine verhältnissmäsig geringe Zahl zur Verfügung stand. Auch die am Schlusse der nachstehenden Tabelle angeführten Zahlen für die 16½ jährigen Schüler beanspruchen keine grosse Sicherheit.

Tabelle I.

Alter in Jahren.	Zahl der Messungen.	Durchschnittsgrösse in cm	Wachsthum in ½ Jahr cm	Wachsthum in 1 Jahr cm
6	68	109,3		
6½	147	111,3	2,5	4,5
7	203	113,3	2,0	
7½	199	116,8	3,0	
8	197	118,4	2,1	5,1
8½	189	121,0	2,7	
9	174	123,7	2,1	4,8
9½	157	126,0	2,3	
10	204	128,5	2,5	4,8
10½	232	130,8	2,3	
11	272	133,3	2,5	4,8
11½	317	135,6	2,3	
12	298	138,1	2,5	4,8
12½	325	140,4	2,3	
13	291	143,3	2,9	5,2
13½	274	145,8	2,5	
14	206	149,1	3,3	5,8
14½	157	152,3	3,2	
15	125	156,6	4,3	7,5
15½	104	159,9	3,3	
16	75	162,8	2,9	6,2
16½	60	164,5	1,7	
	4274			

Aus der vorstehenden Tabelle ergiebt sich, dass das im vorschulpflichtigen Knabenalter sicher bedeutendere Wachstum im ersten Schuljahre eine Reduktion auf 4,5 cm erfährt, im zweiten Schuljahre aber eine bedeutendere Grösse, 5,1 cm, erreicht. Vom 8. bis zum vollendeten 12. Lebensjahre verläuft das Wachsen sehr regelmässig mit 4,8 cm. Alsdann beginnt zuerst eine langsamere, hierauf aber eine bedeutende Zunahme, so dass das stärkste Wachstum in die Zeit vom 14. bis 15. Lebensjahr fällt. In der Zeit vom 15. bis 16. Jahre geht es zwar zurück, bleibt aber doch mit 6,2 cm noch erheblich.

Mit 17½ Jahren ist das Wachstum noch nicht beendigt und nimmt höchstens mehr weniger ab; über 17 Jahre hinaus werden noch ausführliche Messungen erforderlich sein. Das Gesamtwachstum hat in der Dekade von 6 bis 16 Jahren 53,5 cm betragen, was immerhin als ein beachtungswertes Resultat zu betrachten ist.

Die sehr bedeutenden Grössenunterschiede innerhalb der einzelnen Altersklassen führen mit Notwendigkeit auf die Feststellung der Maxima und Minima hin, welche man kennen muss, um die Subsellien darnach zu konstruieren. Man hat daher den zweckmässigen Rat gegeben, an jeder Bank das Maximum und Minimum der Körperlänge zu bezeichnen, für welche sie erbaut ist.

Nach Carstädt's Messungen war der Unterschied zwischen Maximum und Minimum bei den 6jährigen Knaben am geringsten (17,8 cm), wuchs aber bis zu 13½ Jahren, wo er den grössten Betrag mit 44,0 cm erreichte, um alsdann wieder abzunehmen. Knaben, die vor Eintritt der Pubertätsperiode schon eine bedeutende Grösse erreicht hatten, zeigten mit Eintritt derselben ein geringeres Wachstum, während umgekehrt bei den bis dahin langsam Gewachsenen von dieser Zeit an ein stärkeres Wachstum eintrat.

Tabelle II giebt hierüber näheren Aufschluss:

Alter.	Maximum.	Minimum.	Differenz.
6	117,8	100,0	17,8
6½	119,6	101,0	18,6
7	127,4	103,3	24,1
7½	127,7	105,1	22,6
8	129,9	108,5	21,4
8½	133,7	109,7	24,0
9	137,7	113,0	24,7
9½	139,4	115,0	24,4
10	139,1	115,1	24,0
10½	148,5	119,0	29,5
11	149,4	119,9	29,5
11½	154,1	119,8	34,3
12	157,5	121,9	35,6
12½	161,4	123,1	38,3
13	167,4	124,6	42,8
13½	169,4	125,4	44.0
14	170,5	132,3	38,2
14½	173,3	133,5	39,8
15	173,9	140,8	33,1
15½	174,6	141,3	33,3
16	176,8	147,7	29,1
16½	177,6	148,7	28,9

Bisher hat man angenommen, dass das mittlere Wachstum der Kinder im Durchschnitt jährlich 6 cm beträgt. Aus obiger Tabelle berechnet sich ein Durchschnittsmass von ca. 5,4 cm, welches mithin der bisherigen Schätzung sehr nahe kommt. Differenzen in der Körpergrösse von 12 cm gestatten die Benutzung desselben Subsells, worauf Fahrner bereits hingewiesen hat. Jeder Schüler wird demnach auch seine Bank 2 Jahre lang benutzen können, wenn man das mittlere jährliche Wachstum auf rund 6 cm schätzt, eine Annahme, die in der Mehrzahl der Fälle zulässig erscheint. Aus der Körpermessung muss sich ergeben, welche Abstufungen von Subsellien in einer Klasse zu berücksichtigen sind. Insofern es sich um häufige Wiederholungen der Körpermessungen handelt, muss auch die Messungsmethode eine leichte und bequeme sein. Der Gedanke liegt nahe, bei diesen Messungen das bekannte Schiebemass, wie es bei Aushebung der Rekruten für den Militärdienst gebräuchlich ist, zu benutzen. Auch Carstädt hat sich desselben bedient, indem jeder Knabe nach Ablegung des Schuhwerkes unter das Mass trat. Das Resultat der Messung wurde von einem Lehrer in ein Messblatt eingetragen, welches den Namen und Geburtstag des Schülers, sowie den Messtermin enthielt. Man kann auch eine aus einem Papierstreifen bestehende Scala benutzen, welche in einer Höhe von etwa 90 cm über dem Fussboden beginnt und ebenfalls in Centimeter abgetheilt ist. Man benutzt nun zwei rechtwinklig verbundene Brettchen oder jedes beliebige Brettchen mit einer passenden Handhabe in der Weise, dass man das horizontale Brettchen ganz grade auf den Kopf des zu messenden Schülers legt und an der Stelle, wo es die Scala berührt, auf dieser mit Bleifeder einen Strich macht. Von dem so erhaltenen Masse zieht man die Dicke des Brettchens ab. Nach unseren Erfahrungen ist aber das Schiebemass vorzuziehen, weil es weit schneller sichere Resultate liefert. Die verschiedenen Messungen, die von vielen Autoren (Fahrner, Zwez, Schildbach, Cohn, Buhl und Andern) ausgeführt sind, haben natürlich nur den Zweck, die sich aus den Grössenverhältnissen des Körpers ergebenden Masse für die Dimensionen der Schulbänke zu benutzen; sie haben aber nur für diejenigen Gegenden Wert, in denen sie stattgefunden haben, und erschweren auch oft wegen der Verschiedenheit der gebrauchten Masse die Uebersicht. Von einer speziellen Aufstellung der verschiedenen Subsellien betreffs ihrer verschiedenen Dimensionen sehen wir daher ab, weil sie eben für andere Gegenden nicht massgebend sein können.[6])

Die nachstehenden Messungen der Schüler des Realprogymnasiums zu Bonn, deren Ausführung der Direktor desselben, Herr Professor Hölscher, gütigst gestattete, sollten gleichzeitig als Richtschnur bei der Konstruktion eines Modells für neue Schulbänke dienen; ihre Zahl ist nicht erheblich, erscheint uns jedoch mitteilungswert zu sein, weil sie immerhin Vergleiche mit anderen Messungen gestatten.

Das Lebensalter haben wir als vollendet angesehen, wenn es seinem Abschluss nahe stand, während 1—2 Monate über dasselbe hinaus nicht mit angerechnet wurden. Nur die volle Hälfte eines Lebensjahres kam mit in Anschlag. Die drei Vorbereitungsklassen können den mehrklassigen Elementarschulen gleich erachtet werden. Auf dem Realprogymnasium bildete das 19. Lebensjahr die Grenze. Im Ganzen wurden 130 Messungen ausgeführt, 50 in dem Realgymnasium, wo die Zahl der Schüler in der Regel auf diese Zahl beschränkt bleibt. In der Vorbereitungsschule ist die Zahl der Schüler in der ersten Abteilung auf 42, in der zweiten auf 30 und in der dritten auf 18 festgesetzt. Hier wurden 82 (42, 22 resp. 18) Schüler der Messung unterworfen. Die Messungen liefern jedenfalls ein anschauliches Beispiel, wie sehr verschieden sich die Grössenverhältnisse gestalten und wie wenig massgebend das Alter für die Auswahl der Subsellien ist.

Tabelle I.

Realprogymnasium.

Prima.			Secunda.			Tertia.		
Zahl	Alter	Körperlänge cm	Zahl	Alter	Körperlänge cm	Zahl	Alter	Körperlänge cm
1	15 J.	176	1	13 J.	162	1	12 J.	148
1	15 J.	183,5	1	14 J.	152,5	2	13 J.	142
1	16 J.	164	1	„	157	2	„	157,5
1	„	169,5	1	„	172,5	1	14 J.	143,5
1	„	179,2	1	15 J.	168	1	„	151
1	„	186	1	„	169,5	1	„	162,7
1	17 J.	164	1	„	177,2	1	„	168
1	„	172	1	16 J.	159,7	1	„	171
1	„	179,2	1	„	165	1	15 J.	151,5
1	„	179,5	1	„	165,7	1	„	156,5
1	18 J.	175,5	1	„	169	1	„	159,5
2	„	178	1	„	172	1	„	162,5
1	„	180,5	1	„	174	1	„	170
1	19 J.	162,5	1	„	175	1	16 J.	156,2
			1	17 J.	172	1	„	171
			1	„	182	1	„	178
						1	17 J.	160,2
15			16			19		

I.	II.	III.
Maximum der Körperlänge = 186 cm Minimum derselben = 162,5 cm Unterschied = 23,5 cm Durchschnittslänge sämtlicher Schüler = 175 cm	Maximum = 182 cm Minimum = 152,5 cm Unterschied = 29,5 cm Durchschnittslänge = 168 cm.	Maximum = 178 cm, Minimum = 142 cm, Unterschied = 36 cm, Durchschnittslänge = rund 150,5 cm.

Tabelle II.
Vorschule.

I. Abteilung.			II. Abteilung.			III. Abteilung.			Bemerkungen.
Schüler-zahl	Alter	Körper-länge	Schüler-zahl	Alter	Körper-länge	Schüler-zahl	Alter	Körper-länge	
		cm			cm			cm	
1	8 J.	119	2	7½ J.	129	1	6 J.	115	I. Abteilung.
2	„	126	1	8 J.	116	3	„	120	Maximum
1	„	130,5	1	„	121	1	„	125	der Körperlänge 149 cm
1	„	131	1	„	122	1	„	130	Minimum
1	8½ J.	127	1	„	124	1	6½ J.	119	der Körperlänge 119 cm
1	„	135	2	„	126	1	„	125	Differenz der Körperlänge
1	9 J.	123	1	„	128	3	7 J.	121	30 cm,
1	„	127	3	„	129	1	„	125	Durchschnittslänge
1	„	129	2	„	131	2	„	126	sämtlicher Schüler
1	„	131	1	„	132	1	„	128	133 cm
1	„	131,2	1	„	134	1	„	129	
1	„	131,5	1	„	136	2	7½ J.	127	II. Abteilung.
1	„	132	1	„	138,5	18			Maximum
1	„	133	1	„	139,5				der Körperlänge 144,7 cm,
2	„	134	1	„	144				Minimum
1	„	136,2	1	„	144,7				der Körperlänge 116 cm,
2	„	136,5	1	8½ J.	131,5				Differenz der Körperlänge
1	„	137	22						28,7 cm,
1	„	138,5							Durchschnittslänge
1	„	140,5							130 cm.
1	„	141							
3	„	143							III. Abteilung.
1	9½ J.	126,5							Maximum
1	„	129							der Körperlänge 130 cm,
2	„	132,5							Minimum
1	„	137							der Körperlänge 115 cm,
1	„	142							Differenz 15 cm,
1	„	149							Durchschnittslänge
2	10 J.	131							rund 124 cm.
1	„	134,5							
1	„	136							
1	„	138							
2	„	144							
1	11 J.	124,5							
42									

Wir schliessen hier noch in Tabelle III die Durchschnittsgrössen in den verschiedenen Lebensaltern an, nachdem bereits in Tabelle I und II die grossen Schwankungen in der Körperlänge der verschiedenen Lebensalter dargelegt sind. Einzelne höhere Zahlen, die wir im Vergleiche mit den Carstädt'schen Zahlen erhalten haben, können nicht allein auf unsere Messungsmethode geschoben werden; wir haben nämlich bei den Messungen das Schuhwerk nicht ablegen lassen, weil wir von der Erwägung ausgingen, dass für die Auswahl der Subsellien nur die volle Körperlänge, wie sie thatsächlich in den Schulzimmern in Betracht kommt, zur Geltung kommen muss. Die Unterschiede in den Messungen mit oder ohne Schuhwerk werden ca. $1^1/_2$—2 cm betragen, so dass das Ergebnis unserer Messungen durchschnittlich nicht sehr erheblich von dem der Breslauer Messungen abweicht, sofern das von uns benutzte weit kleinere Material einen solchen Schluss gestattet. Einzelne Lebensalter, wie z. B. das elfte, zwölfte und neunzehnte, gestatteten nur eine Messung; auch die beiden jüngsten Lebensjahre (6. und 7.) sind nur schwach vertreten.

Tabelle III.

Durchschnittslänge der Schüler nach den verschiedenen Lebensaltern.

Zahl der Schüler	Lebensalter.	Durchschnittslänge	Maximum	Minimum	Differenz der Körperlänge
		cm	cm	cm	cm
6	6	121,6	130	115	15
2	6½	122	125	119	6
6	7	125	129	121	8
4	7½	128	129	127	2
24	8	129,8	144,7	116	28,7
3	8½	131	135	127	8
20	9	135	143	123	20
7	9½	135,5	149	126,5	22,5
7	10	137	144	131	23
1	11	124,5			
1	12	148			
5	13	152,2	157,5	142	15,5
8	14	159,7	172,5	151	21,5
10	15	167,4	183,5	151,5	32
14	16	170,2	186	156,2	27,8
7	17	172,7	182	160,2	21,8
4	18	178,0	180,5	175,5	5
1	19	162,5			
130					

Bei Benutzung der Körperlänge für die Bestimmung der Subsellienmasse wird man die Beobachtung machen, dass man hierdurch nicht in allen Fällen ein genügendes Resultat erhält, weil Ober- und Unterkörper nicht immer proportional ausgebildet sind. Man findet nämlich, dass gerade nicht selten der Oberkörper auf Kosten des Unterkörpers und umgekehrt der Unterkörper auf Kosten des Oberkörpers mehr entwickelt ist. So können Schüler mit langen Beinen beim Sitzen kleiner erscheinen als ihre Nachbarn, die von einer weit geringeren, aber wohl proportionirten Körperlänge sind. Umgekehrt glaubt man, wenn man einen sitzenden Schüler beobachtet, nach der Grösse seines Oberkörpers auf eine entsprechende Körperlänge schliessen zu sollen, bis man sich, wenn man ihn aufstehen lässt, vom Gegenteil überzeugt. Diese Thatsache verdient ganz besonders bei der Bestimmung der „Differenz“ an den Schulbänken volle Berücksichtigung, wie wir bei der Betrachtung der Subsellien hinsichtlich ihrer wesentlichen, der Körperlänge anzupassenden Dimensionen ersehen werden.

Konstruktion der Schulbänke. Man unterscheidet bei den Schulbänken a) die Differenz oder Sitzhöhe, d. h. die senkrechte Entfernung der inneren Tischkante von der vorderen Bankkante,

b) die Distanz, d. h. die horizontale Entfernung einer von der vorderen Tischkante gezogenen Vertikale von der vorderen Bankkante, c) die Sitzbank, d) den Tisch und e) die Lehne. Wir werden auf die genauen Dimensionen der zweisitzigen Bänke nach der Körperlänge bei der Beschreibung eines zweisitzigen Subsells nach unserer Angabe noch näher zurückkommen und einstweilen nur die massgebenden Gesichtspunkte im allgemeinen hervorheben.

ad a) Die Differenz.

Die Grösse der Differenz ist insofern von hoher Bedeutung, als von ihr hauptsächlich eine richtige Sitzhaltung abhängig ist. Um sie zu bestimmen, hat man die Körperlänge der Schüler benutzt und die Differenz in ein bestimmtes Verhältnis zu dieser gebracht. Seit Fahrner's bahnbrechenden Untersuchungen ist man gewöhnt, bei Knaben die Differenz gleich $1/8$ (1 : 7,57—8,3), bei Mädchen wegen der bauschigen Kleider gleich $1/7$ (1 : 6,6—7,7) der Körperanzunehmen. Späterhin wurde vielfach $1/7$ der Körperlänge ohne Rücksicht auf das Geschlecht empfohlen. Bei dieser Art der Differenz-Bestimmung sah man sich jedoch genötigt, noch den Umstand zu berücksichtigen, dass beim Auflegen der Vorderarme auf den Tisch behufs Schreibens der Ellbogen ein wenig seitwärts und vorwärts geschoben wird, infolge dessen die Differenz um 3—4 cm grösser anzunehmen ist. Dieses Plus nennt man die Korrektionsgrösse, hinsichtlich welcher jedoch verschiedene Ansichten herrschen. So verlangt z. B. A. Weber 3, H. Cohn 4–6, Hermann in Braunschweig für kleinere Schüler 7, für grössere Schüler 10 cm (= 3, bezw. 4 Zoll), während Vandenésch 4—7 cm fordert, indem er davon ausgeht, dass die senkrechte Entfernung des gerade abwärts hängenden Ellbogens vom Banksitz annähernd $1/7$ der Körperlänge betrage, der Ellbogen aber beim Auflegen des Vorderarmes zum Schreiben die bereits erwähnte Bewegung nach vorn und seitwärts mache. Durch diese zweifache Bewegung würde der Vorderarm um 4—7 cm oder fast $1/21$ der Körperlänge höher zu liegen kommen, als wenn der Oberarm senkrecht herabhinge. Hiernach müsste die Differenz $1/7 + 1/21 = 4/21$ der Körperlänge betragen. Nach dieser Massbestimmung, welche zu viel Willkürliches in sich schliesst, würde die Differenz zu gross ausfallen.

Nach der Württemberg'schen Verordnung soll die Differenz bei Knaben gleich stark $1/6$ der Körperlänge sein, während sie bei Mädchen um 1,4 bis 2,9 cm (= $1/2$ bis 1 Zoll Württemb.) mehr zu betragen hat; sie soll sich daraus ergeben, dass die obere Brustkante des Tisches ungefähr in derselben Höhe, in welcher sich bei aufrechtsitzender Stellung die Mitte der Magengrube befindet, oder etwas höher als die Ellbogenspitze verlaufen soll, wenn in der Sitzstellung der Oberarm senkrecht herabhängt und der Vorderarm horizontal gehalten wird. Um bei dieser Massbestimmung von einem bestimmten Körperteil auszugehen, ist es vorzuziehen, die Entfernung des Sitzknorrens von der Ellbogenspitze des senkrecht herabhängenden Oberarmes als die Differenzgrösse zu betrachten. In allen Fällen, wo der Ober- und Unterkörper nicht proportional entwickelt ist, empfiehlt sich diese Art der Messung, während wir in der Mehrzahl der Fälle statt der Württemberg'schen Bestimmung: die Differenz zu stark $1/6$ der Körperlänge zu nehmen, ihre Grösse gleich 17% der Körperlänge annehmen.

Wie verschieden die Differenzgrösse ausfällt, je nachdem man sich bei deren Festsetzung der einen oder anderen Methode bedient, geht aus der nachstehenden kurzen Uebersicht hervor, wenn man z. B. das Maximum und Minimum der Körperlänge wie wir sie auf der Tertia des Realprogymnasiums zu Bonn angetroffen haben, diesen Massbestimmungen zu Grunde legt.

Maximum der Körperlänge (= 178 cm) bei	$4/21$	17%	$1/6$	$1/7$	$1/8$
	der Körperlänge				
Die Differenz (Sitzhöhe) beträgt	34	30	29,7	25,4	22,2
Minimum der Körperlänge (= 142 cm)					
Die „Differenz“ (Sitzhöhe) beträgt	27	24	23,6	20,3	17,7
Der Unterschied beträgt	7	6	6,1	5,1	4,6

Man ersieht hieraus, dass, wenn die Differenzgrösse gleich 17% der Körperlänge genommen wird und nur die erhaltenen runden Zahlen benutzt werden, man ein Resultat gewinnt, welches dem bei der Württembergschen Verordnung ($1/6$) erhaltenen sehr nahe steht, jedoch insofern vorzuziehen sein dürfte, als es auf einer sichereren Unterlage ruht, da die Vorschrift stark $1/6$ der Körperlänge zwar den körperlichen Verhältnissen entspricht, jedoch einer gewissen Willkür Raum lässt. Beide Massbestimmungen gewähren den Vorteil, dass die Korrektionsgrösse als ein wenig stabiler Faktor in Wegfall kommen kann. Die gewonnenen Zahlen stimmen auch ziemlich genau mit denjenigen überein, welche man durch Messung der Entfernung der Ellbogenspitze vom Sitzknorren erhält. Man hüte sich soviel als möglich vor Fehlgriffen bei der Feststellung der Differenz, da es nicht scharf genug betont werden kann, dass von der richtigen Differenzgrösse auch eine zweckmässige Sitzhaltung beim Schreiben wesentlich abhängt, während die zu grosse oder zu kleine Differenz die verschiedensten Schiefhaltungen mit ihren nachteiligen Folgen für das Sehvermögen und die Körpergestalt veranlassen kann. Fig. 36 zeigt, wie auf die Dauer die durch eine zu grosse Differenz veranlasste Verkrümmung der Wirbelsäule zu einer Skoliose führen kann. (Man vergl. Rückgratsverkrümmungen.)

Fig. 36.

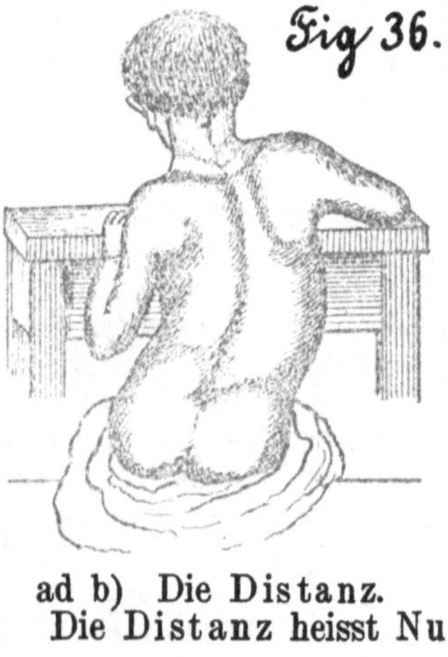

ad b) Die Distanz.

Die Distanz heisst Null-Distanz, wenn die von der vorderen Tischkante gezogene Vertikale die vordere Bankkante berührt, Minus- oder negative Distanz, wenn die vordere Bankkante von der inneren Tischkante überragt wird, Plus-Distanz oder positive Distanz, wenn die vordere Bankkante mehr oder weniger zurücktritt gegen die innere Tischkante. Plus-Distanz ermöglicht das Aufstehen in der Bank, welches beim „Certieren" gefordert, aber nur noch von wenigen Pädagogen verteidigt wird. Die Schulhygiene verlangt ein Setzen der Schüler nach ihrer Körperlänge und nicht nach ihren Leistungen, über welche in weit zweckmässigerer Weise Kontrolle geführt werden kann. Es gehört zu den vielen Verdiensten von Fahrner, zuerst die Null-Distanz eingeführt zu haben, um die Bank dem Tische näher zu rücken und auf diese Weise eine richtige Schreibstellung zu erzielen. Die Null-Distanz war anfangs unbeweglich, wurde aber später durch besondere Vorrichtungen am Tische oder an der Bank beweglich und veränderlich gemacht. Nach der Erfahrung praktischer Schulmänner soll sowohl Null- als auch Minus-Distanz beim Weglegen und Herausholen der Bücher etwas hinderlich sein, ein Umstand, der noch beim Bücherbrett zur Sprache kommen wird, aber nicht wichtig genug sein dürfte, um deshalb eine negative Distanz gänzlich zu verwerfen. Die bewegliche Distanz wird von Kleiber und anderen Schulmännern verworfen, weil sie den Schülern Anlass zum Unfug gäbe. Hiermit stimmen nicht alle Lehrer überein; auch hängt es viel von der Art des Mechanismus ab, welcher die Distanzveränderung bewirkt, ob dadurch Unzuträglichkeiten beim Unterricht hervorgerufen werden.

Bei einer unbeweglichen Distanz erfordert die Wahrnehmung des Grundsatzes, den schreibenden Schüler der „Lehne" zu nähern, in der Regel eine Null-Distanz. Diese behindert bei dem festen System der zweisitzigen Bank das Aus- und Eintreten der Schüler keineswegs, wohl aber mehr oder weniger deren freie Bewegung. Wie man letzterer zu Hülfe kommen kann, werden wir bei Betrachtung der Lehne näher erörtern. Bei beweglicher Distanz können wir Masse der Minus-Distanz von mehr als 4—5 cm nicht billigen, müssen vielmehr vor Uebertreibung in dieser Richtung warnen.

ad c) **Die Sitzbank.** Die obere Fläche der Bank soll eine wagerechte Ebene bilden, deren vordere Kante abgerundet ist. Nur die bereits von Frey eingeführte Aushöhlung des Sitzes in einer Tiefe von 1—2 cm ist zulässig. Die Württembergische Verordnung schreibt mit Unrecht eine Neigung des Banksitzes nach hinten bis zu einer Vertiefung von 0,6—0,9 cm vor, um das Vorwärtsgleiten der sitzenden Schüler zu verhüten. Bei vielen der neuern Schulbänke findet sich diese Vertiefung noch in einem höhern Grade; sie ist insofern unpraktisch, als hierdurch eine Annäherung des schreibenden Schülers an den Tisch nur erschwert wird.

Die Höhe der Sitzbank. Bei Bestimmung derselben verfährt man am sichersten, wenn man die Entfernung von der Kniekehle des im rechten Winkel gebogenen Oberschenkels bis zur Fusssohle misst. Wo das Verhältnis zwischen Bein- und Rumpflänge nicht erheblich von der Norm abweicht, bedient man sich der bereits von *Fahrner* angegebenen Messung: *die Bankhöhe gleich* $^{2}/_{7}$ *der Körperlänge* zu nehmen. Nach den Messungen von A. *Weber* kommen immerhin grosse Unterschiede in der Länge der Unterschenkel vor; so differierte die Länge der Unterschenkel, gleich $^{2}/_{7}$ der Körperlänge genommen, für Sexta, Quinta und Quarta (a) um 12 cm, für Quarta (b) um 16, für Tertia (b) um 14, für Tertia (a) um 12, für Secunda (b) um 18, für Secunda (a) um 12 und für Prima (b) um 8 cm. Er gestattet daher wie für die „Differenz" so auch für die Höhe der *Sitzbank* eine Licenz von 3 cm, indem durch das Verschieben der Füsse von der rechtwinkligen Stellung bis zu einem Winkel von 140—160° eine mindestens gleichgrosse Schwankung ausgeglichen werde. Das gelte aber streng genommen nur für die Schüler bis zum 14. Jahre; darüber hinaus fange das Verhältnis der Beinlänge zur Rumpfgrösse um so mehr an, ein sehr schwankendes (bis zu 13,5 cm) zu werden, jemehr das Körperwachstum seiner Vollendung sich nähere. [7])

Nach den verschiedenen Gegenden werden sich auch in diesem Punkte verschiedene Erfahrungen ergeben; immerhin werden Schwankungen in dem fraglichen Körperverhältnis für die Bestimmung der Bankhöhe sehr zu beachten sein. Die Württembergische Verordnung bestimmt die Bankhöhe mit *schwach* $^{3}/_{10}$ der Körperlänge, womit man um etwa 2 cm höhere Zahlen als bei $^{2}/_{7}$ der Körperlänge erhält. Sogar bei letzterer Massbestimmung fallen in den meisten Fällen die Zahlen zu gross aus; wir ziehen es daher nach unsern Erfahrungen vor, die Bankhöhe im allgemeinen gleich $^{3}/_{11}$ der Körperlänge zu nehmen, wenn nicht unproportionierte Körperverhältnisse dazu nötigen, das Mass des Unterschenkels im konkreten Falle besonders zu bestimmen.

Dass das rechte Mass der Bankhöhe für die Sitzhaltung von grossem Belange ist, liegt auf der Hand, wenn man sich vergegenwärtigt, dass einerseits bei einem zu *hohen* Sitze die Füsse keinen sichern Halt auf den Boden finden und dadurch zu normwidrigen Sitzhaltungen Anlass geben. Wird ferner durch die herabhängenden Unterschenkel der Oberschenkel in der Kniekehle belastet, so erleiden die betreffenden Blutgefässe und Nerven einen Druck, dessen Folge das „Einschlafen" der Beine ist. Zu *niedrige* Sitze wirken andererseits nachteilig auf die Funktion der Unterleibsorgane ein, wenn dadurch die Oberschenkel gegen den Unterleib gepresst werden. Solche extreme Fälle sind zwar selten, aber sie können vorkommen und alsdann nachteilig aut Gesundheit und Körperhaltung einwirken.

Die **Breite oder Tiefe** der Bank, d. h. ihre Ausdehnung von rechts nach links bei seitlicher Stellungnahme, muss einerseits dem Oberschenkel eine ausreichende Stütze gewähren, andererseits sich innerhalb einer gewissen Grenze bewegen, damit der schreibende Schüler sich nicht zu weit von der Lehne entfernt. Die Breite der Bank darf deshalb nicht mehr als dreiviertel der Oberschenkellänge betragen, damit zwischen der vorderen Bankkante und der Kniekehle noch ein Raum von etwa 5—6 cm übrig bleibt. Demnach wird sie gleich $^{1}/_{5}$ der Körperlänge sein, so dass sie bei den kleineren Schülern von 120 cm 24, bei grösseren von etwa 180 cm 36 cm betragen wird, ein Mass, welches nicht zu überschreiten ist, wenn die Lehne ihren Zweck erreichen soll. Eine veränderliche Minus-Distanz, die sich auf ein bestimmtes Mass einsetzen lässt, wird die Annäherung der Schüler an die Lehne während der Schreibstunden wesentlich erleichtern; sie empfiehlt sich demnach für diesen Zweck ganz besonders.

Die **Länge der Bank**, d. h. die Ausdehnung des Sitzes von vorn nach hinten bei seitlicher Stellungnahme, entspricht der Länge des Tisches. Nach den „Erläuterungen" soll sie für Elementarschulen 48, bezw. 50 und 52 betragen, ein Mass, welches für Schüler der ländlichen Volksschulen allenfalls ausreichen dürfte. Die Gesamtlänge einer Bank richtet sich natürlich nach der Zahl der Schüler, welche darauf Platz finden sollen. Um den Bänken keine zu grosse Ausdehnung zu geben, dürfte die Zahl der Schüler für eine Bank auf 5 zu beschränken sein, wenn man der allgemeinen Regel, dass eine Bank nicht länger als 2,5 m sein soll, Rechnung tragen will. Zweisitzige Bänke, deren Einführung zuerst Guillaume angeregt hat, verdienen unbedingt die grösste Verbreitung. Alle Pädagogen sprechen sich zu Gunsten derselben aus; sie kommen heutzutage nicht nur in höheren Schulen, sondern auch in Elementarschulen vor. Durch Befürchtung, dass sie zuviel Raum beanspruchen, sollte man sich nicht abschrecken lassen. Der Raumverbrauch ist bei richtiger Aufstellung nicht so gross wie man glaubt, da die breiteren Durchgänge wegfallen und nur für das Austreten der Schüler Platz zu beschaffen ist. Die Vorteile der zweisitzigen Bänke sind in pädagogischer und hygienischer Beziehung so wesentlich, dass man in keiner Schule darauf verzichten sollte.

ad d) **Der Tisch oder das Schulpult.** Bei den Schultischen unterscheidet man zunächst einen horizontalen und einen geneigten Teil der Tischplatte. Ersterer befindet sich am oberen Teil des Tisches, ist 1 cm tief ausgehöhlt und etwa 10 cm breit; er dient zum Einlegen der Feder, des Bleistifts und zur Anbringung der Dintenfässer mit Schieberverschluss. Bei der Kunze'schen Bank besteht die zweckmässige Einrichtung, dass die Dintenfässer von der Tischplatte bedeckt sind und erst sichtbar werden, wenn letztere beim Schreibunterricht nach dem Schüler zu ausgezogen wird. Beim geneigten Teil wird der Grad der Neigung im Verhältnis von 1 : 6 bestimmt. Eine Neigung von 1 : 5 würde schon eine rauhe Oberfläche der Tischplatte, z. B. durch Tuchüberzug, nötig machen um das Herabfallen der Schreibmaterialien zu verhüten. Zu letzterm Zwecke andere Vorkehrungen zu treffen, z. B. eine Leiste am innern Pultrande anzubringen, ist aus vielen Gründen verwerflich.

Die Breite oder Tiefe des geneigten Teils wird in der Regel nach der durchschnittlichen Höhe eines Schreibheftes

(20 cm) anderthalbfach genommen, bestimmt. 30 cm dürfte aber nur bis zu einer Körperlänge von 150 cm ein unveränderliches Mass bleiben. Darüber hinaus empfiehlt es sich, die Breite gleich $^1/_5$ der Körperlänge zu nehmen.

Die Tischlänge. Sie umfasst den Raum, welchen jeder einzelne Schüler einnimmt, wenn er beide Ellenbogen auf den Tisch und die beiden Vorderarme in der Längsrichtung des Tisches so lagert, dass die Fingerspitzen der ausgestreckten Hände die Handwurzel erreichen. Die in den „Erläuterungen“ pp. angenommenen drei Abstufungen der Banklänge (48, 50 und 52) entsprechen der Tischlänge. Wir würden 50 cm bis zur Körperlänge von 150 cm als das Mindestmass bezeichnen und dann weiterhin die Länge des Tisches, bezg. der Bank mit $^1/_3$ der Körperlänge bemessen.

Das Bücherbrett. In der Regel wird es unter der Tischplatte angebracht und zwar so, dass die Kniee der Schüler nicht damit in Berührung kommen. Der Boden neigt sich von vorn nach hinten um 1—2 cm abwärts, um das Herausfallen der Gegenstände zu verhüten. Bei der Münchener Bank von Buhl und Linsmeyer sind zwei offene Kästchen zwischen den Sitzen auf der Bank angebracht, um den Unzuträglichkeiten zu entgehen, welche mit der bisherigen Placierung des Bücherbretts verbunden sind. Man hat auch an den Tischwangen Haken zum Aufhängen der Schulranzen angebracht und dadurch bei den jüngeren Schülern sich eine Aushülfe verschafft, wo zweisitzige Bänke dies gestatten. Will man für grössere Schüler den geneigten Teil der Tischplatte bei zweisitzigen Bänken aufklappbar machen, um auf einem unter derselben angebrachten Boden die Bücher auszubreiten, so ist dies natürlich nur bei Schultischen ausführbar, an denen Einrichtungen zur Distanzveränderung nicht vorkommen. Berücksichtigt man aber die Breite und der Tischplatte, so würde auf die gedachte Weise ein ausreichender Raum für die Bücher zu beschaffen sein, wenn nicht andere Umbequemlichkeiten damit verbunden wären.

Das Fussbrett. Ueber die Brauchbarkeit bezw. Notwendigkeit des Fussbrettes herrschen verschiedene Meinungen. Wir schliessen uns der Ansicht von Zwez an[8]), dass das Sitzen ohne Fussbrett den Vorzug verdient und das Aufstellen der ganzen Fusssole auf den Boden die Sitzstellung sichert. Ist das Fussbrett mit einem Lattenboden versehen oder besteht es aus einem unmittelbar oder nahe über dem Fussboden nach der Seite des Sitzenden abwärts geneigten Brette, das sich unter dem Tische seiner ganzen Länge nach hinzieht, so bereitet es der Reinigung der Schulzimmer das grösste Hindernis und dürfte schon aus diesem Grunde allein zu verwerfen sein. Sein angeblicher Vorteil, die bessere Erwärmung der Füsse, fällt bei einer zweckmässigen Heizung wenig in's Gewicht, vorausgesetzt, dass der Fussboden keine auffälligen Schäden zeigt und überhaupt zweckmässig konstruiert ist.

Die Tischhöhe. Grössere Subsellien für kleinere Schüler

durch verstellbare Fussbretter verwendbar zu machen, erfordert complicierte Einrichtungen, die man in Schulen so viel als möglich vermeiden soll. Man hat diese Vorkehrung für Lehrer empfohlen, die den Unterricht der kleinsten Schüler zu leiten haben und deshalb wegen der kleinen Schultische znm häufigen und auf die Dauer ermüdenden Bücken genötigt sind. Man hat indess zu berücksichtigen, dass die Schultische für die kleinsten Schüler durchschnittlich nur 2/10 des Gesamtbedarfs betragen, während sich derselbe bei den mittelgrossen und grössten Schülern mit je 4/10 berechnet. Erfordern trotzdem besondere Verhältnisse die Rücksichtnahme auf die Lehrer, so würde am besten dadurch Hülfe geschafft werden, dass man die kleinsten Tische auf einer gemeinschaftlichen Bretterbühne, gleich dem Lehrer-Podium, aufstellt, welches die gewünschte Höhe hat und an allen Seiten offen ist, um für die Reinigung der Schulzimmer freien Raum zu behalten. Im allgemeinen lässt sich natürlich, wie es früher Sitte war, keine bestimmte Norm für die Tischhöhe angeben. Auch empfiehlt es sich nicht, sie gleich 3/7 oder 1/2 der Körperlänge zu berechnen, weil sich die Höhe bis zur vorderen Tischkante ganz bestimmt aus der Grösse der Differenz und der Bankhöhe ergiebt. Für die Höhe bis zum äusseren Tischrand hat man daher, der Neigung der Tischplatte entsprechend, nur 6 cm der inneren Tischhöhe hinzuzuzählen.

ad e) **Die Lehne.** Die Lehnenfrage ist neuerdings ganz in den Vordergrund getreten und zur Tagesfrage geworden. Um die massgebenden Gesichtspunkte kennen zu lernen, welche den verschiedenen Ansichten über die Lehnenkonstruktion zu Grunde liegen, müssen wir die verschiedenen Arten von Lehnen, die Kreuz-, Lenden- und Rückenlehne genauer unterscheiden.

I) Die Kreuzlehne. Nachdem Fahrner[9]) die Kreuzlehne bereits eingeführt hatte, wurde sie vom Anatomen Hermann v. Meyer in Zürich genauer nach ihrem Werte in Betracht gezogen. Er verwirft die Rückenlehne, weil sie die „Kauerhaltung" veranlasse, indem der Rücken von der Lehne herunter und die Sitzbeinhöcker auf der Bank nach vorn rutschten. Die ganze Lendenwirbelsäule gerathe schliesslich in eine kyphotische, d. h. in eine nach aussen gebogene Stellung, wobei der Druck auf Brust- und Bauchorgane mit seinen nachteiligen Folgen nicht ausbliebe. Meyer [9]) unterscheidet zwei Grundformen des Sitzens, 1) diejenige, in welcher die Schwerlinie vor der Sitzhöckerlinie (vordere Sitzlage) und 2) diejenige, in welcher die Schwerlinie hinter die Sitzhöckerlinie fällt (hintere Sitzlage). — Bei der ersteren Grundform wird die Unterstützungsfläche für den Schwerpunkt des Rumpfes durch ein Viereck gebildet, welches zur hintern Begrenzung die Sitzhöckerlinie, zur vorderen Begrenzung die Berührungslinie der Oberschenkel mit der Kante des Sitzbrettes hat. Fällt die Schwerlinie vor der Sitzhöckerlinie herab, so muss der Körper nach vorn fallen, sobald die an der Hinterseite des Hüftgelenkes gelegenen Streckmuskeln und die Rückenmuskeln in ihrer Wirkung nachlassen. Beim längeren Einhalten der vorderen Sitzlage müssen die genannten Muskeln durch einen vorderen Stützpunkt, am besten durch einen Tisch von angemessener Höhe entlastet werden, woraus aber erfahrungsgemäss die verkehrtesten Sitzhaltungen entstehen. Noch mehr wird ein Vorwärtsneigen des Rumpfes bei einem Tisch mit Plus-Distanz erzeugt, wobei das Lasten des Rumpfes nach vorn Gegenleistungen erfordert, die in den verschiedensten Sitzhaltungen gesucht werden, um dem vollständigen Zusammensinken vorzubeugen. Bei der *hinteren Sitzlage* fällt der Schwerpunkt hinter die Sitzhöcker herab. Die Stützfläche wird hier durch ein gleichseitiges Dreieck geliefert, dessen Scheitel die Kreuzbeinspitze und dessen Basis die Sitzhöcker bilden.*) Hierbei ist der Rumpf so stark nach hinten geneigt, dass er bei aller Muskelanstrengung nach hinten umfallen muss. Deshalb soll eine bis *zur Höhe der letzten Lendenwirbel reichende Lehne* das *Becken unterstützen* und das Rückwärtssinken des Rumpfes verhüten. Zum Verharren in dieser Sitzhaltung bedarf es aber noch immer einer fortdauernden Anstrengung der Lendenmuskeln. Um nur eine solche Sitzstellung bei den Arbeiten am Tische zu benutzen, muss der Tisch so nahe gerückt werden, dass ein Vorwärtsbeugen in die vordere Sitzstellung nicht nötig wird, weil sonst der ganze Vorteil der hinteren Sitzstellung verloren gehen würde. Selbstverständlich darf der Tisch auch nicht höher sein als der Ellbogen des herabhängenden Oberarms, damit die freie Bewegung der Arme gesichert

*) *Sitzhöckerlinie* heisst die Verbindungslinie der beiden Punkte, an denen die Sitzhöcker das Sitzbrett berühren. Da noch häufig die Form des Rückgrates zur Sprache kommen wird, so halten wir es für angemessen, für die mit der Anatomie des Menschen weniger Vertrauten eine Abbildung des Rückgrates beizufügen (Fig. 37), woraus zunächst die Convexität der *Brustwirbel* und die Conkavität der *Lendenwirbel* ersichtlich ist. Bei a liegen 7 Halswirbel, bei b die 12 Brustwirbel, bei c die 5 Lendenwirbel, bei d 5 die Kreuzbeinwirbel, bei e die 4 Steissbeinwirbel. Kreuzbein und Steissbein bilden den *absteigenden* Teil der Wirbelsäule und sind wesentliche Bestandteile des Beckens f. Die *aufsteigende Wirbelsäule* ruht mit breiter Basis auf der oberen Fläche des Kreuzbeines und verjüngt sich in dem Grade, als sie nach oben steigt.

Fig. 37.

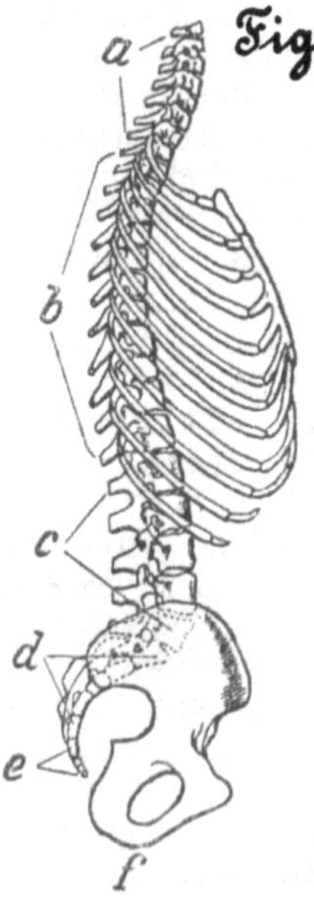

bleibt. Eine Verbindung der Kreuzlehne mit der Rückenlehne hielt v. Meyer für unnötig, weil erstere die Wirbelsäule hinreichend entlaste; wolle man aber aus irgend einem Grunde noch eine Rückenlehne über der Kreuzlehne anbringen, so müsste diese darauf berechnet sein, in starker Rückwärtslehnung der Wirbelsäule die Schwerlinie aufzufangen und dadurch die elastische Spannung der Lendenwirbelsäule zu entlasten. Eine Lehne dieser Art müsste einige Zoll hinter der Kreuzlehne ungefähr auf der Höhe der untersten Spitze der Schulterblätter angebracht sein, weil sie dann gerade unter den Schwerpunkt des Rumpfes zu liegen käme und bei einer so geringen Höhe auch nicht so sehr hemmend auf die Beweglichkeit der oberen Teile des Körpers einwirken würde. Hiernach kann es sich nur um eine Kreuz-Rückenlehne handeln, die nur dann ihrem Zwecke vollkommen entsprechen wird, wenn deren Konstruktion es gestattet, dass einerseits der Rückenteil zur zeitweiligen Entlastung der Wirbelsäule, zum sog. sich Strecken, benutzt werden kann, andererseits der Rücken der schreibenden Schüler an der Kreuzlehne eine Stütze findet. Bevor wir auf unsere Rückenlehne näher eingehen, unterwerfen wir die bisher bekannt gewordenen Kreuzlehnen noch einer kurzen Betrachtung:

Fahrner's Kreuzlehne (Fig. 38) ist eine einfache nach der Wirbelsäule zu vorspringende Lehne, welche auch beim Schreiben benutzt werden soll. Ihre Höhe beträgt 6—7 cm, ihre Dicke 3 cm. Die Höhe ist so gering bemessen, damit die Kinder während der Schreibpausen die Ellbogen darauf stützen und den unteren Teil des Rückgrats vom Gewicht des Oberkörpers entlasten können. Fahrner geht folglich von denselben Gesichtspunkten aus, welche Meyer vom anatomischen Standpunkte aus noch weiter entwickelt hat.

Fig. 38.

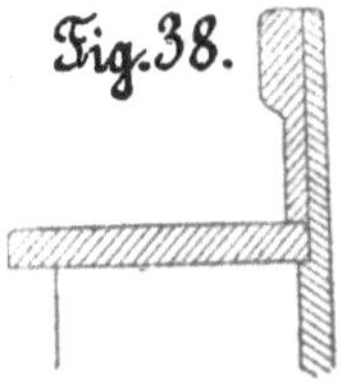

Der Turnlehrer Hermann in Braunschweig [11]) schliesst sich im allgemeinen der Anschauung von Fahrner und Meyer an: „Der Schüler muss seine ausreichende Stütze am Rücken durch eine passende Lehne finden und nicht genötigt sein, den Körper mittels der Ellbogen oder der Brust am Tisch zu stützen“. Damit er auch beim Schreiben seinen Stützpunkt im Rücken findet, muss die Lehne dem Tische näher gerückt werden, „so dass die Vorderfläche des aufrecht sitzenden Kindes den Tischrand nahezu berührt“, wie schon Parow empfohlen hat. Hierzu wird eine Minus-Distanz von 5—5,5 cm verlangt. S. Fig. 39.

Fig. 39.

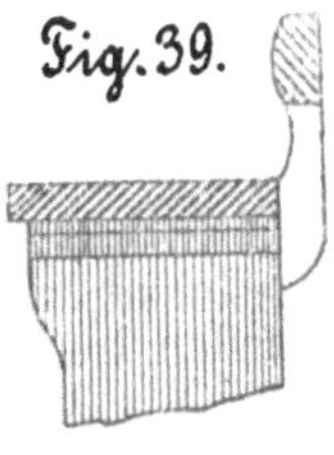

Die Lehne an der Bank von Kunze ist ebenfalls eine massive Kreuzlehne, welche eine der Form der Wirbelsäule entsprechende Schweifung hat und so breit ist wie der Rücken in der Gegend der Lendenwirbel. S. Fig. 40. Ihr oberer Rand ist höher als die innere Tischkante. Jeder Schüler hat auch eine besondere Lehne, wodurch ein freier Raum zwischen zwei Lehnen entsteht und den Schülern freie Bewegung gewährt wird. Beim Schreiben kann sie aber um so weniger benutzt werden, als der Banksitz nach hinten ausgeschweift ist. Die Lehne ist überhaupt der am wenigsten gelungene Teil dieser in vieler Beziehung vortrefflichen Bank. Die Tischplatte gewährt durch eine leichte Verschiebung Plus- und Minus-Distanz. Bei eingeschobener Tischplatte beträgt die Plus-Distanz 6,8—9,8 cm, bei ausgeschobener Platte 2,5 cm Minus-Distanz.[12]) Ganz besonders ist sie als zweisitzige Bank zu empfehlen. Als solche hat sie Schuldirektor Kreyenberg in Iserlohn einzuführen gesucht, welcher ausserdem die Lehne aus zwei Latten konstruiert hat, wovon die eine in der Kreuzgegend etwas konvex hervorragt und die andere sich nur mässig rückwärts biegt. Fig. 41. Leider ist auch hier das Sitzbrett etwas nach hinten ausgehölt, wodurch die Stütze im Rücken beim Schreiben Abbruch erleidet. Eine zweckmässigere, der Gestalt des Rückgrats mehr entsprechende Konstruktion der Lehne würde den Wert dieses Subsells erhöhen. Wir werden späterhin genauer entwickeln, dass ein den körperlichen Verhältnissen genau angepasster Rückenteil eines Stuhls oder Sessels das beste und einfachste Modell einer Lehne darbietet.

Fig. 40.

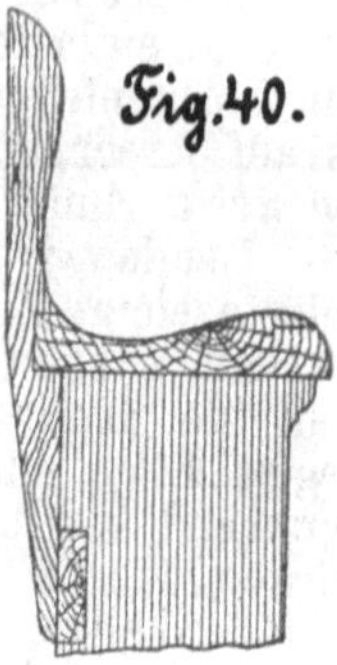

Fig. 41.

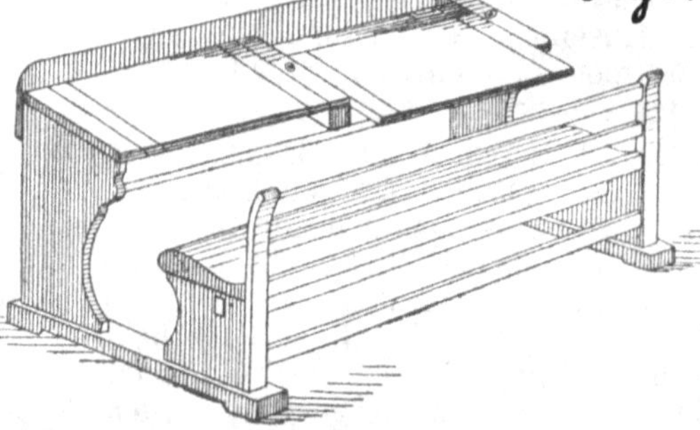

Eine niedrige Kreuzlehne, welche an der Vorderseite des nächstfolgenden Tisches befestigt ist, hat die Breslauer oder Cohn'sche Bank. Mit derselben Lehne ist die zweisitzige Bank von Buchner, Buhl und Linsmeyer versehen.

2) Die Lendenlehne oder hohe Kreuzlehne: Das Bestreben, die Lehne der Gestalt des Rückgrats konform zu machen, hat verschiedene Vorschläge hervorgerufen. Staffel[13]) nennt die Meyer'sche Lehne die „tiefe Kreuzlehne" zum Unterschiede der

von ihm empfohlenen „hohen Kreuzlehne oder Lendenlehne“, da er der Ansicht ist, dass erstere die Beckenaufrichtung und die gekrümmte Sitzhaltung nur unvollkommen verhindere. Der Hebelarm, mit dem sie auf das Becken wirke — vom Anlehnungspunkte bis zum Drehpunkt der Sitzhöcker — sei zu kurz, als dass sich eine zuverlässige Wirkung von dieser niedrigen Lehne erwarten liesse. Es gehöre noch viel guter Wille, d. h. nichts anderes als Muskelkraft des Kindes dazu, mit der tiefen Kreuzlehne längere Zeit grade zu sitzen.

Da der Rücken bei normaler Rumpfstellung im Lendenabschnitt eine Konkavität zeigt, so muss auch die Lehne an dieser Stelle eine entsprechende nach vorn konvexe Form erhalten. Die Staffel'sche hohe Kreuzlehne besteht aus verstellbaren lackierten Schienen von Eisenblech, die von einem am Sitze befestigten Bügel getragen werden, in dessen Mitte die der Lendenaushöhlung entsprechende konvexe Biegung angebracht ist, so dass die Lehne vom obern Rande des Kreuzbeins bis zu den untersten Lendenwirbeln reicht. Um nun auch dem Lendenteil des Rückens möglichst viele Stützpunkte zu geben, ist die 12 bis 15 cm breite Lehne in der Lendengegend in der Horizontalebene konkav gebildet, damit diese horizontal-konkave Biegung ein zentrales Sitzen befördert. Der Vorteil dieser Lehne besteht darin, dass sie eine gesundheitsgemässe Stellung des Rumpfes sichert, beim Hintenüberlegen die Oberkörperlast auf sich zu laden und dem Becken abzunehmen vermag. Ausserdem bildet sie einen wirksamen Stützpunkt, gegen welchen sich der Oberkörper zu einem energischen Tiefatmen rückwärts beugen kann, worauf auch Meyer bei der Konstruktion seiner Lehne den grössten Wert gelegt hat.

Die Staffel'sche Lehne ist ursprünglich für häusliche Arbeiten bestimmt, da sie an jedem beliebigen Stuhle angeschraubt werden kann. Um die ihr zu Grunde liegenden Grundsätze, die wir vollständig adoptieren, auch für die Schule nutzbringend zu machen, bedarf die Lehne eines andern Materials und einer angemessenen Modifikation, worauf wir noch zurückkommen werden. Wir erwähnen nur noch, dass die horizontal-konkave Biegung des obern Teils der Lehne, die wir für sehr wesentlich erachten, schon bei andern Schulbänken vorkommt. So hat z. B. der Schultisch von Greard am Boden befestigte Einzelsitze mit negativer Distanz für 3—4 Schüler. Die hohe Kreuzlehne steht senkrecht bis zur vorderen Tischkante und ist an ihrem oberen Ende in horizontaler Richtung ausgehölt. S. Fig. 42. Die Staffel'sche Lehne hat den grossen Vorzug, dass an die Stelle der graden hölzernen Stange der konvex gebogene Bügel kommt. Auch empfiehlt sich bei der Bank von Greard der nach hinten geneigte Sitz keineswegs. Der Architekt Bithorn hat die Kunze-sche Bank mit einer Lendenlehne versehen, die aus hölzernen Stäben besteht, welche sich auf einer Sesselplatte zu einem konkav

Fig. 42.

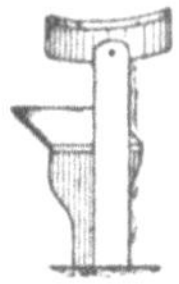

gebogenen Rande erheben, so dass die ganze Vorrichtung einem Klaviersessel gleicht, welcher ein Auf- und Abwärtsschieben, der Körperlänge entsprechend, gestattet. Diese Schulbank eignet sich mehr für häusliche Arbeiten als für Schulen, obgleich sie von Bithorn auch für diese empfohlen wird.

3) Die Rückenlehne. Die Fahrner'sche Kreuzlehne hat Frey [14]) in eine hohe Rückenlehne verwandelt, welche in der Kreuzgegend mässig nach vorn gewölbt und nach oben ein wenig rückwärts geneigt ist. Auch die geringe Aushölung in der Mitte der Sitzbank findet sich bereits vor. S. Fig. 43. Die Bank von Zwez ist der Frey'schen sehr ähnlich und mit einer rückwärts geneigten Lehne versehen, die 5 cm höher ist als der dahinter stehende Tisch.

Fig. 43.

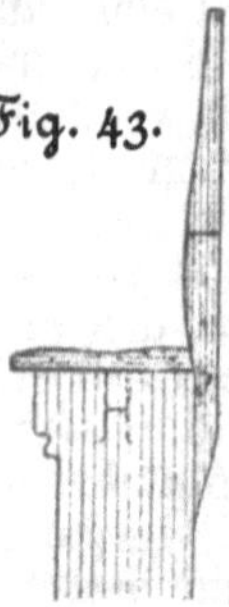

Auch nach der Württembergischen Verordnung zerfällt die Rückenlehne in ein unteres vertikales und ein oberes leicht rückwärts geneigtes Stück und beträgt die Gesamthöhe $^1/_4$ der Körperlänge. Nur bei der Einzellehne beginnt das vertikale Stück 5,7 cm über der Sitzbank, so dass ein ebenso hoher Zwischenraum zwischen Sitzbank und Lehne leer bleibt. Wo dagegen die Rückenlehne von der Vorderwand des nächst hinteren Subsells geborgt wird, ist ein solcher freier Zwischenraum nicht statthaft.

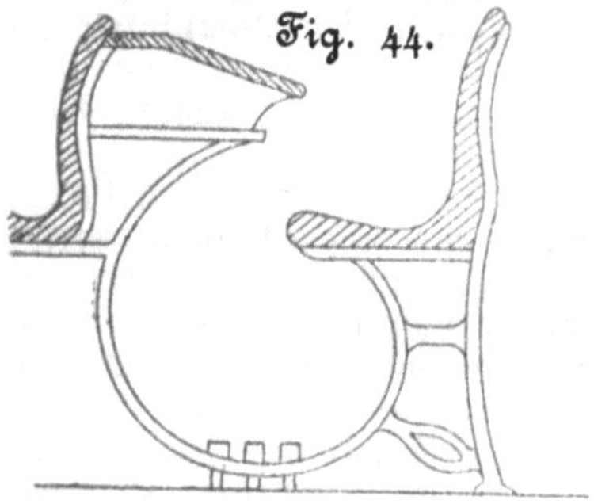

Fig. 44.

Die Schulbank von Lenoir mit Gestell von gebogenem Eisen hat eine sehr gefällige Form und eine Rückenlehne. Die hölzerne Tischplatte bildet bei Null-Distanz den Deckel des Bücherbretts. S. Fig. 44.

Die Schulbank von Pedersen in Kopenhagen (s. Fig. 45, 46 S. 197) nimmt eine besondere Stellung ein, da bei der Regulierung des Sitzes, resp. der Differenz auch die der Distanz, der Lehnenhöhe und des Lehnenabstandes erfolgt. Vier Ausschnitte dienen dazu, den Sitz höher oder tiefer zu stellen, was leicht auszuführen sein soll. Auch für das Fussbrett sind sowohl am Bankfusse, als an den Tischwangen Absätze (e) angebracht. Der Vorteil dieser Bank soll darin bestehen, dass dieselben Klassenräume zu einer Zeit mit grösseren, zu einer anderen mit kleineren Schülern besetzt werden können. Nur die geringe Minus-Distanz sei als leicht abzustellender Mangel zu betrachten. [15]) Ausserdem scheint die Konstruktion der Lehne nicht dafür zu sprechen, dass sie dem schreibenden Schüler eine Stütze im Kreuz gewährt. Trotz der gerühmten leichten Handhabung des Mechanismus erscheint derselbe für Schüler zu kompliziert, abgesehen davon, dass sich auch dessen Dauerhaftigkeit noch in der Praxis bewähren muss.

Fig. 45.

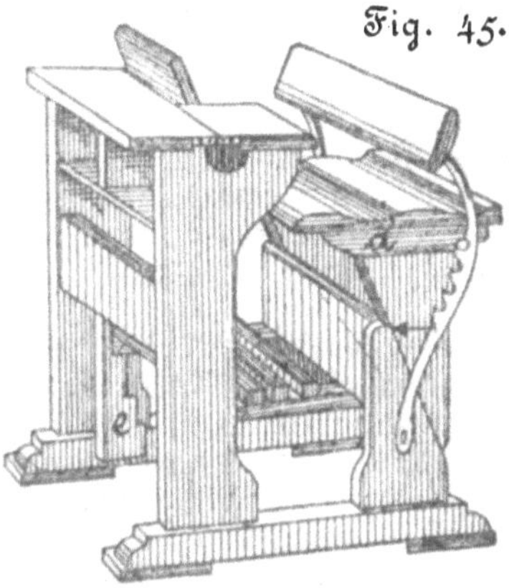

Fig. 46.

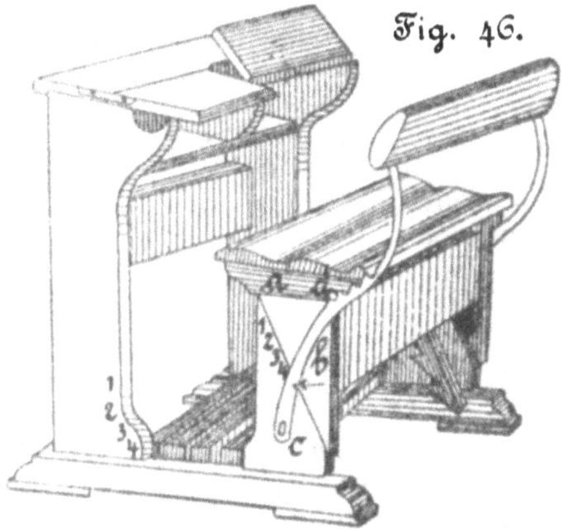

Eine geneigte hohe Rückenlehne hat die neueste Schulbank von Felix Schenk in Bern. Wie die Lehne, so hat auch der Sitz eine Rückwärtsneigung von 15°, während zwischen Sitz und Lehne ein Raum für die Aufnahme der bauschigen Kleidungsstücke freigelassen ist. S. Fig. 47. Eine Plus-Distanz wird durch das Herabklappen der ganzen Tischplatte bewirkt, eine Einrichtung, welche neu ist und bisher noch an keinem Schultisch angebracht worden ist. Beim Aufziehen der Tischplatte entsteht eine Minus-Distanz von 12 cm. Da bei reklinierter Körperhaltung geschrieben werden soll, so ist nicht nur diese grosse negative Distanz, sondern auch die sehr geneigte Tischplatte erforderlich. [16])

Fig. 47.

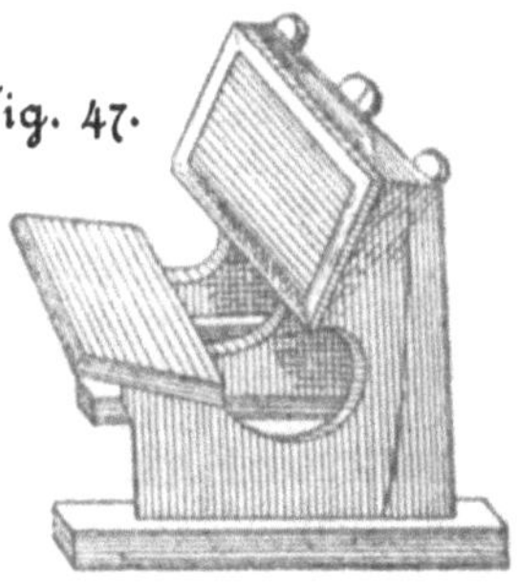

Prof. Kocher in Bern ist als Lobredner dieser Bank aufgetreten. Er geht von der Annahme aus, dass der Schreibakt zu gewohnheitsmässigen Verdrehungen und Verschiebungen der Wirbelsäule führe und dass schliesslich die Belastung der verschiedenen Wirbel, die Schwere des Oberkörpers die Deformität bewirke und mit ihrer schädlichen Einwirkung beginne, wenn der Oberkörper nicht mehr von den Muskeln des Rumpfes, speziell von den Streckern der Wirbelsäule getragen werde, d. h. sobald die Ermüdung eintrete. Einer der Ermüdungsstellungen entspräche bei symmetrischer Stellung beider Körperhälften die kyphotische Kauerstellung, die andere stelle bei gedrehter Wirbelsäule das Bild der habituellen Skoliose mit mehrfacher Ausbiegung der Wirbelsäule nach den Seiten dar. Wolle man nun die Last des

Oberkörpers vermindern oder aufhalten, so müsste die Rückenlehne schräg nach hinten geneigt sein und der Sitz nach hinten schräg abfallen. Die starke Neigung der Tischplatte müsse hinzukommen, um dieselbe dem Auge näher zu bringen und diesem die richtige Arbeitsdistanz (30—35 cm) zu verschaffen, welcher die Schenk'sche Bank entspräche. Bei der gewöhnlichen vorderen Sitzhaltung habe der rechte, schreibende Arm die grösste Freiheit der Bewegung, während der linke allein den Rumpf zu stützen habe, woraus skoliotische Haltungen resultieren müssten. Diesen Uebelständen könne nur dadurch abgeholfen werden, dass man den Kindern Gelegenheit gebe, den Oberkörper durch Anlehnen an eine hohe Rückenlehne zu fixieren.[17])

Lorenz geht von der Ansicht aus, dass aus dem vielen und langdauernden Schreiben in den Schulen sich die Notwendigkeit ergebe, die Kinder nicht in der vorderen, sondern in der hinteren Sitzlage, in der Reklinationslage, schreiben zu lassen. Da der letzte Grund der Rückgratsverkrümmungen in einem Missverhältnisse zwischen der Widerstandsfähigkeit der Wirbelsäule und der Belastung derselben mit dem Körpergewichte zu suchen sei, so sei auch der Wert einer, wenn auch nur teilweisen Entlastung der Wirbelsäule während mehrerer Stunden des Tages nicht zu unterschätzen. Soweit die Subsellien hierbei in Frage kämen, gäbe es bisher kein Mittel, die immer mehr überhandnehmende Kurzsichtigkeit der Schulkinder zu verhüten; denn beim Schreiben in der vorderen Sitzhaltung werde das Kind schliesslich in Folge der eintretenden Ermüdung der Nackenmuskeln immer mehr nach vorn sinken und endlich mit dem ganzen Oberkörper auf dem Pulte liegen. Es empfehle sich deshalb die hintere Sitzhaltung in Reklinationslage als die einfachste prophylaktische Massregel gegen die grassierende Kurzsichtigkeit unserer Schulkinder.

Lorenz erblickt in der Schenk'schen Schulbank den ersten Versuch zur Lösung der Schulbankfrage. Wir möchten dieser Ansicht nicht beitreten und zunächst bemerken, dass die Annahme von Lorenz, in den Schulen würde zu viel und zu lange geschrieben, nicht ganz zutreffend ist, denn auch in den höheren Schulen sucht man das Schreiben möglichst zu beschränken. Manche Lehrer sind überhaupt der Ansicht, dass in den Klassen der höheren Schulen auf die Zweckmässigkeit der Schulbänke für die Schreibhaltung viel zu viel, wenigstens mehr Rücksicht genommen werde, als es den thatsächlichen Verhältnissen gemäss geboten sei, weil das Schreiben sich im allgemeinen auf wenige Notizen, Korrekturen der häuslichen Arbeiten und die Anfertigung von 2—3 Extemporalien wöchentlich beschränke. Es ist sogar der Vorschlag gemacht worden, im ersten Schuljahr gar keinen Schreibunterricht, sondern nur einen Anschauungsunterricht zu erteilen. Der Schreibunterricht sollte nur auf das zweite bis sechste Schuljahr ausgedehnt werden, in den letzten zwei Schuljahren aber ganz unterbleiben, da die Schüler bis dahin

Schönschreiben gelernt haben müssten. Erfahrene Lehrer erklären jedoch einen solchen Vorschlag für unausführbar. Thatsächlich begründet ist die Klage mancher Lehrer, dass die Schüler, wenn sie nach dem Schreibunterricht dazu angehalten werden, Gebrauch von der Lehne zu machen, dies trotz aller Ermahnung unterlassen. Der Halt wird nicht selten statt an der Lehne auf eine andere, meist unbequeme Weise gesucht. „Man stützt die Arme weit eher auf den Tisch und giebt sich dem „Aufflegeln“ hin, während andere Schüler durch seitliche Neigung des Rumpfes oder durch vollständiges Zusammenkauern des ganzen Körpers in den verkehrtesten Haltungen sich gehen lassen.“ Angesichts dieser thatsächlichen Erfahrung kann man sich die Schwierigkeit vorstellen, die Schüler während des Schreibunterrichts zum Innehalten der hinteren Sitzlage durch Anlehnen an eine Rückenlehne zu nötigen. Wir halten die Arbeitsstellung in der Reklination für eine unausführbare Aufgabe.

Lorenz hat die Vertreter der Systeme: Wachenroder (Schiebesitz), Scheiber-Klein (Schiebepult und Schiebesitz), Küffel (Schiebepult) veranlasst, die Umarbeitung ihrer Systeme nach der Reklinations-Haltung vorzunehmen. Wir entnehmen der Lorenz'schen Schrift das in dieser Weise modifizierte System Kretschmar mit beweglicher (schwingender) Pultplatte. S. Fig. 48. Der Sitz ist nach hinten abfallend, die mit vorspringenden Lendenbauschen versehene Lehne um 11 Grad nach rückwärts geneigt, die Pultplatte dagegen um 20 Grad geneigt. Die Distanzverwandlung erfolgt von 10 cm positiver auf 7 cm negative Distanz, angeblich leicht, sicher und geräuschlos. Eine derartige Bank soll die „Möglichkeit einer bequemen und jede Muskelkraft überflüssig machenden Körperhaltung beim Schreiben sowohl, als auch in den Schreibpausen bieten und während der letzteren dem Oberkörper die ausgiebigsten Lageveränderungen gestatten, welche bei einer durch längere Zeit hindurch einzuhaltenden, wenn auch denkbar bequemsten Sitzlage ein Bedürfnis sind“. [18]) Wenn aber Lorenz selbst die hintere Sitzhaltung als eine Zwangslage, aber immer noch als die bequemste beim Schreiben bezeichnet, so dürfte es doch sehr in Frage kommen, ob die senkrechte Sitzhaltung beim Schreiben unter Mitbenutzung einer angemessenen Lehne eher zur Ermüdung führe, als die Zwangsstellung in der Reklination. Dass die Kreuzlehne allein, wie Lorenz vermeint, keine genügende Stütze bietet, wollen wir nicht bestreiten; aber dieser Kampf gegen die Kreuzlehne ist heutzutage als ein unmotivierter zu betrachten, wenn man die Entwicklung der Lehnenfrage verfolgt. Gegenwärtig handelt es sich um eine zweckmässige Kreuz-Rückenlehne

Fig. 48.

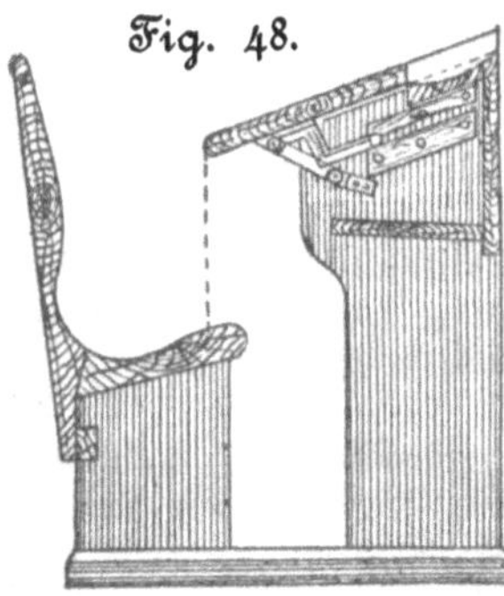

indem die Kreuzlehne dem schreibenden Schüler zu Gute kommen und die Rückenlehne in den Schreibpausen vor Ermüdung schützen soll. Indem man die Annäherung des schreibenden Schülers an eine Lehne durch Minus-Distanz zu ermöglichen gesucht hat, sind die verschiedenen Einrichtungen zur Distanzverwandlung entstanden, welchen wir noch einen kurzen Ueberblick widmen, da diese Frage als eine sehr wesentliche bei allen neueren Konstruktionen der Schulbänke in den Vordergrund tritt.

Schulbänke mit Einrichtungen zur Distanzveränderung. Nachdem Barnard die Distanzfrage angeregt und Fahrner die hierbei zu beobachtenden Grundsätze weiter entwickelt hat, sind die bezüglichen Veränderungen am Tische und an der Bank grösstenteils aus dem Bestreben entstanden, gleichzeitig den pädagogischen und hygienischen Ansprüchen zu entsprechen.

Man unterscheidet:

A. Tische mit fester Distanz, Null- oder Minus-Distanz.

Hierher gehören die Schulbänke von Fahrner, Buchner, Kleiber, Varrentrapp.

B. Tische oder Bänke mit beweglicher Distanz.

1) Die Beweglichkeit der Tischplatte wird mittels Klapp- oder Schiebevorrichtungen bewirkt.

a. Bei den Klappvorrichtungen wird entweder der vordere Teil eines Tisches für jeden einzelnen Schüler oder der ganzen Tische einer Bankreihe aufgeklappt. Zur ersteren Kategorie gehören die Tische von Cohn, Liebreich, Parow, Hermann, während wir die andere Einrichtung in neueren Elementarschulen angetroffen haben, welche bei solider Konstruktion sich als zufriedenstellend bewährt hat.

Wolf und Weiss in Zürich, Hammer und Erismann lassen die gemeinsame Tischplatte eines zweisitzigen Subsells am vorderen Teile in die Höhe schlagen. Die Ausschnitte in der Bank nach dem System Löffel in Kolmar, in welche sich die Schüler nach dem Aufrufen stellen, um die Distanzverwandlungen zu vermeiden, haben keine grosse Verbreitung gefunden. Baron in Breslau hat die Stehplätze geräumiger gemacht. Die Schenk'sche Schulbank fällt dadurch auf, dass die ganze Tischplatte herabgelassen wird. Die Vorwürfe, welche man allen Klappvorrichtungen dieser Art gemacht hat, sind nicht stichhaltig; dass sie nicht dauerhaft seien und leicht Quetschungen der Finger veranlassen sollen, kann durch eine solide Konstrucktion und einige Aufmerksamkeit bei der Handhabung der Klappvorrichtungen verhütet werden. Auch das damit verbundene Geräusch ist nicht erheblich. wenn das Aufklappen gleichzeitig und auf Kommando geschieht. Die einzige Unbequemlichkeit besteht darin, dass man die auf der Tischplatte befindlichen Bücher, Hefte etc., verschieben muss. Ein vollständiges Wegräumen dieser Gegenstände würde nur bei dem Schenk'schen Subsell durch das Herabklappen der ganzen Tischplatte erforderlich werden und manche Unzuträglichkeiten zur Folge haben.

b. die Schiebvorrichtnng in der Tischplatte nach Kunze in Chemnitz. S. Fig. 49. Jeder Schüler hat eine besondere Tischplatte und Lehne. Die Tischplatte verläuft in einem hölzernen Falz und wird durch hölzerne Klammer festgestellt. Die Einrichtung zeichnet sich durch die grösste Einfachheit und prompte Funktion aus. Sie ist auch dauerhaft, wenn starkes und trockenes Holz verwendet wird; sie als künstlich und verwickelt zu schildern, dazu ist nicht der geringste Grund vorhanden. Wir haben Kunze'sche Bänke länger als 12 Jahre in ungestörter Funktion beobachtet. Die Mängel dieser Bank bestehen in der nicht

Fig. 49.

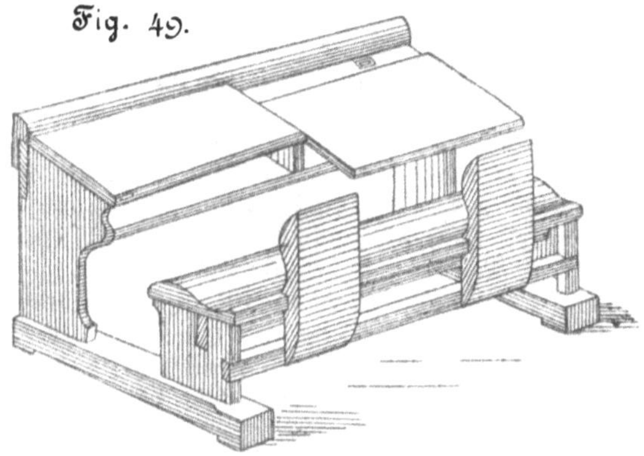

sachgemäss konstruierten Lehne und in dem nach rückwärts geneigten Sitze, abgesehen davon, dass ihr Preis ein ziemlich hoher ist. Veränderungen an dieser Schulbank haben Albers-Wedekind in Hannover, Paul, Dollmayr, Küffel und Kretschmar in Wien angebracht. Scheiber-Klein haben Schiebepult mit Schiebesitz verbunden. Bei der Olmützer Bank wird die Schiebvorrichtung durch Federwirkung fixiert, während mehrere dieser Veränderungen kompliziert sind und geräuschvoll wirken.

2) Klapp-Beweglichkeit des Banksitzes durch Pendel- und Schiebvorrichtungen, sowie durch Rotation des Sitzes.

a. Klappvorrichtungen kommen hauptsächlich bei amerikanischen Schultischen vor. Ist gleichzeitig die Tischplatte nach vorn umklappbar, dann kann der ganze Tisch zusammengehalten und bei Seite gestellt werden.

Die Bank von Sandberg in Stockholm ist wie ein Theater-Sperrsitz konstruiert, so dass die Sitzplatte beim Aufstehen der Schüler von selbst aufschnellt, wobei aber positive Distanz erforderlich ist.

b. Pendelsitze. Die erste Bank mit Pendelsitzen hat Kayser in München 1872 angegeben; infolge deren Verbesserung durch Simmet kann der verschiebbare Sitz durch einen leichten

Druck der Hand reguliert, bezw. in eine horizontale Lage gebracht werden. Sie hat jedenfalls den vielen späteren Erfindungen als Vorbild gedient. S. Fig. 50. Hierher gehören die Bänke mit Pendelsitzen von Elsässer in Mannheim, Lickroth in Frankenthal, Simon in Berlin und Vogel in Düsseldorf. Das Gestell ist von Eisen, welches für den Sitz und die Rückenlehne mit Holz oder hölzernen Latten belegt ist. Die Sitze sind mit fester oder verschiebbarer, selten mit aufschlagbarer Sitzplatte versehen. Pendelsitze, welche bei der Vorwärtsbewegung negative und bei der Rückwärtsbewegung positive Distanz bilden, würden sich am meisten empfehlen, wenn dabei auf die Konstruktion der Lehne mehr Wert gelegt worden wäre. Die neuesten Verbesserungen an der Vogelschen Bank sollen bezwecken, dass die Lehne mit der Verschiebung des Sitzes (nach Kayser) für die Schreibhaltung als Kreuzlehne und für die Lesehaltung als Rücklehne sich einstellen lässt. Die bisherigen Erfahrungen mit dieser Bank haben aber ergeben, dass ersterer Zweck fast nie oder höchst unvollkommen erreicht wird.

Fig. 50.

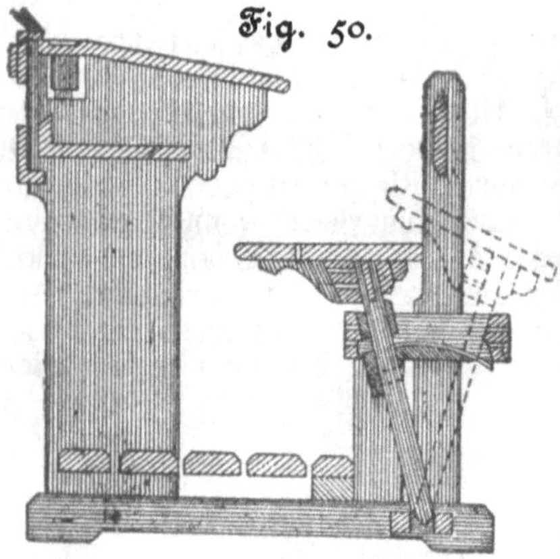

c. Schubsitze. Bei der Bank vom Baurat Beyer in Breslau wird der Banksitz in einer am Fusse der Bank angebrachten Stangenführung hin- und hergeführt. Die Plus-Distanz kann 14 cm, die Minus-Distanz 5 cm betragen. Im letzteren Falle ist die Benutzung einer Lehne unmöglich, weil bei negativer Einstellung des Sitzbrettes der Rücken des schreibenden Schülers sich von ihr zu weit entfernt. S. Fig. 51. Derselbe Uebelstand findet sich bei der Bank des Schulinspektors Hippauf zu Ostrowo, welche sich übrigens durch Einfachheit und geringe Kostspieligkeit auszeichnet. Bei vorgeschobener Sitzbank entsteht Minus-Distanz und ein freier Gang zwischen dem Sitze und der an der Vorderseite des nächstfolgenden Tisches angebrachten Lehne, infolgedessen der Schüler beim Schreiben ganz frei sitzt. Aus Fig. 52 S. 203, welche die Hippauf'sche Bank darstellt, ist deren Konstruktion ersichtlich. [19])

Fig. 51.

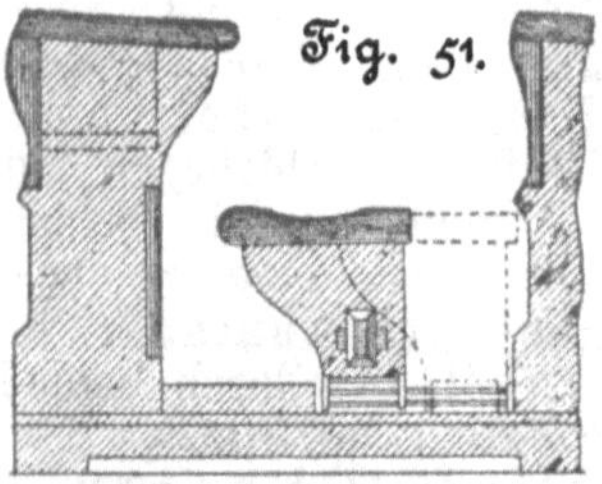

d. Rotationssitze. Sie sind nur in dem System Van den Esch in Eupen vertreten. Jeder Schüler hat einen besonderen Sitz, welcher von dem nächsten 22—23 cm absteht, und ein besonderes Tintenfass mit Schieberverschluss. Die Sitzfläche besteht aus einer elliptischen Platte mit abgestumpften Rändern und einer schwachen Aushölung in der Mitte. Sie kann nach Art der Bureaustühle gedreht werden; die nach vorn gedrehte Sitzplatte bildet eine negative Distanz, die nach rückwärts gedrehte eine positive, wobei der Schüler an der Vorderfläche des nächsten Tisches eine Stütze findet, wenn die Schreibpausen beginnen (s. Fig. 53).

Fig. 52.

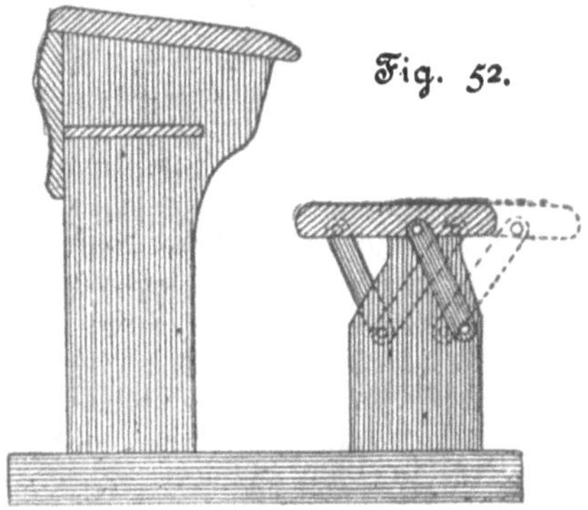

Die Sitze sind sehr beweglich, so dass die an dieser Bank gerühmte leichte Handhabung thatsächlich vorhanden ist. Das Provinzial-Schulcollegium der Mark Brandenburg tadelt aber diese leichte Drehbarkeit der zu klein bemessenen Einzelsitze, weil sie den Schülern in jedem Augenblicke eine Veränderung ihrer Stellung gestatte. Eine gleichmässig ruhige Haltung lasse sich nicht erreichen, da die Sitze der leisesten Körperbewegung mit einer Drehung nachgeben. Hierdurch sei auch für die Schüler ein Anreiz gegeben, sich ihren Neben- oder Hintermännern zuzuwenden. Auch die technische Einrichtung sei mangelhaft. Der die Sitzplatte tragende Drehdorn soll an einer Ausfraisung mittels einer in den Ständer eingelassenen „Stellschraube“ festgehalten werden. Schon nach sechswöchentlichem Gebrauche waren die Kanten der Ausfraisung soweit abgescheuert, dass die „Stellschraube“ nicht mehr fasste und die Schüler die Sitze nebst Dorn beliebig heraus ziehen konnten, um sie als gefährliches Schlaginstrument zu gebrauchen oder anderen Unfug damit zu treiben. Diese Erfahrungen heben die gerühmten Vorteile der beweglichen Einzelsitze auf.

Fig. 53.

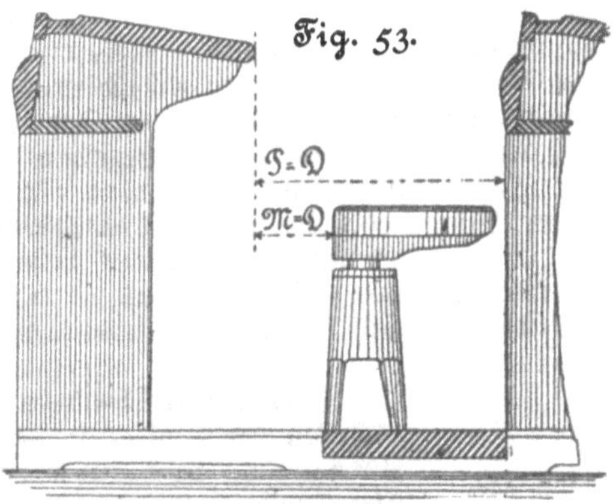

Fig. 54.

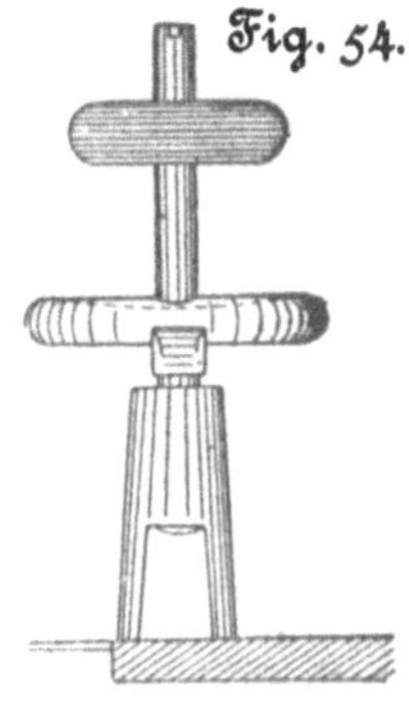

Fig. 54 zeigt die hinzugekommene Kreuzlehne bei Seitwärtsdrehung des Sitzes. Ihre Form entspricht nicht den gegenwärtigen Anforderungen und ihr Gebrauch ist auch insofern umständlich, als sie beim beginnenden Schreibunterricht in die Höhe gehoben, in den Schreibpausen aber wieder herabgelassen werden muss.

Angesichts dieser künstlichen und nicht selten sehr complizierten Einrichtngen neigt man sich heutzutage wieder mehr der einfachen Construktion der Subsellien zu. Dass Subsellien mit festem System den Vorzug der Einfachheit, Billigkeit und Dauerhaftigkeit haben, kann nicht bestritten werden. Auch Lorenz ([20]) gelangt zu dieser Auffassung und giebt unter der Voraussetzung, dass die zweisitzige Bank richtig dimensioniert sei und eine entsprechend rückwärts geneigte, hohe Rückenlehne habe, welche dem Schüler während der Schreibpausen Erholung sichere, den festen Subsellien mit geringer (1—2 cm) positiven Distanz den Vorzug vor der Mehrzahl der Subsellien mit beweglicher Minus-Distanz. Der Ansicht aber, dass der Mangel einer Stützung des Rumpfes während des Schreibens dem festen System vorzuwerfen sei, können wir um so weniger unbedingt beitreten, als über die Dimensionen einer zweisitzigen Bank, welbhe als richtig anzusehen sind, jede nähere Angabe fehlt. Wir glauben, nachweisen zu können, dass auch beim festen System einer zweisitzigen Bank sich eine Rückenlehne construiren lässt, welche sowohl während des Schreibens als auch während der Schreibpausen mit Vorteil zu benutzen ist und zwar unter der Voraussetzung, dass alle Dimensionen des Subsells ganz genau der Körperlänge eines Schülers angepasst werden.

Fig. 55.

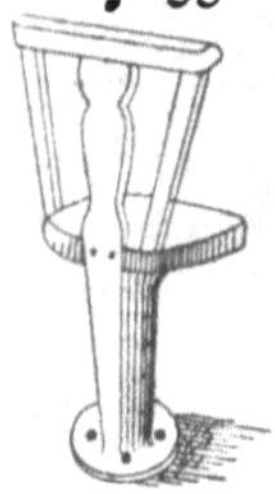

Fig. 56.

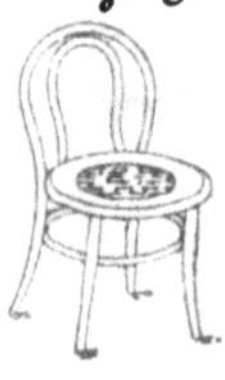

Sessel mit Tischen. Sie sind in Italien schon seit längerer Zeit im Gebrauch. Am frühesten haben sie Eingang in Nordamerika gefunden, wo der verdienstvolle Vorkämpfer der Schulbankfrage, Barnard[21]), einen Sessel am Boden befestigen liess, welcher dem ebenfalls am Boden befestigten Tische gegenüber Null-Distanz hatte (s. Fig. 56). In neuester Zeit hat sich der in Schulsachen sehr erfahrene Praussek[22]) sehr zu Gunsten der Sessel ausgesprochen und sie für die geeignetsten Sitze erklärt. Sie sollen mit einer „Kreuzschulterlehne“ und mit einer gehölten Sitzfläche versehen sein, wozu sich die durchlochten Holzplatten am besten eignen werden. Wie Fig. 56 zeigt, handelt es sich hierbei um den aus gebogenem Holze hergestellten Wiener Stuhl, dem man auch in vielen Bureaus und öffentlichen Lokalen begegnet.

Praussek hebt auf Grund seiner Erfahrungen folgende Vorteile der Sessel hervor:

1) Jedem Schüler könne man ohne Schwierigkeit Sitze von solchen Dimensionen bieten, wie er sie individuell benötigte.

2) Durch die entsprechende Stellung der Sessel beim Schreiben und

Zeichnen würde jede Distanz beseitigt und, wenn es erforderlich sei, leicht wieder eine solche geschaffen.

3) Durch die in der Sitzplatte anzubringende runde Vertiefung werde das Sitzen bequemer gemacht.

4) In einem Schulzimmer, wo Sessel anstatt der Bänke verwendet würden, könne die Reinigung leichter und gründlicher vorgenommen werden, als zwischen fixen Schulbänken. (Ein höchst beachtenswerter Punkt).

5) Der Kostenpreis für Sessel mit Schultischen sei bei weitem nicht so hoch als jener für die neuartigen Schulbänke.

6) Durch den Gebrauch von Schultischen und Sesseln würden in vielen Fällen eigene Zeichensäle und Arbeitszimmer für Mädchen entbehrlich gemacht.

7) Die Anwendung der Sessel verhindere das der Schule nur zu oft zugemutete Ueberfüllen der Schulbänke und sichere den Schülern bequeme Sitze.

8) An einem Schultische könnten 4—5 Schüler sitzen, was eine Raumersparnis mit sich bringe.

9) Die fragliche Einrichtung erleichtere namentlich das Schulzimmerturnen.

Letzteres kann allerdings in Landgemeinden in Betracht kommen, wo es an besonderen Turnhallen fehlt und der Turnunterricht sich nur auf das Turnen im Freien beschränkt, auch das Geräteturnen nur eine untergeordnete Rolle spielt. Im Winter und bei ungünstiger Witterung könnten dann wenigstens Freiübungen in den Schulzimmern vorgenommen werden.

Die Einwendungen, welche gegen das Sesselsystem erhoben worden sind, sucht Prausek zu widerlegen und hält namentlich das „Gepolter“, welches infolge des Rutschens der Stühle entstehen soll, für unerheblich, wenn man die von ihm empfohlenen Sessel gebrauche. Die Schemel in den Zeichensälen und weiblichen Arbeitsschulen erzeugten ein grösseres Gepolter als die Schulsessel, bei denen das Rutschen auf ein Minimum reduciert werden könne, wenn der Bewegungsraum in der Vorder- und Hinterlinie durch Leisten auf dem Fussboden begrenzt würde. Hierdurch wird auch verhindert, dass die Schüler ihre Sessel dem Tische zu nahe bringen oder zu sehr rückwärtsschieben.*)

Ein leichteres Schadhaftwerden der Sessel erkennt Praussek nicht an; den Zerstörungstrieb einiger Schüler müsse die Disziplin in Schranken halten. Beschädigungen seitens der Schüler kämen in allen Schulen vor, wogegen entsprechende Schulstrafen oder ein angemessener Schadenersatz hinreichende Gegenmittel darböten. Bei einem kräftigen Bau der Sessel würden Reparaturen selten notwendig sein. Der Einwurf, dass bei kleinen Schülern die Anwendung von Sesseln nicht zulässig sei, würde hinfällig, wenn man erwäge, dass in vielen Familien sogar 3 bis 4 jährige Kinder mit kleinen Stühlen recht gut manipulierten. Kinder im

---

*) Eine ähnliche Einrichtung findet sich bei der Vogdt'schen Schulbank, bei welcher die Bänke durch Sessel ersetzt werden. Da aber bei der hintern Stellung des Sessels der Rücken des Schülers an dem nächst hintern Pulte eine Unterstützung finden soll, so scheint es sich mehr um Schemel als um Sessel zu handeln.

schulpflichtigen Alter seien keineswegs so ungeschickt, wie bei jenem Einwurf vorausgesetzt werde. Auch der Ansicht, dass die Sessel mit Tischen einen grösseren Raum einnähmen, ist nicht zutreffend, da der Sessel keinen grösseren Bewegungsraum benötigt, als die Distanzbildung erfordert. Am wichtigsten ist der zu Gunsten der Sessel sprechende Umstand, dass schon längst nicht nur in Zeichensälen, sondern auch in Kindergärten, beim Unterricht in weiblichen Arbeiten etc. Schemel als bewegliche Sitze eingeführt sind. Schemel unterscheiden sich aber durch nichts anderes von den Sesseln, als dass letztere weit zweckmässiger und vollkommener gebaut sind als Schemel. Ausserdem gibt auch die Erfahrung den Ausschlag, da die Stadtvertretung in Mährisch-Ostrau in ihren vier Schulen die Schulsitze nach dem Prausekschen System eingeführt hat. Der betreffende Schuldirektor hat sich aber über die Einrichtung sehr günstig ausgesprochen und sie als eine sehr praktische und allen Erwartungen vollkommen entsprechende geschildert.

Wie einfach sich die Schultische bei diesem System gestalten, geht aus der nachstehenden, der Prausek'schen Schrift entnommenen Abbildung eines Schultisches hervor, wie er in Mährisch-Ostrau gebräuchlich ist. Da die Schultische keine feste Verbindung mit den Sesseln haben, so ist es allerdings erforderlich, dass sie am Boden eine angemessene Befestigung erhalten, um jedes Verschieben derselben zu verhüten. Die Reinigung der Schulräume wird dadurch nicht erschwert, weil durch das Verschieben der Sessel hierfür Raum genug geschaffen wird. Wenn man zwei oder drei Tische nach Art der Zeichentische untereinander verbindet, so erhält man auch hierdurch schon einen festeren Halt und zwar um so mehr, wenn die Füsse aus Eisenguss konstruiert sind, worauf Barnard zuerst hingewiesen hat. Selbstverständlich sind auch die Dimensionen der Tische und ihre gesamte Einrichtung den bisher entwickelten Grundsätzen anzupassen.

Fig. 57.

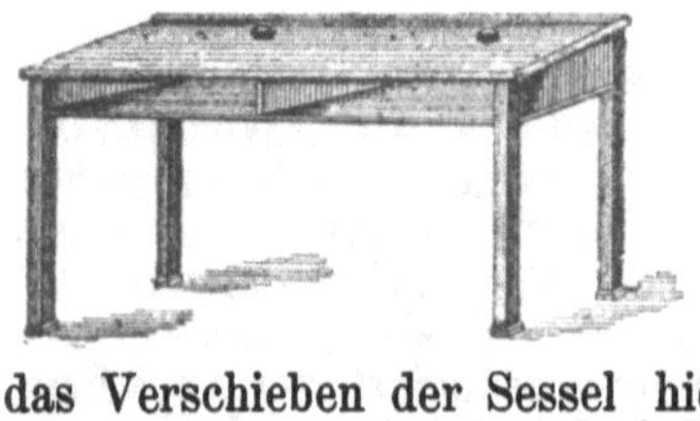

Die vielfachen gegen dieses System erhobenen Bedenken, zu denen namentlich die Zerbrechlichkeit und das Gepolter gehört, haben die Schulmänner abgeschreckt, Versuche damit zu machen. Man sollte meinen, dass ein System, welches am vollkommensten den Einzelsitz repräsentiert, auch in Deutschland Boden gewinnen würde.

Den Prausek'schen Stuhl, der allerdings für Schulen nicht hinreichend stark gebaut erscheint, haben wir durch ein Modell von Eichen- oder Buchenholz ersetzt. S. Fig. 58, S. 208. Hier tritt die Lenden-Rückenlehne deutlicher hervor. Das Rückengestell ist unten nach vorn konvex ausgebogen und oben mit einem Querholz von schwacher Konkavität verbunden. Es wird mit Fournierholz ausgefüllt, welches sich vollständig der Form des Rückengestells anschliesst, daher an seinem unteren Dritteil die Konvexität und oben dem Querholz entsprechend die Konkavität zeigt.

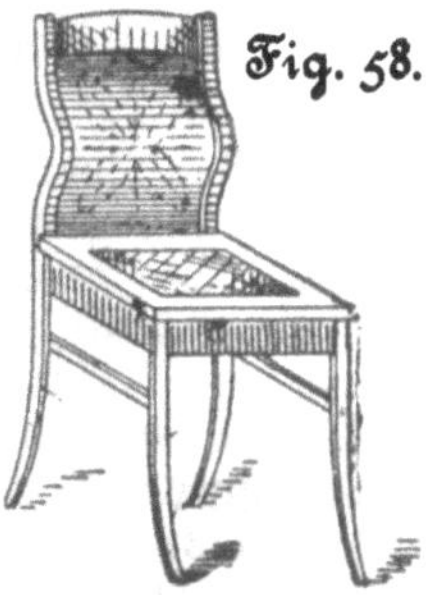

Fig. 58.

Statt des Fournierholzes kann man auch eine kräftige Holzplatte wählen, wenn man auf geringere Kosten Rücksicht zu nehmen hat. Auch zum Sitze lässt sich eine Holzplatte mit einer schwachen Aushöhlung verwenden, obgleich gegenwärtig im Handel die Fournierplatten mit schwacher Aushöhlung in der Mitte in jeder Grösse zu beziehen sind. Die Dimensionen richten sich nach den von uns aufgestellten Grundsätzen, die noch zur Sprache kommen werden, wenn wir eine nach diesem Modell konstruierte Einzellehne für zweisitzige Schulbänke beschreiben werden. Zu diesem Zweck braucht man nur das Rückengestell eines Stuhles anfertigen und in ähnlicher Weise bearbeiten zu lassen, um eine den gegenwärtigen Anforderungen entsprechende Lehne zu erhalten.

Zeichentische. Ueber die Beschaffung von Zeichentischen für Gymnasien und die Anforderungen, welche an Zeichentische zu stellen sind, erging die Minist.-Verfügung des Kultusministers von Gossler am 5. Februar 1883. Von der Ansicht ausgehend, dass auf die gehörige Standfestigkeit der Zeichentische ganz besonders Rücksicht zu nehmen sei, heisst es weiter:

„Es dürfte allen Anforderungen, welche mit Rücksicht auf die Erhaltung der Gesundheit der Schüler an die Konstruktion der Zeichentische gestellt werden müssen, Genüge geschehen, wenn die letzteren so konstruiert werden, dass — unter Anwendung eines fest verbundenen Tischgestelles von Holz — die Vorderkante der Tischplatte in ihrer Höhenlage unveränderlich hergestellt wird, während ihre Aussenkante sich heben oder senken lässt, wodurch die Neigung der Platte beliebig zu bestimmen ist. Das Heben der Aussenkante würde etwa durch einen der Tischplatte oder dem auf ihr befindlichen Zeichenbrett ein vollkommen sicheres Auflegen bietenden Schlitten erfolgen können, der in festen Führungen sich von der Hinterkante nach der Vorderkante und zurück bewegen und in jeder Stellung sich befestigen lässt. Bezüglich der dem Schlitten zu gebenden Höhe, resp. Neigung wird bemerkt, dass es zur Herstellung eines Sehwinkels (mindestens 45 Grad) bei vollkommen aufrechter Haltung des Oberkörpers seitens der Schüler als erforderlich bezeichnet werden muss, der Tisch-, resp. Reissbrettplatte eine Neigung von etwa 1:8 oder 6,5 cm geben zu können. Die Sitze müssen der Körperlänge der Schüler so angepasst sein, dass deren Füsse fest auf dem Boden oder auf einem Fussbrett ruhen, dabei Ober- und Unterschenkel einen rechten Winkel bilden. Auch muss die Tischhöhe in richtigem Verhältnis zur Bankhöhe stehen. Die Differenz nimmt man als eine angemessene an, wenn beide Vorderarme auf der Tischplatte aufliegen können. Die Schemel sind so nahe an den Tisch heranzurücken, dass wenigstens eine Null-Distanz entsteht. Es ist daher darauf zu achten, dass die beweglichen Schemel eine entsprechende Stellung behalten. Es wird ferner nötig, die Tische in mindestens zwei, die Schemel dagegen in mehreren verschiedenen Höhen herzustellen. Bei letzteren dürfen jedoch etwa nötige Fussstützen nicht durch Sprossen, sondern müssen durch ca. 8 cm breite Bretter oder durch besondere Fussbänke gebildet werden."

Im grossen und ganzen haben sich die Dimensionen der Tische und Schemel nach den allgemein giltigen Regeln zu richten. Bei Zeichnungen von grossem Umfange, namentlich solchen, welche ein grosses, den Tischrand überragendes Zeichenbrett erfordern, wird nicht selten auch das Stehen erforderlich sein. Wenn nun beim Zeichnen die höchst unvollkommenen Schemel bisher im Gebrauch gewesen sind, so müssen wir nochmals auf die Frage zurückkommen, warum die weit vollkommener konstruierten Stühle beim Schreiben und Lesen nicht bessere Dienste leisten sollten? Erfahrungsgemäss findet man auch in Taubstummenanstalten in den Lehrzimmern Stühle und Tische vertreten, obgleich hier Schüler vom verschiedensten Lebensalter den Untersicht geniessen. Auch finden sich in einigen Mädchenschulen Tische mit Sesseln vor. Ebenso sind im Waisenhause zu Rummelsburg bei Berlin 4—5 Klassen mit Stühlen und entsprechenden Tischen versehen worden. In Bezug auf das Gepolter, das beim Aufstehen und Hinsetzen durch die Stühle hineingebracht werden könnte, hat sich kein Missstand herausgestellt, aber die Schwierigkeit, die Kinder beim Schreiben zum Anlehnen an die Rückenlehne anzuhalten, liess sich nicht verkennen. [23]) Es fragt sich nur, ob auch die entsprechenden Dimensionen der Lehne und des Stuhls diese Forderung ermöglichten. Uebrigens macht man stets die Erfahrung, dass beim Schreiben die Neigung der Schüler, die vordere Sitzstellung einzunehmen, allgemein vorherrschend ist. Bei Erwachsenen geschieht dies aus Nachlässigkeit; wenn aber Tische und Stühle, wie die Schulbänke vorschriftsmässig dimensioniert sind, so muss die Schuldisziplin hinzukommen, um der gedachten üblen Angewohnheit entgegenzuwirken, denn kaum kann man sich eine verkehrte, selbst unbequeme Sitzhaltung vorstellen, die man nicht bei Schulkindern antrifft.

Die vorstehenden Erörterungen waren bereits zum Abschluss gelangt, als die vom Preuss. Kultusministerium (v. Gossler) erlassenen Verfügungen, betreffend die Konstruktion der Schulbänke, bekannt gemacht wurden (Centr.-Bl. f. d. g. U.-V. Heft Sept.-October 1888). Aus der Vergleichung derselben mit unserer Darlegung ergeben sich einige Differenzpunkte, die wir den weiteren Erwägungen der Sachverständigen überlassen zu sollen glauben. Die Verfügungen lassen wir hier folgen:

I.

Mittels Erlasses vom 11. April 1888 wurde nachstehende Anlage (a) den k. Regierungen zur Kenntnisnahme und Nachachtung übersandt.

a) Votum, betreffend die Konstruktion der Schulbänke.

Infolge des hohen Erlasses vom 30. Januar 1885, betreffend die Konstruktion der Schulbänke, sind von den beteiligten Provinzialbehörden, obgleich der grössere Teil derselben im allgemeinen mit den Ausführungen sich einverstanden erklärt hat, doch so manche anderweitige Vorschläge gemacht worden, dass es wünschenswert erscheint, noch weiter gehende Versuche über diese Frage anzustellen. Zu diesem Zwecke ist das k. Provinzial-Schulkollegium zu Cassel durch Erlass vom 20. August 1886 beauftragt worden, über die Brauchbarkeit der für verschiedene Gymnasien seines Bezirks beschafften, den Angaben des obigen Erlasses entsprechenden Schulbänke zu berichten.

Die dort und auch noch anderweit gemachten Beobachtungen lassen folgende Anordnungen als zweckmässig erscheinen:

1) Für jede Klasse sind die Schulbänke in 2 bis 3 Grössen, der Körpergrösse der Schüler entsprechend, zu fertigen.

2) In Volksschulen, sowie in den Vorschulen und den beiden untern Klassen der höheren Lehranstalten sind gewöhnlich 4—6, höchstens 8 Schüler auf einem Subsellium unterzubringen. Die sämtlichen Sitze eines Subselliums dieser Schulanstalten, resp. Klassen werden in einer durchgehenden Bank vereinigt, welche mit einer einfachen, sicheren und dauerhaften Einrichtung zum Verändern der Distanz zwischen Tisch und Bank zu versehen ist. (System Hippauf oder ein ähnliches,)

3) Für die übrigen Klassen der höheren Lehranstalten sind Subsellien für 2—6 Schüler zu beschaffen; jeder der letzteren erhält einen besonderen beweglichen Sitz, wenn die Subsellien für mehr als 2 Schüler eingerichtet sind. Erlauben es die vorhandenen Mittel und der verfügbare Raum der Schulzimmer, so empfiehlt sich die Beschaffung von zweisitzigen Bänken mit Zwischengängen. Bei dieser Anordnung sind Bänke mit unveränderlicher Null- oder besser Minus-Distanz anzuwenden, weil die Schüler alsdann beim Aufstehen in die Zwischengänge heraustreten können.

Bezüglich der Konstruktion der Bänke ist Folgendes anzuführen:

a) Die Bänke ad 2 werden bis auf die Vorrichtung zum Bewegen der Sitzbank aus Holz in einfacher Form, aber möglichst dauerhaft — wenn möglich ohne Fussbrett der leichteren Reinigung der Klassen wegen — hergestellt. Die Bankstollen (d. h. die seitlichen aufrechten Begrenzungsbretter) sind für eine Sitzbank und den nachfolgenden Tisch gemeinsam und fest verbunden zu fertigen. Die Bänke werden entweder einzeln auf dem Fussboden oder auf gemeinsamen durchgehenden, unter den Bankstollen liegenden Schwellen befestigt. Erstere Art der Befestigung ist vorzuziehen.

b. Für die drei- bis sechssitzigen Subsellien ad 3 empfiehlt sich die Anwendung von eisernen Bankgestellen, welche ebenso, wie ad a bemerkt, zu befestigen sind. Auch hier ist das Gestell des Sitzes mit dem des nachfolgenden Tisches fest zu verbinden; bestehen diese Gestelle aus Gusseisen, so sind beide Teile (für Sitz und Tisch) in einem Stück zu giessen. Der nach hinten bewegliche, verschiebbare oder pendelnde Sitz ist in seiner Konstruktion so einfach als möglich zu halten, aber in allen Teilen äusserst solide herzustellen; namentlich ist darauf Gewicht zu legen, dass der Bewegungs-Mechanismus eine lange Dauer verspricht und möglichst ohne Geräusch funktioniert.

Behufs leichteren Reinigens der Klasse darf die Tischplatte zum Auf- oder Ueberklappen eingerichtet werden. Dagegen sind die Einrichtungen zur Veränderung der Distanz durch Aufklappen oder Verschieben der Tischplatte nicht empfehlenswert.

c. Die zweisitzigen Bänke ad 3 können sowohl in Holz, als auch in Eisen und Holz ausgeführt werden. Im übrigen ist bei ihnen das vorstehend Gesagte zu berücksichtigen.

d. Die Tischplatten der Sitzplätze sind nach dem Schüler hin mit geringer Neigung zu verlegen; nur ihr oberer Teil in etwa 1/6 der Gesamtbreite der Platte ist behufs Unterbringung der Tintenfässer, Federn etc. horizontal zu gestalten. Die Tischplatten dürfen an der dem Schüler zugekehrten Kante nicht mit über die Oberfläche der Platte vortretenden Leisten versehen werden.

Unter der Tischplatte ist ein genügend breites Bücherbrett anzubringen. Im übrigen kann es nicht in der Absicht liegen, unbedingt massgebende Vorschriften für alle Einzelheiten zu geben. Oertliche Verhältnisse und persönliche Anschauungen spielen in diesen wie in allen ähnlichen Fragen eine zu wesentliche Rolle, als dass man hoffen dürfte, mit denselben jemals zum unbedingten Abschluss zu kommen. Es kann sich nur darum handeln, über einige der wichtigsten Gesichtspunkte einen gewissen Grad von Uebereinstimmung zu erzielen. — Berlin, den 20. März 1888. *)

II.

Die allegierte Zirkular-Verfügung vom 30. Januar 1885, betreffend die Schulsubsellien, lautet nach ihrem wesentlichen Inhalt folgendermassen:

Gelegentlich der im Jahre 1883 zu Berlin stattgehabten Allgemeinen Deutschen Ausstellung auf dem Gebiete der Hygiene und des Rettungswesens habe ich Veranlassung genommen, die zu der Ausstellung eingesandten Modelle zu Schulsubsellien einer Prüfung und Begutachtung durch Kommissare meines Ministeriums unterziehen zu lassen, um dadurch eine Unterlage für die Beurteilung der Frage zu gewinnen, welche Arten von Schulbänken den in unterrichtlicher und gesundheitlicher Beziehung an sie zu stellenden Forderungen am meisten entsprechen.

Die Resultate dieser Prüfungen und die daran geknüpften Vorschläge sind in dem in Abschrift beigefügten Referate (Anlage A.) vom 25. April 1884 nebst zugehöriger tabellarischer Uebersicht niedergelegt, wozu ich bemerke, dass zu prüfen sein wird, inwieweit die hiernach event. aufzustellenden Grundsätze auch auf die Subsellien für die Universitäten und die sonstigen meinem Ressort unterstehenden Hochschulen entsprechende Anwendung zu finden haben würden.

Nach den obigen Vorschlägen wird empfohlen für diejenigen Anstalten, deren Ausstattung mit Subsellien aus fiskalischen Fonds bestritten werden muss, Folgendes vorzuschreiben:

1) Die Subsellien jeder Klasse werden in zwei bis drei der Grösse und körperlichen Entwicklung der Schüler angemessenen Grössen gefertigt.

2) In Volksschulen sind der Regel nach nicht über 8 Schüler, in den Vorschulen und den beiden unteren Klassen der höheren Lehranstalten dagegen 4 bis höchstens 8 Schüler auf einem Subsellium unterzubringen. Die sämtlichen Sitze eines Subselliums dieser Schulanstalten, resp. Klassen werden in einer durchgehenden Bank vereinigt, welche mit einer

*) Der Anhang dieser Verfügung: „Gesundheitsschutz für Augen" findet sich am Schlusse des Kapitels über Kurzsichtigkeit.

einfachen, sicheren und dauerhaften Einrichtung zum Verändern der Distanz zwischen Tisch und Bank zu versehen ist.*)

3) Für die übrigen Klassen der höheren Lehranstalten sind Subsellien für je 2 bis 6 Schüler zu beschaffen; jeder der letzteren erhält einen besonderen beweglichen Sitz, wenn die Subsellien für mehr als zwei Schüler eingerichtet sind. Erlaubt es die verfügbare Räumlichkeit des Schulzimmers, so empfiehlt sich die Beschaffung von zweisitzigen Bänken mit Zwischengängen. Bei dieser Anordnung ist die Anwendung von Bänken ohne veränderliche Distanz zulässig, weil die Schüler alsdann beim Aufstehen in die Zwischengänge austreten können.

In Betreff derjenigen Schulanstalten, zu deren Einrichtung der Staat keinen Beitrag leistet, empfiehlt es sich durch Vermittelung der Schulaufsichtsbehörden darauf hinzuwirken, dass den obigen Anforderungen ebenfalls möglichst entsprochen werde.

Die über die übrigen Vorschläge gehörte Wissensch. Deputation f. d. Medizinalwesen ist dem Vorschlage ad 1 im ganzen beigetreten, hat jedoch den Wunsch ausgesprochen, dass die zu wählenden Subsellien-Grössen auf Grund von in allen Landesteilen an Schülern vorzunehmenden Messungen der Körpergrösse derselben festgestellt werden mögen.

Gegen den Vorschlag ad 2, betreffend die Veränderung der Distanz durch Verschiebung des Sitzes, hat sie nichts einzuwenden gefunden und zur Empfehlung desselben noch besonders hinzugefügt, dass dem Schüler durch die Beweglichkeit der für mehrere Schüler gemeinsamen Bank eine für sein körperliches Befinden gewiss zuträgliche Abwechselung in der Körperhaltung mehr gewährleistet werde als durch bewegliche Tischplatten.

Zum Vorschlage ad 3 wünscht sie, dass der erste Satz desselben lauten möge: „Für die übrigen Klassen der höheren Lehranstalten sind Subsellien für je 2, höchstens für je 6 Schüler zu beschaffen".

Im übrigen spricht sich die Wissenschaftliche Deputation entschieden gegen jede Zulassung von Subsellien mit unveränderlicher Distanz, auch in dem Falle aus, wo die Subsellien nur zweisitzig sind, weil die Forderung der veränderlichen Distanz eine prinzipielle Bedeutung habe, der in der gesamten Schulhygiene nur die Forderung eines genügenden Luftraumes für jeden einzelnen Schüler gleich sei. Die Möglichkeit, beim Aufstehen von der zweisitzigen Bank aus derselben in den Zwischenraum zu treten, ändere an der sanitären Bedeutung einer variablen Distanz gar nichts; sie beträfe nur die ganz technische und zum Teil pädagogische Aufgabe, ein Subsellium herzustellen, welches dem Schüler das Aufstehen ohne Zwang gestatte. Das System Vandenesch sei als ein für die Herstellung von Einzelsitzen berücksichtigenswertes zu erachten.

Meine Absicht geht dahin, gewisse allgemeine Direktiven für die Wahl eines zu den verschiedenen Schulzwecken geeigneten Banksystems zu bieten, ohne weitgehende Detailbestimmungen zu treffen und ohne die Anwendung anderweiter guter Systeme auszuschliessen, soweit sie nicht gegen allgemein anerkannte Grundsätze hygienischer oder pädagogischer Art verstossen. Bevor ich diese Absicht ausführe, wünsche ich eine Aeusserung

*) Die Staatsbehörde verhält sich mithin nicht mehr wie früher ablehnend gegen eine veränderliche Distanz.

über die in Frage stehende Angelegenheit von den beteiligten Behörden meines Ressorts zu erhalten und bemerke erläuternd dazu noch das Folgende:

Die von der Wissenschaftlichen Deputation angeregte Ausführung von Körpermessungen an Schulkindern in allen Teilen des Landes würde sehr viel Zeit in Anspruch nehmen und doch schwerlich ein für alle Fälle brauchbares Durchschnittsergebnis liefern. Daher wünsche ich nicht den Erlass bestimmter Anordnungen über die Gestaltung der Schulbänke oder die Wahl der entsprechendsten Banksysteme von der Durchführung solcher Messungen abhängig zu machen, da namentlich die z. Z. beabsichtigten allgemeinen Direktiven von dieser mehr auf dem Gebiete der spezielleren Ausführung liegenden Frage wenig berührt werden. Gleichwohl veranlasse ich die beteiligten Behörden — insbesondere die mit der Leitung von Volksschulen und Gymnasien etc. betrauten — sich zu dieser Frage zu äussern und anzugeben, ob Sie etwa schon Material in dieser Hinsicht innerhalb Ihres Bezirks gesammelt haben, resp. ob Sie die Veranstaltung solcher systematischer Messungen überhaupt für empfehlenswert und durchführbar halten.

Obgleich in dem Referat vom 25. April v. J. die Anwendung beweglicher Sitze — in durchgehenden Bänken oder vereinzelt — behufs Veränderung der Distanz als grundsätzliche Regel angenommen ist, wünsche ich doch auch die Frage wegen event. Zulassung von Subsellien mit festen Tischen und Sitzen erörtert zu sehen.

Zunächst ist schon im vorgedachten Referat die Herstellung einer veränderlichen Distanz, dann als nicht „unbedingt geboten" bezeichnet, wenn der verfügbare Raum im Schulzimmer die Anordnung von nur zweisitzigen Subsellien mit angemessen breiten Zwischengängen gestattet, in welche die Schüler beim Erheben von den Sitzen ordnungsmässig einzeln oder insgesamt hinaustreten können. Da die wissenschaftliche Deputation sich gegen die Zulassung derartiger Subsellien, auch nur als Ausnahme, ausgesprochen hat, so ist es immer von Interesse zu wissen, welche Erfahrungen die verschiedenen Behörden etwa in der Anwendung fester zweisitziger Bänke gemacht haben und welche Anschauungen bei derselben in Betreff dieser Anwendung obwalten.

Als einen auffallenden Fehler, der auch am häufigsten sich findet, muss man eine zu gross bemessene Distanz — oft 15 cm und darüber — bezeichnen. Diese zwingt den Schüler beim Schreiben zu einer ganz unnatürlichen, stark vorgebeugten Haltung des Oberkörpers, während der Unterkörper den Sitz nur in seiner Vorderkante berührt. Erfahrungsgemäss darf die Distanz das Mass von 5 cm auf keinen Fall überschreiten, wenn hygienisch auch allenfalls zulässige Verhältnisse für die Schreibstellung herbeigeführt werden sollen. Da nun an vielen solcher alten Subsellien mit zu grosser Distanz sich ausserdem eine zu geringe Sitzbreite der Bank vorfindet, so empfiehlt es sich, durch angemessene Verbreiterung der Bank nach vorn die zu grosse Distanz auf ein Mass von 4 bis höchstens 5 cm zu vermindern. Der Nachteil, dass hierdurch dass Durchgehen und Stehen zwischen Bank und Tisch dem Schüler sehr erschwert wird, ist ein verhältnismässig geringerer (wenn auch immer ein erheblicher). Will man diesen Nachteil vermeiden, so erübrigt — abgesehen von den zweisitzigen Bänken — nur eine Anordnung mit beweglicher Distanz. Daher wird in jedem einzelnen Falle zu erwägen sein, ob sich nicht gegenüber dem doch immer nur unvollkommenen Erfolg einer gleichfalls mit Kosten verbundenen Verbreiterung der Bank der etwas grössere Kostenaufwand gewinnen lasse, welcher die Einrichtung des Subselliums mit veränderlicher Distanz bedingt.

Anlage A.

Referat vom 25. April 1884 über die am 13. September 1883 von Kommissarien des Königl. Kultusministeriums vorgenommene Prüfung der zur Hygiene-Ausstellung in Berlin eingesandten Schulbänke.

Die „allgemeinen Betrachtungen" über die Konstruktion der Schulbänke übergehen wir, weil sie bereits zum Ausdruck gelangt sind. Wir beschränken uns auf die Mitteilung des Prüfungsresultats hinsichtlich der bemerkenswerteren Modelle, um damit die Ausführungen und generellen Gesichtspunkte, welche bereits vor der Bekanntmachung der in Rede stehenden amtlichen Erlasse das Ergebnis unserer Erfahrungen waren, vergleichen zu können.

Im Referat heisst es:

1) Die Hippauf'sche Schulbank gehört zu den einfachsten Anordnungen mit beweglicher Bank und festem Tische. Durch eine zweckmässige unter dem Sitzbrett angebrachte Hebelanordnung kann dasselbe in seiner ganzen Länge um ein bestimmtes Mass nach vorn oder hinten verschoben und so nach Bedarf Plus- oder Minus-Distanz hergestellt werden, dergestalt, dass im ersten Fall die Schüler bequem zwischen Bank und Tisch stehen oder mit Rücklehne gegen den Hintertisch während des mündlichen Unterrichts sitzen, im zweiten dagegen eine für schriftliche Arbeiten angemessene Rückenlage finden. In letztbesprochener Bankstellung mit Minusdistanz bildet sich auch hinter den Bänken ein genügender Zwischenraum zwischen den einzelnen Subsellien, welcher dem Lehrer gestattet, zu jedem einzelnen Schüler heranzutreten und seine Arbeiten zu kontrollieren. Bei dem einfachen und soliden Bewegungs-Mechanismus, der nach Kommando des Lehrers ohne Schwierigkeit durch den Schüler selbst in Thätigkeit gesetzt wird, erhöht sich der Preis gegen feste Subsellien älterer Konstruktion nur um ein Geringes. Für Volksschulen scheint daher diese Anordnung wohl empfehlenswert.

2. Einen ähnlichen Erfolg mit noch einfacherem Mittel erstrebt die Beyer'sche Anordnung, die den Vorzug bietet, dass Subsellien aller Art ohne erhebliche Schwierigkeiten und Kosten sich nach derselben umgestalten lassen. Die Beweglichkeit der Bank wird nämlich dadurch hergestellt, dass die Bankstollen mit ausgearbeiteten Zapfen oder Federn in entsprechenden Nuten der Schwellen der Subsellien laufen und sich vor- und rückwärts verschieben lassen. Bedenklich wurde gefunden, dass die Bank nicht an bestimmter Stelle festgehalten werden kann, sowie, dass die nach oben offenen Nuten sich leicht mit Schmutz füllen und so die Bewegungsfähigkeit hemmen. Inwieweit sich diese Uebelstände in Wirklichkeit als solche erweisen, lässt sich wohl nur durch Versuche im grossen und bei längerer Dauer feststellen.

Im Bezirke Breslau sollen seit einiger Zeit solche Subsellien mit gutem Erfolg für Volksschulen angewendet werden. Diesen und ähnlichen, auf der Beweglichkeit der Sitzbank im grossen bei feststehender Tischplatte beruhenden Systemen gegenüber steht eine Reihe von Vorschlägen, welche bei ebenfalls festen Tischen die Sitze im einzelnen beweglich machen. Es seien hier einige charakteristische Beispiele erwähnt, nämlich:

3) Das System von van den Esch in Eupen. Der Tisch ist in gewöhnlicher Weise konstruiert. Statt der durchgehenden Bank erhält jeder Schüler einen um eine senkrechte Achse drehbaren Einzelsitz, dessen Platte von länglich gerundeter Form exzentrisch auf der Platte befestigt ist. Je nach der Drehung des Sitzes lässt sich Minus-, Null- und Plus-Distanz herstellen und so ein entsprechend freier Raum zum Durchgehen, resp. Aufrechtstehen hinter, resp. vor den Sitzen gewinnen. Die Urteile über diese Einrichtung lauten sehr verschieden. Es wird von einer Seite vorgeworfen, dass die Drehvorrichtung sehr zu Unfug herausfordere und leicht schadhaft werde, Bedenken, die sich bis zu gewissem Grade gegen jede bewegliche Einrichtung geltend machen lassen, während von anderer Seite die Erfahrungen, die man in längerer Anwendung gemacht hat, rühmend hervorgehoben worden sind. Das Urteil über dieses System wird sich wohl noch klären müssen. Auch sind Verbesserungen an den mechanischen Spezial-Einrichtungen nicht ausgeschlossen.

4) Das Vogel'sche System (Düsseldorf), dem sich eine ganze Reihe ähnlicher anschliessen, beruht auf der Annahme beweglicher Einzelsitze, welche zum Zurückklappen eingerichtet sind. In der regulären Sitzlage zeigen sie Null- oder eine mässige Minus-Distanz, während der zurückgeklappte Sitz einen ausgiebigen Raum zum Stehen oder Durchgehen zulässt. Die Bewegung geschieht in einfacher Weise beim Niedersetzen durch die Schüler selbst. Es mag bemerkt werden, dass sich dieses Prinzip der Beweglichkeit des Sitzes durch Zurückklappen wohl auf ganze (ungeteilte) Bänke anwenden liesse.

Von ähnlichen Anordnungen sind noch zu nennen: van den Esch — Zurückschieben des Sitzes unter Schrägstellung der Sitzfläche, ähnlich wie bei Vogel, Simon & Comp. und Elsasser — pendelnde Bewegung der Sitze nach vorn oder hinten, bei unveränderlicher Neigung der Sitzfläche; Spohr & Krämer, — beim Aufstehen des Schülers drückt eine unter dem Sitze befindliche Feder diesen aufwärts in steile Lage. Nur zu den Tisch- und Sitzflächen, Rückenlehnen etc. ist Holz, sonst nur Eisen verwendet. Die festen Gestellteile lassen sich auch in Holz herstellen. Die Anwendung von Eisen hat natürlich ihre Vorteile, verteuert jedoch die ganze Anordnung.

Eine Reihe von Vorschlägen macht auch die Tischplatte beweglich und zwar entweder bei festem oder auch bei gleichfalls beweglichem Sitz. So sind bei den oben genannten Systemen häufig die Tischplatten zum Zurückklappen eingerichtet, um beim Reinigen des Zimmers freieren Raum herstellen zu können, wogegen an sich nichts zu erinnern wäre.

Minder empfehlenswert scheinen die Vorschläge, bei welchen die Distanzveränderungen durch Vor- und Zurückschieben der Tischplatte im ganzen oder stückweise je vor den einzelnen Sitzen bewirkt wird, da, abgesehen von manchen sonstigen Unzuträglichkeiten, die Gefahr des Einklemmens bei unvorsichtigem Handhaben dieser Vorrichtung nie ausgeschlossen ist.*) Auch die mehrfach vorgeschlagene Einrichtung, welche die Tischplatte der Länge nach teilt und die vordere Hälfte so aufklappen lässt, dass ein Buchpult für das Lesen entsteht, konnte den Beifall der Schulmänner nicht

*) Bei der Kunze'schen Bank haben wir niemals derartiges beobachtet.

finden, da die aufgeklappte Platte den Schülern zu viel Gelegenheit zum Verstecken und zur Verübung von Unfug biete. Am wenigsten konnten diejenigen Einrichtungen Anklang finden, welche zum Verschieben der Tischplatte einen mehr oder minder komplizierten Mechanismus vorsehen, z. B. die Kurbelvorrichtung, welche Albers-Wedekind in Hannover für das Verschieben der Tischplatte anwenden.

Die Kommissarien einigten sich schliesslich über nachstehende Punkte, welche für öffentliche Schulen massgebend sein sollten.

1) Die Herstellung der Subsellien an sich, namentlich aber jede Bewegungseinrichtung, welche eine Veränderung der Distanz zu bewirken hat, muss so einfach, sicher und dauerhaft wie möglich gewählt werden. Die Distanz-Veränderung erfolgt besser durch eine Bewegung des Sitzes als durch eine solche der Tischplatte.

2) Wenn Subsellien mit variabler Distanz Anwendung finden, so kann die Banklänge bei Volksschulen bis zu 8 Sitzen betragen, während für höhere Lehranstalten kürzere Bänke von 4 bis höchstens 6 Sitzen wünschenswert sind. Für Schulen ersterer Art können sämtliche Sitze eines Subselliums in einer durchgehenden Bank vereinigt sein, während für höhere Unterrichts-Anstalten Einzelsitze erwünscht sind.

3) Erlaubt es die verfügbare Räumlichkeit des Schulzimmers, so können auch zweisitzige Bänke mit Zwischengängen Anwendung finden, für welche eine veränderliche Distanz nicht geboten ist. Ohne hiermit andere Systeme auszuschliessen, welche sich sonst etwa als vorteilhaft bewährt haben oder noch bewähren werden, konnten die Kommissarien danach vorschlagen, dass für staatliche, resp. vom Staate subventionierte Schulanstalten obige Grundsätze als massgebend erörtert werden möchten. Dabei scheint bei Volksschulen in erster Linie das System Hippauf empfehlenswert, für höhere Lehranstalten das System Vogel oder eines der ihm nahestehenden — sei es mit Holz- oder Eisengestell — wobei es namentlich auf möglichst einfache solide und gefahrlose, sowie ohne störendes Geräusch arbeitende Bewegungs-Vorrichtungen für die verstellbaren Sitze ankommt. Einrichtungen, welche auf eine während des Unterrichts eintretende Veränderung abzielen, sind zu vermeiden.

Indem wir an letzteren Passus anknüpfen, machen wir zunächst auf die anderweitig vertretene Ansicht aufmerksam, wonach durch Veränderungen am Pulte die Distanzverwandlung besser und sicherer als durch bewegliche Sitze bewirkt werde. Bei der Beurteilung der Subsellien sind subjektive Ansichten nicht selten von grossem Einfluss. So ist es namentlich die Verschiebung der Tischplatte nach Kunze, welche eine sehr verschiedene Beurteilung erfahren hat, teils sehr gerühmt, teils gänzlich verworfen wird, je nachdem man hierüber bestimmte Erfahrungen gemacht hat. Auf Grund eigener Prüfung können wir uns nur denjenigen zugesellen, welche sie als die einfachste und beste Vorrichtung rühmen.

Hinsichtlich der Hippauf'schen Bank wird in der „tabellarischen Uebersicht, betreffend die zur Hygiene-Ausstellung eingesandten und geprüften Schulbänke“ hervorgehoben, dass das nach der

Form des menschlichen Rückens ausgearbeitete Vorderbrett des Tisches die Rückenlehne für die Sitzbank des vorstehenden Subselliums bildet".

Der schreibende Schüler kann von dieser Rückenlehne keinen Gebrauch machen, er sitzt vielmehr frei ohne alle Unterstützung. Ein „Freisitzen" muss über kurz oder lang die sogenannten Ermüdungsstellungen, d. h. die möglichst denkbaren Verdrehungen des Körpers veranlassen. Nur eine „Einzellehne" lässt sich den übrigen, der Körperlänge entsprechenden Dimensionen der Schulbank anpassen.

Damit der Schüler beim Schreiben eine Stütze im Rücken erhält, muss ihm die Tischplatte näher rücken, der Tisch muss daher eine Null- oder sehr geringe Plus-Distanz-Stellung erhalten, da ohne diese Bedingung der gedachte Zweck nur unvollkommen erreicht werden kann. Ebenso darf die Sitzbank nicht zu breit sein, damit der Abstand der Lehne von der vordern Bankkante ein der Körperlänge entsprechender ist. Ferner richtet sich Höhe und Breite der Lehne nach dieser individuellen Grösse, wobei stets zu beachten ist, dass die Höhe des konvexen Vorsprunges der Kreuzlehne genau in die Konkavität der Lendengegend passt und eine wirkliche Stütze im Rücken des schreibenden Schülers gewährt.

Berlin und Rembold[24]) fanden, dass in allen Elementarschulen, in welchen die Gelegenheit zum Anlehnen benutzt wurde, die gestreckte Haltung der Schüler wesentlich gefördert wurde. So begegneten sie in der zweiten Klasse einer Elementarschule einem Lehrer, welcher in primitivster Weise den Weg vorzeichnete, welchen man zu beschreiten hat, um dem schreibenden Schüler die Arbeit zu erleichtern; er liess nämlich zu diesem Zwecke die Kinder ihre gefüllten Ranzen hinter sich auf die Bank stellen, um die zu breite Sitzbank zu verschmälern und ihnen mit Hülfe der Ranzen eine beim Schreiben brauchbare Stütze zu gewähren.

Dieses dem praktischen Schulleben entnommene Beispiel illustriert in drastischer Weise den Zweck und Nutzen einer Kreuzlehne beim Schreibunterricht. Für die Schreibpausen dient die Rückenlehne. Die ganze Lehne ist an den Banksitz zu befestigen und als Einzellehne bei zweisitzigen Bänken zu konstruieren. Wir sind nämlich der Ansicht, dass sich letztere immer mehr einbürgern werden, wenn man mit der zweckmässigsten Aufstellung derselben vertraut geworden ist.

Will man die vordere Wand des nächst hintern Tisches als Lehne benutzen, so leuchtet es ein, dass ihr Zweck hierdurch nur unvollkommen oder gar nicht erreicht werden kann, da die Lehne den übrigen Dimensionen der Subsellien angepasst werden muss. Nehmen wir den Rückenteil eines Sessels als das natürlichste und einfachste Modell an, so handelt es sich nur darum, denselben den hygienischen Anforderungen anzupassen, wie wir bereits Seite 207 bei der Konstruktion eines Schulstuhls auseinandergesetzt haben. Bei einem Subsell verhält es sich ebenso, natürlich mit der Massgabe, dass nur der Rückenteil eines Stuhles als Grundlage genommen wird. Wie derselbe als Lehne bei einem Subsell zu verwerten ist, zeigt Fig. 59. Als Stütze für die Lendengegend dient

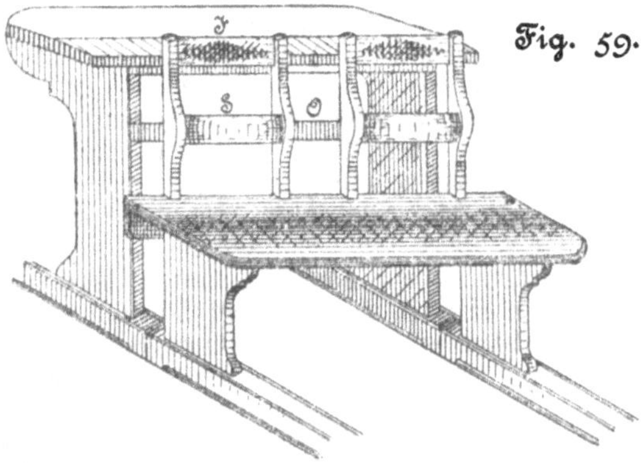

Fig. 59.

das untere Querholz S, welches mit seinem konvexen Teil nach innen hervorragt und an der hervorragendsten Stelle in der Mitte 3 cm dick ist. Indem die Konvexität sich nach beiden Seiten verjüngt, entsteht ein Bogensegment, dessen oberer und unterer Rand abgerundet ist. Der zur Rückenlehne bestimmte Teil des Rahmens ist konkav ausgeschweift und hat eine Neigung von 3 cm nach hinten. Das obere Querholz ist in der Horizontale ausgeschweift und wie bei einer Stuhllehne schwach gebogen. Beide Querhölzer sind 8 cm hoch; der unterhalb derselben befindliche Raum bleibt in einer Höhe von 14 cm frei und kann bei Mädchen zur Aufnahme der bauschigen Kleider benutzt werden. Die ganze Lehne ist am Banksitz befestigt und lehnt sich an die Wand des nächst hinteren Tisches an; frei steht sie nur an der letzten Bank. O bedeutet die Leiste des Bücherbretts am dahinter stehenden Tische.

Die einzelnen Dimensionen der Schulbank bei einer Körperlänge von 175 cm ersieht man aus Fig. 58.

Fig. 60.

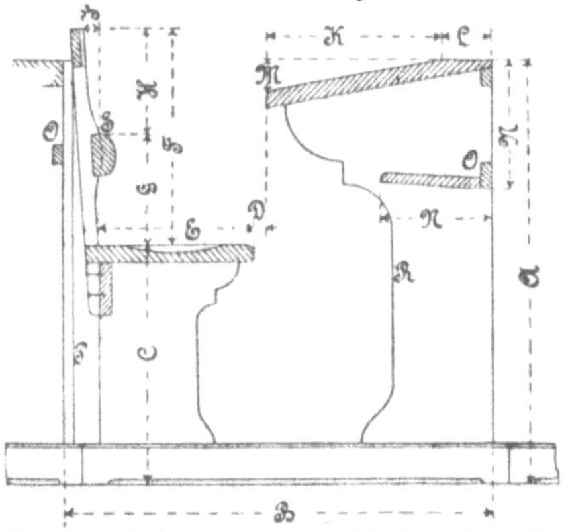

Die Lehne. Die Höhe (gleich 1/4 der Körperlänge) beträgt rund **44** cm, die Breite (gleich 1/5 der Körperlänge) 35 cm (S. Fig. 60). Der obere Rand des konvexen Querholzes (S) liegt 22 cm über dem Banksitz E (gleich 1/8 der Körperlänge). Auf die Bestimmung dieser Höhe ist grosse Sorgfalt zu verwenden, damit der Zweck dieses Querholzes zur vollen Geltung kommt. Das obere Querholz (J) ragt 8 cm über die hintere Tischkante hervor und sein oberer Rand ist von dem des konvexen Querholzes ebenfalls 22 cm entfernt.

Die Tischplatte. Der horizontale Teil (L) beträgt 10 cm, der geneigte Teil K 35 cm. Erwägt man, dass ein Schreibheft eine durchschnittliche Höhe von 20 cm hat, so ist dieselbe, wie schon erwähnt worden, wenigstens anderthalbfach (30 cm) zu nehmen, um die Breite oder Tiefe des geneigten Teils hiernach zu bemessen. Die Breite von 30 cm bleibt unverändert bis zu einer Körperlänge von 150 cm; dann steigt sie mit zunehmender Körperlänge gleich $1/5$ derselben, so dass sie bei einer solchen von 175 cm 35 cm beträgt. Diese Massbestimmung lässt in Anbetracht des 10 cm breiten horizontalen Teils der Tischplatte dem Höherschieben des Schreibheftes freien Spielraum, bedarf aber der angeführten Begrenzung, weil mit der grösseren Tiefe der Tischplatte auch die Länge des ganzen Subsells wachsen muss, mithin auch mehr Raum beansprucht wird, welcher bei einer grösseren Zahl von Subsellien insofern ins Gewicht fällt, als hierdurch auch eine grössere Länge des Schulzimmers bedingt wird. A. Weber [25]) verlangt für die Breite des aufsteigenden Teils der Tischplatte 50 cm, indem er von der Ansicht ausgeht, dass man den schreibenden oder zeichnenden Unterarm bis zum Ellbogen so auflege, dass seine Längsachse mit der Tischkante einen Winkel von 45° bilde. Dann betrage der senkrechte Abstand der Federspitze von der Tischkante, also die kleine Kathete des von dem Arm, der Tischkante und der von der Federspitze auf letztere gefällten Lotrechten gebildeten Dreiecks 30 cm. Da nun das Schreibheft meist eine Höhe von 20 cm besässe und beim Schreiben am unteren Ende der Arm unverrückt bliebe, das Heft aber heraufgeschoben werden müsste, so dürfte die Tischplatte unter keiner Bedingung schmäler als 50 cm sein, widrigenfalls der Arm bei der Hälfte der Arbeit ununterstützt bliebe. In der Voraussetzung, dass unter dieser Breite die Länge der Tischplatte, d. h. ihre Ausdehnung von vorn nach hinten in der vorderen Stellungnahme zu verstehen ist, bestimmen wir dieselbe mit $1/3$ der Körperlänge, so dass sie bei einer Körperlänge von 150 cm 50 cm beträgt und nicht weiter unter dies Mass zu verkürzen ist, dagegen bei einer grösseren Körperlänge darüber hinausgeht, mithin 58 cm bei einer Körperlänge von 175 cm betragen muss. Wir geben dieser Massbestimmung, welche von den veränderlichen, zumal auch von der Lage des Schreibheftes beeinflussten Schreibbewegungen unabhängig ist, den Vorzug.

Das Bücherbrett (N) liegt 25 cm ($1/7$ der Körperlänge) unter der Tischplatte und ist 22 cm ($1/8$ der Körperlänge) tief. Es verläuft in einer schwach schrägen Richtung von unten nach oben, um das Herausfallen der Bücher zu verhüten, zu welchem Zwecke auch eine in der Richtung der ganzen Tischlänge verlaufende Latte von 8 cm Höhe (O) die Hinterwand bildet, so dass der Lehrer den Einblick in das übrigens offene Bücherbrett behält.

Eine Scheidewand trennt dasselbe in zwei Teile. (Man vergl. auch O in Fig. 57.)

Die Tischwange ist bei R nur 20 cm breit, um dem Ein- und Austreten der Schüler nicht hinderlich zu sein. Gemeinsame Schwellen verbinden die Sitzbank mit dem betreffenden Pulte. Jedes zweisitzige Subsell muss verschoben werden können, um die genügende Reinigung der Schulzimmer zu bewerkstelligen.

Die Differenz oder Tischtiefe (MD). Im allgemeinen ist sie gleich der Entfernung, welche von der Ellbogenspitze des senkrecht herabhängenden Oberarms bis zum Banksitze reicht, wenn man die Oberarme im rechten Winkel beugt und die Unterarme so übereinander legt, dass sich beide Hände in ganz gerader Linie decken. Diese Entfernung beträgt bei einem gut proportionierten Körper von 175 cm Länge 29 cm, welche mit Rücksicht auf die Kleidung auf 30 cm zu erhöhen sind. Bei gut konstruierten Stühlen und Tischen im Haushalte beträgt die Differenz bei einer durchschnittlichen Körperlänge von 175 cm fast allgemein 30 cm, wenn man sie zum Schreiben benutzt.

Wird die Differenz mit 17 % der Körperlänge von 175 cm bestimmt, so erhält man 29,75 cm, mithin rund 30 cm (D), ein Mass, welches für diese Körperlänge das möglichst zutreffende ist und zugleich den passenden Sehwinkel gewährt. Diese Art der Differenzbestimmung empfehlen wir daher auch bei allen übrigen Körperlängen. Sie steht der württembergischen Bestimmung, die stark $^1/_6$ der Körperlänge annimmt, am nächsten und bedarf keiner weiteren Korrektionsgrösse.*)

Bei Mädchen nimmt man wegen ihrer bauschigen Kleider die Differenz um 3 cm höher als bei gleich grossen Knaben an und wählt hierzu $^1/_7$ der Körperlänge. In Elementar-Mädchenschulen wird diese Rücksichtnahme kaum geboten sein; will man diesen Unterschied zwischen Knaben und Mädchen in höheren Töchterschulen eintreten lassen, so kommt in Betracht, dass mit einer grösseren Differenz auch der Banksitz in seiner Höhe verändert werden muss, und nur die vordere Tischkante ihre Höhe behält. Bei der Lehne würde noch die Höhe des konvexen Querholzes zu modifizieren sein, so dass eine Veränderung der Differenz stets weitere Folgen, als man gewöhnlich annimmt, nach sich zieht.

Die Bank. Der Banksitz ist in einer Breite von 15 cm, welche die ganze Banklänge einnimmt, in der Mitte ca. $1^1/_2$ cm tief ausgehöhlt, damit der Schüler nicht nach vorn in die vordere Sitzhaltung rutscht, sondern in grader Haltung eine Stütze am konvexen Querholz der Lehne findet. Eine Neigung des Banksitzes nach hinten, welcher man häufig bei Schulbänken begegnet, würde diesem Zwecke entgegenwirken.

Die Breite oder Tiefe der Bank (E) beträgt nur 35 cm, gleich $^1/_5$ der Körperlänge. Hiervon gehen 2 cm für die Befestigung der

*) Bei einer Differenz von $^1/_8$ der Körperlänge von 175 cm (22 cm) würden 8 cm, bei einer solchen von $^1/_7$ dieser Körperlänge (25 cm) mithin 5 cm Korrektionsgrösse erforderlich sein, um das Mass von 30 cm zu erhalten.

Lehne und 3 cm für den hervorragenden konvexen Teil des unteren Querholzes ab, so dass 30 cm zum Sitzen übrig bleiben, ein Mass, welches hinsichtlich der Benutzung der Lehne beim Schreiben nicht zu überschreiten ist. (S. S. 188.)

Die Länge der Bank richtet sich nach der Länge der Tischplatte und beträgt 58 cm (1/3 der Körperlänge). Im übrigen gilt für die Banklänge dasselbe, was betreffs der Tischlänge bemerkt worden ist. Das Mindestmass beträgt mithin 50 cm.

Die Bankhöhe ist gleich 3/11 der Körperlänge 47,8, rund 48 cm. Für die Richtigkeit unserer Annahme spricht auch der Umstand, dass in der Rheinprovinz die Höhe der Stühle für den Haushalt bei einer durchschnittlichen Körperlänge eines Erwachsenen (175 cm) mit 48 cm (18 Zoll rheinl.) berechnet wird.

Distanz (zwischen E und D). Wir haben eine unbewegliche Plus-Distanz von 2 cm gewählt, weil es sich um die Aufgabe handelte, alle künstlichen Einrichtungen behufs Veränderung der Distanz zu vermeiden und die höchste Einfachheit zu erzielen. Sie soll wegen der gegebenen Dimensionen des Subsells nur zur Erleichterung des Aus- und Eintretens dienen, zu welchem Zwecke auch die vorderen Ecken der Tischplatte und der Bank abgerundet sind, (Fig. 58) ferner die Tischwange (R) nicht mehr als eine Breite von 20 cm erhalten hat, während ihre Entfernung von der vorderen Bankkante 25 cm (1/7 der Körperlänge) plus 2 cm der positiven Distanz beträgt.

Auch Lorenz hat für eine zweisitzige Bank mit festem System eine Plus-Distanz von 1—2 cm empfohlen, damit eben die Schüler bequemer aus derselben heraustreten können, und derselben als der einfachsten und relativ zweckmässigsten den Vorzug vor allen anderen festen Sytemen gegeben und zwar unter der Voraussetzung, dass eine entsprechend rückwärts geneigte, bequeme hohe Rückenlehne dem Schüler die notwendige Erholung sichert und die zweisitzige Bank im übrigen richtig dimensioniert ist.

Ueber die bezüglichen Dimensionen der zweisitzigen Bank, welche er für erforderlich hält, hat er sich nicht näher ausgesprochen; dass sie von den unsererseits angenommenen Dimensionen verschieden sein werden, geht aus seiner Ausführung hervor, nach welcher der Schüler bei „der übrigens korrekten Schreibhaltung" genötigt sein werde, auf der Bank etwas vorzurücken, so dass das untere Vierteil der hintern Fläche der Oberschenkel die Stützung verliere.

Dass auch bei unserer Bank ein Teil der Oberschenkel in einer Entfernung von etwa 6 cm von der Kniekehle ununterstützt bleibt, haben wir bereits erwähnt (S. 188); daraus erwächst kein Nachteil für die Schreibhaltung. Dagegen haben wir die Dimensionen so gewählt, dass der Schüler die hintere Sitzhaltung beim Schreiben inne hält, worin wir einen grossen Vorteil für die Schreibhaltung erblicken, indem namentlich der kyphotischen Körperhaltung vorgebeugt wird, wenn während des Schreibens ein Anlehnen an den konvexen Teil der Lehne stattfindet und in den

Schreibpausen der rückwärts geneigte Teil derselben zum Ausruhen benutzt wird, weshalb die Höhe der Lehne bis zur Mitte der Schulterblätter reicht, ohne der freien Bewegung hinderlich zu sein.

Die von Lorenz nur unter den gedachten Voraussetzungen zugestandene Plus-Distanz ist von Vertretern des Lehrerstandes auffälligerweise als eine Ehrenrettung der in den meisten Schulen noch gebräuchlichen „Normalschulbänke" — nach lucus a non lucendo so genannt — betrachtet worden.[26]) Wie irrig diese Auffassung ist, geht aus den obigen Ausführungen hervor.

Die Sitzgrösse (B) erhält man durch Addition des horizontalen (L) und geneigten Teils (K) der Tischplatte, sowie der Bankbreite (E) und des geneigten Teils der Lehne (P); sie beträgt mithin 78 cm (= 10 + 35 + 30 + 3 cm).

Die gesamte Sitzraumfläche wird durch Multiplikation der Banklänge (58 cm) mit der Sitzgrösse (78 cm) erhalten; sie berechnet sich demnach mit 0,45 qm.

Da die „Erläuterungen" für Volkslandschulen eine Sitzgrösse von je 48 cm auf 68 cm, bezw. von 50 auf 70 und 52 auf 72 cm beanspruchen, so erhält man eine Sitzraumfläche von 0,32, bezw. von 0,35 und 0,37 qm.

Von einer derartigen summarischen Massbestimmung haben wir so viel als möglich Abstand genommen, weil unser Hauptbestreben dahin ging, sämtliche Dimensionen der Subsellien streng nach Massgabe der individuellen Körperlänge zu bemessen. Die bei einer Körperlänge von 175 cm gewonnene Massbestimmung für Subsellien kann somit bei deren Wahl für eine geringere oder grössere Körperlänge stets zur Richtschnur dienen, insoweit es sich nicht um sehr erhebliche Missverhältnisse zwischen dem Oberkörper und den unteren Extremitäten handelt. Am korrektesten würde das Verfahren sein, wenn jeder Schüler seine besondere Bank erhielte; da dies aber unter den obwaltenden Verhältnissen nicht ausführbar ist, so lässt sich eine hieraus erwachsende Ungenauigkeit nicht gänzlich umgehen.*) Man muss sich vielmehr bei

*) In Verbindung mit der Subsellienfrage macht sich eine andere Frage geltend, ob nicht die Steharbeit in den Schulen mehr zu fördern sei, ob nicht die Subsellien so eingerichtet werden sollen, dass die Tischplatten zum Lesen und Schreiben im Stehen höher gestellt werden können, wie dies z. B das Subsellium möglich macht, welches August Hermann (Braunschweig) in der Berliner Hygiene-Ausstellung vorgeführt hat. Welche Uebel das dauernde Sitzen zur Folge hat, ist von vielen schon so bitter empfunden und von den Hygienikern so mannigfach erörtert worden, dass sie an dieser Stelle als allgemein anerkannte betrachtet und nicht näher erwähnt werden dürfen. Ich habe schon seit Jahrzehnten theoretisch und praktisch der Steharbeit den Vorzug gegeben und kann heute noch 5—6 Stunden hintereinander im Stehen arbeiten, aber doch nicht immer; denn es macht sich dann und wann das Bedürfnis geltend, die Arbeit im Sitzen fortzuführen. Dies geschieht, wenn in den Stunden vorher tüchtig geturnt oder in den Tagen vorher gehörig gewandert worden, oder auch wenn nach einer längeren Zeit anstrengender Amts- und Berufsarbeit überhaupt eine Abspannung eingetreten ist. Aber unter normalen Verhältnissen gedeiht die Steharbeit immer am besten, und so war es schon in Prima und auf der Universität. Auf Grund dieser persönlichen Erfahrungen und der von Hygienikern und Physiologen gebotenen

der Konstruktion der Subsellien damit begnügen, ein Durchschnittsmass zu Grunde zu legen, welches man erhält, wenn man die Schüler, deren Körperlänge um etwa 12 cm verschieden ist, zusammenstellt und hieraus das Mittel der Körperlänge zieht. Je sorgfältiger man hierbei die der Körperlänge angepassten Dimensionen verwertet, desto zuverlässiger wird dann das Ergebnis sein. Es folgt hieraus, dass man mit der Körperlänge der Schüler einer Klasse vertraut bleiben muss, wozu die Wiederholung der Messung der Körperlänge im Anfange eines jeden Halbjahres erforderlich ist. Unter dieser Voraussetzung lässt sich erwarten, dass die Subsellien so richtig dimensioniert sein werden, dass der Schüler gerade sitzen kann, wenn er gerade sitzen will, denn auch bei einer allen Anforderungen entsprechenden Schulbank muss man in dieser Beziehung noch immerhin an den guten Willen der Schüler appellieren.

Für den Fall, dass eine veränderliche Distanz vorgezogen werden sollte, würden die hierzu erforderlichen Vorkehrungen auf unsere Massbestimmung keinen wesentlichen Einfluss ausüben. Betrifft die Distanzveränderung die Tischplatte, so brauchte der Tisch nur um die Grösse der gewünschten Plus-Distanz mehr rückwärts gestellt zu werden. Bei einer Schubbank müsste die Lehne an deren Vor- und Rückwärtsbewegung teilnehmen. Bei der einfachen Konstruktion der Lehne würde es keiner Schwierigkeit unterliegen, sie auf die eine oder andere Weise zu verwerten. In beiden Fällen wird aber für die Aufsstellung der Subsellien ein grösserer Raum erforderlich sein. [Man vergl. S. 218.] *)

Erörterungen pflege ich die Schüler der obersten Klassen von Zeit zu Zeit daran zu erinnern, dass sie sich für ihre häusliche Arbeit ein einfaches Stehpult anschaffen oder sich einen Aufsatz von Holz anfertigen lassen, beziehungsweise sich auch selbst mit Hilfe eines ausgedienten Reissbrettes anfertigen, um denselben auf den Arbeitstisch stellen und so Steharbeit verrichten zu können. Glücklicher Weise wird dieselbe ja auch in unserem Handfertigkeitsunterrichte des Pappens, Schnitzens und Hobelns ganz konsequent durchgeführt, und es ist da zu bemerken, dass selbst Knaben von 10—12 Jahren das Stehen 2 Stunden aushalten, ja sich dabei und danach sehr wohl befinden. So ist denn in der Sache Professor Dr. O. H. Jaeger in Stuttgart ganz beizustimmen, welcher schon von 1869 in mehreren Aufsätzen des „schwäbischen Merkurs" und der „deutschen Turnzeitung", wie in seinem Buche „Die Steharbeit, Nationalerziehungsfrage in 70 Sätzen aus dem Leben" (1874) und in seinem „Herkules am Scheidewege" so drastisch für die Steharbeit eingetreten ist. — Sollte da nicht doch ganz ernstlich erwogen werden, ob und wie die Steharbeit, auf die noch in anderem Zusammenhange zurückzukommen sein wird, in die Schulen eingeführt werden kann. Es wird sich empfehlen, diesen Versuch meist in den obersten Klassen höherer Lehranstalten zu machen; denn hier pflegt nicht Ueberfüllung zu herrschen und lässt sich von den Schülern eine vernünftige und schonende Behandlung des Apparates erwarten.

Bach.

*) Die Schulverwaltung in Bonn hatte die Anfertigung neuer Subsellien beschlossen und die Bewilligung erteilt, ein zweisitziges Subsell nach dem in Fig. 57 und 58 beschriebenen Modell herstellen zu lassen. Es bot sich demnach eine günstige Gelegenheit dar, den praktischen Beweis zu liefern, dass die bei der Konstruktion einer zweisitzigen Bank mit festem System zu Grunde gelegten Grundsätze und die sich hieraus ergebenden Dimensionen sich nützlich und brauchbar erweisen. Das hiernach ausgeführte Subsell fand den Beifall der Herren Direktor Hölscher und Stadtbaumeister Lembke, so dass seine Einführung in die Bonner Schulen in Aussicht genommen ist.

Litteratur. 1) **Heinrich Vandenesch,** Kreis-Schulinspektor, Grundzüge einer praktischen Gesundheitspflege in der Volksschule. Dortmund 1884. - 2) **Georg Varrentrapp,** Der heutige Stand der hygienischen Forderungen an Schulbauten. Deutsche Vierteljahresschrift für öffentl. Gesundheitspflege. 4. Heft, 1869, S. 465. — 3) **Adolf Weber,** Protokoll der Sitzung des ärztlichen Zentralausschusses im Grossherzogtum Hessen vom 20. November 1882, S. 3. — 4) **K. H. Gross,** Kreismedizinalrat in Ellwangen, Grundzüge der Schulgesundheitspflege. Nördlingen 1878. — 5) **Fritz Carstädt** in Breslau, Zeitschrift für Schulgesundheitspflege. No. 3, 1888, S. 65. — 6) **Adolf Baginski,** Handbuch der Schulhygiene. 2. Aufl. Stuttgart 1883. Hier sind die Dimensionen der bekanntesten Schultische aufgeführt. -- **Fr. Falk,** Die sanitätspolizeiliche Ueberwachung höherer und niederer Schulen. 2. Aufl. Leipzig 1871. Verf. hat hauptsächlich die Berliner Schulen berücksichtigt. — 7) **A. Weber,** Ueber die Augenuntersuchungen in den höheren Schulen zu Darmstadt. Darmstadt 1881. — 8) **W. Zwez,** Das Schulhaus und dessen innere Einrichtung. Weimar 1864, S. 76. — 9) **Fahrner,** Das Kind und der Schultisch. 1865. — 10) **Hermann Meyer** zu Zürich, Der Mechanismus des Sitzens mit besonderer Berücksichtigung der Schulbankfrage. Virchow's Archiv. Januarheft, 35. Bd. 1867, S. 251. — 11) **A. Hermann,** Turnlehrer in Braunschweig, Ueber die zweckmässige Einrichtung der Schultische. Braunschweig 1868, S. 17. — 12) **C. H. Schildbach,** Die Schulbankfrage und die Kunze'sche Schulbank. 2. Aufl. Leipzig 1872. — 13) **Staffel,** Vorsteher einer orthopädischen Anstalt zu Wiesbaden, Die Mechanik des Sitzens. Centralblatt für allgemeine Gesundheitspflege. Bonn. III. Jahrgang, Heft 11/12, 1884. — 14) **J. Frey,** Der rationelle Schultisch als hauptsächlichstes Verhütungsmittel der schlechten Brustentwickelung, der schlechten Haltung und der Rückgratsverkrümmung. Zürich 1868. — 15) **W. Siegert,** Sitzeinrichtungen in Schule und Haus. S. 62 in „Zur Schulgesundheitspflege". Veröffentlichungen der Hygiene-Sektion des Berliner Lehrervereins. Berlin 1886. — 16) **Adolf Lorenz,** Dozent in Wien, Die heutige Schulbankfrage. Wien 1888. Mit Abbildungen der bekanntesten Schultische. — 17) **Kocher,** Prof. in Bern, Ueber die Schenk'sche Schulbank. Correspondenzblatt für Schweizer Aerzte. No. 11, 1887. — 18) **Lorenz,** l. c. S. 57. — 19) **Hippauf,** Eine neue Schulbank. Ostrowo, Selbstverlag des Verfassers. S. auch Eulenberg's Vierteljahresschrift. 28. Bd., S. 390. Beschreibung der Bank von **van den Esch.** 36. Bd., S. 369. — 20) **Lorenz,** l. c. S. 39 — 21) **Barnard,** Schoolarchitecture or contributions to the improvement of Schoolhouses in the United States. New-York 1854. — 22) **Vincenz Prausek,** k. k. Landesschulinspektor a. D., Ueber Schulbänke oder Schultische mit Sessel. Zweite umgearbeitete Aufl. Wien 1888. — 23) **Bertram,** Schulrat, Ueber den gegenwärtigen Stand der Schularztfrage. Ein Vortrag. Deutsche Medizinalzeitung No. 47, 1889. — **Lorenz,** l. c. S. 38. — 24) **Berlin** und **Rembold,** Untersuchung über den Einfluss des Schreibens etc. S. 34. — 25) **A. Weber,** l. c. S. 22. — 26. **Bertram,** l. c.

Lesen, Schreiben, Zeichnen.

Diese drei Thätigkeiten in der Schule hängen mit der Subsellienfrage insofern eng zusammen, als die damit verbundene Nahearbeit vorschriftsmässig konstruierte Subsellien erfordert, welche weder das Sehvermögen noch die Körperhaltung der Schüler bei dieser Beschäftigung nachteilig beeinflussen.

Das Lesen eines Buches erfordert deutlichen schwarzen und genügend grossen Druck auf gutem Papier. Um billige Schulbücher herzustellen, hat man nicht selten die hygienischen Anforderungen hintangestellt. Die letztern beziehen sich zunächst

a. auf die Buchstabengrösse. Auf der Spitze der Typen, welche die Gestalt eines Kegels haben, befindet sich der Buchstabe, nach dessen Grösse der Buchdrucker Petit, Borges, Corpus, Cicero, Mittel und Tertia unterscheidet.

Die zulässige Kleinheit der Buchstaben bestimmt man nach dem Metermass. Nach Cohn soll das kleine n nicht kleiner als 1,50 mm sein. Wir möchten uns mehr dem „Elsasser Gutachten“ anschliessen, welches eine durchschnittliche Grösse von 1,75 mm für die Bücher der unteren Klasse als die untere Grenze betrachtet, während für die oberen Klassen sich diese Grösse zwischen 1,75 und 1,50 mm bewegen kann. Die Strichelemente des Buchstabens müssen eine Dicke von wenigstens 0,25 mm besitzen; das kleine n soll demnach eine Höhe von 1,75 mm und eine Breite von wenigstens 1 mm haben, so dass auf jeden der beiden senkrechten Striche 0,25 mm und auf den freien Zwischenraum zwischen ihnen 0,5 mm kommt.

b. Den Zwischenraum zwischen den benachbarten Buchstaben nennt man „Approche“. Diese darf nicht unter 0,5 mm betragen. Wie sehr mit der Breite der Approche die Deutlichkeit zunimmt, sieht man an dem gesperrten Druck.

c. Der Durchschuss, die sog. „Interlignage“, bezeichnet die Entfernung der Zeilen von einander. Ist sie zu gering, so wird das Lesen sehr erschwert, weil der Uebergang vom Ende der einen Zeile zum Anfange der nächstfolgenden schwieriger ist. Allgemein wird eine Grösse des Durchschusses von 2,50 mm empfohlen; wir würden eine solche von wenigstens 3 mm in den unteren Klassen für zweckmässiger halten.

d. Die Zeilenlänge darf 100 mm nicht überschreiten. Unzweifelhaft wird eine Druckschrift um so schwieriger lesbar, je länger die Zeilen sind. Das Elsasser Gutachten empfiehlt 80—90 mm für Schulbücher als die Normallänge und legt mit Recht auch auf einen breiten weissen Rand zu beiden Seiten des Druckes einen besonderen Wert, weil er eine breite, gegen den Druck abstechende Fläche schafft und das Ueberspringen auf die folgende Zeile wesentlich erleichtert.

Javal hat auch einen physiologischen Grund angeführt, welcher gegen die Verlängerung der Zeilen über 100 mm spricht: bei Kurzsichtigen mittleren und höheren Grades sei der Unterschied in der Entfernung der Zeilenmitte einerseits und der Zeilenenden andererseits vom Auge eine nicht zu vernachlässigende Grösse; derselbe erfordere einen steten Wechsel der Akkomodation, den man bei Kurzsichtigen sorgfältig vermeiden müsse; bei langen Zeilen werde er stets beträchtlicher ausfallen als bei solchen von mittlerer Länge.[1])

e. Ein fetter, scharfkantiger Druck und eine recht dunkle Druckerschwärze soll die Buchstaben zum richtigen Ausdruck bringen. Nichts ist nachteiliger für das Sehvermögen als ein blasser, undeutlicher Druck. Deshalb darf auch die Dicke des Papiers nicht weniger als 0,075 mm betragen; seine Farbe sei weiss oder mattgelb.[2])

Am gefährlichsten für das Auge sind in den höheren Klassen die Wörterbücher, bei denen man vorherrschend Perl-Fraktur, die kleinste Schrift, antrifft. Wenn irgendwo, so ist bei diesen eine Abhülfe geboten. Die Buchstabengrösse, Durchschuss und Approche müssen soviel als möglich den oben erörterten Anforderungen entsprechen, widrigenfalls die häuslichen Beschäftigungen, bei denen die Wörterbücher fast ausschliesslich benutzt werden, alle Normativbestimmungen hinfällig machen.

Ebenso verhält es sich mit Atlanten und Karten, die durch sehr kleinen Druck auffallen und so zur Augenverderbnis beitragen. Für Schulzwecke ist unbedingt eine grössere Deutlichkeit selbst auf Kosten der Ausführlichkeit anzustreben.

Wandkarten, Zeichenvorlagen und schwarze Wandtafeln sind in einem richtigen Verhältnisse zur Zimmerlänge aufzuhängen, wenn sie für die gemeinschaftliche Benutzung einer ganzen Klasse dienen sollen. A. Weber hält es für erforderlich, dass die Grösse der Sehobjekte für eine Zimmerlänge von 5 m 1 qcm, für eine solche von 10 m 2 qcm betrage.[3]) Statt der schwarz angestrichenen Holztafel bedient man sich heutzutage fast allgemein einer grossen, von einem hölzernen Rahmen eingefassten Schiefertafel, welche an der Kathederwand auf einem Stativ angebracht oder noch besser teil- und drehbar ist und sich für Kreideschrift weit besser eignet.

Die Frage, ob die sog. Frakturschrift dem Auge schädlicher sei als die lateinische Schrift, die Antiqua, wird vielfach zu Ungunsten der ersteren beantwortet. Dass die Völker, welche sich der Antiqua bedienen, deshalb weniger an Kurzsichtigkeit leiden, ist eine nicht erwiesene Annahme. Namhafte Augenärzte sind der Ansicht, dass es für das Auge von keiner wesentlichen Bedeutung sei, ob es sich beim Lesen eines Buches um die Fraktur oder die Antiqua handle, vorausgesetzt, dass die Buchstaben von ausreichender Grösse, scharfem Drucke und frei von unnötigen Schnörkeln sind, dass ferner der erforderliche Abstand des Auges von dem Buche von mindestens 30—35 cm innegehalten wird. Uebrigens machen sich auch in Deutschland immer mehr Stimmen für die Anwendung der Antiqua in Druck und Schrift geltend; denn wenn auch ein unwiderleglicher Nachweis ihrer Vorteile für das Auge noch nicht geführt ist, und wenn man auch über ihre ästhetischen Vorzüge streiten mag, so bietet doch ihr alleiniger Gebrauch in der Volksschule und in den unteren Klassen der höheren Schulen den Vorteil, dass die Schüler nur eine einzige Druck- und Schreibschrift zu erlernen haben, was doch jedenfalls eine sehr schätzbare Vereinfachung, bezw. Entlastung wäre und Zeit für Erlernung wichtigerer Dinge gewinnen liesse. Insbesondere verdient aber die Antiqua im Hinblick auf den internationalen Verkehr Berücksichtigung, da alle übrigen Kulturvölker sich ihrer bedienen. In den oberen Klassen der gelehrten Schulen wird allerdings die Kenntnis der Fraktur-Schrift aus kulturhistorischem Interesse und wegen der Lesung älterer Handschriften immer ein Gegenstand des Unterrichts bleiben müssen.*)

Beim **Schreiben** kommt es zunächst auf die Lage des Schreibheftes an, welche der Gegenstand vielfacher Erörterungen gewesen ist und auch noch bleiben wird. Nachdem Fahrner in Zürich seine Schrift über „Schultische" herausgegeben hatte, entsandte die Württembergische Regierung zwei Sachverständige nach Zürich, um ein Urteil über die neue Einrichtung der Subsellien zu gewinnen. Das Ergebnis der sich hieran anknüpfenden weiteren Erwägungen war die Instruktion vom 29. März 1868 und die Verfügung vom 28. Dezember 1870, welche vielen deutschen Staaten zur Richtschnur gedient haben.

Nachdem Ellinger [4]) die bisher übliche Heftlage zur rechten Seite bekämpft und „die Kurzsichtigkeit in den Schulen für die Folge der unnatürlichen Lage des Papiers zur Rechten des Schreibenden" erklärt hatte und auch Gross dieser Ansicht beigetreten war, sah sich das Württembergische Ministerium des Innern veranlasst, eine Kommission zur Untersuchung dieser Frage zu ernennen. Unter den Mitgliedern derselben wurden Berlin und

*) Ein pathologischer Zustand, den Berlin „Dyslexie" oder „Wortblindheit" nennt, heisst auch „Lesescheu" und besteht darin, dass die davon Betroffenen trotz normaler Verhältnisse ihres Sehvermögens nur einige Worte lesen können; dann legen sie das Buch unter deutlichen Zeichen von Unbehagen weg. Diese Störung ist als ein geringer Grad von „Alexie" (aufgehobenes Verständnis für gedruckte oder geschriebene Schriftzeichen) aufzufassen, deutet auf Hirnaffektionen hin und ist nicht selten mit „Aphasia" (Unvermögen, die Gedanken in Worten auszudrücken) verbunden; in der Regel tritt sie nur in vorgerückteren Jahren auf.

Rembold mit der Ausführung der speziellen Versuche beauftragt. Das Ergebnis ist in einer ausführlichen Schrift niedergelegt worden. Wir beschränken uns hier auf die Mitteilung der Hauptgesichtspunkte, da wir die Einzelheiten der Untersuchungen hier nicht verfolgen können.

Berlin und Rembold haben bei der üblichen Schreibweise, d. h. bei der liegenden Schrift [Kurrentschrift] [5]) den Vorgang des Schreibens zu erforschen gesucht und gefunden, dass, wenn durch ein Lineal die Richtung der Verbindungslinie beider Augenmittelpunkte, der sogenannten Grundlinie, auf das Heft projiciert werde, sie stets einen beträchtlichen Winkel mit der Zeile bilde und zwar so, dass die Grundlinie die Zeile an derjenigen Stelle, an welcher sich gerade die Federspitze befinde, in der Richtung von links oben nach rechts unten kreuze. Von dieser Regel gab es nur vereinzelte Ausnahmen, in welchen die Grundlinie die Zeile umgekehrt von links unten nach oben schneidet. Niemals fanden sie aber bei schräger Schrift einen Parallelismus zwischen Grundlinie und Zeile, wie namentlich Ellinger angenommen hatte. Wenn sie während des Schreibens von hinten und oben neben dem Kopfe des Kindes vorbei visierten und dabei mit einem Lineal wieder die Richtung der Grundlinie, mit einem anderen die Richtung der Grundstriche markierten, so wurden letztere mit geringen Ausnahmen so gezogen, dass sie mit der bis zur Federspitze vorgerückt gedachten Grundlinie einen Winkel von etwa 90 Grad bildeten. Da die Grundstriche bei der schrägen Schrift mit der Zeile vorschriftsmässig einen Winkel von etwa 45 Grad bilden, so sollte die in der gedachten Weise projicierte Grundlinie ebenfalls die Zeile unter einem Winkel von ca. 45 Grad schneiden und zwar notwendigerweise in der Richtung von links oben nach rechts unten, was auch in der That innerhalb einer gewissen Einschränkung der Fall ist.

Abweichungen, wenn auch in ganz untergeordneten Quoten, kommen nach zwei Seiten vor, einmal in der Art, dass der Grundstrich-Grundlinien-Winkel bedeutend grösser wird als 90 Grad, bis zu 120 und mehr, oder auch kleiner wird bis zu 50 Grad. Im ersteren Falle bilden statt der Grundstriche die Haarstriche der Buchstaben einen rechten Winkel mit der Grundlinie, im zweiten dagegen sind die Haarstriche mit der Grundlinie parallel.

Diese Ergebnisse sind durch eingehende Untersuchungen noch näher erläutert worden und haben zu dem Schlusssatz geführt, dass die rechts schiefe Schrift, also die heutzutage übliche, bei schräger Medianlage des Heftes und leicht geneigter Tischplatte die den anatomischen Verhältnissen der Hand und des Armes wie den Bewegungsgesetzen der Augen am meisten entsprechende und daher die physiologische Schrift sei.

Die aufrechte Schrift bei querverlaufender Zeile verwerfen Berlin und Rembold als den Bewegungsgesetzen der Hand zuwider und daher stark ermüdend. Dagegen sei die liegende Schrift, so ausgeführt, dass die Grundlinien der einzelnen Buchstaben senkrecht zum Tischrand gemacht werden, die Zeile aber genau vor der Mitte des Körpers in einem Winkel von 30—40 Grad bergan steigt, diejenige, bei welcher der Körper eine symmetrische Haltung bewahren könne und zugleich an Auge und Hand die geringsten Anforderungen gestellt würden.

Was die angebliche Ermüdung bei der Steilschrift betrifft, so tritt diese nicht ein, wenn bei gerader Körperhaltung und gerader Lage des Heftes der äussere Rand der Hand ganz aufgelegt wird, weil dann die Bewegung der Finger beim Schreiben der senkrechten Grundstriche eine natürliche ist. Schon die leichte Ausführung der Rundschrift erklärt sich im wesentlichen dadurch, dass bei dieser Handlage senkrechte Grundstriche leicht hergestellt werden können. Dabei ist zu beachten, dass jeder gerade Grundstrich so geschrieben werden muss, dass die Verlängerung desselben auf das Auge treffen würde. Bildet also, wie jetzt üblich, der gerade Grundstrich mit der Linie im Hefte einen Winkel von 45 Grad, so müssen die Linien und somit auch das Heft, soll jede unnütze Neigung und Drehung des Kopfes vermieden werden, mit der Tischkante gleichfalls einen Winkel von 40—45 Grad bilden.

Bei Durchführung dieser Schreibweise hat man sich aber stets vor Uebertreibungen in der schiefen Heftlage zu hüten; aus diesem Grunde bestimmen Berlin und Rembold den fraglichen Winkel mit 30—40 Grad und ziehen aus ihren gesamten Untersuchungen den Schluss, dass der Schüler bei schräger Mittenlage des Heftes gerade sitzen kann und nur bei Uebertreibung dieser Lage linksschief sitzen muss. Achtet man darauf, dass der Schüler beim Schreiben beide Arme gleich weit auf den Tisch legt, so wird er gerade und weder links noch rechts schief sitzen. Dass übrigens die Schreibweise es allein nicht ist, welche die gestreckte Haltung bedingt, geben auch Berlin und Rembold zu. Namentlich lässt sich erfahrungsgemäss die Neigung zur Vorwärtsbeugung durch keine Schreibweise beseitigen. Gerade mit Rücksicht auf die bezüglichen Klagen sind die verschiedenen Geradehalter nach Schreber, Kallmann und Soennecken entstanden, welche indes in Schulen noch keine Verwendung gefunden haben und auch nur bei häuslichen Arbeiten am Platze sind, obgleich manche Lehrer im Hinblick auf die Erfolglosigkeit ihrer tagtäglichen Erinnerungen an das gerade Sitzen derartige Hülfsmittel gern eingeführt sehen möchten.

Zu diesem Behufe hat neuerdings Dr. Dürr in Hannover die „horizontale Lesestütze“ konstruiert, die aus einer wagerechten, mit Gummi überzogenen Eisenstange besteht, die beiderseits im rechten Winkel gebogen ist. Die vertikalen Stangen werden von den durch Druckschrauben an der Tischplatte befestigten Zwingern gehalten und sind in jeder Höhe festzustellen. Diese beträgt 20 cm im Minimum, die Länge 60—70 cm. Der horizontale Teil ist nach vorwärts gebogen, so dass er etwa 4 cm, von der Tischkante aus gerechnet, vorsteht. Dürr glaubt, durch seine Lesestütze die

Nachteile der bisher bekannt gewordenen Geradehalter vermieden, namentlich auch die freie Beweglichkeit der Schüler bewahrt zu haben. Angeblich sollen dieselben sich in den geringen, ihnen auferlegten Zwang rasch finden. (cf. Zeitschr. f. Schulgesundheitspfl. No. 6, 1884.)

Geradehalter allgemein anzuwenden, möchte schon deshalb bedenklich sein, weil sie eine gewisse Starrheit in der Haltung hervorrufen und die Freiheit der Bewegungen immerhin mehr oder weniger hindern, wobei unter Umständen auch dem Auge schlecht gedient wird. Schwäche des kindlichen Körpers kann freilich um so mehr die Vorbeugung begünstigen, wenn unzweckmässige Subsellien und eine schlechte Heftlage eine schnellere Ermüdung herbeiführen. Da Kinder im ersten Schuljahre erfahrungsgemäss am schwierigsten die ausreichende Entfernung vom Schreibhefte einhalten können, so hat man den Vorschlag gemacht, im ersten Schuljahre den Schreibunterricht ganz fallen zu lassen. Die früher übliche, gegenwärtig wohl kaum noch vorkommende gerade oder wenig geneigte Rechtslage des Schreibheftes war sehr geeignet, die Seitwärtsdrehung, bezw. die Rückgratsverkrümmung zu begünstigen.

Als eifrige Verteidiger der geraden Medianlage des Heftes mit aufrechter Schrift sind der Augenarzt Schubert in Nürnberg [6]) und der Pädagoge Daibler [7]) von neuem für dieselbe eingetreten. Ersterer verweist auf das 16. Jahrhundert, in welchem die Grundstriche meistens senkrecht, einige sogar leicht links geneigt waren.*) Erst im 17. Jahrhundert beginnt eine leichte Rechtsneigung, bis namentlich im 18. Jahrhundert die Schiefschrift noch entschiedener auftrat und allmählich eine grössere Verbreitung gewinnend im Anfange dieses Jahrhunderts sich auch in den Schulen immer mehr einbürgerte, nachdem die Schreibvorschriften von Henrigs als Muster allgemeinen Eingang gefunden hatten. Dass sie zur Schnellschrift geeigneter ist, erkennt auch Schubert an, aber er meint, es sei nicht die Aufgabe der Schule, die Schnellschrift zu fördern. Jedes Kind pflege seine ersten Grundstriche aufrecht zu stellen und gewöhne sich nur auf Geheiss an deren Neigung. Im späteren Leben könne, wie Schubert meint, immerhin jene Heftdrehung erfolgen, welche das Schnellschreiben erleichtere, weil nach vollendetem Wachstum weder Schiefwuchs, noch Kurzsichtigkeit zu befürchten seien. Indem somit auch der Schrägschrift ihre Stellung bewahrt wird, räumt Schubert andererseits der Steilschrift den grossen Vorzug ein, dass sie nicht in sich selbst, in ihrer Technik, die Keime birgt zu Schiefsitz, Schiefwuchs und Kurzsichtigkeit, wie dies bei der heute

---

*) Es gibt auch heutzutage Handschriften genug, welche gerade Buchstaben zeigen. Fast alle englischen Familienbriefe sind mit aufrechten Buchstaben geschrieben. Auch französische Briefe zeigen vorherrschend die Steilschrift. Dass die Gewohnheit hierbei eine grosse Rolle spielt, ist unbestreitbar. In Fürth bei Nürnberg ist auf Anregung von Dr. Meyer die Steilschrift bereits in einer Schule eingeführt, ebenso in Schwabach und Erlangen.

üblichen Schiefschrift der Fall sei. Auch Daibler hält die gerade Mittenlage des Heftes für diejenige, welche unter der Voraussetzung, dass die Grundstriche annähernd senkrecht zur Zeile gezogen werden, der Organisation des Körpers am meisten entspreche, weil dieselbe nicht nur an die Augen möglichst geringe Anforderungen stelle, sondern auch die Geradstellung des Rumpfes in einem Grade unterstütze, wie dies bei irgend einer andern Schreibweise auch nicht annähernd möglich sei. Die schiefe Mittenlage hält er für möglich und nur bei stark geneigten Grundstrichen für nötig; sie entspreche aber nur ungenügend den Anforderungen des Auges, womit indes namhafte Augenärzte nicht übereinstimmen. So ist es namentlich Schmidt-Rimpler, welcher nicht das geringste Bedenken trägt, den von Berlin und Rembold betreffs der Heftlage gewonnenen Resultaten beizutreten. Dass die schiefe Mittenlage die gerade Haltung des Oberkörpers erschwere oder selbst unmöglich mache, ist in dieser allgemeinen Behauptung keineswegs zutreffend. Unbestritten ist es, dass die schiefe Schrift eine grössere Aufmerksamkeit und Beaufsichtigung seitens der Lehrer in Anspruch nimmt, damit eben die schiefe Heftlage nicht in Ueberdrehung ausartet. Dies wird nur dann weniger der Fall sein, wenn man die Linksdrehung der Heftlage statt auf einen Winkel von 30—40 Grad auf einen solchen von 15—20 Grad rechts unten beschränkt, eine Lage, welche nach unsern Versuchen für die Schiefschrift vollständig ausreicht und ausserdem den grossen Vorteil hat, dass sich die Buchstaben mehr der geraden Stellung nähern. Eine Linksdrehung des Heftes auf 30—40 Grad kann noch leicht zum Nachteil einer regelrechten Sitzhaltung überschritten werden, und es scheint, dass gerade diese ursprüngliche Vorschrift von Berlin und Rembold die vielen Einwendungen gegen ihre Vorschläge hervorgerufen hat. Ein gewisser Spielraum von 15—20 Grad ist erforderlich, weil es unmöglich ist, eine mathematisch genaue Lage des Heftes stets inne zu halten. Uebrigens gestatten auch Anhänger der geraden Medianlage mit gerader Schrift eine geringe Linksdrehung des Heftes von 15 Grad, so dass „die rechte Ecke etwas höher liegt als die linke.“ Demnach würde sich die gerade Medianlage von der schiefen nicht wesentlich unterscheiden. Auch in andern Kreisen von Sachverständigen hat man sich betreffs der Schieflage des Heftes für einen Schriftwinkel von 75 Grad entschieden, so dass das Heft eine schiefe Medianlage mit einer Neigung zur untern Tischkante von 15 Grad erhält. Bei der geringen Schieflage des Heftes mit dem gedachten Neigungswinkel ist eine regelrechte Körperhaltung eben so sehr gesichert, wie bei der graden Medianlage mit aufrechten Buchstaben. Die Rücksicht auf Körperhaltung kann mithin kein Grund sein, die schiefe Lage der Buchstaben gegen deren gerade zu vertauschen. Für die Beibehaltung der ersteren hat man auch physiologische Gründe beigebracht. Nach dem „Gutachten der Sachverständigen-Kommission in Elsass-Lothringen“ soll die Neigung der Schrift von rechts oben nach links unten sowohl in den Bewegungen der rechten Hand, als auch in der grössern Leichtigkeit der Beugebewegungen gegenüber der Streckung physiologisch begründet sein. Mit der rechten Hand zu schreiben und die Buchstaben steil zu halten oder gar nach rechts unten zu neigen, habe etwas Gezwungenes und Unnatürliches.

Die in diesem Gutachten für die Schrägschrift angeführten physiologischen Gründe sind indes anfechtbar und in der That auch angefochten worden, wie in der Schrift von J. Kauff in Malmedy über die „gerade Schrift bei gerader Körperhaltung". Diese Schrift, welche aus der Praxis entstanden ist, aber auch die theoretische Begründung nicht vermissen lässt, bringt viele wichtige Momente für die Empfehlung der Steilschrift. Es erscheint auch andererseits als eine Vereinfachung und Erleichterung der Schularbeit, wenn sich in dieser Hinsicht die Schreibschrift der Druckschrift möglichst annähert, wie das in der Steilschrift der Fall ist. Bei der Schule, namentlich der Volksschule, kommt auch die dadurch herbeigeführte Papierersparnis in Betracht; mittels Steilschrift bringt man nämlich viel mehr Buchstaben auf eine Seite. Auch die Sitzhaltung wird bei dieser eher eine bessere als bei der Schrägschrift. In den Handschriften tritt ferner für die spätere Entwickelung grössere Uebereinstimmung hervor, was die schriftliche Verständigung ebenso erleichtert wie die oben erwähnte, durch die Steilheit herbeigeführte Annäherung an die Druckschrift. Wiederum also Gewinnung von Zeit und Kraft für wichtigere Dinge als jene Aeusserlichkeiten (im Schreiben).

Wenn ferner Berlin und Rembold sich nicht für die aufrechte Schrift aussprechen, weil sie den Bewegungsgesetzen der Hand zuwider und daher stark ermüdend sei, so findet sich diese Ansicht durch die Erfahrung nicht ohne weiteres bestätigt, vielmehr entscheidet hier wie in so vielen Dingen die Gewöhnung. Mancher bedient sich ohne alle Anstrengung der graden Buchstaben, weil deren Ausführung für seine Handbewegung bequemer ist. Lehrer und Väter wollen beobachtet haben, dass Kinder, wenn sie ihrem natürlichen Triebe folgen, die steile Schrift wählen, worauf bereits Gross aufmerksam gemacht hat. So muss auch Schubert einräumen, dass „kein starres Gesetz im naturwissenschaftlichen Sinne den so zusammengesetzten Vorgang des Schreibens beherrscht". Man kann sogar behaupten, dass, so lange es verschiedene Hände giebt, eben so lange verschiedene Schreib- und Handschriften sich ausbilden werden.

Bei der Lateinschrift oder Antiqua sind die geraden Buchstaben schon deshalb mehr am Platze, weil eine Schiefschrift mit lateinischen Buchstaben schwer zu entziffern ist. Es liegt aber auf der Hand, dass mit der Einführung der Antiqua die Steilschrift unwillkürlich von selbst gefördert wird, während für die schiefe oder Kurrentschrift sich weit mehr die deutschen Buchstaben eignen. Wenn auch die Rücksicht auf Schönschreiben mit zur Einführung der Schiefschrift Anlass gegeben haben mag, so lässt sich darüber streiten, ob die Steilschrift minder schön als die Schiefschrift sei. Man dürfte sich in dieser Beziehung auf das „de gustibus non est disputandum“ berufen.

Die Vorzüge der Antiqua hat besonders Soennecken betont und aus deren geschichtlicher Entwickelung die Gründe geschöpft, welche nach seiner Ansicht für die Verwerfung der deutschen Schrift sprechen. [8]) *)

Auch Daibler hat diese Frage ausführlich behandelt, ist aber zu einem anderen Resultat gekommen. Er findet die Hauptbe-

*) Die Beweggründe und Bestrebungen Soennecken's hat sich der „Verein für Lateinschrift“ zu eigen gemacht und in einer öffentlichen Erklärung die Vorzüge dieser Schrift folgendermassen dargelegt:

„1. Die Lateinschrift ist zur Weltschrift geworden. Alle Kulturvölker der Erde bedienen sich derselben oder kennen sie doch. Sie erleichtert also den geistigen wie den geschäftlichen Verkehr.

2. Sie ist, abgesehen von den nie allgemein angewandten Runen und Vulfilas im gothischen Alphabet, die älteste deutsche Schrift. Aus ihrer ursprünglichen runden Form, in welcher sie unsere Altvordern, wie die übrigen Völker Europas, von den Römern erhielten, wurde sie im Laufe des Mittelalters durch Brechen und Verschnörkeln mehr und mehr in eine Eckenschrift verwandelt. Dies war aber durchaus nicht eine auf Deutschland beschränkte Eigentümlichkeit, sondern geschah ebenfalls in Italien, Spanien, Frankreich u. s. w. In den genannten Ländern kehrte man bei steigender Geschmacksbildung zu dem ausschliesslichem Gebrauche der ursprünglichen einfachen Schriftzüge zurück, während man denselben in Deutschland zwar auch die Wiederanerkennung zuletzt nicht mehr versagen konnte, dabei aber das bisher getragene Uebel der Eckenschrift im weitesten Umfange bestehen liess, und somit freiwillig das weitere Uebel einer durch nichts gerechtfertigten graphischen Doppelwährung auf sich nahm. J. Grimm sagte von der vermeintlichen deutschen Schrift: „Es geschicht ohne vernünftigen Grund, dass man diese verdorbene Schrift gothisch oder deutsch nennt; sie könnte mit gleichem Fug böhmisch heissen. Auch darf sie durchaus nicht für eine organische Umgestaltung der lat. Schrift zum Behuf der deutschen Sprache gelten.“

3. Der Lese- und besonders der jetzt so ungebührlich zeitraubende Schreibunterricht wird durch das Aufgeben der Eckenschrift ausserordentlich vereinfacht. Bisher hatten und haben bei uns in Deutschland die Schüler acht Alphabete zu erlernen, nämlich die grossen und die kleinen Buchstaben in Schreib- und in Druckschrift und jede dieser vier Formen sowohl deutsch wie lateinisch. Der Abc-schütze muss sich also bei uns im ganzen 200 verschiedene Lautzeichen einprägen, während er in den meisten anderen Ländern nur halb so viele zu erlernen braucht und damit ebensoweit kommt. Durch das Aufgeben der Doppelschreibung würden jedem Schüler 2—300 Stunden erspart werden und der gemischte Schreibleseunterricht würde erst dann recht eigentlich zu ermöglichen sein. Die gewonnene Zeit liesse sich jedesfalls weit nützlicher verwenden; sie könnte besonders in den Dorf-, Unter- und Mittelschulen der wünschenswerten besseren Ausbildung im Gebrauch der Muttersprache und in den höheren Lehranstalten durch Turnen und Turnspiele der Körperpflege zugute kommen.

4. Die Handschrift wird besser, wenn nur eine Schriftgattung im Gebrauch ist. Beim Schreibunterricht wirkt das Einüben der spitzwinkeligen deutschen Schrift dem Aneignen der gerundeten lateinischen unvermeidlich entgegen, und umgekehrt. Daher gelangen die deutschen Schüler — abgesehen von der auf zweierlei Schriften zu verwendenden längeren Lernzeit — seltener und jedenfalls viel später in den Besitz einer festen Handschrift, als es der Fall sein würde, wenn sie nur eine der beiden so verschiedenen Schriften zu üben brauchten.

5. Die gerundeten und dadurch weiten und lichten Formen der Lateinschrift sind anerkannt wohlthätiger für das Auge als die eckigen, verschnörkelten und dadurch verdunkelten Formen der deutschen Buchstaben. Die

denken gegen die Verwerfung der deutschen Schrift darin, „dass in dieser Schrift ein gar wichtiges Stück des deutschen Wesens verkörpert ist“. Es ist schon oben bemerkt worden, dass die Frakturschrift den Schülern der oberen Klassen der höheren Schulen, wie allen, die an der Quelle schöpfen wollen und sollen, niemals vorent-

---

Antiqua von der Grösse No. 1—3 kann, nach Soennecken's Untersuchungen, durchschnittlich auf 143 cm Entfernung entziffert werden, die deutsche Druckschrift von gleicher Grösse dagegen erst in einer Nähe von 115 cm. Die letztere zwingt also das Auge, sich der Schrift um etwa 28 cm zu nähern und trägt auf diese Weise zur Beförderung der Kurzsichtigkeit bei. Noch mehr geschieht dies aber durch die deutsche Schreibschrift. Das Lesen und Schreiben derselben wirkt wegen der Kleinheit und Feinheit der Grundbuchstaben anstrengend und schwächend auf das Auge ein. Thatsachen reden am eindringlichsten. In der Schweiz z. B. weisen die deutschredenden Rekruten stets eine grössere Zahl Kurzsichtiger auf als die französisch redenden.

6. Die Formen der Lateinschrift sind einfacher, daher leichter lesbar und finden aus diesem Grunde bereits allgemeine Anwendnug, wo es auf Deutlichkeit und klare Uebersichtlichkeit besonders ankommt, z. B. bei Personen- und Ortsnamen, bei Inschriften, auf Schildern, Münzen, Stempeln, Landkarten u.s.w. 𝔎𝔄𝔍𝔖𝔈ℜ𝔏𝔍ℭℌ𝔈 𝔓𝔒𝔖𝔗 z. B. steht doch gewiss an Deutlichkeit und Uebersichtlichkeit hinter KAISERLICHE POST zurück. Wie schwer überhaupt die deutsche Druckschrift aufzufassen und zu behalten ist, geht daraus hervor, dass nicht viele Deutsche im Stande sein dürften, ihre Formen, obgleich sie dieselben unzähligemal gesehen haben, aus dem Gedächtnis niederzuschreiben, z. B. 𝔨, 𝔰, 𝔵, 𝔄, 𝔅, 𝔈, 𝔪, 𝔴 u. s. w.

7. Die allgemeine Einführung der Lateinschrift stosst auf keine erheblichen Schwierigkeiten, da das lateinische Alphabet jedem Deutschen, selbst dem Landbewohner, durch den Schulunterricht längst bekannt ist. Auch werden bereits eine grosse Anzahl Bücher und Zeitschriften in Lateinschrift gedruckt. So erschienen seit Jahren z. B. in acht Abteilungen der deutschen Litteratur mehr Bücher in Lateindruck als in deutscher Schrift. Diese Abteilungen zählten vom Januar 1886 bis Januar 1887 insgesamt 1321 deutsch und 4596 lateinisch gedruckte Werke.

8. Der Einwand, die Lateinschrift nehme mehr Zeit in Anspruch als die deutsche, verdankt seine Entstehung wohl nur der geringeren Uebung im Lateinschreiben und erledigt sich bei genauerer Untersuchung augenfällig. Das deutsche Alphabet hat 107 Takte, das lateinische 68; z. B. macht 6 Takte nötig, *a* nur 2; 7, *m* nur 3. Nach Soennecken hat das deutsche Alphabet auch mehr Druckstellen als das lateinische, nämlich 36% (z. B. *r*), und erfordert bei weitem mehr Absetzungen, d. h. es sind in ihm mehr Buchstaben, die nicht mit den folgenden verbunden werden können (z. B. *d*). Folglich kann die Lateinschrift nicht zeitraubender sein.

9. Die Akzent- und Quantitätszeichen, welche zur Verdeutlichung geographischer und geschichtlicher Namen unentbehrlich sind (z. B. Módena, Pàris und Parîs, Córdova, Perséphone, Phálaris, Kyáxares; „das lateinische Cĕrēs sprechen wir Cērĕs“), widerstreben der zackigen deutschen Druckschrift und vollends der Schreibschrift, während sie sich mit den einfachen, lichten Formen der Lateinschrift harmonisch verbinden.

10. Die amtliche Berliner Konferenz von 1876 nahm den Satz: „Der Uebergang von dem deutschen zu dem fast von allen Kulturvölkern angewandten lateinischen Alphabet ist zu emzfehlen“, mit 10 gegen 3 Stimmen an, und die Festsetzungen dieser Konferenz bildeten bekanntlich die Grundlage zu den 1879, 1880 u. s. w. erschienenen preussischen, bayrischen, sächsischen, österreichischen Regelbüchern.“

halten bleiben soll. Bis auf weiteres wird es aber natürlich sein Bewenden dabei haben, dass in Schulen die deutsche und lateinische Schriftform gepflegt werden, wie es ja auch schon durchgängig die Regel ist. Für die Augenhygiene ist es, soweit unsere wissenschaftliche Erkenntnis reicht, von keiner Bedeutung, ob es sich um die deutsche oder lateinische Schrift handelt.

Die „Rundschrift" von Soennecken kann nur bei der Antiqua zur Anwendung kommen; die rundlichen Schriftzüge, welche das Wesen derselben ausmachen, sind leicht auszuführen. Auch ermüdet die Hand weit weniger, weil die lateinische Schrift statt der spitzen Formen mehr rundliche Züge hat und eine aus Bogenlinien zusammengesetzte Schrift besser in der Hand liegt. Unseres Wissens ist die Rundschrift als Lehrgegenstand nur hier und da in Schulen eingeführt worden. Indessen sagt ein bewährter Schreiblehrer auf Grund langjähriger Erfahrung von ihr, dass sie nicht nur der Fülle schöner Formen wegen, die in ihr zur Geltung kommen, sondern auch um deswillen Beachtung verdiene, weil sie von leichter Ausführbarkeit sei und bei einer durchaus natürlichen Handhaltung hergestellt werde.

Was noch die Schreibweise, bezw. die Bewegung der Finger und der Hand beim Schreiben betrifft, so bestreitet Schenk den von Berlin und Rembold nachgewiesenen Einfluss der physiologischen Augenbewegungsgesetze auf den Schreibakt, weil ihre Messungen des Grundlinien-Grundstrichwinkels mit den seinigen nicht übereinsimmten. Keinesfalls dürfe man aus diesen Messungsergebnissen schliessen, dass es einfach die Heftlage, resp. die Richtung der Zeile sei, welche die Richtung der Grundlinie und damit die gesamte Haltung des Körpers bedinge. Die beim Schreiben vorkommenden Haltungsfehler hätten einen anderen Grund. Aus den Horizontalprojektionen der Schreibhaltungen ergebe sich nämlich, dass sich nicht nur Kopf und Schultern während des Schreibens einer Zeile von links nach rechts verschöben, sondern auch namentlich der rechte Vorderarm. Es seien nicht nur die Fingergelenke und das Handgelenk dabei beteiligt, sondern auch Ellbogen- und Schultergelenk.[9]) Bei richtigen Dimensionen der Subsellien werden indes Ellbogen- und Schultergelenk doch nur dann benutzt, wenn das schreibende Kind zeitweise seinen Arm erheben muss, um Tinte zu fassen. Um bequem zu schreiben, stellt es sich als natürliche Regel heraus, die Fingergelenke zur Ausführung jeder Längsbewegung zu verwenden, das Handgelenk aber nur bei weitergehenden Bewegungen nach der Seite hin zu benutzen, insoweit es sich um Schriftzeichen von gewöhnlicher Grösse handelt. Beim Schreiben an der Wandtafel sind natürlich auch Schulter- und Ellbogengelenk beteiligt.

Da Schenk der Ansicht ist, dass alle Schreibbewegungen nur dann gut ausgeführt werden könnten, wenn der schreibende Arm durch das Körpergewicht nicht belastet werde, so sieht er im Rückwärtsliegen an eine bis über die Schulterblätter reichende schräge Rückenlehne, sowie in einem strammen, aufrechten Sitzen mit Anspannung der gesamten Rückenmuskeln das Hauptmittel zur normalen Entwickelung des Rückens. Er verlangt daher eine stark schräge und hohe Rückenlehne, welche sich an seinem Subsell befindet. Ueber die grosse Schwierigkeit, in dieser Rückwärtsneigung die Schüler schreiben zu lassen, haben wir uns schon früher geäussert (s. S. 199). Es erscheint nicht allein schwierig, sondern auch fragwürdig, die Schüler beim Schreiben rückwärts anlehnen, also in einer Haltung schreiben zu lassen, welche sonst im Leben doch gar nicht zur Geltung kommt. Ob zudem bei der wagerechten Lage, in welche bei solcher Gesamtlage der Federhalter kommt, die Tinte immer gut aus der Feder fliessen wird, muss bezweifelt werden.

Schenk meint, dass niemand behaupten könne, dass die Skoliose wie die Kurzsichtigkeit seit Einführung der rationellen Subsellien abgenommen habe; wir stimmen ihm hierin bei, suchen aber auch die Ursachen der Skoliose und Kurzsichtigkeit, wie wir späterhin näher darlegen werden, nicht allein in der Konstruktion der Subsellien, sondern legen den Hauptwert auf die Erforschung der konstitutionellen Momente. Dass die Schulbankfrage nicht als eine abgeschlossene betrachtet werden kann, ist zweifellos, da Stillstand stets gleich Rückschritt ist, ausserdem aber noch die verschiedensten persönlichen Auffassungen hier mitsprechen und an der Konstruktion der Subsellien mit beteiligt sind. Ob aber die Schenk'sche Bank der Lösung dieser Frage näher steht als jede andere Schulbank, möchten wir bezweifeln und uns überhaupt der Ansicht mehr zuneigen, dass auch das denkbar beste Subsell eine zufriedenstellende Körperhaltung nicht beschafft, wenn nicht seitens der Lehrer beständig auf die Beachtung bestimmter Sitzregeln beim Schreiben mit unermüdlicher Ausdauer gedrungen wird.

Regeln über die Körperhaltung beim Schreibakte. Wir legen denselben das Gesamtergebnis unserer bisherigen Untersuchungen, teils auch die Bestimmungen des § 2 der Württembergischen Verordnungen vom 27. März 1868 nebst den bezüglichen Ergänzungen, teils die Kauff'sche Anleitung zu Grunde.

A. Die Körperhaltung beim Schreiben.

1) Der Oberkörper bleibt möglichst aufrecht, damit er seine Stütze im Rückgrat findet, dessen Ermüdung beim Schreiben durch ein Anlehnen der Lendengegend an den Lendenteil der Lehne verhütet werden soll. Um diesen Zweck vollständig zu erreichen, bedarf es einer Lehnenkonstruktion, wie sie in den Fig. 59 u. 60 genauer beschrieben ist, damit der konvexe Teil der Lehne beim Schreiben der Lendengegend der Schüler so nahe rückt, dass er denselben eine Stütze gewährt.

2) Die Querachse des Körpers steht parallel zum Längsrande des Tisches.

3) Der Körper darf sich nicht an den Tischrand drücken, sondern hält sich ein paar cm davon entfernt.

4) Der Kopf, dessen Querachse ebenfalls parallel zum Längsrand des Tisches steht, senkt sich nur ganz leicht gegen den Tisch und nur so weit, als zur Gewinnung eines geeigneten Neigungswinkels der Blickebene zur Tischplatte erforderlich ist.

5) Die starke Vorbeugung des Kopfes ist ein weit verbreiteter Uebelstand, dessen Beseitigung der grössten Schwierigkeit unterliegt. Das beste Hülfsmittel besteht in einer der Körperlänge genau angepassten Konstruktion der Schulbänke, sowie in beständiger Ermahnung des Lehrers.

6) Die Ellbogen halten sich etwas tiefer als der Tischrand und stehen beiderseits gleich weit vom Körper ab.

7) Nur die Vorderarme kommen auf die Tischplatte und nehmen eine nahezu symmetrische Lage ein.

8) Die Füsse stehen auf dem Boden; die Oberschenkel haben eine wagerechte, die Unterschenkel eine senkrechte Richtung.

B. Die Schreibbewegungen.

1) Die zur Herstellung von Buchstaben und Wörtern erforderlichen Bewegungen sind in den Fingergelenken, bezw. im Handgelenke auszuführen.

2) Bei der zur Weiterführung der Zeilen notwendigen Bewegung des Vorderarms hat sich derselbe um den in möglichst unveränderter Lage bleibenden Unterstützungspunkt derartig zu drehen, dass er (als Radius angenommen) auf der Tischplatte einen Kreisbogen durchläuft. Eigentlich müsste die geschriebene Zeile demnach einen Bogen bilden; die Schriftzeilen aber sollen gerade sein. Um dies zu ermöglichen, muss die Schriftzeile in gerader Richtung die beiden Endpunkte des Kreisbogens vereinigen, was teils durch eine kleine Einbiegung in dem Hand- und den Fingergelenken, teils durch ein Zurückziehen des Oberarms zu bewirken ist. Der Vorderarm besorgt das zur Herstellung der geradlinigen Zeile notwendige Fortschreiten nach rechts. Die so entstandene Zeile bildet mit der Tischkante einen spitzen Winkel. Um nun beim Schreiben genau dieselben Bewegungen auszuführen, ist es in Anbetracht, dass die Zeilen mit dem unteren Heftrande parallel verlaufen sollen, erforderlich, dass man dem Schreibhefte eine solche Lage gibt, in welcher der untere Rand desselben mit der Tischkante den oben gedachten spitzen Winkel bildet. Aus diesem Vorgange ergibt sich mithin die schräge Lage des Schreibheftes und die Schrägschrift.

3) Kleine Zeilen empfehlen sich besonders für jüngere Schüler, um die Vorschriften ad 2 besser befolgen zu können. Bei längeren Zeilen tritt auch eine leichte, der Ausführung der Zeile folgende Drehung des Kopfes von links nach rechts eher ein.

4) Bei senkrechter Lage des Schreibheftes und bei Steilschrift bleibt das zur Herstellung der Schriftzeile erforderliche Fortschreiten des Vorderarms nach rechts dasselbe; dagegen geht die Richtung der Zeile parallel mit der Tischkante,

während die Bewegung vom ganzen Arm besorgt wird. „Das Gelenk im Ellbogen bleibt unbenutzt, Ober- und Vorderarm behalten stets denselben Winkel und die Bewegung hat nunmehr im Schultergelenk ihren Ausgangspunkt.“

Wenn nun auch die Bewegung des Schreibenden in beiden Heftlagen sich nicht wesentlich unterscheidet, so haben wir doch aus anderen Gründen der geraden Heftlage und der Steilschrift den Vorzug gegeben.

5) Die Haltung der Schreibfeder wird vom Daumen, Zeige- und Mittelfinger besorgt und zwar unter sehr geringer Wölbung derselben. Eine Erhebung des ganzen Armes ist selbstverständlich bei Benutzung des Tintenfasses notwendig. Das Emporschieben des Heftes ist, wenn erforderlich, mittels der auf der Tischplatte ruhenden linken Hand zu bewerkstelligen.

Den Schulvorstehern und Lehrern ist zur Beachtung zu empfehlen, was Stadtschulrat Bertram in seinem Vortrage „über den gegenwärtigen Stand der Schularztfrage“ sagt. Er meint, dass das Einnehmen der richtigen Schreibhaltung durch bestimmte, in jeder Schule usuell gewordene „Kommandowörter“ vor jedwedem Schreiben gefordert werden müsse und dass beim Wiederverlassen dieser Schreibhaltung seitens der Schüler diese Befehlswörter wiederholt oder noch besser einige Freiübungen, wie Aufstehen, Zurücknehmen der Arme auf den Rücken u. dergl. vorgenommen werden sollen. Er versichert, dass in Klassen, die von einsichtigen und eifrigen Lehrern geleitet werden, diese Uebungen nach kurzer Zeit sehr glatt verlaufen und die nötige Erfrischung und Erleichterung bieten, so dass man auf diesem Wege zu einer normalen Schreibhaltung zu kommen hoffen dürfe. Wir können aus eigener Erfahrung die von Bertram mitgeteilten Beobachtungen bestätigen.

C. Besondere Vorsichtsmassregeln.

1) In Kleinkinderschulen und Kindergärten ist jede Naharbeit, bestehe sie in Schreib- und Leseunterricht oder im Spielen und Arbeiten mit sehr kleinen Gegenständen, zu verbieten.

2) Der Schreibunterricht im ersten Schuljahre ist jedenfalls nur sparsam zu erteilen, während das Lesen an Wandtafeln und überhaupt an entfernten Objekten sich zunächst empfiehlt. Jedenfalls ist beim Beginn des Schreibens nur kurze Zeit auf dasselbe zu verwenden, wobei möglichst grosse Formen der Schreibbuchstaben zu wählen sind. Gegen den gänzlichen Ausfall des Schreibunterrichts im ersten Schuljahre dürften sich recht schwerwiegende pädagogische Bedenken erheben lassen. Sind die Kinderhände in diesem Alter noch zu zart, so könnte ja der Beginn der Schulpflicht mit vollem Rechte um ein Jahr hinausgeschoben werden. Dass die Grundstriche im ersten Schuljahr grösser geschrieben werden als später, ist eine Forderung, welcher in den von Huth (Schreib- und Vorschullehrer am Falk-Gymnasium) herausgegebenen

„Heften“ Rechnung getragen ist, wie das Preuss. Kultusministerium unter dem 26. Juli 1883 ausdrücklich anerkannt hat.

3) Die schriftlichen Hausaufgaben für Schüler sind bis zum Beginn des vierten Schuljahres möglichst zu beschränken, und die Schüler wiederholt zu ermahnen, bei allen häuslichen Arbeiten die vorschriftsmässige Körperhaltung und namentlich die Schreibregeln zu beachten. *)

Schreibmaterialien. In hygienischer Beziehung hat man die Schiefertafel nebst Griffel für kleine Kinder verworfen, weil sie angeblich die grösste Anforderung ans Auge macht und die grösste Annäherung bedingt. Dies ist allerdings der Fall, wenn die Schrift nicht weiss und scharf ist. Dies kann einigermassen vermieden werden, wenn die Schiefertafel in gutem Zustande erhalten wird. Der Ueberzug der Schiefertafel wird aber bekanntlich nach längerem Gebrauch schmierig und fettig, so dass der Griffel seinen Dienst versagt. Nur bei sorgfältigster Reinhaltung der Schiefertafel mittels Abwaschens mit Seifenwasser wird mit dem Griffel die Ausführung deutlicher Schriftzeichen möglich sein.

Das Bestreben, die Schiefertafel dadurch zu ersetzen, dass man auf weissem Grunde schwarze Buchstaben macht, ist nicht mit Erfolg gekrönt worden. Die „Emailtafeln“ und „Kunststeintafeln“, auf denen man mit Bleistift schreibt, haben die Schiefertafel noch nicht verdrängt. Zu verwerfen sind freilich die in

*) Was den Schreibkrampf anbetrifft, so hat nach dem „Progrès medic.“ (Zeitschrift für Schulgesundheitspflege, Nr. 6 1889) Brown Sequard in der Pariser biolog. Gesellschaft vom 9. Februar 1889 sich über den Schreibkrampf dahin geäussert, dass es sich dabei nicht sowohl um Ermüdung der beim Schreiben thätigen Muskeln, als um eine allgemeine Erschöpfung der betreffenden Individuen handle.

Der Schreibkrampf gehört zu den „Beschäftigungsneurosen“ und kommt bei den verschiedensten Ständen (bei Violin- und Klavierspielern, Schneidern, Cigarrenmachern, Melkern etc.) vor. Die häufigste und direkte Ursache ist die Ueberanstrengung durch vieles und anhaltendes Schreiben, wie es namentlich bei den professionsmässigen Schreibern vorkommt. Ein Gefühl von zunehmender Schwäche und Ermüdung zeigt sich bei der paralytischen Form, während die tremorartige Form durch Zitterbewegungen sich charakterisiert. Bei der spastischen Form, beim Schreibkrampf im engeren Sinne, treten nur beim Schreiben tonische und klanische Krämpfe einzelner Muskelpartien auf. Diese drei von Benedikt aufgestellten Formen findet Berger (Real-Encyklopädie, II. Bd., S. 652) auf Grund seiner Erfahrungen dem klinischen Verhalten insofern entsprechend, als ein isoliertes Vorkommen dieser drei Formen festgestellt sei, obgleich auch verschiedene Kombinationen beobachtet würden, bei welchem nur a potiori die Erwägung erfolgen könne. Besonders disponirt ist das jugendliche Mannesalter von 20—30 Jahren. Vor dem 20. Jahre wird das Leiden in seinen reinen Formen kaum vorkommen. In allen Fällen spielt die neuropathische Prädisposition (Neurosthenie) eine Hauptrolle. In einzelnen Fällen hat man auch lokale Krankheitsursachen (z. B. partielle Periostitis) beobachtet; sie gestatten aber ebensowenig wie die Neuritis einzelner Armnerven (Remak in der Deutschen mediz. Wochenschrift Nr. 13, 1889) Schlussfolgerungen hinsichtlich der Entstehung des Schreibkrampfes. Wir können hier nur die wichtigsten Gesichtspunkte andeuten, da weitere Erörterungen die Grenzen unserer Aufgabe überschreiten würden.

einigen Gegenden vorkommenden Schiefertafeln mit rot eingeritzten Richtungslinien, weil sich die rote Farbe bald verliert und die Ränder der Ritze rauh werden.

Prof. Horner in Zürich fordert die Entfernung der Schiefertafel und des Griffels aus der Schule, weil er bei vergleichenden Versuchen mit Bleistift, Griffel und Tinte gefunden hat, dass die mit Tinte geschriebenen Buchstaben auf eine weitere Entfernung erkannt wurden, als die Bleistift- und Griffelschrift. A. Weber schliesst sich dem Horner'schen Verdikt gegen Griffel und Tafel nicht an, da es kaum einen Unterschied bedinge, ob der Schreibakt mit Feder, Griffel oder Bleistift ausgeführt werde. Die Schwierigkeiten blieben für alle dieselben, zugegeben vielleicht, dass die feine Spitze der schwarzen Feder die genaue Ausführung des Aktes etwas mehr erleichtere, als die breite Spitze eines Griffels, da hierbei ein stärkeres Neigen des Kopfes erfordert werde, um zu kontrollieren, mit welchem Punkte der breitern Fläche der Strich gezogen wird. Er hält den Beschluss des Schweizer Schulpflegeamts vom 3. Mai 1879 in seiner dilatorischen Fassung einstweilen für vollständig genügend. „Als Schreibmaterial für Elementarschulen gilt grundsätzlich Papier und Feder, jedoch steht der Gebrauch von Tafeln daneben in dem ersten Schuljahre dem Lehrer frei, in dem Sinne, dass nach dem ersten halben Jahre Tinte vorherrschend gebraucht wird."

Die Schiefertafel ist als ein notwendiges Uebel zu betrachten, das man sobald als möglich zu beseitigen hat. Braucht man nicht wesentliche Rücksicht auf die Kasse der Eltern zu nehmen, so empfiehlt es sich, schon nach vierwöchentlichem Unterricht, sobald also die Schüler schon im Auffassen an der Tafel entwickelter Buchstabenformen geübt sind, zum Schreiben im Heft überzugehen. Das Schreiben mit dem Griffel veranlasst zweifellos einen bedeutenden Kraftaufwand und führt leicht zur falschen und unnatürlichen Handhaltung, gibt daher zu so ernsten Bedenken Veranlassung, dass der Wunsch, es so viel als irgend möglich zu vermeiden, auch mit Rücksicht auf die Pflege der Hand vollständig berechtigt erscheinen muss.

Auch die liniierten Schreibhefte verdienen noch der Erwähnung; in ihnen bilden sich Netze, in welche die Buchstaben gleichsam hineingemalt werden. Hiergegen lassen sich manche Bedenken erheben. Es ist nicht bloss der Umstand, dass es den Schülern später schwer fällt, ohne die Linien zu schreiben, wobei sie dann ausnahmslos viel kleinere Buchstaben machen, sondern auch die vorwaltende Blässe der Netze ist es, welche häufig zur grössern Anstrengung der Augen nötigt. Aber auch die schärferen Liniennetze greifen die Augen an.

Die Lehrer lieben gegenwärtig für die Rechenhefte der Schüler sehr die Liniennetze. Dies mechanische Mittel zur Erhaltung der Ordnung in den Rechnungen sollte indes doch auch höchstens als ein notwendiges Uebel in den ersten Anfängen geduldet und dann möglichst bald über den Haufen geworfen werden und zwar aus den oben gedachten Gründen. Verwerflich sind unter allen Umständen die Linienbogen, welche, unter das Schreibpapier gelegt, durchscheinen und als Richtschnur für gerade Linien dienen. Sie schaden durch die mit ihrem Gebrauch verbundene grössere Anstrengung der Augen.

Das Zeichnen. Beim freien Handzeichnen sind hinsichtlich der Sitzhaltung im allgemeinen dieselben Grundsätze wie beim Schreiben massgebend. Das Zeichenpapier erhält in der Regel die Medianlage, welche jedoch niemals streng innezuhalten ist, da Verschiebungen des Papieres je nach Art der Zeichnung unvermeidlich sind. Ueberhaupt ist das freie Handzeichnen, wenn es erst mit dem 10. oder 12. Lebensjahre der Schüler beginnt und sachgemäss beaufsichtigt wird, als eine Nahearbeit zu betrachten, welche am wenigsten das Sehvermögen gefährdet.

Anders verhält es sich mit der vielfach ventilierten Frage wegen Zulassung des Zeichenunterrichts nach dem Linien-, Punktnetz- und Stickmusternetz-Zeichnen.

A. Stuhlmann in Hamburg hat in mehreren Schriften die sog. stigmographische Methode verteidigt, jedoch eine erhebliche Zahl von Gegnern derselben gefunden.[10]) Als sich die Nachricht verbreitete, dass das preussische Kultusministerium die Einführung des stigmographischen Zeichnens beabsichtige, erhoben sich zahlreiche Stimmen aus dem Kreise der Augenärzte, Pädagogen und Zeichenlehrer, welche sich entschieden gegen diese Methode aussprachen. Hermann Gräber, Zeichenlehrer an dem Realgymnasium (Handelsschule) in Bremen hat im Namen des Vorstandes des Vereins deutscher Zeichenlehrer die hervorragendsten Vertreter der gedachten Kreise um ein Urteil über die Hamburger Methode ersucht. In dem betreffenden Begleitschreiben gibt er behufs näherer Erläuternng einen kurzen Abriss dieser Methode, welchen wir hier mitteilen, um wenigstens die wichtigsten Gesichtspunkte derselben hier darzulegen.[11])

„Der Verein deutscher Zeichenlehrer ist in Uebereinstimmung mit anderen bedeutenden Fachmännern der Ansicht, dass der Zeichenunterricht nicht vor vollendetem 10. Lebensjahre zu beginnen habe, da vorher die allgemeine geistige Fähigkeit und in Verbindung damit das Auge nicht in dem Grade entwickelt ist, um Formen auffassen zu können. In der Hauptversammlung des Vereins am 18. Oktober 1879 wurde von 119 Fachzeichenlehrern einstimmig der Grundsatz aufgestellt: Verständnisvolles Zeichnen ist nicht früher als nach vollendetem 3. Schuljahre (10. Lebensjahre) zu erwarten. Die Stuhlmann'sche Methode beginnt den Zeichenunterricht nach vollendetem 6. Lebensjahre (im 1. Schuljahre), wendet aber (und erkennt damit indirekt die Verfrühung an) dabei Hülfsmittel an, die pädagogisch nicht zu rechtfertigen sind und die für die Sehkraft geradezu gefährlich zu sein scheinen. Nach der Hamburger Methode zeichnen nämlich die Kinder in den ersten beiden Schuljahren, also bis nach vollendetem 8. Lebensjahre, auf lotrechten und horizontalen, 7—8 mm von einander entfernten Linien (Probe No. I, Liniennetz). Das Kind hat dabei aus dem Gewirre der Linien ganz bestimmte ins Auge zu fassen und mit dem Stifte nachzuzeichnen, eine Thätigkeit, die für das ungeübte jugendliche Auge ebenso anstrengend wie sonst nutzlos ist. Das Netz mit seinen mattblauen Linien wird durch die dunklen Bleifederstriche infolge des Kontrastes noch verschwommener und undeutlicher und verursacht Mühe, um gesehen zu werden. Nach dem Plane ist dieses Quadratnetz mit Linienzügen teilweise zu überzeichnen, teilweise auszufüllen, die als kleine kritzliche, mit fortwährend spitzer oder rechtwinkeliger Wendung dem Auge keinen ruhigen Augenblick gestatten.

Im 3. Schuljahre, also im 9. Lebensjahre zeichnet das Kind auf Flächen, die mit lotrechten und horizontalen Reihen Punkten von 1 cm Abstand übersäet sind. Die unbenutzte Fläche gewährt schon einen höchst unrichtigen Anblick. Das Auge kann nicht auf ihr verweilen, ohne von einem Punkte zum anderen zu irren (Probe No. II, Punktnetz-Stigmographie). Beim Zeichnen ist das Kind gezwungen, aus einem Gewirre von Punkten die Richtung durch mechanisches Abzählen für seinen Stift herauszusuchen. Selbst wenn das Auge die zur Zeichnung notwendigen Punkte fixiert, machen sich die benachbarten Punkte noch bemerkbar und reizen das Auge.

In den Mädchenklassen wird während des 7. Schuljahres (nach vollendetem 12. Lebensjahre) das Zeichnen und Entwerfen von Stickmustern auf quadratischen Liniennetzen von 2 mm Weite geübt. Das sehr feine Netz (Probe No. III, Stickmuster-Liniennetz) ist dem Auge noch nicht so unangenehm, wie die Einzeichnung des Musters, welches wiederum durch mechanisches Abzählen entstehen muss. Greift doch schon die Stickerei trotz ihrer weichen Kontur die Augen so sehr an, wie viel mehr ein gezeichnetes Muster, nur aus so kleinen Quadraten bestehend. Ganz besonders augenschädlich aber dürfte obiges Zeichnen in den vielen Volksschulen sein, die nicht genügendes Licht in den Klassen haben."

Von der Berechtigung der Bedenken, welche von der entschiedenen Mehrzahl der Berichterstatter mit Bestimmtheit erhoben worden sind, waren wir schon vor der Veröffentlichung der Gräberschen Schrift, welche die verschiedenen sachverständigen Urteile ausführlich wiedergibt, vollkommen überzeugt.

Stuhlmann hat die Gräber'sche Schrift einer „Beleuchtung" unterworfen, auf die wir aber um so weniger näher eingehen, als sie sich vorzugsweise auf pädagogischem Gebiete bewegt, die hygienischen Bedenken aber nicht beseitigt.

A. Weber hält es für unbegreiflich, wie man nur einen Augenblick anstehen könne, über die stigmographische Zeichenmethode nicht sofort zur Tagesordnung überzugehen. Ein Blick auf die Modellblätter genüge, um zu erkennen, dass mit ihnen alle die Schädlichkeiten in den Zeichenakt hineingezogen würden, welche den Schreibakt charakterisieren und welche jenem zum Glück bis dahin noch nicht eigen waren.*)

Der preussische Kultusminister (v. Gossler) hat unter dem 22. Juli 1888 folgende Verfügung an die Provinzial-Schulkollegien, betreffend Dispensation vom Zeichenunterricht an den höhern Schulen bei Augenleiden, erlassen:

Bei einem nicht völlig unregelmässigen oder gestörten Zustande der Augen kann eine nachteilige Wirkung des Zeichenunterrichts, wie er in den höhern Lehranstalten zu erteilen ist, überhaupt nicht in Frage kommen. Es ist daher auch eine Entbindung von diesem Unterricht und vom Schreibunterricht ebenso wenig wie von andern obligatorischen Lehrfächern vorgesehen. Tritt gleichwhol, wie es nach dem Berichte des Königl. Provinzial-Schulkollegiums vom 30. Mai d. J. in N. vorgekommen, der Fall ein, dass der Erlass die Zeichenübungen auf Grund ärztlicher Erklärungen für einen Schüler nachgesucht wird, so wird der Anstaltslehrer nach seiner Begründung sorgfältig zu prüfen, insbesondere an Schulorten, in welchen ein Spezialarzt für Augenkranke ansässig ist, das Zeugnis eines solchen zu verlangen und mit seinem Berichte den Provinzial-Schulkollegium vorzulegen haben. Das Provinzial-Schulkollegium wird die Ordnung der Schule im Falle der Genehmigung derartiger Gesuche, sei es auf längere, sei es auf kürzere Zeit, dadurch zu schonen wissen, dass damit niemals dem dispensirten Schüler eine Befreiung von der Schulstunde, in welche das Zeichen fällt, zugestanden, vielmehr vorbehalten wird, bei rein theoretischen Unterrichtungen, wie sie im Zeichen wie bei den Uebungen von Auge und Hand hergehen, ihn wie alle Schüler heranzuziehen, sonst aber ihn in einer zweckmässigen, vom Ordinarius festzusetzenden und zu kontrollierenden Weise zu beschäftigen.

Litteratur. 1) **Javal,** Essais sur la physeologie de la lecture. Annal. d'Ocul 1878 und 1879, Bd. 79 und 82. — 2) **R. Blasius,** Die Schulen des Herzogtums Braunschweig. Separatabdruck aus der Deutschen Vierteljahresschrift für öffentl. Gesundheitspfl., 13. Bd., 3. Heft 1881. — Aerztliches Gutachten über das Elementarschulwesen in Elsass-Lothringen. Strassburg 1884, S. 104. — 3) **A. Weber,** Augenuntersuchungen etc., S. 29. — 4) **Leopold Ellinger,** Der ärztliche Landesschulinspektor, ein Sachwalter unserer misshandelten Jugend. Stuttgart 1877. — 5) **Berlin** und **Rembold,** Untersuchungen über den Einfluss des Schreibens etc., S. 11 ff. — 6) **Paul Schubert,** Ueber Heftlage und Schriftrichtung. Zeitschrift für Schulgesundheitspfl., Nr. 2, 1889. Die Proben von Steilschrift aus dem IX. und XVII. Jahrhundert, welche Verf. als Faksimilen aus der Bibliothek des germanischen Museums zusammengestellt hat, sind durch **Kotelmann** (l. cod. No. 5) in seiner Abhandlung: „Wie schrieb man im Mittelalter?“ durch Hinweis auf das Prachtwerk: The illuminated books of the middle ages. (A history of illuminated books from the IV th to te XVII th century by **Henry Noel Humphreys,** London 1844) bestätigt und erweitert worden. Man vergl. auch **W. Wattenbach,** Das Schriftwesen im

*) Die Entwickelung und Gestaltung des Zeichenunterrichts in seinen verschiedenen Richtungen und Formen ist ausführlich dargelegt von H. Merz in K. A. Schmids Encyklopädie des gesamten Erziehungs- und Unterrichtsweseus X. Band S. 560—612 und von G. A. Lindner in seinem encyklopädischen Handbuch der Erziehungskunde S. 994—1003. An beiden Stellen ist auch eine Uebersicht der entsprechenden Fachlitteratur geboten. Darüber, was in Preussen Brauch und Rechtens ist, wird in Wiese-Küblers „Verordnungen und Schriften“ (1886—1888) in den betr. Rubriken Auskunft gegeben.

Mittelalter. Für die Steilschrift hat sich **Schubert** schon im Bayerischen ärztl. Intelligenzblatt 1882, S. 234 ausgesprochen. — 7) **J. Daibler**, Der Schreib- und Körperhaltungsfrage. Ihr jetziger Stand — ihre künftige Lösung. Stuttgart 1889. — Körperhaltung und Schule oder Schreiben und Zeichnen als körperliche Thätigkeit. Stuttgart 1881. — 8) **Soennecken**, Das deutsche Schriftwesen und die Notwendigkeit seiner Reform. Bonn und Leipzig 1881. — 9) **Felix Schenk**, Zur Antiologie der Skoliose etc., S. 15. Verf. hat sich des von ihm konstruierten Apparates zur Untersuchung und graphischen Darstellung der Schreibhaltung bei Schulkindern bedient und dadurch die möglichst zuverlässigen Resultate erzielt. — 10) **A. Stuhlmann**, Der Zeichenunterricht in der Volks- und Mittelschule. Erster Teil. Begründung und Methode. — 11) Das Liniennetz-, Punktnetz- und Stickmusternetz-Zeichnen. Urteile von Augenärzten. Abdruck aus der Zeitschrift des Vereins deutscher Zeichenlehrer. Berlin 1881.

5. Beheizung und Ventilation der Schulräume.

Heizung und Ventilation sind in der Regel verbunden und kommen daher gemeinschaftlich in Betracht. Ventilation bezweckt die Absaugung der verbrauchten Luft durch Luftentziehungskanäle und die Zufuhr von frischer Aussenluft als Ersatz der abgesaugten Luft. Zur Fortbewegung der Luft in Kanälen bedient man sich in der Regel der Temperaturdifferenzen, weit seltner der motorischen Kräfte (Ventilatoren, Wasserdruck). Die Lüftung ist unabhängig von der Heizung und besteht in der direkten Zufuhr der Aussenluft durch offene Fenster und Thüren. Die natürliche Ventilation beruht auf der Wechselwirkung zwischen Aussen- und Innenluft mittels der Porösität der Baumaterialien, sowie auf Undichtigkeit der Fenster und Thüren.

Bei der Heizung ist zunächst die Lokal- und Centralheizung zu unterscheiden.

I. **Lokalheizung.** Sie ist in Schulen wegen der einfacheren und billigeren Anlage am gebräuchlichsten, obgleich sie als Einzelheizung mehr Bedienung als die Centralheizung verlangt. Dagegen kann durch sie die Stubenluft in verhältnismässig kurzer Zeit bis zu einer angemessenen Temperatur gebracht werden. Schwankungen in der Temperatur sind durch eine sorgfältige Ueberwachung der Feuerstelle zu vermeiden. Bei der Anheizung empfiehlt es sich, nicht über 16 Grad C. zu gehen, weil die Temperatur sich erfahrungsgemäss durch die angesammelten Schüler bald bis auf 19 Grad C. (15 Grad R.) steigert, eine Temperatur, die soviel als möglich beizubehalten ist, um extreme Grade nicht aufkommen zu lassen. Während zu kalte Räume den Organismus zur vermehrten Wärmeabgabe nötigen und dadurch schwächend wirken, erzeugt eine zu hohe Temperatur Kongestionen nach Kopf und Brust, welche in mannigfacher Weise Gesundheitsstörungen veranlassen; der vielfach verbreiteten Ansicht, dass glühende Wände von eisernen Oefen den Austritt von Kohlenoxyd als Verbrennungsprodukt gestatten, müssen wir von vornherein entgegen treten, da sie seit Jahren wie eine Tradition die Runde macht. Sie beruht auf einem Missverständnis der Versuche, welche St. Clair-Deville und Troost ausgeführt haben, um nachzuweisen, dass Kohlenoxyd durch glühende Eisenplatten diffundiere, wenn diese einem starken Atmosphärendrucke ausgesetzt werden. Das Gegenteil findet in glühenden Oefen statt; hier kann von keinem Drucke, sondern nur von einer relativen Luftverdünnung die Rede sein; es ist daher absolut unmöglich, dass unter diesen Verhältnissen das Kohlenoxyd als Verbrennungsprodukt diffundiert. [1])

Nur bei unterdrückter Verbrennung und gehindertem Abzuge der Verbrennungsgase nach dem Schornstein kann Kohlenoxyd, wie die Erfahrung hinreichend beweist, in die beheizten Räume austreten. Möglicherweise könnte auch das Verbrennen des mit organischen Substanzen vermengten Schulstaubes an den glühenden Ofenwänden eine minimale Bildung von Kohlenoxyd veranlassen. Ob der Kohlenstoffgehalt des Eisens im glühenden Zustande hierzu beitragen kann, bedarf noch eines genauern Beweises. Diesen Bedenken begegnet man am besten dadurch, dass man überhaupt das Glühendwerden der Oefen nicht aufkommen lässt und dafür Sorge trägt, dass man alle eisernen Oefen mit feuerfesten Steinen auskleidet.

Auf andere Einzelheiten kommen wir noch bei Betrachtung der Schulluft zurück und wenden uns zunächst der Lokal- oder Einzelheizung nach ihren verschiedenen Einrichtungen zu.

a) **Die Kaminheizung.** Sie ist in Schulen nicht anwendbar; auch die von Douglas-Galton empfohlene Modifikation des Kamins als Kaminofen passt für Schulen nicht, ganz abgesehen von dem unsichern Erfolge, den man von der Einrichtung, die Aussenluft durch die Heizgase des Kamins vor ihrem Eintritt in das Zimmer zu erwärmen, zu erwarten hat.

L. W. Leeds[2]) hält die strahlende Wärme eines offenen Feuers für die naturgemässeste Heizung, weil sie die Zimmerwände und die uns umgebenden Gegenstände am sichersten erwärme. Es ist bekannt, dass offenes Koksfeuer zum Austrocknen der Zimmerwände mit Erfolg benutzt wird, indem auch hier die Erwärmung der Zimmerwände hauptsächlich durch Strahlung erfolgt. Die strahlende Wärme kommt auch bei den eisernen Oefen zur Entfaltung, daher sie grade zum schnellen Anheizen der Zimmerräume am geeignetsten sind. Da aber die Wirkung der strahlenden Wärme schneller nachlässt und mithin mehr in einem wärmeren Klima am Platze ist, so bedarf man überall da, wo das Bedürfnis nach anhaltender Beheizung sich zeigt, noch der Erwärmung durch Leitung, wobei die Luft die Wärmeübertragung vermittelt. Zur Erreichung dieses Zweckes bedarf es der Ofenkonstruktion, welcher man in der verschiedensten Form in allen kälteren Klimaten begegnet.*) Weil aber die Luft ein schlechter Wärmeleiter ist, so pflanzt sich die Wärme nur schichtweise fort und ist daher in den

*) Unter dem Namen „Helios" ist neuerdings ein Kaminsystem bekannt geworden, welches aus einem Feuerungskasten — dem sog. Kamineinsatz — und dessen kastenartiger Verkleidung aus Majolika, Terracotta oder Kacheln besteht. Glimmerplatten schliessen nach vorn den Feuerkasten ab, wodurch die

zu beheizenden Räumen nicht gleichmässig verteilt. Die an der Oberfläche des Ofens erwärmte Luft steigt zunächst in die Höhe nach der Decke und fällt, abgekühlt durch die Zimmerwände, wieder auf den Boden zurück, um sich dem Ofen von neuem zuzuwenden. Die Wärme entziehende Wirkung der kalten Zimmerwände macht sich besonders in der Periode des Anheizens geltend und tritt das Gefühl der Erwärmung erst ein, wenn die Abkühlung seitens der Wände weniger lebhaft erfolgt, daher auch beim Beginn des Schulunterrichts dieser Vorgang beendigt sein muss, um nicht die Schulkinder gleich einer zu niedrigen Temperatur auszusetzen. Eine gute Heizvorrichtung sollte erhebliche, 5—6 Grad C. übersteigende Temperaturdifferenzen in den verschiedenen Luftschichten nicht aufkommen lassen.

Zur innigeren Vermengung der kalten und warmen Luftteilchen trägt die Luftzirkulation wesentlich bei, welche durch die Ofenheizung mit Flammfeuer wesentlich gefördert wird, da die zur Verbrennung notwendige Luft Ersatz finden muss. Dies geschieht dadurch, dass auf dem Wege der natürlichen Ventilation, bezw. durch die zufälligen Ritzen und Spalten der Thüren, Fenster etc. Luft von aussen einströmt.

b) **Schüröfen, Kanonen- oder Säulenöfen.** Man hat berechnet, dass die Abführung der Luft durch eiserne Kanonenöfen ungefähr ein Zehntel der Luft eines mittelgrossen Zimmers beträgt. Wir erblicken in diesem Vorgange zwar keine erhebliche ventilatorische Wirkung, weil der grösste Teil dieser Luft der Feuerstelle direkt zuströmt und daher den Insassen der Zimmer weniger zugute kommt, sind aber der Meinung, dass die hierdurch veranlasste Luftbewegung und Absaugung der Luft am Fussboden von sanitärem Belange ist. Von diesem Gesichtspunkte aus sind alle Oefen mit Flammfeuer den sog. Füllöfen vorzuziehen, bei welchen man den Verbrennungsprozess, mithin auch das Zuströmen der Luft zur Feuerstelle möglichst zu beschränken sucht. Kanonen- oder Säulenöfen gebrauchen im allgemeinen mehr Brennmaterial und bedürfen auch einer häufigeren Beschüttung. Die Feuerung kann indes durch das Oeffnen der Feuerthür ebenfalls gemässigt werden; zur Unterhaltung derselben kann jedes Brennmaterial benutzt werden. Mäntel von Eisen, Porzellan, Marmor etc. vermögen ausserdem die strahlende Wärme zu mindern und der ganzen Einrichtung ein ästhetisches Ansehen zu verleihen. Will man in Schulen die Oefen mit Flammfeuer von aussen beschicken, um nicht die Luft durch den Staub des Brennmaterials zu verunreinigen, so kann man im Innern der Schulzimmer eine verschliessbare unter den Rost führende Oeffnung anbringen, welche so lange verschlossen bleibt, bis das Feuer angemacht ist. Dann verschliesst man die Aussenthür des Ofens und öffnet im Schul-

Sichtbarkeit des Feuers beibehalten und die strahlende Wärme entsendet wird, während die zwischen Heizkörper und gitterartiger Verkleidung zirkulierende Luft sich an einem durch die abziehenden Feuergase erhitzten Rohrsystem erwärmt. Die ganze Einrichtung erinnert sehr an die Amerikaner-Oefen.

zimmer den Zugang zur Feuerung, welche nunmehr nur durch Absaugen der Zimmerluft unterhalten werden kann. Als Mäntel für eiserne Oefen werden auch Backsteine benutzt, um gleichzeitig eine grössere Wärmeaufspeicherung zu erzielen. Zu diesem Zweck dient z. B. der sog. Magdeburger Lufterneuerungsofen vom Ingenieur Born, welcher mit einem Mauerkern umgeben ist. In Schulen, in denen er Eingang gefunden hat, wird eine frühzeitige Beschickung desselben erfordert, um beim Beginn des Unterrichts die erforderliche Temperatur im Schulzimmer zu erreichen. Wird diese Bedingung erfüllt, so wird eine angenehme und andauernde Beheizung erzielt. Der Ofen erfordert aber viel Raum und passt daher mehr für grössere Lehrzimmer.

c) Oefen aus Steinplatten oder dickwandigen Kacheln haben den modernen **Kachelöfen** aus Porzellan- oder Majolika-Platten weichen müssen. Letztere werden so lange ihre grossen Vorzüge behaupten, als noch mit Holz oder Kohle geheizt wird. Bei Benutzung von Kohlen muss der Feuerkasten von Eisen sein. Eiserne Heizkasten mit einem Aufsatz von Kacheln kamen früher in den Schulen häufiger vor; sie gewähren als Cirkulieröfen den Vorteil, dass sie schneller als Kachelöfen mit Holzfeuerung angeheizt werden können. Der strahlenden Wärme kann man auch hier durch Auskleidung des Feuerkastens mit feuerfesten Steinen, sowie unter Mitbenutzung eines Ofenschirmes vorbeugen. Letzterer sollte überhaupt in keiner Schule mit Ofenheizung fehlen.

Man hat den Kachelöfen den Vorwurf gemacht, dass sie zur Beheizung grosser Schulzimmer nicht ausreichten. Man kann demselben dadurch begegnen, dass man an der Vorderseite des Kachelofens einen Kokskorb zur Unterhaltung eines offenen Feuers anbringt. Diese Kombination ist äusserst zweckmässig und gewährt die angenehmste Beheizung, welche jedem beliebigen Bedürfnis zu entsprechen vermag.

d) **Eiserne Etagenöfen.** Sie bezwecken eine seltnere Beschickung und grössere Aufspeicherung der Wärme. Der beliebte Wurmbach'sche Ofen hat zwei Aufsätze, einen tiefen, mit feuerfesten Steinen ausgekleideten Heizkasten und einen Schüttelrost nach dem System der Amerikaner Oefen. Der Ofen gestattet die Benutzung jedes beliebigen Brennmaterials. Ein sachverständiger Gebrauch der Regulatoren (Schraubengewinde, Aschenfallthür) bewirkt eine langsamere Verbrennung, nachdem das Brennmaterial bis zur Glut niedergebrannt ist. Es soll dadurch der „Zug“ im Ofen nicht aufgehoben, sondern nur vermindert werden, damit die Temperatur nicht gesteigert wird, sondern in einem dem Bedürfnis entsprechenden Grade beharrt; folglich wird hierbei auch die Beschickung des Ofens seltener nötig. Alle diese Vorteile des Wurmbach'schen Ofens machen ihn bedingungsweise zum Schulgebrauch sehr geeignet, und es haben sich auch schon Lehrer zu Gunsten desselben ausgesprochen. (S. S. 250.)

Alle Ofenrohrklappen, deren unvorsichtiger Handhabung noch viele Menschen zum Opfer fallen, werden durch die Regulatoren überflüssig. Erstere heben den „Zug“ im Ofen ganz auf, wodurch eben dem Kohlenoxyd, dem Produkt der unvollkommenen Verbrennung, Gelegenheit gegeben wird, durch die undichten Stellen des Ofens in Wohn- und Schlafräume auszutreten. Auch durchlöcherte Ofenrohrklappen schützen nicht hinreichend vor dieser Gefahr. Daher ist überall ein Verbot der Heizklappen zu erlassen und streng durchzuführen.

Das Ofenrohr kann an und für sich die Beheizung der Zimmer fördern, wenn es nicht direkt in den Schornstein geleitet, sondern in zweckmässiger Weise zunächst aufsteigt und erst an einer tiefern Stelle in den Schornstein tritt. Die Ofenrohre mit „Patentverschluss“ gestatten eine bequemere Reinigung und vermehren entschieden die Heizfläche, weshalb das sog. Bogenrohr, wenn es sorgfältig verdichtet ist, bei der Lokalheizung von wesentlichem Nutzen ist, weil es eben den Wärmeverlust, der stets bei der direkten Einmündung des Ofenrohrs in den Schornstein unvermeidlich ist, verhütet.

e) **Füllöfen.** Der Pfälzer Füllofen dient hauptsächlich zur Erwärmung grösserer Räume. In neuerer Zeit hat er vielfache Modifikationen erfahren; vorherrschend bleibt aber stets ein senkrechter gusseiserner Feuerkasten, der vollständig mit dem Brennmaterial ausgefüllt wird, um eine langsame und fortgesetzte Verbrennung zu erzielen. Die bekanntesten Füllöfen sind die von Wolpert und Meidinger, welche von oben beschickt werden. Der Wolpert'sche Ofen hat einen Rost und ein System von Röhren, durch welche die Feuergase cirkulieren, bevor sie in den Schornstein austreten. Er bedarf einer sorgfältigen Bedienung und öfteren Reinigung. In Schulen begegnet man weit häufiger dem Ofen von Meidinger, welcher aus mehreren Ringen besteht, von denen der unterste auf einer die Sohle bildenden Eisenplatte ruht und mit einem schräg ansteigenden Halse versehen ist, welcher dem Feuerraume Luft zuführt. Fig. 61. Bei c ist eine Regulierthür angebracht, welche den Zutritt der Luft bewirkt und zugleich zur Entfernung der Asche dient. Der Rauchrohransatz (d) zweigt sich vom obersten Ringe ab, welcher durch einen Deckel geschlossen ist. Bei der Beschickung des Ofens wird derselbe geöffnet. Der innere Cylinder (Füllcylinder) ist mit einem doppelten eisernen Mantel umgeben. Der innere Mantel (a b) ist etwas niedriger als der Ofen und soll hauptsächlich gegen die strahlende Wärme des Ofens schützen, was indes nur unvollkommen erreicht wird. Der äussere Mantel umgibt den Füllcylinder ganz und hat oben einen durchbrochenen Deckel für das Ausströmen der Heizluft, während der Mantelraum unten offen ist und mittels des durchbrochenen Sockels mit der Zimmerluft in Verbindung steht, damit diese unten eintritt und oben erwärmt wieder ausströmt. Die

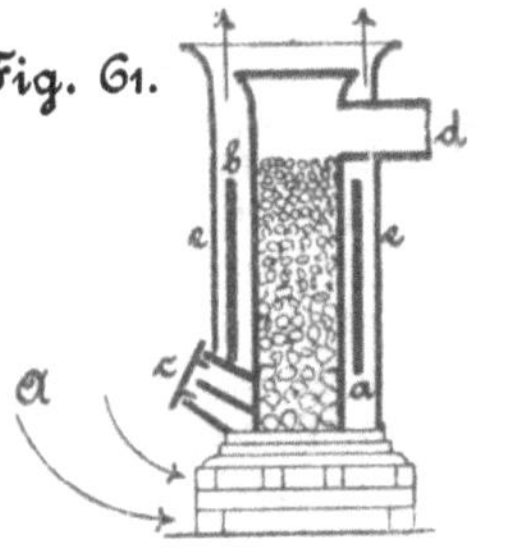

Fig. 61.

Zimmerluft muss die Pfeilrichtung a nehmen; indem dann die Luft am Fussboden durch die wärmere Deckenluft ersetzt wird, entsteht am Fussboden, freilich nur in der nächsten Umgebung des Ofens, eine wärmere Luft. Immerhin wird auf diese Weise eine Cirkulation der Zimmerluft und eine gleichmässigere Verteilung der Wärme hervorgebracht. Diese „Cirkulationsheizung" würde einen noch günstigern Erfolg haben, wenn sie nicht bloss auf die zufällig eintretende Aussenluft angewiesen wäre. Um nun diese Art der Heizung mit wirklicher Lufterneuerung zu verbinden, suchte man auf die Einfuhr reiner Aussenluft hinzuwirken. Zu dem Ende sollte der Regulier-Mantelofen ein Ventilations-Regulierofen werden, indem man von den Umfassungsmauern des Gebäudes aus unter dem Fussboden der Schulzimmer einen gemauerten Kanal bis zum Mantelraum führte, um nach dem Auftriebsystem, wie es bei Centralheizungen üblich ist, die Luft zuzuführen, damit sie sich im Mantelraum des Ofens erwärmt und von hier aus sich im Schulzimmer verbreitet.

Diese Einrichtung findet sich in vielen Schulen in mannigfachen Modifikationen und verdient daher eine nähere Betrachtung, um nach ihrem Werte geprüft zu werden.

Vorausgesetzt, dass der Querschnitt des Kanals und des Mantelraumes nicht zu klein ausfällt, um der Luftzuführung in keiner Weise ein Hindernis zu bereiten, hat der Kanal zur Regulierung der zuströmenden kalten Luft am Sockel des Ofens eine verstellbare Klappe, bei deren Handhabung das Verständnis der absoluten Luftverdünnung, bezw. Luftverdichtung, wie solche durch den Wind erzeugt wird, vorauszusetzen ist. Die Anlage wirkt nämlich nur dann günstig, wenn absolute Windstille herrscht oder der Wind gerade auf die Kanalmündung stösst. In jedem anderen Falle wird die vom Ofen erwärmte Luft der Strasse zugeführt, weil vor dem Kaltluftkanal eine kalte Luftverdünnung entsteht, wenn die bewegte Aussenluft, d. h. der Wind vorüberstreift und die Mündung des Kanals nicht trifft.

Mit diesem physikalischen Gesetze sind selbst nicht alle Lehrer vertraut und zeigen sich daher häufig in der Handhabung der Klappe unbewandert. Erfahrungsgemäss hört man daher auch oft Klagen in den Schulen über die sehr unbeständige Wirkung dieser Anlage; tritt dann nicht selten eine Abkühlung des Zimmers ein, wenn die warme Zimmerluft bei ungünstigem Winde nach aussen entweicht, dann wird die ganze Vorrichtung ausser Betrieb gesetzt und bleibt unbenutzt, wie wir es in Schulen nicht selten beobachtet haben. Trotzdem wird diese Ventilationsanlage stets von neuem empfohlen, weil sie bei der Einfachheit der Einrichtung wegen des geringen Kostenaufwandes und ihrer zeitweiligen guten Wirkung eine gewisse Berechtigung gefunden hat. Soll aber die gute Wirkung nicht in das Gegenteil umschlagen, so muss die fragliche Klappe sehr aufmerksam und sehr sorgfältig nach der Windrichtung gestellt werden. Man hat sich vielfach bemüht, durch besondere Vorkehrungen den Einfluss der ungünstigen Wirkung auf die fragliche Anlage abzuhalten, ohne indes den Zweck zu erreichen. Bei sog. Luftbrunnen, die hauptsächlich bei Zentralheizungen vorkommen, lässt man den horizontal beginnenden gemauerten Luftzuführungskanal sofort in einem rechten Winkel in die Höhe steigen und gibt dem Ganzen eine rundliche Bedachung auf einem Blechgehäuse, welches ein seitliches Eindringen der Aussenluft gestattet. Wir haben uns vielfach von der höchst unregelmässigen Funktion derartiger Anlagen überzeugt; günstig wirken sie nur unter den gedachten Bedingungen. Man hat auch neuerdings eine Abteilung des Kellers zur Anlage des Luftzuführungskanals benutzt, wobei man die Luft durch die Kellerfenster und behufs Reinigung derselben durch grobes Leinen eintreten lässt. Hierdurch wird an dem erwähnten physikalischen Gesetze nichts geändert und es sind uns Fälle bekannt geworden, in denen der Unterricht mehrere Tage hindurch wegen völlig unzureichender Beheizung ausgesetzt werden musste. Es gibt sehr viele Vorkehrungen, welche in ähnlicher Weise die Zuleitung frischer Luft bezwecken, aber von derselben unzuverlässigen Wirkung sind.*)

Den Kaltluftzuführungskanal findet man auch bei den **Amerikaner- und Irischen Oefen**, welche als Regulier-Füllöfen sehr bekannt geworden sind. Die nach dem System Lönholdt konstruierten Amerikaner-Oefen bestehen im wesentlichen aus einem Mantelofen mit Heizcylinder, der eine seitliche Füllöffnung hat und sich auch noch dadurch von dem der gewöhnlichen Füllöfen unterscheidet, dass er in einen Korbrost, dessen Boden ein Schüttelrost ist, endigt. Die Feuerzüge machen einen grossen Umweg, bevor sie in den Schornstein treten. Die gefällige Form dieser Oefen und das durch Glimmerscheiben leuchtende Feuer haben ihnen in den Haushaltungen eine grosse Verbreitung verschafft. Man sollte jedoch nie vergessen, dass allen Füllöfen

*) So gibt es z. B. eine Einrichtung, welche auf dem Prinzip der Porenventilation, d. h. der möglichsten Verteilung der eintretenden Luft beruht. Sie besteht darin, dass in der Frontwand in der Nähe der Decke an jeder Ecke eine Oeffnung angebracht ist, von welcher aus durchlochte Blechröhren rings um die Decke verlaufen, um an die Stelle zurückzukehren, von der sie ausgegangen sind. Ihre Endstücke an der Fensterwand des Zimmers sind ebenfalls an ihrer hinteren Seite mit zwei Reihen Löcher versehen. Uebrigens hat man auch Schiebervorrichtungen für notwendig befunden, um die Röhren ganz oder teilweise abschliessen zu können.

Nach dem System von Tobin in Leeds sollen Metallröhren über dem Fussboden des Zimmers in die Frontmauer eingesetzt werden, um im Innenraum in Manneshöhe über dem Fussboden auszumünden. Auch das Böhmsche Ventilationsystem benutzt die Temperaturdifferenz im Innern des Gebäudes und im Freien, sowie die Bewegung der Aussenluft und zwar mittels der in den Scheidewänden des Gebäudes angebrachten Dach- und Etagenkanäle. Ihre Handhabung erfordert erfahrungsgemäss die grösste Aufmerksamkeit, damit wie bei allen derartigen Einrichtungen die warme Luft im Innenraum nicht nach aussen abfliesst oder die frische Luft in belästigender Weise eintritt.

Ganz zu verwerfen ist das Verfahren, die frische Luft durch einen Mauerschlitz unter dem Fenster eintreten zu lassen, um sie von hier aus nach der Art der Porenventilation mittels feiner Ritze oder Löcher in einer Holztäfelung der Fensterbrüstung in das Schulzimmer eintreten zu lassen.

das Prinzip der langsamen Verbrennung zu Grunde liegt und es stets auf eine geringe Luftzufuhr ankommt, welche für die Insassen der so beheizten Räume insofern verhängnisvoll werden kann, als sie mit einem äusserst geringen Auftriebe der Verbrennungsgase verbunden ist, wobei die Möglichkeit nicht ausgeschlossen ist, dass unter diesen auch das unsichtbare und meist geruchlose Kohlenoxyd in den Zimmerraum austreten kann. Um dieser Gefahr vorzubeugen, dürfte in Schulen ein Regulier-Füllofen mit kontinuierlicher Verbrennung nur dann zur Anwendung kommen, wenn jeder Ofen einen eigenen und ganz fehlerfreien Schornstein hat. Bei einer solchen Anlage kann sogar eine im Keller liegende, nicht dicht schliessende Reinigungsthür des Schornsteins verhängnisvoll werden. Ist gar eine dem Winddrucke (der absoluten Luftverdichtung) unterworfene Schornsteinanlage vorhanden, wenn z. B. ein tieferliegender Schornsteinkopf nicht weit von einem höheren Gebäude entfernt liegt, dann steigern sich die Bedenken gegen die Aufstellung derartiger eiserner Oefen. Uns ist ein Fall von Vergiftung durch Kohlenoxyd bekannt geworden, deren Grund nur in der Schornsteinanlage lag, da die Mündung, der Schornsteinkopf, nicht die Höhe des Dachfirstes erreichte, daher bei einer gewissen Windrichtung der Luftverdichtung ausgesetzt war. Hier hatte ein Amerikaner-Ofen nach Löhnholdt'schem System das Schlafzimmer der Herrschaft und der beiden Dienstmädchen beheizt und bei dem gesamten Personal eine lebensgefährliche Kohlenoxydvergiftung herbeigeführt.

Unter den gedachten Umständen kann schon ein heftiges Oeffnen oder Schliessen der Zimmerthür das Austreten der Verbrennungsgase in das Zimmer veranlassen. Kurz! alle die Nachteile, welche die Funktion einer Schornsteinanlage beeinträchtigen, können auch den Betrieb der kontinuierlich brennenden Füllöfen stören. Kommt noch hinzu, dass bei diesen Oefen die aufmerksamste Bedienung, ein genaues Verständnis der Handhabung der Regulatoren und bei den Amerikaner-Oefen auch ein ausgewähltes Brennmaterial erforderlich ist, so können wir derartige Heizapparate für Schulen nicht empfehlen. Ausserdem muss bei den Amerikaner- und Irischen Oefen, deren Heizraum am oberen Ende nicht direkt zum Rauchrohr führt, stets für einen sehr sorgfältigen Verschluss der Füllöffnung gesorgt werden. Endlich sind alle Zug-Regulierungs-Vorrichtungen auch ausser der Heizperiode stets zu schliessen, falls mehrere Feuerungen in denselben Schornstein münden. (Man vergl. S. 115.) Ist ein Bogen-Ofenrohr an solchen Oefen angebracht, so ist bei schwachem Ofenzuge am oberen Rohrteile leicht Gelegenheit zum Ausströmen der Verbrennungsgase gegeben, wenn nicht für die vollkommenste Verdichtung dieses Rohres Sorge getragen wird.

Bei Füllöfen ist noch eine Vorrichtung zu erwähnen, welche nicht selten vorkommt und eine Absaugung der verbrauchten Zimmerluft bezwecken soll. Es handelt sich um eine Lüftungskapsel, die in einer senkrechten Verlängerung des Rauchrohrs besteht und seitlich drei runde Ausschnitte hat. Treffen durch eine Drehung der Kapsel gegenseitige Ausschnitte auf einander, dann ist die Verbindung des Rauchrohrs mit dem Zimmerraum hergestellt. Diese darf man erst eintreten lassen, wenn das Feuer vollständig im Gange ist, weil anderenfalls das Anmachen des Feuers behindert wird. Grossen Erfolg kann man von dieser Vorrichtung nicht erwarten; auch ist die Gefahr, dass hierdurch „Nebenluft“ im Schornstein entstehen kann, nicht ausgeschlossen (s. S. 111), in welchem Falle der sog. Zug im Schornstein, bezw. der Verbrennungsprozess eine Störung erleiden muss.

Unter der grossen Zahl von Füllöfen werden für Schulen in neuerer Zeit die Schachtöfen von Käufer und Keitel am meisten gerühmt, wobei die Füllung durch einen seitlich angebrachten Schacht bewirkt wird und stets nur ein bestimmter Teil der Kohle dem Feuer zugeführt wird. Sie gehören ebenfalls zu den sog. Ventilationsöfen. Der Keitel'sche Ofen soll die Wärme am gleichmässigsten verteilen und angeblich in der Stunde 1100 cbm frische Luft in das Zimmer einführen. Unter welchen Bedingungen aber letzteres Resultat zu erwarten ist, haben wir oben erörtert.

Die Grösse der Oefen hängt selbstverständlich vom kubischen Inhalt der zu beheizenden Schulräume ab. Vorschriften hierzu werden in der Regel von den Konstrukteuren der betreffenden Fabriken erteilt. In allen Fällen sollte man auch wesentliche, von lokalen Verhältnissen abhängige Momente, z. B. das Brennmaterial, die Lage der Zimmer nach der Himmelsgegend, die Zahl und Grösse der Fenster etc. mit in Anschlag bringen. Der geeignetste Platz zur Aufstellung eines Ofens ist die der Fensterwand gegenüber liegende Längsseite, welche Ofen man auch wählen mag.

Was das Brennmaterial betrifft, so ist man bei den Amerikaner-Oefen nur auf Anthracitkohlen angewiesen; bei den irischen und Retortenöfen sind zusammenbackende Steinkohlen gänzlich zu vermeiden. Der Wurmbach'sche Ofen gestattet jede Art von Brennmaterial. Nusskohlen empfehlen sich aber ganz besonders; Koks sind für Flammfeuer am geeignetsten, wenn es sich um Bewältigung hoher Kältegrade handelt. Bei freier Wahl des Brennmaterials sind auch Briquettes, Braunkohlen und Torf zu verwenden.

Bekanntlich haben verschiedene Länder ihre besonderen Heizsysteme; so sind z. B. in einem grossen Teile der Schweiz noch die grossen gemauerten Oefen, welche von der Küche aus nur mit Holz beschickt werden, gebräuchlich, während in Deutschland bei der Kachelofenheizung das Holz durch die Steinkohle sehr verdrängt worden ist.

II. **Centralheizung.** Je nachdem das Wärme abgebende Medium Luft, Wasser oder Dampf ist, unterscheidet man Luft-, Wasser- oder Dampfheizung.

A. **Luftheizung.** Die bisher üblichen Luftheizungen sind sehr verschieden beurteilt worden. Bevor wir hierauf näher eingehen, erscheint es zweckmässig, die wesentlichen Bestandteile derselben einzeln zu betrachten. Zu denselben gehört:

a) Der Ofen (Calorifère). Die bekanntesten Oefen sind die von Wolpert, Reinhardt und Kelling, welche wegen des häufigeren Ersatzes für durchglühtes Eisen oft kostspielige Reparaturen verlangen. Aus Back- oder Chamottesteinen erbaute Centralöfen speichern die Wärme vortrefflich auf, verlangen aber eine fortdauernde Bedienung, wenn der Brennmaterialbedarf nicht für 24 Stunden auf einmal eingefüllt und entzündet werden kann.

Derartige Oefen haben auch den Nachteil, dass die Heizflächen erst nach längerer Zeit eine Erwärmung der Luft hervorrufen und die Gase wegen des schlechten Wärmeleiters (Chamotte- oder Mauersteine) viel heisser in den Schornstein gelangen, als wenn sie durch dünnwandige Eisenrohre abgeleitet werden. Hieraus folgt, dass ein guter Ofen in seinem unteren Teil aus Mauerwerk für die Aufspeicherung der Wärme und in seinem oberen Teile aus dünnwandigen gusseisernen Röhren zu konstruieren ist. Ein vom Architekten Wuttke konstruierter Ofen besteht aus einem gemauerten und einem eisernen Teile. Der gemauerte Teil, von 6 cbm Mauerwerk erbaut, ist in seinem unteren vom Feuer berührten Teile aus Quarzschiefer hergestellt, um eine wirksame Wärmeaufspeicherung zu bewirken, während der eiserne obere Teil eine schnellere Beheizung der Räume gestattet. Für 1 qm Heizfläche sind 50 cbm Zimmerraum gerechnet.

Der eiserne Teil des Ofens ist mehrere Meter vom Feuerherd entfernt und unzerstörbar, weil er nicht glühend werden kann, wodurch erfahrungsgemäss Reparaturen für eine lange Reihe von Jahren ausgeschlossen werden. Die Dimensionen des Ofens sind so gewählt, dass er nach Entfernung der Roste von einem Arbeiter bestiegen werden kann.

Ein Hauptfehler der meisten Anlagen besteht eben darin, dass die Dimensionen des Ofens zu gering bemessen werden. Beim Wuttke'schen Ofen wird das Brennmaterial wie bei Füllöfen oben angezündet, wodurch eine Bedienung der Roste während der Brennzeit entbehrlich wird. Die Heizfläche besteht somit aus den ca. 20 qm grossen Mauersteinflächen und dem glatten Röhrensystem, welches sich in der Heizkammer verzweigt. Glatte Röhren sind gewählt, weil sie billiger und leichter zu reinigen sind als alle Rippenröhren. Sie sind immer dann zu wählen, wenn mittels der beschriebenen Konstruktion ihr Glühendwerden verhindert ist. Die Feuerung nebst Kohlenkeller liegt unter dem Keller-Fussboden. Muss die Anlage unter dem durchschnittlichen Grundwasserstande errichtet werden, dann ist mittels wasserdichter Ummauerrung das Grundwasser vom Warmluft- und Feuerungsraum abzuhalten. Dann entstehen allerdings Mehrkosten, doch kommen sie mit Rücksicht auf die Vorteile der Tieflage nicht in Betracht.

Die genauere bautechnische Ausführungserklärung müssen wir

dem Architekten überlassen, da die Erläuterung der Einzelheiten hier zu weit führen würde.

b) Kaltluftkanäle. Wir haben schon bei der Mantelofen-Ventilation hervorgehoben, dass es zu den schwierigsten Aufgaben gehört, eine geregelte und ungestörte Luftzuführung in die Schulzimmer herbeizuführen. Ganz dieselben Schwierigkeiten wiederholen sich, wenn mittels des „Auftriebsystems" die kalte frische Luft der Heizkammer zugeführt werden soll.

Unter Heizkammer, Luft- oder Warmluftkammer versteht man den mit feuersicherem Material eingeschlossenen Raum, in welchem der Ofen steht, dessen Feuerungs- und Aschenfallthür stets ausserhalb der Heizkammer liegen muss. Bei schlechten Luftheizungsanlagen begegnet man noch häufig den engen Heizkammern, welche eine Reinigung der Ofen- und Kammerwände sehr erschweren, während bei grossen Heizkammern von etwa 5 Meter Höhe diese leicht zu bewerkstelligen ist. Mittels der in der feuerfesten Decke einmündenden Warmluftkanäle wird die erwärmte Luft zu den zu beheizenden Gebäuderäumen geführt. Dieser Vorgang vollzieht sich

1) nach dem Gesetz der kommunizierenden Röhren, nach dem Auftriebsystem,

2) dadurch, dass die zu erwärmende Luft in die Heizkammer durch irgend eine Kraft eingedrängt wird.

Beide Vorgänge können nur stattfinden, wenn in die Heizkammer ein Kanal führt, welcher beim Auftriebsystem durch den Kaltluftkanal mit der atmosphärischen Luft in Verbindung steht.

Von einer mechanischen oder sog. Pulsionsmethode (von Pulsio, Stoss) kann in Schulen nicht die Rede sein, da ihre Einrichtung viel zu kompliciert ist. Der Kaltluftkanal beim Auftriebsystem führt stets mehr oder weniger Staub den Innenräumen zu, mag es sich um Zentralluft- oder Dampfheizung handeln. Er zeigt sich hauptsächlich an den Ausmündungsstellen der Warmluftkanäle und fällt durch die Schwärzung der Wände auf. Diese ist nicht das Produkt der Verbrennung von organischem Staub, sondern rührt nur davon her, dass ein mit Russteilchen vermengter Staub der Aussenluft sich an den Wänden in grösserer Menge abgesetzt hat. Das einzige wirksame Mittel, dieser Ablagerung des Luftstaubes vorzubeugen, besteht in der Beschaffung einer guten Luftquelle und in der möglichsten Reinhaltung der ganzen Anlage, namentlich der Kanäle und der Heizkammer. Ausser dem Staube kommt beim Kaltluftkanal hauptsächlich die Windrichtung in Betracht, wie wir schon mehrmals angedeutet haben. Man legt deshalb häufig zwei Kanäle in entgegengesetzter Richtung an, um denjenigen zu benutzen, gegen welchen der Wind gerichtet ist, ein vergebliches Bemühen, weil der Wind sich blitzschnell verändern kann und es unmöglich ist, dem Winde entsprechend die Kanalklappen zu öffnen oder zu schliessen. Unregelmässigkeiten in der Beheizung sind die unausbleiblichen Folgen hiervon. Diese Thatsache erkennt auch die Abteilung für Bauwesen im Ministerium der öffentlichen Arbeiten an, deren Gutachten vom Kultusministerium unter dem 12. Dezember 1883 den beteiligten Behörden zur Kenntnisnahme übermittelt worden ist. Hiernach werden mehrere Kaltluftkanäle empfohlen, um je nach der Richtung des Windes den einen oder andern ausser Funktion zu setzen, „da die absaugende Wirkung eines starken Windes den Auftrieb der erwärmten Luft stört und die Temperatur der beheizten Räume herabsetzt.“ [3])

Man sollte meinen, dass eine unparteiische und vorurteilsfreie Ueberlegung dieser thatsächlichen Verhältnisse gern ein Mittel ergreifen würde, welches die Vorteile einer geregelten Luftzufuhr gewährt, wie es beim Wuttke'schen Luftventil der Fall ist. Dasselbe bildet eine Luftzuführungsanlage, in welche der Wind unter allen Umständen eingedrängt wird, indem das Kanalsystem mit Windauffangflächen, welche vom Winde getroffen werden, verbunden und dadurch eine Luftverdichtung für konstante Lufteinpressung erreicht wird. Den wissenschaftlichen Nachweis zu liefern, wie dieser Vorgang sich vollzieht, würde die Grenzen unserer Aufgabe überschreiten; wir müssen daher auf die bezüglichen Schriften, welche hierüber genau Aufklärung geben, verweisen. [1]) Wir heben hier nur hervor, dass diesem Prinzip der Ventilation und Beheizung die Benutzung der Aussenlufttemperatur und hauptsächlich die Uebertragung der lebendigen Kraft der Luftbewegungen in Tension der Luft, sowie eine geeignete Configuration des Luftventils zu Grunde liegt.

Die Ventilationsanlage braucht nicht über Dach in einem besonderen turmartigen Aufbau zu liegen, wie solches bisher nur deshalb stattfinden musste, weil keine Neubauten Gelegenheit zur Einführung des Systems darboten. Kann man beim Entwurf eines Gebäudes schon Rücksicht darauf nehmen, dann ist es weit vorteilhafter und billiger, die Ventilklappen in der Heizkammer anzulegen. Wird nämlich der Fussboden der Heizkammer noch unter den Kellerfussboden vertieft, so kann ein tief belegenes Vorgelege noch ausserhalb der Heizkammer erbaut werden. Man erhält auf diese Weise neben dem Ofen einen Raum, in welchem die Luftventilklappen angebracht werden können, während die Windauffangflächen über Dach anzulegen sind und sich in der Konstruktion von gewöhnlichen Schornsteinköpfen nicht unterscheiden.

In der Regel werden vier besonders konstruierte, dicht anschliessende Ventilklappen nebst den entsprechenden Windauffangflächen erbaut. Bei Windstille, die äusserst selten ist, schweben die Ventilklappen horizontal; sobald aber nur der leiseste Wind weht, senken und heben sie sich wie die Tasten eines Klaviers. Durch ihr ununterbrochenes Spiel überzeugt man sich, wie die Luft beständig hier eindringt, der Wind mag nun wehen, von welcher Seite aus es auch sein mag, und wie häufig der Wind, wenn er z. B. aus Westen weht, dennoch Vertikalklappen öffnet, welche nach Norden oder Süden liegen, weil bekanntlich der

Wind oft von der gedachten Richtung abspringt und von SW. oder NW. aus weht, wenn auch nur sprungweise. Hieraus ergiebt sich die bestimmte Thatsache, dass es unmöglich ist, bei einer Luftheizungsanlage mit Auftriebsystem die störenden Wirkungen des Windes mittels mehrerer Kaltluftkanäle zu beseitigen, weil ihre Funktion nicht jedesmal den Verhältnissen entsprechend reguliert werden kann.

Der Schwerpunkt einer Luftventilanlage besteht dagegen darin, dass je nach der Windrichtung die Ventilklappen sich selbständig öffnen oder schliessen, mittels der geschlossenen Ventilklappen aber der Wind in der Luftkammer gefangen wird, von wo aus die Luft vermöge des „mittelbaren Winddruckes" mittels der Warmluftkanäle in die Gebäuderäume eindringen muss. *)

Der Ausgleich der in der Luftkammer durch die Kraft des Windes in grösserer Dichtigkeit umgestzten Luft mit der weniger dichten Aussenluft und mit der kalten Luftverdünnung, welche an den nicht vom Winde getroffenen, über Dach belegenen Windauffangflächen herrscht, ist wegen der Ventilationsanlage verhindert; die verdichtete Luft ist daher genötigt, mittels der Luftleitungskanäle im Winter in gewärmtem, im Sommer in ungewärmtem Zustande in die Gebäuderäume einzudringen, vorausgesetzt, dass letztere angemessen geschlossen sind. In Privat-Wohnungen haben wir uns davon überzeugt, dass auch in der wärmeren Jahreszeit die Luftzufuhr eine so reichliche war, dass das Bedürfnis, die Fenster zu öffnen, nicht eintrat.

Das „Luftventil" hat in Verbindung mit einer grossen Heiz- oder Luftkammer auch den Vorteil, dass eine Entstaubung der Luft eintritt, weil der Staub in der Luftkammer zu Boden fällt. Auch hinsichtlich der Luftfeuchtigkeit ist die Einführung besonderer Luftbefeuchtungsvorrichtungen entbehrlich befunden worden.

c) Die Warmluftleitungskanäle. Sie dienen der Leitung der warmen Luft in die einzelnen Räume und liegen im oberen Teile der Heizkammer; sie müssen mit besonderer Vorsicht und nach gewissen Erfahrungen nach den entfernt liegenden Räumen geleitet werden. Eine allzuweite horizontale Richtung der Kanäle erschwert die Fortbewegung der Luft sehr; aber man kann nicht sagen, dass die Luftheizung sich nicht für ausgedehnte und vielgeschossige Schulräume eignet, denn auch mittels einer einzigen Feuerung kann durch Anordnung beliebig vieler Heiz- oder Luftkammern, welche durch Heisswasser- oder Dampfspiräle zu erwärmen sind, das grösste Gebäude mit einer Luftheizungsanlage versehen werden. Eine solche Anlage ist natürlich billiger und praktischer, als wenn viele einzelne Feuerstellen für die Heizkammern angelegt werden. Zwei Eintrittsöffnungen für die warme Luft in grossen Zimmern anzulegen, ist zu schwierig und zu kostspielig. Ist Anfeuchtung der Luft erforderlich, zu deren Aus-

*) Das Bestreben der in der Luftkammer verdichteten Luftmasse, sich wieder auszudehnen, nennt man den mittelbaren Druck des Windes.

führung sehr verschiedene Apparate konstruiert sind, so ist dieselbe am zweckmässigsten in der Heizkammer zu bewirken.

Der Wolpert'sche Luftofen, welcher ein ofenartiges Blechgehäuse darstellt und dazu dienen soll, am Deckel die Heizluft eintreten und in der Nähe des Fussbodens austreten zu lassen, empfiehlt sich deshalb nicht, weil sich die frische warme Luft mit der am Fussboden lagernden, bereits verunreinigten kalten Luft vermischt, so dass der Zweck der Ventilation verloren geht.

Was die Temperatur der Heizluft betrifft, so hat die Erfahrung gelehrt, dass eine solche von 38—50° C. (30—40° R.) an der in einer Höhe von 2—2,5 m anzubringenden Eintrittsstelle die angenehmste ist, zu deren Regulierung eine zweckmässige Konstruktion und Bedienung der Feuerstelle von grösstem Belange ist.

Bei einem Ofen nach dem Wuttke'schen Prinzip beträgt die Bedienungszeit für 24 Stunden höchstens eine halbe Stunde, während die Erwärmung der Luft durch die Verbindung von Mauerwerk und eisernen Heizröhren vortrefflich reguliert wird.

d) Die Ventilations- oder Entlüftungskanäle. Sie sind bis über das Dach hinauszuführen und haben zwei Ausmündungsstellen, wovon die eine höchstens 0,5 Meter über dem Fussboden liegt und während der Heizperiode zur Ableitung der verbrauchten Luft benutzt wird. Auch im Sommer kann sie hierzu dienen, weil die verdorbene Luft schwerer als die Aussenluft ist und über dem Fussboden schwebt. Die zweite, unter der Decke angebrachte Oeffnung kann zeitweilig zur Abfuhr einer überheissen oder durch die Beleuchtung verdorbenen Luft verwendet werden, falls die besondern Umstände dies erheischen sollten.

Hinsichtlich der Entlüftungskanäle gelten alle Vorsichtsmassregeln, welche bei der Schornsteinanlage erforderlich sind (s. S. 113). Werden sie mittels eines Küchenschornsteins oder durch eine zweckmässig angebrachte Gas- oder Petroleumflamme erwärmt, dann werden sie auch bei hoher Aussentemperatur und bei sehr schwachem Winde ihre Wirkung entfalten. Falls Temperaturdifferenzen nicht vorhanden sind, so muss die Aufwärtsbewegung der Luft durch den Wind, welcher bei uns fast beständig weht, gesichert werden. Wind- oder Temperaturdifferenzen sind mithin die Bedingungen, unter denen die Luftentziehungskanäle funktionieren. Wird durch den Wind an der oberen Austrittsmündung des Kanals absolute Luftverdünnung bereitet, so eilt die Luft aus dem Kanal zum Ausgleich in dieselbe, vorausgesetzt, dass seine Mündung angemessen liegt und die unerwärmte Luftsäule sich nach dem Verdünnungsherd bewegen kann. Es erhellt hieraus, dass der Kopf des Entlüftungskanals ebenmässig wie bei einem Schornstein so hoch anzulegen ist, dass er unter allen Umständen vom Winde getroffen werden muss.

Die eiserne Platte über der Ausmündungsstelle des Kanals wird hier wie bei einem Schornsteinkopfe eventuell ihre Dienste nicht versagen (s. S. 116). Es ist indes noch zu beachten, dass jeder Luftentziehungskanal einer Luftheizungsanlage etwas kleiner als der Luftzuführungskanal sein muss und erfahrungsgemäss nicht über $^{3}/_{4}$ des letztern betragen darf. Die Geschwindigkeit der Luftbewegung in dem Luftzuführungskanal dürfte eigentlich nur 0,3 M. in der Sekunde betragen, woraus sich grössere Kanaldurchschnitte, als sie bisher üblich waren, ergeben.

Der Querschnitt der Luftzuführungskanäle einer Luftheizungs- resp. Ventilationsanlage berechnet sich in folgender Weise:

Es sei v das in Cubikmeter ausgedrückte Volumen der zu erneuernden Luft, c die in Meter ausgedrückte Geschwindigkeit der durch den Zuführungskanal strömenden Luft, x der zu ermittelnde Querschnitt in Quadratmeter ausgedrückt, und endlich t die in Sekunden angegebene Zeit, innerhalb welcher die Luft des zu ventilierenden Raumes erneuert werden soll. Unter diesen Voraussetzungen strömen in einer Minute durch die Zuführungskanäle c x Cubikmeter Luft, in t Sekunden mithin t c x Cubikmeter. Da dieses Quantum gleich dem der zu erneuernden Luft sein soll, so erhält man die Gleichung

$$t c x = v$$ und daraus

$$x = \frac{v}{t c}$$

Nehmen wir an, um ein Beispiel anzuführen, dass der Inhalt eines Schulzimmers v = 130 Cubikmeter, die Geschwindigkeit der frischen zugeführten Luft c = 1 Meter, die Zeit, innerhalb welcher die Luftmasse erneuert werden soll, t = 1 Stunde = 60.60 Sekunden sei, so finden wir

$$x = \frac{130}{60 . 60} = 0{,}036 \text{ Quadratmeter.}$$

Soll dieser Querschnitt eine quadratische Form haben, so muss eine Seite dieses Quadrats gleich $\sqrt{0{,}036} = 0{,}19$ Quadratmeter betragen.

Bei einem Schulhause wird, um auch bei schwacher Bewegung der Aussenluft während der Sommermonate einen genügenden Luftwechsel zu erzielen, die Geschwindigkeit der Luftbewegung im Zuführungskanal = 0,3 Meter anzunehmen sein. Für diesen Fall findet man, wenn man zugleich einen Schulraum von etwa 8 Meter Länge, 6 Meter Breite und 4 Meter Höhe, folglich einen Inhalt von 192 Kubikmeter voraussetzt,

$$x = \frac{192}{60 . 60 . 0{,}3} = 0{,}18 \text{ Quadratmeter}$$

und demnach die Seite des quadratisch gedachten Querschnitts des Zuführungskanals gleich $\sqrt{0{,}18} = 0{,}42$ Meter.

Aus dem Querschnitt des Luftzuführungskanals berechnet man nun den des Luftentziehungskanals nach der Erfahrung, dass der Querschnitt dieses Kanals $^{3}/_{4}$ des Luftzuführungskanals betragen soll. Es würde also der Querschnitt des Luftentziehungskanals in dem ersten Beispiel betragen $\frac{0{,}036 . 3}{4} = 0{,}027$ Quadratmeter, d. h. der Kanal müsste 0,17 Meter hoch und breit sein. In dem zweiten Beispiel beträgt der Querschnitt des Luftentziehungskanals $\frac{0{,}18 . 3}{4} = 0{,}14$ Quadratmeter, oder der Kanal müsste 0,37 Meter hoch und breit sein.

Für die sog. Cirkulationsluftheizung hat man besondere Kanäle angelegt, welche von der Heizkammer ausgehen und an der Stelle der Einmündung der Warmluftkanäle mit den zu beheizenden Räumen in Verbindung stehen und durch besondere Schieber ausser Thätigkeit gesetzt werden. Man hat sie besonders zur schnellern Anheizung der Schulräume benutzt, um die noch schwach erwärmte Zimmerluft durch die wiederholte Zurückführung in die Heizkammer schneller auf die geeignete Temperatur zu bringen. Dieses Verfahren empfiehlt sich durchaus nicht, da die Schulluft niemals eine vollkommen reine ist, auf dem Cirkulationswege aber schlechter und deshalb zur Einatmung ungeeigneter wird. Die Einwürfe, die man überhaupt gegen die Luftheizung erhoben hat, indem man ihr eine Verunreinigung der Heizluft, zu grosse Trockenheit derselben, so wie eine ungleichmässige Verteilung und schnellen Nachlass der Wärme vorwirft, treffen nur bei einer unzweckmässigen und schlecht konstruierten Anlage zu. Dass die Wuttke'schen Vorkehrungen diese unangenehmen Eigenschaften der Luftheizung nicht aufkommen lassen, können wir aus eigener Erfahrung bestätigen. Auch ist die Anlage billiger als jede andere Centralheizung; mit dem Betriebe sind sogar verhältnismässig weniger Kosten als mit der Lokalfeuerung verbunden.

B. **Wasserheizung**. Nach der verschiedenen Art der Erwärmung des Wassers unterscheidet man

a) Wasserheizung mit Niederdruck mit einer Temperatur von 80° C., in maximo von 100° C. Der Apparat besteht aus einem Heizkessel, welcher mit einem geschlossenen, in den einzelnen Räumen in vielfachen Windungen verlaufenden Röhrensystem in Verbindung steht. Wasseröfen unterstützen die gleichmässige und angenehme Beheizung, bei welcher niemals mehr als eine Temperatur von 20° C. (16° R.) auftritt. Die Anlage ist kostspielig und findet sich bisher nur in reich dotierten höheren Schulen. Neuerdings ist in Berlin von den städtischen Behörden der Beschluss gefasst worden, in allen Schulen statt der „der Gesundheit nicht zuträglichen Luftheizung" Wasserheizung einzuführen.

b) Heisswasserheizung, bei welcher das Wasser in spiralförmig gewundenen Röhren, welche im Feuerraum liegen, bei Mitteldruck auf 130—150° C. erhitzt wird. Das System hat in Schulen noch keine Anwendung gefunden.

C. **Dampfheizung**. Statt Wasser cirkuliert Wasserdampf als Wärmeträger in Röhren, die aus einem Dampfkessel gespeist werden. Nach der Spannung des Wasserdampfes unterscheidet man a) Hochdruck-Dampfheizung, welche man fast nur in langgestreckten Fabrikgebäuden benutzt, und b) die Niederdruck-Dampfheizung, welche in vielen Schulen eingeführt ist.

Zum System von Bechem & Post in Hagen ist ein schmiedeeiserner, teilweise mit Wasser gefüllter Kessel mit direkter Feuerung erforderlich. Röhren leiten den Dampf in gusseiserne Rippenelemente, die übereinander geschraubt werden, um einen zusammenhängenden Dampfraum zu bilden. Jeder Heizkörper besitzt ein Dampfabsperrventil, so dass er unabhängig von den andern aus der Leitung ausgeschaltet werden kann. Ein doppelter eiserner Mantel ist mit einem Isoliermaterial gefüllt und mit einem beweglichen Deckel versehen. Beim Oeffnen des Deckels tritt die von den Rippenheizkörpern abgegebene Wärme in das zu beheizende Zimmer, wogegen bei Schliessung desselben jede Wärmeabgabe an das Zimmer aufhört. Der schwächste Punkt des Systems ist die Ventilation, welche in dem oben erwähnten Auftriebsystem besteht. Erfahrungsgemäss erfolgt auch der Eintritt der frischen Aussenluft in unvollkommener Weise, so dass die Lüftung durch Fenster und Thüren in dieser Beziehung aushelfen muss.

Eine sinnreiche Einrichtung besteht in der Funktion eines selbstthätigen Druck-Regulators. Sind die Zimmer-Heizkörper geschlossen, so findet keine Dampfentwicklung statt; dann bleibt auch der Regulator geschlossen, womit gleichzeitig der Luftzutritt zur Feuerung abgeschlossen wird. Mit dem Oeffnen des betreffenden Heizkörpers öffnet sich gleichzeitig der Regulator und zwar genau im Verhältnis zur Wärmeabnahme. Der normale Druck beträgt 0,10 Atmosphären-Ueberdruck, kann aber nötigenfalls bis zu 0,5 gesteigert werden.[5])

Für Schulen erwächst aus der beliebigen Aufstellung der Heizkörper auch noch der Vorteil, dass sie wenig Raum einnehmen und für jedes Schulzimmer regulierbar sind. Eine Austrocknung der Luft findet wegen der Diffusion der Wandungen der gusseisernen Heizkörper nicht statt; für letztere spricht der Umstand, dass bei dem geschlossenen System noch eine temporäre Speisung des Wasserkessels notwendig wird.

In der Horizontalleitung ist das System nicht beschränkt; betreffs der Höhenleitung ist zu bemerken, dass es in Privatwohnungen bei sehr kalter Witterung erst gegen Mittag gelingt, die Temperatur im zweiten Obergeschoss bis auf 18 Grad C. zu bringen. In Schulen hat man dies weniger beobachtet, weil die versammelten Schüler zur Temperaturerhöhung beitragen. In Schulen hat man dagegen vielfach Klage darüber geführt, dass es bei wärmerer Witterung schwer hält, die Temperatur entsprechend herabzusetzen, namentlich wenn das unbewegliche Oberlicht der Fenster nicht zur Lüftung benutzt werden kann. In solchen Fällen trifft der Vorwurf natürlich weniger das Heizsystem als die unvollkommene Lüftungseinrichtung, obgleich der mit der Heizung verbundene Kaltluftkanal seine Dienste leisten müsste, wenn er sachgemäss funktionierte. Dies ist aber entschieden nicht der Fall, da die gedachten Klagen sich stets wiederholen. Sicher ist ferner die Beobachtung, dass auch in Schulen einzelne Räume sich schwieriger beheizen lassen oder umgekehrt leicht überheizt werden. Hierbei müssen lokale Verhältnisse von Einfluss sein, deren Erforschung Aufgabe des Architekten ist und deren Berücksichtigung schon bei der Anlage des ganzen Systems von vornherein eintreten sollte. Trotz der vielen Vorzüge, welche die Dampfheizung bietet, hört man doch die Direktoren der betreffenden Schulen nicht selten den Wunsch aussprechen, wieder im Besitze der frühern Oefen zu sein.

Prüfung der Heizungs- und Ventilations-Anlagen. Eine zeitweilige Prüfung der Zweckmässigkeit und der Leistungen dieser Anlagen gehört zu den notwendigen Obliegenheiten der die Schule revidierenden Beamten.

Bei der Lokalheizung sind die Oefen auf ihr Material, ihre Form und Einrichtung zu prüfen. Welche Oefen für Schulen geeignet sind, haben wir hervorgehoben. Ob ihre Leistungen zufriedenstellend sind, giebt zunächst die Bestimmung der Temperatur an. Ein Thermometer gehört daher zu den unentbehrlichen Schulutensilien. Aber nicht jedes Thermometer ist hierzu geeignet, es muss vorschriftsmässig justiert und an einem passenden Orte aufgehängt sein, um ein zuverlässiges Urteil über die Temperaturgrade an verschiedenen Stellen des Schulzimmers zu gewähren. Eine zweckmässige Temperatur ist 13° R. oder 16°, höchstens 20° C., besonders wenn sie möglichst gleichmässig verteilt ist. Spezielle Beobachtungen haben ergeben, dass die Zunahme der Temperatur vom Fussboden nach der Zimmerdecke auf jedes Meter Höhe bei Kachelöfen 1,36° C., bei der Cirkulationsheizung 0,80°—1,15° und bei gleichzeitiger Ventilation 0,40°—0,62° C. beträgt. [6]) Eine zweckmässige Cirkulation der Zimmerluft trägt mithin zu einer gleichmässigen Verteilung der Wärme bei. Der strahlenden Wärme soll man die Schüler nicht aussetzen. Dass der für den Ofen geeignetste Platz die der Fensterwand gegenüberliegende Innenwand ist, haben wir bereits erwähnt. Bei der Beschickung der Oefen ist auf die möglichste Reinhaltung des Schulzimmers Bedacht zu nehmen. Füllöfen haben daher insofern einen Vorzug, als ihre Beschickung seltener notwendig wird. Andererseits fordert die kontinuierliche Feuerung besondere Vorsichtsmassregeln, auf deren Wahrnehmung die Schulrevision stets zu achten hat. Bei allen Oefen hat sich dieselbe besonders darauf zu erstrecken, dass sie dicht und unbeschädigt sind, damit keine Verbrennungsgase austreten und die Schulluft verunreinigen. Komplicierte Heizanlagen, welche eine beständige Aufmerksamkeit und Beobachtung in Anspruch nehmen, sind in Schulen zu vermeiden.

Zur bessern Erwärmung der Luft am Fussboden trägt ausser der Cirkulationsheizung auch die Absaugung der kältern Fussbodenluft mittels zweckmässiger Luftentziehungskanäle bei, indem an der Stelle der abgesaugten Luft die wärmere Zimmerluft tritt.

Die Schnelligkeit der Luftbewegung in Ventilationskanälen ist mittels Anemometer zu kontrollieren und seitens der Revisionsbeamten festzusellen. *) Ob die Zuführung der frischen Luft regelmässig erfolgt und nicht umgekehrt die warme Zimmerluft den Weg nach auswärts nimmt, ist namentlich bei der Mantelofen-Ventilation und allen analogen Ventilationseinrichtungen mit dem Auftriebsystem zu untersuchen.

Bei der Centralluftheizung ist das Auftriebsystem noch vorherrschend und bedarf daher überall der sorgfältigsten Prüfung hinsichtlich der Zuführung der Aussenluft, wenn die Funktion der Anlage eine ungestörte sein soll. Dass an die Stelle des Auftriebsystems eine zweckmässigere, selbstthätige, ungestört und fortdauernd wirksame Einrichtung treten kann, haben wir näher dargelegt.

*) Die Anemometer (Windmesser) nach Comtes, Richardson, Recknagel etc. bestehen im wesentlichen aus kleinen Windflügeln, die durch die strömende Luft in Bewegung gesetzt werden.

Die unumgänglich notwendige Lösung der Aufgabe: die Mündung des Luftzuführungskanals so zu legen, dass sie immer vom Winde getroffen werden muss, kann nur mittels des „Luftventils" mit voller Sicherheit erreicht werden.

Was die Luftgeschwindigkeit an den Ausströmungsöffnungen der Heizkanäle betrifft, so muss man sie wiederholt mittels des Anemometers feststellen, damit gewisse Grenzen (0,3 m pro Sekunde) nicht überschritten werden. Aus den Untersuchungen der Berliner Schulen hat sich ergeben, dass die mittlere Luftgeschwindigkeit im Erdgeschosse im Minimum 0,22 m pro Sekunde betrug, im dritten Geschoss aber erheblich zunahm. Mit der grösseren Luftbewegung muss sich auch der Verdunstungsprozess steigern. Die Schnelligkeit nun, mit welcher die Zimmerluft durch die Luftheizung erneuert wird, ist der Grund, dass alle Körper einer schnelleren Austrockung unterliegen, weil die Heizluft das Bestreben hat, überall Wasser bis zur Sättigung aufzunehmen.

Die in der Heizkammer erwärmte Aussenluft wird relativ sehr trocken, ohne an absolutem Wassergehalt zu verlieren, sie wird daher trockner empfunden, als sie thatsächlich ist.

Die hygrometrischen Messungen, die in den Berliner Schulen in Beziehung zum Heizverfahren angestellt sind, haben die Thatsache ergeben, dass bei der Luftheizung die relative Feuchtigkeit bei Anwesenheit von 48 Kindern im Minimum 41 %, bei Anwesenheit von 57 Kindern im Maximum 77 % betrug. Bei Luftheizung mit leerer Klasse betrug das Minimum der relativen Feuchtigkeit 22 %, das Maximum 54 %.

Bei Wasserheizung fand sich bei Anwesenheit von 48 Kindern ein Minimum von 56 %, bei Anwesenheit von 57 Kindern ein Maximum von 86 % relativer Feuchtigkeit, bei Lokalheizung bei 31 Kindern ein Minimum von 62 % und bei 49 Kindern ein Maximum von 89 % relativer Feuchtigkeit. *)

Bekanntlich wird die Luft eines durch Luftheizung erwärmten Zimmers meist trockener empfunden als die Luft eines durch Ofenheizung erwärmten Zimmers von derselben Temperatur, weil bei letzterer die Stubenluft direkt auf die gewünschte Temperatur gebracht wird, ohne dass sie wie bei der Luftheizung vorher erwärmt worden ist. Im Ganzen gestatteten die Berliner Untersuchungen den Schluss, dass bei der Luftheizung die Luft bei gefüllten Klassen feuchter ist als bei leeren Klassen und dieses Mehr von der ausgeatmeten Luft herrührt, was noch bestimmter dadurch bewiesen wurde, dass in einem Falle die aus dem Hauptkanale austretende Luft 52,1 %, in der Klasse selbst aber 65 % relativer Feuchtigkeit zeigte. **)

Das Wasserquantum, welches mittels der Exspiration aus-

*) In Privatwohnungen beträgt bei Ofenheizung die relative Feuchtigkeit fast konstant 50—60 Grad.

**) Es ist zu bemerken, dass in den Berliner Schulen durchschnittlich auf jeden Schüler 3,1 bis 3,7 cbm Luftraum und 0,8 bis 0,9 qm Grundfläche kommen.

geschieden wird, ist nach den verschiedenen Konstitutionen sehr verschieden und gerade wie die Kohlensäure-Ausathmung von mannigfachen Faktoren abhängig; man kann daher nur Durchschnittswerte angeben. So nimmt man an, dass bei Erwachsenen während eines ruhigen Verhaltens in 24 Stunden die Wasserausscheidung durch die Lungen circa 800—900 g beträgt; bei einem Schüler kann daher durchschnittlich die Hälfte davon, etwa 400 g in 24 Stunden, angenommen werden. Während eines vierstündigen Aufenthalts in der Schule würde die durch Lunge und Haut ausgeschiedene Wassermenge rund mit etwa 70 g zu berechnen sein. 60 Kinder würden bei einer solchen Voraussetzung während dieser Zeit 4200 g, gleich 4,2 Liter Wasser in Dampfform abgeben. In Anbetracht dieser Thatsache werden die Feuchtigkeitsverhältnisse der Schule der Gegenstand fortgesetzter Untersuchungen bleiben müssen; es wird daher auch die Aufgabe der Schul-Revision sein, auf deren Beziehung zu den verschiedenen Heizmethoden ihre Beobachtungen auszudehnen. Bei Luftheizung kommt es wesentlich auf die Reinheit der einzuführenden Luft an; Schwärzungen an den Einströmungsstellen der Heizluft sollten so wenig als möglich vorkommen. Die Revision hat deshalb die Luftquelle stets im Auge zu behalten und darauf zu achten, dass bei der Entnahme der Aussenluft beim Auftriebsystem alle Vorsichtsmassregeln beobachtet werden.

Die Geschwindigkeit, mit der die Luft in einem gegebenen Kanale sich fortbewegen muss, wenn derselbe in einer bestimmten Zeit einem Schulzimmer eine bestimmte Menge Luft zuführen soll, findet man durch eine einfache Berechnung. Man dividiert die Menge der in einer Zeiteinheit, z. B. in einer Sekunde zuzuführenden Luft, in Cubikmeter angegeben, durch den in Quadratmeter gegebenen Querschnitt des Zuführungskanals; der Quotient ist die gesuchte Geschwindigkeit in Meter ausgedrückt. Sollen z. B. 60 cbm Luft in einer Stunde oder $\frac{60}{3600} = 0{,}01667$ cbm in einer Sekunde durch einen 20 cm breiten und hohen Kanal zugeführt werden, so muss die Luft in demselben eine Geschwindigkeit von $\frac{0{,}01667}{0{,}20 \times 0{,}20} = 0{,}417$ m oder nahezu 0,5 m in der Sekunde haben.

Ist der Kanal 12 cm hoch und breit, so beträgt der Querschnitt $0{,}12 \times 0{,}12 = 0{,}0144$ Quadratmeter. Mithin muss die Geschwindigkeit der Luft in diesem Falle $\frac{0{,}01667}{0{,}0144} = 1{,}158$ m gross sein.

Ob die Luft diese Geschwindigkeit wirklich hat, lässt sich indes nur durch das Anemometer kontrollieren.

Die natürliche Ventilation vollzieht sich um so leichter, je grösser die Temperaturdifferenzen zwischen Aussen- und Innenluft sind. Die Porosität der Mauern, namentlich des Mörtels hat auf die gewöhnlichen Wohnungen wegen der grossen Verbreitung der Tapetenbekleidung der Wände einen geringen Einfluss; dagegen ist dieser Einfluss in Schulen, wo letztere fehlt, nicht zu unterschätzen, vielmehr fordert er dringend dazu auf, die Bedingungen, welche die natürliche Ventilation fördern, thunlichst zu erfüllen. Zu diesen gehört hauptsächlich eine vollständige Trockenheit der Wände, ein kräftiger Luftstrom, welcher möglichst direkt die Wände der Schulräume trifft, ferner eine zweckmässige innere Anlage des Schulhauses, welche eine grosse Berührungsfläche der Zimmerwände mit der freien Atmosphäre darbietet. Dies ist der Fall, wenn die grösste Dimension der Zimmer der Aussenwand parallel geht und die Mehrzahl der Schulzimmer auf einen einseitigen Korridor münden, so dass die gegenüberliegende Seite unmittelbar auf den Schulhof hinausgeht und eine den Luftwechsel erheblich begünstigende Fensterwand darstellt (Man vergl. S. 96).

Vollständiges Oeffnen der Thüren und Fenster während der Unterrichtspausen sollte nie versäumt werden, auch während des Winters nicht, da es auf eine energische Lüftung ankommt, wobei man einen geringen Wärmeverlust ohne Nachteil erleiden kann. Es ist nicht zu leugnen, dass auf beiden Seiten der Schulzimmer belegene Fenster den Effekt ganz bedeutend steigern werden.

Eine wichtige hygienische Regel besteht aber darin, sofort nach dem Schlusse der Schule alle Fenster und Thüren zu öffnen und bis zum Beginn der Schule offen stehen zu lassen, da nur auf diese Weise die Schulzimmer gründlich gelüftet werden können, eine Regel, die nicht nur bei herrschenden epidemischen Krankheiten, sondern immerfort zu beobachten ist. Es gehört dazu die unerlässliche Bedingung, dass die Fenster sehr leicht und vollständig sich öffnen lassen.

Die Fenster während des Unterrichts zu öffnen, kann in der kälteren Jahreszeiten bei Schülern, welche denselben zunächst sitzen, leicht Anlass zu Erkältungskrankheiten geben. Sehr geeignet sind die bereits S. 169 beschriebenen Vorkehrungen zum Oeffnen des Oberfensters, welche auch während des Unterrichts vielfach mit dem besten Erfolge benutzt werden können.

Bei den **Glasjalousien**, die man statt der Fensterscheiben einsetzt, geht der Luftzug mehr nach unten und kann die Schüler unangenehm berühren. Entgegengesetzt angebrachte Jalousien an den Fenstern und Thüren erzeugen einen Zug, der oft nachteilig einwirkt, übrigens auch thatsächlich selten in volle Wirksamkeit gesetzt wird, wie man wenigstens in den Schulen, in denen eine solche Einrichtung besteht, wahrnehmen kann. Wir stimmen nicht der Ansicht bei, dass „ein wenig Zug" für Schulkinder nicht schädlich sei, da sie an „Zug" gewöhnt werden müssten. Was aber Vielen nicht schädlich ist, hat bleibenden Nachteil für Andere. Indess ist nicht zu bestreiten, dass wir Deutschen im Vergleich mit den Engländern und Romanen viel zu ängstlich und empfindlich gegen „Zugluft" sind. Aber die Besserung durch Gewöhnung kann der Schule nicht zugemutet oder aufgebürdet werden, solange es Gewohnheit im Hause bleibt, mehr als gut ist Fenster und Thüren geschlossen zu halten. Auch hier ist ein Zusammengehen von Haus und Schule nötig.

Litteratur. 1) **Hermann Eulenberg,** Gewerbehygiene S. 346. — 2) **L. W. Leeds,** a treatise on ventilation. New-York 1871. S. 34. -- 3) **K. Schneider** und **G. v. Bremen,** Das Volksschulwesen im preussischen Staate. 3. Bd. Berlin 1886. Im 1. Bd. S. 682 findet sich das Gutachten abgedruckt. — 4) **Otto Wuttke,** Ueber natürliche Ventilation mittels selbstthätigen Luftventils. Ein Vortrag. Berlin 1881. -- Erläuterungen zu meinem Ventilationssystem. In Eulenberg's Vierteljahresschrift f. gerichtl. Mediz. u. Sanitätswesen N. F. Bd. XL, 2. Heft, 1884. — Centralluftheizungsanlagen ohne Beiordnung von CentrifugalVentilen. Berlin, Seidel'sche Verlagsbuchhandlung. - **Arthur König,** Ueber das Wuttke'sche Ventilations- und Heizungssystem. In Eulenberg's Vierteljahresschrift Bd. XL, 1. Heft, 1884. — 5) **Bechem** und **Post,** Das neue Dampfheizungs-Verfahren. Deutsches Reichspatent. Hagen, Druck von Riesel & Comp. — Bericht über die allgemeine deutsche Ausstellung auf dem Gebiete der Hygiene und des Rettungswesens. Berlin 1882 - 1883. Herausgegeben von **Paul Börner.** III. Bd. herausgegeben von **H. Albrecht.** S. 129 bis 212. Breslau, Verlag von Schottländer. 1886. — 6) Bericht über die Untersuchung der Heizungs- und Ventilationsanlagen in städtischen Schulgebäuden in Bezug auf ihre sanitären Einflüsse, erstattet im Auftrage des Magistrats zu Berlin. Berlin 1879.

D. Schulluft.

Die Untersuchung der Schulluft und die Sorge für ihre Reinerhaltung gehört zu den wichtigsten Aufgaben der Schulgesundheitspflege. Sie hat den Nachweis zu liefern, wie es sich mit dem Gehalt der Schulluft an Kohlensäure und oxydabeln organischen Stoffen verhält, ob nicht die Heizung, eventuell die künstliche Beleuchtung zur Verunreinigung der Schulluft beiträgt, ob sich die Feuchtigkeitsgrade in normalen Grenzen bewegen und ob und inwiefern Massregeln in hinreichendem Masse getroffen sind, um den Schulstaub thunlichst zu bekämpfen. Kurz, die Reinheit der Luft und des gesamten Schulraums bildet den Krystallisationspunkt, um den sich alle Anordnungen für das Gesundheitswohl der Schüler gruppieren müssen.

Die Kohlensäure in der Schulluft. Ausser den wässrigen Ausscheidungen durch Lunge und Haut ist die Respirations-Kohlensäure in der Schulluft längst der Gegenstand vielfacher Beobachtungen gewesen. Obgleich die Haut noch Stoffe, die in gesundheitlicher Beziehung beachtenswerter sind, ausscheidet, so ist doch deren Nachweis weit schwieriger und hat man sich deshalb genötigt gesehen, hauptsächlich die Respirations-Kohlensäure als Massstab für eine verunreinigte Schulluft gelten zu lassen, zumal die durch die Haut ausgeschiedene Kohlensäure nur den hundertsten, höchstens den achtzigsten Teil der Lungen-Kohlensäure beträgt.*) Es hat keinen praktischen Wert, die Untersuchung der Schulluft auch auf ihren Gehalt an Sauerstoff und Stickstoff auszudehnen. Der Nachweis dieser Gabe nach der Methode von Dumas, Boussingault, Regnault u. Bunsen gehört in das Gebiet der analytischen Chemie und ist nur von einem Chemiker von Fach zu liefern. Ausserdem sind die Schwan-

*) Aubert hat die Menge der auf der ganzen Körperfläche ausgeschiedenen Kohlensäure auf 25 g in 24 Stunden berechnet. Hoppe-Seyler (Allgem. Biologie II. Abth. S. 581, Berlin 1877), glaubt annehmen zu sollen, dass die Haut-Kohlensäure vielleicht durch Fäulnis entstehe. Hautpartien, die nicht gewaschen wurden, zeigten einen Gehalt von Leucin, Tyrosin, Buttersäure und Ammoniak, von denen nur die beiden letzten Substanzen (durch Zersetzung von Harnstoff) aus dem Schweisse herrühren konnten. Jedenfalls geht hieraus hervor, dass gerade die Hautperspiration bei vernachlässigter Reinlichkeit sehr wesentlich zur Verunreinigung der Luft in geschlossenem Raume beitragen kann, eine Erfahrung, welche für die Empfehlung der Schulbäder spricht.

kungen im Sauerstoffgehalt der atmosphärischen Luft gering. Selbst in sehr schlecht ventilierten Räumen wird keine beträchtliche Erniedrigung desselben angetroffen. Diese kommt nur unter Verhältnissen vor, von denen in Schulen keine Rede sein kann. In der Exspirationsluft ist der Gehalt an Sauerstoff und Stickstoff denselben Schwankungen wie der Kohlensäuregehalt unterworfen. Für die Beurteilung der Schulluft und ihre Reinheit ist die Kohlensäure in erster Linie massgebend und zwar umsomehr, als ihr Nachweis keinen erheblichen Schwierigkeiten unterliegt.

Dass die Kohlensäure aber nicht allein, sondern nur in Verbindung mit den in der Luft befindlichen organischen Stoffen das schädliche Moment bedingt, ist wohl selbstverständlich und nur von diesem Gesichtspunkte aus hat auch v. Pettenkofer, der zuerst diesen Weg der Untersuchung der Luft im geschlossenen Raum eingeschlagen hat, die in bewohnten Räumen angesammelte Kohlensäure als Index für die Verunreinigung einer solchen Luft angesehen. Nach ihm haben zunächst Baring, Breiting und Andere diese Untersuchungen auf die Schulluft ausgedehnt und bewiesen, dass der Kohlensäuregehalt mit dem längern Aufenthalt der Schüler wächst und von 2,21 ‰ bis zu 9,36 ‰ sich steigern kann. In einer Volksschule stieg er sogar über 12 pr. Mille. [1])

Vergleichende Untersuchungen über den Kohlensäuregehalt in der Aussenluft, in Souterrains und im geschlossenen Raum hat Uffelmann [2]) ausgeführt; nach seinen Beobachtungen soll nun der Kohlensäuregehalt der Aussenluft und der Luft in Souterrains kein sicherer Wertmesser für die Reinheit oder Unreinheit der Luft sein. In bewohnten Räumen des Erdgeschosses und der Obergeschosse dagegen fand er eine gleichmässige Steigerung des Gehaltes an Kohlensäure und an oxydabeln organischen Stoffen. Diese Beobachtung muss sich überall da wiederholen, wo Menschen mit ihren Respirations- und Perspirationsprodukten in einem geschlossenen Raume verweilen.

Im Universitäts-Laboratorium zu Rostock, welches eine Grösse von 240 kbm, 4 hohe Fenster, zwei durchbrochene Lüftungsfenster und einen Abzugskanal für verbrauchte Luft hat, fand Uffelmann an 5 Vormittagen, als sich keine Studenten darin befanden, einen Kohlensäuregehalt von 4,98 ‱ bis 5,24 ‱. Nach einer einstündigen Vorlesung mit 10 Studenten betrug der Kohlensäuregehalt 12,48 bis 13,00 ‱, nach Ablauf von 2 Vorlesungen (mit 22, resp. 10 Studenten), zwischen denen die Thür und ein Fenster 15 Minuten lang geöffnet gewesen waren, war er bis zu 23,12 resp. 21,28 ‱ gestiegen, hatte sich also um mehr als das Vierfache des normalen Gehaltes vermehrt. In Schulen beobachtet man bekanntlich fast immer eine ähnliche Steigerung des Kohlensäuregehaltes. Im allgemeinen kann man annehmen, dass derselbe bei unterlassener Ventilation am Ende der ersten Unterrichtsstunde 3—4 ‰ beträgt und am Ende der dritten und vierten Stunde auf 6—8 ‰ steigt, wenn auch der Luftraum für jeden Schüler ein günstiger ist. Der Unterschied zwischen der

Kohlensäure-Ausscheidung eines Erwachsenen und eines jungen Schülers ist kein erheblicher, denn er beträgt durchschnittlich ein Drittel, höchstens die Hälfte. Der Grund hiervon liegt an dem lebhaften Stoffwechsel in der Kindheit, der sich bei Knaben und Mädchen ziemlich gleich bleibt. Bei Erwachsenen hat man die Menge der Lungenkohlensäure mit 4,3 Vol.-Prozent in der Ausatmungsluft berechnet, obgleich derselbe aus verschiedenen Gründen sehr variabel sein muss. Ausser der Lufttemperatur, der Ernährung, dem lebhafteren oder langsameren Stoffwechsel kommt es namentlich auf die Anzahl und Tiefe der Atemzüge an. Wenn man in Schulen fast regelmässig nach dem Gesangunterrichte*) eine Vermehrung der Kohlensäure beobachtet hat, so ist dieselbe mit Bestimmtheit auf die tiefern Atemzüge beim Singen zurückzuführen. Nachmittags hat man in der Regel flachere Atemzüge als am Vormittage. Es kann sich daher bei Bestimmung der Kohlensäure-Ausscheidung durch die Lungen bei jeder Exspiration nur um Durchschnittszahlen handeln; v. Pettenkofer nimmt rund 4 Vol.-Prozent an. Nach Vierordt beträgt die Menge der Lungenkohlensäure 4,5 Vol.-Proz., während Speck in seiner Exspirationsluft 3,33—5,43 Vol.-Prozent nachgewiesen hat. Bei unseren eigenen Versuchen betrug sie im Maximum nur 3,5 Vol.-Prozent.

Geht man von der Annahme aus, dass ein Erwachsener in 1 Minute 16 Atemzüge macht und jede Exspiration 300—400 cbcm beträgt, so atmet er in einer Stunde bei 300 cbcm 288 000 cbcm = 288 Liter, bei 400 cbcm 384 000 cbcm = 384 Liter Luft aus.**) In dieser Exspirationsluft finden sich, wenn man der Berechnung 4,3 Vol.-Prozent zu Grunde legt, 12,4 resp. 16,5 Liter Kohlensäure. Man hat daher die Durchschnittszahl von 15 Liter Kohlensäure angenommen, die in einer Stunde ausgeatmet werden.

Eine Aufgabe der Ventilation wird es daher sein, Kohlensäure, Wasserdampf und andere Ausscheidungsstoffe, die sich allmählich in dem Schulzimmer ansammeln, nach aussen abzuführen und an Stelle der verbrauchten Luft frische Aussenluft einzuführen.

Bei Berechnung der Ventilationsgrösse wird man den sichersten Weg gehen, wenn man, wie schon erwähnt, derselben die in der Schulluft vorhandene Menge von Lungenkohlensäure zu Grunde legt, da sie unter den Auswurfsstoffen die unveränderlichste Grösse repräsentiert. Wenn man im allgemeinen für Erwachsene 60—75 cbm, demgemäss für Schüler in den Elementarschulen 30 und in höheren Schulen 50 cbm Luft pro Kopf und Stunde als eine ausreichende Ventilationsgrösse betrachtet hat, so handelt es sich nur um eine Annahme, die vielen Einschränkungen unterliegt und nur auf praktischer Erfahrung beruht.

Man muss sich zunächst über die Frage einigen, was man

---

*) Dies ist auch beim Turnunterricht in der Halle zu beachten. In der Monatsschrift für das Turnwesen (1887 Heft 2 S. 58) ist von uns darauf hingewiesen, wie wichtig bei Vornahme von Turnübungen die Einatmung guter Luft und wie sehr also auf stete Lüftung der Turnhallen zu achten sei.

**) In einer Minute 4800 cbcm = 4,8, resp. 6400 cbcm = 6,4 Liter.

unter Reinheit der Schulluft versteht. Einige verlangen einen Kohlensäuregehalt in Schulen, welcher ungefähr der Kohlensäure der atmosphärischen Luft entspricht und gleich 0,5, höchstens 0,7 pr. Mille angenommen wird. Andere gestatten 2,4 und sogar 5 p. M., während v. Pettenkofer 1 pr. M. für den äussersten Grenzwert hält, eine Ansicht, die am meisten Zustimmung gefunden hat.

Diejenigen, welche eine grössere Kohlensäuremenge gestatten, berufen sich auf das Gesetz der Angewöhnung an schädliche Einflüsse und schliessen hieraus, dass auch eine kohlensäurereichere Luft während des zeitweiligen Aufenthalts in der Schule ohne nachhaltigen Schaden würde ertragen werden. Dieses Gesetz dürfte höchstens auf Lehrer Anwendung finden, die in einer langen Reihe von Jahren unempfindlich gegen eine Schulluft geworden sind, welche von jedem anderen, der während des Unterrichts in das Schulzimmer tritt, sehr oft als eine mephitische empfunden wird, wenn die Ventilation vernachlässigt worden ist.

Dass der Schulbesuch aus blühenden Kindern blasse und kränkelnde schaffen kann, ist eine bekannte Thatsache, deren Grund jedenfalls zu einem guten Teil auf die Unreinheit der Schulluft zu schieben ist. Ganz besonders kann man diese Beobachtung bei zarten und sensiebeln Kindern machen; denn die Lungenkohlensäure ist ein Auswurfsstoff, der in Verbindung mit andern Exspirations-Exkreten auf verschiedene Individuen auch eine verschieden nachteilige Wirkung äussert und sich sehr wesentlich von der blossen Kohlensäure, die nur aus Sauerstoff und Kohlenstoff besteht, unterscheidet. In sanitärer Beziehung würde man immerhin am sichersten verfahren, wenn man den Kohlensäuregehalt in den Schulstuben mittels der Zufuhr von frischer Luft so regeln könnte, dass er 0,5 p. M. nicht überstiege. Je nachdem man nun von verschiedenen Grenzwerten und von verschiedenen Voraussetzungen hinsichtlich der Kohlensäure-Ausscheidung ausgeht, gestaltet sich auch die Ventilationsgrösse verschieden.

Nimmt man z. B. mit v. Pettenkofer an, dass 12 Liter Kohlensäure und 300 Liter Luft in einer Stunde ausgeatmet werden, dass ferner die ausgeatmete Luft 40 pr. M. (4 Vol.-Prozent) und die freie Luft 0,5 pr. M. Kohlensäure enthält, so würde, falls die Zimmerluft nicht mehr als 0,7 pr. M. Kohlensäure enthalten soll, der Mensch im geschlossenen Raum $\frac{40}{0,7-0,5} = \frac{40}{0,2} = \frac{400}{2} = 200$ mal so viel frische Luft bedürfen, als er ausgeatmet hat. Bei einer stündlichen Ausatmung von 300 Liter Luft würde daher eine stündliche Zufuhr von 60000 Liter = 60 Cubikmeter Luft erforderlich sein. Auf 1 Liter Luft kommen in diesem Falle $\frac{60}{12} = 5$ cbm Kohlensäure. Nimmt man aber an, dass 15 Liter Kohlensäure in 1 Stunde ausgeatmet werden, so steigert sich die Ventilationsgrösse, weil 15 . 5 = 75 cbm Luft pro Kopf und Stunde erforderlich sind. Natürlich wird diese Zahl noch grösser, wenn man statt 300 Liter 400 Liter in einer Stunde ausgeatmeter Luft annimmt. Soll ein Grenzwert von 0,8 p. M. Kohlensäure nicht überschritten werden, so würden bei der Annahme, dass 12 Liter Kohlensäure stündlich ausgeatmet werden, 40 cbm, bei 15 Liter Kohlensäure aber 50 cbm Luft stündlich zuzuführen sein.

Geht man bei Berechnung des Pettenkofer'schen Grenzwertes von 1 pr. Mille davon aus, dass stündlich 300 Liter Luft und 12 cbm Kohlensäure ausgeatmet werden, so ergiebt sich, dass $\frac{40}{1-0,5} = \frac{40}{0,5} = \frac{400}{5} = 80$ mal so viel frische Luft, als man ausgeatmet hat, zugeführt werden muss. Bei 300 Liter ausgeatmeter Luft sind mithin 24000 Liter = 24 cbm, bei 400 Liter aber 32000 Liter = 32 kbm zuzuführen. Auf 1 Liter Luft kommen bei 300 Liter stündlicher Ausatmung $\frac{24}{12} = 2$, bei 400 Liter $\frac{32}{12} = 2,66$ cbm Kohlensäure. Bei 15 Liter Kohlensäure in der Stunde würden daher bei 300 Liter ausgeatmeter Luft 15 . 2 = 30 cbm, bei 400 Liter 15 . 2,66 = rund 40 cbm Luft zuzuführen sein.

Aus diesen Beispielen ersieht man deutlich, wie verschieden die Ergebnisse sind, je nachdem man der Berechnung verschiedene Voraussetzungen zu Grunde legt. Bei den vielfachen Faktoren, durch welche die Menge der Kohlensäureausscheidung beeinflusst wird, muss man sich überhaupt mit Durchschnittszahlen begnügen. Betreffs der Exspirationsluft sind sie in Schulen am zweckmässigsten mit 15 Liter Kohlensäure und 400 Liter Luft in der Stunde festzusetzen, um hiernach die erforderliche Ventilationsgrösse zu bemessen.

Bei der grossen Verschiedenheit des Ventilationsbedürfnisses erfordern die konkreten Fälle eine besondere Berücksichtigung, und es ist daher unmöglich im allgemeinen eine bestimmte Ventilationsgrösse anzunehmen.

Am zuverlässigsten ist das Verfahren, von dem in den verschiedenen Schulen wirklich gefundenen Kohlensäuregehalt auszugehen und alle Momente aufzusuchen, welche hierauf Einfluss haben, um in jedem konkreten Falle ermessen zu können, wie erheblich die Ventilationsgrösse sein muss, um eine zufriedenstellende Reinheit der Schulluft von 0,07 bis 1 pro M. zu erhalten. Die Anforderungen an dieselbe sind freilich, wie wir bereits oben bemerkt haben, verschieden; will man aber dieselben nicht zu hoch steigern, so kann man sie auf den Pettenkoferschen Grenzwert von 1 pr. Mille beschränken, zumal es in einer dicht besetzten Schule kaum ausführbar sein wird, ihren Gehalt an Kohlensäure so zu vermindern, dass sie während der ganzen Unterrichtszeit der Kohlensäuremenge in der atmosphärischen Luft entspricht. Es kommt hinzu, dass die bisherigen Ventilationseinrichtungen nicht ausreichen, um das geforderte Quantum frischer Luft mit mathematischer Genauigkeit zuzuführen und alle Einflüsse, welche hierbei störend einwirken, fernzuhalten. Zu diesen gehören auch die verschiedenen Arten der Ventilation, die Heizung und künstliche Beleuchtung etc. So hat z. B. Rietschel die Wirkung der Heizung und die Ventilationsanlage in mehreren königlichen Gymnasien Berlins hinsichtlich ihren Kohlensäuregehaltes untersucht. Bemerkenswert ist namentlich die Klasse Sexta B des Friedrich-Wilhelms-Gymnasiums mit 155,6 cbm Luftraum und 3 cbm pro Kopf. Hier findet sich Kachelofenheizung ohne jede Ventilation. Thüren und Fenster blieben sowohl während der Untersuchung, als auch während der Unterrichtspausen geschlossen. Es wurde zu verschiedenen Tageszeiten ein Kohlensäuregehalt in maximo von 9,7 pr. M. und ein mittler Gehalt von 5,55 pr. M. nachgewiesen.

In Klasse Sexta B. von 164 cbm Luftraum und 2,83 cbm pro Kopf des Wilhelm-Gymnasiums befindet sich Wasserheizung und Ventilation mittels Fenster- und Thürjalousien; während der Unterrichtspausen blieben die Thüren geöffnet. Hier betrug das Maximum des Kohlensäuregehalts 4,8, der mittlere Gehalt 2,55 pr. M. War der Betrieb der Ventilationsanlage mangelhaft, so stieg sofort der Kohlensäuregehalt.

Klasse Sexta A. mit 253,58 cbm Luftraum und 4,61 cbm pro Kopf des Louisen-Gymnasiums hat Luftheizung mit Luftableitung nach dem Dachboden, wo ein Aspirationsschacht die Luft nach aussen führt. Beim regelmässigen Betriebe dieser Anlage betrug das Kohlensäure-Maximum 1,9, der mittlere Gehalt 1,45 pr. M., bei unregelmässigem Betriebe 2, resp. 1,55 pr. M. Die Unterrichtspausen dauerten zweimal sieben, einmal zehn Minuten, wodurch der geringere Kohlensäuregehalt wahrscheinlich mit bedingt war.

Dass aber ein grösserer Luftraum auf die Verminderung des Kohlensäuregehaltes keinen nachweisbaren Einfluss hat, beweist das Joachimsthalische Gymnasium, dessen Untertertia A einen Inhalt von 315,93 cbm, für jeden Schüler 6,87 cbm hat. Hier findet sich Luftheizung und Luftableitung nach einem Aspirationsschacht an der Decke eines jeden Stockwerkes und betrug das Kohlensäure-Maximum bei regelmässigem Betriebe 2,3 pr. M., bei unregelmässigem Betriebe 2,2 pr. M. Die Ursache, warum der Kohlensäuregehalt bei unregelmässigem Betriebe in einzelnen Fällen geringer war als bei regelmässigem Betriebe, konnte nicht immer festgestellt werden. Es geht aber hieraus hervor, dass oft nicht nachweisbare Einflüsse die Ventilationswirkung stören. Wie sehr der Kohlensäuregehalt wächst, wenn jede Ventilation fehlt, beweist die Untersuchung der Schulluft im Friedrich-Wilhelms-Gymnasium.[3])

Die Kombination von Luftzuführung mit Luftableitung, die sog. künstliche Ventilation, verspricht den besten hygienischen Erfolg, wenn die Bedingungen erfüllt werden, die wir früher eingehend erörtert haben.

Bereits im Jahre 1878 haben die Bezirksärzte F. W. und W. Hesse [1]) experimentell nachgewiesen, welchen erheblichen Einfluss die Lüftung der Schulzimmer während der Unterrichtspausen auf die Herabsetzung des Kohlensäuregehaltes hat [1]). Beginnt der Schulunterricht wegen des vorzeitigen Eintreffens der Kinder bereits in einer verdorbenen Luft und ist demgemäss der Kohlensäuregehalt nach der ersten Unterrichtsstunde beträchtlich höher als nach einer folgenden, welcher die Lüftung vorausgegangen war, so zeigte sich, dass eine 10 Minuten anhaltende Lüftung den Kohlensäuregehalt unter den Grenzwert sinken liess. Unter der Voraussetzung, dass sämtliche Fenster geöffnet werden, wird im Sommer eine Pause von 10 Minuten und im Winter, wo sich die Reinigung der Luft schneller vollzieht, eine solche von 5 Minuten verlangt, eine sehr bescheidene Forderung, da von andern Seiten eine Pause von 15 Minuten beansprucht wird. Die Dauer der Pause von gewissen Faktoren, z. B. von der Aussen- und Innentemperatur, Windrichtung etc. abhängig zu machen, empfiehlt sich jedenfalls nicht; nur wird es bei starkem Regen oder Sturm notwendig werden, geeignete Vorkehrungen zu treffen, um der Durchnässung der Schule, bezw. der Beschädigung der Fenster vorzubeugen.

Bei Unterlassung der Lüftung zeigte sich, dass am Ende der ersten Stunde der Kohlensäuregehalt 3—4 pro M., am Ende der 3. und 4. Stunde 6—8 pro M. und darüber betrug, dass ferner der Durchschnittskohlensäuregehalt in den Stunden nach der ersten Schulstunde auf etwa 5—6 pro M. stieg. Ein 10 Minuten langes Oeffnen von 3—4 Fensterflügeln und der Thür genügte, den Kohlensäurengehalt unter den Grenzwert (0,7 pro M.) herabzudrücken. Bei zwei Zimmern, welche von 2 Seiten her Luft erhielten, sank der Kohlensäuregehalt bei einer Lüftung von nur 5 Minuten Dauer auf 0,4 bezw. 0,5 pr. M., dagegen bei zwei Schulzimmern, die nur auf einer Seite Fenster hatten, auf 1,1 bezw. 1,5 pr. M.

Aus allen vorgeführten Versuchen geht demnach mit Bestimmtheit hervor, dass die Lüftung der Schulzimmer während der Unterrichtspausen auf die Verbesserung der Schulluft den wohlthätigsten Einfluss ausübt und daher zu den wichtigsten hygienischen Massregeln gehört, auf deren Durchführung man den grössten Wert legen sollte. Man darf daher auch die Dauer der Lüftung nicht zu knapp bemessen; jedenfalls würde ihr Erfolg um so sicherer sein, wenn man dafür im Sommer eine Dauer von ca. 15 und im Winter eine solche von ca. 10 Minuten festsetzte, es sei denn, dass man durch das Oeffnen der Fenster, die an beiden Längsseiten der Schulzimmer einander gegenüber liegen, eine schnellere Wirkung erwarten dürfte. Die Befürchtung, dass im Winter die Temperatur der Schulzimmer durch das Lüften Abbruch erleiden würde, fällt weniger ins Gewicht, da die Ansammlung vieler Schüler im geschlossenen Raum zur baldigen Hebung der etwa gesunkenen Temperatur mit beiträgt. Wichtiger sind noch zwei Bedingungen, die zur Erreichung des fraglichen Zweckes unumgänglich notwendig sind; erstens sind hinreichend hohe Fenster, die sich in allen ihren Teilen vollständig und leicht öffnen lassen, unbedingt zu fordern; zweitens muss man für einen angemessenen Raum zum Aufenthalt während der Unterrichtspausen Sorge tragen. Im Sommer kann ein geeigneter Spielplatz hierzu dienen, während im Winter oder bei ungünstiger Witterung die bereits S. 99 erörterten Massregeln zu treffen sind.

Nachweis der Kohlensäure. Man hat verschiedene Methoden zur Bestimmung der Kohlensäure, worunter das Pettenkover'sche Verfahren am bekanntesten ist. Im grossen und ganzen besteht es darin, dass man in eine mit Glasstöpsel und Gummikappe zu verschliessende Flasche von 3—6 Liter Inhalt mittels eines Blasebalgs von bestimmten Inhalt Luft eintreibt. Man bringt 100 cbcm Bariumhydratlösung (7 g mit 1 Liter Wasser nebst einer geringen Menge Bariumchloridlösung) in die Flasche und färbt die Flüssigkeit mit einer Spur der alkoholischen Rosolsäure (1 : 500); letztere dient als Index.

Die Menge des verbrauchten Baryt, aus welcher das Quantum der zu bestimmenden Kohlensäure sich berechnen lässt, wird in der Weise gefunden, dass man die Menge des nicht von der Kohlensäure in Anspruch genommenen Baryt durch Titrieren mit Oxalsäure berechnet, indem man so lange Oxalsäure zufliessen lässt, bis die durch Rosolsäure rot gefärbte Flüssigkeit eine gelbliche Farbe annimmt. Um die Menge der gefundenen Kohlensäure in Volumina umzurechnen, bedient man sich der Formel:

$$V_2 = \frac{V \times B}{760 + (0{,}00367 \times T)},$$

worin V_2 das Volumen der Flasche in cbcm, B den jeweiligen Barometerstand, T. die Temperatur der untersuchten Luft in Centigraden, V das Vol. der Flasche bei 0° C. und 760 mg Druck bezeichnet. 1 mg Kohlensäure gibt 0,5 cbcm Kohlensäure von 0° C. und 760 mm Druck. Das Verfahren erfordert grosse Sorgfalt und Uebung und gibt nur an der Hand eines geschulten Chemikers ein zuverlässiges Resultat.

Uffelmann hat das Verfahren modificiert, indem er sich nicht des Blasebalgs bedient, sondern die Flaschen mit Leitungswasser füllt und durch Ausgiessen entleert; sie werden so gestellt, dass alles Wasser austräufeln kann. Man lässt dann 50 cbcm des mit Phenolphtaleïn gefärbten Barytwassers (7,0: 1000,0) einfliessen, verschliesst sehr sorgfältig und schüttelt eine Minute lang, worauf die Flaschen 20—24 Stunden lang aufgestellt werden. Nach Entfernung des Verschlusses setzt man einen doppelt durchbohrten Gummikork auf, giesst 100 cbcm frisch gekochten destillierten Wassers ein und titriert direkt in das trübe Barytwasser mit der Oxalsäurelösung (2,8636: 1000) hinein. Auch dieses Verfahren erfordert Uebung in den bezüglichen Manipulationen. Bei höherem Kohlensäuregehalt wird eine doppelte Bestimmung nach dieser und der Pettenkofer'schen Methode empfohlen. Letztere soll etwas grössere Werte der Kohlensäure ergeben.

Die minimetrische Methode nach Angus Smith, modifiziert von G. Lunge, eignet sich für praktische Zwecke und hat den Vorzug der Einfachheit und Raschheit der Untersuchung; sie steht aber an Genauigkeit den oben gedachten Methoden weit nach. Es werden daher immerhin Fälle vorkommen, in denen der ausführlichere Nachweis zur Kontrolle dienen muss.

Man bedient sich einer Flasche von 38 mm Durchmesser und 90 mm Höhe und etwa 53 ccm Inhalt. Der durchlochte Kork enthält 2 Glasröhren, von denen die eine bis auf den Boden der Flasche reicht; nach aussen geht sie nur wenig über den Stöpsel hinaus und ist mit einem kleinen Stück guten Gummischlauches verbunden. Durch die andere Oeffnung geht ein knieförmig gebogenes Glasrohr, welches in der Flasche dicht unter dem Stopfen abschneidet und ausserhalb derselben mit einem 20—30 cm langen Gummischlauch verbunden wird; an dessen einem Ende macht man einen etwa 1 cm langen Einschnitt in der Längsrichtung des Schlauches, welcher die Stelle eines Ventils vertritt. Den Gummischlauch verbindet man mit einer birnförmigen Kautschukspritze von circa 28 ccm Inhalt. Fig. 62 zeigt die einfache von Lunge angegebene Einrichtung. Durch einige leere Züge mit der Spritze füllt man zunächst die Probierflasche mit der zu untersuchenden Luft, schüttet 7 ccm klaren Barytwassers (6 g Barythydrat pro 1 Liter) hinein und markiert sich mit einem Diamant an der Flasche den Stand der Flüssigkeit. Die Flasche wird dicht geschlossen und umgeschüttelt.

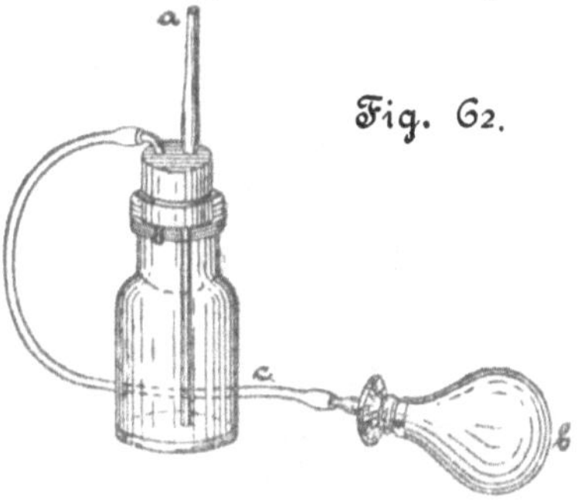

Fig. 62.

Man lässt dies für zwei Füllungen der Spritze gelten. Drückt man nun mit der einen Hand das Kautschukröhrchen (a) zu und presst mit der andern Hand die Birne (b) zusammen, so entweicht die Luft durch das Spalten-Ventil. Man wartet nun einige Zeit und schüttelt wiederum. Um die etwa entstandene Trübheit als genügend beurteilen zu können, klebt man ein kleines Stückchen gummiertes Papier auf die Flasche. Sieht man nun ein auf der inneren Seite des Papiers mit Bleistift gemachtes Kreuz nicht mehr, dann ist die ausreichende Trübung erzielt. Tritt diese nicht ein, so pumpt man eine neue Birne voll Luft hindurch so lange, bis sich eine deutliche Trübung zeigt.

Aus der nachstehenden Tabelle erfährt man, wie viele Füllungen der Spritze einem bestimmten Volumen von Kohlensäure in der Luft entsprechen.

Füllungen der Flasche zeigen an	Volumina Kohlensäure in 10000 Vol. Luft		Volumina Kohlensäure in 10000 Vol. Luft
4	22	12	7,4
5	17,6	13	6,8

	Volumina Kohlensäure in 10 000 Vol. Luft		Volumina Kohlensäure in 10 000 Vol. Luft
6	14,8	14	6,3
7	12,6	15	5,8
8	11,0	16	5,4
9	9,8	17	5,1
10	8,8	18	4,9
11	8,0		

6 Füllungen zeigen mithin 14,8 Vol. Kohlensäure an, immer vorausgesetzt, dass man den Raum der Flasche selbst als 2 Füllungen mitzählt.[5])

Statt dieser Flaschenbestimmung hat K. B. Lehmann in der V. Sitzung der physikal. mediz. Gesellschaft zu Würzburg vom 23. Februar 1889 eine Methode zur rascheren Bestimmung der Kohlensäure angegeben.[6]) Sie beruht darauf, dass beobachtet wird, wie oft man den Luftinhalt eines circa 70 ccm fassenden Kautschukbeutels in 10 ccm einer $^1/_{500}$ Normalsodalösung einpressen muss, um eine Entfärbung dieser vorher durch Phenolphtaleïn violett gefärbten Lösung zu erhalten. Bei stärkerm Kohlensäuregehalt ist $^1/_{250}$ Normalsodalösung vorzuziehen.*)

Die Methode von Wolpert gestattet eine fortwährende Beobachtung, da das zur Untersuchung der Kohlensäure konstruierte Instrument wie ein Thermometer an der Wand der Schulstube befestigt werden kann.[7])

Das Verfahren besteht darin, dass durch Phenolphtaleïn rot gefärbtes Kalkwasser in seiner Farbe sich ändert, wenn es an einem andersfarbigen Gegenstande eine bestimmte Wegestrecke zurücklegt. Hierzu dient eine weisse Leinenkordel, welche man schon vor der Benutzung mit der gedachten Flüssigkeit tränkt. Als Hebevorrichtung wird ein Kapillarröhrchen benutzt, welches die rote Flüssigkeit nach Massgabe des wechselnden Sättigungsdefizits der Luft in grösserem oder geringerem Zwischenraum auf die weisse Kordel überführt. Von ihm fallen die roten Tropfen auf eine der Länge nach geschnittene Trichterhälfte herab, um unmittelbar auf die daran befestigte weisse Kordel mit untergehängtem Auffanggefäss überzugehen. Hinter der Kordel findet sich auf weissem Grunde eine Kohlensäure- und Luftverschlechterungsskala.

Sie notiert bis	0,7	pr. M.	rein,
	0,7—1	„ „	genügend,
	1—2	„ „	schlecht,
	2—4	„ „	sehr schlecht,
	4—7	„ „	äusserst schlecht.

Für die Ablesung auf der Skala gilt die Farbenreaktion, d. h. die Grenze zwischen Weiss und Rot auf der Kordel. Man hat hierbei weiter nichts zu beachten, als dass man nach Verlauf etwa einer Woche die abgetröpfelte Flüssigkeit durch Nachgiessen

*) Die hierzu erforderlichen Utensilien sind für 5,50 Mark von Desaga in Heidelberg zu beziehen.

ersetzt. Es ist einleuchtend, dass das Instrument nur ein annähernd richtiges Ergebnis liefert, auch die Unterscheidung der Farbennuancen einer subjektiven Beurteilung unterliegt und nicht jedermanns Sache ist; trotzdem wird es in vielen Fällen, in denen es die extremen Grade der Verunreinigung mit Kohlensäure anzeigt, beachtungswerte Winke geben, dass dem vorhandenen Uebelstande abzuhelfen ist. Es verdient daher einen Platz in den Schulen.*)

Die oxydabeln organischen Stoffe in der Schulluft. Dass ausser der Kohlensäure noch organische Verunreinigungen der Luft gesundheitsschädlich sind, ist seit langer Zeit bekannt. Es handelt sich hierbei um fäulnisfähige und zur Fäulnis sehr geneigte Stoffe, die von organisch-eiweissartiger, resp. stickstoffhaltiger Natur sind. Unzweifelhaft bedingen sie im Verein mit den Produkten der Hautperspiration den üblen Geruch in nicht ventilierten Wohnungen oder Schulräumen, welcher bekanntlich auch an den Kleidern haften bleibt und sogar auf die Luft anderer Räume übertragen wird, wie das Sprechzimmer eines beschäftigten Arztes eben so gut beweist, wie das Schulzimmer. Nicht bloss an den Kleidungsstücken, sondern auch an porösen Zimmerwänden und anderen Gegenständen haftet dieser Geruch, so dass die meisten Schulräume auch nach dem Schluss des Unterrichts denselben aufspeichern, wenn nicht sofort für kräftige Lüftung gesorgt wird.

Die organisch-stickstoffhaltigen Substanzen hat der Chemiker Angus Smith als Albuminoid-Ammoniak betrachtet, eine Bezeichnung, der man in englischen Schriften, welche über dieses Thema handeln, noch begegnet. In neuerer Zeit haben diese Untersuchungen eine andere Richtung eingeschlagen. Dass diese fraglichen Stoffe begierig Sauerstoff aufnehmen und daher eine Lösung von übermangansaurem Kali zu reduzieren, d. h. die violett-rote Farbe derselben zu entfärben vermögen, hat bereits Forchhammer nachgewiesen.

Uffelmann hat eine Methode zur quantitativen Bestimmung der organischen Substanz in der Luft angegeben und dazu eine Kaliumpermanganatlösung benutzt. Betreffs der Ausführung dieser Untersuchungs-Methode müssen wir auf die Quelle verweisen,[8]) da sie Sachkenntnisse verlangt. Sie soll die Werte für die Mengen

*) In Erlangen fertigen die Mechaniker Reniger, Gebbert und Schall das Wolpert'sche Instrument an. Wir bemerken noch, dass Emmerich und Martini einen elektrischen Alarmapparat zur Verhütung von Kohlensäure-Vergiftung konstruiert haben, welcher einen Kohlensäure-Gehalt der Luft von 6 Prozent an selbsthätig anzeigt und besonders für Räume bestimmt ist, in welchen Gährungsprozesse vorkommen. Die Einrichtung beruht darauf, dass ein Metallstab durch die Wärme einer darunter befindlichen kleinen Flamme sich ausdehnt. Bei 6 Prozent Kohlensäure wird die Flamme klein und bei 8 Prozent erlischt sie. Sobald die Flamme kleiner und die Wärmequelle geringer wird, entsteht eine Kontraktion des Metallstabes, in Folge dessen ein Kontakt hergestellt, der elektrische Strom geschlossen und ein Läuteapparat in Thätigkeit versetzt wird. (M. vergl. Münchner mediz. Wochenschr. 1888, No. 24).

Kaliumpermanganat nachweisen, welche zur Oxydation der staubförmigen und gasigen oxydabeln Substanz nötig sind, die in der untersuchten Luft vorhanden ist. Die vornehmsten Bestandteile der oxydabeln Materie in der Luft bildet nach Uffelmann der organische Staub, der durchschnittlich 5—6 mal mehr Kaliumpermanganatlösung zur Oxydation bedürfe als die gasigen Substanzen. Bei hohem Gehalt an organischer Substanz finde sich im allgemeinen auch ein reicher Gehalt an Mikroben und umgekehrt. Uffelmann hält es für richtiger, als Index für die Verunreinigung der Luft die Menge der oxydabeln organischen Materie, bezw. die Menge des zu ihrer Oxydation erforderlichen Sauerstoffes anzusehen. Er schlägt deshalb vor, eine Luft als nicht mehr rein zu erklären, wenn auf 1 Million Vol. Teile derselben mehr als 12 Vol. Teile Sauerstoff zur Oxydation erforderlich sind. Hierbei vermöge der Geruchssinn eben noch die Anwesenheit der unangenehmen Riechstoffe zu erkennen.

Die Untersuchungen von Brown-Sequard und d'Arsonval [9]) haben nachgewiesen, dass die ausgeatmete Luft ausser Ammoniak geringe Mengen von organischen Substanzen enthält, welche in rasche Zersetzung überzugehen vermögen. In dem kondensierten Exspirationsdampfe der Menschen glauben sie das giftige Agens gefunden zu haben, welches den Fäulnisalkaloiden, den sog. Ptomaïnen und Leukomaïnen nahe steht. Die Exspirationsluft wirke demnach nicht durch die Kohlensäure, sondern nur durch die ihr beigemengten organischen Substanzen schädlich. Auf die vielfachen experimentellen Untersuchungen, welche die tötliche Wirkung dieses Agens auf Tiere bewiesen haben, können wir hier nicht näher eingehen und erwähnen nur, dass sich dasselbe sowohl bei subkutanen als auch bei intravenösen Injektionen gleich giftig erwiesen hat. Die Einwirkung gab sich durch Erweiterung der Pupille, Verlangsamung der Respiration, Temperaturerniedrigung, beschleunigte Herzthätigkeit und eine lähmungsartige Schwäche kund. Wenn die Flüssigkeit, welche angeblich das Gift enthält, durch Erhitzen auf 100° ihre Wirksamkeit nicht verliert, dann kann es sich nicht um ein flüchtiges Agens handeln. Eine Bestätigung dieser Versuche würde den wichtigsten und überzeugenden Beweis von der Schädlichkeit der Exspirationsluft erbringen. Ihre Bedeutung hat man ja nie verkannt und namentlich auch die nachteiligen Einflüsse der Schulluft auf die mit der Exspiration ausgeschiedenen Exkrete geschoben, deren näherer Nachweis auf experimentellem Wege einen wesentlichen Beitrag zur Aufklärung dieses noch dunklen Gebietes in der Hygiene liefern würde. Die von Brown-Sequard angeregte Untersuchungsmethode ist nicht zu unterschätzen, fordert vielmehr zu wiederholten Prüfungen auf dem eingeschlagenen Wege auf. Einstweilen wird aber die Bestimmung der Kohlensäure immerhin noch als Massgabe der Luftbeschaffenheit zu benutzen sein, weil sie für praktische Zwecke leichter nachzuweisen ist und wenigstens annähernd in einem Parallelismus mit den organischen Substanzen steht.

Mikroben hat man bisher in der Exspirationsluft nicht nachgewiesen. Der Gehalt der Schulluft an denselben ist dagegen sehr bedeutend. Hesse[10]) erhielt bei der bakteriologischen Untersuchung der Luft in Berliner Schulen im Mittel 14990 Keime in einem cbm Luft. Aehnliche Beobachtungen hat man in russischen Schulen gemacht. Man hat dort nach dem Bericht von Erismann[11]) verschiedene niedrige Organismen nachgewiesen, z. B. Schimmelpilze mannigfaltiger Art, viele farbige Bakterien (meistens gelbe Sarcine), auch weisse Bakterienkolonien und solche Kolonien, welche mehr oder weniger die Gelatine rasch verflüssigen. Ihre Zahl belief sich in einem cbm Luft auf 14833 bis 20635. Da verschiedene Umstände auf die Verteilung der Mikroben einwirken, so ist man noch nicht in der Lage, die Zahl der verschiedenen Luftkeime ohne weiteres als Massstab für die Reinheit der betreffenden Luft anzusehen. Ignatjew[12]) erhielt in 5 Gymnasien vor Eintreffen der Schüler in 2 Liter Luft 38 Kolonien, vor der Zwischenstunde 6, nach derselben 78 und vor dem Verlassen der Schulstube 8 Kolonien. Die Zahl der täglich eingeatmeten Mikroben berechnet er mit 40961 — 56678. Das Vorkommen der Mikroben in der Schulluft ist übrigens nicht auffällig, wenn man in Betracht zieht, wie reich der Luftstaub daran ist, und dass selbst die Luft des Meeres, sowie die der Schiffsräume nicht frei davon ist [13]). Wird in Schulen irgend ein Anlass zum Aufwirbeln des Staubes gegeben, sei es bei Gelegenheit des Abstäubens oder beim Aufstehen der Schüler etc., so wird sich der Gehalt der Schulluft an Mikroben stets vermehrt zeigen, weil der Schulstaub die Mikroben beherbergt. Bei schlechtem Fussboden dringen sie auch in dessen Füllmaterial, da die Mauern für sie impermeabel sind. Nur bei sehr porösem Material können sie sich hier ablagern; namentlich haften sie auch an Tapetenwänden. Dass das Füllmaterial auch pathogene Bakterien aufzuspeichern vermag, haben wir bereits als eine bestimmte Erfahrung bezeichnet. Uebrigens geht auch aus dieser Betrachtung hervor, wie wichtig ein dichter, nach unserer Angabe konstruierter Fussboden ist und wie sehr die Beseitigung des Schulstaubes nebst kräftiger Lüftung als eine hygienische Notwendigkeit gefordert werden muss. (Siehe Schulstaub.)

Verunreinigung der Schulluft durch Verbrennungsprodukte bei der Heizung. Infolge fehlerhafter Heizapparate oder eines ordnungswidrigen Heizverfahrens kann Kohlenoxyd auftreten. In der Menge, in welcher es möglicherweise sich in der Schulluft zeigt, erzeugt es Kopfschmerzen, ein Betäubungsgefühl und Schwindel. Für den Atmungsprozess ist es deshalb gefährlich, weil es zu den sauerstoffverdrängenden Gasen gehört. Die Untersuchungen darüber, in welcher Menge das Kohlenoxyd in der Schulluft noch vorhanden sein darf, ohne nachhaltige Gesundheitsstörungen zu bewirken, halten wir für zwecklos, da die Schulhygiene auch nicht die geringste Menge dieses Gases dulden darf. Befürchtet man seine Gegenwart, so überzeugt man sich davon am raschesten durch Aufhängen von Papierstreifen, die mit einer Lösung von Palladiumchlorür durchtränkt sind, deren geringere oder grössere Schwärzung ein sicherer Index für das Vorhandensein des Gases ist. Exaktere Untersuchungen bestehen in der Aspiration der Schulluft durch eine Lösung von Palladiumchlorür, welche durch Kohlenoxyd mehr oder weniger schwarz gefärbt wird, oder durch eine Blutlösung, welche durch CO hellrot gefärbt wird und im Spektralapparat ein vom normalen Blute abweichendes Verhalten zeigt, indem im Gelbgrün zwei Absorptionsstreifen auftreten, die sich dadurch charakterisieren, dass sie nicht wie die Absorptionsstreifen des unveränderten Blutes auf Zusatz von Reduktionsmitteln schwinden. Ausserdem wird auch Kohlenoxyd-Blut durch Verreiben mit Natronlauge und Chlorkaliumlösung karminrot, während normales Blut eine hellbraune bis braunrote Farbe annimmt. [14])

Wir müssen uns hier auf diese allgemeinen Bemerkungen beschränken, um mit kurzen Zügen die Veränderungen, welche das Blut durch das eingeatmete CO erfährt, darzulegen. Das beste Gegenmittel ist nach dem sofortigen Verlassen des betreffenden Schulzimmers ein kräftiges Einatmen der frischen Aussenluft.

Schweflige Säure kann beim Verbrennen von sehr schwefelreichen Kohlen nur vorübergehend auftreten. Mit einer Lösung von salpetersaurem Quecksilberoxyd getränkte Papierstreifen zeigen vorhandene schwefelige Säure dadurch an, dass sie sich durch Ausscheidung von Quecksilber grau färben, welche Färbung durch Betupfen mit Salzsäure nicht schwindet.

Holzkohle und Koks entwickeln bei bedecktem Feuer am meisten Kohlenoxyd. Braunkohlendampf enthält neben Kohlenoxyd noch Ammoniak und schweflige Säure, friesländischer Torfkoksdampf neben Kohlenoxyd noch Cyan. Trotz des ausgiebigsten Gebrauchs dieses Brennmaterials in Holland hat man dort kaum jemals dadurch herbeigeführte Kohlenoxyd-Vergiftungen beobachtet. Wahrscheinlich steht Cyan in einem antidotarischen Verhältnis zum Kohlenoxyd. [15])

Es liegt auf der Hand, dass man den mit der Heizung verbundenen Bedenken durch eine zweckmässige Warmwasserheizung entgeht, namentlich wenn sie mit einem besondern Ventilationsapparat verbunden ist. Eine solche Anlage findet sich in der 99. Berliner Gemeindeschule (Steinmetzstrasse Nr. 79). Als die Teilnehmer am hygienischen Kursus für preusische Schulbeamte am 20. Dezember 1888, Nachmittags 3 Uhr, die Schule besuchten, fanden sie noch eine ganz reine Luft, obwohl die Fenster nach dem Vormitttagsunterricht nicht geöffnet worden waren.

Litteratur. 1) **Baring**, der Luftsauerstoff und die Luftkohlensäure in Beziehung zur Hygiene. Hannoversche Zeitschr. f. Heilkunde. 4. u. 6. Heft. -- **Breiting**, Luft in Schulräumen. Deutsche Vierteljahresschr. f. öffentliche Gesundheitspflege, 11. Bd. — 2) **Uffelmann** im Arch. f. Hygiene. 8. Bd., 2. u.

3. Heft 1888. S. 262. — 3) **H. Ritschel,** Mitteil. über die Ergebnisse der Untersuchungen der Luft in verschiedenen höhern Berliner Lehranstalten. Tabellenform. Berlin 1886. — Lüftung und Heizung d. Schulen. Berlin 1886. — 4) **F. W. Hesse** und **W. Hesse,** Bezirksärzte. Ein Vorschlag, die exorbitante Verunreinigung der Schulluft hintanzuhalten. Deutsche Vierteljahrsschr. f. öff. Gesundheitspfl. X. Bd. 4. Heft. S. 728. 1878. — 5) **Georg Lunge,** Zur Frage der Ventilation u. Beschreib. des minimetr. Apparates zur Bestimmung der Kohlensäure. Zürich 1877. — Eulenbergs Vierteljahresschr., 29. Bd. S. 151. — 6) Münchener mediz. Wochenschr. Nr. 13. 1889. — 7) Centrabl. f. d. allg. Gesundheitspfl. Bonn. VI. Bd. S. 254. — 8) **Uffelmann,** l. cit. — 9) **Brown-Sequard** und **d'Arsonval,** Nouvelles recherches demonstrant que la toxictié de l'air exspiré ne depend pas de l'acide carbonique. In Compt. rend. unter dem 28. November 1887 und 16. Januar 1888, sowie im Januar und Februar 1889 mitgeteilt. Negative Resultate wollen erhalten haben: **Dastre** und **Loye** (Compt. rend. Januar 1888), sowie **v. Hofmann-Wellenhof** im hyg. Universitäts-Inst. zu Wien (Wiener mediz. Wochenschr. No. 37, 1888). — 10) **Hesse,** Mitteil. aus dem kais. Gesundheitsamte. II. Teil. 1884. S. 207. — 11) **Erismann** in der Zeitschr. für Schulgesundheitspflege. No. 11. S. 402. 1888. — 12) **Ignatjew,** Einige Daten zur Beurteilung der Schulluft in bakteriologischer Beziehung. Sammlung der Arbeiten aus dem hygien. Laborat. der Universit. Moskau. Heft 11. Russisch. S. Deutsche Medizinal-Zeitung. No. 41. 1889. — 13) **Miquel,** Die Mikroorganismen der Luft. Uebersetzt von **E. Emmerich.** München. 1889. — 14) **K. Katagama,** Ueber eine neue Blutprobe bei der Kohlenoxydvergiftung. Virchows Arch. 114. Bd. 1. Heft. S. 53. — **Herm. Eulenberg,** die Lehre von den schädlichen und giftigen Gasen. S. 49. — 15) **Eulenbergs** Gewerbehygiene. S. 346.

Die künstliche Beleuchtung und deren Verbrennungsprodukte. Vorherrschend wird in Schulen Gaslicht benutzt, da Petroleumlampen, so vorzüglich auch viele derselben brennen, in Schulanstalten wegen der sorgfältigen Bedienung, welche sie erfordern, nicht angebracht sind. In höheren und niedrigeren Schulen bedarf man aber der künstlichen Beleuchtung höchst selten, es sei denn, dass etwa einzelne Unterrichtsstunden auf den Abend verlegt oder auch Abendschulen systematisch organisiert sind. Ausserdem kommen noch Alumnate und Internate, sowie die Auditorien der Universitäten in Betracht. Zur Erhellung der Turnhallen, Korridore etc. ist Gaslicht ausschliesslich im Gebrauch. Hierzu bedient man sich der einfachen Fischschwanz-Brenner mit oder ohne Milchglasglocken, welche kein ruhiges Licht liefern, aber selbst noch in vielen Auditorien mit Rohrleitung in Kreuzform vorkommen. Für Schreiben und Lesen sind sie wegen der flackernden Flamme und der geringen Intensität verwerflich; hierzu sind nur zweckmäsig konstruierte Rundbrenner mit Cylinder und Milchglasglocke brauchbar.

Als Verbrennungsprodukt tritt beim Gaslicht verhältnissmässig viel Kohlensäure auf; sie wird aber erfahrungsgemäss schon auf dem Wege der natürlichen Ventilation wieder rasch entfernt.[1]) Bei nicht sorgfältig gereinigtem Leuchtgase entwickeln sich hauptsächlich Ammoniak und schwefelige Säure, wodurch die Respirationswege nachteilig beeinflusst werden. Vollständige Reinheit des Gases und vollkommene Dichtigkeit der Leitungsröhren sind dringend zu fordern, weil aus undichten Röhren ausgetretenes Leuchtgas wegen seines Gehalts an Kohlenoxyd ebenso giftig ist wie dieses.[2])

In Schlafsälen von Alumnaten sollte man Leitungsröhren ganz vermeiden und die Beleuchtung nur mittels eines Oberlichtes der Thüren bewirken.[3]) In hygienischer Beziehung erfordern die Arbeiten bei der künstlichen Beleuchtung gerade so gut wie die am Tage ein intensives und gleichmässig verbreitetes Licht. Die Hausarbeiten der Schüler lassen sich in dieser Richtung nicht überwachen; sie werden aber hinsichtlich der künstlichen Beleuchtung in vielen Fällen einen Beitrag zur Entwicklung der Kurzsichtigkeit liefern, so dass bei der Kurzsichtigkeitsfrage auch dieses Moment mit in Anschlag zu bringen ist.

Bei gemeinschaftlichen Arbeiten in Alumnaten oder Abendschulen (sowie in den Auditorien der Universitäten) ist die richtige Verbreitung des Lichts schwer zu bewerkstelligen, da bei der üblichen Aufstellung der Gasflammen beim Schreiben und Lesen auch das Licht zur rechten Seite benutzt wird, wobei die Hand des Schreibenden und die Schreibfeder stets starken, die Lichtintensität abschwächenden Schatten auf das Papier werfen. Weder die Vermehrung der Flammen, noch die polierten Schirme, welche Cohn als Reflektoren empfiehlt, vermögen diesem Uebelstande allein abzuhelfen. Sein Vorschlag, Gas- und Petrolenmflammen nicht weiter als $^1/_2$ Meter seitlich zum Lesen und Schreiben zu benutzen, wird die Lichtintensität sichern, falls Brenner, Cylinder und Milchglasglocken zweckmässig konstruiert sind, aber nicht ohne Weiteres die Schattenbildung beim Schreiben verhüten. Diese ist bei dem üblichen Sitzen in mehr oder weniger grossen Reihen und bei der demselben entsprechenden Art der Beleuchtung von rechts oder hinten unmöglich zu vermeiden.

Angesichts dieser Unmöglichkeit hat man den Vorschlag gemacht, die Lichtquelle dem Auge mittels undurchsichtiger, unterhalb der Lampen angebrachter Schirme zu entziehen und alles Licht nach der Decke und dem obern Teile der Wände zu reflektieren, damit diese grossen beleuchteten Flächen dann ihrerseits als Lichtquellen dienen. Es handelt sich mithin um eine künstliche Beleuchtung mit zerstreutem Lichte. Aus den angestellten Versuchen glaubt Erismann schliessen zu sollen, dass in der Verwirklichung dieses Princips die Lösung der Frage über die künstliche Beleuchtung der Klassenzimmer zu suchen sei, da sie bei gleichmässiger, durch photometrische Messung nach L. Weber nachgewiesener Lichtverbreitung die störenden Schatten ausschliesst. Hiernach sind die Vorteile dieser Beleuchtungsweise nicht zu verkennen, wenn sie auch einstweilen wie das elektrische Licht noch eine Frage der Zukunft sein wird. Uebrigens giebt es bei der gegenwärtigen Vervollkommnung des Beleuchtungswesens auch Einrichtungen, welche von der Zimmerdecke aus direktes gleichmässiges Licht verbreiten und nach Art der in England gebräuchlichen „Sonnenbrenner“ darin bestehen, dass die Verbrennungsprodukte der kreisförmig angebrachten Flammen mittels einer Glasumhüllung und eines Rohrs nach aussen abgeleitet werden, so dass Ventilation und Beleuchtung Hand in Hand gehen. In

Schulanstalten hat man mit dieser Centralbeleuchtung noch keine Versuche angestellt.

Für höhere und niedere Schulen ist Varrentrapps Vorschlag, dem auch Cohn beistimmt, noch der beste, nach welchem bei zweisitzigen Bänken für 4 Schüler wenigstens eine Flamme zu verlangen ist. Letztere müsste dann zur linken Seite der Schreibenden in einer Höhe von ca. 0,60 Meter über der Stelle, wo die beiden Schulbänke zusammentreffen, angebracht werden. Da nun zweisitzige Bänke 100—120 cm lang sind, so wird das Licht direkt nur die Schüler auf der hintern Bank treffen, während die Schüler auf der vordern Bank das Licht mehr von der hintern Seite erhalten. Hier wird mithin der Körper des einen dem Lichte näher sitzenden Schülers dem andern, seinem Nebenmann, Schatten bereiten und ihm die Lichtstärke vermindern. Wir sehen somit, dass auch beim links einfallenden Lichte Schattenbildung nicht immer zu vermeiden ist. Eine bessere Aushülfe würde eine Hängelampe, namentlich die vortreffliche, für Leuchtgas und Petroleum verwendbare Wenham-Lampe gewähren, wenn ein runder Tisch mit Stühlen benutzt werden könnte. Da diese Einrichtung namentlich für Schularbeiten sich in Alumnaten leicht herstellen lässt, auch hier ausser den eigentlichen Schulräumen in der Regel noch andere Zimmer zur Verfügung stehen, so sollte man mit Rücksicht auf die Hygiene des Auges diese Art der künstlichen Beleuchtung zum Wohle der Zöglinge einführen. Selbstverständlich muss die Lampe in der Mitte hängen und die Grösse des Tisches nach der Zahl der Zöglinge abgemessen werden, um dem Cohn'schen Vorschlage, das Licht nicht weiter als ½ Meser seitlich zum Schreiben etc. zu benutzen, nachzukommen, ein Vorschlag, der bei der bisherigen künstlichen Beleuchtung in Schulen nicht durchzuführen ist.

Schulen mit beweglichen Tischen und Stühlen würden hinsichtlich der künstlichen Beleuchtung manche Vorteile gewähren, wenn z. B. in kleinen Klassen bei zwei zusammengerückten Tischen die Schüler einander gegenüber Platz nehmen und eine in der Mitte beider Tische angebrachte Hängelampe oder Gasflamme benutzen könnten. Würden dann auch einige Schüler immerhin das Licht rechts erhalten, so würde andererseits die Schattenbildung jedenfalls sehr abgeschwächt werden.

Im Wiener Theresianum haben sich nach den letzten Jahresberichten dieser Anstalt für die Beleuchtung der Schul- und Arbeitsräume die Gas-Glühlicht-Lampen von Dr. C. Auer v. Welsbach (Berlin, Selten & Co., Friedrichstrasse 231, Wien, Lindheim & Co., Lothringerstrasse 1), sehr gut bewährt. Abgesehen von der erheblichen Ersparnis wird vom augenärztlichen Standpunkte das milde, ruhige, weisse, der diffusen Tagesbeleuchtung ähnliche Licht und das sehr geringe Mass der strahlenden Wärme, sowie die geringe Luftverderbnis rühmend hervorgehoben. Es scheint, als ob seit Einführung dieser Beleuchtung die Zahl der Kurzsichtigen in diesem Alumnate sich gemindert habe.

Litteratur. 1) **Erismann** in der Zeitschrift für Biologie. 12. Bd. — 2) **H. Eulenberg's** Gewerbehygiene. S. 360 u. 598. — 3) **Eulenberg's** Vierteljahrsschrift. 31. Bd. S. 63. 1879. Ueber die Beleuchtung in einem Alumnat. — 4) **Erismann's** Bericht über die Schulhygiene auf der Jubiläumsausstellung etc. zu Moskau. Zeitschr. f. Schulgesundheitspfl. No. 10. 1888. S. 357.

Die Feuchtigkeitsverhältnisse der Schulluft. Nach dem physikalischen Gesetze, dass die Luft um so mehr Wasserdampf aufnehmen kann, je höher ihre Temperatur ist, nennt man das Maximum Wasser, welches die Luft bei einem gewissen Temperaturgrade aufnimmt, den Sättigungsgrad. Die Sättigungsgrade heissen absolute Feuchtigkeitsgrade. Ausführliche, in physikalischen Lehrbüchern aufgeführte Tabellen von Regnault und Magnus geben Auskunft darüber, wie viel g Wasser im ccm Luft bei den verschiedenen Temperaturgraden in maximo in Dampfform aufgenommen werden kann. Taupunkt heisst die Temperatur, bei welcher der in der Luft enthaltene Wasserdampf anfängt, sich als Wasser niederzuschlagen, sobald die geringste Abkühlung eintritt. Die Luft enthält nur einen Bruchteil der absoluten Sättigungsmenge, welchen man als relative Feuchtigkeit bezeichnet; sie drückt das Sättigungsverhältnis in Prozenten aus.

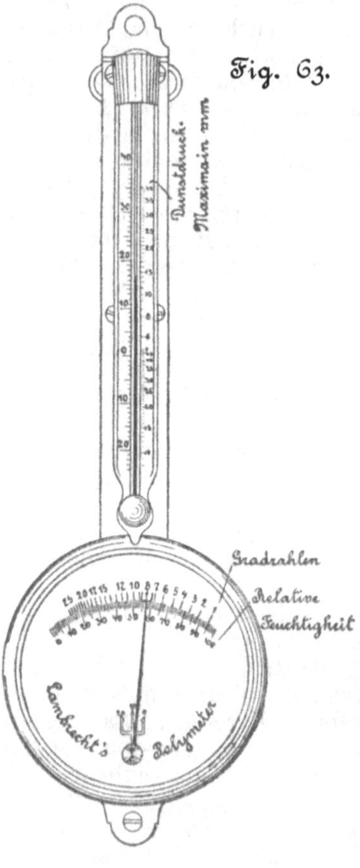

Fig. 63.

Daniell's Hygrometer, August's Psychrometer und Koppe's Prozenthygrometer eignen sich mehr für wissenschaftliche Untersuchungen.[1]) Für den praktischen Gebrauch empfiehlt sich das Haar-Hygrometer von Lambrecht in Göttingen, welches in einem besonderen Gehäuse von Bronze, wie ein Aneroid-Barometer an der Wand aufgehängt werden kann. Siehe Fig. 63. In Verbindung mit dem „Polymeter" lässt sich der Taupunkt leicht auffinden, wenn man die Gradzahlen, worauf der Zeiger des Hygrometers steht, von dem vorhandenen Temperaturgrade abzieht. Beträgt z. B. die Temperatur 12 ° C. und zeigt der Zeiger auf die Gradzahl 3, dann liegt der Taupunkt bei 9°. Erfahrungsgemäss soll der Taupunkt der Schulluft 19 ° C. (15 ° R.) nicht erreichen, sondern möglichst bei oder etwas unter 12,5 ° C. (10 ° R.) liegen. Steigt der Taupunkt auf 19° C., dann vermag die Lunge den Wasserdampf nicht mehr in normaler Weise an die Luft abzugeben und es tritt unfehlbar die Empfindung einer schwülen Luft ein. Zur genaueren Ermittelung dient die dreizackige Zeigerspitze. Im Frühling und Herbst bei einer Temperatur von etwa 10° C. benutzt man die Hauptspitze in der Mitte, im Sommer bei etwa 20° C. die Zacke links und im Winter bei 0° C. und darunter die Zacke rechts.

Bei wissenschaftlichen Untersuchungen kann für die Feststellung der Luftfeuchtigkeit nur das Sättigungsdefizit als Massstab dienen. Darunter versteht man diejenige Wassermenge, welche bei der gegebenen Temperatur von der Luft noch bis zur vollständigen Sättigung aufgenommen werden kann.[2]) Zu diesem Zwecke hat man von der maximalen Feuchtigkeit (in mm), welche der jeweiligen Temperatur entspricht, die wirklich vorhandene absolute Feuchtigkeit (in mm) abzuziehen. In der Differenz erhält man das Sättigungsdefizit.

Mittels des Polymeters kann man sich für Schulzwecke ausreichend, wenn auch weniger genau, über diese Verhältnisse unterrichten. Die Dunstdruckskala desselben zeigt nämlich an, wie viel Dunst oder Feuchtigkeit die Luft bei jedem Wärmegrad aufnehmen kann. Bei 25° C. ist z. B. das Maximum $23\frac{1}{2}$ mm, bei 8° C. 8 mm und bei 0° ungefähr $4\frac{3}{5}$ mm.

Wie erfährt man nun, ob die Luft gesättigt ist oder wieviel noch daran fehlt? Zeigt das Hygrometer 100°, dann ist sie ganz, zeigt es 50°, dann ist sie halb gesättigt. Würde die Luft bei der Prüfung $23\frac{1}{2}$ mm Dunstdruckmaximum haben und das Hygrometer auf 60% zeigen, dann wäre der wirkliche Dunstdruck 60 Hundertstel von $23\frac{1}{2}$ mm oder $23\frac{1}{2} \times \frac{60}{100} = 14{,}10$ mm. Da nun bei jedem Millimeter Dunstdruck fast genau 1 g Wasser auf das Kubikmeter Luft kommt, so kann man die Dunstdruckskala auch zur Bestimmung der unsichtbaren Luftfeuchtigkeit benutzen. Würde z. B. in einem Zimmer von 60 cbm Luft das Polymeter 14 mm Dunstdruckmaximum oder 14 g Wasser pro Kubikmeter, das Hygrometer 70% relative Feuchtigkeit zeigen, so erhält man $\left(14 \times \frac{70}{100}\right)$ 9,8 g pro Kubikmeter. Multipliziert man diese mit 60, so ergeben sich 588 g unsichtbaren Wassers in gedachtem Zimmer. Hätte das Hygrometer auf 100° gezeigt, so würden es $14 \times 60 = 840$ g gewesen sein, mithin vermag das Zimmer noch $840 - 588 = 252$ g aufzunehmen. Die 252 g sind das Sättigungsdefizit.

Zwischen der Aussenluft und der Luft im Innern der Schulzimmer werden sich in dieser Beziehung oft schroffe Gegensätze finden, welche eventuell auf die Schleimhäute des Halses und die Hautthätigkeit nicht ohne Einfluss sind, da die Verdunstungsfläche von Haut und Schleimhäuten wesentlich vom Sättigungsdefizit der Luft sowie auch von der Luftbewegung abhängt.

Hat z. B. die Aussenluft 5 g Maximum pro Kubikmeter bei

80% relativer Feuchtigkeit, so kann sie nur noch 1 g pro Kubikmeter aufnehmen. Zeigt nun die geheizte Schulstube 4 g pro Kubikmeter, während das Maximum 14 g ist, so kann jedes Kubikmeter noch 10 g aufnehmen. Unter diesen Umständen muss die Luft der Schulzimmer zunächst eine austrocknende Wirkung haben, bis erst nach längerem Aufenthalt der Schüler die Luftfeuchtigkeit zunimmt.

Nachdem man durch Multiplikation des Dunstdruckmaximums mit der relativen Feuchtigkeit den wirklichen Dunstdruck gefunden hat, kann man auch den „Taupunkt" noch dadurch bestimmen, dass man den Temperaturgrad abliest, der dem berechneten Dunstdruck gegenübersteht. Beispielsweise würde bei einem gefundenen Dunstdruck von 13½ mm der Taupunkt 16° C. sein. Durch den Taupunkt wird die absolute Feuchtigkeit markiert. Letztere lässt sich auch aus der relativen Feuchtigkeit berechnen. Zeigt z. B. die relative Feuchtigkeit 50% bei einer Temperatur von 15° R., so erfährt man aus den Regnault'schen Tabellen, dass bei dieser Temperatur gesättigte, (also 100%) feuchte Luft, 16 g Wasserdampf in 1 ccm enthält; mithin muss eine feuchte Luft von 50% in demselben Volumen $\frac{16 . 50}{100} = 8$ g Wasser enthalten.

Uebrigens ist auch die relative Feuchtigkeit für sich allein nicht ohne Wert. Bei 80 und mehr Graden hat die Luft nur sehr geringe austrocknende Wirkung, hält daher die normale Transpiration der Haut, die Perspiration, zurück, während sie bei weniger als 40° trocknet und die Haut zu stark reizt, auch aufregend auf das Nervensystem einwirkt. Eine Schulluft von 50 bis 60% relativer Feuchtigkeit kann man als eine mässig feuchte bezeichnen, welche der Gesundheit am zuträglichsten ist. Als praktische Regel kann man aufstellen, dass die relative Feuchtigkeit nicht weniger als 40% und nicht mehr als höchstens 65° betragen darf. Hierüber giebt das Hygrometer zu jeder Zeit genaue Auskunft.

Beim Atmungsprozess hängt die Menge des abzugebenden Wassers von dem absoluten Feuchtigkeitsgehalt der einzuatmenden Luft, bezw, von der Höhe des Taupunktes ab. Beim Atmen wird die Luft stets auf nahezu gleiche Temperatur gebracht und mit Feuchtigkeit beladen ausgeatmet, so dass die ausgeatmete Luft bei einer Wärme von nahezu 30° R. fast gänzlich mit Wasser gesättigt ist, demnach 1 ccm (nach Regnault etc.) 44 g Wasserdampf enthält und zwar unabhängig von der Trockenheit oder Feuchtigkeit, von der Wärme oder Kälte der eingeatmeten Luft, weil die Sättigung der Luft mit Wasserdampf, sowie ihre Erwärmung erst in den feinen Bronchialverzweigungen erfolgt, wobei der Lunge so viel Wasser entzogen wird, als die Luft bei 30° R. noch aufzunehmen vermag. Je mehr Wasser die eingeatmete Luft bereits besitzt, um so weniger wird sie folglich der Lunge Wasser entziehen und umgekehrt. Enthält z. B. 1 ccm. eingeatmeter Luft 5 g Wasser so entzieht sie der Lunge 44 — 5 = 39 g Wasser, während daselbe Luftvolumen mit 16 g Wassergehalt ihr nur 28 g Feuchtigkeit entnimmt. Es ist daher einleuchtend, dass die absolute Feuchtigkeit der Luft einen wesentlichen Einfluss auf den Respirationsprozess und die Blutzirkulation ausübt. [3])

Wir haben hiermit nur im Allgemeinen den grossen Einfluss hervorgehoben, welchen die Luftfeuchtigkeit auf die wichtigsten physiologischen Prozesse, auf Respiration und Perspiration, auszuüben vermag. Das Polymeter kann auf diesem Gebiete als praktischer Wegweiser dienen, um die Uebelstände sofort nachzuweisen, deren Beseitigung das hygienische Interesse erfordert. Schon der Nachweis des Taupunktes der Zimmerluft, sowie der relativen Feuchtigkeit ist für die Beurteilung der Schulluft von höchstem Werte; das Polymeter sollte daher eine Hauptstelle unter den Schulutensilien einnehmen. Zeigt es zu trockene Luft an, so kann man durch Verdampfen von Wasser nachhelfen, während bei zu feuchter Luft das Oeffnen der Fenster in den meisten Fällen ausreicht, da die äussere Luft, wie im Winter während der Heizperiode, in der Regel einen tieferen Taupunkt hat.

Wir haben schon angedeutet, dass das Hygrometer auch bei Schulbauten zur Prüfung der Wände auf Feuchtigkeit anzuwenden ist, weil es eben die Luftfeuchtigkeit eines jeden Klassenzimmers feststellt. Eine diesbezügliche Prüfung sollte daher jedesmal vorher stattfinden, bevor ein Neuschulbau bezogen wird. Ebenso dient das Hygrometer zur Ermittelung der Frage, ob eine bestimmte Ventilationsmethode ihrem Zwecke entspricht und inwiefern die Beheizung einen Einfluss auf die Luftfeuchtigkeit ausübt. Dass das Polymeter auch für meteorologische Zwecke, für Wetterprognose, sehr nützlich verwendet werden kann, wollen wir hier nur insofern kurz erwähnen, als wir der Ansicht sind, dass auch den Schülern hierdurch Anleitung zu Beobachtungen und zur lehrreichen Beschäftigung mit physikalischen Vorgängen gegeben wird, deren Kenntnis nicht nur für ihr späteres wissenschaftliches Beobachten, sondern auch für das praktische Leben nutzbringend sein kann.

Litteratur. 1) **Karl Koppe,** die Messung des Feuchtigkeitsgehalts der Luft mit besonderer Berücksichtigung des neuen Prozenthygrometers mit Justiervorrichtung. Zürich. 1878. — 2) **C. Flügge,** Lehrb. der hygienisch. Unters, S. 526. — 3) **A. Fleischer,** Gesunde Luft. Vandenhoeck & Ruprecht, Göttingen. **F. Falk,** Ueber die hygienische Bedeutung des Wassergehalts der Atmosphäre. Virchow's Arch. 62. Bd. S. 235.

Der Schulstaub. Nicht blos die unreine Luft, sondern auch der Schmutz und Staub in den Schulräumen ist ein grosser Feind der **Atmung,** da er zunächst die Schleimhäute der Respirationswege reizt und ebenso gut wie die zu trockene Luft den Lehrern das Sprechen erschwert. Tritt der Staub in erhöhtem Grade auf, so bleiben auch die Augen nicht unbeteiligt, indem diese in einen Reizzustand versetzt werden, wodurch höchst wahrscheinlich die Neigung zu dem gegenwärtig so häufig auftretenden, oft mit Vermehrung der vorhandenen Lymphbläschen verbundenen epidemischen Augenkatarrh in Schulen bedingt wird.

Dieser schleimige Augenkatarrh, der mit Unrecht ägyptische Augenentzündung genannt wird, veranlasst häufig die Schliessung ganzer Schulen oder einzelner Klassen. Er ist nicht mit jener durch Granulationen und durch Einlagerung von rundlichen und gelblichen Körnchen charakterisirten Bindehauterkrankung zu verwechseln, welche sehr hartnäckig und gefährlich ist, in Schulen aber seltener beobachtet wird. Bei genauerer Untersuchung der Schüleraugen wird man aber nicht selten eine grössere Blutfülle und stärkere Entwicklung der Lymphbläschen in der Augenbindehaut beobachten. Es ist einleuchtend, dass solche Schüler am meisten zum epidemischen Augenkatarrh neigen. Es braucht dann nur eine äussere Schädlichkeit, wie der Schulstaub, hinzuzukommen, um die Krankheit hervorzurufen.

Schmutz und Staub wird sowohl von aussen durch die Kleider und das Schuhwerk der Schüler in die Schulzimmer übertragen, als auch in den Schulzimmern selbst erzeugt, wo der Verkehr der Schüler untereinander, die Heizung, das Absstauben des Wandputzes und des Fussbodens die Staubquellen sind. Um das Hineintragen des Schmutzes in die Schulzimmer zu verhüten, sind vor jeder Eingangsthür Fussmatten anzubringen, um die Schüler vor allem zur Reinlichkeit anzuhalten. Unterlassungen der bezüglichen Vorschriften sollten mit Ordnungsstrafen belegt werden. Eine sehr hässliche Angewöhnung ist das Spucken auf den Boden; es ist auf's Strengste zu verbieten, und mehrere Spucknäpfe sind in den Schulzimmern aufzustellen, deren Benutzung vorzuschreiben ist. Am einfachsten dienen hierzu metallene oder hölzerne Schüsseln, die mit Sägemehl angefüllt sind. (S. „Krankheiten der Brustorgane".)

Der Fussboden muss überhaupt so beschaffen sein, dass er nicht zur Staubbildung beiträgt; besonders die Ritzen zwischen den Dielen müssen dicht schliessen, damit nicht bei jedem Tritt Staub aufwirbelt. (Vergl. Fussbodenkonstruktion S. 176). Reiner Fussboden trägt am wesentlichsten zur Erzielung reiner Schulluft bei; lässt man den Schulstaub sich auftürmen, dann kann man auch keinen Erfolg von der Ventilation oder Lüftung erwarten. Ueberhaupt wird auf eine ordnungsmässige Reinigung der Schulzimmer noch viel zu wenig Wert gelegt. Es giebt Schulen, in denen nur Mittwochs und Sonnabends die Schulzimmer ausgekehrt werden und zwar in den meisten Fällen ohne Mithülfe von Wasserbesprengung. Der Staub wird dann aufgewirbelt, um ihn, wie sich Schmidt-Rimpler ausdrückt, zu einer Niederlassung an einer andern Stelle höflichst einzuladen. Man braucht nur einen Blick in die meisten Schulzimmer zu werfen, um ohne grosse Mühe den überall abgelagerten Schulstaub aufzufinden und sich vom Mangel an Reinlichkeit zu überzeugen. Schmidt-Rimpler fand selbst in den übrigens musterhaft ausgestatteten Schulen zu Frankfurt a. M., dass die für die Schuldiener erlassene Instruktion vom Jahre 1881 nicht genügt, da gemäss derselben sämtliche Lokalitäten täglich nur ausgekehrt und abgestäubt, aber nur wöchentlich einmal feucht abgewischt und nur vierteljährlich gründlich gereinigt werden. Wie viel Staub wird sich aber bis zu diesem Hauptreinigungsakt angesammelt haben?

Man wird den Einwurf erheben, dass ein Schuldiener grössere Aufgaben als die gedachten nicht zu überwältigen vermöge und dass die Heranziehung anderweiter Kräfte grosse Kosten verursachen würde. Wir brauchen nicht wiederholt zu betonen, dass jede Durchführung einer geregelten Schulhygiene mit Kosten verbunden ist. Welche Ausgaben lohnen sich aber mehr als die für die Wahrnehmung grösster Reinlichkeit? Wenn z. B. das Auftreten des epidemischen Augenkatarrhs in Schulen vielfach auf die Einwirkung des Schulstaubes geschoben werden kann, dann erwachsen der Gemeinde aus der Heilung dieser Krankheit weit grössere Kosten, die man hätte vermeiden können, wenn man rechtzeitig die Ursache derselben bekämpft hätte.

Wie will man ferner das verwerfliche, selbst noch in einem der neuesten, im Uebrigen mit Luxus ausgestatteten Gymnasien vorkommende Verfahren, alle Ueberkleider der Schüler in den Schulzimmern aufzuhängen, verteidigen? Ein Verfahren, welches nicht nur die Schulluft verdirbt, sondern auch zur Vermehrung der Staubbildung und möglicherweise zur Verbreitung von Infektionskrankheiten beiträgt. *)

Wenn die Architekten im Allgemeinen dahin neigen, den Schönheitssinn vorwalten zu lassen, so ist die Hygiene ebenso sehr berechtigt, in dieser Beziehung eine Grenze festzusetzen, die nicht zu ihrem Nachteil überschritten werden kann, damit unnötige Auslagen vermieden werden, welche zweckmässiger auf die Handhabung der Reinlichkeit zu verwenden sind. Für ihre Durchführung in Schulzimmern werden in der Regel nur beim Auftreten von Infektionskrankheiten strengere Anordnungen getroffen. Es ist aber nicht einzusehen, warum nicht auch unter gewöhnlichen Verhältnissen für die strengste Reinlichkeit in Schulzimmern gesorgt werden soll. Sehen wir doch in jeder gewöhnlichen Haushaltung, wie sich der Schmutz anhäuft, wenn man die Wohn-

*) Beim Falk-Realgymnasium in Berlin hat sich während der 9 Jahre seines Bestehens die Anbringung der Kleiderhaken auf den Korridoren sehr gut bewährt. Die Hauptsache, welche dadurch erreicht wurde, war die bessere Reinhaltung der Stubenluft. Wie schrecklich ist oft die Luft an regnerischen oder schneeigen Tagen in Klassenräumen, in welchen sämtliche Schirme, Ueberzieher und Kopfbedeckungen untergebracht sind! Welche Ansteckungsstoffe mögen so in die Klassen getragen werden! Wie wird beim Aus- und Anziehen Staub aufgewirbelt! Bedenken, die anfangs geltend gemacht wurden, sind geschwunden. Die Achtung vor dem Eigentum des Mitschülers ist gewachsen; Schädigungen der auf den Korridoren aufgehängten Sachen kommen weit weniger vor, als sie gemeinhin in den Klassen zu geschehen pflegen; die Ordnung ist eine bestimmte und klare. Besser ist es freilich, wenn die Korridore breiter sind oder, wie es in Frankfurt a. M. und anderen Städten zu sehen ist, besondere Teile der Korridore durch Gitterthüren für diesen Zweck abgegrenzt oder auch besondere Räume benutzt werden.

räume nicht täglich reinigt. Um wie viel mehr wird dies der Fall sein, wenn es sich um Schulzimmer handelt, in welche durch die Schüler täglich Massen von Staub und Schmutz hineingetragen werden. Wie es in vielen Landschulen mit der Reinlichkeit steht, kann man daraus schliessen, dass in manchen Gegenden die Gemeinden ihrer Verpflichtung, die Schulreinigung zu besorgen, in der Weise nachkommen, dass die Schulkinder unter Aufsicht des Lehrers dies Geschäft zu besorgen haben, um die Kosten der Reinigung durch dritte Personen zu umgehen. So sah sich die Königl. Regierung zu Trier unter dem 8. November 1879 zum Erlass einer Verfügung veranlasst, nach welcher jede Gemeinde durch ein besonderes Abkommen mit dem Lehrer oder, falls dies aus besonderen Gründen nicht thunlich sein sollte, mit einer anderen zuverlässigen Person die Reinhaltung der Schulräume und Aborte, sowie das tägliche Einheizen gegen angemessene Vergütung zu verdingen habe, derartige Leistungen aber hinfort den Schulkindern nicht mehr übertragen werden dürfen.

Spezielle Vorschriften hinsichtlich der Reinigung der Schulzimmer sind häufig teils ungenügend, teils insofern wertlos, als ihre Durchführung jeder Ueberwachung entbehrt. Wenn die Wahrnehmung der Reinlichkeit der Hauptgrundsatz der Gesundheitslehre ist, so bleibt es unbegreiflich, wie viel Mühe es kostet, denselben in der Schulhygiene zur vollen Geltung zu bringen, und wie viele Einsprüche sich erheben, wenn man die Anforderungen an die Reinhaltung der Schulräume höher stellt, als dies vorherrschend der Fall zu sein pflegt. Freilich ist der Begriff der Reinlichkeit sehr verschieden und nicht selten kommt es vor, dass man Verstösse gegen dieselbe übersieht, wenn man ihnen tagtäglich begegnet. Mit Rücksicht auf diese Erfahrung kann die Schulrevision von grossem Erfolge sein, wenn sie mit unbefangenem Blicke Umschau hält und nach den frischen Eindrücken, die sie hierbei erhält, ihr Urteil abgiebt.

Die Frage, in welchem Umfange die Reinlichkeit gehandhabt werden soll, lässt sich im Allgemeinen dahin beantworten, dass sich eine tägliche Reinigung auf die Schulräume, Flure oder Korridore erstrecken soll. Sie sollte in den Schulzimmern bei steter Lüftung durch Thüren und Fenster im Kehren des Fussbodens, im Abstäuben der Wände, der Vorhänge und des Mobiliars mit darauffolgendem feuchten Aufwischen des Fussbodens, in den Aussengängen im Kehren mit vorhergehender Wasserbesprengung bestehen. Versteht man unter gründlicher Reinigung das Scheuern der Fussböden, das feuchte Abwischen des Mobiliars und ganz besonders das Fensterputzen, so hat diese zum wenigsten alle vier Wochen stattzufinden.

Die Reinigungsarbeit in den Schulräumen wird durch leicht verstellbare Schulbänke, Sessel oder Tische, durch geölte Fussböden, in den Fluren durch einen massiven Boden wesentlich erleichtert. Bei Neubauten sollte man auf derartige Einrichtungen gerade im Interesse der Handhabung der Reinlichkeit einen besondern Wert legen und nichts unterlassen, was zur Erreichung dieses Zieles beiträgt. Die Aufgabe der Schulrevision wird es sein, näher zu prüfen, ob und inwiefern in der gedachten Richtung den hygienischen Anforderungen entsprochen wird, welche Ansprüche man an die Leistungsfähigkeit der Gemeinden stellen darf, ob und inwiefern ferner event. das Reinigungsverfahren geändert werden kann, ohne die Schulhygiene hierbei zu beeinträchtigen. Es ist einleuchtend, dass auch die lokalen Verhältnisse, die hierbei eine Rolle spielen, zu berücksichtigen sind, wenn nur der Hauptgrundsatz — Reinlichkeit in allen Schulräumen — befolgt wird.

Eine erfreuliche Wendung hat diese Angelegenheit durch den Erlass des Kultusministeriums vom 27. Dezember 1888 (Centralbl. f. d. g. U.-V. S. 217 — März—Aprilheft 1889) an die Provinzial-Schulkollegien insofern erhalten, als wenigstens die Aufmerksamkeit der Behörde auf die Schädlichkeit des Schulstaubes mehr hingelenkt wird. Die Verfügung lautet:

„Den K. Provinzial-Schulkollegien lasse ich beifolgend zwei Exemplare eines vom Prof. Schmidt-Rimpler zu Marburg gehaltenen Vortrages: „Schule und Auge" zur Beachtung zugehen. Unter den mancherlei treffenden Bemerkungen, welche derselbe in hygienischer Beziehung enthält, sind besonders die Ausführungen beachtenswerth, welche sich auf die für Auge und Lunge so schädlichen Staubanhäufungen beziehen, die sich in den Schulräumen ansammeln, und die durch blosses Kehren der Fussböden etc. ohne Oeffnen der Fenster und ohne Anwendung von Wasser in keiner Weise vermindert, sondern nur von einer Stelle zur andern getragen werden.

Das pp. wolle in dieser Beziehung Nachforschungen anstellen und, wo sich Mängel finden, für eine grössere Sauberkeit der Klassen (einschliesslich der Oefen, Schränke) und für die notwendige Beseitigung des Staubes durch nasses Abwaschen und Scheuern in nicht zu langer Zwischenzeit das Erforderliche anordnen. Binnen 6 Monaten erwarte ich darüber Bericht, welche Anordnungen in der dortigen Provinz dafür im Allgemeinen getroffen worden sind und was event. auch in dieser Richtung geschehen könnte."

Wie die in Aussicht gestellten Berichte auch ausfallen mögen, im Interesse der Schulhygiene möchten wir immerhin die oben betonten allgemeinen Grundsätze einer weiteren Erwägung anheimgeben und ganz besonders noch hervorheben, dass alle in dieser Sache angeordneten Massregeln hinfällig sind, wenn nicht auf das Strengste deren Durchführung überwacht wird. Hierin liegt der Schwerpunkt der in Rede stehenden Reinigungsfrage.

Litteratur. **Herm. Schmidt-Rimpler,** Schule und Auge. Breslau, bei Schottländer. (Deutsche Bücherei XLIV.)

E. Die Beziehung zwischen Schüler-Erkrankungen und dem Schulbesuch.

Man hat bekanntlich eine Reihe von Krankheiten als „Schulkrankheiten" bezeichnet, weil sie häufig während des Schulbesuchs bei Kindern auftreten. Dieser Name ist insofern nicht glücklich gewählt, als es keine bestimmt ausgesprochene Krankheit giebt, die nur im Schulbesuch ihren Entstehungsgrund hat. Allerdings giebt es zarte, schwächliche und nervöse Kinder, welche beim Besuche öffentlicher, oft dichtbesetzter Schulen von einem allgemeinen Unwohlsein ergriffen werden. Hier liegt in der Regel eine grosse Empfänglichkeit für fremde und ungewöhnte Einflüsse, die mehr oder weniger mit dem Schulbesuche verbunden sind, so wie eine geringe Widerstandskraft des Organismus zu Grunde. Es ist eine allgemeine Nervenschwäche, welche im geschlossenen Raume und im Zusammensein mit vielen Kindern Angstzustände hervorruft. Die „Neurasthenie", womit man neuerdings die allgemeine Nervosität in ihrer höchst mannigfaltigen Aeusserungsweise bezeichnet, ist angeboren und kann bei Schulkindern einen so hohen Grad erreichen, dass sie vom Besuche einer öffentlichen Schule ausgeschlossen bleiben müssen. Auch der Umstand, dass die Kinder im Anfange des Schulbesuches ihre blühende Gesichtsfarbe verlieren, über Appetitlosigkeit und allgemeine Unlust klagen, hängt mit dieser Krankheitsanlage zusammen, die nur in den geringeren Graden sich der allmählichen Angewöhnung an den Aufenthalt in der Schule unterordnet.

Aus der Betrachtung der hier in Frage kommenden Krankheiten wird sich ergeben, dass die sogenannten Schülerkrankheiten sich fast ausschliesslich unter Mitwirkung einer angeborenen Krankheitsanlage, bezw. einer individuellen Körperkonstitution entwickeln.

Kurzsichtigkeit. Dass die Kurzsichtigkeit unter Schülern in grosser Verbreitung auftritt, erscheint insofern nicht auffällig, als gerade das schulpflichtige Alter in eine Periode fällt, in welcher jede Nahearbeit, wie sie in Schulen vorkommt, das mit geringerer Widerstandskraft versehene jugendliche Auge nachteilig beeinflussen kann. Eine Hauptfrage, welche uns beschäftigen wird, ist die, ob die Kurzsichtigkeit, welche sich während der Schuljahre entwickelt oder höhere Grade annimmt, in der Schädlichkeit der Schule oder auch in anderen Ursachen begründet ist.

Die Physiologie des Auges lehrt, dass jede Nahearbeit einen erhöhten Refraktionszustand bedingt; der Hypermetrop (Uebersichtige) und Emmetrop (Normalsichtige) kann dadurch kurzsichtig werden und der Myop (Kurzsichtige) seine Kurzsichtigkeit steigern.

Zur nähern Erläuterung bemerken wir hier zunächst, dass Refraktion (Brechkraft) nach Donders die Fernpunkteinstellung des Auges bedeutet. Die Hypermetropie, Emmetropie und Myopie werden durch die verschiedene Form des Auges bedingt. Das myopische Auge ist länger, das hypermetropische kürzer, während das emmetropische die runde Form behält.

Fig. 65.

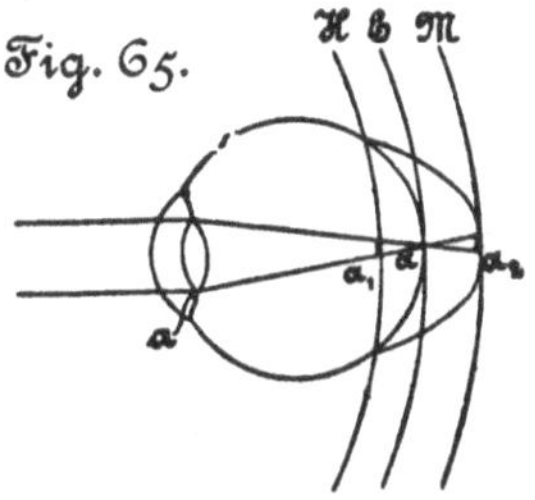

Aus nebenstehender Figur 65 nach Schmidt-Rimpler ergiebt sich, dass bei gleichbleibender Brechkraft der Linse (a) die Lage der Netzhaut beim Emmetropen der Linie E, beim Hypermetropen der Linie H und beim Myopen der Linie M entspricht. Parallele, aus der Ferne kommende Lichtstrahlen vereinigen sich in der Netzhaut des Emmetropen in α zu einem begrenzten Punkte. Auf der Netzhaut des Hypermetropen bilden sie einen Zerstreuungskreis α_1. Mit Hülfe eines Konvex-(Sammel)-Glases werden sie stärker zusammengebrochen, wodurch dann statt des Zerstreuungswinkels ein Punkt entsteht. Beim Myopen sind die in α vereinigten Strahlen wieder auseinander gewichen und bilden einen Zerstreuungskreis α_2. Hier bedarf es eines Konkav-(Zerstreuungs)-Glases, um die Strahlen so zu zerstreuen, dass sie sich auf der Linie M zu einem Punkte vereinigen.*)

Will man nahe Bilder deutlich sehen, so muss das Auge seine Brechkraft erhöhen. Dies geschieht durch willkürliche Formveränderung der Linse, welche vermöge ihrer elastischen Beschaffenheit ermöglicht wird. Diese Formveränderung besteht in einer Ausdehnung, resp. Wölbung, indem die Linse an Dicke gewinnt. Hierbei tritt der Musculus ciliaris s. tensor chorioideae in Thätigkeit, indem er das Strahlen- oder Aufhängeband der Linse (Linsenkapsel) anzieht, resp. verkürzt und ihm dadurch seinen Einfluss auf die Abplattung der Linse benimmt. Die Fähigkeit der Linse, sich durch Muskelwirkung stärker zu wölben, nennt man das Einrichtungs- oder Akkommodationsvermögen und

*) Der Refraktionszustand eines Auges wird durch die Brechkraft der korrigierenden Linse angegeben. M $^1/_{30}$ zeigt an, dass konkav 30, H $^1/_{30}$, dass konvex 30 das korrigierende Glas für die Ferne ist.

den Muskel (M. ciliaris), der dieses bewirkt, den Akkommodations-Muskel.*)

Mit dem Nahesehen verbindet sich stets eine gewisse Anstrengung der äussern Bewegungsmuskeln des Auges, weil man dabei beide Augen stark nach innen, resp. gegeneinander richten muss. Zu dieser Konvergenz der Augenachsen, welche vielfach für den schädlichsten Faktor gehalten wird, gesellt sich ein Druck der gespannten äussern Augenmuskeln auf den Augapfel, wodurch ein weiterer Beitrag zur Umwandlung seiner Gestalt in die eiförmige geliefert wird.**)

Die Ansicht, dass der Muskeldruck bei der Nahearbeit durch die jedesmalige Konvergenz und Abwärtswendung eine Verlängerung der Augenachse bedinge, findet noch immer ihre Vertreter. Während man bisher diese Konvergenz des Augapfels hauptsächlich auf die Wirkung der geraden äusseren Muskel schob, hält neuerdings Prof. Stilling in Strassburg den Musc. obliq. sup. für denjenigen Muskel, der sich bei gleichzeitiger Kontraktion des M. rect. int.

*) Ohne Kenntnis der Anatomie des Auges ist das Verständnis dieser Vorgänge unmöglich. Wir geben daher in Figur 66 den Querschnitt des Auges nach Helmholtz (dem Lehrbuch der Anatomie von Prof. Hermann Meyer in Zürich 3. Aufl., Leipzig 1873 S. 313 entlehnt) wieder.

Fig. 66.

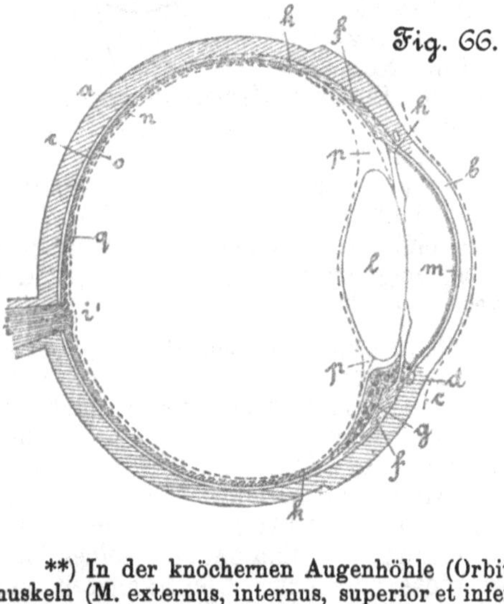

a) Sclerotica (s. sclera s. albuginea) weisse Augenhaut; b) Cornea Hornhaut; c) Conjenctiva Bindehaut; d) circulus venosus der Iris; e) Aderhaut (Chorioidea) und Membrana pigmenti; f) Musc. ciliaris; g) Processus ciliaris; h) Iris; i) Sehnerv (N. opticus) i') Eintrittstelle desselben, sog. Papilla, durch eine kleine Hervorragung bemerkbar; k) vorderer ausgezackter Rand der Netzhaut (ora serrata retinae); l) Krystallinse; m) Tunica Descemetii, strukturlose Lage der Hornhaut; n) Grenzmembran der Retina (Membrana limitans retinae S. Zonula Zinnii); o) Membran des Glaskörpers; p) Petit'scher Kanal, ein dreieckiger, mit Flüssigkeit gefüllter Raum; q) gelber Flecken (Macula lutea).

**) In der knöchernen Augenhöhle (Orbita) verlaufen 4 gerade Augenmuskeln (M. externus, internus, superior et inferior) an der durch ihren Namen bezeichneten Seite der Orbita nach vorn zum Augapfel. Zwischen den Ursprüngen der M. rect. superior und inf. entspringt der M. obliquus superior, dessen Sehne durch einen kleinen Hohlcylinder (Trochlea) tritt, um sich nach aussen und oben am Bulbus anzusetzen. Der M. obliquus inferior entspringt am vordersten Theil des Bodens der Orbita und geht, bedeckt vom M. rectus externus, nach aussen und oben an die hintere Hemisphäre des Bulbus, wo er sich gegenüber der Sehne des Obliquus superior ansetzt. Beide M. obliqui bewirken die Rotation des Bulbus um seine Hauptachse.

an der Seitwärtsbewegung des nach unten gerichteten Blickes, wie er beim Schreiben und Lesen notwendig sei, beteilige. Die Lage und Wirkung des Musc. obliq. sup. werde ganz besonders von der Höhe oder Plattheit der Augenhöhle beeinflusst und zwar derart, dass eine niedrige Augenhöhle die Bedingung der Myopie sei, weil der Muskel alsdann bei seiner Zusammenziehung das Auge mehr drücke. Da die niedrige Augenhöhle den breiten Gesichtern, die hohe Augenhöhle den langen Gesichtern entspreche, so handle es sich bei der Kurzsichtigkeit um eine Rassenfrage.[1]) Schmidt-Rimpler hat bei seinen sehr sorgfältigen Messungen der Augenhöhle dies Naturgesetz nicht bestätigt gefunden. Auch nach Pflüger in Bern widersprechen die Schlüsse Stillings der Erfahrung und gefährden viele errungene und noch zu erringende Fortschritte in der Schulhygiene, weil der erste streng wissenschaftliche Teil der Arbeit um so mehr den Leser in der Beurteilung der praktischen Stilling'schen Folgerungen beeinflusse, je weniger derselbe die Myopie aus eigener klinischer Beobachtung, den Augenspiegel in der Hand, kenne. In der Laienwelt und speziell im Lehrerstande könne Stillings Ansicht insofern Schaden stiften, als in derselben eine willkommene Wehr gegen die vielfach unbequemen schulhygienischen Forderungen seitens der Aerzte erblickt werden könnte.[2]) In ähnlichem Sinne spricht sich H. Cohn in einer „Abhandlung über die Aetiologie der Kurzsichtigkeit" aus.[3]) Nicht minder tritt L. Kotelmann (Zeitschrift f. Schulgesundheitspflege 1889, S. 438 ff.) im Anschluss an Schmidt und Pflüger gegen die Stilling'sche Hypothese von der Entstehung der Kurzsichtigkeit auf und hebt hervor, dass die Prophylaxe der Kurzsichtigkeit nach wie vor als eine Aufgabe der Schule bestehen bleibe.

Abgesehen davon, dass an den Augenbewegungen wohl alle Muskeln beteiligt sind, kann man auch nicht behaupten, dass die Gestaltsveränderung des Augapfels die einzige Ursache der Kurzsichtigkeit ist. Progressiv kann die Kurzsichtigkeit auch durch Krampf des Akkommodationsmuskels werden. Da dieser Muskel bei Kurzsichtigen besonders angestrengt ist, so kann er bei schlechter Beleuchtung oder bei zu grosser Anstrengung in einen krampfhaften Zustand verfallen und schliesslich in einen wirklichen Krampf übergehen, infolge dessen eine stärkere Krümmung der Krystallinse möglich ist, welche anderseits eine Refraktionsanomalie bedingt. Man spricht daher auch von einer „Krümmungs-Myopie".

Schmidt-Rimpler[4]) fand in einzelnen Klassen der Gymnasien den Akkommodationskrampf ungewöhnlich zahlreich, hält ihn jedoch nur für ein Mittelglied im myopischen Prozesse und bestreitet die Ansicht von B. Burchhardt[5]), dass der Akkommodationskrampf die Myopie stets begleite oder sogar einleite. Unbedingt kann jedoch eine Steigerung der Myopie hierdurch veranlasst werden, denn das Auge entbehrt wegen der anhaltenden Akkommodationsthätigkeit der Ruhe und verfällt in einen Zustand der inneren

Reizung, welche der weiteren Entwickelung der Kurzsichtigkeit Vorschub leistet.*)

Wenn Donders [6]) jedes kurzsichtige Auge für krank erklärt, so ist dieser Ansicht nur mit einer gewissen Einschränkung beizutreten; denn das kurzsichtige Auge kann krank werden, ist es aber nicht unbedingt. Jedenfalls ist aber das jugendliche Alter die kritische Periode des kurzsichtigen Auges. Wird zu dieser Zeit die grösste Sorgfalt auf die Vermeidung aller schädlichen Einflüsse gelegt, so kann die Myopie stationär bleiben. Donders hat daher bereits auf eine regelmässige Ueberwachung der Schüleraugen während des Schulbesuches den grössten Wert gelegt, damit die angeborene Disposition zur Myopie in den engsten Grenzen gehalten und das progressive Fortschreiten dieser Krankheit verhütet wird. Bleibt sie progressiv, so kann das Sehvermögen im späteren Alter durch Netzhautablösung, durch Blutung oder auch durch Atrophie und Degeneration des gelben Fleckens unwiderruflich verloren gehen.

Dass diesen Erfahrungen gegenüber bei manchen mit Naharbeit verbundenen Berufsarten (Uhrmacher, Goldarbeiter etc.) weit weniger Kurzsichtige vorkommen, erklärt sich aus den derberen Umhüllungshäuten und dem kräftigeren Widerstande der Augen in einem späteren Lebensalter, sowie aus dem Gebrauche der Lupe, welche die Akkommodation erleichtert.

Ganz besonders beachtenswert sind die oben erwähnten, den myopischen Prozess im jugendlichen Auge begleitenden Reizzustände, die sich durch bestimmte Symptome kundgeben und die ganze Aufmerksamkeit des untersuchenden Schularztes in Anspruch nehmen. Je länger die Nahearbeit hierbei dauert, je mehr das Sehobjekt dem myopischen Auge genähert wird, desto eher tritt Ermüdung und Reizung der Augen ein.

Zu den diesen Zustand charakterisierenden subjektiven Symptomen gehört ein Druck in und hinter dem Auge, ein Gefühl wie Spannung desselben, Flimmern vor den Augen, Lichtscheu, Schwachsichtigkeit (Asthenopie) und schnellere Ermüdung bei künstlicher und mangelhafter Beleuchtung. Durch Druck auf den Augapfel kann man auch Lichterscheinungen hervorrufen. Zu den objektiven Symptomen rechnet man eine Erweiterung der Pupillen, die zwar bei hellem Lichte noch normal, bei geringer Lichtstärke aber auffallend schwach reagieren. Entzündliche Vorgänge erzeugen eine lokale Erweichung der Augenhäute, Blutüberfüllung und wässerige Ausscheidungen, deren Folgen dann das Spannungsgefühl im Auge und die Ausdehnung der Augenachse sind.

---

*) Einträufelungen von Atropinlösung vermögen den Akkomodationskrampf vorübergehend zu beseitigen. Die von Burchhardt angeregte Zwangsbehandlung der myopischen Schüler mittels dieses Verfahrens kann um so weniger auf Zustimmung rechnen, als der Akkomodationskrampf nicht die Hauptursache der Myopie ist. Die Behandlung mit Atropin erzeugt stets Ueberblendung, ist nur unter gewissen Umständen angezeigt, kann aber keinen dauernden Erfolg haben.

Auch bei höheren Graden der Myopie kommen diese Reizzustände vor und veranlassen dann für das Sehvermögen gefährliche Veränderungen im Innern des Auges. Auch heute noch suchen einige Ophthalmologen die Ursache der Myopie fast ausschliesslich in einer Entzündung der Chorioidea im Augenhintergrunde, deren höhere Grade v. Gräfe als Sclerotico-chorioiditis bezeichnet hat.[7])

Als Folgen der Erkrankung der Chorioidea zeigen sich auch die vornehmsten pathologisch-anatomischen Veränderungen im Auge. Ausser der Hyperämie des Sehnerven und des Verlustes des Netzhautglanzes findet man Uebergänge zur Atrophie und vollständige Atrophie des Gewebes der Chorioidea. Mit dem Verlust der Pigmentierung entsteht im Augengrunde eine gelbliche Färbung, bis mit fortschreitender Myopie auch die Chorioidalgefässe sich vermindern und schliesslich selbst das Gewebe der Gefässhaut schwindet.

Man hat ferner eine angeborene Dünnheit der Lederhaut (Sclerotika) als Ursache der Myopie angenommen, infolge deren das Auge in die Länge wächst, weil es dem beim Nahesehen höheren Drucke im Innern des Auges nachgibt. Diese Annahme ist allerdings anatomisch noch nicht ausreichend nachgewiesen, aber auch nicht von der Hand zu weisen, da die Erfahrung dafür spricht.

v. Arlt[8]) hält nur die Disposition zur Myopie, nicht diese selbst für erblich, weil nicht bewiesen sei, dass das Auge vermöge eines ihm ab ovo innewohnenden Bildungstriebes in den sog. Langbau hineinwachse. Die Fälle mit angeborenem Langbau sind jedenfalls höchst selten, wie neuere Untersuchungen bewiesen haben; aber abgesehen von dieser Formveränderung kann eine zarte nachgiebige Beschaffenheit der Augenhäute auch ohne Vererbung angeboren sein, wodurch dann der Entstehung und weiteren Entwickelung der Kurzsichtigkeit entschieden Vorschub geleistet wird, wenn schädliche Einflüsse, wie anhaltende Nahearbeit und die damit verbundenen höheren Grade der Konvergenz und Akkommodation ihre Wirkung ausüben.[9])

Das Vorhandensein einer angeborenen Disposition zur Myopie gibt sich schon dadurch kund, dass nicht alle Schulkinder, welche denselben schädlichen Einflüssen ausgesetzt sind, ebenmässig in ihrem Sehvermögen geschädigt werden. Es giebt Fälle genug, in welchen normal gebaute und mit fester Umhüllungshaut versehene Augen trotz aller Schädigungen und Anstrengungen ihre normale Sehschärfe bis zum Lebensende behalten. Das gegenteilige Verhalten, wobei das Auge infolge der geringen Widerstandsfähigkeit von jeder anhaltenden Naharbeit Schaden erleidet und schliesslich der Myopie verfällt, muss zur Annahme einer anatomischen Disposition des Auges führen, mag dieselbe vererbt oder angeboren sein. In beiden Fällen werden schädliche Einflüsse in der Schule oder in der Familie um so sicherer zur Myopie führen.

Der Augenarzt Schiess[10]) macht auf die im Baseler Waisenhause beobachteten Fälle aufmerksam, in welchen junge Leute aus ländlichen Familien, in denen keine Myopie vorhanden war, im Alter von 17—20 Jahren infolge der Studien kurzsichtig geworden waren. Wie das Sehvermögen beim Eintritt in die Schule beschaffen war, erfährt man nicht; eine Anlage zur Kurzsichtigkeit ist daher nicht ausgeschlossen. Man kann Schiess auch nicht beistimmen, wenn er behauptet, dass „die Menschen erst durch die allgemein verbreitete Kultur kurzsichtig geworden seien", denn wenn er andererseits zugibt, dass auch unter den Nomaden, der Fischerbevölkerung etc. Kurzsichtige, wenn gleich in geringer Anzahl, vorkommen, so kann unter den Lebensverhältnissen der gedachten Völker der Grund der Kurzsichtigkeit doch nur in einer anatomischen Disposition des Auges gesucht werden. *)

Unter Männern der Wissenschaft, die ihr ganzes Leben mit Naharbeit zubringen, kann die hochgradigste Myopie mit Netzhautablösung und Verlust des Sehvermögens vorkommen, ohne dass ein erbliches Moment als Ursache zu beschuldigen ist. Hat man Gelegenheit, solche Fälle in ihrer allmählichen Entwickelung zu verfolgen, so ist es unschwer, nur die anatomische Disposition des Auges als die grundlegende Ursache anzunehmen. Die Kinder dieser hochgradigen Myopen werden dann durch Vererbung mehr oder weniger kurzsichtig, so dass in diesem circulus vitiosus unzweifelhaft die Gefahr der Ausbreitung der Myopie liegt, denn die erblich belasteten werden leichter myopisch und verfallen bei Nichtbeachtung ihrer Myopie auch weit leichter in die höhern Grade derselben. Betreffs der Fälle, in denen kein erbliches Moment nachzuweisen ist, nimmt auch Otto Becker in Heidelberg eine in der Struktur des Auges gelegene, angeborene, also anatomische Disposition an, welche zur Myopie führt, wenn das Auge einer im Verhältnis zur Widerstandsfähigkeit des Auges zu grossen Anstrengung für die Nähe ausgesetzt wird. Hieraus ergebe sich, meint er, die logische Konsequenz, welche bereits von Donders gezogen worden sei, dass die Myopie in den gebildeten, die höheren Schulen durchmachenden Volksklassen progressiv sei.[11])

In ähnlicher Weise äusserte sich späterhin Erismann, welcher diese Gefahr insofern für eine grosse hält, als eine schon vererbte abnorme Bildungsanlage eines Organs sich bei der späteren Entwicklung desselben in der Weise bemerklich machen müsse, dass die Abnormität noch intensiver hervortrete, als da, wo sie zum erstenmal während des Lebens erworben werde.[12])

Was die Erblichkeitsverhältnisse betrifft, so erklärte Dor bereits im Jahre 1874 die Erblichkeit für die erste und häufigste Veranlassung der Myopie. In einer städtischen Realschule zu Bern konnte er unter 42 Kurzsichtigen bei 25 (= 59 %) die direkte Erblichkeit nachweisen. Kotelmann[13]) fand in 24 Fällen, in welchen beide Eltern kurzsichtig waren, 20 mal (83,33 %)

*) Aus einer Notiz der „Deutschen Kolonialzeitung" (No. 45, 1888) erfährt man, dass unter den Negern Störungen der Sehschärfe gar nicht so selten sind, so dass mehrmals Brillen verordnet werden mussten. Leider fehlt eine Andeutung darüber, ob dieser Störung der Sehschärfe Kurz- oder Weitsichtigkeit zu Grunde lag.

auch die Söhne myopisch. In 112 Fällen waren nur die Väter kurzsichtig und 57 mal zeigten die betreffenden Söhne Myopie (50,39%). Bei der Kurzsichtigkeit der Mutter fand sich unter 43 Fällen 25 mal bei den Söhnen Myopie. Die bezüglichen Beobachtungen haben sich in neuerer Zeit so vermehrt, dass die Beteiligung der Erblichkeit an der Entstehung und Entwicklung der Myopie ausser Frage steht. Freilich sind die bisherigen Erhebungen nicht einwurfsfrei und mit Recht hebt v. Hippel in dieser Beziehung hervor, dass das bisher eingeschlagene Verfahren, den Einfluss der Erblichkeit auf das Vorkommen der Myopie zu vermitteln, keinen erheblichen Wert habe. Zuverlässige Beobachtungen, welche für eine Ausbreitung der Myopie in der Bevölkerung sprächen, lägen noch nicht vor. Da aber eine durch Generationen fortgesetzte Untersuchung eines ganzen Volkes undurchführbar sei, so könne nur eine regelmässige Prüfung der Augen einer bestimmten Altersklasse innerhalb eines Volkes wertvolle Aufschlüsse geben. So liesse sich in den Staaten mit allgemeiner Wehrpflicht bei jedem jungen Manne, der sich behufs seines Dienstes zum erstenmal melde, eine genaue Feststellung des Refraktionszustandes vornehmen. Nach einigen Dezennien würde man entscheiden können, ob unter der männlichen Jugend eines Landes die Kurzsichtigkeit sich wirklich ausgebreitet habe. Dass solche Erhebungen keinen zu grossen Schwierigkeiten unterliegen würden, wie v. Hippel meint, möchten wir sehr bezweifeln, aber auch nicht bestreiten, dass die bisherige Methode, bei jedem Schüler Erkundigungen nach dem Refraktionszustande seiner Eltern einzuziehen, zu keinem zuverlässigen Resultat führt, weil kein Schüler das Sehvermögen seiner Eltern zu beurteilen und nicht zu entscheiden vermag, ob es sich bei den Eltern um eine einfache Arbeitsmyopie oder um die progressive Kurzsichtigkeit handelt. v. Hippel ist der Ansicht, dass nur letztere sich häufig vererbe, während dies für die erstere absolut nicht nachgewiesen sei. Nur um einen Vergleich mit den Angaben anderer Autoren zu ermöglichen, habe er in den letzten Jahren die bezüglichen Erhebungen am Gymnasium zu Giessen tabellarisch zusammengestellt. Die drei unteren Klassen sind unberücksichtigt geblieben, weil die Zahl der myopischen Augen so gering war, dass sie betreffs der Erblichkeitsfrage nicht in Betracht kommen konnte. Zählte man alle myopischen Augen der 6 oberen Klassen zusammen, so ergab sich, dass die hereditäre Belastung 49,5% betrug, während sie bei 50,5% fehlte. Zu weit gehenden Schlüssen hält sich v. Hippel auf Grund seiner Zahlen nicht für berechtigt, weil das Fundament auf zu unsicherem Boden stehe. Wäre es ausführbar, auch die Eltern der Schüler einer genauen Untersuchung zu unterwerfen, so läge die Sache anders.[14])

Letzterer Forderung hat Dr. Motais (Angers) entsprochen. In seinem Vortrage über die „Erblichkeit der Myopie" in der medizinischen Sektion des Kongresses der gelehrten Gesellschaften zu Paris (s. Zeitsch. f. Schulgesundheitspfl. S. 407, 1889) führte er die abweichenden Meinungen über diese Frage wie v. Hippel darauf zurück, dass man nur bei den untersuchten jungen Leuten Erkundigungen über die Vererbung eingezogen habe. Motais prüfte dagegen mit dem Ophthalmoskop und mit Schriftproben nicht nur die jungen Leute selbst, sondern auch sämtliche Mitglieder ihrer Familie. Eine unter diesen Verhältnissen gewonnene Statistik habe einen wirklichen Wert und die Frage nach der Erblichkeit der M. werde durch sie sicherer entschieden, als durch unzuverlässige anamnestische Ermittelungen.

Motais gelangte zu folgenden Schlüssen: 1) Der Einfluss der Vererbung bei der Myopie ist unzweifelhaft. 2) In seiner Statistik findet sie sich bei 216 von 330 Familien (bei 65 %). 3) Die ererbte unterscheidet sich von der erworbenen Kurzsichtigkeit a) durch ihr plötzliches Auftreten, b) durch ihr schnelles Fortschreiten, d) durch die häufigeren und ausgebreiteteren Komplikationen. 4) Die Myopie wird für gewöhnlich von dem Vater auf die Tochter übertragen (79 %) und noch sicherer durch die Mutter auf den Sohn (86 %). Die ererbte Kurzsichtigkeit ist daher eine gekreuzte, was das Geschlecht betrifft.*) 5) Die hauptsächlichsten Bedingungen, welche die ererbte Uebertragung der Myopie begünstigen, sind a) vor allem der Gebrauch der Augen unter hygienisch ungünstigen Verhältnissen, sei es in der Schule, sei es im Elternhause, b) Astigmatismus geringen Grades, nämlich unter 0,75 D (28 %), c) Mikrosomie oder Abplattung der Augenhöhle (16 %).

Obgleich Motais der Stilling'schen Auffassung zuzustimmen scheint, so legt er doch schliesslich allen denjenigen, welche die Erziehung von Kindern leiten. die Verpflichtung auf, die Gesundheitspflege des Auges sowohl zu Hause als auch in der Schule möglichst streng durchzuführen. Bei Vernachlässigung derselben würde die ererbte Myopie nicht individuell bleiben, sondern durch Vererbung sich immer mehr ausbreiten und die beunruhigsten Dimensionen annehmen.

Wenn die Myopie ohne jedes erbliche Moment auftritt, so ist den Ursachen nachzuforschen, aus welchen sie entsteht. Zu diesen möchten wir aber in solchen Fällen in erster Linie eine angeborene Disposition zählen, welche gerade in prophylaktischer Beziehung die grösste Sorgfalt erfordert.**)

Es würde aber sehr einseitig sein, wenn man bei der Aetiologie der Myopie nur die Erforschung einer Ursache anstreben wollte.

---

*) In einigen genau verfolgten Fällen von hochgradiger Myopie haben wir dieselbe Beobachtung gemacht.

**) H. Cohn hat in der „Deutschen Revue" die 4 Hypothesen über die Entstehung der Kurzsichtigkeit zusammengestellt und unterscheidet 1) die Nativisten, welche eine erbliche Dünnheit der Lederhaut annehmen, 2) die Akkommodisten, welche die Ursache in der krampfhaften Spannung des Akkommodationsmuskels suchen, 3) die Konvergisten, welche eine zu starke Konvergenz der Augen beim Nahesehen beschuldigen, 4) die Tensoristen, welche eine Zerrung des nach aussen gelegenen Teils des Nerv. opticus annehmen, wenn das Auge nach der Nase gedreht werde. Da nun die Chorioidea mit der Scheide dieses Nerven verwachsen sei, so werde sie auch am äussern Teile gedehnt und verdünnt.

Zweifelsohne vereinigen sich hierbei stets mehrere Momente, welche vereint ihren schädlichen Einfluss geltend machen und daher um so mehr dazu auffordern, das Schülerauge wiederholt einer sachverständigen Untersuchung zu unterwerfen, um eben zu prüfen, welche von den gedachten Ursachen vorliegt, oder ob krankhafte Reizzustände im Innern des Auges eine ärztliche Behandlung erfordern. Das Urteil eines sachverständigen Arztes kann allein den Ausschlag geben.

Statistische Erhebungen, betreffend die Verbreitung der Kurzsichtigkeit in den Schulen, hat Hermann Cohn angebahnt und durch zahlreiche Schriften die Kurzsichtigkeitsfrage im Laufenden erhalten. Er stellte den Satz auf, dass in der ganzen civilisierten Welt die Zahl der Kurzsichtigen mit den Anforderungen, welche die Schule stellt, und mit den Klassen wachse.[15]) Unter den von ihm untersuchten 10060 Schülern fand er in 33 Schulen 10 %, in 5 Dorfschulen 1 %, in 20 städtischen Elementarschulen 10 %, in einer Realschule 18 %, in einer andern 21 % und in zwei Gymnasien 24 bezw. 28 % Kurzsichtige. In Schweizer Primärschulen zeigten sich unter 1088 Schülern 2 % Myopen.

Seit dieser Zeit sind mehr als 150000 Schüler auf Kurzsichtigkeit untersucht worden, wobei sich insofern ähnliche Resultate gezeigt haben, als in den höhern Schulen sich stets eine grössere Anzahl von Kurzsichtigen als in den niedern vorfand, während der Grad der Kurzsichtigkeit in der Regel mit der Länge der Schulzeit stieg. Adolf Weber in Darmstadt hat die von Hermann Cohn angestellten Berechnungen 1) betreffs des Verhältnisses der Normalsichtigen (Emmetropen) zu den mit anormalem Brechungszustande Behafteten (Ametropen), 2) betreffs des Vorkommens von Kurzsichtigen sowohl in den verschiedenen Schulgattungen, wie in den Klassen einer jeden einzelnen Schule mit seinen eigenen Untersuchungen verglichen.[16]) Hiernach sind die zusammengestellten Ergebnisse von Cohn folgende:

ad 1. Gymnasium . . 31,7 % Ametropen,
Realschule . . 24,1 % „
Höhere Töchterschule 21,9 % „
Mittelschule . . 19,2 % „

ad 2. Durchschnittsprozente der Kurzsichtigen für einzelne Schulgattungen:
Gymnasium . . 42,5 % Kurzsichtige,
Realschule . . 30,0 % „
Höhere Töchterschule 17,0 % „
Mittelschule . . 10,0 % „

Die Prozentzahlen der Myopen für die einzelnen Klassen.

Klasse	9	8	7	6	5	4	3	2	1
	%	%	%	%	%	%	%	%	%
Gymnasium	—	—	—	22	27	33	46	52	53
Realschule	—	—	13	19	20	32	38	43	52
Höhere Töchterschule	—	5,7	7,5	13,2	28	22,2	35	32,8	33,4
Mittelschule	9	4	8,5	6,0	6,4	12	12,6	15,6	22,2

Die von Adolf Weber erhaltenen Resultate sind folgende:

		Anzahl der Schüler	Anzahl der Ametropen	In %
ad 1.	Gymnasium . .	509	315	61,9
	Realschule . . .	354	219	61,1
	Höhere Töchterschule	265	150	56,6
	Mädchen-Mittelschule	270	156	57,8
		Schülerzahl	Zahl der Myopen	In %
ad 2.	Gymnasium . .	509	224	44
	Realschule . . .	354	145	40,9
	Höhere Töchterschule	265	115	42,4
	Mädchen-Mittelschule	270	74	27,4

Prozentzahlen der Myopen für die einzelnen Klassen.

Klasse	7	6	5	4	3	2	1	Seminar-Klasse
	%	%	%	%	%	%	%	%
Gymnasium	—	24,7	31,5	47,7	45	54	56	—
Realschule	—	51,2	28,6	31,6	38	47,4	51,4	—
Höhere Töchterschule	10,5	33,9	43,4	45,7	44,7	43,8	54,5	55
Mädchen-Mittelschule	—	—	29	21	15,7	42	45,2	—

Die in Darmstadt gewonnenen ungünstigen Zahlen will Weber nicht ohne Weiteres auf hygienische Mängel der dortigen Schulen schieben; vielmehr glaubt er die günstigeren Zahlen von Cohn darauf zurückführen zu sollen, dass die Befunde auch aus Ländern stammen, wo kein Schulzwang herrscht, daher auch der erste Schulbesuch gewöhnlich in ein späteres Alter fällt. Auch hat Cohn die Kurzsichtigkeit unter einer Dioptrie unberücksichtigt gelassen und fast ausschliesslich die optometrische Prüfung angewandt.*)

Auch in Russland sind Untersuchungen über Vorhandensein, Ursache und Steigerung der Kurzsichtigkeit in den Schulen angestellt und veröffentlicht worden. In dem III. Kongress der Gesellschaft der russischen Aerzte, welcher vom 3.—10. Januar 1889 in Petersburg abgehalten und in welchem auch über die Frage von den Massregeln gegen schädliche Einflüsse der Schule auf die Gesundheit der Lernenden verhandelt worden ist, hat Lawrentjen einen Vortrag über die Kurzsichtigkeit der Schuljugend gehalten, in welchem er die Ergebnisse der bisherigen Untersuchungen in Russland zusammenfasst und zu folgenden Schlussfolgerungen kommt: 1. An den Augenübeln der Jugend trifft die grösste Schuld das Elternhaus. 2. Die Anisometropie bei Kindern ist meistens die Folge der schlechten Körperhaltung bei ihren Beschäftigungen und der Ausstattung der Schulen mit unrichtig gebauten Subsellien.

*) Unter Dioptrie versteht man die Brechkraft der Glaslinse, deren Brennweite gleich 1 Meter (40 Zoll) ist.

3) Es bestätigt sich die erbliche Anlage zur Kurzsichtigkeit in den meisten Fällen der Untersuchungen. 4. Bei den Refraktionsfeststellungen sowohl mit dem Ophthalmoskop wie mit Hilfe von Gläsern findet sich in Bezug auf das Resultat kein besonderer Unterschied.

In Schweden hat der Stockholmer Hygieniker Axel Key 1885 im Anschluss an ein Gutachten des von der Gesellschaft der schwedischen Aerzte eingesetzten Schulkomitees einen eingehenden Bericht über die Ergebnisse dieser Beobachtungen veröffentlicht: Redog örelse för den hygieniska underökningen afgiven af komitèns ledamot Prof. A. Key (vergl. unseren historischen Ueberblick S. 62). Von diesem für alle Hygieniker beachtenswerten Werke hat soeben L. Burgerstein in Wien eine deutsche Bearbeitung unter dem Titel; „Axel Keys schulhygienische Untersuchungen (Hamburg u. Leipzig, Voss 1889)“ herausgegeben. Aus dem Kapitel über die Kurzsichtigkeit (S. 85—101) verdient namentlich eine Bemerkung die Aufmerksamkeit und Prüfung der Hygieniker. Es zeigt sich nämlich bei der schwedischen Schuljugend im allgemeinen ein Stillstand in der Verbreitung der Kurzsichtigkeit, also eine vermehrte Widerstandskraft gegen schädliche Einflüsse der Nahearbeit in Schule und Haus in der III. und IV. Klasse, d. h. ungefähr im 14. Lebensjahre, also mit dem Beginn der Pubertätsentwickelung. Ein ähnlicher Stillstand ist dann wieder im 17. Lebensjahre, also mit Schluss dieser Entwickelung zu bemerken.

Da es überhaupt bisher an einer einheitlichen Untersuchungsmethode gefehlt hat, so kann man sich bei einer Vergleichung der Beobachtungs - Resultate erheblicher Bedenken nicht erwehren. Schmidt - Rimpler hat diesen Umstand mit Recht stark betont und sich ebenfalls dahin geäussert, dass ein grosser Teil der bisherigen Untersuchungen nur eine beschränkte Verwendung finden könne. Man müsse die Frequenz der einzelnen Klassen, das durchschnittliche Lebensalter, das Schulalter einzelner Klassen mehr berücksichtigen. Am besten würde man Gruppen von Schülern gleicher Lebens- und Schuljahre aus den verschiedenen Lehranstalten untereinander vergleichen, während fast überall nur die Durchschnittszahlen der Myopie an den einzelnen Schulen herangezogen und daraus gelegentlich weitgehende Schlüsse, selbst über die Wirkung hygienischer Einrichtungen gezogen würden. Auch der Grad der Kurzsichtigkeit ist hierbei in Betracht zu ziehen.

A. Weber hat die verschiedenen Grade unter vier Rubriken gebracht und unterscheidet: 1) die niedrigsten Grade der Kurzsichtigkeit bis zu 1 Dioptrie, 2) Kurzsichtigkeit mit 1—4 Dioptrien (mittelgradige Myopie), 3) Kurzsichtigkeit bis zu 8 Dioptrien (hochgradige Myopie), 4) die höchstgradige Myopie, welche über 8 Dioptrien hinausgeht.

Nach dieser Einteilung in 4 Rubriken besitzen:

	Zahl der Schüler	Myopen von					In Prozenten				
		0—1	1—4	4—8	über 8	Summa	0—1	1—4	4—8	über 8	Summa
		Dioptrien					Dioptrien				
Mittelschule	270	49	19	6	—	74	18,1	7	2,2	—	27,3
Höh. Töchterschule	265	54	41	18	2	115	20,3	15,5	6,2	0,8	42,8
Realschule	354	72	55	17	1	145	20,3	15,5	4,8	0,3	40,9
Gymnasium	509	61	120	34	9	224	12	23	6,7	1,8	43,5
Summa	1398	236	235	75	12						

Aus dieser Uebersicht ergiebt sich, dass die niederen Grade der Kurzsichtigkeit in den niederen Schulen prozentarisch denen der höhern Schulen kaum nachstehen, für das Gymnasium sogar auf Kosten der mittlern und höhern Grade an Zahl abnehmen.

Bei der Verfolgung der vier Kurzsichtigkeitsgrade durch die verschiedenen Schulgattungen zeigte sich folgendes: Die niederen Grade der Myopie, wenn auch durch die immer neu hinzutretenden Kurzsichtigen ergänzt, sind in den niederen Klassen verhältnismässig stark vertreten; dieses Verhältnis kehrt sich aber schliesslich bei dem hohen und höchsten Grade auffällig um, so dass die Zahl dieser in den obersten Klassen bedeutend höher ist als in den niederen und erst recht von Tertia an, wo die Mittelschule den Unterricht abbricht, zu wachsen beginnt. Welche Faktoren sind nun hier wirksam? Ist es die Nahearbeit an und für sich? Ist es die Dauer und Art der Beschäftigung? Oder sind die lokalen Schädlichkeiten als Hauptursachen der Myopie zu beschuldigen? Wie verhält es sich mit der Erblichkeit oder der angeborenen Anlage? Die beiden letzteren Momente dürften in Betracht kommen, wenn die Thatsache nachgewiesen worden ist, dass in hygienisch gut ausgestatteten Schulzimmern mehr Myopen vorkommen als in solchen mit mangelhaften hygienischen Einrichtungen.

v. Hippel hat ausführlich auf Grund tabellarischer Uebersichten die Aenderung der Refraktion während der Schulzeit, das prozentige Verhältnis der verschiedenen Refraktionszusände in den einzelnen Klassen und das Verhalten der Sehschärfe bei denselben, sowie das Prozentverhältnis der verschiedenen Grade der Myopie in den verschiedenen Klassen nach einer 9jährigen Thätigkeit als Schularzt dargelegt. Wir beschränken uns hier auf die Wiedergabe einiger allgemeiner Ergebnisse dieser werthvollen Beobachtungen. So scheinen z. B. v. Hippels Untersuchungen die Hypothese von Javal und Becker zu stützen, nach welcher unter Schülern, welche vor absolviertem Examen das Gymnasium verlassen, sich verhältnismässig viele Emmetropen befinden, wodurch das Prozentverhältnis der Myopen auf die oberen Klassen rasch steigen muss. Damit will aber v. Hippel die Bedeutung der

Nahearbeit für das Entstehen und den Fortschritt der Myopie nicht unterschätzen, sondern nur behaupten, dass sie nicht allein den hohen Prozentsatz der Kurzsichtigkeit auf den oberen Klassen veranlasse.

Betreffs der kurzsichtigen Augen hat v. Hippel 4 Gruppen aufgestellt. Die erste umfasst die niederen Grade M 1—3 D, die zweite die mittleren M 3—6 D, die dritte M 6—8 D und die vierte alle Fälle über 8 D. Die übergrosse Mehrzahl aller kurzsichtigen Augen gehörte der 1. und 2. Gruppe an, während die hohen Grade ihnen gegenüber sehr zurücktraten. Die Cohn'sche Behauptung, dass der Grad der Myopie von Klasse zu Klasse steige, wird von ihm mit dem Bemerken bestätigt, dass das Ansteigen verhältnissmässig langsam erfolge und sich eigentlich nur in den mittleren Graden der Myopie bemerkbar mache. Die wenigen der dritten und vierten Gruppe angehörigen Fälle fielen fast sämtlich nicht in die Kategorie der Arbeitsmyopie, sondern waren auf kongenitale Anomalien der Augen zurückzuführen. Die Hypermetropie, welche auf der Sexta noch einen hohen Prozentsatz (27,6 %) zeigte, nahm bis zur Untertertia rasch (um 20,5 %) ab, bot danu aber auf den 5 oberen Klassen keine nennenswerte Veränderung dar. Ihr allmähliches Uebergehen in die Emmetropie hing vorzugsweise mit dem raschen Wachstum und der davon abhängigen Entwickelung der Augen ab. Es stellte sich dabei heraus, dass H die Gebrauchsthätigkeit der Augen durchschnittlich mehr beeinträchtigte, als die durch Nahearbeit erworbene M. In noch höherem Grade galt dies vom Astigmatismus.

Zu den Krankheiten der Augen, welche v. Hippel unter den Schülern des Gymnasiums zu Giessen beobachtet hat, gehören: Hornhauttrübungen, die in geringer Zahl auf den untersten Klassen vorkamen, sowie Entzündungen des Lidrandes und der Biudehaut, die sich am häufigsten an einer regelmässigen Zunahme von Klasse zu Klasse zeigten und zwar ähnlich, wie der Akkommodationskrampf. Hornhautentzündung, angeborener Star und Aderhautentzündung wurden nur bei je einem Schüler auf beiden Augen gefunden. Chorioiditis hatte bei einem Schüler, dessen Eltern die ärztliche Hilfe trotz der wiederholten Ermahnung seitens des Arztes und des Direktors ganz ausser Acht liessen, im Verlaufe von mehreren Jahren fast völlige Erblindung zur Folge.

Amotio retinae, Phthisis bulbi, Anophthalmus fanden sich je einmal; etwas häufiger war der Nystagmus (das Rollen der Augen). Die damit behafteten Schüler machten auffallenderweise das Gymnasium durch, obgleich ihre Amblyopie die Nahearbeit sehr erschwerte. Nicht ganz gering war auch die Zahl der Schielenden in allen Klassen. Wenn der Strabismus divergens den Strabismus konvergens prozentarisch übertraf, so lag der Grund darin, das zu ersterem auch alle Fälle von relativem Divergenzschielen gerechnet sind, welche nahezu die Hälfte ausmachten. Nur ein verschwindend kleiner Teil der Schüler befolgte den ärztlichen Rat, sich einer Schieloperation zu unterwerfen. Mithin erwies sich auch in diesen Fällen der „Schularzt“ als ziemlich machtlos.

Dass v. Hippel die durch Nahearbeit erworbene Myopie, die Arbeitsmyopie, von der auf angeborenen Anomalien der Augen beruhenden unterscheidet, haben wir bereits bemerkt. Der Grad der Myopie war auf dem Gymnasium durchschnittlich ein niederer und im Vergleich mit anderen Erhebungen ein sehr günstiger. Bei 62 Augen überschritt er nicht 2 D, bei 5 betrug er 3 D, bei 2 : 3,5 D, bei 1 : 4 D, bei 4 : 5 D, bei 1 : 7 D. Eine Myopie über 3 D fand sich erst bei den 7—9 mal untersuchten Augen. v. Hippel erblickt in diesen Befunden den Beweis, dass es einer verhältnismässig lange dauernden Einwirkung der Nahearbeit bedarf, ehe an ursprüglich emmetropischen oder hypermetropischen Augen eine erhebliche Formveränderung durch Muskeldruck während der Wachstumsperiode zu Stande kommt.

Alle zur Bekämpfung der Kurzsichtigkeit erforderlichen Massregeln gipfeln 1) in einer sorgfältigen und wiederholten optometrischen und ophthalmoskopischen Untersuchung der Schüleraugen, so dass nicht blos die Sehschärfe, sondern auch die pathologischen Veränderungen im Innern des Auges der Prüfung zu unterwerfen sind; 2) handelt es sich um die Erforschung, bezw. Verhütung aller schädlichen Einflüsse, welche das Sehvermögen beeinträchtigen oder überhaupt der Hygiene des Auges zuwiderlaufen.

Ad 1: Untersuchung der Schüleraugen. Nach einem Beschlusse des preussischen Kultusministeriums sollen die Gymnasien der Monarchie auf die Augenbeschaffenheit, bezw. auf die Grade der Myopie bei den Schülern nach und nach untersucht werden. Der Anfang ist mit den Gymnasien, Realgymnasien und den Realprogymnasien der Provinz Hessen-Nassau gemacht worden und der mit der Untersuchung beauftragte Prof. Schmidt-Rimpler hat das Ergebnis derselben sowie das dabei beobachtete Verfahren mitgeteilt.[17])

Um bei diesen Augenuntersuchungen ein möglichst einheitliches Verfahren anzustreben, dürften die bezüglichen Vorschläge zur Nachachtung sehr geeignet sein; wir wollen daher auf die Hauptpunkte hier näher eingehen.

Bei der grossen Bedeutung der Erblichkeit und angeborenen Anlage wird sich die Untersuchung auch auf diese zu erstrecken haben. Auf Grund seiner Erfahrung hält es Schmidt-Rimpler für möglich, durch Ausforschung der Schüler über die Sehfähigkeit der Eltern hierüber Aufschluss zu erhalten. Die Erblichkeitsfrage hält er besonders dann für wichtig, wenn sich ganz erhebliche Unterschiede zwischen den einzelnen Gymnasien ergeben und selbst hygienische Verbesserungen einen hohen Prozentsatz von Kurzsichtigkeit nicht verhindert haben.

Um den Gang der Untersuchung zu erleichtern, werden Vorprüfungen empfohlen, die vorher durch einen Lehrer (am besten durch den Mathematiker) auszuführen sind, nachdem ihm ein

Abdruck der im Preussischen Medizinalkalender von Schmidt-Rimpler veröffentlichten Abhandlung „Kurze Anleitung zur Untersuchung der Refraktion, Akkommodation und Sehschärfe“ nebst den Sehproben von Snellen, ein Konvexglas von 1,0 D. und ein die Art der Voruntersuchung näher darlegendes Schreiben eingehändigt worden ist.

Die Schüler werden hiernach 6 Meter von den Sehproben entfernt aufgestellt und geprüft, ob sie — mit jedem Auge einzeln — die kleinste und die bei voller Sehschärfe in 6 Meter erkennbare Sehprobe fehlerfrei lesen können. Auch wird jedem Einzelnen noch das Konvexglas von 1,0 D. vorgehalten mit der Frage, ob er die Probe jetzt ebenso gut erkenne. Nur wenn er dies verneint, wird auf einem Zählblättchen, das jeder Schüler erhält, die Emmetropie bejaht. Durch diese Voruntersuchung werden also nach der ministeriellen Vorschrift diejenigen von der ärztlichen Prüfung ausgeschieden, welche ohne Gläser volle Sehkraft haben und deren Hypermetropie nicht gleich 1,0 ist.

Die Zählblättchen bleiben nach der Benutzung seitens des Arztes beim Gymnasium in Verwahrung. Neben dem Namen und der Gymnasialklasse finden sich darauf Rubriken für das Lebensalter, Schulalter, Klassenalter der Schüler (über ein halbes Jahr wird als ein Jahr, die Zeit unter einem halben Jahr nicht gerechnet). Dann folgen Rubriken für Emmetropie, Myopie, Hypermetropie, Astigmatismus und Sehschärfe. Die Refraktionsbestimmung erfolgt nach Dioptrien.

Auf einem besonderen Bogen sind die hygienischen Verhältnisse zu verzeichnen: die Lage und Grösse der Fenster, Entfernung des unteren und oberen Fensterrandes vom Fussboden, ob umliegende Gebäude das Licht beschränken, ob künstliche Beleuchtung vorhanden ist und wann sie benutzt wird, ferner die Entfernung des fernstgelegenen Platzes vom Fenster, das Verhältnis der Glas- zur Bodenfläche, Anstrich der Wände, Form und Verschiedenheit der zur Subsellien, Grösse der Differenz und Distanz. Hinsichtlich der letzteren Frage ist der grösste und kleinste Schüler jeder Klasse zu messen. Alle diese Angaben können vom Lehrer gemacht werden. Der untersuchende Augenarzt hat noch die Sehschärfe für kleinen Druck an dem am schlechtesten beleuchteten Platze festzustellen und ebenso, ob die Tafelschrift von diesem oder dem fernsten Platze aus zu erkennen ist.

Die Bestimmung der Refraktion mit Gläsern erfolgt in grössern Sälen, in welchen die Schüler klassenweise antreten. Auf Astigmatismus wird geprüft, wenn die Korrektion mit sphärischen Gläsern keine entsprechende Sehschärfe ergiebt. Bei dieser Sehstörung werden die von einem Punkte ausgehenden Lichtstrahlen durch die brechenden Medien des Auges nicht zu einem Punkte wieder vereinigt.[18]) Es ist Sache des Augenarztes, die Grade des Astigmatismus zu bestimmen und in das Zählblättchen einzutragen. In den Haupttabellen sind die Astigmatiker je nach der Art ihres Astigmatismus als Myopen oder Hypermetropen zu führen.

Bei Myopie ist noch die ophthalmoskopische Bestimmung der Refraktion notwendig. Mit Hülfe der Snellen'schen Proben kann nur bestimmt werden, ob ein Schüler nicht kurzsichtig ist und volle Sehschärfe besitzt. Auch die Funktionsprüfung mit Gläsern liefert nicht in allen Fällen genügende Ergebnisse. Wenn auch mit Konkav-Gläsern in die Ferne besser gesehen wird, so ist damit das Vorhandensein einer Myopie keineswegs erwiesen, da es sich immer noch um einen Akkommodationskrampf handeln kann, der bei vorhandener Emmetropie oder gar Hypermetropie eine Myopie vortäuscht. Wenn ferner ein Auge mit Konvex-Gläsern in die Ferne schlechter sieht, so ist damit nicht erwiesen, dass Emmetropie vorliegt; denn es kann sich um eine latente Hypermetropie handeln, d. h. um eine Hypermetropie, die nicht durch die Funktionsprüfung, sondern nur mittels des Augenspiegels konstatiert werden kann. Zur genaueren Feststellung einer vorhandenen Refraktionsanomalie ist mithin der Augenspiegel unentbehrlich.

Schmidt-Rimpler empfiehlt zur Durchführung der Refraktionsbestimmung sein Refraktions-Ophthalmoskop mit Benutzung des umgekehrten Bildes, da bei den Bestimmungen im aufrechten Bilde die bald eintretende Akkommodationsspannung des Untersuchers die Resultate fälschen könne. Es kommt indes hierbei sehr darauf an, ob man auf letzteres Verfahren mehr eingeübt ist, in welchem Falle gegen die Benutzung des aufrechten Bildes nichts einzuwenden sein wird. Ferner ist die Feststellung, bezw. Ausbreitung der Chorioideal-Atrophie sehr wesentlich; sie ist von den schmalen weissen, den Skleral- oder Bindegewebszweig bezeichnenden Streifen wohl zu trennen. Auch empfiehlt es sich, die Fälle, welche durch Pigment-Alterationen, durch eine mehr rötlich-weisse Atrophie sich als progressiv kennzeichnen, durch ein bestimmtes Zeichen im Zahlblättchen hervorzuheben.

Für Massenuntersuchungen ist die von Cuignet zuerst empfohlene Skioskopie (σκια, Schatten) sehr geeignet, da dieselbe in zuverlässiger Weise die vorhandene Refraktionsanomalie mit Leichtigkeit erkennen lässt. Ihre Ausführung erfordert jedoch Uebung und ist daher Sache des Augenarztes. Wir deuten dies Verfahren hier nur kurz an. Man setzt sich im dunkeln Zimmer einem Myopen höheren Grades (von 4 D = M $^1/_{10}$) gegenüber auf eine Entfernung von ungefähr $^1/_2$ Meter, wie man sie bei der Untersuchung im aufrechten Bilde anzunehmen gewohnt ist. Wenn die Pupillen nicht von mittlerer Weite sind, können sie durch eine 1 prozentige Homatropinlösung erweitert werden. Die Lampe steht seitlich und etwas hinter dem zu Untersuchenden, so dass seine Augen sich vollständig im Schatten befinden. Will man das rechte Auge untersuchen, so lässt man an dem eigenen rechten Ohr vorbei in das dunkle Zimmer hineinsehen und leuchtet mit einem Planspiegel in das Auge hinein. Man sieht nun die rechte Pupille gleichmässig und rot aufleuchten. In dieser Stellung verharrt man einige Sekunden, überzeugt sich, dass der zu Untersuchende ruhig in der vorgezeichneten Richtung weiter sieht und dreht nun den

Spiegel in kleinen Exkursionen langsam um seine senkrechte Achse von rechts nach links. Jetzt wird die anfangs kreisrunde rote Pupille von der Schläfenseiten her durch einen schwarzen, sichelförmigen Schatten eingenommen, bezw. verdunkelt, welcher, je mehr der Spiegel von rechts nach links weiter gedreht wird, immer mehr nach der Nase zu fortwandert, bis schliesslich die ganze Pupille verschwunden ist. Dreht man in der umgekehrten Richtung wieder zurück, so fängt die Pupille an der Nasenseite an, wieder aufzuleuchten; bald stellt sich auch der Schatten ein, der jetzt nach der Schläfenseite zu langsam fortschreitet. Der wandernde Schatten ist nun der Gegenstand, der ferner in Betracht kommt und bebetrachtet werden muss. Hiervon hat auch das Verfahren die Bezeichnung „Schattenprobe" erhalten.

Im Allgemeinen geht man von der Ansicht aus, dass M $\triangleright$ 1 besteht, wenn der Schatten sich in gleicher Richtung wie der Spiegel bewegt. Legt man jetzt Konkavgläser in steigender Stärke vor das Auge, so gibt die Dioptrie des Konkavglases, bei dem die Schattenbewegung eine der Spiegelbewegung entgegengesetzte Richtung einschlägt, den Grad der Myopie. Bewegt sich der Schatten in umgekehrter Richtung wie der Spiegel, so besteht E oder H oder M $\triangleleft$ 1. Die Dioptriezahl des Konvexglases, welches die Schattenbewegung in eine der Spiegelbewegung gleichgerichtete umwandelt, gibt die Refraktion. Der von Schmidt-Rimpler gegen die Skioskopie erhobene prinzipielle Einwand, dass man nicht weiss, an welcher Stelle des Augenhintergrundes man eigentlich die Refraktion bestimmt, da man diesen in seinen Einzelheiten nicht sieht, trifft allerdings zu bei pathologischen Veränderungen im Augenhintergrunde. Abgesehen von diesen bei jugendlichen Augen immerhin seltner vorkommenden Fällen, handelt es sich bei der Schattenprobe auch nur um eine rasche Orientierung, die nötigenfalls durch den Augenspiegel zu kontrollieren ist.

Den Astigmatismus erkennt man bei der Schattenprobe daran, dass die Begrenzung des Schattens nicht wie sonst eine zur Spiegeldrehung senkrechte ist.[18])

Werfen wir noch einen Blick auf die allgemeinen Ergebnisse der Schmidt'schen Untersuchungen, so zeigte sich, dass eine zunehmende Häufigkeit der Chorioideal-Atrophie gleichen Schritt mit den höhern Graden der Myopie hielt. Die Gymnasien hatten ein erhebliches Uebergewicht gegenüber den Real-Gymnasien*); auch mit der Höhe der Schulklassen nahm diese Atrophie zu. Bei allen Anstalten stieg mit der Höhe des Lebensalters der Schüler und mit der Zahl der Schuljahre der Prozentsatz der

*) Wenn die erbliche Anlage bei Myopie, bei Leiden und Fehlern der Augen eine Rolle spielt, so darf hier darauf hingewiesen werden, dass die Gymnasien sich mehr aus den Söhnen des Gelehrten- und höheren Beamten-Standes ergänzen, da hier von vornherein der Wunsch vorherrscht, die Söhne wiederum durch das Gymnasium für das Studium vorzubereiten. In den Realgymnasien hingegen überwiegen die Söhne der Kaufleute, Gewerbe-

Myopen. Erblichkeit wurde bei M. 1—3 in 58,8 %, bei M. 3—6 in 57,5% und bei M. 6—8 in 62,1% angenommen. Die Myopie über 8 hatte dagegen den hohen Prozentsatz von 88,2 % und in diesen Fällen trat die Erblichkeit sehr stark hervor. Eine dauernde Progression der Myopie für die künftigen Generationen, wie man sie mit Rücksicht auf Erblichkeit hingestellt hat, kann, wie Schmidt-Rimpler annimmt, durch hygienische (bezw. therapeutische) und pädagogische Massregeln wohl vermieden werden. Dagegen könne die in einzelnen Klassen zahlreich auftretende abnorme Akkommodationsspannung unzweifelhaft in gewissen Fällen eine Steigerung der Myopie bewirken.*) Anisometropie (d. h. ungleicher Brechungszustand beider Augen) kam unter 1710 Schülern 302 mal vor. Vorherrschend zeigte das rechte Auge eine stärkere Brechung.

Ad 2. Erforschung, bezw. Verhütung aller Einflüsse, welche dem Sehvermögen schaden.

a) Die Sorge für die grösstmöglichste Erhellung der Schulzimmer haben wir wiederholt als dringendes Erfordernis betont. Indem sie eine Hauptbedingung zur Verhütung der Myopie ist, fragt es sich nur noch, wie man die genügende Lichtmenge zu prüfen hat, da sie nach verschiedenen Tages- und Jahreszeiten, nach hellen oder trüben Tagen eine ungleiche ist. Diese Prüfung besteht in der Feststellung der Sehschärfe an verschiedenen Stellen des Schulzimmers, namentlich in der Tiefe des-

---

treibenden, höheren und niederen Subalternbeamten. Das Falkrealgymnasium z. B. weist zur Zeit (Sommer 1889) in seinen oberen Klassen auf:

	OI	UI	OII	UII
1) Söhne von Kaufleuten	7	9	22	42 = 80
2) „ „ höheren und niederen Subalternbeamten	5	4	9	13 = 31
3) Söhne von Gutsbesitzern, Fabrikbesitzern u. a. Gewerbtreibenden	3	8	5	14 = 30
4) Söhne von studierten Beamten	1	1	6	2 = 10
5) „ „ Gelehrten	—	4	1	2 = 7
6) „ „ Künstlern	—	3	1	3 = 7
7) „ „ Offizieren	—	—	2	2 = 4

In der ganzen Anstalt waren nach der Zählung von Ostern 1888 im Realgymnasium 199 Söhne von Kaufleuten, 116 von Subalternbeamten, 58 von Handwerkern, 57 von Rentnern, 44 von höheren Baubeamten und Ingenieuren, 34 von Fabrikbesitzern und Fabrikdirektoren, 28 von Offizieren, 19 von höheren Beamten, 17 von Künstlern, 17 von Landwirten, 13 von Lehrern, 12 von Banquiers, 9 von Professoren an der Universität und technischen Hochschule, 8 von Aerzten, 7 von Schriftstellern, 2 von Apothekern und 1 Pastorssohn. Aehnlich war das Verhältnis in der mit dem Realgymnasium verbundenen Vorschule.

*) v. Hippel betrachtet den Einfluss des Akkommodationskrampfes auf die Myopie nur als einen indirekten, insofern infolge des Heranrückens des Fernpunktes bei der Nahearbeit eine stärkere Konvergenz und damit auch eine stärkere Spannung der äusseren Augenmuskeln erforderlich werde. Unerwiesen sei die Annahme: Der Krampf des Tensor könne an sich eine Formveränderung des Auges, bezw. eine Verlängerung desselben im sagittalen Durchmesser hervorbringen. Eine nachteilige Einwirkung auf die Sehschärfe konnte er nur bei 4 Augen unter 330 nachweisen. Es scheine ihm daher, dass seine Gefährlichkeit von manchen Autoren etwas übertrieben werde.

selben und in der Nähe des Fensters. Schmidt-Rimpler bedient sich hierzu der Burchardt'schen Punktproben und zwar solcher, die er dicht am Fenster stehend auf 35 cm und bei besonders heller Tagesbeleuchtung bisweilen auf 38 cm sehen konnte. Wo die Sehschärfe nicht wenigstens annähernd normal ist, betrachtet er die Lichtverhältnisse der Klasse für nicht vollkommen genügend. Als ganz verwerflich erklärt er die Benutzung von Plätzen, welche bei der Prüfung erst in einer Entfernung von 30 cm die Proben erkennen lassen.

In drei Klassen bestand das hygienisch verlangte Verhältnis der Glasfläche zur Bodenfläche und war demnach 1 : 5. Wenn dies Verhältnis in vielen Klassen auch annähernd vorhanden war, so liess sich noch oft eine stärkere Herabsetzung der Sehschärfe konstatieren. Anderseits war die Sehschärfe trotz grosser Differenz der Glasfläche eine entsprechende. Es erhellt hieraus, dass man mit dem Verhältnis der Glasfläche zur Bodenfläche nicht überall auskommt, sondern auch die Ursachen der vorhandenen Lichtbeschränkung zu erforschen hat, wie sie durch umstehende Gebäude, die Entfernung des Pultes vom Fenster, die Lage der Fenster etc. entstehen kann. Schmidt-Rimpler nimmt mit Recht an, dass auch die Anzahl der Schüler, welche in einer Klasse sitzen, ihre Grösse und Körperentwicklung ebenfalls einen grossen Einfluss darauf ausüben, wie viel Licht den am schlechtesten gelegenen Tischen entzogen wird. Er betrachtet daher die Sehschärfe-Bestimmung auf den betreffenden Plätzen als den einzig richtigen Massstab für eine ausreichende Erhellung. Ein zuverlässiges Mittel, sich von der ausreichenden Beleuchtung eines Schulzimmers zu überzeugen, besteht in der Verwendung des Photometers. Cohn rühmt besonders das von Prof. Leonhard Weber erfundene Instrument, mittels dessen sowohl das diffuse Tageslicht, als auch das künstliche Licht zu messen ist.[19]) Wenn man sagen kann, dass ein Papier vom Tages- oder Gaslicht an irgend einem Platze so hell erleuchtet wird, als wenn demselben x Normalkerzen in 1 Meter Entfernung gegenüber gestellt würden, so nennt Weber die gefundene Zahl zum Unterschiede von den Normalkerzen: Meter-Kerzen-Helligkeit (MK). 10 Meter-Kerzen, welche 25—30 Normalkerzen entsprechen, sind als Minimum zu fordern. Da nun aber die Helligkeit des ganzen Himmelsgewölbes zu verschiedenen Tageszeiten verschieden ist und die Helligkeit eines Platzes hauptsächlich von der Grösse des Himmelsstückes, welches ihn beleuchtet, abhängt, so muss auch dieses gemessen werden. L. Weber erfand zu diesem Zwecke den Raumwinkelmesser, auf welchem sich die Fensterrahmen, die gegenüberliegenden Dächer und Thürme und das Stück freien Himmels sich umgekehrt abbilden. Man kann die Umrisse schnell auf quadriertem Papier nachzeichnen und durch Abzählen der Quadrate den Raumwinkel, in Quadratzahlen ausgedrückt, schnell finden.

Da Cohn oft beobachtet hat, dass an trüben Tagen der Arbeitsplatz weniger als 10 Kerzen zeigt, wenn der Raumwinkel kleiner als 50 Quadratgrade ist, so hält er jeden Platz zum Lesen und Schreiben für ungeeignet, dessen Raumwinkel weniger als 50 Quadratgrade zeigt. Alle Auditorien im 1. und 2. Stock der Universität zu Breslau hatten bei einer Tiefe von über 10 Meter nur bis 5,5 oder 6 Meter vom Fenster mehr als 50 Quadratgrade. Er sieht deshalb die Plätze, welche weiter als 6 Meter vom Fenster liegen, zum Schreiben als nicht geeignet an.

Schmidt-Rimpler hält die feinern photometrischen Messungen für zu schwierig und zeitraubend, weshalb er die Sehschärfe-Bestimmung als Anhalt für die Beleuchtung und Brauchbarkeit der Schulplätze für praktische Zwecke vorzieht. Javal betrachtet dagegen die Beleuchtung einer Klasse nur dann für ausreichend, wenn der Schüler vom dunkelsten Platz aus noch ein Stück Himmel sehen kann. Die Entfernung des einer Schule gegenüberliegenden Hauses müsse gleich der doppelten Höhe dieses Hauses sein.[20]) Aehnliche Ansichten entwickelt Förster in Breslau, indem er die Bedingungen für Herstellung heller Schulzimmer dahin formuliert, dass er 1) jede Stelle der Pultfläche, welche ihr Licht nur von den gegenüberstehenden Gebäuden erhält, zum Lesen und Schreiben für ungeeignet hält, dass 2) jede Stelle der Pultfläche, auf welcher der Schüler lesen oder schreiben soll, Licht direkt vom Himmel erhalten muss. Während dem ersten Punkte unbedingte Geltung zukomme, seien beim zweiten einige Einschränkungen erforderlich. „Die belichtete Pultfläche ist nicht an allen ihren Punkten gleich hell. Sie ist heller in der Nähe des Fensters und verliert an Helle mit der Entfernung vom Fenster. Die Helligkeit eines jeden Punktes ist abhängig von der Grösse der Lichtquelle, d. h. von der Grösse des Stückes Himmel, welches sein Licht diesem Punkte zusendet, bzw. welches von diesem Punkte aus sichtbar ist. Diese Grösse wird bestimmt durch zwei Linien; die eine wird gezogen von dem betreffenden Punkte der Pultfläche nach der untern Grenze der Lichtquelle, d. h. nach der Dachkante, bezw. bei flachen Dächern nach der Dachrinne des gegenüberstehenden Hauses, die andere nach der untern Kante des obern Stückes des Fensterrahmens. Diese beiden Linien bilden einen Winkel; wenn man sie verlängert, so schliessen sie diejenige Partie des Himmels ein, welche dem betreffenden Punkte der Pultfläche das Licht gibt.“

Förster nennt diesen Winkel den Oeffnungswinkel, welcher eine gewisse Grösse haben muss, wenn die Quantität Himmelslicht, die er repräsentiert, genügen soll. Die geringste Grösse, welche zu einer genügenden Beleuchtung hinreicht, hat er empirisch an einem bewölkten Tage um die Mittagszeit durch eine Winkelgrösse von 5° bestimmt, so dass folglich der Bestimmungswinkel für jeden Punkt der Pultfläche nicht unter 5° sinken darf.

Ein zweiter Punkt bezieht sich auf den Winkel, unter dem das Licht auf die Tischfläche fallen soll, mithin auf den Einfallswinkel. Förster glaubt angeben zu können, dass ein Winkel von 25° bis 27°, den der oberste Grenzlichtstrahl mit der Pultfläche macht, das Minimum bildet, welches beansprucht werden sollte. Durch den Einfallswinkel werde die zulässige Tiefe des Zimmers bestimmt; die Tiefe des Schulzimmers dürfe daher nie mehr betragen als etwa das Doppelte der Entfernung zwischen Pultfläche und obern Fensterrahmen. Diese theoretischen Ausführungen mögen noch so unanfechtbar sein, so ist doch ihre praktische Verwirklichung namentlich in grössern Städten mit der grössten Schwierigkeit verbunden. Wir gehen hier auf die Frage nach der Himmelsrichtung, nach welcher die Fenster am besten zu liegen kommen, nicht nochmals ein und erwähnen nur, dass sich Förster für Norden oder Nordwesten ausspricht. Nur bei Neubauten wird künftig auf die in Rede stehenden hygienischen Gesichtspunkte sorgfältiger Rücksicht zu nehmen und ganz besonders auf die Auswahl des Bauplatzes die grösste Sorgfalt zu verwenden sein. Da sicher noch viele Dezennien vergehen werden, bevor mit allen dunkeln Schulzimmern aufgeräumt sein wird, so glaubt Förster im Gebrauche von Glasprismen ein Hülfsmittel gefunden zu haben, welche den Gang der Lichtstrahlen ablenken und dunkle Schulzimmer mit genügendem Tageslicht versehen, um kostspielige Umbauten zu vermeiden. „So gut wie Fresnel durch seine Prismen das Licht des Leuchtthurms zwingen konnte, horizontal zu gehen anstatt nach oben, so muss es sich auch ermöglichen lassen, einen Teil des Himmelslichtes, der sonst das Strassenpflaster trifft, auf die dunkeln Stellen der Schulsäle hineinzulenken." Förster gibt kurze Andeutungen darüber an, wie zu diesem Zwecke mit dem Prismensystem zu verfahren sei. Es seien aber noch genauere und vielseitige Untersuchungen erforderlich, um diesen neuen Gesichtspunkt zu prüfen, bezw. zu verwirklichen.[21])

b) In hygienischer Beziehung verweisen wir auf die verschiedenen Kapitel, welche über die innere Ausstattung der Schulräume, über die Konstruktion der Subsellien, über Lesen, Schreiben und Zeichnen, über die natürliche und künstliche Beleuchtung handeln. Dort haben wir die Einführung des elektrischen Lichtes noch für eine Frage der Zukunft erklärt, wir können aber inzwischen bestätigen, dass im Erziehungsinstitut für Studierende in München bereits elektrische Glühlichter mit Schirmen (je eines von 16 Kerzenstärke für das Pult zweier Schüler) sich vorteilhaft erwiesen haben, indem eine Zunahme der Durchschnittsschärfe des Sehvermögens von Jahr zu Jahr sich nachweisen liess.

Auch die Versuche, ein der diffusen Tagesbeleuchtung ähnliches Licht herzustellen, sind nach einer Mitteilung von Burgerstein in Wien (Ztschr. f. Schulgesundheitspfl. S. 17, 1889) schon im Jahre 1884 von Prof. Schlenk ausgeführt worden, nachdem Jaspar auf der elektrischen Ausstellung in Paris 1881 die indirekte Beleuchtung oder die Beleuchtung mit reflektiertem Lichte gezeigt hatte. In der Mitte eines Saales war hier eine Bogenlampe so angebracht, dass der Fokus in etwa 3 Meter Höhe hing. Unterhalb jeder Lampe befand sich ein konischer, unten geschlossener Reflektor aus innen vernickeltem Eisenblech. Die vom Lichtbogen ausgehenden Strahlen werden teils auf die licht gehaltene Decke, teils auf die oberen Partien der vertikalen Wände geworfen. Das Licht wird so gleichmässig verteilt, dass der ganze Raum bis in die entfernteste Ecke gleichmässig erhellt ist, ohne dass die reflektierten Lichtstrahlen eine nennenswerte Schattenbildung zulassen.

Die elektrische Beleuchtung hat auch den grossen Vorteil, dass sie fast gar nicht erhitzt und sich dadurch vor jeder anderen Beleuchtung auszeichnet. Erfahrungsgemäss erzeugen Kerzen und Leuchtgas am meisten, Oel und Petroleum am wenigsten Hitze. Die neuen Petroleum-Tischlampen (Excelsior, Sonnenbrenner, Helios etc.) zeichnen sich sowohl in dieser Beziehung, als auch durch helles Licht aus. Wie belästigend die von der Beleuchtung ausstrahlende Hitze für Kopf und Augen ist, hat Jeder schon erfahren. Dass das Gaslicht bei 20 cm Entfernung doppelt so stark erhitzt, wie das Glühlicht, hat Cohn nachgewiesen. In einer Enfernung von $\frac{1}{2}$ m ist beim Gaslicht noch eine beträchtliche Wärme fühlbar, beim Glühlicht aber keine. Bei den häuslichen Arbeiten wird man in der Wahl des künstlichen Lichtes nicht mehr zweifelhaft sein und zu einer gut konstruierten und placierten Petroleum-Lampe seine Zuflucht nehmen, um eben den Nachteilen für Kopf und Augen vorzubeugen.

c) Die wiederholte Untersuchung der Schüleraugen auf ihre Sehschärfe, auf etwa vorhandene pathologische Zustände, sowie auf Refraktionsanomalien halten wir für eine der wichtigsten Forderungen, um das progressive Fortschreiten der Myopie zu verhüten. Bei einer rechtzeitigen Erkenntnis der pathologischen Veränderungen im Augeninnern kann oft durch eine zweckmässige ärztliche Behandlung der Zunahme der Myopie vorgebeugt werden, während manche Refraktionsanomalien nicht selten weniger direkt das Sehvermögen stören, aber eine grössere Anstrengung der Augen erzeugen, deren schädliche Folgen nicht ausbleiben. Auch sekundäre Leiden können Begleiterscheinungen der Refraktionsfehler sein, welche die Aufmerksamkeit vom Auge ableiten und erst schwinden, wenn man deren Ursachen erkannt hat. (M. vergl. „Kopfschmerzen.") Sollen alle diese verschiedenen Sehstörungen rechtzeitig aufgedeckt werden, so kann dies nur seitens des Augenarztes, welcher die Anwendung des Augenspiegels vollkommen beherrscht, in genügender Weise ausgeführt werden.

Hiermit hängt die Frage eng zusammen, ob und wann Schüler Brillen tragen dürfen. Die frühere Ansicht, dass kurzsichtige Schüler sich so viel als möglich des Gebrauchs einer Brille enthalten sollen, ist einer besseren Auffassung gewichen, nachdem man erkannt hat, dass namentlich das Fernsehen eines Kurzsichtigen eine Ueberanstrengung des Auges, bez. der Akkommodation bedingt. Um entfernte Gegenstände, z. B. Schrift oder Zeichnungen an der Wandtafel zu erkennen, muss sich der Kurzsichtige einer passenden Brille bedienen, welche unbedingt dem frühern Wechsel der Plätze kurzsichtiger Schüler vorzuziehen ist, da es immer noch fraglich bleibt, ob dadurch der beabsichtigte Zweck erreicht wird. Für Kurzsichtige sind im allgemeinen Konkavgläser angezeigt, wenn deren Gebrauch nicht aus besonderen Gründen zu widerrathen ist. Die Hypermetropie bedarf der Konvexbrillen, der einfache Astigmatismus der Cylindergläser. Jedes Auge ist des Astigmatismus verdächtig, wenn weder Konkav- noch Konvexgläser dessen schlechte Sehschärfe verbessern.[22])

Ob eine für das Fernsehen geeignete Brille auch für die Naharbeit zu benutzen ist, hängt vom Urteil des Arztes ab, da hierbei der Grad der Kurzsichtigkeit und das Fehlen oder Vorhandensein anderweitiger Sehstörungen in Frage kommen. Im Allgemeinen wählt man aber für das Fernsehen das schwächste Konkavglas. Beim Schreiben, Zeichnen etc. handelt es sich um die mittlere Entfernung des Sehobjekts, welche durchschnittlich 40 cm beträgt. Die geeignete Brille soll den Kurzsichtigen vor der gekrümmten und vornübergeneigten Haltung schützen und mithin einen sanitären Zweck verfolgen. Nach Förster ermöglicht zwar die Brille die Einhaltung eines richtigen Leseabstandes, sie zwinge aber nicht dazu; ihre Hülfe sei nur eine fakultative. Es bliebe meist nichts anderes übrig als die Anwendung eines mechanischen Hülfsmittels, welches eine zu grosse Annäherung der Augen nicht zulasse. Solche Hülfsmittel seien die Soennecken'schen Kinnstütze und das Kallmann'sche Durchsichts-Stativ. Betreffs dieser Hülfsmittel verweisen wir auf S. 229. Uebrigens sucht auch Förster das zu erstrebende Ziel darin, dass der Schüler unter allen Umständen schliesslich auch ohne Stativ bei der Arbeit eine richtige Sitzstellung einhalte und die richtige Stellung ihm zur Gewohnheit werde. Die Erreichung dieses Zieles werde ungemein erschwert, wenn schlechte Subsellien den Schüler immer wieder zu einer verkehrten Körperhaltung veranlassten. Indes sind es diese nicht allein, welche schädlich einwirken, auch die überall sich kund gebende Neigung der Schüler, das Möglichste in abnormen Stellungen zu leisten, spricht hier mit. Beim Lesen kann die Brille überflüssig werden, wenn der Schüler das Buch dem Auge so nähert, dass er ohne Anstrengung dasselbe benutzen kann. Die Annäherung muss dann genau dem Grade der Kurzsichtigkeit entsprechen und darf niemals durch schlechte Angewohnheiten übertrieben werden. Der Gebrauch der sog. Kneifer empfiehlt sich insofern, als sie nach dem jedesmaligen Bedürfnis benutzt und abgelegt werden können. Niemals darf ein Schüler eine Brille aus eigener Wahl benutzen, da er Sehstörungen nicht zu beurteilen vermag, welche nicht selten nur eine Kurzsichtigkeit vortäuschen und in verschiedenen pathologischen Veränderungen im Augeninnern ihren Grund haben. Oft trifft man stärkere Gläser an, als der Grad der Myopie es erfordert. Auch kann es vorkommen, dass von Hypermetropen starke Konkav-Gläser getragen werden. Häufig wird es angezeigt sein, verschiedene Brillen für das Fern- und Nahesehen zu benutzen. Im Hinblick auf diese verschiedenen sanitären Momente ergibt sich die Notwendigkeit, dass eine zeitweilige Durchmusterung der Schülerbrillen mit der augenärztlichen Untersuchung der Schulen Hand in Hand gehen muss.

Obgleich v. Hippel bei seiner Thätigkeit als Schularzt bei jeder Untersuchung die kurzsichtigen Schüler vor dem Gebrauch falscher Gläser gewarnt und jede unrichtige Brille als solche ausdrücklich bezeichnet hatte, so ergab sich dessenungeachtet bei der neunten Revision noch folgendes Resultat: nur 24,7 % der myopischen Augen waren mit richtigen Gläsern versehen, 47,3 %, denen die Benutzung korrigender Gläser empfohlen worden war, trugen gar keine und bei 28 % fanden sich falsche vor; letztere waren teils von ärztlicher Seite, teils von „Optikern" ausgesucht.[23])

„Wenn", sagt v. Hippel, „das in einem Gymnasium vorkommen kann, dessen Schüler 9 Jahre hindurch daran gewöhnt worden waren, dem Zustande ihrer Augen mehr Aufmerksamkeit zuzuwenden, als es sonst zu geschehen pflegt, dessen Direktor bei jeder Gelegenheit mit grösster Bereitwilligkeit die Ratschläge des Sachverständigen zur Ausführung zu bringen bemüht war, so wird man sich für berechtigt halten dürfen, die überschwenglichen Hoffnungen, welche Cohn an die Einführung von „Schulärzten" knüpft, als zu sanguinisch zu bezeichnen.[24])

Die Einteilung der Kurzsichtigkeit nach verschiedenen Graden ist mehr eine willkürliche; dagegen ist die Feststellung der Refraktion nach Dioptrien (D) gegenwärtig allgemein gebräuchlich.*) Die Wahl einer Brille hat sich bei jeder Nahearbeit genau nach der Entfernung zu richten, in welcher das Sehobjekt deutlich erkennbar ist; diese kann zwischen 40—50 cm schwanken. Mittels Konkavgläser, welche den Fernpunkt auf $^1/_2$ Meter hinausschieben, kann ein Schüler, welcher an den mittleren Graden der Kurzsichtigkeit leidet, beim Schreiben die gebückte oder vornüber geneigte Haltung vermeiden und bei gutem Willen eine gerade Körperhaltung innehalten. Konkavgläser, die stärker als 6 D sind, lassen entfernte Gegenstände zu klein erscheinen und schaden auf die Dauer in allen Fällen, in denen krankhafte Veränderungen im Augeninnern die höheren Grade der Kurzsichtigkeit bedingen. Um den wesentlichen Nutzen der Brillen zur vollen Geltung zu bringen, müssen sie stets den konkreten Verhältnissen richtig angepasst werden.

Die eigentliche Ursache der Myopie sucht Förster in der Ueberbürdung der Jugend mit Augenarbeit, welche er als freiwillige Augenarbeit zu Hause und als Schularbeit unterscheidet. Die Schulstube mit ihren Schädlichkeiten spiele allerdings eine nicht zu unterschätzende Rolle, aber nicht die Hauptrolle. Die Jugend werde nicht in der Schulstube myopisch, sondern zu Hause. Die Augenarbeit in der Schulstube sei nicht so andauernd, dass sie allein im Stande wäre, Myopie zu bewirken.

*) Früher drückte man die Brennweiten der Gläser in Zollen aus und bezeichnete die Brechkraft durch den gegenseitigen Wert der Brennweite. Eine Linse von 12 Zoll Brennweite hat hiernach eine Brechkraft von $^1/_{12}$. Mittlere Entfernung nannte man die Objektivdistanz von 20—12 Zoll, wie sie das Schreiben gewöhnlich erfordert. Heutzutage hat man als Einheitslinse eine solche von 1 Meter Brennweite normiert und deren Brechkraft I und Dioptrie (D) genannt. Eine Linse von 2 D bedeutet die Brechkraft einer Linse mit $^1/_2$ Meter Brennweite, $^1/_2$ D die Brechkraft einer Linse mit 2 Meter Brennweite.

Die Augenarbeit zu Hause sei eine bedeutend grössere, vielleicht zehnmal grösser als in der Schulstube. Er findet einen unwiderleglichen Beweis dafür, dass im Hause die Hauptschädlichkeit zu suchen sei, darin, dass ihm schon einige Dutzend Fälle bekannt seien, in denen eine Besserung der Myopie, bezw. ein Verschwinden der Myopia spastica (des Akkommodationskrampfes) und ein Stationärwerden der Achsenmyopie erzielt wurde durch Anwendung der Brillen und des Stativs lediglich und allein bei allen häuslichen Arbeiten und trotzdem, dass die ungünstigen Bedingungen, welche die Schule setzte, fortbestanden und das Stativ in der Schule nicht angewandt wurde.

Dieser Ansicht werden Diejenigen beistimmen, welche überhaupt den Schwerpunkt des Unterrichts nicht in die Hausarbeit, sondern in die Schule legen. Verwerflich sind jedenfalls die Strafarbeiten, welche in mechanischem Abschreiben von Wörtern oder in einem zwecklosen Schreibwerk bestehen, wodurch die Augen um so mehr angestrengt werden, als die Häuslichkeit sehr oft die Anforderungen an die Augenhygiene unberücksichtigt lässt. Hervorzuheben ist ferner die oft mit Leidenschaft betriebene Privatlektüre der Schüler, welche weder schlechten Druck, noch das Halbdunkel verschmäht, um nicht den Wissensdrang, sondern nur die Neugierde zu befriedigen. Es ist kaum möglich, die zahlreichen Schädlichkeiten, welche das Sehvermögen beeinträchtigen, sämtlich aufzuführen. Bei der Prüfung der konkreten Fälle von Kurzsichtigkeit werden sich in den meisten Fällen mehrere schädliche Faktoren nachweisen lassen. Wenn z. B. der Schweizer-Militärarzt Dr. Berger bei der Untersuchung von 530 Rekruten der deutschen und ebensoviel der französischen Schweiz, welche dieselbe Lebensweise grösstenteils in ländlicher Beschäftigung führen, gefunden hat, dass von den ersten 21—22%, von den letztern 13—14% kurzsichtig waren, so dürfte die Folgerung, dass allein aus den deutschen Lettern, welche eine grössere Anstrengung des Auges erforderten, das Uebel entstanden sei, das sich nun erblich durch Generationen fortpflanze, doch eine zu weit gehende sein, obgleich die Antiqua mit vollem Recht sehr eifrige Verteidiger gefunden hat (s. S. 232).

d) Die verschiedenen Verordnungen von Behörden, welche über den Schutz der Schüleraugen handeln, dürften hier einen geeigneten Platz finden. Der Anhang des Seite 208 angeführten Ministerialerlasses vom 11. April 1888, betreffend die Konstruktion der Schulbänke lautet:

Gesundheitsschutz der Schüleraugen.

Von den Behörden in Zürich sind neuere Vorschriften, betreffend die so wichtigen Augenuntersuchungen in den Stadtschulen, erlassen worden. Eine solche findet nach dem „Schweizerblatt für Gesundheitspflege" jedesmal beim Eintritt in die Schule und beim Austritt aus der sechsten Klasse statt. Ueber ernstere, vom Augenarzte zu bezeichnende Fälle ist auch den Eltern der betreffenden Schüler Nachricht zu geben. Für Kinder, deren Augen nicht normal befunden, gelten folgende, von dem verstorbenen Augenarzte Professor Horner verfasste Gesundheitsvorschriften:

1. Uebersichtige sind, ob ihnen die Konvexbrille zum beständigen Gebrauche empfohlen sei oder nicht, besonders zu schonen und schonend zu beurteilen, da sie auch beim besten Willen beim Zeichnen, Nähen, überhaupt bei jeder Arbeit von feiner Beschaffenheit Fehler begehen werden, die gesunde Kinder nicht machen.

2. Für Kurzsichtige ist das Verhalten besonders einzurichten je nach dem Grade des Uebels.

a) Schwachkurzsichtige sollen in der Nähe der Tafel an helle Plätze gesetzt werden und bedürfen strengster Ueberwachung der Haltung. Sie sollen beim Lesen das Buch emporheben und sich an grosse Schrift gewöhnen, wodurch ihnen allein eine gerade Haltung ermöglicht wird. Ueberdies ist für sie namentlich wichtig, dass der Unterricht mehr auf die Benutzung des Ohres als des Auges aufgebaut werde, ganz besonders, dass ein regelmässiger Wechsel eintrete zwischen Schreiben, Lesen und Kopfrechnen, Aufsagen etc. Jede Arbeit bei schlechter Beleuchtung an trüben Tagen ist zu unterlassen.

b) Auch die Starkkurzsichtigen können in der Schule bleiben, jedoch nur, wenn alle Vorsichtsmassregeln hier mit der grössten Sorgfalt Anwendung finden. Insbesondere muss für die Haltung dieser mit Brillen versehenen Kinder durch spezielle Vorrichtungen (Geradhalter) Garantie geleistet werden.

Die Schule wird sich jeder Verantwortung entschlagen, wenn Musikunterricht und sonst verkehrte Behandlung zu Hause ihre sorgsamen Vorkehrungen unnütz macht.

Von den allgemeinen Vorschriften sind besonders hervorzuheben:

Die Erfahrung hat gelehrt, dass viele Kinder während ihrer Schulzeit kurzsichtig geworden sind. Es wird sich deshalb empfehlen, den Unterricht für Alle so zu gestalten, dass dies möglichst verhütet werde, was um so leichter sein sollte, als der regelmässige Wechsel von Inanspruchnahme des Gesichts und des Gehörs, von geistiger Thätigkeit und gymnastischer Uebung sich auch aus pädagogischen Gesichtspunkten empfiehlt.

Weiter bestimmen die Gesundheitsvorschriften:

a) Die Wandtafeln sollen mit einem mattschwarzen, geschieferten Ueberzug versehen sein und nach jedem Gebrauch sorgfältig gereinigt werden. Es ist nur weisse Kreide zum Schreiben zu benützen. Die Schrift selbst soll sich je nach der Grösse des Zimmers richten und immer so gross sein, dass sie bei mittlerer Sehschärfe vom entferntesten Platze aus ohne Anstrengung gesehen werden kann.

b) An dunklen Tagen, insbesondere in den Wintermonaten von 3—4 Uhr Nachmittags, ist der Arbeitsunterricht auf Lismen zu beschränken, Schreiben, Zeichnen, Lesen etc. zu unterlassen.

Das Grossherzogliche Ministerium des Innern und der Justiz, Abteilung für Schulangelegenheiten, hat unter dem 6. Januar 1888 an die grossherzoglichen Direktionen der

Gymnasien, Realgymnasien, Realschulen und höheren Mädchenschulen folgende Verfügung erlassen:

Die Erfahrung hat gelehrt, dass die in den Schulen gebrauchten Schreibmaterialien vielfach den Anforderungen nicht entsprechen, welche die Rücksicht auf die Schonung und Erhaltung der Sehkraft zu stellen gebietet. Wir sehen uns daher in Uebereinstimmung mit der Ministerialabteilung für öffentliche Gesundheitspflege veranlasst, in Nachfolgendem allgemeine Bestimmungen zu treffen, welche in Beziehung auf die in den Schulen zu gebrauchenden Schreibmaterialien zu beachten sind.

1) Es empfiehlt sich, in den Schulen nur solches Papier zuzulassen, welches nicht glänzend und nicht rein weiss ist, vielmehr einen in das Graue oder Gelbe spielenden Farbenton zeigt.

2) Die Länge der Zeilen soll in der Regel nicht über 0,15 m gehen.

3) Mit Rücksicht auf die gewöhnliche Breite der Tischplatte empfiehlt es sich, den Schreibheften eine Höhe von nicht über 0,20 m zu geben.

4) Soweit nicht ganz davon abgesehen werden kann, die Führung der Hand durch vorgezogene Linien zu unterstützen, sind einfache Linien den Doppellinien vorzuziehen, weil letztere das Auge in höherem Masse anstrengen. Doppellinien, so weit sie überhaupt nicht zu entbehren sind, sollen nicht mehr als 0,005 m und nicht weniger als 0,003 Entfernung von einander haben. Schwarze Linien stellen die Lage der Grenzpunkte am deutlichsten dar und sind daher mehr zu empfehlen als blaue Linien, welche namentlich bei künstlicher Beleuchtung leicht undeutlich sind. Linienblätter, welche dem zu beschreibenden Papier untergelegt werden, scheinen nur undeutlich durch und sind daher weniger zweckmässig, als auf das Papier gezogene Linien. Schräge Linien, welche für die schräge Lage der Grundstriche der Buchstaben die Richtung angeben, sind entweder ganz zu vermeiden oder doch auf 4—5 in der Zeile zu beschränken. Die schräge Stellung der Buchstaben ergiebt sich nach physiologischen Gesetzen von selbst, wenn bei richtiger Leibeshaltung das Schreibheft oder die Schreibtafel so gelegt ist, dass deren unterer Rand mit der Vorderkante der Subsellientafel einen Winkel von 30—35° bildet. Es ist aber für die Erhaltung der Sehkraft von der grössten Wichtigkeit, dass beim Schreiben eine solche Heftlage immer eingehalten werde, und dass hierbei der Schreibende beide Arme zugleich und gleichmässig auf die Tischplatte stütze. (M. vergl. unsere Ausführung auf S. 230.)

Ganz zu verwerfen, weil den Augen sehr nachteilig, sind die bei den Rechenaufgaben häufig angewendeten quadrirten Liniennetze.

5) Den schwarzen Schreibtafeln, insbesondere den Schiefertafeln, sind Schreibtafeln von hellerer Farbe vorzuziehen. Die Nachteile der schwarzen Schiefertafeln bestehen in der Härte des Materials, das eine später bei dem Schreiben mit der Feder zu überwindende Schwere der Hand bewirkt, in dem mangelhaften Ansprechen des Griffels einerseits, andererseits in dem Zurückbleiben der früher gemachten Striche in dem Glanz und der Farbe und in Folge davon in der namentlich bei künstlicher Beleuchtung hervortretenden, auf die Sehkraft höchst nachteilig wirkenden Undeutlichkeit der Schrift.

Es dürfte sich daher empfehlen, den Gebrauch der schwarzen Schiefertafel so viel als möglich zu beschränken.

Sehr beachtenswert erscheinen die „Normativbestimmungen“ über Massregeln zur Verhütung der Kurzsichtigkeit unter den Zöglingen der Militär-Bildungs-Anstalten, insbesondere der Kadettenhäuser. Sie sind für die Lehrer und Erzieher an diesen Anstalten bestimmt, verdienen aber auch in gelehrten und bürgerlichen Schulen Nachahmung und Nachachtung. Nachdem in Kürze die hauptsächlichsten Ursachen der Entstehung und Zunahme der Myopie angegeben sind, werden folgende Massnahmen angeordnet:

1) Solche Verteilung des Unterrichts, dass niemals die Augen länger als eine Stunde ohne Unterbrechung zur Nahearbeit benutzt werden. Richtiger Wechsel zwischen Arbeit und Ruhe.
2) Häufige Uebung im Fernsehen, um das Auge zu entlasten.
3) Vielfache Bewegung in freier Luft. — Turnspiele. —
4) Verbot der Lektüre oder der schriftlichen Arbeiten bei ungenügender Beleuchtung, namentlich auch im Zwielicht.
5) Richtige Haltung der Schüler beim Lesen und Schreiben.
6) Verbot des Tragens von Brillen oder Augengläsern ohne ärztliche Verordnung.
7) Die kurzsichtigen Schüler erhalten ihren Platz im Unterricht nach Anweisung des Arztes.
8) Das Licht muss beim Lesen, Schreiben und Zeichnen von der linken Seite des Schülers oder von oben so einfallen, dass das Objekt (Schreibheft, Buch etc.) voll beleuchtet ist.
9) Schulunterricht bei künstlichem Licht ist thunlichst zu vermeiden; wenn dies nicht angeht, so ist hierbei das Lesen und Schreiben auf das äusserste Mass zu beschränken, das Zeichnen aber gänzlich zu unterlassen.
10) Auf grosse Handschrift (Grösse der kleinen deutschen Buchstaben mindestens 2,5 mm) ist zu halten, die lateinische Gradschrift (Rundschrift) besonders zu üben.
11) Der Gebrauch der Linienbogen ist nicht zu gestatten.
12) Vermeidung enger Halsbekleidung beim Lesen, Schreiben und Zeichnen.

Schliesslich werden regelmässig halbjährliche Untersuchungen der Augen und Eintragung der Ergebnisse nach Massgabe eines bestimmten Schemas angeordnet.

Es werden dann Bestimmungen über die Unterrichtsmittel getroffen und in dieser Hinsicht folgendes verlangt:

1) Schulbücher mit scharfem, schwarzem Druck, hellem Papier und einer Buchstabengrösse von mindestens 1,5 mm, bei einem Durchschuss von 2 mm.
2) Wandkarten, auf denen die Darstellung der oro-hydrographischen und politischen Verhältnisse scharf und klar hervortritt.
3) Abschaffung oder doch möglichste Beschränkung des Gebrauchs der Schiefertafeln und Griffel; Ersatz durch Papier und Tinte.
4) Glänzendes Schreibpapier ist thunlichst zu vermeiden.
5) Wo die Wandtafeln glänzend sind, ist der Anstrich zu beseitigen und durch einen matten, tiefschwarzen zu ersetzen.

Nicht minder knapp und praktisch sind die Bestimmungen, welche sich auf das Mobiliar und die Utensilien der Unterrichts- und Arbeitsräume beziehen. Sie umfassen zugleich die Einrichtungen für die häusliche Arbeit und lauten:

1) Zweckentsprechende Lampen. — Solche, die den Anforderungen an helles Licht nicht entsprechen, sind durch bessere zu ersetzen. (Gaslicht ist in den Schul- und Arbeitsstuben auszuschliessen.)
2) Bei der Placierung von Lampen, — Fuss- wie Hängelampen, — ist dafür zu sorgen, dass die Augen gegen die ausstrahlende Wärme geschützt und die Arbeitsplätze doch ausreichend beleuchtet sind. Die Lichtzufuhr hat — wenn irgend möglich — von links und bei Hängelampen so stattzufinden, dass der auf das Buch fallende Lichtstrahl von dem Auge des Arbeitenden abgewendet reflektiert wird.
3) Abblenden des zu grellen Lichtes der Lampen durch grüne Schirme oder durch mattes Licht.
4) Beschaffung von Sehproben in jedem Schulzimmer, damit bei eintretender Dunkelheit der Lehrer anstrengenderen, die Sehkraft in Anspruch nehmenden Unterricht abbrechen kann, sobald die Proben in einer bestimmten Entfernung nicht mehr deutlich gesehen werden können.
5) Beschaffung zweisitziger Subsellien mit Minus-Distanz, welche der Grösse der Schüler anzupassen sind, in den Schulzimmern.

e) Man hat die Frage aufgeworfen, ob Kurzsichtige turnen dürfen, und ein Augenarzt, welcher besonders auf die schädlichen Wirkungen der vornübergebeugten Kopfhaltung hinweist, bemerkt ausdrücklich: „Nach dieser Richtung hin kann auch der Turnunterricht für Kurzsichtige verderblich werden, und es ist deshalb durchaus anzuraten, Kurzsichtige höheren Grades, deren Leiden die Neigung hat fortzuschreiten, vom Turnen gänzlich zu befreien.“ Mit Recht macht diesem Bedenken gegenüber Kotelmann in der Zeitschrift für Schulgesundheitspflege (1889, S. 421) geltend, dass schon die Befreiung von Uebungen, welche notorisch starken Andrang des Blutes nach dem Kopfe bewirken, genügen würde, um Gefahren zu vermeiden; er ermässigt daher die ophthalmologische Forderung auf folgende Sätze: 1) Schüler mit geringer oder mittlerer Kurzsichtigkeit (bis — $^1/_6$ oder 6 Dioptrien) dürfen in der Regel unbeanstandet turnen. 2) Schüler mit stärkerer Myopie (mehr als — $^1/_6$ oder 6 Dioptrien) sind von solchen turnerischen Uebungen, welche Andrang des Blutes nach dem Kopfe bewirken, zu befreien. 3) Kurzsichtige Schüler, welche gewohnt sind, eine Brille für die Ferne zu tragen, sollen eine solche auch beim Turnen benutzen; am meisten empfiehlt sich dazu eine sog. Reitbrille mit elastischen, die Ohren fest umklammernden Bügeln. — Wer die befreienden, belebenden und mittelbar auch die Augenkraft steigernden Wirkungen des Turnens genauer kennt, wird dieselben möglichst wenig Menschen entziehen wollen und kann darum vor übertriebener Aengstlichkeit nach dieser Seite hin nicht genug gewarnt werden. Auch hier denken wir mit Herbart: die Jungen müssen gewagt werden, auf dass sie Männer werden.

Allgemeine, die Konstitution betreffende Momente hat man bei der Kurzsichtigkeitsfrage niemals unbeachtet zu lassen. Je zarter und schwächlicher der jugendliche Organismus ist, um so mehr muss auf dessen Kräftigung hingewirkt werden, damit an der vermehrten Widerstandskraft des Organismus auch das Auge teilnimmt. Wenn Mädchen im allgemeinen mehr zu Kurzsichtigkeit geneigt sind als Knaben, so hängt dies zum guten Teil mit ihrer schwächeren Konstitution, andernteils auch mit vielen häuslichen Nahearbeiten zusammen. Einflüsse, welche der gesamten Konstitution schaden, wie schlechte Wohnungsverhältnisse, dürftige Ernährung, besonders Unreinlichkeit etc. ziehen auch das Auge um so eher in ihren Kreis hinein, je frühzeitiger dasselbe eine krankhafte Anlage in seinem anatomischen Bau verrät. Wie sehr das Auge von der körperlichen Konstitution beeinflusst wird, dafür spricht z. B. die mit Asthenopia retinalis bezeichnete Krankheit, welche in einer allgemeinen Nervenschwäche wurzelt und in früheren Jahren als Hyper- und Anästhesie der Netzhaut mit sehr verschiedenen Symptomen geschildert worden ist.

Zu den hygienischen Gesichtspunkten gehört auch die Kleidung, insofern nämlich enge Halsbinden oder Halskragen etc. die Halsvenen drücken und dadurch den Rückfluss des Blutes vom Kopfe behindern, bezw. Kongestionen zu den Augen befördern. Eine andauernde Fusskälte kann das Sehvermögen dadurch stören, dass sie erfahrungsgemäss auf die Funktion der Augenmuskeln nachteilig einwirkt. Eine muskuläre Sehschwäche, welche sich zu einer schon bestehenden Myopie gesellt, kann aus einer relativen Schwäche der M. recti interni entstehen, die sich bei der Nahearbeit durch Druck oder Schmerzen in den Augen, leichte Ermüdung derselben und durch Kopfschmerzen sich äussert. Kommt es zu einer vollständigen Unthätigkeit der genannten Muskeln, dann entsteht schliesslich Strabismus convergens (Schielen).

Mangel an Schlaf stört nicht nur das Allgemeinbefinden, sondern bei schwächlichen Individuen auch das Sehvermögen; denn nicht unbegründet ist die Ansicht, dass häufige Abkürzungen der nächtlichen Ruhe, mithin eine übermässige Thätigkeit der Augen im jugendlichen Alter zur Gestaltsveränderung des Augapfels beizutragen vermögen. Aus diesem Grunde muss auch beim Schulunterricht das Nahesehen stets durch eine andere Beschäftigungsweise unterbrochen werden. Wird das kurzsichtige Auge durch das Auftreten entzündlicher Reizzustände krank, dann ist vollständige Ruhe des Auges geboten. Eine sachverständige Untersuchung des Auges wird die Zeit bestimmen müssen, wann event. ein therapeutisches Einschreiten das weitere Fortschreiten der Myopie zu hemmen vermag. Der Augenarzt hat in solchen Fällen die Eltern stets darauf aufmerksam zu machen, wie mit der Zunahme der Myopie die Sehschärfe in gleichem Grade abnimmt und wie sehr die betreffenden Schüler hierdurch in der Wahl ihres künftigen Berufs beschränkt werden. Eine vollständige Beseitigung der Nahearbeit würde dem jugendlichen Auge den besten Schutz gewähren; da aber der Schulunterricht Nahearbeit erfordert, so kann man sich aus diesem Dilemma nur dadurch retten, dass man schon die neu eintretenden schulpflichtigen Kinder auf ihre Augenbeschaffenheit untersucht und eventuell ihre Aufnahme als Schüler noch hinausschiebt, wenn aus irgend einem Bedenken ihre Teilnahme am Schulunterricht nicht ratsam erscheint. Ferner muss der Lehrplan mit Rücksicht auf die hygienischen Erfordernisse entworfen werden; Lehr- und Lernmittel müssen den Vorschriften der Augenhygiene entsprechen. Mag man auch über die Aetiologie der Kurzsichtigkeit noch verschiedene Ansichten hegen, darüber kann kein Zweifel herrschen, dass alle schädlichen Einflüsse auf das Auge die Kurzsichtigkeit vermehren. Da es kein Heilmittel gegen die Kurzsichtigkeit gibt, so muss die Augenhygiene den Uebergang der niederen Grade der Kurzsichtigkeit in die höheren verhüten und dies anzustrebende Ziel als ihre Hauptaufgabe betrachten.

Litteratur. 1) **J. Stilling**, Prof. zu Strassburg, Untersuchungen über die Entstehung der Kurzsichtigkeit, Wiesbaden 1887. — 2) **Pflüger in Bern**, Prof. Stilling's Untersuchungen über die Entstehung der Kurzsichtigkeit. Kritisch beleuchtet. Zeitschrift für Schulgesundheitspflege. No. 5 1888 S. 135. — 3) **Hermann Cohn** in der „Deutschen Revue". 1889, Mai, S. 186. — 4) **Hermann Schmidt-Rimpler**, Prof. in Marburg, Schule und Auge. Breslau 1888. — Zur Frage der Schulmyopie. v. Gräfe's Arch. für Ophthalm. 31. Bd., 4. Heft, S. 115. — Noch einmal die Myopie am Frankfurter Gymnasium. loc. cod. 32. Bd., 2. Heft. — Zur Frage der Schulmyopie. Bericht der ophthalmolog. Gesellschaft zu Heidelberg. 1885. — Sitzungsbericht der Gesellschaft zur Beförderung der ges. Naturwissenschaften in Marburg. No. 1, 1884. Diese Arbeit enthielt die Orbital-Messungen. — 5) **Burchardt** in der Deutschen mediz. Wochenschrift. 1878, S. 6. — 6) **Donders**, On the anomalies of accomodation and refraction of the eye. London 1864. Deutsche Ausgabe von **Becker**: Anomalien der Refraktion u. Akkommodation. Wien 1866. — 7) **Max Kniess**, Ueber Kurzsichtigkeit. v. Gräfe's Archiv. 32. Bd. 3 1886. — **Seggel**, Zur Kurzsichtigkeitsfrage Münchener mediz. Wochenschrift No. 1, 2. Jahrg. 1888. — 8) **v. Arlt**, Ueber die Ursachen der Entstehung der Kurzsichtigkeit. Wien 1876. — 9) **v. Zehender** in Rostock, Ueber den Einfluss des Schulunterrichts auf Entstehung von Kurzsichtigkeit. Stuttgart 1880. — 10) **Schiess** in Basel, Uebertragung erworbener Eigenschaften. Biologisches Centralblatt. Bd. VIII. No. 1 1888. — 11) **Otto Becker**, Prof. in Heidelberg, Ueber zunehmende und überhandnehmende Kurzsichtigkeit. Bericht über die 15. Versammlung der ophthalm. Gesellschaft in Heidelberg 1883. Beilageschrift zu den klinischen Monatsblättern für Augenheilkunde. 21. Jahrg. Stuttgart. — 12) **Kotelmann** im Jahrb. für Philologie und Pädagogik. 1877 S. 509. — 13) **Erismann**, Ein Beitrag zur Entwickelungsgeschichte der Myopie, gestützt auf die Untersuchung der Augen von 4358 Schülern. v. Gräfe's Arch. 77. Bd. 1876. — 14) **v. Hippel**, Ueber den Einfluss hygienischer Massregeln auf die Schulmyopie. Giessen 1889. — 15) **Hermann Cohn**, Prof. in Breslau, Untersuchungen der Augen von 10000 Schulkindern nebst Vorschlägen zur Verbesserung der den Augen nachteiligen Schuleinrichtungen. Eine ätiologische Studie. Leipzig 1867. — Schulkinderaugen: Eine die gesamte Augenhygiene umfassende Abhandlung in Eulenburg's Realencyklopädie. 2. umgearbeitete Auflage. 17. Bd. S. 632. — 16) **Adolf Weber**, Ueber die Augenuntersuchungen in den höheren Schulen zu Darmstadt. Darmstadt 1881. — **Max Weber**, Beitrag zur ophthalmologischen Schulhygiene. Inauguraldissertation. Berlin 1886. — 17) In v. Gräfe's Archiv. 31. Bd. Den Astigmatismus hat Schmidt-Rimpler in Eulenburg's Realencykl. sehr ausführlich bearbeitet. — 18) **Schmidt-Rimpler,** Augenheilkunde und Ophtalmoskopie. 4. Aufl. 1889, S. 211. — **Overweg,** Stabsarzt, in der Militärärztlichen Zeitung. 4. Heft 1889. — 19) **H. Cohn,** Ueber Tages- und Gasbeleuchtung in den Auditorien der Breslauer Universität. Berliner Klinische Wochenschrift Nr 51, 1885. In Cohn's „Schulkinderaugen" (Realencykl. 2. Aufl. S. 611) findet sich die ausführliche Beschreibung des Weber'schen Photometers und dessen Anwendungsweise. Man vergl. ferner **Leonhard Weber,** Raumwinkelmesser. Zeitsch. f. Instrumentk. Oktober-Heft 1884. — **Uhthoff,** Ueber das Abhängigkeitsverhältnis der Sehschärfe wie der Beleuchtungsintensität in v. Gräfe's Archiv f. Ophthalm. 32, Bd 1, 1886. — 20) **Javal,** in Annal. d'oculist. 82. Bd. und in der Revue d'hygiene 1879, S. 1045. — 21) **Förster,** Einige Grundbedingungen für gute Tagesbeleuchtung in Schulen. Vierteljahresschrift für öffentl. Gesundheitspfl., 16. Bd., 3. Heft, 1884. — Ueber Behandlung der Myopie. Separat-Abdruck aus der Breslauer ärztl. Zeitschrift, 1886, Nr. 4. — 22) **F. Plehn,** Brillen und Brillenbestimmung. Berlin 1886. Separat-Abdruck aus der Deutschen Medizinal-Zeitung, 67. Heft. — 23) **v. Hippel,** l. c. S. 52. — Auf eine Abhandlung von **Stilling:** Ueber die Orbitalmessungen in Nr. 17 der „Fortschritte der Medizin" (1889) hat **Schmidt-Rimpler** in Nr. 20 derselben Zeitschrift erwidert und seine Ansicht aufrecht erhalten, dass aus den bisher vorliegenden Zahlen sich die Stilling'schen allgemeinen Gesetze nicht ableiten liessen.

Rückgratsverkrümmungen. Abweichungen der Wirbelsäule nach rechts oder links nennt man Skoliosen. Da sie häufig bei Schulkindern angetroffen werden, so hat man sie hauptsächlich zu den Schulkrankheiten gerechnet. Es wird unsere Aufgabe sein, festzustellen, ob und inwiefern der Schulbesuch zur Entwicklung dieser Verkrümmungen beiträgt. Erfahrungsgemäss findet man bei Schulkindern häufig eine ganz verdrehte Sitz- oder Schreibhaltung, die durch üble Gewohnheiten, durch Ermüdung oder auch durch eine unzweckmässige, der Körpergrösse nicht entsprechende Form der Subsellien bedingt sein kann. Schenk zieht aus seinen Untersuchungen den Schluss, dass die jedem Kinde eigene Schreibhaltung die gewöhnliche Veranlassung zur Entwicklung einer Skoliose bilde und bestimmend für deren Form sei.[1]) Kocher macht indes darauf aufmerksam, dass manche seitliche Abweichungen der Wirbelsäule auch ohne künstliche Drehungen vorkommen könnten, wenn man erwäge, dass namentlich die Lendenbrustwirbelsäule keinen graden Verlauf habe, sondern eine doppelte physiologische Beugung besitze und zwar in der Lendenwirbelsäule konvex nach vorn, im Brustteil convex nach hinten. Man würde dann verstehen, dass bei Drehung eines derartigen elastischen Stabes, z. B. nach links, die nach vorn gerichtete Konvexität des untern Abschnitts sich ebenfalls nach links wenden, die rückwärts gekehrte Konvexität des obern Abschnitts dagegen sich nach rechts richten müsse, eine Bewegung, welche denselben Erfolg haben werde, wie eine Seitenbiegung im Lendenteil mit linksseitiger Konvexität und eine umgekehrte Biegung im Brustteil, mithin genau das, was man bei der habituellen Skoliose antrifft, welche sich als links- oder rechtskonvexe Krümmung des Brustteils mit sekundärer rechts-, resp. linkskonvexer Lendenskoliose charakterisiert und bei Schulkindern hauptsächlich ins Auge zu fassen ist. Man nennt diese Verkrümmung „habituelle

Skoliose", weil man sie als eine durch gewohnheitsmässige schlechte Haltung entstandene betrachtet.

Es ist ferner daran zu erinnern, dass die Wirbelsäule des Neugeborenen fast eine gerade Linie bildet; erst mit dem Beginn des Gehens und der damit verbundenen Balancierung des Körpers bildet sich die bleibende Form der Wirbelsäule aus, eine Umwandlung, die durch vieles Sitzen verhindert wird. Je mehr die Kinder sitzen, desto flacher bleibt die Wirbelsäule in ihrem Lendenabschnitt, desto mehr bildet sich der sog. „flache Rücken" aus, welcher zu den disponierenden Ursachen der Wirbelausbiegungen gehört. Wenn nicht erbliche Anlage hierbei mitspricht, so kann vieles Sitzen als die Hauptursache angesehen werden, denn sowohl der flache, als auch der „hohe oder runde Rücken", ein zusammengezogener flacher Rücken, wobei die Wirbelsäule einen gleichmässigen flachen Bogen mit der Wölbung nach hinten darstellt, können unter Umständen zu den konsolidierten Sitzhaltungen gehören. Dass der runde Rücken mehrere Generationen hindurch auch auf Erblichkeit beruhen kann, ist zweifellos.

Von den verschiedenen Formen der Rückgratsverkrümmungen lassen sich folgende unterscheiden:

1) Lordosis besteht in der Ausbiegung der Wirbelsäule mit der Konvexität nach vorn und ist am häufigsten ein Folgezustand einer chronischen Entzündung der untersten Halswirbel. Als primäre Krankheit tritt sie fast nie auf.

2) Die Kyphosis, die Ausbiegung der Wirbelsäule mit der Konvexität nach hinten, der Buckel, beruht in den schlimmern Formen mit winkliger Knickung auf einem rhachitischen, bezw. skrofulosen Krankheitsprozess (Spondylitis, Pott'sches Uebel), nach dessen Ablauf die in ihrem Wachstum zurückgebliebenen Individuen jene Körperhaltung zeigen, bei der wegen der vermehrten Biegung der Brustwirbelsäule und der vom Brustkorbe abstehenden Schulterblätter der Kopf mehr oder weniger zwischen den Schultern wie eingezogen erscheint, der Brustkorb schmäler, nur von den Seiten abgeflacht, der Bauch aber wegen der ausgleichenden (sekundären) Vorwölbung der Lendenwirbelsäule vorgetreten ist. Bei den höhern Graden sind die Wirbel in ihren vordern Teilen zerstört, sekundär mit einander verwachsen. Wir heben absichtlich solche Krankheitsprozesse hervor, weil sie mit der Schule nichts zu thun haben, vielmehr während ihres Verlaufs den Schulbesuch unmöglich machen. Beim Mangel ärztlicher Hülfe bildet sich jene Deformität aus, deren Ursache das ärztliche Auge sofort erkennt.

Ganz anders verhält es sich bei Schulkindern. Die aufrechte Schreibhaltung erfordert eine gewisse Anstrengung der Rückenmuskeln und erzeugt leicht Ermüdung. Findet der Schüler keine Stütze im Rücken und mangelt jede Lehne, so sucht er sich die verschiedensten Stützpunkte zur Erleichterung aus. Durch die hiermit verbundenen Stellungsveränderungen des Beckens und der Lendenwirbel entstehen die vielfachen „Ermüdungsstellungen", zu denen hauptsächlich die „kyphotische Kauerstellung" gehört, wobei der ganze Rücken in seinem Brustteil voller erscheint; es bildet sich der krumme Rücken aus, weil die Konvexität der Brustwirbel stärker ausgeprägt ist, mithin deren normale Biegung grösser wird. Am häufigsten beobachtet man diese Schreibhaltung bei zu grosser positiver Distanz der Schulbänke; sie schwindet in der Regel durch eine vermehrte Muskelthätigkeit in den Freistunden oder beim Turnen. Nur bei einem schwächlichen Körper, namentlich bei rhachitischer Anlage tritt die Ueberlastung der wegen der Beschaffenheit der Knochen und Bänder weniger widerstandsfähigen Wirbelsäule durch den Rumpf hinzu. „Ein überlasteter flexibler Stab beugt sich in seiner Mitte konvex." Daher liegt auch, wie Lorenz mit Recht hervorhebt, der Scheitel der primären Krümmung bei der rhachitischen Deformität in der Mitte der ganzen Wirbelsäule.[3]) Schliesslich bildet sich dann jene Deformität des Körpers aus, welche störend auf die physiologische Thätigkeit der Lungen und des Herzens einwirkt und infolge dessen die gesamte Konstitution nachteilig beeinflusst.*) Wenn auch allmählich ein relatives Wohlbefinden ein-

---

*) Hinsichtlich der anatomischen Verhältnisse verweisen wir auf Fig. 37 S. 192 und fügen hier noch zur näheren Erläuterung drei dem Meyer'schen Lehrbuch der Anatomie (S. 65) entnommene Abbildungen hinzu. Fig. 67 stellt die Seitenansicht eines Brustwirbels Fig. 68 des 1. und 2. Lendenwirbels und Fig. 69 die hintere Ansicht des 1. und 2. Lendenwirbels dar. a ist der Wirbelkörper nebst Bogen. Bogenwurzel nennt man den Anfangsteil b, welcher Bogen und Körper vereinigt. Beide bilden einen Ring, eine rundliche Oeffnung für den Durchgang des Rückenmarks (Rückenmarkskanal); c der Dornfortsatz (Processus spinosus) ragt an der grössten Konvexität des Bogens hervor; d der Querfortsatz (Proc. transversus) liegt kurz hinter der Bogenwurzel und ist nach aussen gerichtet; e die schiefen Fortsätze (Proc. obl. s. articulares) erheben sich über den Bogenwurzeln. Die beiden unteren Proc. obliqui des oberen Wirbels bilden mit den beiden oberen des unteren Wirbels Gelenkverbindungen. Bei f liegt der gebogene Ausschnitt zwischen Körper und Proc. obliq., wo die Rückenmarksnerven austreten, bei g die Gelenkfläche für die 6. Rippe auf dem Körper und dem Querfortsatz, bei h. die Gelenkfläche der 7. Rippe.

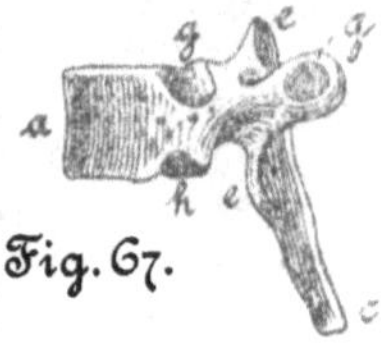
Fig. 67.

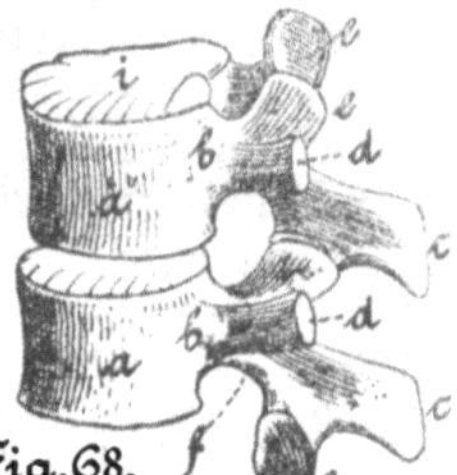
Fig. 68.

Das gegenseitige Verhältnis der Zwischenwirbelscheiben (i) und der schiefen Fortsätze ermöglicht eine Vorwärts- und Rückwärtsbewegung in allen Teilen der Wirbelsäule; dagegen ist eine Seitwärtsbewegung und eine spiralige Drehung (Torsion) in ausgiebiger Weise nur in der Hals- und Brustwirbelsäule ausführbar und zwar in ersterer wegen der Höhe der Zwischenwirbelscheiben leichter als in der letzteren.

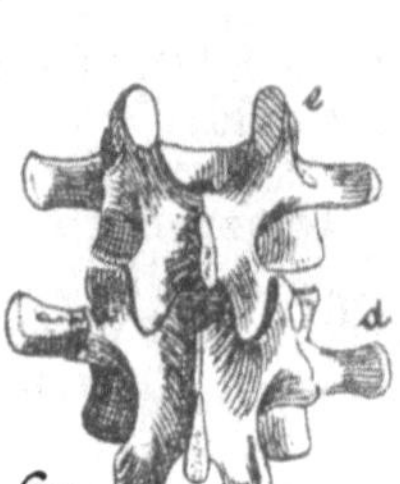
Fig. 69

tritt, so handelt es sich doch stets um einen schwächlichen, für alle schädlichen Einflüsse leicht empfänglichen Organismus.

Sehen wir von dieser schweren Form ab und behalten nur die physiologische kyphotische Schreibhaltung im Auge, so ist zu berücksichtigen, dass sich dieselbe bei beständiger Wiederholung fixieren kann. Indes ist es schwierig, den Grad derselben festzustellen, sodass sich Schenk trotz seiner genauen Messungen kein Urteil darüber erlaubt, wie viele Kinder kyphotisch und wie viele normal waren, weil eben wegen der bestehenden physiologischen Kyphose keine scharfe Grenze gezogen werden könne. Er glaubt jedoch, dass, wenn man diese Untersuchung auch auf uncivilisierte Völker, welche die Schulpflicht nicht kennen, ausdehnte und aus den bisherigen Ergebnissen eine Norm für die verschiedenen Alter und Körpergrössen konstruierte, dann alle unsere Schulkinder als sehr abnorm kyphotisch zu bezeichnen sein würden. Er sucht zu beweisen, dass sowohl die Kyphose als auch die Skoliose auf ganz besondern Haltungsfehlern auf der Schulbank beruhen. Wir setzen in die Richtigkeit der Schenkschen Messungen keinen Zweifel, müssen aber hervorheben, dass bei der Schüler-Kyphose die körperliche Anlage und besonders die Erblichkeit in Betracht kommen, weil gerade bei den schweren Formen von „Rundrücken“ die Erblichkeit mit grösster Bestimmtheit nachgewiesen worden ist.

3) Die seitlichen Verkrümmungen der Wirbelsäule, die Skoliosen, kommen im jugendlichen Alter, daher auch bei der Schuljugend am häufigsten vor. Man unterscheidet:

a) die primäre rechtskonvexe Dorsalskoliose. Durch eine Drehung der ganzen Wirbelsäule nach rechts entsteht eine entsprechende Schrägstellung der Querachse des Körpers in der Schulterhöhe. Infolge der vermehrten Krümmung der betreffenden Rippenwirbel tritt das rechte Schulterblatt hervor und entfernt sich etwas mehr von den Dornfortsätzen der Wirbel, welche mehr nach der verkrümmten Seite gerichtet sind und sich teilweise um ihre Längenachse drehen. Hiermit bildet sich die „hohe Schulter“ aus, während das linke Schulterblatt wegen Abflachung der linken Rippen mehr vertieft liegt und mit seiner Spitze sich der Wirbelsäule mehr nähert. Gesellt sich zur zunehmenden Verkrümmung die ausgleichende (sekundäre) Linkskrümmung der Lendenwirbel hinzu, dann sieht der Unterleib voller aus und die Hüften verschieben sich so, dass die rechte Seite entschieden höher steht. Schreitet das Leiden noch weiter fort, was namentlich bei einer rhachitischen Grundlage der Fall sein kann, dann nähern sich die untersten Rippen nunmehr der Hüfte, wobei der linke Hüftkamm mehr verstreicht und der Tailleneinschnitt sich mehr verflacht.

Die ausgeprägte Rechtsdrehung im Dorsalteil der Wirbelsäule wurde bisher für die vorherrschende gehalten und allgemein als „habituelle Skoliose“ beschrieben. Die statistischen Erhebungen von Kölliker [1]) haben bisher als Nachweis hierfür gedient. Auch soll die Rechtsdrehung angeblich häufiger in die höheren Grade übergehen und zu ausgleichenden Lumbal- und Cervikalskoliosen führen.

b) Die primäre linkskonvexe Dorsalskoliose wurde dagegen schon von W. Mayer[5]) als vorherrschend angenommen. Er fand unter 336 Mädchen nur 147 fehlerfrei. Im Alter von 6—7 Jahren betrug die Abweichung in Haltung und im Bau 43,65 %, bei 7 bis 9 jährigen Mädchen 50,55 %, bei 8—10 jährigen 56 %, bis zum 12. Lebensjahre 57,61 % und bis zum 13. sogar 70,9 %. Von minimalen Skoliosen, bei denen die grösste Abweichung der Konvexität von der geraden Linie unter 1 cm betrug, kamen links 79, rechts nur 19 vor. Dass stärkere Skoliosen 33 mal links und nur 2 mal rechts sich zeigten, steht im Widerspruch mit den Angaben von Kölliker.

Auch Schenk hält es auf Grund seiner genauen Messungen für unrichtig, die rechtsseitige Dorsalskoliose als die häufigste zu bezeichnen; aber trotzdem, meint er, habe die bisherige Annahme auch ihre Berechtigung, wenn man diejenigen Fälle im Auge behalte, die ärztliche Hülfe suchen. Bei der S-förmigen rechtsseitigen Skoliose würden, weil sie mehr den Dorsalteil der Wirbelsäule treffe, weit mehr die Rippen in Mitleidenschaft gezogen, als bei der linksseitigen C-förmigen Totalskoliose mit nach links gerichteter Konvexität, deren höchster Punkt gewöhnlich im Lumbalteile liege. Deshalb erscheine die rechtsseitige Skoliose schon im Anfangsstadium weit auffälliger als die linksseitige in ihren schwersten Formen. Da unter den Schulkindern bis dahin noch keine so genauen Messungen der Wirbelsäule vorgenommen worden seien, so sei es begreiflich, dass man bisher eben die S-förmige rechtsseitige Dorsalskoliose als die häufigste Form angesehen habe. Es kann daher auch die ausschliessliche Rechtshändigkeit beim Schreiben nicht mehr als die Hauptursache der fraglichen Skoliose betrachtet werden, wie Manche glauben, die deshalb einen Wechsel der Gebrauchshand fordern, mithin das Schreiben mit der linken Hand empfehlen.[6])

Zu den rhachitischen Skoliosen gehören:

c) Die primäre linkskonvexe Lendenskoliose. Sie dehnt sich meist auf die untersten Brustwirbel aus, lässt sich aber auch dann noch als primäres Leiden durch die grössere Fülle des linken und eine Verflachung des rechten Unterrumpfes erkennen.

d) Die primäre rechtskonvexe Lendenskoliose zeigt umgekehrt rechts eine grössere Fülle und links die Verflachung.

Pathologisch-anatomische Veränderungen bei Skoliosen. Einen kurzen Ueberblick dieser Veränderungen halten wir für das richtige Verständnis der weiteren Entwickelung der Skoliosen für angezeigt. Je häufiger eventuell die skoliotische Schreibhaltung wiederkehrt und je länger der Rumpf in ihr verweilt, desto mehr wird es sich um eine Beschränkung der Beweglichkeit nach Seite der Konvexität der vorherrschend eingenommenen Flexionsstelle der Wirbelsäule handeln. Mit der Vergrösserung der Flexion werden sich die Muskeln und Zwischenwirbelscheiben der konvexen Seite verkürzen. Hiermit verbindet sich bereits eine Störung des Knochenbaus, besonders am Wirbelkörper, dessen Masse dadurch wie seitlich verschoben erscheint. Erst mit fortschreitender Skoliose bilden sich noch weitere Veränderungen am Knochenteile der Wirbelsäule aus. In gesetzmässiger Weise ändert sich ferner die Form des Bogenstücks. So besteht die „habituelle Skoliose“ nicht nur in einer seitlichen Ausbiegung der einzelnen grossen Abschnitte der Wirbelsäule, sondern auch in einer Umformung der einzelnen Wirbelknochen, die im ganzen den Eindruck einer Verschiebung der Wirbelkörper gegenüber den Wirbelbogen macht. Auch das Höhenwachstum der einzelnen Wirbel erfährt eine pathologische Beeinflussung.

Mit Inflexion (Ablenkung) bezeichnet man die seitliche Abweichung der Wirbelsäule, die bei höheren Graden der Skoliose entsteht und im wesentlichen auf einer Atrophie (Ernährungsstörung) der konkavseitigen Hälfte der Wirbelkörper und Wirbelbogen beruht, wobei der Wirbelkörper eine keilförmige Gestalt annimmt. Die Spitze des Keils ist nach der konkaven, die Basis nach der konvexen Seite gerichtet. Wegen der dauernden Belastung auf der konkaven und Entlastung auf der konvexen Seite erhöhen sich die konvexseitigen Gelenkfortsätze (Proc. obliqui), während die konkavseitigen breiter und niedriger werden.

Die Torsion (Rotation, Achsendrehung, spiralige Verdrehung) besteht in einer Abänderung, durch welche die Masse der deformierten Wirbelkörper in übermässiger Weise — mehr als dies der Seitenbewegung entsprechen würde — der Seite der Konvexität zugekehrt ist, während die Dornfortsätze nicht in gleicher Weise folgen, vielmehr hinter der Seitenbiegung der Inflexion etwas zurückbleiben. Dementsprechend findet man am Einzelwirbel noch besondere Veränderungen, hauptsächlich noch eine Abknickung der Bogenwurzeln gegen die Wirbelkörper.

Die Entstehung der spiraligen Verdrehung ist in verschiedener Weise erklärt worden; die Anschauungen hierüber bewegen sich indes noch im Kreise der Vermutungen, weshalb wir auf diese nicht näher eingehen und nur noch bemerken, dass die Veränderungen der hochgradigen Skoliosen sich nicht auf die Wirbelsäule beschränken, denn auch der Brustkorb, das Becken und das Gesicht nehmen hieran Teil. Am Thorax ist eine Folge der Inflexion die Lageveränderung der Rippen und zwar eine dachziegelförmige Annäherung auf Seite der Konkavität, ein Voneinanderweichen auf Seite der Konvexität. Als Folge der Torsion entsteht eine Gestaltsveränderung an den Rippen, die sich als sog. „Rippenbuckel“, als ein Längswulst neben der Wirbelsäule, der Konvexität entsprechend, kund gibt. Dieser Buckel ist der äussere Ausdruck der stärkeren Abknickung der Rippen nach vorn hin, während die entsprechenden Rippenabschnitte auf der konkaven Seite abnorm gestreckt erscheinen.

Die Asymmetrie des Beckens hängt wesentlich von den Verkrümmungen des Lendenteils der Wirbelsäule ab und kann noch späterhin für Mädchen im Hinblick auf ihre Bestimmung als Mütter verhängnisvoll werden. Höchst auffallend und für die Erkennung des Leidens wichtig ist die sekundäre Skoliose des Gesichts- und Stirnschädels, auf welche Witzel zuerst aufmerksam gemacht hat. Das Gesicht erscheint auf Seite der Konvexität schmaler und höher, umgekehrt auf Seite der Konkavität breiter und niedriger. Abgesehen voa dieser rhachitischen Form erreicht die sog. habituelle Skoliose selten die hohen Grade von Verkrümmung, da sie bei einer frühzeitigen und sachverständigen Behandlung leicht zu heben ist oder doch auf einer relativ niederen Stufe stehen bleibt. Progressiv wird sie bei gänzlicher Vernachlässigung oder bei einer Gleichgültigkeit, welche von vornherein jede Hoffnung auf Heilung fahren lässt.

Ueber die Veränderungen in den einzelnen Geweben ist noch wenig bekannt; namentlich fehlen noch genauere Untersuchungen über die Muskeln, obgleich man beobachtet hat, dass in sehr chronischen Fällen vorzugsweise die konvexseitigen Muskeln durch Dehnung, Verdünnung, schlechte Ernährung, blasse Farbe oder auch durch Verfettung auffällig sind. Die Bänder erleiden in ihrer Stärke und Länge stets Veränderungen.

Aetiologie der Skoliosen. Hierüber herrschen noch immer verschiedene Ansichten. Die Behauptung, dass die verschiedenen Verdrehungen beim Schreiben die Hauptursachen sind, bedarf sehr der Einschränkung. Berlin und Rembold führen aus, dass bei dem verkehrt sitzenden Schüler die Rechtsverdrehung vorwalte und eine Körperhaltung bedinge, welche das Höherstehen der linken Schulter zur Folge habe. In der geraden Medianlage des Heftes bei senkrechter Schrift oder in der schrägen Mittellage desselben bei rechtsschiefer Schrift erblicken sie die geeignete Massregel wie für das Auge so für die Körperhaltung. Schenk findet dagegen die Ursache des Schiefwerdens beim Schreiben darin, dass das Schulkind die Entlastung durch seitliche Verschiebung des Oberkörpers nach links mit ausschliesslicher Belastung des linken Vorderarms oder durch Drehung des Oberkörpers mit entsprechend rechtsseitiger Biegung oder endlich durch kyphotische Ausbiegung der aufrechten Wirbelsäule suche.

Hiermit ist die Reihe der Schiefhaltungen noch lange nicht erschöpft; auch Schenk gibt zu, dass jedes Kind seine gewohnheitsmässige Schreibhaltung hat. Es ist daher einleuchtend, wie schwierig es ist, aus diesem Chaos von Verdrehungen ein System zu entwickeln. Wenn wir auch nicht in Abrede stellen, dass eine einseitige und beständig wiederkehrende Belastung des Körpers zur Fixation der skoliotischen Schreibhaltung beitragen kann, so reicht doch niemals der mechanische Standpunkt allein aus, um die Folgen der Schiefhaltung zu erklären; irgend eine krankhafte Disposition muss zur Vollendung des Krankheitsbildes noch hinzukommen.

Volkmann, Roser und Lorenz sind namhafte Vertreter der Belastungstheorie, namentlich betrachtet Roser die Skoliose als die notwendige Folge andauernder Belastung der im Wachstum begriffenen Wirbelsäule.[7]) Sehen wir von Hüter's Theorie ab, der ein unsymmetrisches Rippenwachstum für die Ursache der Skoliose hält, schliessen wir auch Lorinser's Ansicht aus, der in einem chronischen, entzündlichen Erweichungszustande der Wirbel die Ursache sucht, so haben wir noch Duchenne, Bouvier, Delpech, Guérin und Eulenburg zu erwähnen, welche das Primäre der Skoliose in einen gestörten Antagonismus der von rechts nach links die Wirbelsäule im Gleichgewicht haltenden Muskeln legen. Auch neuerdings halten Landerer, Nebel und Witzel[8]) mit Recht die Muskulatur für beteiligt. Rupprecht[9]) beschuldigt ganz allein die Rhachitis. Diese ist jedenfalls, wenn auch nicht die einzige, so doch die häufigste Ursache der Skoliose, insofern unter Rhachitis ein unvollständiger Ossifikationsprozess und ein gestörtes Wachstum des Knochensystems, resp. der Wirbel zu verstehen ist.*) Allgemeiner drückt dies Virchow in dem Satze aus: „Die gewöhnliche Skoliose ist eine Entwickelungskrankheit des schulpflichtigen Alters".[10]) Einseitige Belastung und Muskelschwäche werden in den meisten Fällen gemeinschaftlich nachteilig einwirken. Schwierig aber wird oft die Entscheidung der Frage sein, ob das eine oder andere Moment das Primäre ist.

Statistische Erhebungen haben die Thatsache festgestellt, dass Mädchen bei weitem mehr als Knaben an Skoliose leiden; als Grund hiervon kann nur eine grössere Schwäche der Muskulatur und des Knochensystems, sowie eine weniger kräftige Konstitution im allgemeinen angesehen werden, zumal die Skoliose sich vorzugsweise bei Mädchen in den Entwickelungsjahren von 10—14 Jahren zeigt, in einer Lebensperiode also, in welcher schädliche Einflüsse der Schule hinsichtlich der Körperhaltung sich vorzugsweise geltend machen. Auch die älteren Untersuchungen von Guilleaume, Klopsch, Adams etc. bestätigen das Vorwiegen des weiblichen Geschlechts. Kölliker beobachtete unter 721 Fällen von rhachitischen und habituellen Skoliosen 577 weibliche und 144 männliche Individuen. Bei den schweren Formen der Skoliose näherte sich die Anzahl der männlichen Kranken der der weiblichen, bis bei den schlimmsten und schwersten Formen der Skoliose die Zahl der männlichen die der weiblichen überstieg. Unzweifelhaft wird es sich bei den schwersten Formen um einen von den Wirbeln ausgehenden Krankheitsprozess, um Spondylitis und deren Folgezustände gehandelt haben, wobei der Unterschied des Geschlechtes schwindet. Auch die von W. Mayer in dem frühen Alter von 6—10 Jahren beobachteten Fälle lassen vermuten, dass denselben mehr ein Allgemeinleiden zu Grunde gelegen hat. Dasselbe ist fast immer anzunehmen, wenn es sich um erhebliche Knochenveränderungen handelt.

---

*) Man vergleiche die Untersuchungen von Dr. Landsberger über das Wachstum im Alter der Schulpflicht im Biolog. Centralblatt. 7. Bd. No. 9, 10 und 11. Dieselben beziehen sich nur auf Knaben, liefern jedoch viele beachtenswerte Einzelheiten, welche wir hier nicht weiter verfolgen können.

Handgreiflich, kann man sagen, ist die rhachitische Grundlage, wenn die oben gedachte eigentümliche Gestaltung des Gesichts bei der Rückgratsverkrümmung beobachtet wird. Bei näherer Nachforschung wird man stets irgend eine Konstitutionsanomalie entdecken, welche den Boden vorbereitet, auf dem sich das Rückgratsleiden entwickelt, sei es nun die rhachitische Anlage oder eine Schwäche der Konstitution, welche durch eine gestörte Blutbildung, bezw. mangelhafte Ernährung bedingt wird. Die habituelle Skoliose — die links- oder rechtsseitige Dorsalkrümmung — entsteht um so leichter, je weniger die Wirbelsäule widerstandsfähig und je geringer die Muskelenergie ist, je mehr also schädliche Faktoren einwirken, welche die normale Funktion der Rückenmuskeln beeinträchtigen. Zu diesen gehören die verschiedenen Schiefhaltungen der Schüler beim Schreiben und die einseitige Belastung der Wirbelsäule, so dass der Schule nur ein mittelbarer Anteil an der Entstehung der Skoliosen zugeschrieben werden kann, wenn unzweckmässig konstruierte Subsellien oder verkehrte Schreib- und Sitzhaltungen, sowie schlechte Heftlagen die normwidrigen Körperhaltungen begünstigen. Niemals ist es aber die Schule allein, welche man als schädlichen Faktor bezeichnen könnte; das Primäre bleibt stets der im individuellen Organismus beruhende Grund; wäre es nicht so, dann würde es unerklärlich bleiben, dass andere mit einer kräftigen und gesunden Konstitution begabte Kinder unter dem Einfluss derselben Schädlichkeiten gesund bleiben und durch ihre Muskelkraft die zeitweilig eintretenden fehlerhaften Körperhaltungen wieder auszugleichen vermögen.

Ausserdem kommt der individuelle Körperbau in Betracht. So hat man z. B. die *ungleiche Länge der unteren Extremitäten* zu den Ursachen der Skoliosen gerechnet. Nach *Thomas Morton*[11]) sind vollkommen gleich lange Beine eine Seltenheit; sie differieren um $^1/_8$—1 Zoll (engl.) und ist das rechte Bein gewöhnlich das längere. Ist die Differenz grösser als 1 Zoll, so soll eine Verbiegung des Rückgrats die Folge davon sein. Die Medianlinie der Wirbelsäule zeige eine laterale Abweichung mit der Kurve nach der verkürzten Seite, indem die Vertikale quer unter den Nates schräg abwärts zum kürzeren Bein gehe. Man hat diese Rückgratsverkrümmung mit *statischer Skoliose* bezeichnet. Hier kann nur die Ausgleichung der Assymmetrie das Heilmittel sein. Sogar der *Plattfuss* kann nicht selten mit der seitlichen Krümmung des Rückgrats zusammenfallen, weshalb in den bezüglichen Fällen auch die Füsse zu untersuchen sind.[12])

Erwähnen wir noch das Vorkommen von Skoliose bei der von *Morvan*[13]) als „*Paréso-Analgésie des extremités supérieures*" beschriebenen Krankheit, welche für eine mit *Syringomyelie* (centrale Höhlenbildung im Rückenmark) identische Affektion gehalten wird, wobei eine sekundäre trophische Störung der Wirbeln die Grundlage der seitlichen Rückgratsverkrümmung sein soll, so liegt es auf der Hand, dass man bei der Aetiologie der Skoliosen mit den verschiedensten Faktoren zu rechnen hat.[15])

Die Schulhygiene muss immerhin eine sachgemässe Prophylaxis anzustreben suchen, die nicht nur in der Sorge für angemessene Sitzvorrichtungen mit Unterstützung der Kreuz- und Lendengegend beim Schreibunterricht, sondern auch in systematisch geleiteten körperlichen Uebungen, wie sie die Turnkunst lehrt, zu bestehen hat, um jeder einseitigen Wirkung einzelner Muskelpartien, wie sie bei Verdrehungen des Körpers vorkommt, vorzubeugen. Die vorzüglichste Leibesübung ist das Schwimmen, da es die meisten Muskeln in Thätigkeit setzt und zwar in einer harmonischen Zusammenwirkung.

Die Frage, ob und inwiefern skoliotische Schüler an den Turnübungen teilnehmen sollen, bedarf der besonderen Erwägung. Bei den mit Inflexion und Torsion der Wirbelsäule verbundenen höheren Graden der Skoliose sind jedenfalls die Turnübungen, an denen alle Schüler teilnehmen, auszuschliessen. Der Arzt muss entscheiden, inwiefern bei einer Deformität der Knochen das Turnen noch zulässig erscheint. Erfahrene Aerzte verbieten es in diesem Falle gänzlich.

Auch ausserhalb der Schule kann auf sehr verschiedene Weise der Grund zu Rückgratsverkrümmungen gelegt werden. Wir erinnern an die Sitte, dass die Schulkinder ihre Bücher unter dem Arme tragen oder in einer Hängetasche verpackt mittels eines Gurtes die rechte oder linke Schulter einseitig belasten. Durch die allgemeine Einführung der Tornister bei Knaben und Mädchen ist diesem Uebelstande grossenteils abgeholfen worden. Das Kindertragen seitens der Mädchen kann schädliche Folgen haben, wenn dazu stets derselbe Arm gebraucht und so eine Verschiebung der Wirbelsäule je nach der Wahl des Armes nach links oder rechts hervorgerufen wird, zumal in der Regel einem schwachen, noch in der Entwickelung befindlichen Körper eine den Kräften nicht entsprechende Arbeit aufgebürdet wird. Bei den häuslichen Schularbeiten sind die Körperhaltungen oft sehr vorschriftswidrig, wenn sie von den Eltern nicht beaufsichtigt werden. Vorteilhaft wirken in dieser Beziehung die verstellbaren Schreib- und Lesepulte von Bithorn, Simon etc., sowie die an jedem Stuhle anzubringende hohe Kreuzlehne von Staffel.[14]) Auch sind die Geradhalter hier am Platze.

Litteratur. 1) **Felix Schenk,** Aetiologie der Skoliose. — 2) **Th. Kocher,** Korrespondenzblatt für Schweizer Aerzte, Nr. 11, 1887. — 3) **A. Lorenz,** Pathologie und Therapie der seitlichen Rückgratsverkrümmungen. Wien 1886. — **H. Fischer,** Geschichte und Behandlung der seitl. Rückgratsverkrümmungen. Strassburg 1885. — 4) **Th. Kölliker,** Zur Statistik der Skoliose. Zentralblatt für Chirurgie, XIII., 1886. — 5) **W. Mayer,** Untersuchungen über den Anfang der seitlichen Wirbelsäuleverkrümmung bei Kindern, sowie über den Einfluss der Schreibweise auf dieselbe. Bayer. ärztl. Korrespondenzblatt, 1882, S. 305. — 6) **Finkelnburg** in der deutschen Vierteljahresschr. f. öffentl. Gesundheitspfl. 1878, S. 42. — 7) **Albert Hoffa,** Die neueren Fortschritte über Pathologie und Therapie der Skoliosen. Schmidt's Jahrbuch der ges. Medizin, Bd. 217 No. 2. Leipzig 1888. — 8) **O. Witzel,** Verkrümmungen der Wirbelsäule in **Gerhardt's**

Handbuch der Kinderkrankheiten, 17. Bd., 1887. — **A. Landerer**, Die Behandlung der Skoliose mit Massage. Deutsche Zeitschrift für Chirurgie, 23. Bd. Nr. 5 und 6. — **H. Nebel**, Betrachtungen über Skoliose. Deutsche mediz. Wochenschrift Nr. 26, 1887. — 9) **Rupprecht**, Ueber Natur und Behandlung der Skoliosen. Jahrbuch der Gesellschaft für Natur- und Heilkunde in Dresden 1884–85. — 10) **Rudolf Virchow**, Ueber gewisse die Gesundheit benachteiligende Einflüsse der Schule. Separatabdruck (1869) aus dessen Archiv für pathologische Anatomie, 46. Bd. — 11) Philad. Med. Times, 1. März 1889 und Deutsche Medizinal-Zeitung Nr. 76, 1889, S. 882. — 12) Deutsche Medizinal-Zeitung l. c. S. 884. — 13) **Bernhardt** in Erlenmeyer's Centralbl. für Nervenheilkunde, 2, 1889. — **Chiari**, Ueber die Pathol. der sog. Syringomyelie in der Zeitschrift für Heilkunde. IX. Bd. 1889. — **Rumpf**, Ueber einen Fall von Syringomyelie nebst Beiträgen zur Untersuchung der Sensibilität. Neurolog. Centralbl. 1889, No. 7, 8, 9. — 14) **E. Müller**, Ueber Rückgratskrümmung, Tübingen, eine populäre Schrift, welche zu den Tübinger Gesundheitsbüchern gehört. — **Hermann Seidel**, Die habituelle Skoliose im Monatsheft f. öffentl. Gesdhtspfl. Braunschweig 1886.

Das Kopfweh. Man nennt es, weil es bei Schülern vorkommt, auch „Schulkopfweh“ oder „Cephalalgie scolaire“ nach Guilleaume. Häufig wird es als ein tiefer den ganzen Kopf, besonders den Scheitel einnehmender Schmerz geschildert, welcher sich mit Röte des Gesichts, der Augen und Ohren verbindet und bei jeder geistigen Arbeit steigert. Ist letzteres der Fall, so ist nicht der Schulaufenthalt an sich das veranlassende Moment. Auch nimmt der Schmerz nach unseren Beobachtungen hauptsächlich den Vorderkopf ein und besteht im wesentlichen in einem Gefühl von Betäubung und Eingenommenheit des Kopfes, im Verschwimmen der Gegenstände, in Ohrensausen etc., wodurch die Fixierung der Aufmerksamkeit auf einen Gegenstand und jedes Nachdenken unmöglich wird. Bei Fortsetzung der geistigen Arbeit können sich Kongestionen zum Kopfe hinzugesellen, welche als Folgezustände und nicht als die primären Ursachen des Leidens aufzufassen sind.

Häufig sind es schlecht begabte Schüler, die in der Kindheit an Ernährungsstörungen gelitten haben und beim Schulbesuch in ihren Fortschritten hinter ihren Mitschülern zurückbleiben. Jede fortgesetzte geistige Arbeit wird für sie eine Ueberanstrengung oder Ueberbürdung, während gesunde und geistig begabtere Schüler die geistigen Anforderungen, welche die Schule an sie stellt, leicht überwinden. Diese Thatsache ist bei der „Ueberbürdungsfrage“ sehr in Anschlag zu bringen und fordert dringend dazu auf, bei Schüleraufgaben, soweit es geht, zu individualisieren und die Anforderungen in einem den geistigen Kräften entsprechenden Verhältnis zu regeln. Bei höheren Graden des Kopfwehs, welches sich nach unserer Erfahrung wie bei der Migräne zum Erbrechen und zu anderen Folgezuständen steigern kann, bleibt nichts anderes übrig, als solche krankhaft angelegte Schüler einige Zeit von der Schule fern zu halten, um durch den Aufenthalt im Freien, durch eine ausgesuchte Ernährung und durch entsprechende Leibesübungen für die körperliche Kräftigung Sorge zu tragen. Solange solche Individuen von jeder geistigen Arbeit befreit bleiben, schwindet auch das Kopfweh und die körperliche Entwickelung macht dann oft ganz auffällige Fortschritte. Damit ist aber nicht immer das „Kopfweh“ aus dem Grunde beseitigt, sondern es zeigt sich meist wieder in höherem oder geringerem Grade, sobald die Schularbeiten wieder beginnen und die Ansprüche an die geistige Anstrengung sich wieder geltend machen. Solche Schüler passen überhaupt nicht für die fortgesetzte Arbeit, welche der Bildungsgang auf Gymnasien oder Realgymnasien fordert. Vernünftige Eltern sollten dies frühzeitig genug einsehen und nicht aus falschem Ehrgeize solche Schüler für einen Beruf bestimmen, der eine langjährige, mit angestrengter geistiger Thätigkeit verbundene Vorbereitung bedarf. Aber wie oft siegt der Ehrgeiz über die Vernunft!

Die schnelle Ermüdung bei jeder geistigen Arbeit haben wir auch bei Schülern angetroffen, deren körperliche Entwickelung ein auffallendes Uebergewicht den geistigen Fähigkeiten gegenüber zeigte und die an Körpergrösse ihre Mitschüler bedeutend überragten, in der geistigen Begabung aber eben so sehr zurückstanden, weil jede Schularbeit und ein aufmerksames Verfolgen des Unterrichts das betäubende Kopfweh hervorrief.

Das zuverlässigste Heilmittel besteht in absoluter Körperruhe und im Schlafe, um das überangestrengte Gehirn zu beruhigen, ein überzeugender Beweis dafür, dass man es bei dem sog. „Schulkopfweh“, wenn es in der geschilderten Weise auftritt, oft mit einer individuellen Ueberanstrengung des Gehirns, mit einem neurasthenischen Zustande zu thun hat.

Nach den statistischen Angaben von Theodor Becker [1]) sollen bei Schülerinnen einer Privatanstalt und bei Schülern der ersten Klasse eines Gymnasiums 83,3 resp. 80,8 %, also die grössten Zahlen vorgekommen sein, weil „viel Stubensitzen mit geistiger Anstrengung ohne ausreichende Bewegung vorauszusetzen war“. Auch bei 6—8jährigen Schulkindern, die in engen Schulzimmern von 78 Kubikfuss Luftraum verweilen mussten, wären 44,6 % an „Kopfweh“ Leidende angetroffen worden, während in einer städtischen Freischule bei 247 Kubikfuss in demselben Alter nur 4,7 % vorgekommen seien. Diese und ähnliche von Guilleaume [2]) mitgeteilten statistischen Zahlen können nur mit der grössten Einschränkung angenommen werden, da alle genaueren Angaben über die Natur und Beschaffenheit des „Kopfschmerzes“ fehlen. Nur die Beobachtung von Th. Becker, dass „dieser Krankheitszustand durch den Schulbesuch, wenn auch nicht hervorgerufen, doch gewiss gefördert und gesteigert wird“, scheint darauf hinzudeuten, dass es sich in solchen Fällen um einen neurasthenischen Kopfschmerz handelte. Eine sorgfältige Beobachtung kann allein die Ursachen feststellen, welche diesem Leiden zu Grunde liegen.

Aus den Beobachtungen von Hertel [3]) in Kopenhagen ersehen wir, dass derselbe den Schulkopfschmerz mit Recht „Ermüdungskopfweh“ nennt, als dessen gewöhnlichen Sitz er in Uebereinstimmung mit unseren Wahrnehmungen die Stirn oder das Vorderhaupt bezeichnet. Bei anämischen und neurasthenischen Kindern, die hieran leiden, wird durch jede stärkere geistige Arbeit sehr leicht „Ueberanstrengung und Ermüdung des Gehirns" hervorgerufen. Diese Hertel'sche Auffassung stimmt vollständig mit unseren Ausführungen überein. Wie wichtig bei diesen Leiden Schlaf und Ruhe ist, hebt Hertel ebenfalls mit Recht hervor, zumal die Jugend im allgemeinen während der ganzen Wachstumsperiode des Schlafes weit mehr bedarf als der Erwachsene. Dass kranke Kinder mehr Schlaf als gesunde nötig haben, ist zweifellos. Es ist aber zunächst Sache der Familie, die Hausordnung so einzurichten, dass der Schlaf der Kinder niemals verkürzt wird, während die Schule verpflichtet ist, die Schulaufgaben nicht so zu steigern, dass durch die häuslichen Arbeiten die Schlafzeit geschmälert wird. Besonders beachtenswert sind in dieser Beziehung die von Axel Key ausführlich mitgeteilten Ergebnisse seiner schulhygienischen Untersuchungen über das Verhältnis, welches zwischen der Länge der Schlafzeit und dem Gesundheitszustand obwaltet.

Statistische Erhebungen über das Vorkommen von „Nervosität" bei Zöglingen an einem russischen Gymnasium hat Dr. Nesterdorf mitgeteilt. Die Nervosität begann mit dem 10. Lebensjahre (8,3 %) und stieg dann im 12., 13. und 14. Lebensjahre von 16,7 bis zu 25 %. Im 17. Lebensjahre betrug die Prozentzahl 66,7 % und im 19. sogar 77,8 %. Im ganzen wurden unter 588 Zöglingen im Lebensalter vom 9. bis zum 20. Jahre 172 (ca. 30 %) „nervös" befunden. Als subjektive Erscheinungen zeigten sich Kopfschmerzen (besonders gegen Ende des Unterrichts), Schlaflosigkeit, Gastralgie, rasch auftretende körperliche und geistige Ermüdung nebst erhöhter physischer Reizbarkeit, während die objektive Untersuchung Störungen im Gebiete des vasimotorischen Nervensystems mit erhöhter Reizbarkeit des Herzens etc. ergab.

Wenn auch eine genaue Grenze zwischen Nervosität und Gesundheit schwer zu ziehen ist, so geht doch aus dem häufigen Vorkommen der Neurasthenie die Notwendigkeit hervor, dieselbe bei der Abschätzung des geistigen und körperlichen Verhaltens der Schüler in Betracht zu ziehen.[1])

Die Beziehung zwischen „Kopfweh" und verschiedenen Augenleiden hat man bisher bei der Schulhygiene im allgemeinen zu wenig berücksichtigt. In einem uns bekannt gewordenen Fall litt ein 16jähriges Mädchen seit Jahren am sog. Schulkopfweh, indem beim Lesen und Schreiben sofort ein Kopfschmerz eintrat, gegen welchen die verschiedenste Behandlung eingeleitet worden war. Da man hier die Schule als Ursache beschuldigte, wurde die Leidende in eine Pensionsanstalt versetzt. Aber auch dieser Ortswechsel hatte keinen Erfolg; beim Lesen und Schreiben zeigte sich der Kopfschmerz. Weil sich bei dieser Beschäftigung keine Sehstörungen kund gaben, hatte man an die Untersuchung der Augen nicht gedacht. Erst als durch einen Augenarzt eine Refraktionsanomalie nachgewiesen und eine Korrektionsbrille in Gebrauch gezogen wurde, schwand das Kopfweh sofort für immer.

Viele Hypermetropische haben normale Sehschärfe, wenn dies

Augenleiden nur in einem geringeren Grade vorhanden ist, weshalb dieses häufig unbeachtet bleibt und nur der Kopfschmerz ein Gegenstand der ärztlichen Behandlung wird. Namentlich ist dies der Fall, wenn nur ein Auge an stärkerer Hypermetropie leidet oder etwas schwachsichtig ist. Die Ursache dieser Kopfschmerzen, welche bei Schulkindern nur beim Lesen und Schreiben, bei Erwachsenen aber bei jeder geistigen Arbeit entstehen, beruht vielfach auf Störungen der Akkommodation. Auch hier sind die Kopfschmerzen vorherrschend mit einem Gefühl von Schwere in der Stirn und mit migräneartigen Erscheinungen verbunden. Higgens[5]) hat in 3 % der Fälle, in denen über hartnäckige, insbesondere beim Lesen und Schreiben entstehende Kopfschmerzen geklagt wurde, Ametropie *) oder Insufficienz der Musculi recti interni gefunden. Dieser Zustand kommt bei hochgradig Kurzsichtigen vor, wenn zu schwache Musc. recti int. den Augen nicht mehr die nötige Konvergenz für die Nahearbeit schaffen können.

Um die „muskuläre Asthenopie" **) nachzuweisen, verdeckt man das eine Auge mit der Hand und lässt das andere Auge einen Gegenstand in einer Entfernung von 0,25 m fixieren. Entfernt man nun während des Fixierens die deckende Hand, so macht sich eine Schiefstellung des verdeckt gewesenen Auges nach aussen bemerkbar, weil die Innenwendung als zu mühsam ausbleibt. Die Insufficienz der Musc. recti interni gibt sich eben durch ein Divergenzschielen kund, welches bei einzelnen Personen wegen entstehender gekreuzter Doppelbilder Schwindel, selbst Uebelsein, am häufigsten aber heftige Kopfschmerzen erzeugt.

Auch bei Entzündungen des inneren Auges, der Chorioidea, der Netzhaut und des Sehnerven kann im einzelnen Falle jede Schmerzempfindung im Auge selbst fehlen; besonders wird ärztliche Hülfe verabsäumt, wenn nur ein Auge erkrankt ist. Die Abnahme der Sehschärfe bleibt dann häufig unbeachtet, weil sich alle Klagen nur auf Kopfschmerzen beziehen.[6])

Ferner hat man Beziehungen zwischen leichten Graden von Astigmatismus und Kopfschmerz nicht selten bei Kindern und jungen Mädchen beobachtet. G. Gutmann hat bei Kranken, die sich für scharfsichtig hielten, durch genaue ophthalmoskopische Untersuchung einen geringen, aber deutlichen Astigmatismus nachgewiesen, der einerseits Ursache von Kopfschmerzen, andrerseits von einer durch Hyperämie im vorderen Augapfelabschnitt erzeugten Konjunktivitis war, wobei alle inneren und äusseren Mittel erfolglos blieben.[7]) In

---

*) Ametropisch ist ein Auge, dessen Achse länger oder kürzer ist als die Brennweite seiner Medien. Im ersteren Falle entsteht Myopie, im letzteren Hypermetropie.

**) Unter Asthenopie versteht man im allgemeinen Gesichtsermüdung. Man unterscheidet die akkommodative Asthenopie, welche Donders 1858 zuerst genauer festgestellt hat, und die muskuläre Asthenopie, welche am häufigsten auf einer Schwäche der Musc. recti interni beruht, daher als „muskuläre Asthenopie" aufgefasst wird.

einem Falle von myopischem Astigmatismus verschwanden nach dessen Korrektion die Kopfschmerzen nebst der Konjunktivitis. *) Derartige Fälle finden sich in der augenärztlichen Litteratur vielfach verzeichnet.[8])

Parinaud (Paris) hat die Fälle von Kopfschmerzen in zwei Klassen eingeteilt, in die eigentliche okuläre und die neuro-okuläre Cephalalgie. Diese genauere Trennung der verschiedenen Augenstörungen hat den Vorzug der Uebersichtlichkeit und verdient daher noch eine besondere Beachtung, wenn auch das Krankheitsbild mit unseren obigen Ausführungen übereinstimmt. Die auf einer Störung des Muskelapparats des Auges beruhende okuläre Cephalalgie umfasst a) die muskuläre Asthenopie mit Defekt der Musc. rect. interni, b) die akkommodative Asthenopie mit grösserer oder geringerer Funktionsunfähigkeit des Musc. ciliaris.

Der Kopfschmerz entsteht in beiden Fällen nach anhaltendem Gebrauch der Augen und tritt entweder auf einen Teil der Stirn begrenzt oder allgemein auf, ist aber von verschiedener Dauer nach dem Aufhören der Arbeit. Der muskulären Asthenopie geht häufig ein Gefühl von Ermüdung voraus, oder es entsteht ein allgemeines Unbehagen, ein Gefühl von Dehnung und Druck im Auge oder auch Uebelkeit und Schwindel.

Die neuro-okuläre Cephalalgie umfasst alle Fälle von Asthenopie oder Cephalalgie, in welchen Hypermetropie (Astigmatismus) oder Insufficienz der Musc. rect. int. fehlt. Die Ursache liegt hier im Nervensystem, in Hysterie, Neurasthenie, in der Pubertätsentwickelung oder in geistigen Ueberanstrengungen. Das Leiden dürfte identisch mit der Asthenopia retinalis sein, welche als ein neurasthenischer Zustand der Retina bei jeder Nahearbeit Kopfschmerz erzeugt. Der zur Pubertätszeit zwischen dem 15. und 18. Lebensjahr vorkommende Kopfschmerz ist nach Perinaud beim männlichen Geschlecht häufiger als beim weiblichen, während es sich bei der okulären Cephalalgie umgekehrt zu verhalten scheint. Der Schmerz beim neuro-okulären Kopfschmerz nimmt meist die ganze Stirn ein, lokalisiert sich aber auch nicht selten in zwei Schmerzpunkten an der Wurzel der Augenlider. Seine einzige Behandlung besteht auch nach Perinaud in der vollkommenen Ruhe des Auges und in der Aufbesserung des allgmeinen Ernährungszustandes.[9])

Alle Untersuchungen über die Beziehung von Augenleiden zum Kopfschmerz beweisen zur Genüge, wie vorsichtig man bei der Beurteilung des sog. Schulkopfschmerzes sein muss, bevor man

*) Ein Arzt hatte seit einer langen Reihe von Jahren an Migräne gelitten, die stets auftrat, wenn er sich längere Zeit geistig beschäftigt hatte. Elektrizität und Massage hatten keinen Erfolg. Ein verordneter Konkavcylinder hatte ihm nur eine gute Sehkraft vermittelt. Die Untersuchung mit dem Augenspiegel ergab einen gemischten Astigmatismus, der vorwiegend hypermetropisch war. Die Verordnung eines Konvexcylinders zum beständigen Gebrauch hob sofort bleibend die Kopfschmerzen auf. (Gutmann.)

die Schule als die Ursache desselben beschuldigt. Andererseits sprechen die in Rede stehenden Beobachtungen ebenmässig für die Notwendigkeit, die Untersuchung der Schüleraugen in den Bereich der ärztlichen Schulrevision zu ziehen.

Litteratur. 1) **Theodor Becker,** Luft und Bewegung zur Gesundheitspflege in den Schulen, Frankfurt a. M. 1867, S. 13. — 2) **Guillaume,** Hygiène scolaire, Génève 1864. — 3) **Axel Hertel,** kommunaler Kreisarzt in Kopenhagen, Neuere Untersuchungen über den allgemeinen Zustand der Schüler und Schülerinnen. Zeitschr. f. Schulgesundheitspfl. Nr. 7, 1888, S. 207. — 4) **Fr. Erismann,** Die Schulhygiene auf der Jubiläumsausstellung der Gesellschaft für Beförderung der Arbeitsamkeit in Moskau. Zeitschr. f. Schulgesundheitspfl. Nr. 11, 1888, S. 410. — 5) **Higgens,** On the relation of the headache to the condition of the eye. Centralbl. f. praktische Augenheilkunde von J. Hirschfeld. Mai 1887, S. 154. — **G. Martin,** Migraine and Astigmatisme. Annal. d'Ocul., 99. Bd., S. 24 und 105. — **Eugen Fick** in Zürich, Ueber ungleiche Akkommodation bei Gesunden und Anisometropen. Archiv f. Augenheilkunde von **Knapp** und **Schweigger.** 19. Bd. 2. Heft, 1888. — 6) **Wilhelm Kroll,** Ueber Kopfschmerz bei einzelnen Endzündungen des Auges, sowie bei akkommodativer und muskulärer Asthenopie. Berliner klinische Wochenschr. Nr. 31, 1888. — 7) **G. Gutmann** im Centralbl. d. klinisch. Mediz. Nr. 9, 1889 bei der kritischen Besprechung von **Kroll's** Abhandlung. - 8) **G. S. Norton** (New-York), Beziehungen zwischen leichten Graden von Astigmatismus und Kopfschmerz, sowie von Asthenopie. Centralbl. f. Augenheilk. von Hirschfeld, 1887 November, S. 336. — 9) **Parinaud,** Kopfschmerzen bei Augenstörungen. Deutsche Mediz.-Zeitung No. 40, S. 462, 1889. — 10) Gutachten der Wissenschaftlichen Deputation f. d. Medizinalwesen, betr. die Ueberbürdung der Schüler, abgedruckt in **Wiese-Kübler,** Sammlung der Verordnungen und Gesetze für die höheren Schulen in Preussen. 1886, I., S. 297 ff.

Kongestionen des Blutes zum Kopfe. Virchow unterscheidet bei den Schulkindern die passive oder mechanische Kongestion, bei welcher der Rückfluss des Blutes in den Adern (Venen) gestört ist, und die aktive Kongestion zum Kopfe, d. h. den vermehrten Zufluss des Blutes durch die Schlagadern (Arterien), welche die Folge der angestrengten Thätigkeit des Gehirns sei. Wenn die passive Kongestion durch eine vornübergebeugte Stellung des Kopfes, bezw. des Rumpfes verursacht wird und hieraus eine gewisse Zusammendrückung des Bauches entsteht, welche wiederum eine Behinderung der Thätigkeit des Zwerchfells, sowie der Brustorgane im Gefolge hat, so dass ein unvollständiges Einatmen den Rückfluss des Blutes aus den Adern des Halses in die Brust hindert, so können diese Zustände nur durch eine fehlerhafte Konstruktion der Subsellien, zu niedrige Tische, zu grosse positive Distanz, sowie überhaupt durch höchst normwidrige Sitz- oder Schreibhaltungen bedingt sein. Haben die mit dem Schulunterricht verbundenen geistigen Arbeiten angeblich Hirnkongestionen zur Folge, so wird es sich in der Regel um diejenigen Fälle handeln, welche wir beim „Kopfweh" näher bezeichnet haben und als Ausnahmefälle betrachten müssen, in denen nicht die Schule an und für sich, sondern jede anhaltende geistige Beschäftigung auch ausserhalb der Schule die veranlassende Ursache ist. Dass beim Turnunterricht auf die zu Kongestionen neigenden

Schüler Rücksicht zu nehmen ist und diesen gewisse Uebungen erlassen werden müssen, ist selbstverständlich.

Litteratur. **Rud. Virchow,** Ueber gewisse der Gesundheit nachteilige Einflüsse der Schule. Berlin 1869. — Gutachten der Wissenschaftl. Deputation f. d. Medizinalwesen, loc. cit., S. 302.

Der Kropf. Wir würden denselben hier gar nicht erwähnen, wenn ihn Guilleaume nicht als Schulkropf (Goître scolaire) aufgestellt hätte und viele Autoren nicht seiner Anschauung gefolgt wären.

Dieser Schulkropf soll auch in Gegenden vorkommen, wo der Kropf nicht endemisch ist. Betrachtet man aber die pathologische Anatomie des Kropfes, so ist nicht einzusehen, wie die Schule mit demselben in Kausal-Nexus gebracht werden soll. Die drei Hauptformen des Kropfes: der Drüsen-, Gefäss- und Faserkropf haben sehr viele Uebergangsformen und Unterarten. Zu welcher Form der „Schulkropf“ gehört, ist noch von keinem Autor näher dargelegt worden.

Knaben, vorzugsweise Mädchen haben in den Entwickelungsjahren Anlage zum „dicken Hals“ (gros cou), der in einer einfachen Anschwellung der Schilddrüse besteht und in der Regel später wieder verschwindet. Diese Erscheinung beobachtet man vielfach in Gegenden, in denen das Trinkwasser sehr kalkhaltig ist. Geht der „dicke Hals“ in eine krankhafte Veränderung oder Entartung der Schilddrüse, also in den eigentlichen Kropf über, so müssen noch andere ganz ausserhalb der Schule liegende Ursachen einwirken, die wir hier nicht näher erörtern können, weil sie eben mit den Schulverhältnissen nichts zu thun haben.

Litteratur. **Hermann Eulenberg,** Anatomisch-pathologische Untersuchungen über die Schilddrüse. Göttingen 1859. — **J. Uffelmann,** Handb. der Hygiene. Wien und Leipzig 1889, S. 747.

Krankheiten der Nase und Ohren. Auf die Wechselwirkung zwischen der erkrankten Nase und anderen Körperteilen, namentlich auf die behinderte Nasenatmung, welche mangelhafte Entwickelung der Lunge und des Brustkorbes bei Schulkindern, sowie Störungen der geistigen Thätigkeit zur Folge haben kann, hat Bresgen neuerdings nachdrücklich hingewiesen und auch die in dieser Richtung von anderen Autoren gemachten Erfahrungen hervorgehoben. Die krankhaften Veränderungen der Nasenhöhle beziehen sich meist auf Verdickung und Anschwellung der Schleimhaut. Es gibt nicht wenige Kinder, welche infolge von Nasenverstopfung als „geistig zurückgeblieben“ in der Schule angesehen werden. Die geistige Niedergeschlagenheit, die Unfähigkeit, die Aufmerksamkeit auf einen bestimmten Gegenstand zu richten (Aprosexia), der Stirndruck, der Augenschmerz, das Augenflimmern und die oft heftigen Kopfschmerzen können durch örtliche Behandlung von Nasenleiden gehoben werden. Die vorzeitige Ermüdung der Stimme, die durch Ueberanstrengung des Kehlkopfs, bezw. seiner Muskeln bei Verstopfung der Nasenluftwege entsteht, ist nicht minder beachtenswert. Auch die Schiefstellung der Zähne im Oberkiefer und die damit verbundene Vertiefung des harten Gaumens, welcher den Boden der Nasenhöhle bildet, bringt Bresgen in Verbindung mit der Verstopfung der Nase; denn wegen Verstopfung der Nasenluftwege findet eine genügende, regelrechte Ausdehnung der Nasenhöhle nicht statt; die sie zusammensetzenden Knochen wachsen nicht zu derjenigen Geräumigkeit der Nasenhöhle aus, welche für die Ausbildung des Gesichtsschädels notwendig ist. Die Knochen des Gesichtsschädels bleiben folglich in ihrem Wachstum zurück. Während das Gesicht klein, schmal und eingesunken bleibt, tritt der in seinem Wachstum nicht behinderte Unterkiefer vor den Oberkiefer. Da letzterer in seinem Wachstum zurückbleibt, so finden die Zähne keinen genügenden Platz in einer Reihe; sie treten deshalb hintereinander und unregelmässig übereinander aus dem Zahnfleischrande heraus. Der spitze harte Gaumen und die verhältnismässig hohen Zahnfortsätze des Oberkiefers sind schliesslich die Folgen der verstopften Nasenluftwege. Wenn man ferner Nieskrampf, Asthma, Migräne, Thränenträufeln, Flimmern, Nasenbluten, Fallsucht, Bettnässen, nächtliches Aufschrecken, Hustenreiz, Stimmritzenkrampf und Herzklopfen in ursächlichen Zusammenhang mit der Nasenverstopfung bringen kann, so wird die Notwendigkeit, dem Nasenleiden sowohl, als auch den zahlreichen nasalen Reflexneurosen die grösste Aufmerksamkeit zu widmen, in keiner Weise bestritten werden können. Bei der vielfachen Verbindung der Blutgefässe der Augen mit denen der Schädel- und Nasenhöhle erscheint es nicht auffällig, dass auch intraoculäre Erkrankungen und Cephalalgie durch Nasenleiden bedingt sein können. Bei Schulrevisionen wird man daher auch die Nasenkrankheiten der Schüler nicht unbeachtet lassen dürfen.

Die Ozaena simplex oder Rhinitis chronica foetida ist durch eine übelriechende eiterige Absonderung auffällig, welche zu Krusten und Borken eintrocknet. Wenn der hintere Rachenraum an dem Leiden beteiligt ist, so fehlt nie eine Beeinträchtigung des Gehörs. An diesem Uebel leidende Schulkinder haben die Schule zu meiden, solange der üble Geruch vorwaltet.

Beim Ohre ist es die Otitis externa diffusa, Otorrhoe, welche den äusseren Gehörgang befällt und in einer Rötung desselben mit Schwellung besteht. Die anfangs mit Jucken, später mit stechenden Schmerzen verbundene eiterig-schleimige Absonderung, die übel riecht, kann bei mangelhafter Behandlung eine Perforation des Trommelfells zur Folge haben, womit dann eine Abnahme des Gehörs verbunden ist. Je chronischer die Krankheit ist, desto übelriechender ist der Ausfluss. Sie verdient mehr Beachtung, als ihr gewöhnlich zu teil wird. Die höheren Grade dieses Leidens schliessen den Schulbesuch aus.

Otitis media interna, die Entzündung des Mittelohrs, gefährdet das Gehör um so mehr, je hochgradiger die Schwellung und Verdickung der Schleimhaut der Paukenhöhle ist. Der übelriechende Ohrenfluss ist mit Schleimmassen vermischt, die im Wasser Fäden bilden, oder er enthält käsige Massen, die aus eingedicktem Eiter bestehen und ganz besonders übel riechen. Die Krankheit ist sehr chronisch und skrofulöser Natur; sie bedarf einer sorgfältigen inneren und äusseren Behandlung nebst grösster Reinlichkeit. Wo letztere fehlt, ist die Krankheit für die übrigen Schulkinder sehr belästigend, und es sollte der Schulbesuch so lange ausgesetzt werden, bis der widerliche Geruch des Ohrenflusses zum wenigsten gemässigt ist; denn der Heilungsprozess ist stets von sehr langer Dauer. Fast immer tritt eine Perforation des Trommelfells ein; der schlimmste Ausgang ist Caries des knöchernen Ohrgehäuses. Auch die metastatischen Prozesse bei der Otitis media sind sehr beachtenswerth.

Nasen- und Ohrenkrankheiten der gedachten Art sollten stets in den Kreis der ärztlichen Schulrevision gezogen werden, damit die Eltern auf die Bedeutung und die schlimmen Folgen derselben aufmerksam gemacht werden. Auch der Lehrer muss die Schwerhörigen kennen lernen, um denselben gegenüber die geeigneten Massregeln zu treffen.

Der Pariser Ohrenarzt Dr. Gellé führte in einem Vortrage über die Gehörweite der Schulkinder (Conditions de l'audition dans l'école, Ann. d'hyg. publ. 1883) aus, dass er 20—25 Prozent schwerhörender Schulkinder gefunden habe, welche von ihren Lehrern zumeist als träge, zerstreut, zurückgeblieben bezeichnet wurden, während eine nähere Untersuchung ihre normale Befähigung ergab, so dass ihr Zurückbleiben also zum guten Teil auf ihren ungünstigen Klassenplatz zurückzuführen war. Er fordert, dass das Kind auf eine der vordersten Bänke gesetzt werden solle, wenn es nur 5 Meter weit gut höre, und auf die erste Bank, wenn seine Hörweite nur 3 Meter weit reiche. Aehnliche Beobachtungen machte der Stuttgarter Arzt Dr. Weill, welcher 5905 Schulkinder von 7—14 Jahren auf ihre Gehörweite untersuchte und zu noch ungünstigeren Ergebnissen als Gellé gelangte (30 Prozent). Er fand auch, dass die Schwerhörigkeit mit den Jahren zunahm und dass die Kinder der Armen an ihr mehr beteiligt waren als die der Wohlhabenden, dass aber die Landschulen günstigere Prozentsätze aufwiesen als die Stadtschulen. Ohrenschmalzpfröpfe, welche Gellé als die Hauptursachen der Schwerhörigkeit betrachtet, gehören übrigens nicht zu den eigentlichen Gehörleiden und sind in der Regel die Folgen der Unreinlichkeit. Das normale Ohr hört nach seinen Untersuchungen eine mittelstarke Stimme auf 20—25 Meter Entfernung. Moure fand in Bordeaux unter 3588 Schulkindern 17 Prozent mit mangelhaftem Gehör; Dr. Friedrich Bezold in München (Schuluntersuchungen über das kindliche Gehörorgan, 1885) nahm sehr genaue Untersuchungen mit 1918 Schulkindern vor und fand 20,75 Prozent mit mangelhaftem Gehör

d. h. solche, welche auf 8 Meter oder ein Drittel der normalen Hörweite oder weniger hörten. (Vergl. auch Dr. L. Burgerstein-Wien, die Gesundheitspflege in Mittelschulen S. 24—28).

Nachdem in ärztlichen Kreisen auf die Schwerhörigkeit der Schüler, welche in den aufgeführten Nasen- und Ohrenkrankheiten ihren Grund hat, immer mehr hingewiesen worden war, nahm auch der Kultusminister v. Gossler Stellung zur Sache und erliess unter dem 3. Februar 1885 an die Provinzial-Schulkollegien eine Zirkular-Verfügung mit dem Auftrage, durch statistische Erhebungen das Mass der Häufigkeit, in welchem unter den Schülern der höheren Schulen Schwerhörigkeit vorkommt, feststellen zu lassen. Das Ergebnis der durch die Lehrer mittels eines vorgeschriebenen Schemas bewirkten Ermittelungen ist durch den Zirk.-Erlass vom 12. November 1885 veröffentlicht worden.

Die sich hieran knüpfenden Bemerkungen sind im wesentlichen folgende:

„1) Die Anzahl der schwerhörigen Schüler in den höheren Schulen der gesamten Monarchie (unter Ausschluss der mit einem Teile derselben verbundenen Vorschulen) beträgt 2,18 % der Schülerzahl. Der Prozentsatz der Schwerhörigen, berechnet für die einzelnen Provinzen, zeigt einen nur mässigen Unterschied von dem für die ganze Monarchie sich ergebenden Prozentsatz; der niedrigste Prozentsatz ist in einer Provinz 1,57 % der höchste in einer anderen 2,48 %.*) Jedenfalls bilden die schwerhörigen Schüler einen so kleinen Teil der Schülerzahl, dass es möglich ist, durch Anweisung der geeignetesten Plätze ihnen das Hören thunlichst zu erleichtern und durch besondere Beobachtung ihre Aufmerksamkeit zu konstatieren. Wenn schwerhörige Schüler ungeachtet dieser Massregel nicht im Stande sind, dem Unterrichte zu folgen, so sind die Eltern oder deren Stellvertreter hiervon mit dem Bemerken in Kenntnis zu setzen, dass von einem ferneren Besuche der öffentlichen Schule seitens ihrer Söhne ein Erfolg nicht zu erwarten sei.

2) Von den 2,18 %, welche die schwerhörigen Schüler von der Gesamtzahl der Schüler in den höheren Schulen der Monarchie betragen, sind 1,74 % der Gesamtzahl der Schüler (oder 80 % der Schwerhörigen) mit diesem Uebel schon bei ihrem Eintritt in die Schule behaftet gewesen; von den 1,80 % schwerhörigen Schülern der gesamten Vorschulen sind 1,50 % (oder 79 % der Schwerhörigen) schon als schwerhörig in die Vorschulen eingetreten. Nur bei 0,44 % der Schüler der höheren Schulen und nur bei 0,31 % der Schüler der Vorschulen fällt die Entstehung der Schwerhörigkeit in die Zeit des Schulbesuches.

Dem Umstande, dass in den höhern Schulen die schwerhörigen Schüler 2,18 %, in den Vorschulen nur 1,80 % der Gesamtzahl betragen, kann man zunächst geneigt sein, die Deutung zu geben, dass an der Entstehung der Schwerhörigkeit der Schule ein, wenn auch sehr unerheblicher, ursächlicher

*) Es war in der Verfügung vom 3. Februar 1885 allerdings nur nach den notorisch Schwerhörigen gefragt und ausdrücklich gesagt worden, dass die Direktoren von besonderen Veranstaltungen zur Ermittelung der etwa von den Lehrern übersehenen Fälle der Schwerhörigkeit Abstand zu nehmen hätten. Eine ärztliche Untersuchung, wie Weill und Bezold sie vorgenommen, würde wohl zu ungünstigeren Ergebnissen geführt haben.

oder mitursächlicher Einfluss beizumessen sei. Bedenkt man indes, dass von denjenigen Fällen, in welchen der Anlass der Schwerhörigkeit zu bestimmter Kenntnis der Schule gelangt ist, die volle Hälfte sich als Folge von Masern, Scharlach und verwandten Krankheiten erweist, und dass diese Krankheiten wohl eben so häufig erst in den nächsten Jahren nach dem 9. Lebensjahre, also nach dem Eintritt in die höhern Schulen eintreten, als vor demselben, so wird man Bedenken tragen müssen, einer solchen Auslegung des an sich nicht erheblichen Unterschiedes stattzugeben. Vollständig beseitigt wird ein solcher Gedanke durch die Thatsache, dass in der Verteilung der Schwerhörigen auf die einzelnen Klassen der höhern Schulen nicht ein Steigen der Verhältniszahlen nach den aufsteigenden Klassen ersichtlich wird, sondern ihre Verteilung auf die verschiedenen Klassen als eine rein zufällige erscheint. Der Vorwurf, dass die höhern Schulen durch ihre Einrichtung oder durch die an ihre Schüler gestellten Forderungen Schwerhörigkeit herbeiführen oder befördern und steigern, ist bis jetzt nicht erhoben worden. Denn wenn von ärztlicher Seite erwähnt worden ist, dass die Wege zur Schule oder dass unzweckmässige Lüftungen während der Lehrstunden Katarrhe des Ohres und Halses veranlassen oder steigern können, und dass hierdurch im weitern Verlaufe Schwerhörigkeit herbeigeführt werden kann, so sind hiermit Einwirkungen bezeichnet, welche auch ausserhalb des Schullebens in gleicher Weise vorkommen, nicht als spezifische Einflüsse der Schule und ihrer Einrichtungen zu betrachten sind. Es kommt daher ferner in Betracht, dass chronische Katarrhe des Ohrs, resp. Ohrenflüsse, die ausser den genannten Krankheiten am meisten Schwerhörigkeit bedingen, ärztlicherseits auf eine skrofulöse Grundlage zurückgeführt werden. Ebenso verhält es sich mit dem chronischen Nasenkatarrh, wenn derselbe das Gehör nachteilig beeinflusst. Dass der Schule irgend eine ursächliche Bedeutung für die unter den Schülern vorkommende Schwerhörigkeit nicht beizumessen ist, darf als sicher bestätigt durch die angestellten Ermittelungen erachtet werden.

Der Erlass bemerkt dann noch weiter, dass zu einer etwaigen spezialärztlichen Untersuchung der höhern Schulen auf Schwerhörigkeit ihrer Schüler ein Anlass nicht anzuerkennen, sondern diese Sorge ausschliesslich dem Elternhause zu überlassen sei. Jedoch in Anbetracht der Thatsache, dass gerade Nasen- und Ohrenkrankheiten von den Eltern der betreffenden Kranken vernachlässigt und namentlich betreffs ihrer Folgen für die Hörfähigkeit nicht genügend beachtet werden, dürfte es immerhin geboten sein, dass bei den ärztlichen Schulrevisionen auch auf die fraglichen Krankheiten das Augenmerk gerichtet werde, um eben die Angehörigen der leidenden Schüler hierüber zu unterrichten und eventuell zur Einholung ärztlicher Hilfe dringend zu ermahnen, falls diese wegen bestehender Ohrenflüsse noch notwendig erscheint.

Litteratur. **Maximilian Bresgen**, Ueber die Bedeutung behinderter Nasenatmung, insbesondere bei Schulkindern. Zeitschr. f. Schulgesundheitspfl. No. 10, 1889. — Die Krankheiten der Nasenhöhle und des Nasenrachenraums. Berlin 1876. — Der chronische Nasen- und Rachenkartarrh. 2. Aufl. Wien 1882. — Reflexneurosen und Nasenleiden. Berl. Klinische Wochenschr. No. 25, 1882. — **Ziem** (Danzig), Ueber neuralgische und nervöse Begleiterscheinungen bei

Nasen- und Rachenkrankheiten. Monatschr. f. Ohrenheilkunde etc. 1886. Ferner in der Berl. Klinischen Wochenschr. No. 38 u. 39, 1889 — **Scheinmann,** Zur Erkennung und Behandlung der Reflexneurosen der Nase. Berl. Klinische Wochenschr. 1889, No. 18, S. 401. — **C. Keller,** Ohrenarzt in Köln, Der Gehörsinn in seinen Beziehungen zur Schule. Zeitschr. f. Gesdhtspfl. Nr. 4, 1888, S. 105. — **M. S. Shirmunski,** Unters. des Gehörs schulpflichtigen Alters in St. Petersburer Stadtschulen. — **H. J. Lunin,** Ergebnisse der Untersuchung des Gehororgans schulpflichtiger Kinder. St. Petersburger Mediz. Wochenschr. No. 32, 1889, S. 229. Beide Autoren fordern dringend zur Untersuchung der Schülerohren auf. — **E. Schmiegelow,** Ohrenarzt in Kopenhagen, Zur Frage der Häufigkeit von Ohrenkrankheiten unter den Schulkindern in Dänemark. Zeitschr. f. Schulgesdhtspfl. No. 9, 1889.

Krankheiten der Zähne. Die Untersuchung der Schüler auf Krankheiten der Zähne ist in geschlossenen Anstalten, Internaten oder Alumnaten durchführbar und wünschenswert, nicht aber in öffentlichen Schulen vorzunehmen, so lange nicht nachgewiesen ist, dass die Caries und andere Zahnleiden einzelner der Gesamtheit der Schüler gefährlich sind.

In einem Erlasse vom 31. Juli 1889, betreffend Badeeinrichtung und Pflege der Zähne bei den Alumnaten der höheren Lehranstalten, erteilt der Minister v. Gossler spezielle Vorschriften über das Baden und die Badeeinrichtungen, sowie über das tägliche Reinigen der Zähne am Abende unmittelbar nach der letzten Tagesmahlzeit und vor dem Zubettegehen der Zöglinge. Zu diesem Zwecke wird die Herbeischaffung einer genügenden Menge erwärmten Wassers (ca. ½ Liter pro Kopf), so wie die Aufstellung einer ausreichenden Anzahl von zur Aufnahme des unreinen Wassers geeigneten Eimern oder Kübeln in den Schlafzimmern überall ohne erhebliche Umstände für möglich gehalten. Die Aufsichtführung über die regelmässige Vornahme dieser Reinigung der Zähne wird, soweit sie von den Lehrern nicht geübt werden kann, den Stubenältesten oder anderen damit ausdrücklich beauftragten älteren Schülern mit der Pflicht zur Anzeige etwaiger Unterlassungen übertragen werden. Es sei anzunehmen, dass, wenn auf die Notwendigkeit dieser Art der Zahnflege von den Anstaltsleitern und Aerzten mit Nachdruck hingewiesen, öfters eine Kontrolle durch einen Lehrer geübt wird und etwaige Zuwiderhandlungen gerügt werden, diese Einrichtung sich bald einbürgern werde. (Centralbl. f. d. gesamte Unterr.-Verw, S. 626, 1889.)

Unzweifelhaft ist das sorgfältige Reinigen der Zähne und der Mundhöhle das beste Prophylaktikon gegen die verschiedenen Zahnleiden. In hygienischer Beziehung dürfte man noch weiter gehen als der Erlass und die fragliche Reinigung nach jeder Mahlzeit empfehlen.

Litteratur. **Galippe,** sur l'examen de la bouche et d'appareil dentain dans les établissements consacrès à l'instruction publique, 1884. — **W. Miller** (Berlin), Die Mikroorganismen der Mundhöhle, die örtlichen und allgemeinen Erkrankungen, welche durch dieselbe veranlasst werden. Leipzig 1889.

Nasenbluten. Hierunter ist dasjenige Nasenbluten zu verstehen, welches als eine vorübergehende Erscheinung sich zeigt,

Man beobachtet Nasenbluten auch bei jungen Leuten, die längst den Elementarschulen entwachsen sind. Es zeigt sich am häufigsten bei schnell aufgewachsenen, lang aufgeschossenen Knaben und überhaupt bei Knaben häufiger als bei Mädchen. Wir glauben beobachtet zu haben, dass viele Schularbeiten, bezw. geistige Anstrengung die Disposition zum Nasenbluten fördern. Liegen keine pathologischen Veränderungen der Nasenschleimheit vor, so lässt sich annehmen, dass das in Rede stehende Nasenbluten fast nur in der Pubertätsentwickelung seinen Grund hat. Da der Gebrauch eines Eisenpräparats das zuverlässigste Heilmittel bei dieser Krankheit ist, so geht daraus hervor, dass es sich um Ernährungsstörungen mit Texturveränderung der Kapillargefässe handelt, welche durch Eisen gehoben werden. Als sog. „Schulkrankheit" ist das Nasenbluten gewiss nicht aufzufassen.

Litteratur. **Maximilian Bresgen,** Zur Aetiologie des sog. spontanen Nasenblutens. Allg. Wiener mediz. Zeitung, No. 33, 1883.

Stottern. Dies Uebel hat zwar auf die Gesundheit der Kinder keinen Einfluss, schädigt aber ihre bürgerliche Brauchbarkeit in hohem Grade, so dass auch die Schule ihr Augenmerk auf dasselbe zu richten hat. Die Zahl der stotternden Kinder in den öffentlichen Schulen ist in einigen Gegenden eine nicht unerhebliche. So hat der Kreisschulinspektor Dr. Boodstein zu Elberfeld nachgewiesen, dass im Jahre 1887 in den Volksschulen Elberfeld's, welche etwa 18 000 Schulkinder umfassen, 220 stotternde Kinder sich vorfanden und dass das Gebrechen des Stotterns unter allen Altersklassen von Schülern verbreitet war. Infolgedessen beschloss die Stadtverordnetenversammlung zu Elberfeld, zwei Unterrichtskurse für die stotternden Kinder unter Leitung von zwei nach der Gutzmann'schen Methode ausgebildeten Lehrern einzurichten. Das Ergebnis dieser Unterweisung war ein so günstiges, dass 18 Knaben nach einem Unterricht von 4 Monaten nicht blos fliessend lesen, sondern auch ohne wesentliche Spuren ihres Uebels antworten konnten. Diese befriedigenden Erfolge hat die Regierung zu Düsseldorf in einer Verfügung vom 31. Mai 1889 bekannt gemacht und die Aufmerksamkeit der ihr unterstellten Behörden auf die eventuelle Notwendigkeit von Heilkursen für stotternde Kinder hingelenkt. Durch Erlass des Kultusministeriums vom 18. Juli 1889 ist Abschrift dieser Verfügung den übrigen Regierungen zur Kenntnisnahme und Nachachtung zugefertigt worden.

Litteratur. **Albert Gutzmann,** Das Stottern und seine gründliche Beseitigung durch ein methodisch geordnetes und praktisch erprobtes Verfahren. 2 Teile, 2. Aufl. Berlin 1888. — **Berkhau,** Ueber Störungen der Sprache und der Schriftsprache. Berlin 1889.

Epilepsie. Es kann sich bei dieser Krankheit nur um die Frage handeln, ob epileptische Kinder eine öffentliche Schule besuchen dürfen oder von derselben auszuschliessen sind. Dieselbe wurde vom „Niederrheinischen Verein für öffentliche Gesundheitspflege“ im Jahre 1883 beim preuss. Kultusministerium angeregt und dahin präzisiert, dass der Ausschluss der epileptischen Kinder von den öffentlichen Schulen unbedingt geboten sei und zwar mit der Massgabe, dass denselben in geschlossenen Anstalten eine systematische und ihren Eigentümlichkeiten angepasste Erziehung und ärztliche Behandlung zu teil werde.

Nachdem der Kultusminister v. Gossler auch die Wissenschaftliche Deputation für das Medizinalwesen zur gutachtlichen Aeusserung über diese Angelegenheit veranlasst hatte, erliess er auf Grund ihrer Ausführungen die Verfügung vom 22. August 1884 an den Oberpräsidenten der Rheinprovinz, deren wesentlicher Inhalt folgender ist:

Dem Rat, epileptische Kinder vom Besuche öffentlicher Schulen unbedingt auszuschliessen, kann in dieser Allgemeinheit nicht stattgegeben werden, weil es solche Kinder gibt, deren Anfälle äusserst selten sind, während bei anderen Kindern diese vorzugsweise des Nachts auftreten und nur ein Bruchteil aller an Epilepsie leidenden Kinder von geringer Intelligenz ist oder perverse Charakterzüge zeigt. Namentlich lasse es sich nicht rechtfertigen, Kinder mit nur seltenen Anfällen und guter geistiger Begabung von der Wohlthat des öffentlichen Unterrichts auszuschliessen, dieselben vielmehr in Gemeinschaft mit wenig Begabten oder gar Schwachsinnigen zu bringen. Nur für Letztere erscheint die Forderung eines besonderen Schulunterrichts erforderlich. Nach den statistischen Erhebungen kam auf 5 Schulen 1 epileptisches Kind. Die Zahl der in einer Schule, resp. in einer Klasse derselben vorkommenden epileptischen Anfälle kann daher nur äusserst gering sein. Wesentlich kommt das Interesse derjenigen epileptischen Kinder in Betracht, welche wenig begabt oder sogar schwachsinnig sind und daher dem gewöhnlichen Unterricht nicht folgen können. Die für diese Kinder einzurichtenden Unterrichtsanstalten würden ein gewisses Analogon zu den Idioten-Anstalten bilden: Die Wissenschaftliche Deputation befürwortet für diesen Zweck geschlossene Anstalten, die unter gleichzeitiger Fürsorge für Schulunterricht und körperliche Beschäftigung der Zöglinge unter ärztlicher Leitung stehen müssen.*) Da die eingelieferten statistischen Zahlen nicht auf Ermittelung von Sachverständigen beruhen, folglich bei der Schwierigkeit der Diagnose der Epilepsie in ihrer Unterscheidung von hysterischen oder sonstigen Krampfzuständen nicht auf Zuverlässigkeit Anspruch machen können, so wird das für die Rheinprovinz bereits gewonnene statistische Material zunächst in der angegebenen Weise richtig zu stellen sein, damit sichere Grundlagen gewonnen werden, von welchen aus die etwa auf die übrigen Provinzen auszudehnenden statistischen Erhebungen behandelt werden können.

Wir wollen hier das Bild eines epileptischen Anfalls mit den krampfhaften, meist mit Starrkrampf wechselnden Zuckungen der Glieder, mit dem Verdrehen des Rumpfes, der Verzerrung des Gesichts, dem krampfhaften Zusammenpressen der Kiefer etc. nicht genauer schildern; auf jeden mit diesen Erscheinungen noch Un-

*) Unter den schon bestehenden Anstalten für Epileptische wirkt die zu Bielefeld sehr segensreich.

bekannten macht ein solcher Anfall einen erschütternden Eindruck. Bei Mädchen kann eine solche Katastrophe das Nervensystem um so nachhaltiger erschüttern, je zarter und nervöser sie sind.

Auf das hypothesenreiche Gebiet der Aetiologie der Epilepsie können wir nicht eingehen und wollen nur erwähnen, dass bei Mädchen die Pubertätsperiode schon an und für sich eine Disposition zu nervösen Alterationen hervorruft und gesundheitsschädliche Einflüsse, besonders Gemütsbewegungen, gerade zu dieser Zeit möglichst fern zu halten sind, wie denn überhaupt Mädchen mehr als Knaben zu epileptischen Anfällen geneigt sind. Wenn man der Befürchtung, dass schon der Anblick eines epileptischen Anfalls bei bis dahin Gesunden ähnliche Krämpfe hervorrufen könne, die Erfahrung in den Anstalten für Epileptiker gegenüber stellt, wonach der Anblick epileptischer Anfälle die Disposition zur Epilepsie nicht verstärkt, so gewährt ein solcher Hinweis nicht die Ueberzeugung, dass dies auch bei jugendlichen, leicht erregbaren und für Gemütsbewegungen besonders empfänglichen Schülern der Fall sein wird. Die Aufnahme epileptischer Kinder in die öffentliche Schule bedarf daher stets der reiflichsten Erwägung. Der Eintritt der Anfälle nach der Tageszeit muss hierbei den Ausschlag geben. Am wenigsten bedenklich sind demnach die nur in der Nacht auftretenden Anfälle. Bei Tagesanfällen tritt nicht selten die „Aura epileptica“, d. h. eine eigentümliche, dem Krampfanfalle vorausgehende Empfindung ein. Da aber in der Regel auf diese „Aura“ äusserst schnell der Anfall folgt, so ist es auch nicht möglich, frühzeitig genug Vorkehrungen zu treffen, um die Krankheitsscene dem Blick der Mitschüler zu entziehen. Schulkinder mit Tagesanfällen sind daher vom Besuch der öffentlichen Schulen auszuschliessen, weil jeder epileptische Anfall geeignet ist, Schrecken und Bestürzung unter den Schulkindern hervorzurufen. Tritt aber ein solcher Krampfanfall ein, so hat vor allen Dingen der Lehrer selbst Ruhe und Kaltblütigkeit zu bewahren; verliert er in einem solchen Falle selbst den Kopf, so ist die Wirkung auf die Schulkinder eine um so bedenklichere.

Welche schlimmen Folgen Schreckensscenen für das jugendliche Gemüt hervorrufen können, haben namentlich Lehrer auch insofern zu beachten, als zarte, schwächliche Kinder schon auf harte Worte und Strafandrohungen in hochgradigster Weise reagieren können. Verbinden sich damit körperliche Züchtigungen, so zeigt die Erfahrung, dass hieraus oft ganz allein wegen der damit verbundenen Gemütsbewegungen (Schrecken, Zorn, Angst, event. auch nach Art der Züchtigung verletztes Schamgefühl) nachhaltige Krankheitszustände, ja sogar solche mit tödlichem Ausgange erwachsen können. Wenn auch in der überwiegenden Mehrzahl dieser Fälle eine individuelle Krankheitsanlage eine wesentliche Rolle spielt, so urteilt der Laie doch stets nach dem „post hoc, ergo propter hoc“ und setzt dann den betreffenden Lehrer nicht selten allen peinlichen Folgen einer strafrechtlichen Untersuchung aus.

Litteratur. Ueber die schädlichen Folgen von Züchtigungen vergl. man: Berliner Klinische Wochenschrift vom 20. August 1888. — **Eulenberg's** Vierteljahrsschrift f. gerichtl. Med. etc. 50. Bd., 2. Heft, 1889. — **D. Bertelsmann,** Aerztlicher Bericht über die rheinisch-westfälische Anstalt für Epileptische zu Bielefeld. 1878. — **Heinrich Schüle,** Klinische Psychiatrie. 3. Aufl. Leipzig 1886, S. 271 ff. — **Binswanger** in der Realencyklopädie, 6. Bd.

Veitstanz, Chorea oder Chorea St. Viti ist eine Nervenkrankheit, eine cerebro-spinale Neurose, die sich durch eine krankhafte Muskelunruhe charakterisiert. Seit Sydenham hat man vorzugsweise die bei Kindern und jugendlichen Individuen vorkommende Form mit Chorea bezeichnet, welcher das typische Krankheitsbild entspricht, dem man namentlich bei Schulkindern begegnet.

Die höchst verschiedenen Abweichungen, Uebergangsformen und Komplikationen dieses Leidens, welche auch bei Erwachsenen vorkommen, schliessen wir aus. Auch eine scharfe Trennung von Chorea major und minor, womit man die verschiedenen Grade der Krankheit bezeichnet, ist nicht durchführbar, wenn man erwägt, dass manche Symptome, die man zur Chorea major rechnet, schon zum Gebiet der Psychosen und Gehirnleiden gehören. Auch die Komplikation mit Herzaffektionen und deren Folgen gehören nicht hierher, geschweige die hysterischen und kataleptischen Krampfformen.

Die wichtigsten Symptome der Chorea bei Schulkindern bestehen in einer grossen Muskelunruhe und in Bewegungsstörungen, welche anfangs auf einer Körperhälfte sich zeigen. Frühzeitig zeigen sich die Gesichtsverzerrungen beim Sprechen, Kauen etc., die Ungeschicklichkeit und Unsicherheit beim Fassen und Halten von Gegenständen, so dass nicht selten das auffallende Benehmen für eine kindliche Unart gehalten wird, bis allmählich die choreatischen Bewegungen immer mehr zunehmen und sich zu einem verwirrenden Muskelspiel steigern, welches sich durch Hin- und Herschleudern der Gliedmassen und zwecklose, vom Willen unabhängige Bewegungen äussert. Besonders sind es die Muskeln der Finger und der Hand, des Gesichts, der äusseren Augenmuskeln, des Sprechapparats etc., welche vom Beginn der Krankheit an auch während ihres Verlaufs beteiligt sind, daher auch Schreiben, Klavierspielen und artikuliertes Sprechen den Kranken unmöglich sind. Es ist einleuchtend, dass mit Chorea behaftete Kinder von der Schule auszuschliessen sind, da sie auf den Schulunterricht und ihre Mitschüler nur störend einwirken können. Aeltere Aerzte haben die Befürchtung ausgesprochen, dass die Krankheit bei den Mitschülern durch Nachahmung entstehen könnte. Namentlich will man diese Beobachtung in Mädchenpensionaten gemacht haben. Berücksichtigt man aber die verschiedenen Formen, unter denen Chorea auftreten kann, so ist wohl die Annahme gestattet, dass leicht Täuschungen vorkommen können, die sich aus einer mangelhaften Differential-Diagnostik ergeben, obgleich unter Umständen ein „psychisches Contagium" nicht abzuweisen ist. Eigene Erfahrungen während einer zehnjährigen ärztlichen Behandlung an einem grossen Mädchenpensionat sprechen nicht für die Entstehung der Chorea durch Nachahmung bei gesunden Individuen. Die Chorea des jugendlichen Alters schliesst in der Regel mit dem 17. Lebensjahre ab, bevor die Pubertätsentwickelung beendigt ist. Sie kann 6 Wochen bis 3 Monate dauern, ohne dass das Allgemeinbefinden auffällige Symptome darbietet.

Was ihre Ursachen betrifft, so nimmt man allgemein eine neuropathische Anlage an; sogar ein Forterben der Krankheit in einzelnen Familien hat man beobachtet. Ein Vorwiegen des weiblichen Geschlechts ist unzweifelhaft. Mangelhafte Ernährung und Blutbildung, verminderte Widerstandsfähigkeit des Nervensystems möchten wir für das wichtigste disponierende Moment erklären, während unter den Gelegenheitsursachen psychische Einflüsse, namentlich heftiger Schrecken etc., eine Hauptstelle einnehmen. Kann die Schule für das Auftreten der Chorea minor während des schulpflichtigen Alters mit verantwortlich gemacht werden? Sturges führt viele Fälle auf Schulschädlichkeit zurück, welche er annimmt, wenn andere Ursachen, namentlich Rheumatismus, auszuschliessen sind. Zu diesen schädlichen Einflüssen rechnet er: zu lange Unterrichtszeit bei einem schwierigen Lernstoff, Angst vor der Prüfung, zu viele, die Kräfte übersteigende Hausarbeiten und den mit der Prügelstrafe verbundenen Schrecken, vorausgesetzt, dass ein geeigneter, d. h. ein geschwächter Boden mit nervöser Erregbarkeit hinzukommt. Vollends entwickle sich die Krankheit, wenn deren Beginn von einzelnen Lehrern oft für Absicht und Ungezogenheit gehalten werde.

Immerhin sind es demnach schlecht genährte und neurasthenische Kinder, welche der Chorea zum Opfer fallen können, wenn die gedachten physischen Momente hinzukommen. Der Aufenthalt in den „Ferienkolonien" ist für die an Chorea leidenden Kinder die grösste Wohlthat, wenn sich hier der Genuss der frischen Luft mit ausreichender Ernährung verbindet und alle Vorkehrungen für Kräftigung des Organismus zur Verfügung stehen.

Litteratur. **v. Ziemssen,** Handbuch der spez. Pathol. und Therapie. XII., 2. Hälfte. 2. Aufl. 1877. — **A. Eulenburg,** Artikel: Chorea in dessen Realencyklopädie. S. 267. 2. Aufl. 1885. — **Otto Körner** (Frankfurt a. M.) in der Deutschen Vierteljahresschr. f. öffentl. Gesundhtspfl. 21. Bd. 3. Heft. 1889, S. 415. — **Sturges,** (London), Schoolwork and disciplin as a factor in chorea. Lancet 3, 1885. — School made chorea, loc. eod. 1887.

Geisteskrankheiten. Unter Schulkindern finden sich sehr selten geisteskranke; erst mit dem 16.—25. Lebensjahre kommen Geisteskrankheiten häufiger vor. Die Behauptung, dass an der Entstehung derselben auch die Schule beteiligt sei, steht nicht vereinzelt da, ist aber auf Grund glaubwürdiger Beobachtungen noch nicht sicher bewiesen worden. Im Jahre 1859 hat Gümtz einen „Wahnsinn der Schulkinder, welcher dem kindlichen Alter eigentümlich und eine direkte Folge des Unterrichts sei" angenommen und hiermit eine schwere Beschuldigung der Schule ausgesprochen. Aus der Beschreibung des konkreten Falles, den er als Beispiel aufführt, kann man nur ersehen, wie sehr bei einer erblichen Disposition zu Geisteskrankheiten durch eine unvernünftige Erziehung, künstliche Abrichtung und einen übertriebenen Unterricht das jugendliche Gehirn geschädigt werden kann. Die Fehler der häuslichen Erziehung und die Folgen des krankhaften Ehrgeizes der Eltern können doch nicht der Schule zur Last gelegt werden.

Als Hasse durch seine Abhandlung: „Ueber die Ueberbürdung der Schüler mit häuslichen Arbeiten" einen besonderen Nachdruck auf die von ihm gemachte Erfahrung gelegt hatte, dass „Schüler der obersten Gymnasialklassen, bei welchen der Anlass der Geistesstörung nur in den übertriebenen Anforderungen der Schule gesucht werden könne, gegenwärtig einen unverhältnismässig hohen Prozentsatz in der Anzahl der Geisteskrankheiten bildeten", erregte diese allgemeine Behauptung bei Aerzten und Pädagogen grosses Aufsehen. Sie fand in den Beobachtungen der Irrenärzte, welche als Vorsteher öffentlicher Anstalten vom preussischen Kultusministerium befragt wurden, keine Stütze; es wurde ihr vielmehr von dieser Seite entschieden widersprochen. Immerhin aber mahnt die von Hasse u. a. gegebene Anregung zur Aufmerksamkeit nach dieser Seite hin; das letzte Wort ist noch nicht gesprochen. Die Leiter von Privatirrenanstalten sind damals nicht befragt worden, und doch dürften sich in diesen sicherlich eher kranke Schüler höherer Lehranstalten finden, als in den öffentlichen Heilanstalten. Bevor man aber der Schule die Schuld aufbürdet, sollte man in jedem konkreten Falle das Lebensalter, die erbliche Belastung, die geistige Begabung, die häusliche Erziehung, die Unterrichtsstufe, die somatische Konstitution, etwa vorausgegangene Gemütsbewegungen, kurz, alle Faktoren, welche bei der Entstehung von Geisteskrankheiten von wesentlicher Bedeutung sind, einer sorgfältigen Kritik unterwerfen.

Hinsichtlich der durch Ueberbürdung bedingten Nerven- und Geisteskrankheiten gelangt Theod. Meynert (Wien) auf einer statistischen Grundlage zu folgenden Resultaten: Unter 68 Fällen von Schulkindern männlichen Geschlechts, Besuchern von Mittelschulen und Studenten verschiedener Bildungsanstalten befanden sich nur 3 im Alter von 15—20 Jahren (2 Realschüler und 1 Gymnasiast), bei welchen keine anderen Ursachen zu bestehen schienen, als grosser Fleiss mit Nachtwachen. Bei allen übrigen Fällen liessen sich andere Schädlichkeiten feststellen, so dass sich der Beweis, die Ueberbürdung habe ausschliesslich zur Geistesstörung geführt, nicht führen liess. Hiermit sei aber ein weit erheblicherer, ausschliesslicher Einfluss der geistigen Ueberbürdung im jugendlichen Alter keineswegs abgelehnt; die grösste Zahl von dadurch bedingten Störungen finde sich aber unter den Aufnahmen in die Irrenanstalten nicht vor, nämlich die „Neurasthenien" mit den verschiedenen „Phobien", der Unfähigkeit, sich geistig zu beschäftigen, der reizbaren Schwäche, die zu Pollutionen und geschlechtlicher Ueberreizung führt und hierdurch wieder vermehrt wird. Diese Neurasthenie sei einerseits in vielen Fällen die Grundlage späterer Geisteskrankheiten, andererseits in noch weit zahlreicheren Fällen die Erzeugerin für das soziale Leben untüchtiger, unheilbar siecher Menschen. Ferner sei ins Auge zu fassen, dass das jugendliche Alter und zwar hauptsächlich nach der vollen Entwickelung der Pubertät bis über das 20. Jahr hinaus zu Erkrankungsformen besonders unheilvoller Natur hinneige, z. B. zur Hebephrenie (Jugendirresein), einer fast ausnahmslos unheilbaren Form von akutem, gleich im Beginn mit erworbenem Blödsinn einhergehendem Wahnsinn. Die hervorstechendste Zahl von Fällen akuten Wahnsinns, welche unter den Erkrankungen während des Besuches der höheren Schulen und wohl auch als spätere Nachwirkung ihres Einflusses auftraten, trage mehr, als dies bei anderen von akutem Wahnsinn befallenen Kranken der Fall sei, das besondere Gepräge physischer Erschöpfung, welche sich in vollkommener und starrer Regungslosigkeit (stupor) ausspreche. Auch der Faktor der Weiterverbreitung von Nervenkrankheiten sei in Rechnung zu ziehen. Desgleichen hebt Meynert die sich häufenden Selbstmordversuche der Schüler als Symptome psychischer Alteration hervor.

Der Selbstmord der Schüler hat sicherlich nur in einer psychischen Störung, in einem krankhaft gesteigerten Ehrgeize oder in heftigen Gemütsbewegungen etc. seinen Grund, zumal, wenn gleichzeitig eine erbliche Disposition zu geistigen Alterationen vorhanden ist. In letzter Zeit sind häufiger als früher Selbstmordversuche bei Schülern vorgekommen. Statt nun über diese nicht wegzuleugnende Thatsache Erörterungen anzustellen, zeichnen wir einen konkreten Fall aus dem Bericht eines Direktors über eins der letzten derartigen Vorkommnisse. Es heisst da:

„Der Obertertianer X. 1874 als Sohn eines Kaufmanns geboren, der bereits im fünften Lebensjahre des Knaben gestorben ist, wurde zu Michaelis 1880 in die III. Vorschulklasse aufgenommen und stieg nur langsam und allmählich in den Klassen auf. Es wurde ihm in der Schule nicht leicht; denn einerseits war seine geistige Begabung eine sehr mittelmässige, anderseits war sein Körper ein schwächlicher und kränklicher. Besonders litt er an arger Leibesverstopfung und anderen Verdauungsbeschwerden, welche hypochondrische und den hysterischen sehr ähnliche Zustände und Zufälle hervorbrachten. Eine zitterige Hand, welche z. Z. Dispensation vom Zeichnen nötig machte, zeugte von Nervosität. Die Lehrer und Schüler hatten das Gefühl, dass er unter einem physischen und psychischen Druck lebe. Er blieb immer abgeschlossen und zurückhaltend gegen seine Umgebung in Schule und Haus und hatte stets — wenn man so sagen darf — seine Traumwelt für sich, schien mit seinem Geiste mehr ausserhalb der ihn umgebenden Geistes- und Menschenwelt zu leben. Die Mutter versichert, dass er ihr durch seinen Starr- und Widersinn nicht wenig zu schaffen gemacht habe; ja sie meint, sie habe vorausgesehen und gefürchtet, dass es früher oder später einmal so kommen müsse, wie es gekommen. Ungefähr vor einem halben Jahre empfand er eine wesentliche Erleichterung von seinen Unterleibsbeschwerden, und es scheint danach eine jünglingsartige, aber doch mehr oder weniger ungesunde Selbständigkeit des Strebens und Arbeitens über ihn gekommen zu sein. Er war entschlossen Rabiner zu werden, verweigerte fortan der Mutter den Genuss von Schweinefleisch und — widmete sich griechischen und hebräischen Studien, um zu

Michaelis das Haus verlassen und in das (Breslauer) Rabinatsseminar eintreten zu können. Dieses eigenartige und z. T. heimliche Streben zog ihm aber in der Schule (Realgymnasium) den Boden unter den Füssen weg; denn seine Kräfte reichten dazu nicht aus, beide Aufgaben zu lösen, jene zwei alten Sprachen zu treiben und die Versetzungsreife für Untersekunda zu erreichen. Zu Johannis erhielt er ein Certifikat, welches bereits sehr schwache Versetzungsaussichten eröffnete. Da er Krankheits halber in der letzten Woche vor den grossen Ferien fehlte, so sandte ihm der Ordinarius dasselbe durch einen zuverlässigen Schüler zu. Er hat aber, wie er sich später vertraulich gegen einen Mitschüler rühmte, diese Benachrichtigung weder der Mutter, noch dem Vormund vorgelegt, und es ist ihm auch gelungen, mit Vorlegung der Unterschrift dem Ordinarius zu entschlüpfen, da er vor den Ferien nicht zur Schule zurückkehrte, und der Ordinarius nach den Ferien der Meinung war, dass alle Schüler bereits ihre Unterschrift vorgezeigt hätten. Die Angehörigen aber wusste X. in dem Glauben zu erhalten, dass seine Versetzung gesichert sei. Neben dieser Unwahrhaftigkeit zeigte sich in ihm noch eine gewisse Eitelkeit, wie sie in der Bestellung einer weissen Weste und eines Spazierstöckchens für den Fall der Versetzung sich ausspricht. Zu Michaelis erhielt er nun eine Censur, welche es nach den für Versetzungen geltenden Grundsätzen unmöglich machte, ihn zu promovieren. Er ist in der Konferenz daher auch vom Ordinarius nicht zur Debatte gestellt, sondern vom Direktor nur in der Reihe derjenigen verlesen worden, welche sitzen bleiben mussten. Es wurden übrigens von 43 Schülern 32 versetzt. Das Zeugnis hat X. den Seinen nicht mehr vorgelegt, sondern vorher seinem Leben ein Ziel gesetzt. Ein Schüler will wissen, dass er bereits vor den grossen Ferien eine darauf bezügliche Aeusserung gethan habe; einige andere haben Aehnliches in den letzten Wochen von ihm gehört; gegen einen hat er sogar auf dem Heimweg von der Censur eine Selbstmordabsicht geäussert und zur Antwort erhalten, er solle doch nicht so dummes Zeug reden. Alle befragten Schüler sagen aus, sie hätten niemals eine solche Redensart ernst genommen; denn er habe oft etwas gesagt, wovon er selbst nichts gewusst habe. Die Mitschüler schrieben ihm also in gewissem Sinne Unzurechnungsfähigkeit zu.

Von Seiten der Lehrer ist kein zu verzweifelter That aufreizendes Wort gefallen. Der Ordinarius hatte schon in den letzten 14 Tagen vor Schulschluss diejenigen Schüler, welche geringe oder gar keine Aussichten auf Versetzung hatten, auf den Verlauf der Dinge vorbereitet. Die Nichtversetzung kam also auch nicht als eine plötzliche Ueberraschung.

Ich habe selbst in der Aula bei der Bekanntmachung der Versetzungen gerade diejenigen zu ermutigen und zu ermuntern gesucht, die nicht versetzt wurden. Ich habe die verschiedenen Gründe hervorgehoben, die dazu geführt haben möchten: bei dem Einen Krankheit oder Schwächlichkeit, bei dem Anderen Langsamkeit in der Aufnahme und Wiedergabe neuen Lehrstoffes, bei Manchem allerdings auch Mangel an Ernst und Eifer, Fleiss und Aufmerksamkeit; sollten sie nun alle die scheinbar zu ihren Ungunsten ausgefallene Entscheidung mit „männlichem Mute" tragen, wie so manches Herbe, was jeden im Leben treffe, sollten ferner alle überzeugt sein, dass es die Lehrer bei solcher Entscheidung gut mit ihnen gemeint hätten, so sollten doch namentlich die zur dritten Gruppe Gehörigen mit dem festen Entschlusse heimgehen, es im nächsten Semester doppelt gut zu machen, damit sie allmählich ihre Kameraden wieder einholten, vielleicht gar, wie es auch vorkomme überholten."

Wir haben bereits betont (s. „Kopfweh"), dass Schüler mit geringer geistiger Begabung durch die gespannte Aufmerksamkeit beim Unterricht körperlich affiziert werden können. Dasselbe ist der Fall, wenn das Mass der an sie gestellten Anforderungen ihren geistigen Kräften nicht entspricht und eine durch die individuellen Verhältnisse bedingte Ueberbürdung eintritt. Häufige Bestrafungen solcher Schüler können die schlimmsten Folgen haben und schliesslich zu einem geistigen Depressionszustand führen, der sich zur

Verdummung, zur Melancholie mit Stumpfsinn steigern kann. Bei einem solchen Ausgange spielt jedenfalls die erbliche Anlage die grösste Rolle. Immerhin ergiebt sich aus dieser Thatsache die Pflicht der Lehrer, der geringen Begabung der Schüler Rechnung zu tragen, event. ihnen einen anderen Bildungsgang anzuraten, damit nicht durch Strenge Unerreichbares angestrebt und nur Verschlimmerung der geistigen Schwäche erzielt wird.*)

---

*) Die Unerfahrenheit und die Eitelkeit der Eltern vergreifen sich nicht selten in der Wahl der für ihre Söhne geeignetesten Schule. Ich habe daher schon vor 10 Jahren als Direktor eines Realgymnasiums eine Ansprache an das Elternhaus veröffentlicht, welche heute noch nicht veraltet ist, und da sie unzweifelhaft auch in das Gebiet der physischen und psychischen Hygiene gehört, hier mit Weglassung des Einganges und mit einigen anderen lediglich redaktionellen Aenderungen einen Platz finden möge. Es heisst da:

„Ich glaube mich dahin aussprechen zu müssen, dass es für manchen Knaben, der jetzt dies Realgymnasium besucht, viel besser wäre, wenn er eine Gemeindeschule, eine Mittelschule oder eine höhere Bürgerschule durchmachte. Das Realgymnasium hat in erster Linie nur solche Schüler im Auge, welche das Abiturientenexamen abzulegen gesonnen und befähigt sind, und erst in zweiter Linie solche, welche wenigstens den Kursus der Untersekunda absolvieren, um das Zeugnis der wissenschaftlichen Befähigung für den einjährigen Dienst zu erhalten. Dagegen kann es in ihren Kursen und Pensen auf die aus Tertia, Quarta und Quinta abgehenden Schüler keine Rücksicht nehmen und gewährt ihnen also einerseits gar keinen befriedigenden Abschluss ihrer Bildung, andrerseits aber mutet es ihnen Dinge zu und legt ihnen Lasten auf, welche für viele Schüler zu schwer sind, und welche nur diejenigen zu tragen bestimmt sind, die das Abiturientenexamen machen sollen.

Die Gemeindeschulen hingegen und die Mittelschulen oder höheren Bürgerschulen wollen denjenigen Knaben, welche ihre Zeit nur bis zum Ende des vierzehnten oder fünfzehnten, beziehungsweise sechszehnten Lebensjahres dem Schulbesuche und der Schulbildung widmen können und die dann unmittelbar in das praktische Leben übertreten sollen, eine abgerundetere, abgeschlossenere und für das praktische Leben brauchbarere Vorbildung gewähren. Ich bin überzeugt und durch vieljährige Erfahrung in dieser Ueberzeugung bestärkt, dass ein Knabe, welcher die erste Klasse einer Berliner Gemeindeschule oder Mittelschule glatt und gut durchgemacht hat, brauchbarer für das Leben und den Beruf ist und dass er grössere Anwartschaft auf irdisches Glück wie auf innere Befriedigung im Beruf und Leben hat, als ein Knabe, der mit vielerlei, aber nur halbem Wissen und Können aus den unteren oder mittleren Klassen einer höheren Lehranstalt ausscheidet, belastet von dem drückenden Gefühl, dass er lauter Stückwerk gelernt und dass er die Schule wohl hat verlassen müssen, weil es eben nicht weiter gehen wollte.

Das ist aber noch nicht das Schlimmste, dass er sich nun wohl sagen muss: „Mir ist von alle dem so dumm, als ging' mir ein Mühlrad im Kopf herum". Nein, indem mancher sich über seine Kräfte anstrengt, ohne doch das Ziel zu erreichen, hat er die Frische und Freudigkeit des Arbeitens eingebüsst, mit deren Einbusse das schönste Erdenglück dahinschwindet. Nicht das viele Wissen thut's, sondern wissen etwas Gut's; diese alte Mahnung gilt auch unserer Zeit, ja gilt ihr erst recht, weil ihr in so vielen Beziehungen, in so vielen Gebieten die Meisterschaft, die sich nach Meister Göthe in der Beschränkung zeigt, mehr und mehr verloren geht; und nicht mit Unrecht ist in den Verhandlungen des preussischen Abgeordnetenhauses darüber geklagt worden, dass wir Deutsche uns einen übermässigen „Luxus an allgemeiner Bildung" gestatten, während wir die tüchtige Fach- und Berufsbildung im Vergleiche zu unseren westlichen Nachbarn — namentlich auf industriellem Gebiet — zu unserem Schaden vernachlässigen.

An solche allgemein gemachten Beobachtungen reihen sich die besonderen Klagen, welche von fast allen Leitern und Lehrern höherer Lehranstalten

In Basel hat man besondere Klassen für schwachbegabte Elementarschüler einzurichten versucht und damit eine sehr humanitäre Fürsorge für solche Unglückliche an den Tag gelegt. (Wegen der speziellen Massnahmen vergl. man: die Zeitschrift für Schulgesundheitspfl. 1888, No. 8, S. 274.)

Für die Schüler höherer Lehranstalten, welche an ihrem Nervensystem derartig gelitten haben, dass an ihrem Gedeihen und Fortkommen auf einer öffentlichen Schule mit gutem Grunde gezweifelt werden muss, empfiehlt sich auf Zeit oder Dauer die Unterbringung in einer Anstalt, wie in einem „Schulsanatorium“ am Harz oder einem „ärztlichen Paedagogium“, wie ein solches Dr. Kahlbaum in Verbindung mit seiner Nervenheilanstalt in Görlitz errichtet hat. Bei Gelegenheit der 40. deutschen Philologenversammlung (1.—5. Oktober 1889) wurde uns Gelegenheit geboten, dieses Institut näher kennen zu lernen. Es befindet sich in einem eigenem Gebäude, das 13 Wohnzimmer für Zöglinge, die Inspektorwohnung, zwei Lehrzimmer, einen Speisesaal mit Billard, ein Lehrzimmer, einen Musiksaal, einen Saal (mit Oberlicht) für den Handfertigkeitsunterricht, einen gedeckten Raum für das Turnen im Winter und

---

erhoben werden, dass zu diesen sich eine Menge von Schülern drängt, die für die eingehende und einigermassen erfolgreiche Beschäftigung mit den Wissenschaften keine Anlage und keine Neigung haben, und dass eben deshalb nicht wenige Schüler gebrochenen Mutes aus den unteren und mittleren Klassen wieder ausscheiden müssen, die jugendfroh und arbeitskräftig aus der Schule in das Leben übertreten würden, wenn sie rechtzeitig einer Schule überwiesen worden wären, auf der ihnen nicht so viel und vielerlei zu lernen zugemutet wird, und auf der sie eine zwar bescheidenere, aber für sie doch bessere Vorbildung erlangt hätten, besser, weil sie ihren Kräften mehr entspricht und klarer und bestimmter in sich abgegrenzt ist.

Oft ist ja freilich ein Talent in den ersten Jahren seiner Entwicklung noch verschleiert, durch ernsten Willen und pflichttreuen Fleiss zu wenig unterstützt und tritt erst hervor, nachdem viele Geduld und viele Strenge der Eltern und Lehrer an ihm geübt worden ist. Weit häufiger aber ist das Gegenteil der Fall, dass nämlich ein Knabe innerlich geknickt wird, indem man ihm eine grössere Last des Lernens und Wissens zumutet, als seine Schultern zu tragen vermögen. Man bedenke doch, dass es keine Kleinigkeit ist, nachdem erst ein Jahr lang (in Sexta) Lateinisch gelernt worden ist, bereits eine zweite fremde Sprache, die französische, (in Quinta) zu lernen und, nachdem wiederum ein Schuljahr verflossen, die Geometrie (in Quarta) und endlich nach noch einem Schuljahre die englische Sprache und die Algebra (in Tertia) zu beginnen. Und die Früchte all des hier Gelernten werden erst in dem Unterrichte der obersten Klassen, der Obersekunda und Prima, gepflückt! Wer also dieses Ziel nicht erreicht, muss mehr oder weniger unbefriedigt und unzufrieden von dannen gehen. Die Unzufriedenheit aber ist vieler Leiden Anfang.

Darum alle Achtung und Förderung jedem rüstigen und rastlosen Vorwärts- und Aufwärtsstreben! Aber vorher sorgfältige Ermessung der Kraft; denn erst muss man sehen, was sich thun lässt, und dann thun, was sich sehen lässt.

Berlin, den 24. September 1879. Dr. Th. Bach.“

Wir kommen in anderem Zusammenhang noch einmal auf diesen Punkt zu sprechen. Es sei nur noch bemerkt, dass das, was hier vom Standpunkte eines Realgymnasialdirektors gesagt ist, erst recht auf die humanistischen Gymnasien zutrifft.

ein Badezimmer enthält. Ein Garten mit Kegelbahn, ein Turnplatz und ein Spielplatz, der im Winter als Schlittschuhbahn eingerichtet wird, schliessen sich an; auch der kleine botanische Garten und die für die eigene Bearbeitung der Zöglinge bestimmten Beete sind nicht zu vergessen. Was die dort befindlichen Kranken betrifft, so gehören die meisten Fälle der bereits oben gedachten Hebephrenie, womit Kahlbaum das Jugendirresein bezeichnet, sowie den dieser verwandten Krankheitsformen an, welche „meist im Alter zwischen 12 und 14 Jahren zur Erscheinung kommen und wesentlich darin bestehen, dass der Betreffende die in diesem Alter überaus starken Wandlungen im gesamten Organismus wohl äusserlich gut übersteht, dagegen aber im inneren Auffassungsvermögen, besonders in Bezug auf Moral, Lebensplan, Wert der Arbeit und dergleichen auf einer teils völlig kindlichen, teils krankhaften Stufe stehen bleibt". Dazu kommen natürlich noch andere nervöse Krankheitserscheinungen. Das ärztliche Paedagogium gewährt nun solchen jungen Leuten sachgemässe Behandlung und Unterweisung, so dass sie auch, einen günstigen Verlauf des Leidens vorausgesetzt, bei ihrer Entlassung aus der Anstalt wieder in ein Gymnasium oder Realgymnasium, eine Oberrealschule oder höhere Bürgerschule eintreten können. Es werden in jeder Abteilung nicht mehr als 5 Schüler unterrichtet, damit möglichst individualisiert werden kann; das Mass der geistigen Anstrengung wird Tag für Tag vom Arzte überwacht. Gut bewährt hat sich in der Anstalt der Handfertigkeitsunterricht, dessen eigenartiger Ausbildung neben dem Anschauungsunterricht der Leiter der Anstalt selbst besondere Aufmerksamkeit widmet. Die Turnübungen und Jugendspiele, die regelmässigen und die festlichen Ausflüge in die schöne Umgebung, die geselligen Unterhaltungsabende mit musikalischen und deklamatorischen Vorträgen finden ihre angemessene Pflege. Es existieren wohl an anderen Orten ähnliche Anstalten; es genüge hier an einem Beispiele zu zeigen, dass und wie solche Anstalten einzurichten sind.

Litteratur. **Hasse,** Zeitschr. f. Psychiatrie, 37. Bd. — **Theodor Meynert,** Die durch Ueberbürdung in den Mittelschulen bedingten Nerven- und Geisteskrankheiten. Wiener mediz. Blätter, 32, 1887. — Gutachten der Wissenschaftlichen Deputation f. d. Med.-Wesen, S. 294—297. — **Feyerabend,** Bericht über das mit der Nervenheilanstalt des Dr. Kahlbaum verbundene Paedagogium. Görlitz 1889.

Onanie *) oder **Masturbation.** Als Laster der unnatürlichen Befriedigung des Geschlechtstriebes kommt sie in den verschiedensten Lebensaltern vor. Wir betrachten sie nur hinsichtlich ihres Vorkommens bei der Schuljugend; sie kann besonders von Knaben systematisch betrieben werden und ist dann um so ge-

*) Nach Onan, d. h. dem Starken, genannt. Man vergl. 1. Moses 38, 4, 46, 2, 4. Moses 26, 19, besonders 1. Moses 38, 8, woraus der Grund erhellt, weshalb das Laster nach ihm benannt wurde. Masturbation ist von „manus" und „stuprum" abzuleiten.

fährlicher, als sie mehr als jedes andere Uebel durch Verführung und Nachahmung weite Ausdehnung gewinnen kann. Bei Mädchen ist die Onanie seltener und die Erfahrung lehrt, dass möglicherweise Pensionate oder ähnliche Institute, in welchen viele Mädchen zusammenleben, bei unzureichender Ueberwachung diesem Laster Spielraum gewähren.

Der Einfluss der Onanie auf das körperliche Befinden ist verschieden. Sehen wir von den übertriebenen Schilderungen von Lallemand und Tissot ab, so ist doch nicht zu verkennen, dass die Onanie die Gesundheit in körperlicher und geistiger Beziehung um so nachteiliger beeinflusst, je länger sie fortgesetzt wird, und je mehr es sich um Knaben und Jünglinge mit schwächlicher und nervöser Konstitution handelt. Ausnahmefälle bei robusten Knaben können immerhin vorkommen, sie dürfen aber niemals dazu dienen, um das Laster in milderem Lichte erscheinen zu lassen. Je früher mit der Onanie begonnen und je unmässiger sie betrieben wird, desto mehr bildet sich auch ein charakteristischer Komplex von Krankheitserscheinungen aus, die im allgemeinen in den grossen Rahmen der „Nervenschwäche“ oder „Neurasthenie“ eingereiht werden können. (Man vergl. „Neurasthenie bei Unterleibskrankheiten“.) In körperlicher Beziehung können Schwindel, Kopfschmerz, Ohrensausen, Herzklopfen, Verdauungsstörungen, sogar Affektionen des Seh- und Sprachvermögens*) auftreten, während in geistiger Beziehung Gedächtnisschwäche, Zerstreutheit, allgemeine Erschlaffung, ein scheues Wesen, Arbeitsunlust, Mangel an Ausdauer bei geistiger Beschäftigung und eine bis zur Hypochondrie und Melancholie gesteigerte Depression sich kund geben können;

---

*) Sehstörungen können in Schwachsichtigkeit (Amblyopie) bestehen. Insofern leicht eine Akkommodationsschwäche eintreten kann, die zur grössern Anstrengung, bezw. zur Ermüdung der Augen führt, ist es nicht ausgeschlossen, dass infolge einer grösseren Annäherung des Sehobjektes die Entstehung der Myopie begünstigt werden kann. Hyperämie der äusseren Integumente der Augen, die vorkommt, kann zur Ausbildung der Conjunctivitis chronica und zur Lichtscheu Anlass geben. Herm. Cohn hat im Jahre 1882 in seiner Abhandlung über „Augenkrankheiten bei Masturbanten“ (Wiesbaden 1882) aus dem Gebiete seiner Erfahrungen eine Zusammenstellung der störenden Wirkungen geboten, welche die Masturbation auf die Beschaffenheit und Thätigkeit der Augen ausübt. Die Bekenntnisse seiner Patienten geben zum Teil ein ergreifendes Bild dieser Leiden, von denen sie sich nicht aus eigner Kraft befreien konnten. Es mag daher für alle Pädogogen, Ophthalmologen und Hygieniker die Mahnung erneuert werden, dass sie nicht aufhören, diesem Uebel nachzugehen, aber auch die gesammelten Beobachtungen und Ratschläge den Arbeits- und Strebensgenossen mitteilen.

Nach den Beobachtungen von Henry Power „über die Beziehung von Augenaffektion zu normalem und abnormem Zustande der Geschlechtsorgane“ (The Lancet, 3352, 1887) ruft beim männlichen Geschlecht die excessive Erregung der Genitalorgane während der Jugend verschiedene subjektive Symptome hervor, welche in Muscae, Photopsien, Asthenopie, Akkommodationsverlust mit gleichzeitigem Blepharospasmus bestehen. Im späteren Alter können Retinitis, Netzhautblutungen und Atrophia alba entstehen. Die Beziehung der Augenaffektionen zum normalen Zustande der Genitalorgane zeigt sich mehr beim weiblichen Geschlecht.

ja es kommt vor, dass in diesem Zustande der Depression eine Art Verfolgungswahnsinn eintritt.*)

Statt weiterer Erörterungen sei hier ein charakteristischer Fall aus der Schulpraxis des pädagogischen Mitarbeiters an diesem Werke mitgeteilt: Ein sehr fleissiger Schüler, der kurz vorher aus Obersekunda nach Prima versetzt worden war und etwa 17 Jahre zählte, fing an — so berichteten seine Mitschüler — beunruhigt zu werden, wenn der Klassenschrank offen stand. Gleichzeitig aber gab er Anzeichen einer gewissen Verwirrung in einem deutschen Aufsatze. Kaum aber hatte ich mir vorgenommen, ihn zum Gegenstande besonderer Beobachtung und Behandlung zu machen, als mit Schnelligkeit die Symptone einer weiter gehenden Wirrnis hervortraten. Denn an einem der nächsten Tage kam er nach jeder Unterrichtsstunde auf mein Amtszimmer, um sich nicht nur über die Mitschüler zu beschweren, sondern auch darüber Klage zu führen, dass der unterrichtende Lehrer ihn so wunderlich angesehen, auf ihn allerlei kränkende Anspielungen in Worten gemacht habe u. s. w. Ich sprach dem Patienten freundlich zu und ordnete an, er solle einige Tage von der Schule wegbleiben und zu einem Arzte gehen. Gleichzeitig wurde in einer vertraulichen Rücksprache mit dem Vater, einem kleinen Beamten, Weiteres geplant. Aus dem Vorzimmer des Arztes entfernte sich der Patient wieder unverrichteter Dinge, weil er sich von den anderen in dem Raume harrenden Personen beunruhigt und belästigt, wenn nicht gar bedroht fühlte. In seiner Herzensangst kam er zu mir und legte aus freiem Antriebe ein unumwundenes Geständnis ab. Er war immer sehr fleissig gewesen — bei seinen Lehrern galt er als Musterschüler — und hatte besonders in Tertia ein sehr sesshaftes und abgeschlossenes Leben geführt. Blutstauungen und Nervenreizungen führten ihn von selbst zur Masturbation, die er mindestens einmal täglich betrieb und von Monat zu Monat weniger lassen konnte. Da bekam er in Obersekunda Hufelands Makrobiotik in die Hände; er erschrak vor den Höllengestalten, die ihm dadurch vor die Seele gezaubert wurden, und er beschloss, alle sittliche Kraft zusammenzunehmen, um des Uebels Herr zu werden. Auch erschien er nun regelmässig bei den Uebungen des freiwilligen Abendturnens, um sich, wie man

*) Griesinger (Pathologie und Therapie p. 178) welcher in der Onanie eine wichtige und häufige Ursache des Irrsinns sieht, sagt: „Jenes Kämpfen gegen einen Trieb, der schon übermächtig geworden, jenes stete Unterliegen, jener verborgen gehaltene Zwiespalt zwischen Scham, Reue, gutem Vorsatz und zwischen dem gebieterischen Reize ist nach nicht wenigen Geständnissen von Onanisten unbedingt wichtiger, als das direkt somatische Moment. Der Anteil, den beide Wirkungsweisen haben, lässt sich im einzelnen Falle nicht entscheiden; der Effekt der Onanie scheint aber überhaupt um so grösser, in je früherem Lebensalter durch sie die Konstitution verschlechtert und der Kranke erheblich anämisch wird, je mehr sie von den schmerzlichen Gemütsbewegungen begleitet und je mehr sie zur Ursache lokaler Erkrankung der Genitalien wird. Wo diese drei Momente fehlen, hat die Masturbation meist keine schwereren Folgen.“

zu sagen pflegt, am Holze zu kasteien. Inzwischen hörte die Masturbation zwar auf, sie hatte jedoch schon zu tiefe Furchen in seinem Organismus gezogen: es kamen nun allnächtlich eine oder einige Pollutionen und der Zustand der Schwäche nahm zu, bis endlich jene oben bezeichneten Symptome der Psychose eintraten. Es war um Pfingsten. Der Schulbesuch wurde eingestellt, der Patient in ärztliche Behandlung genommen und planmässig zu kalten Bädern und Waschungen, weiten Spaziergängen und kräftigen Bewegungen angehalten. Der Gesundheitszustand besserte sich. Um die Zeit der Sommerferien wurde er auf 6 bis 7 Wochen zu Verwandten aufs Land geschickt, wozu u. a. die Schülerunterstützungskasse die Mittel bot. Dort wurde tüchtig auf dem freien Felde gearbeitet, im Flusse gebadet und alles gethan, was den Körper zugleich stärken und ermüden kann. Leiblich und geistig gekräftigt, am ganzen Körper gebräunt, zu rüstiger Wiederaufnahme der Schularbeit wohl aufgelegt, kehrte er im September heim und entwickelte sich seitdem — es sind danach schon manche Jahre ins Land gegangen — auf der Schule und Universität wie im späteren Leben normal weiter.

Wesentliche Veränderungen im körperlichen und geistigen Benehmen eines Schülers nach jener Seite hin erregen stets Verdacht auf Onanie, falls keine anderweite Krankheitsursache offen zu Tage liegt. Der Lehrer hat hierauf sein Augenmerk zu richten und die Eltern des betreffenden Schülers von seiner Befürchtung in Kenntnis zu setzen, damit sie eventuell den Rat eines Arztes einholen.

Der Mediziner sagt wohl: „Im Hinblick auf dies im Verborgenen fortschleichende Uebel halten wir es nicht im Geringsten für bedenklich, vielmehr für notwendig, dass der Lehrer gelegentlich auf diese Verirrungen des Geschlechtstriebes in angemessener Weise aufmerksam macht.“ Aber der Lehrer ist da gewiss in einer äusserst schwierigen Lage, namentlich wenn kein Vater da ist und ein Hausarzt fehlt, mit welchem Rücksprache genommen werden könnte. Denn wie soll vom Lehrer mit der Mutter über einen solchen Punkt verhandelt werden, wenn er sie nicht genau kennt? — Oder kann und soll der Lehrer vor der ganzen Klasse von solchen Dingen reden? Das bringt er schon um der keuschen Seelen willen, die er nicht verletzen und aufregen möchte, so leicht nicht übers Herz. Und wer versteht darin den richtigen Ton zu treffen? Wie der Arzt kann und soll der Lehrer darüber nicht sprechen. Soll er nun in den Ton sittlicher Entrüstung verfallen und die Hölle an die Wand malen? Wie die Erfahrung lehrt, wird die Wirkung davon oft gerade eine verfehlte oder entgegengesetzte. Wir sind der Meinung, der Lehrer solle vor der Klasse die Keuschheit gegen sich selbst jederzeit als eine hohe sittliche Pflicht kennzeichnen und in den obersten Klassen gelegentlich auch anthropologische Beziehungen und Gründe geltend machen; aber wirklich wirkungsvoll lässt sich über die Selbstbefleckung doch nur unter vier Augen reden. Sehr beachtenswerte Gesichtspunkte und Winke gibt schon der in der Geschichte der Pädagogik weit bekannte A. H. Niemeyer in seinen „Grundsätzen der Erziehung und des Unterrichts für Eltern, Hauslehrer und Schulmänner" (VI. Auflage 1810, I. Teil S. 72—87); auch er macht geltend, dass der Lehrer darin nach Alter, Geschlecht, Bildungsgrad durchaus individualisieren und die weitere Sorge im Einzelnen dem Hause und dem Hausarzt überlassen müsse.

H. Cohn sagt in seiner Schrift über „die Augenkrankheiten bei Masturbanten", dass er im Laufe von 20 Jahren aus den verschiedensten Lehranstalten von Knaben die Mitteilung erhalten habe, dass sämtliche Mitschüler ihrer Klasse Onanie trieben; besonders gelte dies von der Tertia und Sekunda, aber auch in Sexta sei mitunter schon das Uebel verbreitet.*) Er wirft dann die Frage auf: „Was kann von Seiten der Schule in dieser Beziehung geschehen?" und fährt dann fort: „Ich gebe die Antwort aus der Erinnerung an meine eigene Schulzeit. Ein sehr beliebter Lehrer hatte von seinen Pensionären erfahren, dass der grösste Teil der Sekundaner sehr stark onanierte. Eines Tages hielt er zu unserer grössten Ueberraschung und zu unserem Schrecken statt einer französischen Stunde einen einstündigen Vortrag über die Onanie; sehr weise unterliess er jede Uebertreibung, schilderte aber die schlimmen körperlichen und geistigen Folgen dieser Angewohnheit, gab die Schwierigkeit, ihr ganz zu widerstehen, zu und ermahnte in väterlich liebevoller Weise wenigstens zur Mässigkeit. Von meinen Mitschülern weiss ich, wie vortrefflich dieser Vortrag wirkte. Natürlich konnte nicht mit einem Schlage die Onanie aufhören, aber sie wurde verringert. Der Vortrag hatte belehrt, ohne Hypochondrie zu erzeugen, wie dies durch die populären Abhandlungen zu geschehen pflegt."

Der von Cohn erwähnte Mann, seiner Zeit ein tüchtiger wissenschaftlicher Lehrer und in Berlin und Darmstadt gebildeter Turnlehrer, jetzt preussischer Schulrat, war ein erfahrener, umsichtiger und gewandter Pädagoge, welcher diese Frage studiert hatte und das freie und doch massvolle Wort vor der ganzen Klasse aussprechen konnte. Aber wie viele Lehrer werden im Stande sein, es ihm gleichzuthun! Das angeführte Beispiel zeigt gerade, welche Vorsicht, welche Vorkenntnis, welch pädagogischer Takt nötig ist, um die Sache richtig anzugreifen und nicht zu verderben. Wir können also nur einem durchaus erfahrenen und sattelfesten Lehrer raten, nach sorgfältiger Prüfung aller Umstände den hier vorgeschlagenen Weg zu beschreiten. Sehr thöricht aber würden Lehrer und Erzieher sein, wenn sie das Uebel überhaupt leugnen oder ignorieren wollten: es ist und bleibt ein Faktor, mit welchem der Pädagoge zu rechnen hat. Uebrigens sind es, wie schon oben angedeutet, keineswegs immer die schlechtesten Schüler, welche der

*) Wir meinen indes, dass solche Mitteilungen selbst beteiligter Schüler immer nur mit grosser Vorsicht aufgenommen werden dürfen, denn das Bedürfnis, zur eigenen Entschuldigung zu generalisieren, ist da immer sehr gross.

Onanie verfallen. Auch verbreitet sich diese nicht blos durch Anleitung und Verführung; vielmehr scheint nach ärztlicher Beobachtung die spontane Entstehung die vorherrschende zu sein. In der Pubertätszeit sind dieser Gefahr besonders solche Schüler ausgesetzt, welche fortwährend sitzen und über den Büchern hocken, welche sich keine Zeit zur Bewegung und Erfrischung gönnen; denn das stundenlange, tagelange Sitzen bringt einen vermehrten Blutzufluss nach den Geschlechtsteilen hervor, aus welchem das Leiden und Laster der Selbstbefleckung oft wie von selbst geboren wird.

In ärztlicher Beziehung sind auch die Gelegenheitsursachen, welche zur Onanie führen können, sehr zu beachten. Hauptsächlich kommt hier der durch Würmer hervorgerufene Reiz in Betracht, und es ist namentlich der Maden- oder Springwurm (Oxyuris vermicularis), welcher ein unerträgliches Jucken im Mastdarm erzeugt und zum Reiben, Kratzen und Bohren im Mastdarm nötigt, dadurch aber eine entschiedene Geschlechtsreizung herbeiführen kann. Wie sehr letzteres der Fall ist, beweist hinreichend die Erfahrung, welche lehrt, dass selbst Erwachsene, die an Oxyurie leiden, nicht selten durch das anhaltende Reiben und Bohren mit den Fingern unwillkürlich eine ejaculatio seminis hervorrufen. Da das Jucken hauptsächlich in der Nacht bei der Bettlage eintritt, so kommt noch die Bettwärme hinzu, um den Geschlechtsreiz zu steigern. Oberflächliche Hautentzündungen oder Exantheme wie Ekzema (nässende und juckende Flechte) können Folgen der Insulte, welchen die Aftergegend ausgesetzt ist, sein; Ekzema bildet sich aber auch als selbständiges Exanthem bei Knaben aus und ist immer von einem intensiven Jucken begleitet, welches zum häufigen Kratzen in der Umgebung des Afters nötigt, da es in der Regel den Anus kreisförmig umgiebt, sich aber auch über den Damm nach dem Hodensack ausbreiten kann, wodurch sich das Jucken noch steigert und um so mehr, wenn es mit der Oxyurie kompliziert ist. Schon blosse Unreinlichkeit kann bedenkliche Reizungen hervorbringen. Daher sind immer wieder gründliche und regelmässige kalte Waschungen, Abreibungen und Bäder anzuraten. Die Hauptwirkung von diesen aber bleibt die allgemeine Erfrischung und Kräftigung der Nerven.

Abgesehen von diesen ärztlichen Gesichtspunkten ist das Sitzen auf den Schulbänken im Auge zu behalten und seitens der Lehrer so viel als möglich darauf hinzuwirken, dass jede ordnungswidrige Sitzhaltung, welche sich mit Reibungen der Geschlechtsorgane verbinden könnte, entschieden unterbleibt. Wir rechnen hierher hauptsächlich eine Sitzhaltung mit übereinander geschlagenen Beinen und die mannigfachen Ermüdungsstellungen, deren nachteilige Einwirkung sich kaum ermessen lässt. Kletterübungen beim Turnen, wenn sie nicht vorschriftsmässig mit Festhaltung des Taues mittels der Kniee und Füsse ausgeführt werden, sind mit Reibungen der Genitalien verbunden, jedoch insofern weniger bedenklich, als die ganze Aufmerksamkeit der Kraftanstrengung zugewandt werden muss und die Beaufsichtigung der Turnübungen seitens eines geschulten Turnlehrers die Ausübung onanistischer Bewegungen kaum jemals aufkommen lassen wird. Das schnelle Heruntergleiten im Schluss an den Kletterstangen ist allerdings immerhin zu verbieten, damit man jeder Reizung der Geschlechtsteile vorbeugt.*) Dass Mädchen während der Menstruation den Turnunterricht unterlassen müssen, ist selbstverständlich. Sehr beachtenswert ist der Aufenthalt der Knaben auf dem Klosett, das als die Stätte geheimer Sünden verdächtig ist. Ueber den Besuch des Aborts sollten überall strenge Vorschriften bestehen, welche einen gemeinschaftlichen Aufenthalt von Knaben auf demselben verbieten, um von vornherein jede Gelegenheit zur Verführung unmöglich zu machen. Auch ein längeres Verweilen auf dem Abort, als zur Defäkation erforderlich ist, muss geahndet werden, wie denn überhaupt die Unterbrechung des Unterrichts behufs Befriedigung eines natürlichen Bedürfnisses nur auf Ausnahmefälle zu beschränken ist, wie sie etwa durch Krankheitszustände bedingt sein können. In den Unterrichtspausen ist ausreichende Zeit zur Besorgung dieser Geschäfte vorhanden, und es gehört zur Hebung des Ordnungssinnes, dass sich die Schüler auch in diesem heikeligen Punkte an Sitte und Anstand gewöhnen, wie es in gesitteten Kreisen die Regel ist. Dass notorische Onanisten, wenn sie nicht zu bessern und zu heilen sind, aus der Schule oder einer Erziehungsanstalt zu entlassen sind, ist um des Gemeinwohls willen unvermeidlich, damit nicht zu anderweitigen schädlichen, oft gar nicht zu berechnenden Folgen Anlass gegeben wird.

Im elterlichen Hause kommen noch andere Pflichten hinzu, um das sittliche und körperliche Verhalten der Jugend zu überwachen. Man achte auf ihren Umgang, denn das Sprichwort: „böse Gesellschaften verderben gute Sitten“ ist ganz besonders auf die Verführung zur Onanie anwendbar. Zu weichliche und üppige Nahrung, zu weiches und warmes Nachtlager und schlafloses Liegen im Bette, Unreinlichkeit, schlüpfrige Lektüre und frühe Gewöhnung an Spirituosen sind Mittel, um den Geschlechtstrieb zu reizen. Die geschilderten Krankheitszustände, welche hierzu beitragen, bedürfen unbedingt der ärztlichen Behandlung, um ihren möglichen Folgen vorzubeugen. Geben sich diese bereits durch auffällige Gesundheitsstörungen kund, dann werden sorgsame Eltern mit Hülfe des Arztes um die Erforschung ihrer Ursachen bemüht

---

*) Bei den alljährlich in der Königlichen Turnlehrerbildungsanstalt in Berlin stattfindenden Prüfungen von Turnlehrern wird konsequent als erste Gerätübung das Klettern am Tau vorgenommen und genau darauf geachtet, dass der richtige Kletterschluss stattfindet; es unterbleibt auch nicht eine kurze Belehrung darüber, warum derselbe nicht blos aus technischen, sondern auch aus sittlichen Gründen notwendig ist. Wenn aber Baginsky in seiner Schulhygiene (II. Auflage S. 558) behauptet, dass auch Uebungen am Springbock, am Schwingpferd und am Reck bedenkliche Reibungen der Genitalien mit sich bringen können, so vermögen wir ihm darin nicht zu folgen, und wir berufen uns dabei auf eine 50jährige mannigfaltige Erfahrung als Turner und Turnlehrer.

sein und alle zu Gebote stehenden Mittel anwenden, um ein Körper und Geist entkräftendes Laster auszurotten.

Wir sehen: die Hauptaufgabe zur Verhütung und Beseitigung dieses „peccatum mutum“ fällt dem Hause zu, und nur in geschlossenen Anstalten, in denen Direktor und Lehrer überhaupt die erzieherische Aufgabe des Elternhauses mit übernommen haben, müssen sie auch in dieser Hinsicht für die Eltern eintreten; ja, sie müssen sich dessen bewusst sein, dass grade in dem steten und innigen Zusammenleben vieler Knaben und Jünglinge die bezeichneten Gefahren doppelt und dreifach vorhanden sind.

Nun gehört aber die öffentliche und offene Schule mit zu den erziehenden Mächten. Welche positive Zuchtmittel bietet sie nach dieser Seite? Sie sorge dafür, 1) dass jeder Lehrer sich anstrengt, um durch innere und äussere Mittel bei allen Schülern möglichst rege Teilnahme für den Unterricht zu gewinnen, den Unterricht also möglichst innerlich packend und bildend zu gestalten, dass er die Langeweile daraus verbanne und die Geister immer wieder aufrüttele. 2) Jeder Lehrer rege zur Bannung der bösen Geister durch Lehre und Beispiel die guten und edlen Triebe in den Schülern mächtig an, wie Religion, Vaterlandsliebe, Ehrgefühl sie bieten. 3) Man beute die durch die Einrichtungen der Behörden den Schülern gebotene Gelegenheit zu körperlicher Uebung und Bewegung nach Kräften aus, wähne aber nicht, dass die zwei obligatorischen Turnstunden, die wöchentlich erteilt werden, ein genügendes Gegengewicht gegen die 24—30 Lernstunden seien, sondern erbarme sich in Liebe und Demut noch weiter der Jugend, führe sie so oft und so viel als möglich zu Bewegungsspielen, Leibesübungen, Bädern, Wanderungen hinaus in Gottes freie Welt.

Zwar scheint das älteste Werk unter dem Titel „Onania“ im 16. Jahrhundert in England herausgekommen zu sein und ist erst 1765 nach der XV. Ausgabe ins Deutsche übersetzt worden. Aber nach dem, was wir wissen und tagtäglich erfahren, was Wiese in seinen „Briefen über englische Erziehung“ und neuerdings H. Raydt in seinem Buche: „Ein gesunder Geist in einem gesunden Körper“ (1889), berichtet, kann man sicher sein, dass von einer Verbreitung des onanistischen Uebels, wie es in Deutschland nicht blos von Schwarzsehern beklagt wird, dort wenigstens in den Schulen der höheren Stände kaum die Rede ist. Denn eine Jugend, die konsequent so rüstig gehalten wird, in deren Erziehung eine so glückliche Harmonie zwischen geistiger und körperlicher Anstrengung beobachtet wird, die so spielfroh ist, wie sie in Eton, Rugby, Blairlodge-School u. s. w. geschildert wird; eine solche Jugend hat schwerlich Anlage, Lust und Zeit zu geheimer Sünde. Wir meinen, in dieser Hinsicht bleibt in Deutschland noch viel Verdienst übrig für Schulregiment in Staaten und Städten, für Schule und Lehrer, und wir stimmen denen bei, die da sagen, dass im neuen deutschen Reiche die Schule keine Anstalt für gelehrte Stubenwacht und Ofenpacht, allerdings auch nicht für pedantische Gesundheitspflege und Gesundheitsschonung, sondern eine Anstalt für Ausbildung, das heisst also für Uebung und Anstrengung der geistigen und leiblichen Kräfte sei.

Die Litteratur auf diesem Gebiete ist bei uns eine sehr ausgedehnte geworden, seitdem das oben citirte englische Werk (1765) und die Schrift des Franzosen **S. A. Tissot** „von der Onanie" (1769) ins Deutsche übertragen worden ist und hier von pädagogischer Seite sich namentlich die Philanthropisten der Sache angenommen hatten. Eine Uebersicht der einschlägigen Litteratur des vorigen Jahrhunderts giebt A. H. Niemeyer in dem angezogenen pädagog. Werke I, S. 74. Die hervorragendsten Schriften dieses Jahrhunderts sind in K. A. Schmid's Encyklopädie des gesamten Erziehungs- und Unterrichtswesens II, S. 1034 am Schlusse des beachtenswerten Artikels von **K. R. Gross** über „geschlechtliche Verirrungen" angegeben. Dazu kommen die Lehrbücher der Psychiatrie von **Griesinger**, **v. Krafft-Ebing** und **Schüle**. — **Curschmann**, die funktionellen Störungen der männlichen Genitalien im IX. Bd. von Ziemssen's Handbuch, 1878. — **Fürbringer's** Artikel: „Onanie", „Impotenz" und „Samenverluste" in Eulenburg's Realencyklopädie, II. Aufl.

Krankheiten der Brustorgane. Was zunächst die Erkrankungen der Lungen betrifft, so sind die akuten Leiden, wie Katarrh und Entzündung der Respirationswege, bekanntlich in der Regel die Folgen einer sog. Erkältung, wozu die Schule durch unzweckmässige Beheizung der Schulzimmer Anlass bieten kann, sei es, dass sie ungenügend oder zu hoch gesteigert ist. Im ersteren Falle wird die Hautausdünstung gestört, im letzteren können grosse Unterschiede zwischen der Temperatur der Innen- und Aussenluft beim Verlassen der Schule „Erkältungen" hervorrufen. Die Prophylaxis kann hier nur in einer ordnungsmässigen Beheizung der Schullokale bestehen. (S. Heizung.)

Zur Reinerhaltung der Luft soll eine geregelte Ventilation dienen. (S. Ventilation.) Nur eine gänzliche Vernachlässigung derselben oder die Anhäufung des Schulstaubes durch grobe Verstösse gegen die Gesetze der Reinlichkeit, so wie unvollkommene Atmungsbewegungen infolge schlechter Sitzhaltung können die Brustorgane schädlich beeinflussen. Für Kinder, die in ärmlichen häuslichen Verhältnissen leben, soll der Aufenthalt in der Schule eine Wohlthat sein. Sie ist es in der That, wenn die Anforderungen an die Schulhygiene, wie sie die Gegenwart verlangt, nur einigermassen erfüllt werden. Für die Morbidität und Mortalität der schulpflichtigen Kinder hat man nicht selten, aber mit Unrecht die Schule verantwortlich gemacht. Die früheren statistischen Angaben über die Mortalität der Kinder an „Hals- und Lungenschwindsucht" sind nur mit grosser Einschränkung zu verwerten, da die Angaben grösstenteils auf dem Ausspruch von Laien beruhen und ausserdem die Diagnose der „Lungenschwindsucht" selbst ärztlicherseits nichts weniger als gesichert war.*) Die Erfahrung hat schon längst gezeigt, dass chronische Brustleiden in den ersten zehn Lebensjahren

---

*) Auch A. Riant in seiner Hygiène scolaire (III. Aufl. S. 228) und in seinem soeben erschienenen Buche „Le Surmenage intellectuel et les Exercices physiques" S. 105 nimmt im wesentlichen unseren Standpunkt ein und weist unbegründete Vorwürfe von den französischen Lyceen ab.

selten sind, alsdann etwas häufiger auftreten, mit zunehmendem Lebensalter aber ein grösseres Kontingent liefern. Demnach starben in Preussen von 10 000 Lebenden an „Schwindsucht“:

Im	Alter	von	0—10	Jahren	= 10,27	Personen,
„	„	„	10—20	„	= 11,88	„
„	„	„	20—30	„	= 33,33	„
„	„	„	30—40	„	= 41,12	„
„	„	„	40—50	„	= 48,42	„
„	„	„	50—60	„	= 61,72	„
„	„	„	60—70	„	= 93	„
„	„	„	70—80	„	= 71	„

Mit der Entdeckung der Tuberkelbacillen ist die Unterscheidung der Lungentuberkulose von verwandten Krankheiten möglich geworden. Die genauere Schilderung dieser Krankheitszustände gehört in die Lehre der speziellen Pathologie; wir können hier nur hervorheben, dass bei der Entwickelung der Lungentuberkulose eine durch erbliche Anlage bedingte Disposition, die Skrofelsucht, mangelhafte Ernährung, ärmliche Lebensverhältnisse, die Art der Beschäftigung, Not und Elend eine Rolle spielen. Es können die etwa vorhandenen nachteiligen Einflüsse der Schule niemals allein Lungentuberkulose hervorrufen. Die Beweise, die man hierfür vorgebracht hat, beruhen meist auf allgemeinen Schädlichkeiten, die man auch ausserhalb der Schule antrifft; namentlich können entzündliche Katarrhe der Respirationswege aus verschiedenen Ursachen entstehen und ihr eventueller Uebergang in Lungentuberkulose kann am allerwenigsten der Schule zugerechnet werden. Nach dem heutigen Standpunkt der ärztlichen Wissenschaft ist der Sachverhalt ein ganz andrer; man kann vielmehr sagen: ein an wirklicher Lungentuberkulose leidendes Kind kann der Schule, bezw. seinen Mitschülern gefährlich werden. Dass der Tuberkelbacillus bei der Tuberkulose und den mit ihr identischen Krankheiten, Skrofulose u. s. w. wesentlich beteiligt ist, gilt gegenwärtig als eine unbestrittene Thatsache. Die Sputa der Tuberkulosen enthalten nach den Beobachtungen von Cornet in der Regel sehr viele Bacillen; beim Ausspucken auf den Fussboden trocknen die Sputa ein und können mit dem Schulstaube verstäubt werden. Es ist daher immerhin die Möglichkeit vorhanden, dass beim Aufwirbeln des Schulstaubes auch die Tuberkelbacillen den Respirationswegen zugeführt werden, sodass eine Infektion durch Inhalation nicht ausgeschlossen ist, wenn sie auch erfahrungsgemäss nur in seltenen Fällen eintreten wird. Jedenfalls ergiebt sich hieraus die gebieterische Notwendigkeit, dass lungenkranke Schüler ganz besonders nicht auf den Fussboden ausspucken dürfen, sondern sich eines Spucknapfes bedienen müssen. Ein gewöhnlicher, im Boden durchlöcherter thönerner Blumentopf, der in einer Schüssel mit Wasser steht, verdient nach Cornet insofern den Vorzug, als die Sputa, solange sie feucht gehalten werden, durchaus unschädlich sind; andererseits erleichtert das Wasser auch das Ausschütten der Sputa, die am sichersten durch Feuer zu vernichten sind. Der

Topf muss zugedeckt bleiben, damit nicht von Fliegen die Sputa verzehrt werden, welche erfahrungsgemäss viele Tuberkelbacillen aufnehmen und durch die Exkremente wieder abgeben. Lungenkranke Schulkinder müssen einen Platz erhalten, auf dem sie sich des Spucknapfes mit Leichtigkeit bedienen können. Zur Einhaltung derselben Vorsichtsmassregeln sind natürlich erst recht die an Tuberkulose leidenden Lehrer verpflichtet.

Das Ausspucken in Taschentücher darf nicht geduldet werden, weil die natürliche Körperwärme das Austrocknen der Sputa begünstigt und beim Gebrauch des Taschentuches durch Reibungen die Sputa dann als Staub dem Munde nahe gebracht und nicht allein dem Kranken, sondern auch seinen nächsten Mitschülern zugeführt werden können.*) Die meisten Bacillen werden zwar mit den Fäserchen des benutzten Tuches verkleben; auch wird die eingetrocknete Partie nicht so verstäubbar sein, dass sie tiefer in die Respirationswege einzudringen vermag; aber immerhin ist auch hier die Möglichkeit vorhanden, dass von den zahllosen Bacillen einzelne in so feinen Staub eingeschlossen sind, dass ihre Inhalation bis in die feinsten Luftwege stattfinden kann.

Dass mit Bezug auf solche Kranke auf die Reinigung der Schulzimmer die grösste Sorgfalt zu verwenden ist, leuchtet ein, zumal auch bei Kindern die Benutzung des Spucknapfes nicht mit solcher Vorsicht geschieht, dass nicht mehr oder weniger von den Sputa auf den Fussboden gelangt; es ist daher klar, dass das trockene Auskehren des Schulzimmers nicht ausreicht, dass vielmehr schon aus diesem Grunde ein tägliches feuchtes Aufwischen des Bodens durchaus geboten ist. (S. S. 285.) Mit Recht vertritt übrigens Dr. Robert Koch, der Entdecker der Tuberkelbacillen, die Ansicht, dass Lehrer, Lehrerinnen und Schüler, die an Lungentuberkulose leiden, wegen der grossen Gefahr der Ansteckung sofort von der Schule ausgeschlossen werden sollten. (S. Zeitschrift f. Schulgesundheitspflege 1889, S. 212.)

Litteratur: **Georg Cornet**, Ueber die Verbreitung der Tuberkulose Zeitschr. f. Hygine von Koch und Flügge. 3. Bd. 2. Heft 1888. — **P. Dettweiler**, Zur Prophylaxis der Phthisis in den Schulen. (Zeitschrift für Schulgesundheitspflege 1889, S. 317 ff.) — **A. Key**, Schulhygienische Untersuchungen 1889, S. 55 ff. — **Uffelmann**, Handbuch der Hygiene, S. 579—593.

Von akuten **Herzkrankheiten** können bei Schülern Entzündung des Herzbeutels und der innern Herzwand (Pericarditis und Endocarditis) vorkommen und sind stets rheumatischen Ursprungs. Die Frage, ob die Schule zu solchen Leiden Anlass geben kann, wird wohl kaum jemals zur Erörterung kommen. In den zu unserer Kenntnis gelangten Fällen von Pericarditis bei Schulkindern, die zu gewissen Jahreszeiten häufiger auftreten, war meist schnelle

---

*) In geschlossenen Erziehungsanstalten ist u. a. noch auf die Beschaffenheit der Milch zu achten, da die rohe Milch perlsüchtiger Kühe als gefährlich erkannt worden ist. Man vergl. in Uffelmann's Handbuch der Hygiene das Kapitel „Milch als Krankheitsursache", S. 198.

Abkühlung nach starker Erhitzung durch Laufen etc. die Hauptursache; niemals konnte hierbei von einem nachteiligen Einfluss der Schule die Rede sein.

Turnübungen, welche der Körperkraft der Knaben nicht entsprechen oder starke Erhitzung mit reichlichem Schweisse zur Folge haben, könnten in der gedachten Richtung schädlich einwirken; namentlich wenn eine Ueberanstrengung des Herzens sich hiermit verbindet. Diese theoretische Anschauung haben wir indes in der Praxis noch niemals verwirklicht gesehen, wenn auch nicht in Abrede zu stellen ist, dass man auch bei Turnübungen hinsichtlich der körperlichen Anstrengungen individualisieren muss, damit ihr grosser Vorteil nicht in das Gegenteil umschlägt.

Sekundäre Herzaffektionen entstehen vornehmlich beim „akuten Gelenkrheumatismus", welchen man schon bei 12jährigen Schülern und noch weit früher beobachten kann. Will man die Schule hierfür verantwortlich machen, so wäre dies nur in solchen Fällen denkbar, in denen auf eine übermässige Beheizung der Schulzimmer oder der Turnhalle eine plötzliche Abkühlung erfolgte. Es können event. übermässige, die Kräfte der jugendlichen Schüler übersteigende Fusswanderungen (Turnfahrten) die Ursachen dieser Erkrankung sein, wenn die Disposition dazu vorhanden ist. Diese zeigt sich namentlich bei Schülern mit zartem Hautorgan und sensibler Konstitution, wenn sie schon einmal den akuten Gelenkrheumatismus überstanden haben und infolgedessen sehr zu Rückfällen geneigt sind, welche stets mehr oder weniger eine Beteiligung des Herzens befürchten lassen.

Zu den lokalen Rheumatosen gehört die rheumatische Lähmung der Gesichtsnerven, welche hier einen Platz finden dürfte, da sie den bisher genannten Krankheiten sonst nicht anzureihen ist. In zwei uns bekannten Fällen hatte die Schule bei zwei zart gebauten, übrigens gesunden Mädchen insofern einen Anteil an der Entstehung dieser Krankheit, als ein Mal das Sitzen in zu grosser Nähe des heissen Ofens mit einseitiger Erhitzung der rechten Gesichtshälfte und schneller Abkühlung, das andere Mal eine lokale Abkühlung der linken Gesichtshälfte durch einen direkten Zug von einer Fensterspalte aus beschuldigt werden konnte. Eine einseitige, nur einen begrenzten Körperteil treffende kalte Luftbewegung hat fast immer nachteilige Folgen und ist wohl zu unterscheiden von einer regelrechten Lüftung, die z. B. durch Oeffnen des Oberlichts eines Fensters bewirkt wird, wenn schlechte Schulluft oder eine zu starke Beheizung der Schulzimmer dazu auffordern. Man kann wol die Schulkinder einigermassen an „Zug" gewöhnen, aber das muss behutsam und planmässig geschehen und hat stets insofern sein Bedenken, als man verschiedene Konstitutionen nicht schablonenmässig behandeln kann und namentlich die empfänglicheren Mädchen berücksichtigen muss. Grosse Sprünge in den Temperaturgraden der Aussen- und Innenluft oder eine plötzliche Abkühlung der Körpertemperatur, mag sie allgemein oder partiell eintreten, liegen den meisten rheumatischen Erkrankungen zu Grunde.

Es ist begreiflich, dass hierzu ausserhalb der Schule weit mehr Gelegenheit geboten wird als innerhalb der Schulräume. Schulkinder, die bei jeder Unbill des Wetters längere Schulwege zurückzulegen haben, sind natürlich derartigen schädlichen Einflüssen vorzugsweise ausgesetzt, daher auch in dieser Beziehung prophylaktische Massregeln zu treffen sind. (S. S. 153.) Mit Rücksicht auf die in Rede stehenden Krankheiten müssen wir noch des Umstandes gedenken, dass Schüler auf dem Lande bei regnerischem Wetter nicht selten mit durchnässten Füssen in die Schule kommen. In solchen Fällen würde es sehr angezeigt sein, dass seitens der Schulbehörde den Schülern hölzerne Schuhe zum Austausch gegen das nasse Schuhwerk zur Verfügung gestellt würden. Zum event. Wechseln der Strümpfe müsste die Selbsthilfe der Schüler hinzukommen. Man halte diese Massregel nicht für eine zu weit gehende und übertriebene; mit nassen Füssen mehrere Stunden lang in der Schule zu verweilen ist sehr bedenklich, weil hierdurch der Grund zu den verschiedensten rheumatischen Leiden, speziell zum akuten Gelenkrheumatismus mit seinen gefährlichen, oft für das ganze Leben verhängnisvollen Folgezuständen gelegt werden kann. Andererseits ist es unter gewöhnlichen Verhältnissen nicht zu verkennen, dass nach der Erfahrung der meisten Direktoren und Lehrer diejenigen Schulkinder, welche die weitesten Schulwege zu Fuss zurückzulegen haben, in der Regel nicht nur die pünktlichsten, sondern auch die abgehärtetsten und rotwangigsten sind, namentlich wenn der Weg mehr über das Feld, als durch die Strassen führt.*)

Krankheiten der Unterleibsorgane. Wie wir schon hervorgehoben haben, kann ordnungswidriges Sitzen ein Zusammenpressen des Unterleibes und infolgedessen eine Störung der Blutcirkulation in den grössern Unterleibsorganen mit ihrer sekundären Wirkung auf die Brustorgane hervorrufen. Bei übrigens gesunden Schulkindern verlieren sich diese Störungen in den Unterrichtspausen und werden besonders durch Turnübungen und Spiele wieder ausgeglichen. Verdauungsstörungen (Dyspepsie), Gastralgie oder Appetitmangel (Anorexie) der Schüler beruhen fast stets auf einer Krankheitsanlage, wenn sich diese Gesundheitsstörungen hauptsächlich während des Schulbesuchs zeigen. Auch hier spielt das grosse Krankheitsgebiet, „die Neurasthenie“, eine Rolle.**) Zeigt sie sich auf dem Gebiet

*) Ueber die Procente der an Herzaffektionen leidenden Schüler siehe A. Key, l. cit., S. 59.

**) Die schon häufig erwähnte Neurasthenie (*νεῦρον*, Nerv, *ἀσθὐνὲια* Schwäche) ist von Beard an Stelle der bisher üblichen Bezeichnung, Hyperästhesie, Spinalirritation, krankhafte Reizbarkeit, Rückenmarksschwäche, neuropathische Disposition etc. eingeführt worden. Sie ist überhaupt ein krankhafter Zustand, der zwischen Gesundheit und Krankheit schwankt und je nach den verschiedenen schädlichen Einflüssen, denen der Organismus ausgesetzt ist, sich bald dieser bald jener mehr zuneigt. Als angeborene Konstitutionsanomalie kann sie den verschiedensten Erkrankungen ihren Stempel aufdrücken. (Man vergl. „Kopfweh.“) —

der Verdauungsorgane, so macht sich ein schroffer Gegensatz zum Verhalten gesunder Schüler bemerkbar, das sich gerade durch einen gesteigerten Appetit kund giebt, weshalb man in sanitärer Beziehung auf das Frühstück der Schüler in den Unterrichtspausen mit Recht einen besonderen Wert legt, damit sie mit gehobenen Kräften die Schularbeit wieder. aufnehmen. Bei Beurteilung der Entwickelung und des Wachstums der Kinder ist daher niemals die Art der Ernährung ausser Acht zu lassen.

Litteratur. **Georg Hirsch** in Königsberg i. Pr.: Beiträge zur Erkenntnis und Heilung der Spinalneurosen. Königsberg 1843. — **Wunderlich,** Handb. der Pathol. u. Therap. 4. Bd., 2. Aufl. Stuttgart 1853—56. — **Beard,** Die Nervenschwäche (Neurasthenie), ihre Symptome, Natur und Folgezustände, Deutsch von D. M. Neisser. 3. Aufl. Leipzig 1889. — **Rudolf Arndt,** Neurasthenie in Eulenburg's Realencyklopädie, 14. Bd. S. 283. 2. Aufl. — **Pelmann,** Nervosität und Erziehung. 6. Aufl. Bonn 1888. — **S. Weir-Mitchell,** Die Behandlung gewisser Formen von Neurasthenie und Hysterie. Deutsch von Dr. Klemperer. Berlin 1887. — **Uffelmann,** l. cit. S. 743. — **A. Key,** l. cit. S. 57. — **Monti** (Wien), Uebersichtliche Zusammenstellung der Wachstumsverhältnisse der Kinder. Archiv f. Kinderheilkunde, X. Bd., p. 401, 1889.

Ansteckende Krankheiten. Die Uebertragung ansteckender Krankheiten durch die Schule oder vielmehr die Infizierung der Schule und Schüler durch erstere ist von jeher ein Gegenstand der sanitätspolizeilichen Fürsorge gewesen. Die betreffenden Massregeln sind in besonderen Verordnungen der verschiedenen Staaten des Deutschen Reiches erlassen worden. In Preussen ist der § 14 des Regulativs vom 8. August 1835, betreffend die sanitätspolizeilichen Massregeln bei ansteckenden Krankheiten, massgebend. Derselbe lautet:

„Hinsichtlich der Schulen sollen zwar die gesetzlichen Bestimmungen, die den Schulbesuch befehlen, in keinem von einer ansteckenden Epidemie heimgesuchten Orte zur strengen Anordnung kommen, jedoch soll auch die gänzliche Schliessung der Schule nicht ohne dringende Not erfolgen und nur von der Sanitäts-Kommission besonders darüber gewacht werden, dass in den Schulzimmern stets eine reine Luft erhalten und Ueberfüllung vermieden werde. An ansteckenden Krankheiten leidende Kinder müssen aus den Schulen, Fabriken und andern Anstalten, in denen ein Zusammenfluss der Kinder stattfindet, entfernt werden und sind nicht eher wieder zuzulassen, als bis ihre völlige Genesung und die Beseitigung der Ansteckungsfähigkeit ärztlich bescheinigt ist. Ebenso ist aus Familien, in welchen Jemand an Pocken, Scharlach, Masern und andern besonders Kinder gefährdenden, ansteckenden Krankheiten leidet, der Besuch der Schulen und ähnlichen Anstalten denjenigen Kindern nicht zu gestatten, die mit den Kranken in fortwährendem Verkehr stehen."

Dies sind die Grundzüge einer sehr zweckmässigen Verordnung, die ihrem wesentlichen Inhalte nach auch heute noch Geltung hat und nur durch das Auftreten von einzelnen Krankheiten, die als ganz besonders ansteckend sich erwiesen haben, ergänzt worden ist. Besonders sind die Verhältnisse einer dringenden Not eingehend zu erwägen, bevor man zur Schliessung der Schule übergeht, weil unter Umständen die Schulen für die Kinder als Zufluchtsstätten zu betrachten sind, in denen sie wenigstens während der Schulzeit vor der Gefahr der Ansteckung verschont bleiben. „Die Wirksamkeit des dauernden Schulbesuchs erstreckt sich auch auf das häusliche Leben, indem die Schularbeiten eine regelmässige Beschäftigung geben, welche die Kinder in der Vornahme gesundheitsschädlicher Handlungen beschränkt.“ (Minist.-Erlass vom 19. Dezember 1866.)

Die Zirkular-Verfügung des Ministers der geistlichen Angelegenheiten (v. Gossler) und des Innern (i. V. Herfurth) vom 14. Juli 1884, betreffend die Schliessung der Schule, lautet:

Zur Beseitigung von Zweifeln in Betreff der Schliessung von Schulen bei ansteckenden Krankheiten bestimmen wir unter Verweisung auf die Vorschriften in § 14 des durch die Allerhöchste Ordre vom 8. August 1835 genehmigten Regulativs über die sanitätspolizeilichen Vorschriften und auf das Gutachten der Abteilung für die Medizinal-Angelegenheiten im Ministerium der geistlichen etc. Angelegenheiten vom 26. Oktober 1866 — Ctbl. f. d. g. U.-V. Jahrgang 1867, S. 113 — so wie unter Beifügung einer Anweisung zur Verhütung der Uebertragung ansteckender Krankheiten durch die Schulen folgendes:

Ueber die Schliessung einer Schule auf dem Lande und in Städten, welche unter dem Landrat stehen, hat der Landrat unter Zuziehung des Kreisphysikus zu entscheiden.

Von jeder Schliessung hat der Landrat dem Kreis-Schulinspektor Mitteilung und der vorgesetzten Schulaufsichtsbehörde Anzeige zu machen.

In Städten, welche nicht unter einem Landrat stehen, ist über die Schliessung der Schulen von dem Polizeiverwalter des Orts nach Anhörung des Kreisphysikus und des Vorsitzenden der Schuldeputation zu entscheiden. Die Schliessung ist durch den Ortsschulinspektor zur Ausführung zu bringen und gleichzeitig von derselben der Schulaufsichtsbehörde Anzeige zu erstatten.

Anlage.

Anweisung zur Verhütung der Uebertragung ansteckender Krankheiten durch die Schulen.

1. Zu den Krankheiten, welche vermöge ihrer Ansteckungsfähigkeit besondere Vorschriften für die Schulen nötig machen, gehören:
   a) Cholera, Ruhr, Masern, Röteln, Scharlach, Diphteritis, Pocken, Flecktyphus und Rückfallfieber;
   b) Unterleibstyphus, kontagiöse Augenentzündung, Krätze und Keuchhusten, der letztere, sobald und solange er krampfartig auftritt.

2. Kinder, welche an einer in No. 1 a oder b genannten ansteckenden Krankheit leiden, sind vom Besuche der Schule auszuschliessen.

3. Das Gleiche gilt von gesunden Kindern, wenn in dem Hausstande, welchem sie angehören, ein Fall der in No. 1 genannten ansteckenden Krankheiten vorkommt, es müsste denn ärztlich bescheinigt sein, dass das Schulkind durch ausreichende Absonderung vor der Gefahr der Ansteckung geschützt ist.

4. Kinder, welche gemäss No. 2 oder 3 vom Schulbesuche ausgeschlossen worden sind, dürfen zu demselben erst dann wieder zugelassen werden, wenn

entweder die Gefahr der Ansteckung nach ärztlicher Bescheinigung für beseitigt anzusehen oder die für den Verlauf der Krankheit als Regel geltende Zeit abgelaufen ist.

Als normale Krankheitsdauer gelten bei Scharlach und Pocken sechs Wochen, bei Masern und Röteln vier Wochen.

Es ist darauf zu achten, dass vor der Wiederzulassung zum Schulbesuch das Kind und seine Kleidungsstücke gründlich gereinigt werden.

5. Für die Beobachtung der unter No. 2—4 gegebenen Vorschriften ist der Vorsteher der Schule (Direktor, Rektor, Hauptlehrer, erster Lehrer, Vorsteherin etc.), bei einklassigen Schulen der Lehrer (Lehrerin) verantwortlich. Von jeder Ausschliessung eines Kindes vom Schulbesuche wegen ansteckender Krankheit — No. 2 und 3 — ist der Ortspolizeibehörde sofort Anzeige zu machen.

6. Aus Pensionaten, Konvikten, Alumnaten und Internaten dürfen Zöglinge während der Dauer oder unmittelbar nach dem Erlöschen einer im Hause aufgetretenen ansteckenden Krankheit nur dann in die Heimat entlassen werden, wenn dies nach ärztlichem Gutachten ohne die Gefahr einer Uebertragung der Krankheit geschehen kann und alle vom Arzte etwa für nötig erachteten Vorsichtsmassregeln beobachtet werden. Unter denselben Voraussetzungen sind die Zöglinge auf Verlangen ihrer Eltern, Vormünder oder Pfleger zu entlassen.

7. Wenn eine im Schulhause wohnhafte Person in eine der No. 1 a und b genannten oder eine ausserhalb des Schulhauses wohnhafte, aber zum Haushalt eines Lehrers der Schule gehörige Person in eine der unter 1 a genannten Krankheiten verfällt, so hat der Haushaltungsvorstand hiervon sofort dem Schulvorstande (Kuratorium) und der Ortspolizeibehörde Anzeige zu machen. Die letztere hat, wenn möglich unter Zuziehung eines Arztes, für die thunlichste Absonderung des Kranken zu sorgen und über die Lage der Sache, so wie über die von ihr vorläufig getroffenen Anordnungen dem Landrat (Amtshauptmann) Bericht zu erstatten. Der Landrat (Amtshauptmann) hat unter Zuziehung des Kreisphysikus darüber zu entscheiden, ob die Schule zu schliessen oder welche sonstige Anordnungen im Interesse der Gesundheitspflege zu treffen sind. In Städten, welche nicht unter dem Landrate (Amtshauptmann) stehen, tritt an Stelle des letzteren die Polizeibehörde des Orts.

Diese Vorschrift gilt auch für die in No. 5 bezeichneten Anstalten.

8. Sobald in dem Orte, wo die Schule sich befindet, oder in der Nachbarschaft mehrere Fälle einer ansteckenden Krankheit (No. 1) zur Kenntnis kommen, haben Lehrer und Schulvorstand ihr besonderes Augenmerk auf Reinhaltung des Schulgrundstücks und aller seiner Teile, so wie auf gehörige Lüftung der Klassenräume zu richten. Insbesondere sind die Schulzimmer und die Bedürfnisanstalten täglich sorgsam zu reinigen. Schulkindern darf diese Arbeit nicht übertragen werden. Die Schulzimmer sind während der unterrichtsfreien Zeit andauernd zu lüften, die Bedürfnisanstalten nach der Anordnung der Ortspolizeibehörde regelmässig zu desinfizieren.

Diese Vorschrift gilt auch für die in No. 6 bezeichneten Anstalten und erstreckt sich für diese auf die Wohnungs-, Arbeitsräume und Schlafräume der Zöglinge.

9. Ueber die Schliessung von Schulen oder einzelner Klassen derselben wegen ansteckender Krankheiten hat der Landrat (Amtshauptmann) unter

Zuziehung des Kreisphysikus zu entscheiden. Ist Gefahr im Verzuge, so können der Schulvorstand (Kuratorium) und die Ortspolizeibehörde auf Grund ärztlichen Gutachtens die Schliessung anordnen. Sie haben aber hiervon sofort ihrer vorgesetzten Behörde Anzeige zu machen. Ausserdem sind sie verpflichtet, alle gefahrdrohenden Krankheitsverhältnisse, welche eine Schliessung der Schule angezeigt erscheinen lassen, zur Kenntnis ihrer vorgesetzten Behörde zu bringen.

10. Die Wiedereröffnung einer wegen ansteckender Krankheit geschlossenen Schule oder Schulklasse ist nur nach vorangegangener gründlicher Reinigung und Desinfektion des Schullokals zulässig. Sie darf nur erfolgen auf Grund einer vom Landrat (Amtshauptmann) unter Zuziehung des Kreisphysikus zu bestimmenden Anordnung.

In Städten, welche nicht unter dem Landrat (Amtshauptmann) stehen, tritt an Stelle des letzteren der Polizeiverwalter des Orts.

11. Die vorstehenden Vorschriften No. 1—10 finden auch auf private Unterrichts- und Erziehungsanstalten einschliesslich der Kinderbewahranstalten, Spielschulen, Warteschulen, Kindergärten etc. Anwendung.

Betreffs der „Anweisung zum Desinfektionsverfahren“ verweisen wir auf eine ausführliche Polizei-Verordnung des Berliner „Polizeipräsidiums vom 15. August 1883“ und hinsichtlich der Cholera auf eine Zirkular-Verfügung des Kultusministeriums vom 14. Juli 1884, wodurch das im „Anhange des Regulativs vom 8. August 1835“ aufgeführte Desinfektions-Verfahren zeitgemäss umgeändert worden ist.

Wir schliessen hier noch die Beschlüsse an, welche die Pariser Akademie auf einen Bericht von Ollivier über die Dauer der Isolierung und die Desinfektionsmassregeln bei ansteckenden Krankheiten gefasst hat.

1. Die an Windpocken, Pocken, Scharlach, Masern, Mumps, Diphtheritis, Keuchhusten leidenden Schüler und Schülerinnen müssen von ihren die Schule besuchenden Geschwistern und Schulkameraden isoliert gehalten werden.

2. Die Dauer der Isolierung beträgt vom Anfange der Krankheit dem Auftreten der ersten Symptome an bei Pocken, Scharlach, Diphtheritis 40 Tage, bei Windpocken, Masern und Mumps 25 Tage. Beim Keuchhusten, dessen Dauer verschieden ist, soll die Isolierung erst 30 Tage, nachdem die charakteristischen Erscheinungen des Hustens aufgehört haben, ihr Ende finden.

3. Vor der Beendigung der Isolierung sollen die Rekonvaleszenten 2—3 Seifenbäder nehmen, nachdem sie einige Zeit allgemeine Abreibungen des Körpers und des Kopfes gebraucht haben.

4. Kleidungsstücke, welche die Kinder zur Zeit der Erkrankung und während derselben gebraucht haben, müssen durch Wasserdampf oder durch Schwefelräucherung desinfiziert werden.

5. Die Zimmer, in welchen sich die Kranken aufgehalten haben, müssen häufig gelüftet, die Wände und Möbel desinfiziert, die Wäsche, Betten und Matratzen der Einwirkung des Wasserdampfes ausgesetzt werden.

6. In keinem Falle dürfen Schüler und Schülerinnen, welche an einer der erwähnten ansteckenden Krankheiten gelitten haben, zum Besuche der Schule

wieder zugelassen werden, wenn sie nicht ein ärztliches Attest beibringen, an welcher Krankheit sie gelitten, dass der verlangte Zeitraum verstrichen und die vorgeschriebenen Desinfektionen stattgefunden haben. Ausserdem hat noch eine Kontrolle des Schularztes bei der Zulassung der Erkranktgewesenen zum Schulbesuche vorauszugehen.

Die letztere Massregel hat die Anstellung eines Schularztes zur Voraussetzung, über deren Notwendigkeit die Ansichten nicht übereinstimmen. Jedenfalls würde die angeordnete Kontrolle seitens eines Schularztes die ganze Thätigkeit desselben in Anspruch nehmen. In Städten wäre dieselbe allenfalls noch ausführbar, aber sicher nicht auf dem platten Lande. Hier wird man vielfach auf das ärztliche Zeugnis verzichten und nach der preussischen Verordnung mit der Angabe der Zeit, binnen welcher eine der aufgeführten Krankheiten abzulaufen pflegt, sich begnügen müssen. Die Bestimmung dieser Zeitdauer im preussischen und französischen Erlass stimmt fast ganz überein. Nur wird den Windpocken in Deutschland im allgemeinen nicht die Bedeutung wie in Frankreich beigelegt. Auf die Isolierung der Kranken wird in beiden Verordnungen der Hauptwert gelegt; in der preussischen Verordnung ist nicht vorgesehen, dass unbedingt auch gesunde Kinder vom Schulbesuche fern zu halten sind, wenn in dem Hausstande, dem sie angehören, ein Fall der fraglichen ansteckenden Krankheiten vorkommt; ihre Zulassung zur Schule wird vielmehr gestattet, falls für ihre ausreichende Absonderung von den Kranken auf Grund einer ärztlichen Bescheinigung Sorge getragen ist. Für grosse Städte, wie Berlin, wird von den Schuldirektoren eine Bestimmung darüber vermisst, dass der Arzt oder die Polizei zur Anzeige an die betreffende Schule verpflichtet sein müssten, falls ihnen bekannt ist, dass Angehörige eines Schulkindes an einer ansteckenden Krankheit leiden. Denn so kann es vorkommen und kommt es thatsächlich vor, dass der Lehrer gar keine Ahnung von dem Ausbruch einer ansteckenden Krankheit in einer Familie hat, deren Kinder die Schule besuchen; oft erhalten die Lehrer nur durch Zufall Kunde davon und gewöhnlich zu spät.

Die Vertreter der Ansicht, dass namentlich die akuten exanthematischen Erkrankungen (Scharlach, Masern) nebst Diphtherie auch durch dritte Personen übertragbar sind, verlangen auch die Fernhaltung gesunder Kinder von der Schule. Die Möglichkeit dieser Uebertragung kann immerhin zugegeben werden, obgleich der Beweis dafür schwer zu führen ist und es hierbei schliesslich meist nur auf eine persönliche Auffassung ankommt. Die Aerzte selbst würden ja am ehesten die fragliche Uebertragung vermitteln, da sie bekanntlich beständig mit Kranken und Gesunden in die engste Berührung kommen, und doch sind erfahrungsgemäss die Fälle höchst selten, in denen Aerzte notorisch zur Uebertragung von Scharlach, Masern, Diphtherie etc. Anlass gegeben haben. Angesichts der Seltenheit dieser Fälle sind sie auch nur als Ausnahmen zu betrachten, welche um so weniger zu einschneidenden Massregeln berechtigen, als die Unmöglichkeit vor Augen liegt, gegen die Uebertragung der fraglichen Krankheiten durch dritte Personen mit Erfolg einzuschreiten, während für die sorgfältige Isolierung der betreffenden Kranken weit sicherere Vorkehrungen zu treffen sind. Unter letzterer Voraussetzung gestattet daher die preussische Verordnung mit Recht auch die Zulassung der gesunden Kinder zum Schulbesuch, falls in deren Familie eine der fraglichen Krankheiten vorkommen sollte. Wollte man unbedingt die Fernhaltung dieser Kinder vom Schulbesuche anordnen, so würde dies immerhin nur eine halbe Massregel bleiben, weil gegen die übrigen Mitglieder des betreffenden Hausstandes nicht in ähnlicher Weise vorgegangen werden kann, diese vielmehr in ihrem Verkehr mit der Aussenwelt ungestört bleiben, so lange es sich eben um die genannten Infektionskrankheiten handelt. Wir schliessen hier Cholera, Pocken nebst Fleck- und Rückfallstyphus, die besondere sanitätspolizeiliche Massregeln erheischen, vollständig aus.*)

Behalten wir die landläufigen Krankheiten im Auge, so ist sehr zu bedenken, dass die fraglichen gesunden Kinder in den meisten Fällen durch den Schulbesuch mehr geschützt bleiben, als wenn sie, vom Schulzwang befreit, beschäftigungslos sich herumtreiben und in die mannigfachste Berührung mit Kindern und Erwachsenen kommen. Andererseits wird aus ihrer Teilnahme am Schulunterricht für die Mitschüler immerhin nur eine höchst zweifelhafte Gefahr erwachsen, wenn man die Seltenheit der Uebertragung des Krankheitsstoffes durch dritte Personen berücksichtigt und die Ueberzeugung gewinnen muss, dass sie zur Ergreifung besonderer Massregeln nicht auffordert, zumal diese niemals so durchzuführen sind, dass man dabei nicht in ein unlösliches Dilemma geraten würde. Aus der Betrachtung der einzelnen ansteckenden Krankheiten wird sich ergeben, dass man niemals schablonenmässig verfahren kann, sondern auch die Besonderheit der einzelnen Epidemieen zu berücksichtigen hat. Demnach wird auch die Krankheitsdauer der in Rede stehenden Krankheiten, wie sie in der Verordnung vom 14. Juli 1884 festgestellt ist, manchen Modifikationen zu unterwerfen sein. In Fällen aber, in denen man auf ein ärztliches Zeugnis nicht zurückgreifen kann, werden die bezüglichen Termine immerhin behufs Orientierung einen gewissen Anhalt gewähren. In Summa möchte gewünscht werden, dass der Index librorum prohibitorum nicht unnötig weit ausgedehnt werde.

Litteratur: **Joseph Rychna,** Ueber Schülerepidemien: Beobachtungsresultate nebst Vorschlägen zur Verhütung der Weiterverbreitung derselben. 2. Aufl. Prag 1887. — **Lailler** und **Thorens,** Revue d'hygiène, 1875, S. 575 und 835.

---

*) Eine in den Verhandlungen der Sachverständigen über öffentliche Gesundheitspflege noch nicht genügend beachtete und erörterte Frage ist die, wie viel die praktischen Aerzte selbst, wenn sie von einem Patienten zum anderen gehen, zur Verbreitung von ansteckenden Krankheiten beitragen, und welche Vorsichtsmassregeln ihnen deshalb zur unbedingten Pflicht zu machen sind. —

Keuchhusten. Ueber die grosse Ansteckungsfähigkeit dieser Krankheit kann kein Zweifel herrschen; ganz besonders ist dies in ihrem krampfhaften Stadium der Fall. Da sich aber die einzelnen Stadien nicht immer mit Bestimmtheit unterscheiden lassen, so pflegen die kranken Kinder die Schule so lange zu besuchen, bis die Krankheit ihren Höhepunkt erreicht hat. Der Keuchhusten ist mykotischer Natur, obgleich man die spezifischen Mikroben noch nicht aufgefunden hat. Längere Zeit trocken liegende Sputa sollen noch ansteckungsfähig sein. Das Ausspucken auf den Boden sollte nicht nur seitens dieser, sondern aller Kinder verboten sein, daher Spucknäpfe in Schulen schon aus Reinlichkeitsgründen unentbehrlich sind. (S. „Lungenkrankheiten.")

Das erste katarrhalische Stadium des Keuchhustens besteht in einer Reizung der obersten Partie der Respirationswege. Ob der damit verbundene Husten mit dem Sitze der Pilze in der Schleimhaut des Kehlkopfs und der Luftröhre zusammenhängt, ist noch fraglich. Die Vorsicht erfordet es aber, dass auch in diesem Stadium die Kinder von der Schule fern gehalten werden, wenn man bei einer herrschenden Keuchhustenepidemie berechtigten Grund zur Befürchtung hat, dass der Husten nur der Vorläufer des Keuchhustens ist. Man sollte daher mit dieser Massregel nicht zu lange zögern, da ohnehin die Einschleppung des Keuchhustens in die Schule sehr schwer zu verhüten ist.

Das krampfhafte Stadium charakterisiert sich dadurch, dass jedem Hustenanfall ein eigentümliches Vorgefühl vorhergeht, bevor der den ganzen Körper erschütternde Ausbruch erfolgt. Das dritte Stadium, das der Lösung, erfolgt ebenfalls allmählich, und es empfiehlt sich deshalb die Regel, noch 20—30 Tage nach dem Aufhören des krampfhaften Hustens abzuwarten, bevor die Kinder zum Schulbesuch wieder zugelassen werden. Lebensgefährlich kann der Keuchhusten durch die Komplikation mit Lungenentzündung und Emphysem werden.

Diphtherie. Diese für die Kinderwelt verhängnisvolle Krankheit tritt für sich oder in Begleitung von Scharlach auf und ist entschieden ansteckungsfähig.*) Sie kann epidemisch und sporadisch auch ohne nachweisbare Ansteckung auftreten. Am gefährlichsten ist die zufällige Einimpfung von diphtheritischen Produkten. Manche Aerzte neigen sich der Ansicht zu, dass die aufgefundenen Mikroorganismen nur zufällige Produkte der durch den diphtheritischen Prozess bedingten Gährung und Fäulnis der Gewebe seien. Die Bildung fibrinöser Exsudate auf der Rachenschleimhaut nebst gleichzeitiger Schwellung der benachbarten Lympfdrüsen sichert die Diagnose. Die Exsudate sind grau-

---

*) Nach dem Reskript des preuss. Kultusministeriums vom 1. April 1884 soll Diphterie, wenn bösartige und epidemisch sich verbreitende Fälle vorkommen, bei der Polizeibehörde angezeigt werden. Im „Regulativ" von 1835 ist die Krankeit nicht als anzeigepflichtig aufgeführt, weil sie in den dreissiger Jahren in ihrer gegenwärtigen Bösartigkeit noch nicht auftrat.

gelb gefärbt und lassen sich schwer ablösen. Geschieht dies gewaltsam, so zeigen sich Excoriationen der Schleimhaut oder Blutungen. Bei einer Mandelentzündung (Angina tonsillaris follicularis) ist der Beleg gelblichweiss, in kleineren oder grösseren Flecken verbreitet, liegt locker auf und lässt sich mit einem Spatel oder Pinsel leicht abstreifen. Die Halslympfdrüsen sind in den meisten Fällen gar nicht oder höchst gering geschwollen. Diese Differential-Diagnose ist wichtig, um nicht die Angina tonsillaris, wie es so häufig geschieht, mit Diphtherie zu verwechseln und dadurch unnötige Beunruhigung hervorzurufen. Die schlimmste Form ist die Angina diphtheritica septica, die sich durch sehr übelriechendes, missfarbiges Exsudat, starke Speichelabsonderung, Erbrechen, grosse Schwäche und Apathie auszeichnet. Ebenso gefährlich sind die Lähmungen der Glottismuskeln.

Der Verlauf und die Intensität der Diphtherie ist sehr verschieden. In der Regel ist die Angina diphtheritica die erste Erscheinung der Krankheit; der diphtheritische Prozess kann sich aber auf die Schleimhaut der Nase und des Kehlkopfes (Laringitis diphtheritica) ausdehnen, wodurch seine Gefährlichkeit gesteigert wird. Die Angina diphtheritica septica kann sich aus der Angina diphtheritica totalis entwickeln; bei manchen Epidemieen beginnt die Krankheit sogleich mit dieser Form. Kommen noch verschiedene Komplikationen hinzu, so ist es unmöglich, über die Krankheitsdauer etwas Bestimmtes zu sagen. Jedenfalls dürfen die Kinder die Schule erst nach vollständiger Genesung wieder besuchen, welche durch ein ärztliches Attest zu bescheinigen ist.

Scarlatina, Scharlach. Auch die Dauer dieser Krankheit ist sehr verschieden und kann nach den verschiedenen Formen, unter denen sie auftritt, zwischen 3 und 6 Wochen schwanken.

Selten bildet das Exanthem intensiv rote Flecken, wobei man nach der Grösse derselben Scarlatina plana maculosa oder plana universalis (laevigata) unterscheidet. Auch Scarlatina papillosa kann vorkommen. Vorherrschend ist Scarlatina miliaris mit dunkelroten Pünktchen, blassen Flecken und sehr kleinen Frieselbläschen, die schnurartig zusammenhängen und in den Falten des Körpers, namentlich des Halses ihren Sitz haben. Diese Form kann ohne bedeutende Störung des Allgemeinbefindens auftreten und ist dann hinsichtlich der Ansteckung um so gefährlicher, wenn die Kranken nicht genötigt sind, das Bett zu hüten, vielmehr das Inkubationsstadium und den Ausbruch des Exanthems ohne auffallende Erscheinungen überstanden haben. In der Regel beginnt aber die Krankheit mit Fieber, Kopfschmerzen, Uebelkeit oder Erbrechen; Schlingbeschwerden, Rötung und Schwellung der Mandeln sind stets vorherrschend. Die anfangs schleimig belegte Zunge kann im Verlaufe der Krankheit trocken, hochrot werden und wie lackiert erscheinen (Scharlachzunge), womit sich die Schlingbeschwerden steigern, besonders wenn sich Diphtherie hinzugesellt. Dann schwellen auch meist die Submaxillar-Drüsen und die Parotis (Ohrdrüse) an, womit sich die Intensität der Erkrankung hinreichend kennzeichnet. Auf das Stadium der Blüte folgt das der Abschuppung, die nach der Form des Exanthems verschieden ist, entweder kleienartig wie beim Scharlachfriesel oder in kleineren oder grösseren Hautfetzen wie bei Scarlatina maculosa. Ausser der Diphtherie tritt Nierenentzündung am häufigsten zum Scharlach hinzu; seltener kompliziert er sich mit Hirnhautentzündung oder anderen Krankheiten.

Das Krankheitsgift haftet lange an Kleidern, Wäsche und anderen Gegenständen, daher Scharlach wiederholt in einer Familie auftreten kann, wenn man die Desinfektion vernachlässigt. Sogar die lange Dauer einer Epidemie kann durch die geringe Sorgfalt, welche man auf die Reinigung der Genesenen und die Desinfektion ihrer Effekten legt, bedingt sein. Auch die Isolierung ist illusorisch, wenn nicht schliesslich die Vernichtung des Krankheitsgiftes energisch angestrebt wird.

Die Anzeigepflicht und die Isolierung der Kranken ist beim Scharlach mit Strenge durchzuführen. Auch Kinder, die während einer Scharlachepidemie über Halsbeschwerden klagen, sind als scharlachverdächtig vom Schulbesuch auszuschliessen. Hat man Grund zur Annahme, dass Kinder überhaupt während des Inkubationsstadiums der Krankheit die Schule noch besucht haben, so sollte man nicht unterlassen, ausser der täglichen sorgfältigen Reinigung der Schule auch deren Desinfektion zu bewirken, die überhaupt bei langdauernden Epidemieen wiederholt vorzunehmen ist, wenn auch während des Inkubationsstadiums, das in der Regel 10 Tage dauert, die Ansteckung weit seltener erfolgt, als im Stadium der Blüte des Ausschlags und der Abschuppung, also zu einer Zeit, wo die meisten Kranken zur Hütung des Bettes genötigt sind. Nur bei den gutartigsten Fällen beobachtet man eine Krankheitsdauer von 2—3 Wochen, während sie bei vorhandenen Komplikationen wenigstens mit 6 Wochen zu bemessen ist; solange wird auch die Fernhaltung von der Schule nötig, wenn nicht auf Grund eines ärztlichen Zeugnisses eine Abkürzung der Frist beantragt werden kann.

Masern, Morbilli. Die Masern verlaufen in denselben Stadien wie Scharlach. Das Inkubationsstadium beträgt ebenfalls 10—11 Tage; die Ansteckungsfähigkeit ist ebenso gross, wenn nicht grösser als beim Scharlach. Jedenfalls grösser ist die Disposition zur Erkrankung, da schon die Säuglingsperiode und auch das spätere Lebensalter weit über die Schuljahre hinaus dieselbe zeigt. Obgleich die Masern im allgemeinen zu den gutartigen Infektionskrankheiten gerechnet werden, so giebt es doch auch bösartige Epidemieen.

Leiden Kinder an den Vorboten der Masern, welche in trockenem Husten, allgemeinem Unwohlsein, Fieberanfällen, Augenentzündungen, Lichtscheu, Schnupfen, Halsweh und Heiserkeit bestehen, so haben sie den Schulbesuch sofort zu meiden, wenn an dem betreffenden

Orte eine Masernepidemie herrscht, weil zu erwarten steht, dass unter diesen Umständen der Masernausbruch stattfinden wird. Auffällig ist auch eine fleckige Röte im Bereiche des Gaumens, weshalb man die Untersuchung der Mundhöhle nie versäumen darf. Der Ausschlag beginnt in der Regel am Kopfe und verbreitet sich bald über Hals, Rumpf und Extremitäten; er besteht aus einer gefleckten Röte, welche bisweilen den Eindruck macht, als ob der Körper mit roter Dinte bespritzt sei. Seltener sitzen die Flecken so gedrängt zusammen, dass sie konfluieren. Knötchenförmige Erhebungen, die man bei genauerer Untersuchung selten vermisst, stammen von geschwollenen Haarfollikeln her. Man unterscheidet daher Morbilli papulosi von M. laeves, bei denen diese Anschwellung weniger beobachtet wird. M. conferti heissen die konfluierenden Masern, während M. haemorrhagici sich durch Austritt von Blut in die Haut charakterisieren und im allgemeinen eine üble Prognose gewähren. Im Abschuppungsstadium tritt eine kleienartige Hautabschilferung ein. Gefährlich werden die Masern durch die Komplikation mit Larynxcroup, Bronchitis und Pneumonie. Häufig gesellen sich Augenentzündungen oder Affektionen des Gehörorgans hinzu. Letztere kommen ebenso oft beim Scharlach vor und bestehen in der Mitleidenschaft der Ohrtrompete, des äusseren Gehörgangs oder des mittleren Ohres.

In Betreff der Uebertragbarkeit der Masern durch dritte Personen beziehen wir uns auf die früheren Erörterungen über dies Vorkommnis bei ansteckenden exanthematischen Krankheiten überhaupt.*) Zur Ansteckung gehört stets eine individuelle Disposition. Dass sich diese bei den Masern in eklatanter Weise geltend machen kann, hat wohl jeder beschäftigte Arzt zu beobachten Gelegenheit gehabt, wenn Mütter bei Erkrankung eines Kindes sämtliche Kinder zusammenpferchen, um auf dem Wege der Gesamterkrankung mit der Masernnot tabula rasa zu machen. Trotz dieser nahen Berührung der Gesunden mit dem oder den Erkrankten gelingt das Experiment durchaus nicht immer; vielmehr tritt oft die Erkrankung der übrigen Geschwister erst in längeren Zwischenräumen auf, wenn von einer direkten Ansteckung nicht mehr die Rede sein kann. Dann ist es oft die indirekte Ansteckung durch nicht desinfizierte Kleider, durch Bettzeug oder durch andere Gegenstände, mit denen Erkrankte in Berührung gekommen sind, wodurch die Krankheit wieder auftaucht. Diese Erfahrung spricht nicht nur für die Tragweite der Desinfektion, sondern dient auch als Fingerzeig, wenn die Verschleppung von Masern und Scharlach in Frage kommt.

Masernepidemieen können durchschnittlich häufiger als Scharlach und Diphtherie die Schliessung der Schule nötig machen,

*) Uns ist ein genau konstatierter Fall bekannt geworden, in welchem Impetigo contagiosa bei Geimpften durch eine dritte gesunde und gesund gebliebene Person übertragen worden ist. Aus diesem einen Fall lässt sich aber keine Regel ableiten. S. Erysipelas, S. 378.

wenn der grösste Teil der Schulkinder von dieser Krankheit ergriffen ist. Die Krankheitsdauer beträgt durchschnittlich 3—4 Wochen. Der längste Termin ist stets inne zu halten, wenn kein ärztliches Attest über den Verlauf der Krankheit vorgelegt werden kann. Die Anzeigepflicht tritt ein, sobald die Krankheit den epidemischen Charakter zeigt.

Röteln. Der Ausschlag tritt bei dieser Krankheit in linsengrossen Flecken von unregelmässiger, rundlicher Form auf und verbreitet sich über den ganzen Körper, ohne dass das Allgemeinbefinden erheblich gestört ist. Nur sehr selten gesellen sich gefährlichere Komplikationen hinzu. Eine Isolation der Erkrankten ist immerhin geboten, wenn Altersgenossen in der Familie vorhanden sind. Von der Schule sind sie unbedingt auszuschliessen.

Parotitis epidemica, Mumps (epidemische Entzündung der Ohrspeicheldrüse). Diese unter den verschiedensten Namen vorkommende Schüler- oder Kinderkrankheit wird meist den akuten Exanthemen angereiht; sie tritt häufig epidemisch auf und ist mehr oder weniger mit Störungen des Allgemeinbefindens verbunden, die in Unbehagen, gestörtem Appetit und Fieberbewegungen bestehen, daher den Schulbesuch verbieten. Gesellt sich ein Katarrh der Mundhöhle (Stomatitis erythematosa) hinzu, so ist die Zunge belegt und der Geruch aus dem Munde übel; auch Erbrechen mit diarrhoeischen Stühlen kann eintreten, womit sich eine stärkere Geschwulst der Ohrspeicheldrüse und Druck der Halsorgane nebst erschwertem Schlucken verbindet Häufig verläuft aber die Krankheit so gelinde, dass die Kinder nicht das Bett zu hüten brauchen und nur von der Aussenluft abzuhalten sind. Sie wird für kontagiös gehalten und soll das Kontagium an dem Sekret der Mundhöhle haften, obgleich das gleichzeitige Erkranken vieler Kinder dafür sprechen dürfte, dass es sich um eine allgemeine Infektionskrankheit handelt, welche in einer so grossen Verbreitung auftreten kann, dass der Schluss der Schule deren notwendige Folge ist.

Die Krankheitsdauer ist in der Regel 14 Tage, bei doppelseitiger Parotitis 3—4 Wochen. Langwieriger wird die Krankheit durch die Komplikation mit Orchitis (Hodenentzündung) und bei Mädchen durch Vulvo-vaginitis (Scheidenentzündung), die in sehr seltenen Fällen gangränös werden kann. Auch Nephritis parotidica ist beobachtet worden; kommt noch die nicht seltene Affektion des Gehörorgans hinzu, die als einseitige oder doppelseitige Taubheit auftreten kann, so hat man es jedenfalls mit einem Infektionsgift zu thun, dessen Verwandtschaft mit dem der akuten Exantheme nicht zu verkennen ist.

Erysipelas (Rotlauf, Rose). Die Krankheit tritt in den meisten Fällen in endemischer Form auf, indem sie sich auf einen bestimmten Ort beschränkt; ihre Uebertragbarkeit ist durch die Erysipelaskokken bedingt. Frost und gastrische Störungen leiten die Hautröte ein, die sehr häufig von einer wunden Stelle ausgeht, daher auch Erysipelas zu den Wundinfektionskrankheiten gerechnet wird. Dieser Umstand ist besonders bei der Revaccination der Schulkinder höchst wichtig. Die verschiedenen Formen der Erysipelas, E. migrans sen ambulans, E. bullosum und E. gangraenosum, sowie E. phlegmonodes, wobei Abscesse im Unterhautzellgewebe entstehen, kommen bei Impflingen vor und sind in den meisten Fällen gefährliche Komplikationen, welche den Impfgegnern als Waffen dienen. Seitdem die Revaccination der Schulkinder obligatorisch geworden ist, wird auch die Verpflichtung, solchen Gefahren vorzubeugen, um so dringender. Die wichtigste Vorschriftsmassregel besteht darin, dass man alle mit Erysipelas behafteten oder desselben verdächtigen Impflinge aus der Impfstation entfernt, um jeder Uebertragung der Krankheit zu begegnen. Jede Impfwunde soll man ferner wie jede andere Wunde nach den heutigen antiseptischen Grundsätzen behandeln und vor Schmutz und Reizungen zu schützen suchen. Wir haben hiermit nur einige der wichtigsten Gesichtspunkte berührt und verweisen betreffs der speziellen Ausführung des Impfgeschäfts auf die bezüglichen „Instruktionen“. Jede Form von Erysipelas verbietet den Schulbesuch. Die Komplikation der Vaccination und Revaccination mit Impetigo contagiosa erwähnen wir hier nur beiläufig.

Typhöse Erkrankungen. Unter diesen Erkrankungen sind Abdominal-, Rückfalls- und Flecktyphus als solche hervorzuheben, welche im kindlichen Alter seltener vorkommen. Werden Schulkinder ausnahmsweise davon befallen, dann sind alle Massregeln zu treffen, welche mit Rücksicht auf das öffentliche Wohl geboten und in den meisten deutschen Staaten auf dem Verordnungswege vorgeschrieben sind, sobald die gedachten Krankheiten einen epidemischen Charakter annehmen.

Während es beim Abdominaltyphus auf die schnelle Beseitigung und Desinfektion der Dejektionen ankommt, sind Rückfalls- und ganz besonders Flecktyphus als verwandte Krankheiten im höchsten Grade direkt und unmittelbar ansteckend. Beim Flecktyphus können die Ansteckungsstoffe jahrelang in Räumen und an Effekten haften, so dass ihre Verschleppung namentlich durch Kleider sehr häufig beobachtet wird. Eine frühzeitige Diagnose ist für die Prophylaxis von Wichtigkeit. Mit Masern kann der Flecktyphus besonders bei Kindern verwechselt werden, wenn das Exanthem massenhaft auftritt. Dasselbe verbreitet sich aber bei den Masern vom Gesicht aus über den übrigen Körper, während es beim Flecktyphus zuerst am Truncus und an den Extremitäten sich zu entwickeln pflegt, auch häufig sich mit Petechien kompliziert. Der Rückfallstyphus charakterisiert sich durch das Vorhandensein von Spirillen im Blute. Die Unterscheidung des Flecktyphus vom Abdominaltyphus ist ärztlicherseits festzustellen.

Der preussische Kultusminister v. Gossler hat durch Verfügung vom 21. Januar 1881 Veranlassung genommen, die wesentlichen beim Flecktyphus in Betracht kommenden Gesichtspunkte von kompetenter sachverständiger Seite aufstellen zu lassen, um dadurch Anhaltspunkte für die Diagnose des Flecktyphus zu gewinnen und einem in dieser Richtung an ihn gestellten Auftrage zu entsprechen. Die der Verfügung angeschlossene Anlage lautet:

Die Erkennung des Flecktyphus unterliegt in der Regel keiner Schwierigkeit, wenn die ärztliche Beobachtung mit der nötigen Sorgfalt und Sachkenntnis ausgeführt wird. Das schnell sich entwickelnde und zu hoher (nicht selten 40° C. und mehr betragender) Eigenwärme ansteigende Fieber, begleitet von grosser Muskelschwäche und starker Benommenheit des Bewusstseins, häufigem, oft doppelschlägigem Pulse, ausserdem von einem weit verbreiteten Fleckenausschlage, welcher gewöhnlich bald petechial zu werden beginnt, dazu das Fehlen örtlicher Krankheitsherde ausser mässigem Katarrh der Luftwege und Milzanschwellung sichern die Diagnose.

Verwechselungen sind möglich beim Beginn der Krankheit mit Masern und unter Umständen mit Unterleibstyphus. Bei Masern ist indes das Fieber geringer, die Eigenwärme niedriger, der Puls minder häufig; es fehlen erhebliche Störungen der Hirnthätigkeit, während Entzündung der Augenbindehaut, Nasen-, Kehlkopf- und Bronchialkatarrh in den Vordergrund treten.

Der Unterleibstyphus unterscheidet sich vom Flecktyphus durch die langsamere Entwickelung des Fiebers, das spärliche Auftreten von Flecken, meistens fehlende Neigung zur Petechienbildung, ferner durch das Vorhandensein blass gefärbter dünner Stühle, die Auftreibung und Schmerzhaftigkeit des Unterleibs, endlich noch durch die längere Dauer des Krankheitsverlaufs und den lange sich hinziehenden Fieberabfall.

Zur Verhütung der Verbreitung des Flecktyphus ist die strengste Isolierung der Kranken, die peinlichste Reinlichkeit, die kräftigste Lüftung in dem Krankenraume und die strengste Desinfektion der Kranken, der Krankenzimmer und sämtlicher Effekten geboten.

Cerebrospinal-Meningitis, Genickstarre gehört ebenfalls zu den Infektionskrankheiten; die Krankheit ergreift das Kindesalter mehr als die späteren Altersstufen, und sind schlechte Wohnungsverhältnisse vorzugsweise geeignet, die Disposition zur Krankheit zu steigern. Am häufigsten treten die Epidemieen im Winter und Frühling auf. Die Krankheit kann plötzlich mit Schüttelfrost, heftigem Stirnkopfschmerz und Erbrechen beginnen, und geht dann rasch in eine schmerzhafte Nackensteifigkeit und Nackenstarre über. Die ganze Wirbelsäule ist bald schmerzhaft affiziert und ziehende neuralgische Schmerzen dehnen sich auf die Extremitäten aus.

Herrscht die Krankheit in einem Orte, so ist es selbstverständlich, dass jedes Schulkind, welches Krankheitserscheinungen zeigt, von denen man befürchten muss, dass sie die Vorläufer der Genickstarre sind, sofort aus der Schule zu entfernen ist.

Das seit einigen Jahren häufigere Vorkommen der epidemischen Genickstarre veranlasste das Kultusministerium im Hinblick auf die hohen Gefahren, welche diese Krankheit für das Leben der von ihr

Ergriffenen mit sich führt, sowie auf die schweren Gesundheitsstörungen, welche nicht selten nach ihrem Ablauf dauernd zurückbleiben, zum Erlass vom 19. Januar 1887, welcher die Klarstellung des Verlaufs der Krankheit und der Verhältnisse, unter welchen sie auftritt, anstrebt.

„Insbesondere kommen hierfür die Art der Einschleppung, bezw. die Umstände, unter denen sich die ersten Fälle ereignen, und die Art der Verschleppung oder der sonstigen Verbreitung der Krankheit an dem ursprünglichen befallenen Orte, wie von diesem nach anderen Orten, der zeitliche und örtliche Verlauf der Epidemie, ferner das numerische Verhältnis der Sterbefälle und der bleibenden schweren Nachteile für die von der Krankheit Genesenen (Geistesstörungen, Lähmungen, Taubheit, Taubstummheit, Blödsinn etc.) zu den Erkrankungen, namentlich auch in Beziehung zur Dauer der letzteren in Betracht, wobei auf Alter, Geschlecht und soziale Verhältnisse der Erkrankten, sowie auf alle etwaigen anderen, mehr oder weniger festgestellten oder vermuteten ursächlichen Momente (in Boden, Wasser, Luft, Reinlichkeit, Wohnung, Schule, Verkehr u. dgl. m.) Rücksicht zu nehmen ist.

Nach den vorstehend bezeichneten Richtungen hin veranlasse ich die K. Regierung, in allen denjenigen Fällen, in denen die in Rede stehende Krankheit nicht bloss vereinzelt, sondern thatsächlich epidemisch innerhalb des dortigen Verwaltungsbezirks vorkommt, eingehende Ermittelungen eintreten zu lassen und mir über die Ergebnisse derselben bei einer umfangreicheren oder schwereren Epidemie alsbald und nach Umständen in angemessenen Zwischenräumen wiederholt besonders, im übrigen aber am Schlusse jedes Kalenderjahres zu berichten und event. eine Vakatanzeige zu erstatten.

Unter dem 23. November 1888 hat die Unterrichts-Abteilung des preussischen Kultusministeriums einen Erlass an die Schulen ergehen lassen, in welchem die Rückenmarkshautentzündung oder der Kopfgenickkrampf für verschleppbar und ansteckend erklärt und die Einhaltung bzw. Unterstützung der prophylaktischen Bestimmungen zur Pflicht gemacht wird mit Hinweis auf die älteren Verfügungen über ansteckende Krankheiten. Es heisst unter No. 3:

„Kinder aus einem Hausstande, in welchem ein Fall der Krankheit besteht, sind vom Schulbesuche fern zu halten. Die Vorschriften, welche in der zur Zirkular-Verfügung vom 14. Juli 1884, betreffend die Schliessung der Schulen bei ansteckenden Krankheiten beigefügten Anweisung hinsichtlich der zu Ziffer 1a daselbst genannten Krankheiten gegeben sind, haben auch auf den Kopfgenickkrampf sinngemässe Anwendung zu finden."

Hinsichtlich des Desinfektionsverfahrens bei Infektionskrankheiten bemerken wir noch im allgemeinen, dass die oben erwähnte Verordnung des Berliner Polizeipräsidiums für die einzelnen Krankeiten spezielle Ausführungs-Bestimmungen getroffen hat. Demnach ist bei typhösen Krankheiten, Diphtherie, Pocken und Cholera (auch Genickstarre) ein strenges Desinfektionsverfahren, ein gelinderes dagegen bei Scharlach, Masern, Röteln und Ruhr angezeigt, während bei Stickhusten, Schwindsucht (?), ansteckender Lungenentzündung, kontagiöser Augenentzündung und bei Wundkrankheiten (Erysipelas) „die Desinfektion erforderlich werden könne". Bei den meisten der letzteren Krankheiten wird nach der heutigen Auffassung unbedingt ein gründliches, den Verhältnissen entsprechendes Desinfektionsverfahren am Platze sein. (S. S. 384.)

Nach dem Erlass des Kultusministeriums vom 3. April 1883 sind auch die Vorstände aller Krankenanstalten zur Anzeige vom Ausbruch ansteckender Krankheiten, namentlich von Fleck- und Rückfallstyphus, von Pocken, Cholera, bösartigen Fällen von Ruhr oder Scharlach verpflichtet.

Durch Verfügung vom 15. Januar 1881 ist eine Statistik der Infektionskrankheiten in der Weise angebahnt worden, dass die Medizinalbeamten, insbesondere die Regierungs-Medizinalräte über die in ihrem Beobachtungskreise vorgekommenen Erkrankungsfälle an Cholera, Pocken, Unterleibstyphus, Flecktyphus, Masern und Scharlach und event. auch an Diphtherie (Genickstarre) etc. dem Kaiserlichen Gesundheitsamte unter Benutzung von Postkarten in vorgeschriebener Form allwöchentliche Mitteilung zu machen haben, und zwar mittels direkter Korrespondenz der Regierungs-Medizinalbeamten mit dem Kaiserlichen Gesundheitsamte.

Zu den fieberlosen ansteckenden Krankheiten, welche teils akut, teils chronisch auftreten, gehört die **contagiöse Augenbindehautentzündung** (Conjunctivitis). Man unterscheidet mehrere Formen derselben. Als Conjunctivitis follicularis chronica bezeichnet man das Vorkommen von kleinen rundlichen, kaum stecknadelkopfgrossen Bläschen oder Knötchen (Lymphfollikeln) auf der unteren Uebergangsfalte oder in der Nähe der äusseren Kommissur des unteren Augenlids. Diese Gebilde haben keine pathologische Bedeutung und sind weder von einer entzündlichen Affektion der Conjunctiva, noch von einer Absonderung begleitet. Höchstens bemerkt man eine leichte Hyperämie der Conjunctiva des unteren Augenlids oder bei Anstrengungen des Auges ein schwaches Brennen und Jucken mit vermehrter Thränenabsonderung. Die Bläschen können auch bei Augenkatarrhen vorkommen und mit deren Nachlass wieder verschwinden. In der Regel bleiben sie jahrelang unverändert, sind nicht übertragbar und wird ihr Vorhandensein meist erst bei zufälligen Augenuntersuchungen beobachtet.

Zu den ansteckenden Formen gehören die Conjunctivitis follicularis acuta und die Conjunctivitis granulosa. Die verschiedenen Ansichten, ob beide Formen zu trennen oder nur als verschiedene Grade der Intensität der Erkrankung zu betrachten sind, finden noch immer Verteidiger.

1) Conjunctivitis follicularis acuta oder die endemische Conjunktivitis kommt in Schulen nicht selten vor, ohne dass sie eine besondere Schulkrankheit ist, da sie in jedem Lebensalter und in den verschiedensten Ständen beobachtet wird. In wohlhabenden Familien tritt sie meistens nur in der mildesten Form auf. Sie charakterisiert sich durch eine geschwollene und ge-

rötete Conjunctiva, auf welcher sich namentlich in den unteren Uebergangsfalten und nach den Kommissuren des Unterlids hin, bei stärkerer Entwickelung auch im Oberlid zahlreiche geschwollene Follikeln sich erheben. Die Absonderung ist im allgemeinen gering und besteht in schleimigen Fäden; die Schmerzempfindung ist weniger bedeutend als die Lichtscheu.

2) Die Conjunctivitis granulosa sen Trachom ist von Sämisch von der ersten Form unterschieden und so benannt worden, weil die Conjunctiva im Verlauf der Krankheit ein körniges Ansehen bekommt und die in ihr aufschiessenden Körnchen oder Granula das Aussehen einer granulierenden Wundfläche gewähren. Dies Leiden ist identisch mit Trachom (Conjunctivitis trachomatosa), mit der Conjunctivitis aegyptiaca, militaris oder contagiosa der älteren Autoren. Mit der Verbesserung der häuslichen und hygienischen Verhältnisse ist der Charakter dieser Krankheit ein milderer geworden. Gesellen sich zur Conj. follicularis acuta runzlige, gelbrote Schwellungen (acute Granulationen), dann wird die Grenze zwischen dieser und der Conj. granulosa immer schmäler. Aus diesem Grunde hat man der Ansicht gehuldigt, dass die beiden Formen der Conjunctivitis nur verschiedene Intensitätserkrankungen seien. Beim Ausgange der Krankheit macht sich jedoch insofern eine Differenz bemerkbar, als es beim Trachom zur Narbenbildung, zu käsigem Zerfall und sekundärer Papillenwucherung kommt, während es sich bei der Conj. follic. acuta nur um Schwellung und stärkeres Hervortreten physiologisch vorhandener Follikeln handelt. Als „Granulationen“ pflegt man die Follikeln zu bezeichnen, welche am Rande des oberen Lides oder vornehmlich in der oberen Uebergangsfalte auftreten. Hier schiessen die Granula als die geschwollenen präformirten Follikeln in förmlichen Reihen, seltner in Haufen auf. Vom anatomischen Standpunkte könnte man sich demnach für berechtigt halten, die Krankheit eher Conj. follic. als granulosa zu nennen. Aber ausser den Follikeln ist noch die Wucherung der Papillen in der Uebergangsstelle der Conjunctiva des Augenlids in die des Bulbus von diagnostischer Bedeutung. Die vergrösserten Papillen unterscheiden sich wegen ihres Blutgehaltes von den Follikeln durch ein fleisch- oder himbeerrotes Aussehen, sind warzig, zugespitzt oder abgeplattet und können sich hahnenkammartig entwickeln. Die Follikeln sind dagegen höchstens von der Grösse einer Linse und stellen rundliche oder ovale, graurötliche oder gelbgraue, froschlaichähnliche, gequollenem Sago gleichende, perlschnurartig aneinandergereihte Gebilde (sog. Körner oder Trachomkörner) dar, welche in der Papillenwucherung eingelagert sind, sich aber von ihrer Umgebung scharf abgrenzen.

Bei dem Fortgange der Krankheit bildet sich das Stadium der Geschwüre aus, welche durch Platzen der Follikeln eine kraterförmige Gestalt annehmen, unregelmässig und rauh erscheinen. Die Vernarbung lässt unregelmässige, strahlende Narben zurück.

Beteiligt sich die Hornhaut an der Krankheit, dann erscheinen einzelne kleine punktförmige Infiltrate in der Nähe des Randes, zu denen feine Gefässchen aus dem Randschlingennetz verlaufen. Es bildet sich dann der Pannus granulosus aus, welcher gewöhnlich erst einige Zeit nach dem Beginn der Bindehautaffektion eintritt, mit der Conjunctivitis zurückgeht oder in ein chronisches Stadium übergeht.

Die Prognose ist immer um so günstiger, je frühzeitiger die Patienten in ärztliche Behandlung kommen, daher besonders in den Schulen das Hauptaugenmerk auf den Beginn der Krankheit zu richten ist. Sind die Granula nur oberflächlich und ist die Papillenwucherung noch unerheblich, so ist eine Heilung von nicht langer Dauer noch möglich, namentlich wenn die Hornhautkomplikation noch fehlt. Mit einer grösseren Follikelanschwellung und mit einer frühen Mitbeteiligung der Hornhaut wird die Prognose weit ungünstiger. Während bei einer rechtzeitigen Behandlung im Beginn der Krankheit die Heilung innerhalb einer Woche erfolgen kann, wird es in den vernachlässigten Fällen monate-, selbst jahrelang dauern, ehe der Krankheitsprozess abgelaufen ist.

Die epidemische Verbreitung der Krankheit wird durch ihre leichte Uebertragbarkeit bedingt. Es lag der Gedanke nahe, nach den Mikroben zu forschen, welche etwa als Krankheitserreger mit einwirken könnten. Die Krankheit tritt niemals autichthon auf, wird vielmehr durch ein fixes, dem Sekret anhaftendes Contagium mittels Handtücher, Waschbecken etc. auf das Auge übertragen. Die Bemühungen um das Auffinden der Mikroorganismen, die der Krankheit zu Grunde liegen könnten, haben noch nicht zu einem zuverlässigen Resultat geführt, obgleich mit Sicherheit anzunehmen ist, dass ein Mikroorganismus die Infektion vermittelt. Sattler (Prag) fand einen solchen im Sekret, der sich in kleinen Haufen, ähnlich wie die Sarcine, gruppiert, etwas kleiner als der Blenorrhoekokkus, aber nie in Ketten angeordnet ist. Michel (Würzburg) beschreibt die von ihm aufgefundenen Mikroorganismen als Diplokokken, welche den Gonokokken ähnlich, aber weit kleiner als diese sind. Impfungen hatten nur beim Menschen Erfolg und typische Conj. follicularis erzeugt, von welcher wieder Reinkulturen angelegt werden konnten. Die Kokken fanden sich ausser in den Präaurikulardrüsen nur im Follikelgewebe, nicht im Bindegewebsepithel. Auch bei einem Trachom mit Narbenbildung gelang der Nachweis der Kokken und die Anlage von Kulturen. Vossius und Baumgarten haben den Michel'schen Kokkus noch nicht auffinden können. Dagegen hat Goldschmidt in einem Falle von Trachom eine Impfung aus Follikelsubstanz auf Gelatine und Agar-Agar ausgeführt und in beiden Fällen sofortige Reinkultur und den Michel'schen Diplokokkus erhalten. Auch Staderini fand denselben in einigen Fällen von Trachom, jedoch verflüssigte sein Diplokokkus (im Gegensatz zu dem von Michel) die Gelatine. Kucharsky hat bei Trachom und Follicularis einen Diplokokkus im Inhalt des Harns gefunden, dessen Pathogenität wegen der erfolglosen Impfungen nicht nachgewiesen werden konnte. Demnach müssen noch weitere Untersuchungen feststellen, welche der aufgefundenen Mikrokokken als die eigentlichen Krankheitserreger zu betrachten sind.

Dass bei Schulkindern die Conj. granulosa höchst selten vorkommt, ist eine gesicherte Thatsache; dessenungeachtet kann sich unter besonderen Umständen die endemische Conj. follicularis mit Trachom komplicieren, wenn z. B. Trachom in der Familie herrscht und die Schwere der Erkrankung hierdurch bedingt wird, oder wenn grosse Armut, dicht besetzte Wohnungen, Schmutz auf dem Boden, in der Luft oder am Körper, sowie Mangel an ärztlicher Hülfe zu Komplikationen der etwa schon bestehenden Conj. follic. führen. Dass auch an den Wänden eines mit Augenkranken belegten Raumes das Kontagium haften kann, hebt Vossius hervor, da es nur auf diese Weise erklärlich sei, dass in solchen Zimmern gelegentlich jeder neu Hinzugekommene von der Affektion betroffen wird, während die neuen Erkrankungen ausbleiben, nachdem die Räume sorgfältig gereinigt und mit einem frischen Anstrich der Wände, Decken, Fenster, Thüren und des Fussbodens versehen worden sind. Demnach liegt es nahe, dass auch der Schulstaub als Träger des Kontagiums an den Wänden der Schulräume haften und dadurch zum Vermittler der Ansteckung werden kann.

Zu den prophylaktischen Massregeln in Schulen gehören bei beiden Formen der Krankheit folgende:

1) Auf die Reinhaltung der Luft, des Bodens und des Mobiliars in den Schulzimmern, überhaupt auf die strenge Ausführung aller Massregeln, welche in Schulzimmern die Anhäufung von Staub und Schmutz verhüten, ist stets sorgfältigst zu achten. (S. S. 285.)

2) Die Lüftung der Schulzimmer ist in der bereits angeführten Weise (S. 167, 263, 271) gewissenhaft und regelmässig zu bewerkstelligen.

3) Alle Schüler mit Augenbindehautentzündung (Conjunctivitis) sind für verdächtig zu halten und haben sich auf Grund eines ärztlichen Attestes eventuell als unverdächtig zu legitimieren.

4) Alle mit akuter Conjunctivitis follicularis behafteten Schüler sind sofort aus der Schule zu entfernen und haben sich einer ärztlichen Behandlung zu unterziehen, die einen um so schnelleren Erfolg verspricht, je frühzeitiger die Krankheit bekämpft wird.

5) Alle mit dem Augensekret verunreinigten Gegenstände, wie Waschbecken, Schwämme, Hand- und Taschentücher, Verbandstoffe etc. sind vor weiterem Gebrauche einer gründlichen Waschung mit Kaliseife zu unterwerfen. Die gemeinschaftliche Benutzung der genannten Gegenstände ist mit Strenge zu untersagen.

6) Die Entlassung augenkranker Schüler aus Alumnaten, Internaten etc. in die Heimat darf nur auf Grund eines ärztlichen Zeugnisses erfolgen, damit die Krankheit nicht anderweitig verschleppt wird.

7) Die Wiederzulassung der augenkranken Schüler erfordert ein ärztliches Zeugnis über die Wiedergenesung.

8) Schulräume, in welchen augenkranke Schüler verweilt haben, so wie die Schlafräume der augenkranken Zöglinge in Alumnaten sind durch Abstäuben bzw. Abreiben der Wände, Scheuern des Fussbodens, eventuell je nach der Intensität der Krankheit durch einen neuen Anstrich der Thüren und Fenster, feuchtes Abwischen des Mobiliars etc. einer sorgfältigen Desinfektion zu unterwerfen.

9) Bei den in der Familie behandelten augenkranken Schülern sind ärztlicherseits mit Rücksicht auf die leichte Uebertragung der Krankheit alle gebotenen Vorsichtsmassregeln anzuordnen.

Litteratur: **Adolf Vossius**, Grundriss der Augenheilkunde. Leipzig und Wien 1888. — **Sattler**, Heidelberger ophthalmolog. Gesellschaft. S. 18 u. 160, Jahrgang 1881. Ebendaselbst. August 1888, S. 366 — **Michel**, Der Mikro-Organismus aus der sog. ägyptischen Augenentzündung (Trachomkokkus), Archiv für Augenheilkunde. 16. Bd. S. 348, 1886. — **Kucharsky** im Centralblatt für Augenheilkunde. August-September 1885. — **Goldschmidt.** Zur Aetiologie des Trachoms. Referat aus **v. Zehenders** Monatsblättern. August. S. 322, 1887. — **Staderini.** Annali di Ottalmologie S. 377. — Jahresber. von **Virchow-Hirsch**, 1887, II., S. 549. — **Schmidt-Rimpler,** Augenheilkunde etc. 4. Aufl. Braunschweig 1889. — **Schilling** (Pr. Wartenberg), Endemische Conj. follic. mit Trachom. Berl. Klinische Wochenschr. No. 22, 1888. — **Pfalz,** Ueber operative Therapie der folliculösen Bindehautentzündung. Bonn 1889. Unter diesem Namen fasst Verf. alle mit Follikelbildung verbundenen Augenerkrankungen zusammen und hält die Uebergangsfalte für die Hauptquelle der Follikelbildung, nach deren Entfernung die weitere Follikelbildung aufhöre und die noch vorhandenen Follikeln atrophieren würden.

Favus, Erbgrind ist eine mykotische Hautkrankheit, die vorzugsweise im behaarten Teile des Kopfes ihren Sitz hat. Sie charakterisiert sich durch teller- oder napfförmige Scheibchen von verschiedener Grösse; die grössten haben ungefähr einen Durchmesser von 1 cm. Die Tellerchen gehen allmählich in einander über und bilden dann dicke, zusammenhängende Borken mit klebriger Oberfläche von ekelhaftem Ansehen und einem eigentümlichen Schimmelgeruch, da sie aus der abgestorbenen Oberhaut und Pilzelementen bestehen. Man unterscheidet Favus scutulatus, dispersus und confertus. „Favus“ ist mit „Tinea“ identisch. Der Favuspilz (Achorion Schönleini nach Remah) gehört zu den Schimmelpilzen; er hat seinen Ausgangspunkt in der Cuticula des Haars, wuchert in den Schacht desselben hinein und durchsetzt die Wurzelscheide mit seinen Mycelien und Sporen. Die Krankheit ist übertragbar, aber doch nicht in einem so hohen Grade, wie man bei den zahlreichen Pilzen und Sporen, die sich nach allen Seiten verstäuben können, vermuten sollte. Nichtsdestoweniger sind favuskranke Schulkinder so lange aus der Schule zu entfernen, bis sie geheilt sind.

Alopecia areata (franz. Pelade) ist ebenfalls eine Pilzkrankheit, die auf dem behaarten Teile des Kopfes Kreise bildet, innerhalb deren die Haare ausgefallen sind. Sie wächst mehr in die Breite als in die Tiefe. Die Alopecia pityrodes seu furfuracea ist von Hautabschuppung begleitet. Den an dieser Krankheit leidenden Schülern unter der Bedingung den Schulbesuch zu gestatten, dass sie an einem besonderen Platze sitzen und die erkrankten Teile bedeckt halten, empfiehlt sich nicht. Wegen der leichten Uebertragbarkeit der Krankheit ist ihre Entfernung aus der Schule bis zur Heilung vorzuziehen, wenn auch die Ansteckung hauptsächlich auf indirektem Wege zu erfolgen scheint, z. B. durch gemeinschaftlichen Gebrauch von Kämmen, Haarbürsten, Kopfkissen und Kopfbedeckungen.

Litteratur. **M. E. Besnier**, Ueber Alopecia areata. Paris 1888. (Deutsche Mediz.-Ztg. No. 27, 1889.) — **P. J. Eichhoff** (Elberfeld), Zur Frage der Kontagiosität der Alopecia areata. Monatshefte f. prakt. Dermatol. No. 20, 1888.

Herpes tondens (H. tonsurans, Porrigo scutulata nach Willan-Bateman, Ringworm oder Herpes circinatus der Engländer). Der der Krankheit zu Grunde liegende Pilz bildet auf dem behaarten Teil des Kopfes etwa thalergrosse Scheiben, welche mit weissgelben Schüppchen bedeckt und schlechten, mit Haarstumpfen besetzten Tonsuren ähnlich sind.

Die bei Geimpften vorkommende Impetigo contagiosa (Fox) wird von einigen Autoren dem Pilze des Herpes tondens zugeschrieben, da er auch auf blos mit Wollhaaren bedeckten Hautstellen vorkommt und überall, wo er sich niederlässt, sehr leicht übertragbar ist.

Die mit Herpes tondens behafteten Schulkinder sind unbedingt bis zur Heilung vom Besuch der Schule auszuschliessen.

Litteratur. Näheres über die Pilze von Favus und Herpes ist aus der Abhandlung von **Gräwitz**: „Ueber die Parasiten des Soors, des Favus und Herpes tonsurans“ in Virchow's Archiv (Bd. 103) zu ersehen.

Scabies, Krätze. Diese parasitäre, durch eine Milbe (Sarcoptes) hervorgerufene Krankheit hat ihren Hauptsitz zwischen den Fingern, wo sie ursprünglich kleine Bläschen bildet, die aber durch Kratzen leicht zerstört und in Schrunden verwandelt werden. Ausser den Bläschen beobachtet man auch Knötchen (Papeln), die je einem Haarbalge entsprechen, sowie Pusteln (Scabies pustulosa seu purulenta), die mit einem roten Hof umgeben sind, an Händen und Füssen, namentlich aber in der Nähe der Sitzknorren zu sitzen pflegen. Die leichte Uebertragbarkeit dieser Krankheit ist bekannt genug und gebietet die sofortige Entfernung der damit behafteten Schüler.

Aerztliche Schulrevision.

Bei der in jüngster Zeit vielfach ventilierten Frage der ärztlichen Schulrevision, über deren Notwendigkeit kein Zweifel mehr herrschen kann, treten zwei Gesichtspunkte in den Vordergrund: erstlich, in welcher Ausdehnung die ärztliche Beteiligung stattzufinden hat, und zweitens, auf welche Weise sie zur Ausführung gelangen soll. Betreffs des ersteren Punktes geht aus unseren gesamten Ausführungen hervor, wie mannigfach und vielseitig die ärztliche Beteiligung ist, wenn die hygienischen Verhältnisse der Schule gebührend berücksichtigt werden sollen. Wir brauchen nur den Hauptinhalt des bisher Vorgetragenen zu rekapitulieren, um nachzuweisen, wo die Beteiligung beginnt und wie sie naturgemäss von den äusseren baulichen Einrichtungen auf die innere Ausstattung der Schulzimmer übergeht, und wo sich die wichtigsten sanitären Faktoren vereinigen, um die ganze Aufmerksamkeit des Hygienisten in Anspruch zu nehmen.

Fasst man die „Schulbauten im allgemeinen“ ins Auge, so hat man zunächst zwischen Neubauten und den schon bestehenden Schulen zu unterscheiden.

1) Bei Neubauten kommt die Wahl des Bauplatzes hinsichtlich seiner Beschaffenheit, seiner Lage und seiner Umgebung in Betracht. Auch die Einsicht in die entworfenen Baupläne ist von Belang, um zu prüfen, ob alle hygienischen Momente Berücksichtigung gefunden haben. Ferner fällt die Beurteilung der Baumaterialien in hygienischer Beziehung ins Gewicht. Nach der verschiedenen Art der Bauten sind die Mauern, die Fundamentierung hinsichtlich der Abhaltung der Bodenluft und des Grundwassers, die Anlage der Schornsteine, der Fenster, der Korridore, die Decken-, die Fussboden- und die Dachkonstruktion in bautechnischer und hygienischer Beziehung auf Grund der vorliegenden bautechnischen „Erläuterung“ in Erwägung zu ziehen. Hier handelt es sich um eine gemeinschaftliche Thätigkeit des Architekten und des Arztes. Die Bautechnik gehört selbstverständlich zur Domäne des Architekten; wie weit aber und aus welchen Gründen die hygienischen Gesichtspunkte hierbei vollständig zur Geltung kommen sollen, dazu bedarf es oft der physiologischen Kenntnisse, die man nur bei einer ärztlichen Durchbildung voraussetzen kann. Wie und in welcher Weise die hygienischen Anforderungen zur Ausführung

gelangen sollen, dafür tritt natürlich wiederum die Mithülfe des Architekten ein. Es können daher die bautechnischen Fragen nur durch gemeinschaftliche Beratungen seitens des Architekten und des Arztes erledigt werden.

2) Bei den im Gebrauch befindlichen Schulen sind die gedachten Momente ebenfalls insofern im Auge zu behalten, als sie etwa zu hygienischen Ausstellungen Veranlassung geben und Verbesserungen für nötig erscheinen lassen.

3) Bei den Nebenanlagen sind es in erster Linie die Bedürfnisanstalten und Brunnen, welche sowohl hinsichtlich der Anlage, als auch der spätern Beaufsichtigung die grösste Sorgfalt erfordern.

4) Bei der Architektur der Schulzimmer im besonderen kommt es auf die der Schülerzahl entsprechenden Raumverhältnisse, so wie auf die Sitzraumfläche und den Klassenraum für jeden einzelnen Schüler an, damit der Ueberfüllung der Klassen vorgebeugt und jede beengte Sitzhaltung vermieden wird.

5) Bei der inneren Ausstattung der Schulzimmer treten die Verglasung der Fenster, deren Einrichtung, die Beleuchtungsfrage, das Mobiliar, bezw. die Subsellien, die Heizung und Ventilation, die Untersuchung der Schulluft, deren Feuchtigkeitsgehalt etc. in den Vordergrund.

6) Die Sorge für die Reinhaltung der Schulluft und der Schulzimmer, so wie überhaupt die Wahrnehmung der grössten Reinlichkeit im ganzen Schulhause sind als die Grundlage der wichtigsten hygienischen Massregeln zu betrachten.

7) Bei den Einrichtungen für körperliche Uebungen, bei Turnhallen, Turngeräthen, Spielplätzen, auch bei etwa vorhandenen Bade- oder Schwimmanstalten, oder bei dem für Elementar- und Mittelschüler wünschenswerten Schulgarten kommen hygienische Fragen von der grössten Tragweite in Betracht.

8) Die Feststellung der Gesundheitsverhältnisse erfolgt im Anfange eines jeden Schulhalbjahres mit Rücksicht auf die vorstehenden Erörterungen über Schüler-Erkrankungen. (S. S. 312.)

Nach Aufstellung dieser Punkte ist inzwischen der Zirkularerlass des Kultusministers v. Gosler vom 15. Dezember 1888 an sämtliche Königl. Regierungs-Präsidenten bekannt geworden, betreffend den Bericht über die unter Zuziehung von Vertretern der Aerztekammer am 24., 25. und 26. Oktober 1888 gepflogenen Verhandlungen der Wissenschaftlichen Deputation.

Der Erlass lautet wie folgt:

Nach § 3 der Allerhöchsten Verordnung vom 25. Mai 1887, betreffend die Errichtung einer ärztlichen Standesvertretung, sind zu den Sitzungen der Provinzial-Medizinal-Kollegien und der Wissenschaftlichen Deputation für das Medizinal-Wesen, in denen allgemeine Fragen oder besonders wichtige Gegenstände der öffentlichen Gesundheitspflege zur Beratung stehen oder in denen über Anträge der Aerztekammer beschlossen wird, Vertreter der Aerztekammer als ausserordentliche Mitglieder mit beratender Stimme zuzuziehen.

Nachdem die Aerztekammer die Wahlen dieser Vertreter vollzogen, haben in den Provinzen bereits im Laufe des Sommers 1888 Sitzungen der Medizinal-Kollegien unter Zuziehung der ausserordentlichen Mitglieder stattgefunden, worauf am 24. Oktober 1888 im Ministerium der pp. Medizinal-Angelegenheiten die erste Sitzung der Wissenschaftlichen Deputation für das Medizinalwesen unter Zuziehung von 12 von den Aerztekammern gewählten ausserordentlichen Mitgliedern stattfand.

Auf die Tagesordnung war unter Anderem auch die „Erörterung über die Schularztfrage“ gesetzt worden.

Die Vorbereitung für die Sitzung war in der Weise erfolgt, dass die Deputation im Sommer vorher für die Gegenstände der Tagesordnung eine Uebersicht der einzelnen zur Erörterung zu stellenden Grundsätze und Einzelfragen nebst einer Einleitung dazu entworfen und der Vorsitzende zwei Referenten, je einen aus der Zahl der ordentlichen und je einen aus der Zahl der ausserordentlichen Mitglieder ernannt hatte, welche ersucht wurden, unabhängig von einander im Anschluss an die entworfene Uebersicht ein schriftliches Referat auszuarbeiten. Das Material wurde als Vorlage für die Sitzung gedruckt und sämtlichen Mitgliedern vor derselben zugefertigt. In der Sitzung wurden sodann die von den Referenten zu den Einzelfragen aufgestellten Thesen nebst den dafür in den Referaten enthaltenen Motiven beraten, die dazu im Laufe der Verhandlung gestellten Aenderungsvorschläge erwogen und darnach die Beschlüsse gefasst und protokolliert.

Schularztfrage.

Die Beschlüsse der Deputation.

I.

Zur Sicherung einer ausreichenden Beachtung der Seitens der Schulhygiene zu stellenden Forderungen ist es notwendig, dass ärztliche Sachverständige in grösserem Masse als bisher bei der Ausführung der Schulaufsicht beteiligt werden.

II.

Eine solche Beteiligung ist erforderlich:

1. In Bezug auf die konkreten Verhältnisse der einzelnen Schulen und zwar:

a) bei Errichtung neuer Schulen in Bezug auf die Prüfung des Bauplatzes und seine Umgebung, so wie auch des Trinkwassers, ferner in Bezug auf die Baupläne einschliesslich der inneren Einrichtung und auf die Bauabnahme;

b) bei bestehenden Schulen in Bezug auf die Umgebungen und das Trinkwasser, die Beschaffenheit der Luft und der Beleuchtung in den Schulzimmern, die Subsellien und die Lehrmittel, die allgemeine Reinlichkeit, die Beschaffenheit der Abtritte, die Heizung und Ventilation, die Spiel- und Turnplätze.

2. In Bezug auf den Gesundheitszustand der einzelnen Schüler

a) thunlichst bald nach der ersten Aufnahme eines Kindes in die Schule,

b) während des späteren Schulbesuchs, insbesondere bei ansteckenden Krankheiten und zwar sowohl bei chronischen (Grind,

Krätze, Augenentzündung, Tuberkulose, Syphilis), als bei akuten (Pocken, Scharlach, Diphtheritis, Masern, Keuchhusten, Genickstarre, Ruhr, Typhus).

3. In Bezug auf die Lehrer durch Beteiligung an den Lehrerkonferenzen und an dem Unterrichte in den Seminarien.

Die grössere Beteiligung der Aerzte an der Schulaufsicht soll auch dazu dienen, die durch die Schulen für die Gesundheit der Schüler etwa hervorgebrachten Schäden im allgemeinen weiter zu erforschen.

III.

Dass städtische Verwaltungs- oder andere Aufsichtsbehörden einen Arzt als Mitglied in die Schuldeputationen und Kommissionen oder bei höheren Schulen in die Kuratorien wählen, ist wünschenswert. Vorzuschreiben, dass es überall geschehen müsse, erscheint bedenklich, da es zur Zersplitterung der Kräfte des Arztes, namentlich wenn derselbe ein beamteter Arzt ist, führen kann.

IV.

In Betreff der Einrichtung der ärztlichen Schulaufsicht sind vom medizinischen Standpunkte aus folgende Vorschläge zu machen:

1. Die Baulichkeiten und Einrichtungen der Schulen sowie deren Umgebung sind vom Arzt in periodischer Wiederkehr zu untersuchen. Es ist dabei ein nach einem vorgeschriebenen Formular aufzustellender Fragebogen zu benutzen und an die vorgesetzte Schulaufsichtsinstanz vom Arzt einzusenden. In einem Zeitraum von 3—5 Jahren soll jede Schule mindestens einmal nach dieser Richtung revidiert sein.

2. Der Gesundheitszustand der Schüler ist soweit als thunlich bald nach Beginn jeden Schulhalbjahres einmal vom Arzt zu untersuchen. Soweit es sich um solche Schüler handelt, welche zum ersten Male in eine Schule eintreten, hat der Arzt jeden einzelnen zu besichtigen und die etwa vorhandenen Mängel festzustellen. Bei allen anderen Schülern ist die Untersuchung jedes einzelnen nicht erforderlich. Es kommt nur darauf an, dass der Arzt durch Rücksprache mit dem Lehrer, durch Einsicht der Klassenbücher und alsdann, soweit nötig, durch Untersuchung einzelner Schüler ermittelt, ob in der Schule Massregeln zu treffen seien, um grössere Schäden zu verhüten.

Im Uebrigen bewendet es betreffs der ansteckenden Krankheiten auch für die Schulen bei den bestehenden besonderen sanitätspolizeilichen Vorschriften.

3. Zur Sicherung des Erfolges der ärztlichen Untersuchung und Anregung zur Abhülfe ist zu 1 von der Aufsichtsbehörde, zu 2 von dem Schulvorstande oder Direktor dem Arzte über das Veranlasste Mitteilung zu machen, welchem freisteht, Beschwerden gegen das Verfügte bei der höheren Instanz anzubringen. Ein Recht zu selbständigen Anweisungen an die Lehrer hat der Arzt nicht; nur insofern es sich bei ansteckenden Krankheiten darum

handelt, einem kranken Kinde den sofortigen Schulbesuch zu verbieten, hat er den Lehrer darum zu ersuchen und wird solchem Ersuchen sofort Folge zu leisten sein.

4. Die vorgesetzten staatlichen Verwaltungsbehörden bestimmen, welche Aerzte, unter welchen Bedingungen und für welche Schulen sie bei der Schulaufsicht nach den obigen Massgaben zu beteiligen sind.

Besondere Schulärzte sind nur bei gesonderten Schulanstalten mit Alumnaten und in grossen Städten erforderlich.

Für einzelne Untersuchungen in besonderen Fällen sind geschulte Spezialisten zu empfehlen.

V.

Die obigen Bestimmungen gelten zunächst für alle öffentlichen Schulen; für Privatschulen und für Anstalten, in denen Kinder unter 6 Jahren aufbewahrt oder verpflegt werden, aber nur soweit die Zahl der vorhandenen geeigneten Aerzte es gestattet.

Begründung.

Der Beschluss I. bejaht in Uebereinstimmung mit der Ansicht beider Referenten die der Deputation zur Beantwortung vorgelegte erste Frage, ob es zur Sicherung einer ausreichenden Beachtung der seitens der Schulhygiene zu stellenden Forderungen notwendig sei, dass ärztliche Sachverständige in grösserem Masse als bisher bei der Ausführung der Schulaufsicht beteiligt werden. Zu einer besonderen Erörterung von Zweifeln gab diese Frage keinen Anlass.

Schwieriger gestaltete sich die Herbeiführung einer erschöpfenden und die verschiedenen — sanitären, pädagogischen und pekuniären — Interessen gleichmässig berücksichtigende Antwort auf die zweite Frage: In welchem Masse erscheint eine solche Beteiligung erforderlich?

Die Vorlage teilte diese Frage in zwei Unterfragen:

1. Auf welche in hygienischer Beziehung besonders wichtigen Punkte hat sich die ärztliche Beaufsichtigung der Schulen zu erstrecken? und

2. Welche Vorschläge sind für die Art und Weise der Einrichtung der ärztlichen Schulaufsicht vom medizinischen Standpunkt aus zu machen?

wobei darauf hingewiesen ist, dass bei der Erörterung beider Unterfragen die Verschiedenheit der Verhältnisse der Schulen zu berücksichtigen sein dürfte.

Die Erörterung an der Hand der von den beiden Referenten ausgearbeiteten Referate ergab bald, dass beide Gruppen von Unterfragen nicht füglich ganz auseinander gehalten werden können. Die Deputation knüpfte die Beratung deshalb mehr an die Reihenfolge der in den Referaten aufgestellten Thesen und deren ausführliche Motivierung an und berücksichtigte bei Redaktion ihrer Beschlüsse nur fortgesetzt, dass dieselben die Antwort auf die gestellten Fragen in thunlichster Vollständigkeit enthalten müssen. So kamen die Beschlüsse II. bis V. zu Stande.

Der Beschluss II. entspricht der These 2 des ersten und den Thesen 2—7 des zweiten Referats, soweit dieselben nicht schon die Art und Weise der Einrichtung der erweiterten ärztlichen Schulaufsicht im einzelnen zu bestimmen suchen. Es stellte sich in keinem Punkte ein grundsätzlicher Widerspruch gegen die genannten Thesen heraus. Die Meinungsverschiedenheiten erstreckten sich vielmehr nur auf Einzelheiten vom Standpunkte der Ausführbarkeit und der Zweckmässigkeit oder es wurden Ergänzungen gewünscht zur Vermeidung von Missverständnissen.

Der Beschluss erklärt unter 1a die Erweiterung einer ärztlichen Mitwirkung zunächst für erforderlich bei Errichtung neuer Schulen in Bezug auf die Prüfung des Bauplatzes und seiner Umgebung, sowie auch des Trinkwassers, ferner in Bezug auf die Baupläne, einschliesslich der inneren Einrichtung und auf die Bauabnahme. Die zuletzt unterstrichenen Worte sind bei der mündlichen Beratung den Vorschlägen der Referate hinzugefügt, um insbesondere die Subsellienfrage schon rechtzeitig der ärztlichen Beachtung zu unterstellen. Uebrigens wurde darauf hingewiesen, dass im Centralblatt für die Unterrichtsverwaltung, Jahrgang 1888 S. 258 eine Verfügung an die Regierungen in Danzig, Marienwerder, Bromberg, Posen und Oppeln veröffentlicht worden ist, durch welche diesen für die am häufigsten vorkommenden Baufälle für ländliche Volksschulen ausgearbeitete Projekte mitgeteilt werden, welche als Anhalt für die Bearbeitung der einzelnen Entwürfe dienen sollen.*)

Der Beschluss führt dann unter 1b diejenigen Punkte auf, welche bei bestehenden Schulen ärztlicher Mitaufsicht bedürfen. Auch hier ist keine Meinungsverschiedenheit hervorgetreten. Wenn das zweite Referat der „Umbauten“ bestehender Schulen noch besonders gedacht hat, so ist zu bemerken, dass dieselben in dem Beschluss nur deshalb nicht weiter erwähnt sind, weil, wenn die Bedürfnisse und Mängel einer bestehenden Schule zu einem Umbau führen, aus der Fassung des Beschlusses 1b sich ergiebt, wie nach all den dort angegebenen Richtungen der Arzt darauf zu achten hat, dass den bemerkten Mängeln durch den Umbau wirklich Abhülfe geschehe.

In der No. 2 hat der Beschluss die These II. No. 3 des ersten Referats etwas modifiziert, insofern dieselbe die Auffassung zuliess, als solle der Aufnahme jedes Kindes in eine Schule eine ärztliche Prüfung seines Gesundheitszustandes vorhergehen. Es wurde anerkannt, dass dies einerseits als eine unzulässige Einmischung in die inneren Angelegenheiten der Familie aufgefasst werden könne, andererseits aber auch abgesehen vielleicht von einzelnen grösseren Städten unausführbar sein würde.

---

*) Die allegierte Verfügung datiert vom 24. Januar 1888, auf welche wir unter der Bezeichnung „Erläuterungen“ wiederholt hingewiesen haben.

Dagegen wurde allseitig hervorgehoben, wie wichtig es für das gesamte Schulleben der Kinder sein müsse, schon bei ihrem Eintritt in die Schule festzustellen, welche gesundheitlichen Mängel dem Einzelnen anhaften. Gerade dadurch werde der rechtzeitigen Verhütung weiterer Schäden auf die leichteste Weise vorgebeugt werden. Dies Ziel aber werde der Lehrer ohne ärztliche Mitwirkung nicht erreichen. Die Deputation wählte danach die Fassung ihres Beschlusses, welche den praktischen Schwierigkeiten der Durchführung einer solchen Massregel zwar Rechnung trägt, zugleich aber betont, wie wichtig und nützlich sie sei.

In No. 3 des Beschlusses II. ist die These II. No. 4 des ersten Referats übernommen und in Verbindung damit die These 9 des zweiten Referats erwogen. Die letztere wurde in der Fassung des Beschlusses III. angenommen. In Beschlnss II. ist am Ende noch eine Bemerkung aufgenommen, welche sachlich mit der These II. No. 1 des ersten Referats übereinstimmt.

Der Beschluss IV. enthält eine Reihe von Einzelvorschlägen über die Art und Weise der Einrichtung der **ärztlichen Schulaufsicht**, entspricht also hauptsächlich der zweiten der der Deputation vorgelegten, oben mitgeteilten Unterfragen. Es werden durch diesen Beschluss die These 3 des ersten Referats, die Thesen 3—8 des zweiten Referats und ein grosser Teil der auf dieselben bezüglichen begründenden Ausführungen der beiden Referate erledigt. Sofern es sich um Abweichungen von diesen Thesen und Ausführungen handelt, ist Folgendes zu bemerken.

Der erste Vorschlag nimmt den wichtigen, in These 3 und 4 des zweiten Referats zum Ausdruck gebrachten und in den Motiven des ersten Referats ebenfalls angeregten Gedanken auf, **dass die Ergebnisse jeder ärztlichen Revision einer Schulanstalt in einem Protokoll nach einem bestimmten Formular (Fragebogen) festgestellt werden sollen.** Es wird ferner in dem Vorschlage übereinstimmend mit beiden Referaten **eine periodische Wiederkehr solcher Revisionen** in Aussicht genommen, dabei aber den Schwierigkeiten der Durchführung dieser Massregel durch die Gestaltung einer mehrjährigen Frist für ihre Wiederholung thunlichst zu begegnen gesucht.

Eine gleich lange Frist konnte freilich in dem zweiten Vorschlage betreffs der ärztlichen Untersuchung des Gesundheitszustandes der Schüler nicht zugelassen werden, wenn dieselbe überhaupt einen Wert haben soll. Hier wird die Ueberwindung der praktischen Schwierigkeiten, welche sich gegen die Ausführbarkeit aus dem Mangel geeigneter Aerzte und der grossen Zahl der Schulen und Schüler, aus der Lage der Schulen u. s. w. ergeben, von der Deputation dadurch erhofft, dass scharf in das Auge gefasst wird, wie die ärztliche Mitwirkung nicht auf eine **Behandlung** der einzelnen Kinder, nicht einmal auf **genaue** ärztliche Untersuchung derselben, sondern nur darauf sich richten soll, zu ermitteln, ob **in der Schule** Massregeln zu treffen seien, um grössere sanitäre Schäden zu verhüten. Die

Deputation ist der Meinung, dass, in solchen Schranken gehalten, — wenn auch in Städten und in den mit Aerzten reich ausgestatteten ländlichen Ortschaften leichter und schneller als in dünn bevölkerten Bezirken — die ärztliche Mitwirkung, und zwar — soweit irgend thunlich am Beginn jedes Halbjahres — sich durchführen lasse und, verständig durchgeführt, für die Schule wie für die Schüler als nützlich erweisen werde.

Das Verfahren beim Ausbruch ansteckender Krankheiten in einem Ort wird durch die vorgeschlagenen Massnahmen nicht berührt. Hinsichtlich dieses Verfahrens bleiben die allgemeinen sanitätspolizeilichen Bestimmungen massgebend.

Der dritte Vorschlag hat zum Zweck, den praktischen Erfolg der ärztlichen Mitwirkung thunlichst zu sichern und die Frage der ärztlichen Exekutive in einer die Interessen der sämtlichen Beteiligten berücksichtigenden Weise zu erledigen. Er schliesst sich an die in den Referaten enthaltenen Vorschläge an.

Der vierte Vorschlag stellt als Grundsatz auf, dass die staatlichen Verwaltungsbehörden zu bestimmen haben, welche Aerzte, unter welchen Bedingungen und für welche Schulen sie bei der Schulaufsicht nach den obigen Massgaben zu beteiligen seien; er nimmt an, dass besondere Schulärzte nur bei gesonderten Schulanstalten mit Alumnaten und in grossen Städten erforderlich sein werden, und empfiehlt für einzelne Untersuchungen in besonderen Fällen geschulte Spezialisten. Die Deputation war der Ansicht, dass es nicht ihre Aufgabe sei, speziellere Vorschläge zu machen; sie hält es für ausreichend, zu betonen, dass die Bestimmung darüber, auf Grund welcher Unterlagen die geeigneten Männer für diese Thätigkeiten zu finden seien, von den staatlichen Verwaltungsbehörden getroffen werden müsse.

Von dem Vorschlage in der These 2 des zweiten Referats, sämtliche Schulen eines Bezirks durch eine Kommission, welcher ausser dem Dirigenten der Anstalt ein Baumeister und ein Arzt angehören müssen, in Bezug auf ihre baulichen und schultechnischen Einrichtungen einer Revision zu unterziehen, nahm die wissenschaftliche Deputation Abstand, da derartige, die Angelegenheit leicht erschwerende Vorschriften sich nicht füglich allgemein erteilen lassen. Ebenso berührt die in These 8 behandelte Frage, wem die Kosten für die ärztlichen Schulrevisionen aufzuerlegen sein würden, nicht den Geschäftskreis der Deputation, welche sich ebenso einer Erörterung der These 10 daselbst enthalten hat, da die Frage, wie weit die ärztlichen Schulatteste für Schulversäumnis und Dispensation massgebend sein sollen, nicht das Gebiet der Schulaufsicht berührt. Nur die Frage, ob und in wie weit an dieser Aufsicht Aerzte zu beteiligen seien, konnte den Gegenstand der Verhandlungen innerhalb des für dieselben gegebenen Rahmens bilden.

Der Beschluss V, welcher sich auf die Bemerkung am Ende der in der Vorlage uns mitgeteilten Uebersicht der Einzelfragen bezieht, ist davon ausgegangen, dass die öffentlichen Schulen in erster Reihe der besonderen Fürsorge bedürfen, welche in der erweiterten Beteiligung von Aerzten bei der Schulaufsicht liegen würde. Hier ist die grösste Zahl der Kinder untergebracht, hier dürften auch die Gefahren für die Gesundheit der Kinder am ehesten entstehen.

Berlin, den 21. November 1888.

Die Wissenschaftliche Deputation für das Medizinalwesen.

Aus diesen ausführlich mitgeteilten Verhandlungen ergeben sich die wesentlichen Gesichtspunkte, welche bei der ärztlichen Schulrevision in Frage kommen. Sie stimmen im wesentlichen mit den Resultaten unserer Erörterungen überein. Mit dem Beschlusse der Deputation, dass besondere Schulärzte nur bei gesonderten Schulanstalten mit Alumnaten und in grossen Städten erforderlich seien, hat die Frage für Preussen einen vorläufigen Abschluss gefunden. Zweifelsohne werden Städte, welche die Anstellung besonderer Schulärzte beantragen, bei den staatlichen Verwaltungsbehörden Entgegenkommen finden, soweit die geplante Einrichtung nicht in Widerspruch mit den staatlichen Bestimmungen tritt.

Wie die sanitäre Beaufsichtigung und Förderung des Schulwesens in den meisten Kulturstaaten durch Gesetze und Verordnungen geregelt ist, darüber ist in dem letzten Teile des von uns gegebenen historischen Ueberblicks (S. 50 ff.) bereits Bericht erstattet. In dankenswerter Weise finden sich diese Nachrichten noch ergänzt in Baginskys Referat „über die hygienische Beaufsichtigung der Schule durch den Schularzt" in der 11. Versammlung des deutschen Vereins für öffentliche Gesundheitspflege (1884) und in L. Burgersteins Vortrag über den Schularzt (abgedruckt in der Wiener Zeitschrift für das Realschulwesen, XIII. Jahrgang, 1. Heft). Nicht minder bringt Uffelmanns Handbuch der Hygiene (S. 775 ff.) historische und litterarische Beiträge zur Frage der ärztlichen Schulaufsicht.

Dass eine solche überhaupt stattfinden soll, darüber ist man überall einig. Weit auseinander aber gehen noch die Ansichten über die „Schularztfrage", weil sie darüber, was ein Schularzt ist und was er zu thun hat, noch unklar und zwiespältig sind. Die Einen denken sich unter dem Schularzt einen Mann mit fast diktatorischer Gewalt, der in das Innere des Schullebens, in die Gestaltung und Ausführung des Lehr- und Arbeitsplanes jederzeit eingreifen und dem Direktor und Lehrerkollegium allerlei Vorschriften machen kann. Die Anderen meinen, dass er nur im besonderen Auftrag der Behörde oder auf den Ruf des verantwortlichen Leiters der Schule zu erscheinen und zu untersuchen, zu raten und einzugreifen habe. Noch Andere wollen ihm nur eine beratende Stimme in der Schulbehörde (Schulkommission, Schuldeputation, Schulkollegium) eingeräumt wissen. Manche halten den Schularzt für einen Forscher, welcher die hygienischen Fehler, die unseren Schuleinrichtungen anhaften, zu entdecken habe und bekannt gebe! Kurzum, jeder denkt sich etwas Anderes dabei. Es ist unzweifelhaft, dass hervorragende Hygieniker in der Beobachtung und Beaufsichtigung des Schulwesens und in den daraus erwachsenen statistischen und hygienischen Arbeiten Hervorragendes geleistet haben. Es fehlt aber an anderen Stellen auch nicht an Klagen über allerlei Reibungen und Hemmungen, die durch vorzeitiges, ungeschicktes oder Mangel an Sachverständnis verratendes Eingreifen enstanden sind; oder es wird geklagt über unmässiges büreaukratisches Schreib- und Aktenwerk, das aus den Berichten der Schulärzte sich aufgespeichert habe und nicht fruktifiziert werde. Ganz gewiss aber muss man sich vor büreaukratischer Schablone und vor der Schaffung neuer Aemter hüten, ehe man nicht über den Kreis der Thätigkeit und der Befugnisse ganz im Klaren und ehe man nicht dessen gewiss ist, dass im ärztlichen Stande die ausreichende Zahl von gründlich durchgebildeten Hygienikern vorhanden ist. Die Wissenschaft der Hygiene, sagt man, ist noch zu jung, noch zu wenig ausgebildet, als dass sie schon Gemeingut der Aerzte geworden sein könnte. „Was ist über die Schülermyopie nicht schon alles geschrieben worden", sagt ein berühmter Ophthalmologe. Bei dem gegenwärtigen Stande der Schulhygiene würde es zweckmässig sein, wenn von oben herab Regulative für die Schuleinrichtungen gegeben würden, welche das Minimum und das unbedingt Notwendige enthielten, was bei jeder neuen Schule zu leisten und was bei jeder schon bestehenden anzustreben sei. Freilich wird man nicht erwarten dürfen, dass die speziellen Bestimmungen der oben angeführten Verfügung vom 24. Januar 1888 über Bau und Einrichtung ländlicher Volksschulen in gleicher Weise auch für die verschiedenen städtischen Schulen getroffen werden könnten. Die sehr einfachen Verhältnisse auf dem Lande gestatten nur einen sehr beschränkten Vergleich mit denen in Städten. Dessenungeachtet wird es möglich sein, auch für städtische Schulen hinsichtlich der baulichen und inneren Einrichtungen wenigstens allgemeine Gesichtspunkte zu entwerfen, die dem Schularzte zur Richtschnur dienen. Denn was soll der Schularzt thun, wenn er sich nicht auf allgemeine Bestimmungen stützen kann? Was ist nicht schon für Unfug getrieben worden mit dem Schliessen von Schulen wegen der sogenannten „ägyptischen Augenentzündung!" — In ähnlichem Sinne äussert sich A. v. Hippel (Giessen) in seiner Schrift über den Einfluss hygienischer Massregeln auf die Schulmyopie (S. 61 ff.).

Am segensreichsten, fruchtbarsten, idealsten erscheint uns ein Verhältnis, wie es sich in Giessen zwischen dem eben genannten Schularzte und dem dortigen Gymnasium gebildet hat: hier scheint in einem freien und freiwilligen Verhältnis das zuzutreffen, was Baginsky als besonders wünschenswerte Wirkung der Thätigkeit des offiziellen Schularztes hinstellt, wenn er (l. c. S. 19) sagt, es würde sich an die ärztliche Ueberwachungsthätigkeit gleichzeitig ein Stück ärztlichen Forschens anknüpfen, bei welchem Lehrer und Arzt gemeinschaftlich thätig sein können. Wer läse nicht mit Befriedigung, was einerseits der Giessener Schularzt, andererseits der Direktor einer Lehrastalt (Dettweiler in der Kölnischen Zeitung) von diesem langjährigen und einmütigen Zusammenwirken berichten. Wer läse aber nicht auch mit der grössten Hochachtung, Dankbarkeit und inneren Teilnahme von den Arbeiten und Ergebnissen, welche durch solche aus freier Vereinigung und Vereinbarung der Beteiligten hervorgegangenen Untersuchungen und Zusammenstellungen dänischer, norwegischer, schwedischer Aerzte erwachsen sind! (Siehe L. Burgersteins deutsche Bearbeitung der Key'schen Untersuchungen und seine Besprechung der A. Hertel'schen Arbeiten in seinem Vortrag über den „Schularzt"). So sehen wir denn: je mehr sich Aerzte und Lehrer verstehen und verständigen lernen, indem sie sich mit den Lehren der Schulgesundheitspflege vertrauter machen, desto fruchtbarere Ergebnisse gewinnen wir, die dem Ganzen zu statten kommen; die Verordnungen und die Einsetzung von neuen ärztlichen Beamten allein thuen es nicht.

In Lehrerkreisen steht man keineswegs der Hygiene so fern, wie auf anderer Seite noch vielfach geglaubt wird: dafür sind in der pädagogischen Litteratur genug Anzeichen vorhanden. Wir verweisen nur auf die Verhandlungen der Direktorenkonferenz in Magdeburg 1880, an welcher etwa 40 Schulräte und Direktoren der Provinz Sachsen teilgenommen haben: dort haben auf grund sorgfältiger Beratungen und Gutachten der einzelnen Lehrerkonferenzen die Direktoren Fulda aus Sangerhausen und Wiesing aus Nordhausen eingehenden Bericht über alle einschlägigen schulhygienischen Fragen erstattet und Thesen aufgestellt, aus deren grosser Zahl wir die auf die Leitung der hygienischen Einrichtungen bezüglichen hervorheben möchten; sie lauten:

65. Es ist wünschenswert, dass in allen Kuratorien oder sonstigen Lokalschulkommissionen ein Arzt ständiges Mitglied ist.

66. Besonderer Wert ist auf Einführung einer periodischen hygienischen Inspektion der höheren Lehranstalten durch geeignete Sachverständige zu legen.*)

67. Die Schulgesundheitspflege ist bei der Vorbildung der Lehrer zu berücksichtigen. Vorläufig erscheint Anleitung der Probekandidaten zur Beschäftigung mit derselben am zweckmässigsten.

68. Falls die in den Thesen 65—67 vorgeschlagenen Massregeln zur Ausführung kommen, erscheint die Einführung eines Schularztes nicht erforderlich.

69. Es ist wünschenswert, dass eine allgemeine Verordnung über die auf Gesundheitspflege bezüglichen Einrichtungen der höheren Lehranstalten erlassen wird."

Die in diesen Thesen vertretenen Grundanschauungen dürfen als die im Lehrstande am meisten verbreiteten angesehen werden;

*) Man denkt sich dieselben wie die Turnunterrichtsinspektionen, welche seitens der Lehrer der Turnlehrerbildungsanstalt, Dr. Euler und Eckler, in sämtlichen Provinzen ausgeführt werden.

sie kehren in den Vorträgen wieder, welche Stadtschulrat Bertram und Direktor Schwalbe in Berlin über die Schularztfrage gehalten haben; sie finden auch einen Rückhalt in dem oben angezogenen Rundschreiben des preussischen Kultusministeriums und dem Gutachten der wissenschaftlichen Deputation für das Medizinalwesen.

Was die Vertreter des Volksschulwesens anbetrifft, so haben dieselben auf dem VII. deutschen Lehrertag in Frankfurt a. M. (1888) auf den Bericht und Antrag von W. Siegert aus Berlin folgende Thesen fast einstimmig angenommen:

1. Zur Schonung und Förderung der Gesundheit unserer Schuljugend ist die hygienische Ueberwachung der Schulen notwendig.

2. Eine vom Staate aus Aerzten, Ingenieuren, Architekten und Lehrern gebildete Kommission leitet Untersuchungen über den Gesundheitszustand der Schuljugend ein, giebt Anweisungen für die praktische Durchführung der Schulhygiene und stellt die Grundzüge für die Thätigkeit besonderer Schulärzte fest, welche die Durchführung dieser Anweisungen zu überwachen haben.

3. Schularzt kann nur derjenige praktische Arzt werden, welcher die Schulhygiene zum Gegenstande seines besonderen Studiums gemacht hat.

4. Der Schularzt ist in der Regel vom Staate anzustellen.

5. Dem Schularzte ist ein grösserer Bezirk (etwa Regierungsbezirk) zuzuweisen. Schulärzte für kleinere Bezirke sind überflüssig und aus pädagogischen Gründen nicht wünschenswert.

6. Die Schulärzte eines Landes treten in gewissen Zwischenräumen mit der unter 2 geforderten Kommission zu gemeinsamen Beratungen zusammen.

7. Die Schulärzte werden nur dann eine gedeihliche Wirksamkeit zu entfalten vermögen, wenn die Schulhygiene bei den Prüfungen für Lehrer und Schulleiter Prüfungsgegenstand wird und die Gesundheitslehre den ihr gebührenden Platz im Schulunterrichte findet.

Versteht man unter Schulärzten Männer, die sich ausschliesslich der hygienischen Ueberwachung und Pflege der Schule widmen, so sind solche in Preussen noch nicht vorhanden. Handelt es sich aber um die Bestellung von ärztlichen Sachverständigen, die als Hygieniker und Stadtärzte von einer Gemeindeverwaltung auch zu Rate gezogen werden, soweit es sich um die Schulhygiene handelt, so giebt es zur Zeit in Preussen 2 Schularztstellen in grösseren Gemeinden, in Frankfurt a. M. und Breslau. In letzterer Stadt ist ein Arzt (Dr. Steuer) in die Schuldeputation gewählt worden, der alle auf die Schulhygiene bezüglichen Sachen zu bearbeiten hat. Ihm sind nach der gegebenen Instruktion zu gutachtlicher Prüfung und kurzer Berichterstattung vorzulegen:

a) Die Anträge wegen Schliessung der Schule, unbeschadet der Mitwirkung des Polizei-Physikus, b) die Bestimmung und Kontrolle der eventuellen Desinfektionsmassregeln, c) Pläne für Neu-, Um- oder Erweiterungsbauten, d) die Gesuche um Errichtung neuer und Verlegung bestehender Privatschulen, Kindergärten und Kleinkinderbewahranstalten behufs Prüfung der Licht- und Luftverhältnisse, der Lage der Treppen und Korridore, der Schulhöfe und Turnplätze, der Lage und Einrichtung der Bedürfnisanstalten, der Heiz- und Ventilationsanlagen, so wie der Raumverhältnisse in den einzelnen Schulzimmern,

e) Grundrisse und Pläne der für Schulzwecke zu mietenden Gebäude, f) Prüfung der Gesundheitsverhältnisse der Bewerber und Bewerberinnen um Anstellung im städtischen Schuldienst, g) Pensionsgesuche der Lehrer und Lehrerinnen, insofern nicht ein Physikats-Attest erforderlich ist, h) zweifelhafte Fälle von Ueberschreitung des Züchtigungsrechts, i) Anzeigen über ungenügende Reinigung oder Lüftung der Schulgebäude und Klassenzimmer, k) Anträge auf neu einzuführende Lese- und Lehrbücher behufs Prüfung von Druck und Papier, l) alle vom Vorsitzenden der Schuldeputation besonders zugeschriebenen Angelegenheiten.

In Frankfurt a. M. ist, wie Dr. Spiess selbst auf der 11. Versammlung des deutschen Vereins für öffentliche Gesundheitspflege (1884) berichtet hat und wie aus den Gemeindeberichten über das städtische Sanitätswesen hervorgeht, i. J. 1883 beschlossen worden, einen Stadtarzt zu ernennen und diesem eine bestimmte Dienstinstruktion zu erteilen. Wie seine übrigen Beziehungen und Befugnisse, so ist auch sein Verhältnis zum Schulwesen klar gekennzeichnet. Er ist ein hygienischer Beirat des Magistrats in allen kommunalen Sachen; denn es heisst:

§ 4. Er kann vom Magistrat zum Mitglied anderer städtischer Aemter und Deputationen mit beratender Stimme ernannt, auch zu einzelnen Sitzungen derselben von deren Vorsitzenden zur Abgabe eines Gutachtens eingeladen werden.

§ 5. Der Stadtarzt ist berechtigt, von allen öffentlichen zur Gesundheitspflege in Beziehung stehenden Einrichtungen und Veranstaltungen der Stadt Frankfurt auch ohne besonderen Auftrag Kenntnis zu nehmen und sich auch durch Einnahme des Augenscheins von der Verwaltung und Handhabung der die Gesundheitspflege berührenden Einrichtungen zu unterrichten. Er wird sich zu diesem Behufe soweit nötig mit den Vorsitzenden der städtischen Amtsstellen und Deputationen, sowie den Schuldirektoren und Rektoren ins Benehmen setzen und mit deren Vorwissen von den Beamten und Lehrern die bezügliche Auskunft einziehen.

Selbständige Anordnungen ist der Schularzt zu treffen nicht berechtigt.

§ 8. Ferner hat der Stadtarzt bei Gesuchen um vorzeitige Schulentlassung in Zweifelsfällen, um Dispensation von einzelnen Unterrichtsgegenständen, um Zurückstellung oder zeitweise Beurlaubung vom Schulbesuche, um Ueberweisung an eine bestimmte Schule, sowie in allen sonstigen Fällen, in welchen der Gesundheitszustand von Schülern oder Schülerinnen oder auch von deren Angehörigen in Betracht kommt, denselben auf Erfordern der Schulbehörden zu untersuchen und zu begutachten.

Gleichzeitig ist ein „städtischer Gesundheitsrat“ mit einem 9 Paragraphen umfassenden Regulativ eingesetzt worden, aus welchem hier nur § 2 und § 7 in Betracht kommen. Der Gesundheitsrat besteht aus 15 Mitgliedern, zu denen ausser 4 praktischen Aerzten auch der Stadtarzt gehört. Er übt eine begutachtende und kontrollierende Thätigkeit in allen öffentlichen städtischen Angelegenheiten aus, welche die Gesundheitspflege berühren, insbesondere auch über die Schulen.

Dr. Spiess rühmt übrigens, dass er seit seiner Ernennung zum Stadtarzt mit den Direktoren und Rektoren, mit denen er bis dahin über die Schularztfrage stets im Streit gewesen sei, auf dem besten Fusse stehe und dass er von allen Direktoren als eine Stütze und ein Ratgeber, keineswegs als ein Feind angesehen werde. Was er 1884 in Hannover weiter über das günstige hygienische Zusammenwirken wie mit allen Faktoren der Verwaltung so auch mit den Direktoren und Lehrern berichtete, wird wie durch alle sonstigen aus Frankfurt kommenden Mitteilungen über das Aufblühen des Turnwesens, der Jugendspiele u. a., so ganz besonders durch die oben angezogenen Berichte über das Frankfurter Sanitätswesen im wesentlichen bestätigt.

Der internationale hygienische Kongress, welcher sich bereits 1883 in Genf mit der Frage der ärztlichen Schulaufsicht beschäftigt hatte, widmete derselben 1887 in Wien eine eingehende Besprechung, zu welcher die gedruckten Referate von Wasserfuhr-Berlin, H. Cohn-Breslau und Napias-Paris die Unterlage bildeten und in welche u. a. V. Desguin-Antwerpen auf grund eines eingehenden Berichts über die heimische Organisation der schulärztlichen Inspektion nachhaltig eingriff.*) Am 2. Sitzungstage einigten sich die Kongressmitglieder zu folgenden Beschlüssen:

1. Das Interesse der Staaten und Familien erfordert eine dauernde Beteiligung sachverständiger Aerzte an der Schulverwaltung.

2. Zweck dieser Beteiligung ist, Gesundheitsschädlichkeiten des Schulbesuches und Unterrichtes von den Schülern und Schülerinnen abzuhalten und auf eine gesundheitsförderliche Thätigkeit der Schule hinzuwirken.

3. Mittel hierzu sind teils Gutachten, teils periodische Schulinspektionen unter Zuziehung der Schulvorsteher, besonders auch während des Unterrichts.

4. Vor allem ist eine staatliche hygienische Revision aller öffentlichen und privaten Schulen einschliesslich der Vorschulen (Kindergärten u. dergl.) notwendig. Die dabei gefundenen Missstände müssen schleunigst beseitigt werden.

5. In jedem Schulaufsichtskörper muss, wo und sobald ein Arzt vorhanden ist, derselbe Sitz und Stimme haben.

---

*) In Antwerpen sind beispielsweise für 39 Freischulen und 6 Zahlschulen mit 18050 Schülern und Schülerinnen 4 ärztliche Inspektoren mit je einem Gehalte von 1500 Fr. angestellt. Sie haben die Freischulen wöchentlich, die Zahlschulen alle 14 Tage auf alle hygienischen Momente, auch die Schulkinder auf Reinlichkeit und Körperhaltung beim Schreiben zu untersuchen. Bei neu eingetretenen Schülern wird der Gesundheitszustand jedes einzelnen Schülers in ein Register eingetragen. Schüler, welche wegen Krankheit gefehlt haben, werden nur auf grund eines ärztlichen Attestes des Schularztes bei Freischulen, des behandelnden Arztes bei Zahlschulen wieder zugelassen. Monatlich erstatten die ärztlichen Schulinspektoren Bericht an die Gemeindeverwaltung über ihre Thätigkeit. In Antwerpen und Brüssel ist nach dem Muster der französischen „Dispensaires scolaires" die praeventive ärztliche Behandlung eingeführt. In den Zahlschulen musste man wegen Widerstandes der Eltern davon Abstand nehmen.

6. Die hygienische Schulaufsicht ist sachverständigen Aerzten anzuvertrauen, gleichviel, ob sie beamtete Aerzte sind oder nicht.

7. Von den vorstehenden Gesichtspunkten aus ist die Beteiligung sachverständiger Aerzte am Schulwesen in die in den einzelnen Staaten bestehenden Organisationen der Schulverwaltung als integrierender Teil einzufügen.

Aus allen Verhandlungen des letzten Jahrzehnts erhellt, dass alle Beteiligten im Prinzip über die Notwendigkeit der ärztlichen Mitarbeit bei der Ueberwachung der Schule einig sind. Aber im weiteren Verfolge der Sache wird doch noch genauer zu bemessen sein, was ein „Schularzt“ ist und was er für Befugnisse hat. Es wird in der ärztlichen Beaufsichtigung der Schulen weniger zwischen den öffentlichen und privaten, als zwischen den Elementarschulen und höheren Lehranstalten zu unterscheiden sein; denn da in jene jeder wie in das Heer einzutreten verpflichtet ist, so hat der Staat auch ihnen gegenüber höhere hygienische Pflichten, als gegen diese, in die jeder nach freiem Ermessen seiner Eltern eintritt oder nicht. Es ist endlich auch stets zu bedenken und überall geltend zu machen, dass die Schule an sich, insbesondere die Volksschule, eine hygienische Einrichtung im eminenten Sinne ist, dass der in ihr gebildete gesunde Geist auch den Leib gesund erhalten soll.

Litteratur. 1) Die hygienische Beaufsichtigung der Schule durch den Schularzt. Zweite Sitzung der 11. Versammlung des „Deutschen Vereins für öffentl. Gesundheitspflege“ in Hannover im Septbr. 1884. 17. Bd. 1. Heft der Deutschen Vierteljhrsschr. f. öffentl. Gesdhtspfl. Braunschweig 1885. — 2) **Adolf Baginsky,** Die ärztliche Ueberwachung der Schule. Deutsche Medizinalzeitung No. 40, 1884. — Handbuch der Kinderkrankheiten von Gerhardt. 1. Bd., 1. Abt. — 3) **Hermann Cohn,** Die Schularztdebatte auf dem internationalen hygienischen Kongress zu Wien. Hamburg u. Leipzig 1888. — 4) **Victor Desguin,** Die ärztliche Inspektion der Schulen, ihre Organisation und Resultate. Zeitschrift f. Gesdhtspfl. Nr. 9, 1888. — 5) Stadtschulrat **Bertram,** Ueber den gegenwärtigen Stand der Schularztfrage. Vortrag in der Deutschen Gesellschaft für öffentl. Gesdhtspfl. vom 25. Februar 1889. Separat-Abdruck aus „Deutsche Medizinalzeitung“ 1889. — 6) **L. Burgerstein,** Der Schularzt, in der Zeitschrift f. d. Realschulwesen, XIII. Jahrg. — 7) **Wasserfuhr.** Die ärztliche Ueberwachung der Schüler, 1888. — 8) **Scholz**-Bremen, Ueber die ärztliche Beaufsichtigung der Schulen. — 9) Verhandlungen der Direktorenkonferenz der Provinz Sachsen über „die Sorge der Schule für die Gesundheit der Schüler“. 1880. — 10) **A. v. Hippel,** Ueber den Einfluss hygienischer Massregeln auf die Schulmyopie. Giessen 1885. — 11) **Uffelmann,** Handb. der Hygiene

Die gymnastischen Einrichtungen und Veranstaltungen.

Haben wir im Vorausgehenden eingehend dargethan, welche baulichen Einrichtungen, welche Schulgerätschaften, welche Massnahmen und Anordnungen für die äussere Verwaltung der Schule nötig sind, um bei den Schülern Krankheit zu verhüten, Gesundheit zu fördern, so ist nunmehr zu erörtern, welche positiven Mittel für diesen Zweck die Gymnastik bietet, die unlängst Desguin mit Recht das mächtigste Agens der praeventiven Medizin (l'agent principal de la médecine préventive) nannte. Ohne Zweifel hat die Gymnastik noch einen höheren pädagogischen Zweck, und was schon vor 22 Jahrhunderten Platon in seiner Politeia darüber zu den Hellenen gesprochen hat, das gilt in ungeminderter Kraft auch für uns moderne Menschen, insbesondere für uns Deutsche der heutigen Zeit: die *γυμναστική* ist und bleibt die unentbehrliche Ergänzung der *μουσική* in der Erziehung der Jugend zu höherer Menschlichkeit, die turnerische Ausbildung ist neben der wissenschaftlichen Unterweisung ein notwendiger Bestandteil der Jugenderziehung. An Stelle der Sendboten, welche damals von Olympia ausgingen, um die Hellenen zu friedlichem Wettkampfe in den hippischen und gymnastischen Spielen einzuladen und für diese Festzeit den Gottesfrieden anzusagen, sind dann von anderer geheiligter Stätte Sendboten ausgegangen, um allen Menschen einen dauernden Gottesfrieden zu verkündigen, den christlichen Gottesfrieden, der nicht blos den Reichen und Glücklichen gilt, sondern auch denen, die mühselig und beladen sind. Hat unser deutsches Schulwesen vorzüglich durch Luther und Pestalozzi die ausgeprägt christliche Tendenz der Allgemeinheit erhalten, dass also an den Gütern, welche es bietet, Niedrig und Hoch, Arm und Reich teilnehmen soll, und ist gerade in heutiger Zeit das deutsche Schulwesen immer konsequenter dieser Tendenz gemäss ausgebildet und ausgebreitet worden, so haben nicht minder die Bestrebungen und Bemühungen um Wiedererweckung der Gymnastik in Deutschland von Salzmann und Pestalozzi zu Jahn und Spiess diese Richtung genommen; denn auch allen diesen Männern war ihr rastloses Arbeiten und opfervolles Mühen um Erneuerung und Entwickelung der Leibesübungen — bewusst oder unbewusst, gleichviel — ein täglich thätiges Christentum. Und zieht man einen Vergleich zwischen dem deutschen Turnen einerseits und der hellenischen Gymnastik oder auch dem englischen Sport und Spiel andererseits, so vergesse man doch, um gerecht zu sein, ja nicht, dass in Hellas und England nur die Kinder der oberen Zehntausend, wie man zu sagen pflegt, an den Segnungen solches erfrischenden, ermutigenden und kräftigenden Treibens teilnehmen, während in Deutschland alle Kinder zur Teilnahme eingeladen sind, aber diesem allumfassenden Streben eine weit grössere Kargheit der Mittel gegenüber steht als dort.

Wir wollen uns des bescheidenen Besitztums an gymnastischen Gütern freuen, das wir in diesen hundert Jahren errungen haben, wie in dem historischen Ueberblick (besonders S. 26—28 und S. 34—36) angedeutet ist. Wir müssen uns aber an dieser Stelle, da wir es nur mit den hygienischen Beziehungen zu thun haben, versagen, auf die volle Würdigung der paedagogischen Bedeutung des Turnens und aller ihm verwandten Uebungen einzugehen. Die Erziehung hat es zunächst und wesentlich mit der Bildung des Geistes zu thun. Aber der Körper ist nicht nur domicilium animi, des Geistes Wohnstätte und Träger, sondern auch instrumentum animi, des Geistes Werkzeug und Diener, ja noch weiter, wie J. C. Lion in Schützes Schulkunde (S. 624 ff.) treffend ausführt, auch imago animi, des Geistes Bild und äussere Erscheinung und endlich sacrificium animi, des Geistes Opferstätte und Opfergabe. Mit Recht wird daher auch immer wieder auf die Mahnung Rousseau's zurückgegriffen: „Der Leib sei kräftig, soll er gehorchen; ein guter Diener muss stark sein. Je schwächer der Leib ist, um so mehr befiehlt er; je stärker er ist, um so mehr gehorcht er. Ein schwacher Körper schwächt die Seele."

Das deutsche Schulturnen hat nun die Aufgabe, den Körper kräftig und gewandt zu machen und bei Gesundheit zu erhalten. Jedes Organ des Leibes, das benutzt und in Thätigkeit versetzt wird, wird blutreicher, so dass sich seine Adern erweitern. Es ist bewiesen, dass durch einen arbeitenden Muskel viel mehr Blut läuft, als durch einen ruhenden, dass also der Stoffwechsel erhöht, die Ernährung verbessert wird. Wird nun das Gehirn durch seine Arbeit blutreicher, so geschieht dies auf Kosten der anderen Organe und je früher im Leben solche Missverhältnisse durch einseitige Geistesarbeit hervorgerufen werden, desto verderblicher sind die Folgen dieses Mangels an Gleichgewicht; ja es wird später die Herstellung des Gleichgewichtes nicht selten geradezu unmöglich. Der Arzt Nussbaum sagt daher: „Ich halte das gegenwärtige Princip, ein Kind den ganzen Tag zu beschäftigen für ein recht gutes; allein ein grosser Teil der Zeit sei der körperlichen Ausbildung gewidmet, wenn möglich in frischer Luft. Es war ein guter Anfang, das Turnen obligatorisch zu machen; allein ich möchte die gegenwärtige Dosis dieser herrlichen Arzenei eine nahezu homoeopathische nennen." Nussbaum spricht die Hoffnung aus, in Zukunft werde man auch dafür sorgen, dass täglich stundenlang körperliche Uebungen mit geistiger Arbeit wechseln; auch das Lernen würde dann leichter gehen.

In gleichem oder ähnlichem Sinne haben sich bereits viele Mediziner ausgesprochen, welche Freunde und Kenner der Turnkunst sind, von Tissot und Frank bis auf Virchow und du Bois-Reymond, und es ist auch von Philosophen wie Pädagogen manches herrliche Wort über die Bedeutung der Turnkunst für die harmonische Ausbildung der leiblichen und geistigen Natur des Menschen gesagt worden. Wir citieren hier nur zur Ergänzung des oben Gesagten aus Eulenberg's Handbuch des öffentlichen Gesundheitswesens eine Stelle (S. 1003), welche lautet: „Regelmässige Turnübungen bewirken eine Kräftigung sämtlicher Muskeln, die um den Thorax herum befindlich sind, vergrössern den Brustumfang und erweitern die Brusthöhle. Dass sie dadurch indirekt auf die Respiration und dadurch wieder auf die Neu- und Rückbildung des Blutes günstig einwirken, liegt auf der Hand. Durch solchen Muskelgebrauch werden auch indirekt andere Organe, z. B. das centrale Nervensystem, die Verdauungs- und Geschlechts-Organe von übermässiger Blutfülle entlastet, und so besonders bei Anhäufung venösen Blutes in den Unterleibsorganen, wie auch bei Reizzuständen des Genitalapparates in den Entwicklungsjahren (im letzteren Falle durch Verhütung von Onanie) günstige Wirkungen hervorgebracht. Auch die Herzaktion wird durch Muskelthätigkeit gesteigert, so die Blutcirkulation beschleunigt und der Stoffwechsel befördert. Ganz besonders nützlich ist die tiefgreifende Wirkung geordneter Leibesübungen auf die Thätigkeit der motorischen Nerven, indem die Präcision und Energie der Innervation der Muskeln gesteigert und die Fähigkeit der Koordination der einzelnen Muskelthätigkeiten bedeutend vermehrt wird.“

Die Steigerung der Koordinationsfähigkeit der Bewegungen muss unseres Erachtens besonders hervorgehoben werden; denn sie ist für das ganze Leben von hervorragender Bedeutung. Wenn wir nämlich eine grössere Zahl von Muskeln oder Muskelgruppen gleichzeitig bethätigen, so muss sich die Wirkung zu einer harmonischen Gesamtleistung vereinigen. Auf dieser koordinierten Bewegungsfähigkeit und Muskelthätigkeit beruhen sehr viele Verrichtungen des praktischen Lebens, namentlich in Kunst und Handwerk, beruht auch die gute und sichere Haltung im Gegensatz zu unbeholfenem und linkischem Wesen. Die Muskeln werden durch die Bewegungsnerven in Thätigkeit gesetzt, und zwar geschieht dies von den Centralorganen des Nervensystems im Mittelhirn, Kleinhirn und verlängerten Mark aus. So wird die Uebung in der Steigerung der Koordinationsfähigkeit der Muskeln zugleich zu einer hervorragenden Nervenübung und erstreckt ihre wohlthätige Wirkung auf das ganze Nervensystem.

Was aber insbesondere das Mädchenturnen anbetrifft, zu dessen Gunsten von sachverständiger Seite ja auch schon manches treffliche Wort gesagt worden ist, so mag hier das Gutachten genügen, welches bereits 1864 die Berliner medizinische Gesellschaft abgegeben hat. Da heisst es:

„Es ist eine allgemeine festgestellte Erfahrung, dass unsere weibliche Jugend, zumal die städtische, überaus häufig, und namentlich unverhältnismässig häufiger als die männliche Jugend, Gesundheitsstörungen erleidet, welche um so beklagenswerter sind, als sie nicht nur das Leben und das Wohlbefinden der davon betroffenen Individuen in betrübendster Weise verkümmern, sondern auch dazu beitragen, der solchem Boden entspriessenden Generation den Stempel der Gebrechlichkeit aufzuprägen. — Allgemeine Muskel- und Nervenschwäche, nervöse Leiden aller Art, Bleichsucht, mangelhaftes Wachstum, Schmal- und Engbrüstigkeit und Rückgratsverkrümmungen sind notorisch sehr häufige Krankheitszustände der Mädchen, wohl zehnmal so oft bei diesen beobachtet als bei Knaben. Der Grund dieser häufigen Erkrankung des weiblichen Geschlechts liegt nicht sowohl in der schwächeren Organisation desselben, als in einer Vernachlässigung eines wesentlichen Elements der physischen Erziehung gerade in den die körperliche Entwicklung so wesentlich bestimmenden Jahren von 6—15. Während der Knabe sich freier bewegen, laufen, klettern, springen etc. und seinen Körper instinktiv durch naturgemässe Spiele kräftigen darf, in diesem Streben auch durch methodische Unterweisung im Turnen gefördert wird, entbehrt das Mädchen aus Unkenntnis oder aus übelverstandenen konventionellen Rücksichten fast allgemein dieser wohlthätigen Kräftigungsmittel. Die Hälfte des Tages verbringt es in der Regel in meistens überfüllten und hygienisch unzweckmässigen Schullokalen, in welchen der Mangel an Raum auf den Sitzbänken eine andauernde, nachteilige Körperhaltung bedingt; dann folgt stundenlange häusliche Beschäftigung mit Schul- und Handarbeiten, mit Sprachen, Zeichnen und Musik, und es fehlt an dem nötigen Gegengewicht gegen diese die Gesundheit gefährdenden Einflüsse, es fehlt an einer entsprechenden Ausgleichung der geistigen Anstrengung durch körperliche Uebungen. Wir Aerzte können nicht laut genug unsere Stimmen erheben, dass diesem Mangel abgeholfen werde. Wir erkennen neben andern körperlichen Uebungen (Schwimmen, Schlittschuhlaufen, Spielen im Freien etc.) in dem methodischen Mädchenturnen das wesentlichste Mittel zur Abhülfe.

Das Turnen stärkt das Muskelsystem, verbessert die Haltung des Körpers, hebt die Brust zu freiem Atmen, giebt den Bewegungen Festigkeit und Anmut und fördert die normale, kräftigende und harmonische Entwicklung der Glieder und des gesamten Organismus. Mit der wachsenden Kraft der Bewegungsnerven wird dem Empfindungsnervensystem ein festes Gegengewicht gegeben. Es wächst die moralische Kraft und mit ihr die Widerstandsfähigkeit gegen materielle und moralische Einflüsse, die sich im späteren Leben des Weibes nur zu leicht in nachteiliger Weise geltend machen.

Die zartere Struktur, der feinere Knochenbau, das schwächere

Muskelsystem des weiblichen Organismus verbieten keineswegs die Anwendung der Gymnastik, nur muss selbstverständlich der Unterricht auf diese Verhältnisse Rücksicht nehmen. Die Uebungen müssen dem Kräftezustande, dem Alter und dem Begriffsvermögen der Mädchen angepasst werden. Frei- und Ordnungsübungen in Verbindung mit Turnspielen müssen in den Vordergrund treten; von den Uebungen an den Geräten müssen diejenigen wegfallen, welche zu grosse Kraftanstrengungen erheischen, Gefahr mit sich bringen oder die weibliche Decenz beeinträchtigen. Der Lehrer muss es verstehen, den sich eines konsequenten Zieles beim Turnen wenig bewussten Sinn des Mädchens durch Abwechselung in den Uebungen immer wieder aufs Neue anzuregen und mit Lust und Freudigkeit für die Sache zu durchdringen. Anstand und Gefälligkeit der Bewegungen sind stets im Auge zu behalten. Kranke und solche, bei denen die Wirbelsäule schon eine Verbiegung erlitten hat oder bei denen eine fehlerhafte Hüft- oder Schulterstellung bereits vorhanden ist, gehören in den Kursaal und nicht in den gymnastischen Unterricht für Gesunde.

Wir haben von einem nach diesen Grundsätzen ausgeführten Turnunterricht für Mädchen, wie derselbe hier seit Jahren in einzelnen, leider nur bisher zu wenig benutzten Privatanstalten stattfindet, die allergünstigten Erfolge gesehen. Bleiche, schwächliche, unbeholfene Wesen mit schlechter Haltung wurden in frische, kräftige, gewandte, gerade einhergehende umgewandelt, und ganz allein geht unsere Erfahrung dahin, dass ein frühzeitiges, d. h. mit dem siebenten oder achten Lebensjahre begonnenes und konsequent fortgesetztes Mädchenturnen ein späteres Schief- und Buckligwerden, selbst in Fällen, wo eine erbliche Anlage dazu vorhanden ist, fast ausnahmslos verhütet.“

Was ist nun Turnen? Darüber schwanken die Begriffe heutzutage nicht mehr; denn wohl allgemein versteht man unter Turnen „Leibesübungen, welche mittels der willkürlichen Muskeln unter Anregung und Beherrschung derselben durch Bewusstsein und Wollen zustande kommen und den Zweck haben, zunächst eine gleichmässige Ausbildung der gesamten Muskulatur, ferner eine gesunde Entwickelung des ganzen Körpers, Frische des Geistes, Energie des Willens, Mut, Geistesgegenwart und Ausdauer hervorzubringen.“ Der offizielle „Leitfaden für den Turnunterricht in den preussischen Volksschulen“ stellt als Aufgabe des Turnunterrichts hin: „durch zweckmässig ausgewählte und methodisch betriebene Uebungen den Körper zu einer naturgemässen schönen Haltung in allen seinen Stellungen und Bewegungen zu gewöhnen; die leibliche Entwickelung zu fördern und die Gesundheit der Jugend zu stärken; die Kraft, Ausdauer und Gewandheit des Körpers im Gebrauche seiner Gliedmaassen zu vermehren; die Jugend an gewisse im Leben vielfach nutzbare Uebungsformen und Fertigkeiten zu gewöhnen, besonders auch mit Rücksicht auf ihren Wehrdienst im vaterländischen Heere; durch Steigerung der Gesundheit des Leibes auch Frische des Geistes,

Entschlossenheit des Willens, Besonnenheit und Mut zu wirken und zu fördern; der Schule in ihrer erziehenden Thätigkeit dadurch hilfreich zur Seite zu stehen, dass die Schüler in Ausführung der Leibesübungen an strenge Aufmerksamkeit, rasches und genaues Ausführen eines Befehls, an Beherrschung des Willens, an Unterordnung unter die Zwecke eines grösseren Ganzen gewöhnt werden."

Die Schule, welche die Pflicht gefühlt hat, die Einrichtung und Leitung des Turnunterrichts auf sich zu nehmen, unterscheidet, wie wir gesehen, Knaben- und Mädchenturnen; ausser ihrer Sphäre liegt aber das besonderen gesundheitlichen Zwecken dienende diätetische und orthopädische Turnen. Auch die eigentliche Wehrgymnastik gehört nicht in die Schule, wenn auch andererseits jetzt allgemein anerkannt wird, was den Hellenen schon klar war, dass durch die methodischen Leibesübungen die Wehrhaftigkeit der Jugend wesentlich bedingt und gefördert wird. Die Methode des heutigen Turnens haben in erster Linie Guts Muths, Jahn und Spiess begründet und ausgebaut; die schulgerechte Gestaltung aber ist besonders dem letzteren zu verdanken. Der Uebungsstoff ist nunmehr so geordnet, dass überall stufenmässig vom Einfachen zum Zusammengesetzten, vom Leichten zum Schweren fortgeschritten wird, dass ein angemessener Wechsel zwischen Thätigkeit und Ruhe der Uebenden eintritt. Die Uebungen wechseln unter sich so, dass der Körper möglichst allseitig und gleichmässig in Bewegung gesetzt und ausgebildet wird, dass also z. B. im Anschlusse an solche Uebungen, welche hauptsächlich die oberen Gliedmassen in Anspruch nehmen, andere vorgenommen werden, welche mehr die unteren Gliedmassen in Thätigkeit bringen; auch wechseln anstrengende Uebungen mit leichteren. Es wird darauf gehalten, dass in jeder Turnstunde der ganze Körper durchgearbeitet und womöglich in sanften Schweiss gesetzt wird, das beste Anzeichen dafür, dass der Stoffwechsel wohlthuend gefördert worden ist.

Es hat eine Zeit gegeben, (besonders 1860—1870), in welcher unter den deutschen Turnlehrern ein lebhafter Kampf darüber entbrannt war, ob den Jahn'schen oder den Spiess'schen Grundsätzen im Schulturnunterrichte zu folgen sei, und auch heutzutage ist man noch nicht allerorten darüber einig geworden. Im allgemeinen aber hat man sich jetzt zu der Ansicht und zu dem Verfahren geeinigt, dass für das obligatorische Turnen der Volksschule und für die dieser entsprechenden Altersklassen der höheren Lehr-Anstalten die Spiess'sche Einrichtung des Klassenturnens und seine Methode der Gemeinübungen zugrunde zu legen sei, während in den oberen Klassen und in freiwilligen Turngenossenschaften von Schülern mit Vorteil die Jahn'sche Weise des Turnens mit Riegen, Vorturnern und Anmännern oder doch eine aus Jahn und Spiess gemischte Betriebsweise zu verwenden sei.

Um nach allen Seiten hin klar und verständlich zu werden, geben wir zur Vergleichung eine Nebeneinanderstellung der Hauptsätze und Haupteinrichtungen des Jahn'schen und Spiess'schen

Systemes, wie wir sie vor Jahren in den „Gedanken und Vorschlägen zu einer Reorganisation des Schulturnwesens der Stadt Breslau“ (1866) geboten haben:

1. Verhältnis des Turnens zur Schule.

Jahn.	Spiess.
Die Turnanstalten sollen nicht Anstalten für einzelne Schulen, sondern für die gesamte Jugend eines Ortes sein. Sie sind daher nicht der Schule untergeordnet, sondern unabhängig neben dieselbe hingestellt.	Jede Schule hat ihre besondere Turnanstalt. Die ausserhalb der Schule stehenden Turnanstalten sind für die Schuljugend zu verwerfen. Die Turnanstalt ist ein integrierender Bestandteil der Schule und daher dem Dirigenten der Schule untergeordnet.

2. Die Turnlehrer.

Jahn.	Spiess.
Ob die Turnlehrer zugleich Schullehrer sein können oder sollen, darüber ist bei Jahn keine feste Bestimmung getroffen, wie das bei der vom Schulverbande losgelösten Organisation des Turnens natürlich ist.	Die Turnlehrer werden aus der Zahl der Schullehrer der betreffenden Anstalt genommen, auf den unteren Stufen wo möglich die Klassenlehrer. In den oberen Klassen können Fachlehrer unterrichten, die indessen auch anderen Unterricht erteilen sollen, in jedem Falle aber als Mitglieder des Lehrer-Kollegiums betrachtet werden

3. Die Schüler.

a. Teilnahme am Unterricht.

Jahn.	Spiess.
Die Enstehungsart des Jahn'schen Turnens brachte es mit sich, dass die Teilnahme der Knaben und Jünglinge eine freiwillige ward. Wer sich aber einmal gemeldet hatte, musste regelmässig erscheinen.	Alle Knaben sind, so lange sie schulpflichtig sind, auch turnpflichtig, denn das Turnen ist ein Lehrgegenstand der Schule, wie jeder andere. „Nur Kranke, welchen ärztlicher Rat solche Leibesübungen verbietet, sollen der Verbindlichkeit des Besuches ausnahmsweise überhoben bleiben.“

b. Zahl der gleichzeitig turnenden Schüler.

Jahn.	Spiess.
Es können grosse Massen von Schülern (in der Regel 2—400) gleichzeitig turnen; ja es ist dieses wünschenswert. „Durch das ungezwungene Zusammenleben und das gemeinschaftliche Treiben auf dem allgemeinen Turnplatze soll der Sinn für Gemeinsamkeit belebt und geübt werden.“	In den eigentlichen Unterrichtsstunden werden immer nur die Schüler einer Schulklasse gleichzeitig unterwiesen, d. h. 30—50: „Bei allzugrosser Schülerzahl übersieht der Lehrer zuletzt die Einzelnen nicht mehr; diese wieder verlieren sich selbst in der Menge und dabei kann für den Zweck nichts Erspriessliches geleistet werden.“ Ausser den regelmässigen Turnstunden für jede Klasse ist eine weitere Zeit für (Kür-)Turnen mehrerer oder aller Klassen unter Teilnahme der Lehrer festzusetzen.

c. Einteilung der Turnschüler.

Jahn.	Spiess.
Alle Altersstufen üben gleichzeitig, wenn auch nicht durcheinander gemischt, sondern nebeneinander in besonderen Abteilungen von 10 bis 15. Diese kleineren Abteilungen (Reihen oder Riegen) werden von Vorturnern,	Jede Klasse wird, wie in jedem anderen Lehrgegenstande, so auch im Turnen von den anderen Klassen gesondert unterrichtet. In den unteren Klassen unterrichtet — abgesehen von den im Sommer für alle Schüler ge-

Jahn.

die „aus den Verständigsten und Turnfertigsten" gewählt sind, angeführt, welche die Uebungen nach eigener Wahl vorturnen. Sie werden aber in besonderen Vorturnerstunden in Ausführung und Stufenfolge der Uebungen unterwiesen. *)

Spiess.

meinsam abgehaltenen Uebungsstunden — der Lehrer allein die Schüler. In den obersten Klassen kann das Vorturnersystem bestehen, die Vorturner aber sind vom Lehrer sorgfältigst vorzubilden und zu beaufsichtigen.

4. Der Turnbetrieb.

Die Jahn'sche „Turnkunst" (1816) hat für alle Altersstufen dieselbe „starre" Behandlungsweise. Abstrahierend von Altersstufen und Schulklassen bietet sie nicht die nötige Menge der den jüngeren Knaben angemessenen Uebungen. Vom Turnen der Mädchen ist kaum die Rede, obwohl es im „deutschen Volkstume" (1810) als wünschenswert hingestellt wird. Für die männliche Jugend treten ungewöhnliche Leibesübungen zu sehr in den Vordergrund gegen die einfachen Grundübungen. Die Freiübungen erscheinen fast ausschliesslich als Gelenkübungen und Vorübungen zu den Gerätübungen, nicht selbständig geordnet und verwertet. Die Ordnungsübungen erscheinen hauptsächlich als Reigen für Turnfeste.

„Man muss jeder Altersstufe ihren bestimmten Kreis von Uebungen zuweisen, und zwar solche Uebungen, welche, die Gesamtheit der Schüler berücksichtigend, das Mass ihrer Kraft nicht übersteigen und die beim Unterricht gestellten Leistungen, wenn sie im Unterrichtsplane gefordert werden, rechtfertigen." Für gelehrte Schulen muss der Unterrichtsstoff anders geordnet sein, als für Volksschulen, für Knaben anders als für Mädchen. Die Freiübungen und Ordnungsübungen fallen ganz besonders in's Gewicht. Auch sie müssen für jede Alters- und Fertigkeitsstufe besonders geordnet und von den einfacheren und leichteren zu den zusammengesetzten und schwierigeren hinaufsteigen. „Die Ordnungsübungen sind eine Verallgemeinerung der Aufstellungen und Massenbewegungen des Militärs und darum eine vortreffliche, wohl die beste Vorschule für den künftigen Kriegsdienst, an bildendem Einfluss allen reinen Exercierübungen überlegen." A. Maul. Von den Gerätübungen sind die (taktmässig ausgeführten) Gemeinübungen allen anderen vorzuziehen (siehe unten) namentlich für die unteren Turnstufen; sie sind „Uebungen im gemessenen Thun und Lassen und zu gleichmässiger Kräftigung und kunstvoller Ausbildung des Leibes für ganze Schulklassen."

---

*) A. Maul sagt: „Es war dies gewiss eine gute Art, sich aus der Verlegenheit zu helfen, nur schade, dass diese angelernten Unterlehrer es wohl meist zu eigener Turnfertigkeit, aber selten zu der rechten Geschicklichkeit im Unterrichten brachten und gar oft der nötigen Autorität ermangelten, um die gehörige Ordnung aufrecht zu erhalten. Für die grössere Menge der Schüler, für alle weniger Begabten und weniger Eifrigen ist aber der unmittelbare Unterricht durch die Lehrer selber durch nichts zu ersetzen. In den Vereinen Erwachsener treten diese Uebelstände freilich nicht so sehr hervor, obwohl sie auch hier sich manchmal recht fühlbar machen. Ein solches Turnen hat aber bei der Schuljugend in den meisten Fällen die Folge gehabt, dass nur die gar Eifrigen und Begabten daraus lernten, der grosse Haufe aber der Faulenzerei und Zuchtlosigkeit sich ergab."

Jahn.	Spiess.

5. Turnfahrten und Turnspiele.

Jahn. Die Turnfahrten werden von Jahn sehr angelegentlich empfohlen und als „Bienenfahrten nach dem Honigseim des Lebens“ bezeichnet. Die Turnspiele wurden von Jahn von Anfang an eifrig gepflegt.

Spiess. Turnfahrten und Turnspiele sind von rechtem Turnbetriebe unzertrennbar. Die Fahrten sollen nicht blos mit der Gesamtheit der Turner, sondern auch mit einzelnen Abteilungen unternommen werden; sie „erfreuen und erfrischen das ganze Schulleben“. Die Schule muss Zeit dazu hergeben.

6. Die Turnzeit.

Jahn. Die Turnzeit erstreckt sich auf ganze Nachmittage, die schulfrei sind. Turnkür der Uebenden (d. h. Turnen nach freier Wahl der Geräte und Uebungen) fängt an; Turnrast auf dem Tie trennt sie von der eigentlichen Turnschule, dem nach Riegen, Geräten und Stufen geregelten Turnen.

Spiess. Wenn man mit dem Turnen mehr will, als „ein blosses Tummeln der Kräfte zur Herstellung des Gleichgewichtes zwischen Körper und Geist, wenn man eine wirklich planmässige körperliche Ausbildung der Jugend will“, so muss die Schule eine andere Zeit für den Turnunterricht beschaffen. Die Turnstunden sollen in die gewöhnliche Schulzeit fallen oder doch sich unmittelbar an die übrigen Schulstunden anschliessen. Für Elementar-Klassen ist täglich eine Turnstunde nötig, für 10—13jährige Schüler mindestens 3—4 Stunden wöchentlich, vom 13. Jahre ab wenigstens 2—3. Die Turnzeit soll gewöhnlich nicht über 1 Stunde dauern, um Ueberspannung und Uebersättigung zu vermeiden.

7. Die Turnräume.

a. Im Sommer.

Jahn. Der Turnplatz ist für die gesamte Jugend eines Ortes angelegt, also immer möglichst gross zu bemessen. Er ist vor der Stadt und nicht zu nahe, damit er frische und gesunde Luft gewähre, auch das Gehen geübt werde.

Spiess. Der Turnplatz wird für je eine Schule angelegt; es ist gut, wenn er zugleich für das Gesamtturnen aller Schüler ausreichend ist; er genügt aber auch schon, wenn er für 40—70 gleichzeitig turnende Schüler Raum und Geräte gewährt. — Er befindet sich in unmittelbarer Nähe der Schule und ist mit einem überdeckten Raume, in welchem bei ungünstigem Wetter geturnt werden kann, resp. der Winterturnhalle verbunden.

b. Im Winter.

Jahn. Winterturnhallen wagte Jahn kaum schon zu fordern. Die Gesamtheit der Schüler soll im Sommer turnen. Im Winter werden die Vorturner ausgebildet und Fechtübungen vorgenommen, wenn ein Saal oder eine Halle zu erlangen ist.

Spiess. Das Turnen muss von allen Schülern Winter wie Sommer regelmässig betrieben werden. „Die Schule soll für angemessene Turnräume sorgen, in welchen der Turnunterricht bei jeder Jahreszeit und Witterung seinen ungestörten Fortgang haben kann.“ Der Turnsaal ist in oder nahe bei der Schule. Unter Umständen können sehr nahe gelegene Schulen denselben Platz und Saal zu verschiedenen Zeiten benutzen.

Jahn.	Spiess.

8. Die Turngeräte.

Jahn. Die Turngeräte sind die auf allen Turnplätzen Preussens üblichen und allbekannten. Jahn selbst betonte sehr stark die volkstümlichen Uebungen im Laufen, Springen, Klettern, Werfen, Ringen und dergl. Aber leider haben viele seiner Jünger das Hauptgewicht auf das Kunstturnen an Reck und Barren gelegt. Die Folge war Einseitigkeit der turnerischen Ausbildung und endlich Gleichgiltigkeit gegen das Turnen bei vielen, welche die höchste Stufe erreicht hatten, Mutlosigkeit bei Schwächlingen und Neulingen, wenn sie sich eine Zeit lang vergebens abgemüht, es jenen gleichzuthun. Auf diese Erfahrung stützten sich die Angriffe des Schwedentums.

Spiess. Zum Zwecke der Gemeinübungen an Geräten sind einige von Jahn-Eiselen abweichende Einrichtungen notwendig, z. B.: Langbarren, wagrechte Dopelleiter, das Spiess'sche Kletterstangen-Gerüst, 2—3 Schwebebäume neben einander. Im Uebrigen werden die Jahn'schen Geräte beibehalten und für die Gemeinübungen gruppenweise aufgestellt.

Wenn wir hier die Unterschiede zwischen dem älteren Jahn'schen und dem jüngeren Spiess'schen Turnen hervorheben, so wollen wir keineswegs einen Gegensatz zwischen beiden geltend machen; Spiess' Turnlehre ist lediglich die Fortbildung der Jahn'schen Turnerei für die Zwecke der Schule Die konsequente Durchführung der einen oder anderen Weise hängt aber nicht bloss von den Meinungen und Grundsätzen ab, welche die Behörde oder der Turnlehrer vertritt; denn oft lassen die Turnräume und Turngeräte die Ausführung der Spiess'schen Gemeinübungen nicht zu, und ebenso oft fehlt neben einem genügend eingerichteten Turnsaale ein Jahn'scher Turnplatz. Darin stimmen aber Jahn und Spiess ganz überein, dass sie auffordern, auch unter den bescheidensten Verhältnissen erfinderisch zu sein in Mitteln und Wegen, um dem leiblichen Bewegungs- und Bildungsbedürfnisse der Schuljugend zu genügen; und der menschenfreundliche Arzt wie der jugendfreundliche Lehrer werden jenen darin beistimmen, dass sich doch wohl an jedem Schulorte ein Platz zu Frei- und Ordnungsübungen, zu Spielen, Marsch-, Lauf- und Springübungen findet, und dass die Regierung einem wichtigen hygienischen Bedürfnisse entspricht, wenn sie darauf dringt, dass im kleinsten und fernsten Dorfe, das eine Schule hat, auch das Schulturnen, wenngleich in den bescheidensten Formen, nicht fehle. Wie dies zu thun sei, hat schon W. Harnisch, ein Vorläufer und Vorarbeiter von Spiess, in seinem trefflichen Buche „Das Turnen in seinen allseitigen Verhältnissen" (Breslau 1817) eingehend dargestellt.

Die Hygiene hat ein grosses Interesse daran, dass gemäss den ministeriellen Bestimmungen von 1860 — wir haben zunächst Preussen im Auge — in allen Schulen das Turnen als alle Schüler verpflichtender Unterrichtsgegenstand eingeführt und richtig gehandhabt werde. Sie hat demnach auch ein grosses Interesse daran, dass dieser Unterricht entsprechend den oben angedeuteten methodischen

Grundsätzen erteilt werde, wie sie sich in bewährter Theorie und Praxis entwickelt haben. Inbezug auf das Einfache bemerkt Lion sehr richtig, dass man nicht das als vorzugsweise einfach anzusehen hat, was durch systematische Zerlegung des Stoffes gefunden ist, sondern das, was dem Schüler als ein Ganzes erscheint. Was gilt diesem aber als das Einfachste? Was er schon kann; an dieses ist also das Neue und Zusammengesetzte anzuknüpfen. Leicht ist nicht minder ein relativer Begriff: was Kindern leicht ist, wird Erwachsenen schwer und umgekehrt. Man darf Schülern also auch nicht zu wenig zumuten. Lion führt als treffendes Beispiel an: Wer Vierzehnjährigen Tändeleien, wie fortgesetztes Händeklatschen, Trippeln am Ort und dergl. ansinnt, versieht es ebenso, als wer kleine Kinder mit straffen Fechterstellungen plagt. Lion fährt dann fort. „Aehnliches gilt auch von der unterschiedlichen Behandlung der beiden Geschlechter, von Anbeginn an soll man im Knaben den zukünftigen Mann, im Mädchen die zukünftige Frau erblicken und ehren. Und endlich gilt es von der Unterscheidung der Schulen nach Ort und Herkunft der Schüler. Landschüler sind von Haus aus gleichartiger und anspruchsloser, als die Jugend grösserer Ortschaften; jenen liegt die beharrliche Uebung fester Formen, diesen die Erkenntnis der Veränderlichkeit derselben näher, die Unterweisung geht deshalb nicht selten von entgegengesetzten Merkmalen aus und arbeitet mit Bewusstsein auf Ausgleichung der Unterschiede hin."

Wer eine langjährige und mannigfaltige Erfahrung als Turnlehrer hat, wird diese Sätze ebenso bereitwillig unterschreiben, wie der Arzt, welcher auf die gymnastische Prophylaxe Wert legt. Er wird also auch nicht auf allen Turnplätzen genau denselben Uebungsbetrieb verlangen, wie etwa auf allen Exerzierplätzen eines Landes denselben Drill. Wird durch den Staat, wie z. B. in Preussen, ein offizieller Leitfaden für den Turnunterricht geboten, so ist damit nur eine feste Grundlage und ein Minimalmass der Uebungen und Leistungen gegeben und nicht etwa eine völlige Uniformierung des Betriebes verlangt, auch für die Volksschule nicht. Die thatsächlichen Verhältnisse lehren uns auch, dass in Preussen und in ganz Deutschland eine erfreuliche und fruchtbare Mannigfaltigkeit im Schulturnbetrieb waltet je nach der Verschiedenheit der Verhältnisse, der Gebirgs- und Flachlandschaften, Stadt- und Land-Schulen, höheren und niederen Lehranstalten, Knaben- und Mädchenschulen, aber auch je nach der Vorbildung und Individualität der Lehrer.

An gut vorgebildeten Lehrern ist aber jetzt kein solcher Mangel mehr wie vor einigen Jahrzehnten.*) Wir haben gut ausge-

*) Bereits im Jahre 1883 fanden sich in Preussen unter 776 Männern, welche mit Turnunterricht an höheren Schulen betraut waren, 517 für diesen „ordnungsmässig qualificierte Lehrer", dazu kamen nicht wenige, an denen praktische Bewährung als Ersatz für Ablegung der Prüfung oder Absolvierung eines Kurses in der Turnlehrerbildungsanstalt anerkannt worden ist. Dieses Verhältnis hat sich seitdem mit jedem Jahre gebessert.

stattete und gut geleitete Turnlehrerbildungsanstalten wie in Berlin, München, Dresden, Stuttgart und Karlsruhe; in den Schullehrer-Seminarien wird mehr und mehr Gewicht auf die Ausbildung der Zöglinge für Leitung des Turnunterrichts gelegt; die Studenten erhalten auf den Universitäten mehr und mehr Gelegenheit zur Ausbildung als Turner und Turnlehrer. Auf grund solcher Ausbildung kann der Lehrer vor allen Dingen anschaulich in seinem Unterricht sein, was er sicherlich immer am besten ist, wenn er bemüht und befähigt ist, das, was er von seinen Schülern verlangt, selbst darzustellen. Wir erwarten von ihm ausserdem, dass er in seinem Unterricht fesselnd, mass- und planvoll ist und in seinem Wesen ein ernster Mann von innerer Fröhlichkeit, um mit W. Harnisch zu reden. Selbstverständlich ist aber, dass er auch die anatomischen und physiologischen Beziehungen des Turnens kennt, welche in Schweden Ling, in Preussen Rothstein so nachdrücklich, um nicht zu sagen einseitig, geltend gemacht hat. So wird es ihm gelingen, für jede Gruppe von Schülern die richtigen Uebungen und Uebungsreihen zu wählen und sie mit Eifer und Lust für diese „Arbeit im Gewand der Freude" zu erfüllen. Die Merkmale, an denen er erkennt, ob eine einzelne Uebungsform im einzelnen Falle angebracht war, sind aber zwei, wie Lion in seinem System der Turnübungen richtig hervorhebt, nämlich eine gewisse stille Heiterkeit des Gemüts und eine leichte Ermüdung des angestrengten Körperteils. Es verdienen alle diejenigen Uebungen Beachtung, heisst es dort, von welchen die Erfahrung aussagt, dass sie, mit Verstand betrieben, erheiternd und beruhigend wirken.

Die Turnkunst als der Inbegriff aller trefflichen Leibesübungen, soweit sie hierher gehören, ist ein Ergebnis der Erfahrung*). Wie dieser seit Guts Muths, Jahn und Spiess durch die Turnkunst gebotene Uebungsstoff mit Berücksichtigung der hygienischen Bedürfnisse für die verschiedenen Schulen und Klassen pädagogisch und didaktisch am vorteilhaftesten einzuteilen und zu gestalten sei, darüber geben uns Lion, Maul, E. Angerstein, Weber u. a. in ihren Turnbüchern erschöpfende Auskunft. Für das Mädchenturnen sind ausserdem Kloss, Jenny, Schettler u. a. zu Rate zu ziehen. Wer aber einen genaueren Einblick

*) Lion kämpft mit gutem Grunde gegen Rothstein an, wenn er sagt: „Es ist nur Schein oder Anmassung, wenn einige Theoretiker einen höheren (?) Standpunkt gewonnen haben; sie haben, wenn sie praktisch werden wollten, jedesmal wieder auf den ebenen Boden herabsteigen müssen. Niemand hat bisher mit solcher Dreistigkeit denselben verlassen, wie Rothstein, indem er die Behauptung wagte, nicht die Erfahrung hätte das Urteil über eine Uebungsform zu bestimmen, sondern man habe lediglich die Gesetze der Anatomie, Physiologie und Diaetetik zu befragen. Als ob diese Gesetze selbst etwas Anderes wären, als der einfache Ausdruck gewisser Erfahrungen, und als ob die eine Erfahrung an sich nicht so gut wäre wie die andere. Die Summe von Erfahrungen, welche die genannten Wissenschaften nach ihrer Art bereits angesammelt haben, wird zu der anderen Summe, welche die Turnerei ebenfalls in ihrer Art gemacht hat, herangezogen werden können, um diese zu läutern; aber diese andere Summe ersetzen, das kann sie nicht."

in den Gang der Entwickelung des Schulturnens gewinnen, wer sich davon überzeugen will, welche mühevolle, sinnige, planvolle Arbeit auf diesem Gebiete bereits vollbracht worden ist, den haben wir auf Eulers Geschichte des gesamten Turnunterrichts und auf Wassmannsdorffs Einzelforschungen zu verweisen. Männer aus allen Landen des deutschen Reiches und aus Deutschöstreich haben Anteil an dieser gewaltigen Arbeit eines Jahrhunderts, auf das wir zurückblicken.

Einen eigenartigen Weg ging, wie schon angedeutet, Rothstein, dem es entgangen war, dass die medizinische, pädagogische und militärische Gymnastik im Grunde eins sind, der in der Verfolgung heil- und wehrgymnastischer Zwecke einerseits, physiologischer und anatomischer Theorieen andererseits vom natürlichen und geschichtlich gebotenen Wege der Entwickelung des deutschen Schulturnens ablenkte und der Gymnastik Lings in Schweden sich zuwandte, der aber in seiner massgebenden Stellung als Leiter der damaligen preussischen Centralturnanstalt die deutschen Turnlehrer zu jener segensreichen Selbstkritik nötigte, auf grund deren sie ihre Kunst, ihr System noch einmal auf seine Vortrefflichkeit hin gründlich prüften und um so trefflicher ausbauten. Von Leitern der medizinischen Theorie wurden der deutschen Turnkunst gegenüber der Rothsteinschen sog. rationellen Gymnastik die dankenswertesten Dienste durch du Bois-Reymond, C. F. Koch, Virchow u. a. geleistet, deren Ansichten das Gutachten der wissenschaftlichen Deputation für das Medizinalwesen 1862 sich anschloss.

Einen eigenartigen Weg ging auch O. H. Jaeger in Stuttgart in seiner „Turnschule für die deutsche Jugend" (1864) und zwar nicht blos in Bezug auf die Anlage der Turnhalle und Beschaffenheit der Turngeräte, sondern auch in Bezug auf die Gestaltung des ganzen Uebungsstoffes. Heftig wogte darüber der Kampf eine Zeit lang hin und her. Aber die deutsche Turnlehrerwelt entschloss sich auf ihrer vierten allgemeinen Versammlung (1867) zu einem versöhnlichen und entgegenkommenden Schritte, indem sie erklärte: „In den Jaegerschen Uebungen ist in der Hauptsache eine willkommene Bereicherung des turnerischen Uebungsstoffes anzuerkennen. In der eingehenden Behandlung der Lauf-, Wurf- und Ringübungen liegt ein erfreulicher Fortschritt". Jaeger's Eisenstäbe und Eisenstabübungen haben, wenn auch so oder so modifiziert, ihren Einzug in die meisten deutschen Schulturnanstalten gefeiert. Die deutsche Turnkunst verhält sich dabei gleich einem tüchtigen Kaufmann, wie Lion sagt, der nur gute Waare auf Lager hat, aber den Kunden nicht verkauft, was er will, sondern, was diese bedürfen und verlangen. Sie will also nicht gebieten, sondern dienen, sie will dienen den jeweiligen Bedürfnissen des einzelnen Menschen wie des Volkes auf dem Wege zum Ideal der Menschenbildung.

Welch grossen Umfang und reichen Stoff, welche mannigfache Gliederung und Verwendungsmöglichkeit die Uebungen der deutschen Turnkunst bieten, das zeigt eine Uebersicht der Turnarten, wie sie uns in Lion's Systematik klar und folgerichtig gewährt ist; eine Erweiterung des Gebietes ist indes nicht ausgeschlossen.

„Der Mensch richtet sich auf und steht da, mit dem Blick das Feld ermessend, das ihm zu eigen werden soll, und prüft aufrechten Standes die Tauglichkeit seiner Glieder zu allerhand Gewerk; er wandelt und geht, und wie es ihm im Gefühl wachsender Kraft leichter und froher ums Herz wird, eilt er schneller dahin und läuft und hüpft. Dies ist die Turnart der Freiübungen.

Verständige Lehren der Ordnung entnimmt er früh dem Verkehr mit den Genossen, die er für Anstrengung und Vergnügen auf seinem Wege sucht und findet. Denn welcher Turner hat es nicht an sich selbst erfahren, dass das Turnen zur Geselligkeit treibt und bringt?

Wo ihn die Stemmkraft der unteren Glieder im Stich lässt, nimmt er die oberen zu Hülfe, die von Natur zum Halten und Greifen bestimmt sind, und erhebt sich stützend und hangend und aus dem Hange sich emporschwingend höher vom Boden, indem er äussere Mittel, anfangs feste, später bewegliche Geräte, die seinem Fluge folgen, zu Hilfe nimmt.

Endlich wird auch die kühlende Fluth die Freundin des Schwimmers.

Ist er der eigenen Bewegung Herr geworden, so müssen sich nun auch fremde Gegenstände seinem Willen unterwerfen und auf Geheiss ihren Platz ändern. In den Turnarten des Ziehens, Hebens, Werfens u. s. w. bekundet sich die Ausdehnung seiner Macht, die in Ring- und Fechtkunst sogar den Gefährten fühlbar wird.

Aus dieser einfachen Betrachtung ziehen wir nachstehende, ungezwungene Uebersicht der Turnarten.

I. Bewegung des eigenen Körpers und seiner Glieder.

A. Freiübungen: Wir eignen uns die Spiess'sche Erklärung an: Es sind Uebungen, welche frei von Geräten, in Zuständen, welche die freieste Thätigkeit zulassen, den Leib des Turners frei machen sollen. Sie werden dargestellt im
  a. Stehen,
  b. Gehen,
  c. Laufen und Hüpfen
  auf ebenem Boden.

B. Ordnungsübungen: Der einzelne Mensch erscheint als ein für sich bewegliches, aber in seiner Bewegung bestimmtes Glied einer Gemeinschaft.
  a. Ordnungsübungen im engeren Sinne,
  b. Reigen — Tanz.

C. Schweben:
  a. auf beschränkter Unterlage:
    1. Ruhe und Bewegung auf fester Unterlage, z. B. Schwebepfählen und Stelzen;
    2. Ruhe und Bewegung auf schwankender Unterlage, z. B. Schwebebaum und Gehschaukel, Diele;
    3. Ruhe und Bewegung auf beweglicher und für sich bewegter Unterlage, z. B. auf einem schwankenden Nachen;
  b. auf glatter Unterlage:
    1. Schleifen auf dem Eise;
    2. Schlittschuhlaufen.

D. Springen:
  a. in die Weite,
  b. in die Höhe,
  c. in die Tiefe. Besondere Arten sind
  d. das Sturmspringen,
  e. der Sprung im Reifen, Rohr, Seil.

E. Stemmen auf oberen und unteren Gliedern zugleich. Die Uebungen entwickeln sich am vollkommensten als Uebungen im Liegestand

u. s. w. auf dem ebenen Boden. Die Uebungen im Sitzen, Knieen u. s. w. auf dem Boden schliessen sich ihnen füglich an.

F. Stützen, Stemmen auf oberen Gliedern allein: die wichtigsten Geräte für Uebungen im Stütz sind:
   a. fest: die Arten des Barrens,
   b. beweglich (aufgehängt): der Schaukelbarren (Schaukelringe).
So wie indes die Barren mancherlei andere Uebungen, welche nicht reine Stützübungen sind, ermöglichen, so giebt es noch manche andere vorzugsweise für Uebung im Stütz dienliche Geräte.

G. Stemmen auf oberen und unteren Gliedern im Wechsel: gemischter Sprung (Sprungstütze). Die Hauptgeräte sind:
   a. fest: das Pferd; daneben Reck, Stemmbalken, Springbock, Tisch u. s. w. (das lebende Pferd),
   b. beweglich: der Stab zum Stabspringen.

H. Hangen: Hauptgerät:
   a. fest: die wagerechte und schräge Hangleiter,
   b. beweglich: die Schaukelleiter und Wippe.

I. Hangen und Stemmen (besonders der unteren Glieder) zugleich: Gerät: der Rundlauf.

K. Hangen und Stemmen (Stützen) im Wechsel: Gerät:
   a. fest: das Reck mit ein und zwei Reckstangen und der Drehbarren,
   b. beweglich: Schaukelreck und Schaukelseil, ferner die Schaukelringe.

L. Hangen und Stemmen in beständigem Zusammenwirken ergeben das Klettern.

M. Schwimmen und Wasserspringen.

II. Bewegung fremder Körper.

N. Ziehen, Schieben, Drücken und Stossen: Hauptgerät die feste Rolle und mehrere Kraftmesser.

O. Heben, Halten und Tragen: Geräte sind:
   a. Hantel und Keulen,
   b. Gewichte,
   c. Stäbe und Stangen. Auch gehört dahin das
   d. Tragen von Menschen und
   e. allerlei Uebungen im gemeinschaftlichen Heben, Halten und Tragen grösserer Gegenstände.

P. Werfen und Fangen: Als Geräte dienen:
   a. Steine und Kugeln (Schocken),
   b. Stäbe und Stangen (Gerwerfen) u. s. w.,
   c. Bälle (die Werfspiele). *)

Q. Ringen: Hierher rechnen wir
   a. die sog. Widerstandsbewegungen,
   b. den Faustkampf (engl. Boxen),
   c. den Fusskampf (franz. Savade),
   d. das eigentliche Ringen in seinen mancherlei Gestalten,
   e. das mit Faustkampf verbundene Ringen (Pankration).

R. Das Fechten mit verschiedenen (stumpfen) Waffen, etwa
   a. auf den Hieb:
      1. mit einhändig geführter Waffe: Degen oder Säbel und Stock;
      2. mit zweihändig geführter Waffe: Schwert (?) und Stock;
   b. auf den Stoss:
      1. mit einhändig geführter Waffe: Degen (Dolch);
      2. mit zweihändig geführter Waffe: Lanze oder Gewehr;
   c. auf Hieb und Stoss:
      1. mit einhändig geführter Waffe: Degen (Dolch);
      2. mit zweihändig geführter Waffe: Lanze oder Gewehr.

---

*) Neuerdings ist auch der Diskos wieder unter die Wurfgeräte aufgenommen.

Tritt uns in dieser Systematik das Bild der reinen oder abstrakten Turnkunst entgegen, so zeigt uns die angewandte Turnkunst ein anderes Gesicht. Die Methodik lehrt uns die praktische Verwendbarkeit und Ausführung der einzelnen Turnarten, wie dies in zahlreichen Lehr- und Uebungsbüchern dargethan ist. Aber es giebt keine allein massgebende Methode; sie richtet sich nach persönlichen und sachlichen Verhältnissen. Hier kann eine reiche Fülle von Uebungsstoff geboten werden, dort muss im höchsten Masse die Meisterschaft der Beschränkung geltend gemacht werden. Wer wollte von einer kleinen Landschule Einrichtungen, Uebungen und Leistungen verlangen, wie er sie an einem grossstädtischen Gymnasium kennen gelernt und natürlich gefunden hat!

Ein wichtiger Faktor ist die körperliche Eigentümlichkeit der Schüler, die nicht selten von der normalen Linie abweicht. Wird ein planmässiges Turnen den durch erbliche Anlage zur Tuberkulose neigenden Kindern von Aerzten empfohlen*) und lehrt die Erfahrung, dass ihnen so in der That nicht selten über die ihrer Gesundheit drohenden Gefahren hinweggeholfen wird, so wird anderen die Teilnahme am Turnunterricht widerraten oder verboten; und zwar sind dies in erster Linie die Herzkranken, die Bleichsüchtigen, die an Koxalgie oder sonstiger Verkümmerung der Glieder Leidenden. Darüber sind wohl alle Hygieniker einig, dass bei beginnenden oder ausgebildeten organischen Herzfehlern die Teilnahme am Schulturnen schädlich ist und dass höchstens ein besonderes heilgymnastisches Verfahren bei ihnen eingeschlagen werden darf; denn jenes würde leicht die Krankheit verschlimmern und kann endlich den Tod herbeiführen. Hochgradig Bleichsüchtige werden durch regelmässiges Turnen, wie manche Aerzte beobachtet haben, nur noch elender. Sie sind sicherlich nur dann zum Schulturnen zuzulassen, wenn sie im Stande sind, stickstoffhaltige Speisen wie Milch und Fleisch in reichlicher Menge täglich zu sich zu nehmen. Bleichsüchtige, in der Pubertätsentwickelung begriffene Mädchen sind im allgemeinen vom Turnen ebenso fern zu halten wie vom Tanzen.**) Ausgebildete Schwindsucht

*) Pfaff sagt schon 1863 in seinen ärztlichen Ratschlägen (S. 33): „Die Zahl der Kinder, welche eine zu schmale, flache Brust haben und schon dadurch eine Disposition zu späteren Brustleiden an den Tag legen, ist heutzutage ausserordentlich gross, und deswegen wird gerade für diese die allgemeine Einführung des Turnens von grösstem Vorteil sein; denn durch rationelles Turnen lässt sich die kindliche Brust nach und nach erweitern, und damit tritt die frühere Anlage zu Tuberkulose gleichzeitig immer mehr und mehr in den Hintergrund. In solchen Fällen muss aber das Turnen zugleich mit dem ersten Schulunterricht begonnen werden; denn je später man damit den Anfang macht, desto unsicherer werden die Erfolge sein."

**) Pfaff sagt in seinen Ratschlägen S. 31: „Schon die ersten Vorübungen des Tanzens ziehen bei solchen grosse Ermattung nach sich, und fortgesetzte Teilnahme an diesem Unterricht macht sie bald bettlägerig. Ich habe mehrere Fälle erlebt, wo bleichsüchtige Mädchen, die gegen den Rat des Arztes in die Tanzstunde geschickt wurden, das Vergnügen des Tanzenlernens mit dem Leben bezahlen mussten."

macht natürlich die Teilnahme am Schulturnen unmöglich und verweist auf ein heilgymnastisches Verfahren. Ebenso werden Brüche (Hernien) durch heilgymnastisches Verfahren wohl beseitigt. Ob aber die Schulturnübungen einen solchen Erfolg haben können, ist doch mindestens zweifelhaft, wenn andererseits auch angenommen werden muss, dass durch rationelles Turnen die Bauchwandungen in Folge der Stärkung der Bauchmuskeln allmählich so widerstandsfähig gemacht werden, dass ein Bruch nicht leicht eintritt. Mit Brüchen Behaftete sind jedenfalls nur zuzulassen, wenn sie ein gutes, ärztlich verordnetes Bruchband tragen und darauf achten gelernt haben, dass es sich nicht verschiebt. Die an Koxalgie oder freiwilligem Hinken Leidenden sind vom Turnen a priori ausgeschlossen; ebenso die Nierenkranken. Kongestionen des Blutes nach dem Kopf und starke Neigung zum Nasenbluten lassen nur sehr vorsichtiges Turnen zu. Dass die Schiefen und Buckeligen besonderer orthopaedischer Behandlung bedürfen, ist schon an anderen Stellen hervorgehoben. Dagegen wird jetzt wohl allgemein anerkannt, dass die durch Turnen und Schwimmen hervorgebrachte Stärkung der Muskulatur der Wirbelsäule vor dem Beginn dieses Leidens behütet und sich mithin als treffliches Vorbeugungsmittel bewährt. Bei den Taubstummen und Blinden ist das Turnen in Deutschland wohl jetzt allgemein in einer nach jenen Sinnesmängeln modifizierten Gestalt eingeführt und hat sich nach allen Berichten trefflich bewährt; denn den Taubstummen hat es besonders die Respirationsorgane gekräftigt, den Blinden grössere Kraft und Sicherheit der Haltung und Bewegung bereitet, beiden aber grössere Freude am Dasein erweckt.

Man hat neuerdings die Frage aufgeworfen, ob kurzsichtige Schüler turnen dürfen. Ein Augenarzt hat davor gewarnt und seine Warnung nicht unmotiviert gelassen; namentlich hat er auf die Gefahr der vornübergebeugten Haltung aufmerksam gemacht. Ganz richtig aber bemerkt dagegen Kotelmann, (Zeitschrift für Schulgesundheitspflege Jahrg. 1888 S. 345), dass es nach des Warners eigenen Ausführungen genügt, wenn hochgradig kurzsichtige Schüler von solchen Uebungen befreit werden, welche einen Andrang des Blutes nach dem Kopfe bewirken, dass es aber Uebungen in hinreichender Fülle giebt, die eine solche Besorgnis nicht erwecken.

Kotelmann knüpft an diese Erörterung die Erledigung der anderen Frage, ob beim Turnen Brillen getragen werden dürfen, und wenn er aus seiner augenärztlichen Praxis versichert, dass ihm Verletzungen durch ein Augenglas, die auf dem Turnplatz entstanden, niemals vorgekommen seien, so wird ihm die deutsche Turnlehrerwelt diese Beobachtung aus ihrer Erfahrung bestätigen; sie wird ihm auch bestätigen, dass der kurzsichtige Schüler, welcher seiner Brille beraubt ist, vor Unfällen weniger geschützt ist als der mit einer solchen versehene. Wir billigen daher die von ihm aufgestellten Sätze: 1. Schüler mit geringer oder mittlerer Kurzsichtigkeit (bis — $^1/_6$ oder 6 Dioptrien) dürfen in der Regel unbeanstandet turnen. 2. Schüler mit stärkerer Myopie (mehr als — 1/6 oder 6 Dioptrien) sind von solchen turnerischen Uebungen, welche Andrang des Blutes nach dem Kopfe bewirken, zu befreien. 3. Kurzsichtige Schüler, welche gewohnt sind, eine Brille für die Ferne zu tragen, sollen eine solche auch beim Turnen benutzen; am meisten empfiehlt sich dazu eine sogenannte Reitbrille mit elastischen, die Ohren fest umklammernden Bügeln, da diese auch bei Erschütterungen des Körpers nicht abfällt. (Vergl. auch Galezowski über den Einfluss allgemeiner Schwäche und Anaemie auf die Kurzsichtigkeit, in der Revue d'hyg. VIII., 55. Siehe auch das von uns oben in dem Abschnitt über Kurzsichtigkeit Verhandelte.)

Eine für die Gesundheitspflege wichtige Frage ist die nach dem Lebensalter, in welchem der Turnunterricht beginnen soll. Aristoteles bemerkt, dass die Kinder mindestens bis zum Ende des fünften Jahres beständig mit Spielen beschäftigt werden sollen, damit sie an Thätigkeit gewöhnt werden und in reiferen Jahren den Müssiggang fliehen. Hatten die Knaben der Hellenen das siebente Lebensjahr erreicht, so wurden sie den öffentlichen Bildungs- und Erziehungsanstalten überwiesen, womit für sie auch die gymnastische Schulung begann. Zu allem, wozu man sich gewöhnen muss, sagt Aristoteles, ist es gut, wenn man sich gleich zu Anfang und nach und nach gewöhnt. Folgen wir diesem lebensweisen Spruch und Beispiel der Alten, so werden wir das turnpflichtige Alter gleich mit der Schulpflichtigkeit anheben lassen; ja wir können es nur mit Freuden begrüssen, wenn gewisse gymnastische Spiele und Bewegungen schon in den Kindergärten gepflegt werden. Wir haben beobachtet, dass dieses, richtig gehandhabt, mit sehr gutem Erfolge geschieht. Aber auch in dem ersten und zweiten Schuljahre werden die Turnübungen nur in den leichtesten propaedeutischen Formen vorgenommen werden können. Gehen, Laufen und Springen bleiben die Grundübungen und kehren auch in den verschiedenen Arten der Bewegungsspiele wieder. Man erstaunt oft, in wie kurzer Zeit heutzutage die ABC-Schützen mittels der Schreiblesemethode lesen und schreiben lernen. Aber für den kundigen Beobachter ist es fast noch erstaunlicher zu sehen, welche Fortschritte die kleinen Burschen schon während des ersten Schulhalbjahres im Turnen machen, wenn sie richtig geleitet werden. Ihr Gesicht wird durch die Schularbeit gewöhnlich schmaler und blasser; aber ihre Glieder werden behender, ihre Muskeln stärker, ihre Knochen fester durch die Turnübungen und durch die gemeinsamen Spiele auf dem Schulhof, die sich während der Pausen fast wie von selbst entwickeln, wenn die Kinder Turnunterricht haben.*) Man soll sie

*) Der Vater eines Vorschülers erzählte uns einst eine charakteristische Geschichte. Das Wetter hatte den Boden des Hofes so gestaltet, dass das Schuhwerk der spielenden Kinder eben nicht sehr blank und rein blieb. Das wenig salonmässige Aussehen des Knaben verdross den Vater und dem Gehege seiner Zähne entflohen die Worte: „Wie siehst du denn wieder aus? Man

sehen die kleinen Bürschlein, wie scheu, weich und unsicher oft ihr Auftreten und ihre Bewegungen beim Schulbeginn sind und wie flott die kleinen Rekruten schon nach ½ Jahre laufen, springen, Purzelbäume schiessen, Treppen steigen, um guten Gleich- und Stampftritt sich bemühen! Dass auch eine Anzahl brustweitender Freiübungen mit ihnen ausgeführt werden kann, liegt auf der Hand. Also denken wir mit Aristoteles: gleich im Anfang nach und nach! Wir stimmen daher Pfaff bei, der, wie in einer Anmerkung oben schon erwähnt ist, gerade für schwächliche und erblich zu Brustleiden neigende Kinder einen möglichst frühzeitigen Beginn der Turnübungen empfiehlt. Sein und anderer Aerzte Wort wird durch die Ausführungen mancher Paedagogen wie Ad. Spiess unterstützt, der unbedenklich Turnpflichtigkeit und Schulpflichtigkeit für identisch erklärt. Wer sich dagegen erklärt, hat zumeist falsche Vorstellungen von dem Turnen der Kleinen und Kleinsten. Blosses Spielen ist es freilich auch nicht; denn wenn dieses nicht mit strenger Arbeit wechselt, so artet es leicht, wie Spiess bemerkt, in Tändeln aus. Das Spiel selber aber hat seine beste Vorschule im Turnunterricht, und dieser führt von selbst auf ernsteren Sinn des Spiels und entwickelt den rechten Geist für dasselbe und seine Ordnungen.

Um vorübergehende oder dauernde Dispensation vom Turnen festzustellen, ist die Mitwirkung eines Arztes unbedingt geboten. Am meisten empfiehlt sich die Entscheidung eines solchen, der für diesen Zweck besonders vorgebildet und berufen ist und der alle diese Fragen nach einheitlichen Gesichtspunkten erledigt, ähnlich wie bei der Aushebung der Rekruten. Hier wäre ein wichtiges Feld für die Thätigkeit des Schularztes. Denn vom Lehrer kann man nicht verlangen, dass er Herzkrankheit, Bleichsucht u. s. w. ohne Weiteres erkennt, und die Eltern — lassen die Dinge oft so gehen, wie's Gott gefällt. So turnen denn gewiss manche Kinder munter mit, die lieber davon bleiben sollten. Andererseits beanspruchen jetzt auf grund eines Gefälligkeitsattestes des Hausarztes die Dispensation manche, denen nichts heilsamer wäre als Turnen.

Es sind beim Turnen gar manche hygienische Gesichtspunkte und Vorsichtsmassregeln zu beobachten und zwar teils von den Turnern selbst, teils vom Turnlehrer, teils auch von der Schulbehörde und dem Schulvorstande. Der Turnplatz muss möglichst reine Luft und Baumschatten gewähren; die Turnhalle muss den Regeln der Hygiene entsprechend gebaut sein; die Turngeräte müssen vorschriftsmässig angefertigt und gut befestigt sein. Die heissen Mittags- und Nachmittagsstunden müssen möglichst vom Turnen freigehalten werden.

---

denkt, du kommst aus dem Grunewald und nicht aus der Schule. Da muss ich doch einmal zu deinem Direktor gehen und dich verklagen." Was antwortet der kleine Schlaukopf? „Papa, da kommst du an den Rechten; der ist ja gerade für die Bewegungsspiele." Der Vater freute sich innerlich und dankte gelegentlich dem Direktor.

1. Das Turnen fördert die Verdauung, aber es darf nicht gleich nach der Hauptmahlzeit stattfinden. Es ist darauf zu achten, dass weder vorher noch nachher starke Zufuhr trockener oder flüssiger Nahrungsstoffe eintritt. Vielmehr soll vor dem Turnen möglichst für Entleerung des Darms und der Blase gesorgt werden, nicht nur um den Körper zu erleichtern, sondern auch um ihn vor inneren Schädigungen (Brüchen, Darmverschlingungen u. a.) zu behüten. Die allzureichliche Nahrungszufuhr unmittelbar nach dem Turnen würde eine bedenkliche Ueberfüllung der Blutgefässe zu Wege bringen.

2. Soll aber das Turnen auf die physische Erziehung segensreich einwirken, so gehört dazu allerdings auch eine angemessene Ernährung. Es liegt uns gänzlich fern, hier etwa eine Nahrungsmittellehre zu bieten; auch hat ja für die Ernährung in erster Linie das Haus zu sorgen. Auf dem Turnplatz mahnten schon Jahn und Spiess zur Einfachheit und Mässigkeit im Genuss von Speisen und Getränken, von welchen letzteren sie namentlich Milch und Wasser empfahlen. — Für den Stoffwechsel und für die Ernährung sind die Muskeln von wesentlicher Bedeutung Aber die Muskeln werden durch die Turnübungen auch abgenutzt. Es ist also die Zuführung neuer Nahrung nötig, der es an stickstoffhaltigen Mitteln, wie Fleisch, Brot, Milch, Eiern, Hülsenfrüchten, nicht fehlen darf. Denn sonst ist zu befürchten, dass das Turnen schwächt, statt zu stärken. Pfaff behauptet in seinen „Ratschlägen" (S. 23) geradezu, dass fleissiges Turnen bei fast ausschliesslicher Kartoffelkost, wie sie z. B. bei der Fabrikbevölkerung im Erzgebirge vorkomme, „den kräftigsten Menschen in kürzester Zeit elend mache". Er empfiehlt daher für solche arme Gegenden neben Milch und Brot das Blut frisch geschlachteter Tiere, das mit Fettstoffen, Salz und Gewürzen vermischt, gebraten, geröstet oder gekocht genossen wird.

3. Nach erhitzenden Uebungen und Spielen nicht gleich ein kaltes Getränk zu geniessen, ist eine alte Turnplatzregel, die ihre ethische und hygienische Bedeutung hat; denn es ist für jeden wertvoll, dass er den Durst bezähmen lernt. Auch ist stets zu besorgen, dass Kinder dem Gefühl des Durstes zu sehr nachgeben und auf ein Mal zu viel trinken; dann ist sicher die Gefahr der Erkältung des Halses und Magens vorhanden, zumal wenn dieser übermässige Flüssigkeitsgenuss mit dem Uebergang aus der Bewegung in die Ruhe verbunden ist. Bei fortgesetzter Bewegung hat ja allerdings ein frischer Trunk weniger auf sich.

4. Die Bekleidung des Turners muss dem Zwecke möglichst entsprechend sein. Wir können in unseren hyperboräischen Landen nicht wie die alten Hellenen nackt turnen; wohl aber können wir unsere Turnkleidung so einrichten, dass sie möglichst geringen Druck auf alle Organe ausübt, vor allen Dingen freien Blutumlauf zulässt und die Glieder nicht an der freien Bewegung hindert. Kopf und Hals müssen also frei bleiben, die Brust durch keine Weste eingeengt, der Bauch durch keinen Leibriemen oder Leibgurt bedrückt sein. Ist der Gurt vollends fest geschnürt, so

schadet er leicht mehr, als alles Turnen nützt. Denn er drückt dann Leber, Magen und Darm und kann dadurch, dass er an anderer Stelle die Eingeweide zu sehr an die Wandungen treibt, Brüche hervorbringen. Zum Turnen ist kein Rock brauchbar, da dieser leicht irgendwo hängen bleibt und Unglück verursacht. Der Stoff der Jacke und Hosen ist am besten ein halb- oder ganz wollener von halb- oder ganz matter Farbe, wie in dem sogenannten Turnertuch. Die Turnschuhe werden aus leichtem Leder oder aus Zeug gefertigt, das den Fuss gut ausdünsten lässt; sie werden mit keinen oder doch ganz niedrigen Absätzen versehen. Gegen die hohen Stöckelbabsätze, wie sie namentlich bei jungen Mädchen beliebt sind, wendet sich mit Recht der Groll und Spott O. H. Jaegers; denn sie sind nachgewiesener Massen nicht nur an und für sich der Gesundheit schädlich, sondern sie bedrohen auch insbesondere die Turnenden mit Knickungen im Fussgelenk und mit Fällen und Unfällen aller Art. Schnürstiefel mit Haken und Oesen, wie sie an Alpenschuhen Sitte sind, sind beim Turnen deshalb zu verpönen, weil sie Splitter in die Kletterstangen, Leiter- und Barrenholme reissen und so die nachfolgenden Turner gefährden können.

5. Wenn wir oben gesagt haben, dass ausgesprochene Herzkranke vom Turnen überhaupt zurückzuhalten seien, so wollen wir damit keineswegs der Meinung huldigen, dass jede lebhafte Steigerung des Herzschlags beim Turnen für eine Krankheit zu halten sei. Immerhin aber sind diejenigen Schüler, bei denen wiederholt starkes oder unregelmässiges Herzklopfen beim Turnen wahrgenommen wird, mit Aufmerksamkeit, Vorsicht und Schonung zu behandeln. Eine leichte Steigerung der Herzthätigkeit ist aber bekanntlich sogar eine der guten Wirkungen des Turnens; denn sie ist das Anzeichen eines regeren Blutumlaufs und Stoffwechsels, da das Herz der Mittelpunkt der Ernährungsflüssigkeit, des Blutes ist.

6. Den oben erwähnten Bleichsüchtigen stehen die Blutarmen nahe. „Wer eine magere, schlaffe Muskulatur, eine dünne und schlaffe Haut mit violett oder blassblau rötlich durchscheinenden Adern, bleiche Lippen und blasse innere Augenliedhaut hat“, wird leicht vom Turnlehrer als Blutarmer erkannt und geschont werden. Er muss dazu angehalten werden, dass er nicht sehr angreifende Uebungen vornimmt, die Uebungen auch nicht zu lange fortsetzt, sondern durch Pausen unterbricht.

7. Die Steigerung der Ein- und Ausatmung, welche durch die Turnarbeit hervorgebracht wird, ist von der höchsten Bedeutung; denn sie ist ein wesentlicher Teil der Ernährung. Um so wichtiger ist es aber auch, dass bei diesem erhöhten Lebensprocess nicht schlechte, durch Staub verdorbene Luft eingeatmet wird; sondern dass diese Luft möglichst frisch und rein, auch nicht zu warm oder zu kalt ist. Wo es irgendwie sein kann, müssen die Turnübungen also im Freien vorgenommen werden auf einem Platz, der frei von Staub, Rauch und üblen Dünsten ist, wie ja schon Jahn den Turnplatz am liebsten von Bäumen beschattet

und inmitten eines balsamisch duftenden Waldes hatte.*) Der Turnplatz ist also der Turnhalle vorzuziehen. Da aber die Erfahrung gelehrt hat, dass in unserem Klima eine Halle für die gedeihliche Entwickelung des Schulturnens nicht zu entbehren ist, so muss jedenfalls für möglichste Reinigung und Erneuerung der Luft in dieser gesorgt werden.

8. Die kräftige und tiefe, aber nicht heftige und stossweise erfolgende Ein- und Ausatmung muss den Schülern erst gelehrt und angewöhnt werden; sie ist wichtig, weil sie die Respirationsprodukte entfernt und den Brustkorb ausweitet. Dies gymnastische Atmen, wenn wir es so nennen sollen, muss nicht nur durch besonders dazu geeignete Freiübungen gelernt, sondern auch als eigene Uebung vorgenommen werden, namentlich in freier Luft.

9. Beim Atemholen ist aber besonders noch dieses zu beachten, dass während der Uebungen der Mund möglichst geschlossen bleibe, damit die Luft durch die Nase eingesogen und in dieser wie in einem natürlichen Respirator erwärmt und wie in einem Filterapparat von Staub befreit werde, ehe sie zu den Lungen dringt. Das Atmen durch den Mund ist natur- und gesundheitswidrig. Die gefäss- und blutreiche Schleimhaut der Nase giebt ihre Wärme an die durchziehende Luft ab, während die klebrige Feuchtigkeit der flimmerzelligen Schleimhaut die durchströmende Luft von Staub befreit. Für den Dauerlauf wird schon seit Jahns Zeiten die Regel gegeben, dass man den Mund schliessen und in 3 Schritten ein- und in 3 Schritten ausatmen soll. Wird nun aber bei besonders anstrengenden und dauernden Bewegungen, wie Wettlauf und Ringkampf, das Atmen so vermehrt, dass der Luftweg der Nase nicht ausreicht und auch der Mund geöffnet werden muss, so ist mindestens darauf zu achten, dass nicht zu kalte, vom Nord- und Ostwind hergetragene Luft unmittelbar in die Luftröhre und die Bronchien dringt. Die Turnschüler sind also von früh auf mit äusserster Konsequenz zum Atmen durch die Nase anzuhalten.**)

10. Von grosser physiologischer und hygienischer Bedeutung ist die Körperhaltung. Von der Sitzhaltung in der Schule ist schon in früheren Abschnitten gesprochen. Von der Haltung bei den einzelnen Gerätübungen ist in den Turnlehrbüchern zu verhandeln; die gute und grade Haltung ist auch da nicht bloss von

*) A. Maul bemerkt in seiner „Anleitung für den Turnunterricht in Knabenschulen“ richtig, dass dem Lehrer der Turnunterricht in einem geschlossenen Raume leichter falle als im Freien, dass aber das, was ihm auf dem Turnplatz an Mühe erwächst, durch den belebenden, stärkenden Einfluss der frischen Luft reichlich aufgewogen werde.

**) Der Reisende George Catlin bringt den idealen Gesundheitszustand der nordamerikanischen Indianer mit dem diesen Naturvölkern eigenen ausschliesslichen Atmen durch die Nase in ursächlichen Zusammenhang, und er erzählt, dass die Indianer-Squaws schon dem schlafenden Säugling die Lippen zusammenhalten, um ihn zum Naseatmen zu zwingen. Ueber die physiologische und hygienische Bedeutung dieser Atmung giebt M. Reimann in seiner „Gesundheitslehre“ (S. 381—384) eine übersichtliche Zusammenstellung von Aeusserungen aus ärztlichen Kreisen.

ästhetischem, sondern auch von physiologischem Werte. Hier gilt es namentlich von der Haltung im Stehen und Gehen. Sie muss so beschaffen sein, dass sie das Tiefatmen gestattet und befördert, dem Brustkorb und den Lungen also die grösstmögliche Ausdehnung gewährt. Dies geschieht aber am besten in der grade aufgerichteten Haltung des Stehens. Die Zahl der Atemzüge in der Minute steigt von 13 im Liegen über 19 im Sitzen zu 23 im Stehen, und gleichzeitig ist auch, wie mittels des Spirometers nachgewiesen worden, die Tiefe der einzelnen Atemzüge am grössten in aufrechter Körperhaltung. Den physiologischen Anforderungen an die aufrechte Körperhaltung entpricht ohne Zweifel die sog. militärische Haltung am meisten. Denn das preussische Exercierreglement von 1847 beschreibt dieselbe folgendermassen: „Die Stellung muss natürlich, frei und ungezwungen sein. Die Absätze werden auf eine Linie und so nahe aneinander gesetzt, als es der Körperbau des Mannes erlaubt; die Fussspitzen sind gleichweit auswärts gedreht, so dass die Füsse nicht ganz einen rechten Winkel bilden, die Kniee zurückgezogen, ohne sie steif zu halten, der Leib ruht senkrecht auf den Hüften; die Brust und der Oberleib werden etwas vorgebracht, die Schultern zurückgelegt, ungezwungen gesenkt und sind in gleicher Höhe; die Arme sind längs des Leibes hängend, die Ellenbogen nahe am Leibe, aber nicht angedrückt, die Handballen ein wenig auswärts gedreht; die Haltung des Kopfes ist gerade und ungezwungen, das Kinn gegen den Hals gezogen, ohne ihn zu bedecken; der Mann hat den Blick vor sich hin, nicht auf den Boden geheftet.“ Im § 3 wird diese „freie, völlig ungezwungene, gerade“ Haltung auch für den Marsch vorgeschrieben. Dieser Haltung, meinen wir, soll auf dem Turnplatz in der Hauptsache nachgestrebt werden. Es ist gut, dass während der Turnstunde viel Steharbeit zu verrichten ist. Man kann zwar nicht verlangen, dass alle Uebrigen in straffer militärischer Haltung stehen, während ein Einzelner am Geräte übt. Wohl aber kann und soll annähernd eine solche in den Frei- und Ordnungsübungen erreicht werden, namentlich bei den Schülern der oberen Klassen.

11. Die Freiübungen sind aber nicht nur eine vorzügliche Lungengymnastik, sondern auch eine ebenso vortreffliche Nervengymnastik. K. W. Ideler hat in seinen 1850—56 erschienenen Aufsätzen über die Bedeutung der Gymnastik für Heilung der Nerven- und Geisteskranken an verschiedenen Stellen die nervenstärkende Kraft des Turnens hervorgehoben und dabei in erster Linie der Freiübungen gedacht, während ihm sog. Kraftübungen, welche hauptsächlich die Muskeln in Anspruch nehmen, die freie Nerventhätigkeit zu absorbieren scheinen. Während er von der antiken Gymnastik sagt, dass die Hellenen „ihr ihre überschwängliche Geistesfülle und Thatkraft verdanken“ zu müssen glaubten, hat er eine um so geringere Meinung von deren Athletik. Wenn Platon, Aristoteles, Galen u. a. die Athleten als seelenlose Klötze childern, so erklärt er dieses daraus, dass ihre riesenmässigen Muskelanstrengungen die Nerventhätigkeit völlig aufzehrten und

dadurch eine freie Entwickelung der Seele unmöglich machten, wie dies auch heute bei Leuten der harten und unausgesetzten Körperarbeit beobachtet werden könne. Wenn er darin eine nachdrückliche Warnung gegen jede Uebertreibung des Turnens sieht, dessen natürliche Grenzen nach dem sittlichen Masse bestimmt werden müssten, so hat er die einseitige Muskelgymnastik im Auge. Wir aber erkennen darin eine indirekte Mahnung zur Pflege der Freiübungen wie der Ordnungsübungen als einer notwendigen Ergänzung und Ausgleichung der Gerätübungen, welche mehr die Muskeln beanspruchen und ausbilden. Alle gymnastischen Uebungen sind aber, wie du Bois-Reymond in seiner Rede über die „Uebung“ zeigt, zugleich Uebungen des Centralnervensystems, des Gehirns und Rückenmarks.

12. Auch unter den Freiübungen giebt es genug solcher, welche grosse Anstrengung, ja Ueberanstrengung mit sich führen können, welche daher mit guter Ueberlegung und Vorsicht gelehrt und zur Ausführung gebracht werden müssen. Es giebt gewiss keine herrlichere, gymnastisch bedeutungsvollere Uebung als den Lauf, sowohl Wettlauf als Dauerlauf. Soll ihre Wirkung aber nicht ins Gegenteil umschlagen, so muss für jenen das Ziel nur allmählich weitergerückt, für diesen das Zeitmass nur langsam ausgedehnt werden. Es ist auch besonders noch darauf zu halten, dass auf solche lebhafte, anstrengende, dauernde Bewegungen nicht unmittelbare Ruhe folge, sondern dass leichte und mässige Bewegungen den Uebergang zu anderen Zuständen und Uebungen bilden, bis das Schwitzen nachlässt und „Verkühlung“ nicht mehr zu besorgen ist. Denn leicht treten sonst Rheumatismen oder gar Herzerweiterungen ein. Auch soll man nicht gegen den Wind laufen lassen. Angerstein und Eckler (in Eulenbergs Handbuch der Gesundheitslehre S. 1006) erinnern mit Recht daran, dass Turner, welche vorübergehend an Katarrhen und anderen Erkrankungen der Stimm- und Atmungsorgane leiden, während derselben von den Laufübungen auszuschliessen sind.

Für Laufübungen, namentlich der Anfänger, darf die Temperatur nicht zu warm und nicht zu kalt sein. Am regelmässigsten können sie also im Frühling und Herbst vorgenommen werden. Aber auch sonst soll man, wenn es das Wetter irgend zulässt, in jede Turnstunde eine Laufübung einlegen, die Herz und Lungen in Bewegung setzt und einen angenehmen Schweiss hervorbringt. Bei massvollem und planmässigem Vorgehen kann man nicht nur zu höchst erfreulichen Leistungen der jugendlichen Schar gelangen, sondern auch gewiss sein, dass man ihr kein besseres Gegengewicht gegen die sitzende Lebensweise bieten kann, wie u. a. Virchow in dankenswerter Weise wiederholt hervorgehoben hat.

Wenn Baginsky (Handb. der Schulhygiene S. 404) erwähnt, er habe Knaben im Dauerlaufe vollkommen erschöpft zusammenbrechen sehen, weil der Lehrer ihr allmähliches Ermatten nicht bemerkte, und ähnliches sei bei Uebungen mit Hanteln und Stäben vorgekommen, so dürfen wir wohl annehmen, dass heutzutage eine derartige Beobachtung im Turnunterricht nur äusserst selten gemacht werden könnte. Aber wir mahnen mit Baginsky den Lehrer daran, dass er auf ernste Zeichen der Uebermüdung zu achten hat, wie sie an der Unregelmässigkeit oder Schnelligkeit des Atmens, an der dunkeln Röte oder auffallenden Blässe des Gesichts, an der auffallend mangelhaften oder ungeschickten Ausführung der vorgeschriebenen Bewegungen erkannt werden. Vollends thöricht und gesundheitsschädigend wäre es, wenn dann der Lehrer in Aerger geriete, Absicht witterte und die Uebungen zur Strafe nun erst recht lange ausdehnte. In den Fehler der Uebertreibung und Ueberanstrengung könnte vielleicht ein Lehrer auch verfallen, wenn er vor einer Turnprüfung oder einem Schauturnen die Schüler noch besonders drillen wollte, um mit ihnen zu glänzen. Davor muss dann die Schulaufsicht die Schüler behüten.

13. Die Turnübungen sollen im allgemeinen nicht bis zum fliegenden, ja keuchenden Atmen oder bis zum Seitenstechen getrieben werden, besonders von solchen nicht, die an Herzklopfen oder Husten leiden. Das Atmen muss, wie gesagt, bei den Freiübungen wie bei den Gerätübungen möglichst ruhig und gleichmässig geschehen. Während der Uebung ist das plötzliche Lachen zu vermeiden, und es wäre eine grosse Thorheit, wenn die herumstehenden Schüler ihren Kameraden, der gerade eine anstrengende Uebung am Reck oder Barren macht, durch Necken, Kitzeln oder sonst wie zum Auflachen bringen wollten; denn leicht kann durch diese Störung des ruhigen Atemprozesses ein Leistenbruch erzeugt oder eine plötzliche Krafterschlaffung bedingt werden, so dass der Turner vom Geräte fällt. Auf der anderen Seite ist darauf zu achten, dass der Schüler nicht bei einer Uebung recht tief einatmet und nun mit von Luft erfüllter Brust turnt; denn es kann dadurch Emphysem (Erweiterung der Lungenbläschen) veranlasst werden.

14. Die Barrenübungen verdienen in dieser Beziehung besondere Beachtung; namentlich bedarf es bei den Uebungen im Knick- oder Beugestütz, besonderer Vorsicht, da sie an die Arm- und Brustmuskeln hohe Anforderungen stellen. Sie sind daher vom Mädchenturnen ganz auszuschliessen und bei Knaben kaum vor dem 14. Lebensjahre zu beginnen; aber auch dann sollten in einer Turnstunde nicht mehr als 3 bis 5 solcher Beugestützübungen vorgenommen werden, bis der Thorax genügend gekräftigt ist. Denn was A. Maul bemerkt, ist ganz richtig, dass nämlich die Sprungkraft der Beine und die Hangkraft der Arme schon ziemlich frühe grössere Antrengungen ertragen und nötig haben, während die Stützkraft der Arme sich verhältnismässig spät entwickelt.

In der deutschen „Centralturnanstalt“ war bekanntlich unter Rothstein der Barren ganz verpönt und beseitigt, weil man mit dem Barrenturnen allerlei Gefahren für die Gesundheit verbunden wähnte. Aber die Schrift von E. du Bois-Reymond „über das Barrenturnen und die sog. rationelle Gymnastik (1862) und das bald darauf veröffentlichte Gutachten der Königlich preussischen wissenschaftlichen Deputation für das Medicinalwesen hoben die von Rothstein geäusserten Besorgnisse völlig, indem sie seine „physiologischen" Gründe wissenschaftlich widerlegten. Es wurde festgestellt, dass durch methodischen Betrieb der Barrenübungen der Brustkorb vorgeschoben und mehr gewölbt wird, dass durch die hiermit in Gleichgewicht gehaltene Last des Körpers eine vermehrte Spannung der Zwischenrippen- und langen Rückenmuskeln hervorgerufen und so auch eine seitliche Erweiterung des Brustkastens herbeigeführt wird, dass endlich auch die Funktion der Bauchmuskeln, die zu den wirksamsten Exspirationsmitteln zählen, in erhöhter Spannung gehalten und gefördert wird, dass infolge dessen auch die Blutverteilung im grossen und kleinen Kreislauf mit desto grösserer Freiheit vor sich geht. Nur anhaltendes und übermässiges Exercieren dieser Uebungen werde schliesslich zu einer Hypertrophie der in stets wiederholte Spannung versetzten Schulter- und Armmuskeln führen, eine Wirkung, die alle Uebertreibungen in Muskelübungen mit einander gemein haben. Wichtig sei dabei die richtige Oekonomie des Atmens, und es sei namentlich vor dem Anhalten des Atems zu warnen, durch das auch ein Misslingen der Uebung herbeigeführt werde. So wurde denn schliesslich vom ärztlichen Standpunkte aus konstatiert, dass die Uebungen am Barren einen „günstigen Einfluss auf die Gesundheit der Uebenden haben, indem sie eine Erkräftigung des Muskel- und Nervensystems, eine Erweiterung der Brust und eine Belebung der Respiration und des Blutkreislaufs bewirken". (Vergleiche Euler und Eckler, Verordnungen und Bekanntmachungen, das Turnwesen in Preussen betreffend, II. Aufl. 1884, S. 136—146.)

15. Dass bei Kletterübungen alle Reibung und Reizung der Genitalien vermieden werde, dass also ein turnerisch und gesundheitlich richtiger Kletterschluss der Beine gelehrt und streng durchgeführt werde, ist die Sorge eines wachsamen Turnlehrers, wie wir schon in dem Kapitel über die Masturbation hervorgehoben haben. Wenn man ausserdem die Besorgnis ausspricht, dass durch starke Kontraktion der Adduktoren des Oberschenkels bei Kletterübungen eine Mitbewegung des Dammmuskels und damit ein Samenerguss hervorgebracht werden könne, so gilt uns dieses als eine Warnung vor Ueberanstrengung und Uebertreibung, die in allen Dingen nichts nütze ist.

16. Ebensolche Wachsamkeit, daneben aber noch besondre Hilfsbereitschaft ist beim Bockspringen notwendig. Der Springbock erscheint als ein ganz harmloses und unschädliches Gerät, und doch kommen an ihm wohl die meisten Unglücksfälle vor, sei es, dass der turnende Knabe gegen den Bock anrennt und sich den Magen quetscht, oder sei es, dass er von demselben abrutscht und sich die Schenkel verwundet, oder sei es, dass er über den Bock hinweggreift oder hinwegfällt und sich den Arm verstaucht, verrenkt, bricht. Wo aber der Lehrer selbst zur Stelle ist und in Gemeinübungen planmässig vorgeht, kann man im all-

gemeinen unbesorgt sein, und da der Bock ein sehr beliebtes, bildendes und gesundes Gerät ist, möchten wir nicht raten, dem von Baden gegebenen Beispiele zu folgen und den Bock aus dem Turnen der Volkschulen zu verbannen, in den höheren Schulen aber übermässig einzuschränken. Um bei Anfängern im Bockspringen Beschädigungen und Unglücksfälle zu verhüten, ist nach unserer Erfahrung vor allen Dingen darauf zu halten, dass in den ersten Stunden nur Sprünge aus dem Stande, dann mit einem Vorsprunge geübt werden; erst, wenn auf diese Weise Sicherheit in den koordinierten Bewegungen gewonnen ist, kann zu den Sprüngen mit einem Anlauf übergegangen werden; aber bei diesen darf der Bock zunächst nicht höher gestellt werden als bei den aus dem Stande und mit einem Vorsprunge ausgeführten Uebungen.

Die Baden'sche Verordnung vom 23. Januar 1888 lautet:

1. Das Turnen am Bock und Pferd ist in der Volksschule ausgeschlossen.

2. Die Geräte Bock und Pferd sind beim Turnunterricht in den Mittelschulen für die männliche Jugend (Gymnasien, Realgymnasien u. s. w.) unter folgenden Bedingungen zulässig:

a. Das Springen am Bock darf nur von solchen Schülern ausgeführt werden, welche die nötige Vorübung und Körperkraft besitzen, im allgemeinen nicht vor dem 7. Schuljahre. Dabei ist zu beachten, dass die Böcke nicht zu hoch gestellt werden.

b. Unter den gleichen Vorbedingungen ist das Turnen am Pferde den oberen Schulklassen vorbehalten. Anlaufsprünge vor dem Pferde sind vor dem 9. Schuljahr unstatthaft.

c. Bei den Uebungen an Bock und Pferd muss der Turnlehrer selbst die nötige Hilfe leisten. Dieselben dürfen nur von solchen Lehrern geleitet werden, welche mit dem Gebrauche dieser Geräte hinlänglich vertraut sind.

Uns scheint diese Verordnung fast das Kind mit dem Bade auszuschütten und daher mit Rothsteins Verbannung des Barrens und Recks auf gleiche Linie gestellt werden zu müssen. Sie ist offenbar auf ärztliche Bedenken zurückzuführen; aber es ist kaum zweifelhaft, dass es den betreffenden Aerzten an einer richtigen und umfassenden Anschauung des methodischen Schulturnbetriebes gefehlt haben muss. So ist man denn aus der Beobachtung einzelner Fehler und Fälle selbst in den Fehler des Generalisierens verfallen und hat eine Anklage an massgebender Stelle vorgebracht, welche zu dem negativen Entscheid des Oberschulrats geführt hat.

17. Wie hier, so kommt es noch mehr bei anderen Uebungen, z. B. beim Tief- und Sturmspringen auf einen guten Niedersprung an. Derselbe wird daher auch in allen gut geleiteten Turnanstalten fleissig und gewissenhaft geübt und zwar so, dass Hüft-, Knie- und Fussgelenke gebeugt werden und der Turner aus dem Zehen- und Hockstand wie eine Spiralfeder wieder emporschnellt. Wird der Niedersprung schlecht ausgeführt, so kann er allerdings Leistenbrüche oder Erschütterungen des Gehirns und

Rückenmarks hervorbringen. In Verbindung mit einem guten Niedersprung in den Zehenstand erscheint auch das Seil- und Reifenhüpfen, das namentlich bei Mädchen so beliebt ist, unbedenklich. Wenn man behauptet hat, es bringe Herzkrankheiten hervor, so können solche doch wohl nur eintreten, wenn die Uebung bis zur Erschöpfung getrieben wird, wie das in wohlgeordnetem Turnunterricht nirgends geschieht.

18. Wie im täglichen Leben, so kommen auch beim Turnen Unglücksfälle vor. Man erlebt da Verletzungen wie Quetschungen, Hautabschürfungen, Verstauchungen, Verrenkungen, Knochen- und Leistenbrüche, verhältnismässig indes doch viel seltener als im sonstigen Leben. Zur Verhütung solcher Unfälle kann mancherlei geschehen. Vor allen Dingen durch Beobachtung einer schul- und kunstgerechten Methode, wie wir sie oben angedeutet haben, einer Methode, welche die Geräte und Uebungen den Fähigkeiten und Verhältnissen der Turnenden entsprechend wählt, einer Methode also, durch welche die Schüler sicher von einer Fertigkeitsstufe zur anderen fortschreiten und sich in Kunststücken zu ergehen verhindert sind, die über ihre Kraft und Gewandtheit hinausreichen. Ueberhaupt ist der Ruf, welcher 1881 auf der deutschen Turnlehrerversammlung erhoben wurde: „Zurück zur Einfachheit! Zurück zur Natur!“ ernster Berücksichtigung wert. Denn die Hauptsache ist doch nicht die Schwierigkeit und Kompliziertheit der Uebungen, sondern die harmonische Durchbildung des Einzelnen wie der ganzen Masse zu Festigkeit und Gewandtheit, zu Gesundheit und Heiterkeit. Aber immerhin will sich die rüstige und fröhliche Jugend frei wagen, und sie strebt auch zu Gipfelübungen empor. Man gönne ihr diese Lust des Herzens und diese Poesie des Leibes, wenn sie sich soweit gefestigt und bewährt hat. Aber man versäume auch nicht die richtige Hilfestellung und Hilfeleistung beim Erlernen und Ausführen der schwierigeren Uebungen, wozu Jahn und Eiselen bereits in ihrer „deutschen Turnkunst“ (1816) eine gute Anleitung gegeben haben.*)

19. Ausserdem muss der Turnlehrer durch gute Unterweisung in den Stand gesetzt sein, bei Unfällen und Verletzungen die erste zweckmässige Hilfe zu leisten; und die Turnlehrerbildungsanstalten geben thatsächlich auch in der „Turnplatz-Chirurgie“ genügende Anleitung. Auch bewährt es sich gewiss, wenn die älteren Schüler zum Samariterdienst auf dem Turnplatz angewiesen werden, dass sie den Kameraden behüten und pflegen, bis der Arzt kommt, oder dass sie den Patienten gut zum Arzte oder nach Hause geleiten. Bei Mädchen kommt namentlich die richtige Behandlung einer vorübergehenden Ohnmacht in Betracht.

*) Vergleiche: v. Dresky's bewährte Schrift „praktische Anleitung zu richtigen Hilfestellungen bei gymnastischen Uebungen“, IV. Aufl., 1887. Die Anleitung zeigt, 1) wie auf die leichteste Weise bei schwachen Schülern eine gymnastische Uebung durch Handanlegung des Lehrers unterstützt und gefördert werden kann, 2) wie durch praktische Hilfestellungen während der Uebungen Unglücksfällen vorgebeugt wird.

20. Eine Frage ist noch kurz zu erledigen: wie es mit dem Singen beim Turnen zu halten sei. Wer leugnete, dass das Singen an sich eine treffliche Lungen- und Halsgymnastik ist? Wer wüsste nicht, dass gerade die Jüngerschaft Jahns lange Zeit die Hauptträgerin des Volks- und Vaterlandsgesanges, der Turn- und Wanderlieder gewesen ist und dass sie es gern auch heute noch so hält? Und wer aus ihrer Mitte behauptete, davon einen Schaden an seiner Stimme oder an seiner Gesundheit erlitten zu haben? Man singe darum, meinen wir, an den Turnstätten ruhig weiter, aber man lasse doch die Regeln der Vorsicht nicht ausser Acht. Man lasse also die Singenden nicht zugleich Uebungen und Bewegungen machen, welche die Brustmuskeln anderweitig in Anspruch nehmen; denn diese müssen ausschliesslich für die beim Singen nötige Ein- und Ausatmung frei bleiben. Man singe also vor oder nach dem Turnen oder in den Pausen und bei leichten Marschübungen. Das Singen in Verbindung mit Lauf- und Spring-Bewegungen oder mit kräftigen Arm- und Rumpfthätigkeiten ist von Aerzten wie Turnlehrern gleichmässig verworfen.

21. In Bezug auf das Turnen der Mädchen ist von manchen Seiten angeraten worden, dass dieselben unmittelbar vor und im Anfange der Geschlechtsreife von den Gerätübungen ganz befreit oder ausgeschlossen werden. Wenn indes gehörig dafür gesorgt wird, dass während der Menstruationsperioden überhaupt mit dem Turnen pausiert wird, so erscheint das Turnen an Geräten auch für diese Mädchen unbedenklich. Man hat ferner bei Mädchen die Liegehänge und Hangübungen wegen der dabei vorausgesetzten starken passiven Dehnungen der Bauchmuskeln beanstandet. Wohl mit Recht aber wird dagegen von Angerstein und Eckler in Eulenbergs Handbuch (S. 1006) geltend gemacht, dass es irrig sei, eine passive Dehnung der Bauchmuskeln im Hange anzunehmen, und es wird bemerkt: „Wenn auch nicht direkt bei der Uebung thätig, kontrahieren sich doch auch im Hange die Bauchmuskeln, erlangen durch fortgesetzte Uebung erhöhten Turgor und werden so in einer für das Geschlechtsleben des Weibes günstigen Weise beeinflusst." Die allgemeine Notwendigkeit der Gerätübungen für die gymnastische Ausbildung der Mädchen hat vom ärztlichen Standpunkte aus E. Angerstein u. a. in der Monatsschrift für das Turnwesen (Jahrgang 1882) dargethan. Er widerlegt die Behauptungen und Bedenken, welche gegen das Turnen der Mädchen an Geräthen erhoben worden sind, wie: dass dadurch die Muskulatur des weiblichen Körpers übermässig ausgebildet werde, dass hässliche, grosse Hände erzeugt werden, dass Beeinträchtigungen oder Verletzungen der dem Geschlechtsleben dienenden Unterleibsorgane eintreten, dass Herzkrankheiten, Gehirn- und Rückenmarkserschütterungen erzeugt werden. Er kommt endlich zu dem Schlusse, dass man dem Mädchenturnen die Hälfte seines Werts rauben würde, wenn man aus demselben die Gerätübungen ausschlösse. Selbstverständlich dürfen, wie schon gelegentlich erwähnt, nicht alle Geräte und Uebungen des Knabenturnens aufgenommen

werden und zwar teils aus Schicklichkeits-, teils aus Gesundheitsrücksichten. Alle ausgedehnten Spreiz- und Grätschübungen, Reit- und Grätschsitze, Uebungen mit Kletterschluss, hohe Vor- und Rückschwünge an Hang- und Stützgeräten, alle Auf-, Ab- und Umschwünge am Reck gehören nicht in das Mädchenturnen. Unweiblich sind auch athletische Stellungen und Bewegungen, wie Ausfälle mit Stoss- und Hiebbewegungen der Arme, zu hohe, tiefe und weite Sprünge, alle Uebungen, welche an die schwächere weibliche Muskulatur zu hohe Anforderungen stellen, wie Beugestützübungen am Barren, Beugehänge am Reck u. a. m. Es bleibt immer noch eine reiche Fülle von Uebungen, (die z. t. beim Knabenturnen zurücktreten), wie die Uebungen auf den Schwebestangen und auf der Schaukeldiele, an der schrägen und wagerechten Leiter, im langen und kurzen Schwungseil, an den schrägen und senkrechten Stangen, an den Schaukelringen, an der Wippe und am Rundlauf.

Aber wir wollen keinem Lehrbuche der Turnkunst vorgreifen. Wir wollen uns noch weniger auf hygienische Spitzfindigkeiten einlassen wie die von Rothstein angeregten, der in seiner Verkennung des vaterländischen Turnens sich z. B. zu der Behauptung verstieg, dass Uebungen mit Handgeräten schädlich seien, sobald diese Hantelform haben, aber als Keulenübungen erspriessliche Wirkung thäten. Wir freuen uns aller Uebungen, die zur Erweiterung der Brust dienen, mögen sie mit Keulen oder Hanteln ausgeführt werden. Wir wollen endlich auch nimmer vergessen, dass die Turnkunst mehr sein soll als ein blosses Stück der geistigen und physischen Erziehung, dass sie vielmehr, wie Lion sagt, ein Teil des Lebens selbst ist und so der Turnplatz eine Schirmstätte gesunden Lebens, frei von Sorge und engherziger Rücksicht, voll von Thätigkeit und That. „Möge der Schulmann den Turnplatz immerhin als eine Schule der Ordnung, der Arzt als eine Gesundheitsanstalt rühmen: er ist aber auch ein Tummelplatz jugendlichen Frohlebens.“ Es ist Pflicht des Jugendfreundes, ihm diese Stellung zu wahren.

Spiele. Ueberall und jederzeit, wo körperliche Uebungen gepflegt worden sind, sind auch die Bewegungsspiele in mannigfacher Form zur Geltung gekommen. Die kulturgeschichtliche Forschung der letzten Jahrzehnte hat gerade in dieser Beziehung unsere Kenntnisse erweitert und ergänzt. Wir entnehmen der allgemeinen Geschichte hier nur die Thatsache, dass die Jugend- und Bewegungsspiele mit dem volleren oder matteren Leben der Nationen auf- und niedergehen, und dass es um Staat und Vaterland gut bestellt zu sein pflegt, wo das Volk und die Jugend des Volkes Verständnis und Freude an jenen Spielen hat und sie als ein wertvolles Gut hegt und pflegt. Haben aber die Spiele bestimmenden Einfluss auf den Charakter, so gehören sie auch zu den Erziehungsmitteln ganzer Nationen. Heraklit und Sokrates haben als Mitspielende Bewegungsspiele der hellenischen Jugend geleitet, Platon und Aristoteles den erziehlichen und gesundheitlichen Wert derselben hervorgehoben; Julius Caesar und Oktavian waren fröhliche und geschickte Ballspieler unter den Römern; Karl V. von Frankreich verwarf in seiner „Ordonnance de 1369" die Hasardspiele und empfahl die reinen Bewegungsspiele und Leibesübungen (apprendre les jeux et ébattements à eux exerciter et habiliter au fait de trait d'arc ou d'arbalête etc.); Gustav Adolf spielte mit seinen Offizieren Blindekuh und Ball, und als der greise Wellington einmal den Schulspielen in Eton zuschaute, da rief er, ergriffen von mächtiger Erinnerung an seine Jugendzeit aus: „It was at Eton, that Waterloo was won."

Und wir Deutschen?! Wir haben ein reiches und frisches Spielleben bis zum dreissigjährigen Kriege gehabt. Wenn der Prophet Sacharja gesagt hatte: „Und der Stadt Gassen sollen sein voll von Knäblein und Mägdlein, die auf ihren Gassen spielen", so bemerkte Luther dazu: „Es muss wohl stehen im Lande, wo die Kinder in der Stadt springen, tanzen und spielen auf den Gassen und die Leute sicher wohnen und wandeln. — Item merke auch, wie das Kinderwerk als Spielen und Tanzen der jungen Welt auf den Gassen nicht böse Ding, sondern Gott wohlgefällt." Luthers Beispiel in Ermunterung und Förderung der Jugendspiele folgten hervorragende Paedagogen der damaligen Zeit, wie namentlich V. Trotzendorf in Goldberg. Aber diese frischen und frohen Spiele, die auch ohne paedagogische Anleitung in freier Lebenslust gepflegt wurden, sind in der trübseligen Folgezeit begraben oder vergraben worden. Erst die Kraft des „paedagogischen Zeitalters" der Philanthropinisten hob den alten Schatz wieder. Wie Grimm den Gebildeten der Nation den in den alten Volksmärchen ruhenden Schatz von Poesie des Denkens und Empfindens durch sein Märchenbuch erschlossen hat, so bot Guts Muths in seinem Spielbuch einen reichen Hort der Poesie des deutschen Jugendlebens. In der That sind Guts Muths' „Spiele zur Uebung und Erholung des Körpers und Geistes" (1796) ein kostbares Besitztum für die paedagogische Welt geworden. Aber hier heisst es mehr als sonst: Was du ererbt von deinen Vätern hast, erwirb es, um es zu besitzen. Die junge Welt muss immer wieder von neuem in diese Bewegungsspiele eingeführt und eingewöhnt werden, damit sie uns endlich wieder ganz in Fleisch und Blut übergehen. Wie sehr aber stete Uebung und Gewöhnung nötig ist, um die Schul-, Turn- und Bewegungsspiele für die Jugend auf die Dauer fruchtbar zu machen, darüber belehrt uns u. a. K. Koch in seiner Arbeit über den erziehlichen Wert der Schulspiele (Progr. des Gymn. Martino-Catharineum in Braunschweig 1878). So lange als das ganze Gymnasium nach Jahn'scher Weise vor den Thoren der Stadt turnte, wurde an jedem Turnnachmittage die zweite Stunde dem gemeinschaftlichen Spiele gewidmet. Das neue Schulhaus mit vollständig eingerichteter Turnhalle und mit Spiess'schem Betriebe des Turnunterrichts liess allmählich die einst so beliebten Spiele des Barlaufs, Kaiserballs, Ballschlagens u. s. w. in Vergessenheit kommen; bei Ausflügen einzelner Lehrer mit ihren Klassen wurde die traurige Beobachtung gemacht, dass die Schüler nur noch „Räuber und Soldaten" zu spielen verstanden.*) Der Oberlehrer Corvinus zog 1872 als der Erste wieder mit seinen Schülern auf den ehemaligen Sommerturnplatz, um die vergessenen Spiele einzuüben. Seinem Beispiele folgten bald andere Lehrer, und als 1874 das „Fussballspiel" und 1876 „Cricket" eingeführt wurde, da erwachte neues Leben und gestaltete sich allmählich zu festen Formen, über die uns K. Koch und A. Hermann bei verschiedenen Gelegenheiten ausführlich berichtet haben und auf die wir in anderem Zusammenhange noch einmal zurückkommen.

Das Wesen des menschlichen Spieltriebes hat Schiller in seinen Briefen über ästhetische Erziehung entwickelt; den Begriff des Spiels erläutert M. Lazarus in seiner Schrift über die Reize des Spiels und er stellt 3 Gattungen von Spielen auf: 1) Zufalls- und Verstandesspiele, 2) Uebungsspiele und 3) Schauspiele. Andere unterscheiden dialektische und gymnastische Spiele. Praktisch wertvoller ist die von J. C. Lion gegebene Einteilung der Spiele in solche: a) der Bewegung und b) der Ruhe;
a) ohne Geräte (Spielzeuge) und b) mit Gerätschaften;
a) Einzelner und b) einer ganzen Gesellschaft.

Alle Einzelspiele werden zu Gesellschaftsspielen, wenn man sie in Wett- und Kampfspiele verwandelt. Spricht man aber von Jugendspielen der Schüler, so denkt man dabei ausschliesslich an gemeinsame Bewegungsspiele. So streben denn Turnen und Spiel zu einander hin und ergänzen einander. „Das Turnen verfolgt praktische Zwecke", sagt Lion, „die in der Ferne liegen; vom Spiele fordern wir hingegen, dass es sich soviel als möglich von allen Beziehungen auf praktische Zwecke frei macht. Der Schüler soll sich dabei austoben, aber nicht für die Gefahren

*) Koch berichtet: „Solche Beobachtungen gaben namentlich auf einen bezüglichen Wink von ärztlicher Seite Veranlassung zu weiteren Ermittelungen; es wurden, allerdings aus begreiflichen Gründen nur in Mittelklassen, mehr oder weniger genaue Erhebungen vorgenommen darüber, wie oft die einzelnen Schüler im Sommer- und im Winterhalbjahre sich überhaupt an irgend welchen Ballspielen oder an sonstigen Spielen im Freien beteiligt hatten, wie oft sie allein oder in Gesellschaft mit Ihresgleichen über die nächste Nähe der Stadt ins Freie und besonders in die naheliegenden kleinen Waldungen gekommen waren, wie oft sie sonst wöchentlich, regelmässig oder unregelmässig, Spaziergänge oder Märsche gemacht hatten, am Sonntage wie am Alltage, in der Schulzeit wie in den Ferien. Das Resultat war geradezu ein erschreckendes: Zum Spielen im Freien waren nur ganz wenige bei vereinzelten Gelegenheiten hinausgekommen und zwar nur, um das schon erwähnte Spiel „Räuber und Soldaten" zu treiben; mehr als ein Dutzend Mal im Jahre hatte sich kein einziger Einheimischer von der Stadt auf weitere Strecken entfernt; die grösste Mehrzahl war im Sommer durchschnittlich nur dreimal weiter aus der Stadt hinausgekommen; einige der schlimmsten Stubensitzer hatten sich in Jahresfrist nie aus den Thoren der Stadt herausgewagt und kaum ein paar Mal im Hochsommer sich in Begleitung ihrer Eltern zu einer sonntäglichen Promenade auf den sogenannten Wällen der Stadt verstiegen." Die Spielplätze waren verödet; man hörte draussen kein Jauchzen und Lärmen mehr, wohl aber sah man die bunten Gymnasiastenmützen innerhalb der Stadt zu bestimmten Stunden an bestimmten Orten, an die sie minder gehörten.

Sorgen und Nöte des künftigen Lebens vorbereiten; alle Zwecke, soweit sie dabei dem Schüler zum Bewusstsein kommen, liegen in der nächsten Nähe, in der Gegenwart.“ So wenig also das Spiel das Turnen überflüssig macht, so wenig lässt es sich selbst durch Turnen ersetzen.

Das Spiel in der Turnstunde ist als Uebung, als Vorbereitung für das freie Spiel zu betrachten, das ausserhalb und neben der Turnstunde betrieben werden soll.*) Und diese Uebung und Lehre des Spiels ist, wie wir oben gesehen haben, überall notwendig, wo die Tradition der Bewegungsspiele bei der Jugend gänzlich unterbrochen worden ist. Man wähle zuerst Spiele, rät Lion, deren Regeln einfach und nicht zu zahlreich sind, damit die Aufmerksamkeit und das Gedächtnis nicht ohne Not angestrengt werden, erkläre sie deutlich und übe sie so lange ein, bis sie geläufig werden; denn die Schüler gehen erst dann mit voller Lust und Liebe an die Sache, wenn sie ihrer ganz Herr geworden sind. Wir haben Lion auch nur beizustimmen, wenn er empfiehlt, nicht zu viel Spiele neben einander in Angriff zu nehmen, sondern sich zunächst mit 6—8 zu begnügen, von denen eins mehr ins Weite geht, eins mehr im engeren Umkreis sich bewegt, eins die Spieler an kühleren Tagen warm macht, eins auch bei heissem und windigem Wetter ohne Gefahr für die Gesundheit gespielt werden kann, eins, das mehr die Kraft der Beine, eins, das mehr die Geschicklichkeit der Arme und die Wachsamkeit der Sinne fordert. Immer aber ist im Hinblick auf die hygienischen wie auf die physischen Momente darauf zu achten, dass nicht zu viele Spieler müssig stehen; denn ein Spiel ist um so belebender, spannender, erfrischender, je weniger es den Theilnehmern zu Nebenunterhaltungen Zeit lässt.

Was zum Preise der Spiele gesagt, was an jugendlich froh und gesund machenden Spielen geboten werden kann, das finden wir in dem oben citierten Spielbuch von GutsMuths, namentlich in den letzten Bearbeitungen desselben, die von O. Schettler unter Mitwirkung von Lion besorgt worden sind. Denn seit GutsMuths sind manche Spiele, die in lokaler oder provinzieller Verborgenheit lebten, namentlich durch Vermittelung der Turnplätze, in weiteren Kreisen bekannt geworden und in Aufnahme gekommen; es sind auch aus dem Auslande solche hinzugetreten, die um ihres pädagogischen und hygienischen Wertes willen verdienen unter die deutschen Schulspiele eingereiht zu werden. Die Spiele sind hier in 2 Hauptklassen eingeteilt: in Bewegungsspiele und in Ruhespiele, von denen die letzteren, wie gesagt, hier ganz ausser Betracht bleiben müssen, ebenso wie die Spiele „zur Erregung des darstellenden Witzes.“ Die Klasse der Bewegungsspiele zerfällt in; A) Ballspiele a) mit dem kleinen Ball, b) mit dem grossen Ball; B) Kugelspiele a) mit kleinen Kugeln, b) mit grossen Kugeln; C) Scheibenspiele; D) Pfahl-, Ring- und andere Ge-

*) A. Spiess, der für jeden Tag eine Turnstunde verlangt, erklärt es in seinem „Turnbuch für Schulen“ (I., S. 350) für dringend wünschenswert, dass jede Turnstunde auch einige Zeit für Spiele gewähre, und zwar am besten so, dass das Spiel nach der strengeren Uebung gegen das Ende der Unterrichtsstunde folgt.

rätspiele; E) Ringelspiele; F) Nachahmungsspiele; G) Spiele mit Wechseln der Plätze; H) Lauf- und Haschespiele; I) Hinkspiele; K) Zieh- oder Zerrspiele; L) Blindlingsspiele; M) Winterspiele. Alle diese Bewegungsspiele werden zugleich als Spiele „zur Schärfung der Beobachtung und der sinnlichen Beurteilung" bezeichnet.

GutsMuths sieht in allen diesen Spielen den „natürlichen Trieb der Thätigkeit" als die schaffende und treibende Kraft, und doch gelten sie ihm auch wieder als eine Erholung von der strengen Arbeitsthätigkeit. „Wenn demnach" — ruft er aus - „die Jugend, deren Zahl allein in unserem Vaterlande Millionen beträgt, täglich nur 2 Stunden spielt, so beträgt dies viele Millionen Stunden menschlicher Existenz. Sollte es denn da einer grossen Nation wohl gleichgiltig sein, ob ein so beträchtlicher Teil der Zeit, ja, was noch mehr sagen will, der Bildungszeit verloren geht oder genutzt wird, ob man ihn zum leidigen Zeitvertreibe oder zur nötigen Ausbildung der Kräfte, ob unsittlich, geschmacklos und schädlich, oder unschuldig, anständig und nützlich verwendet?" Der Grund des Vergnügens an den Spielen liegt aber nicht nur in der Belustigung an der freien Wirksamkeit der Kräfte, sondern auch in der Anschauung der Formen des Spieles.*) Die Erholung von der geistigen Anstrengung des Lernens wie die körperliche Uebung und Kräftigung sind eine notwendige Zugabe und unmittelbare Folge des Spieles.**)

Sind nun im Turnunterricht die Bewegungen an bestimmte und strenge Uebungsformen gebunden, so herrscht im Spiele Freiheit und Selbständigkeit der Bewegung, und es bildet das Spiel eben darum eine wichtige Ergänzung zum Turnen; denn hier kann und muss der junge Turner zeigen, wie weit er seine Glieder in der Gewalt hat, wie weit er im freien Gebrauche der Kräfte die turnerische Schulung bewährt. Mit Beginn des schulpflichtigen Alters aber pflegt das Kind am Spielen allein nicht mehr Genüge zu finden; es dauert nicht lange, so bittet es den Lehrer, wenn dieser es nicht selber thut, dass es an die Geräte oder zu Frei- und Ordnungsübungen geführt werde; denn es kommt sich in diesem strengen Turnbetriebe grösser und gehobener vor.

Welches ist nun die Stellung und Aufgabe des Lehrers? Wir haben gesehen, dass er unter Umständen das Spielen und die Spiele geradezu lehren muss, und wir halten es für notwendig, dass der Turnlehrer einen bescheidenen Teil der ihm zugemessenen Zeit der Einübung der Spiele widmet.***) Auf dem freien Spielplatze aber unter einer spiellustigen und spielgeübten Schar ist indes die Aufgabe des Lehrers eine andere. Ist die Freiheit das

*) Darin liegt auch der Grund des Vergnügens für den blossen Zuschauer, namentlich wenn dieser das Spiel durch eigene Uebung kennt.

**) Gar Herrliches und Beherzigenswertes hat auch Jahn in seinem „deutschen Volkstum" und seiner „deutschen Turnkunst" über das Spiel und dessen pädagogischen Wert gesagt. (Siehe Euler, Jahns Werke).

***) In Berlin pflegt jede siebente oder achte Turnstunde zum Spielen verwendet zu werden, eine Einrichtung, welche sich gut bewährt hat.

Lebenselement des jugendlichen Spieles, so hüte sich der Lehrer in das geordnete Spiel hineinzureden, sondern begnüge sich mit der technischen und sittlichen Ueberwachung und überlasse es den einzelnen Gruppen und Spielgenossenschaften, unter ihren selbstgewählten Führern nach den ihnen bekannten Regeln und Gesetzen das Spiel zu Ende zu führen.

Sollen alle Schüler zum freien Spiel gezwungen werden? Sollen die Bewegungsspiele ebenso obligatorisch gemacht werden wie die Turnübungen? Das erscheint fast wie eine contradictio in adjecto. Lion hält einen nach dieser Richtung hin seitens des Lehrers ausgeübten moralischen Druck nicht für schädlich, meint aber, ein streng durchgeführter Zwang würde nicht nur an äusseren Hindernissen scheitern, sondern dem eigenen Wesen des Spieles widerstreiten. H. Rühl-Stettin spricht sich aus principiellen Gründen gegen den Spielzwang aus. H. Koch, E. Hartwich (in der Flugschrift „Woran wir leiden", Düsseldorf 1882), H. Raydt (in dem Buche „Ein gesunder Geist in einem gesunden Körper", Hannover 1889), E. Kohlrausch*) u. a. erklären sich entschieden dafür, dass alle Schüler von Schulwegen verpflichtet werden, wöchentlich einige Stunden an den gemeinsamen Schulspielen teilzunehmen. Vom hygienischen Standpunkte aus könnten wir eine solche Einrichtung nur mit Freuden begrüssen; denn die Erfahrung lehrt, dass gerade diejenigen, welchen die Teilnahme an einem munteren Spielleben am notwendigsten wäre, die Ichlinge, Weichlinge, Sitzlinge, Zierlinge, sich am konsequentesten davon fernhalten oder durch die Eltern ferngehalten werden. Die selbstverständliche Voraussetzung ist natürlich, dass die Lehrer für die Leitung und Förderung der Spiele genügend vorgebildet, dass die Spielordnung und der Spielplatz den sanitären Anforderungen entsprechen, dass die Spiele dem Alter und Geschlecht der Spielenden gemäss gewählt sind und nicht übertrieben werden, dass auch mutatis mutandis alle diejenigen hygienischen Vorsichtsmassregeln beobachtet werden, welche wir für die Turnübungen geltend gemacht haben. Dann haben alle diese bewährten Spiele eine unbezweifelte segensreiche Einwirkung auf Körper und Geist. Perikles sagte einmal, die Spiele seien dazu bestimmt, die Traurigkeit aus dem Leben zu verdrängen. Diesen Ausspruch bestätigt unser Landsmann Guts-Muths aus seiner Erfahrung, wenn er äussert „Spiele verbreiten im jugendlichen Kreise Heiterkeit und Freude, Lust und Gelächter"; ja er erklärt die Spiele für um so zweckmässiger, je mehr sie zum Lachen reizen. Wir haben hier indes nicht mit GutsMuths u. a.

*) E. Kohlrausch giebt (in der Monatsschrift f. d. Turnwesen, 1884. Heft 1) eine dankenswerte Statistik vom Besuch des Spielplatzes seitens der Schüler des Kaiser-Wilhelms-Gymnasiums in Hannover. Aus seiner Tabelle geht hervor, dass von den mit Brüdern aufgewachsenen Schülern 47 Prozent regelmässige Teilnehmer waren, während von den Einzelsöhnen (Muttersöhnchen) nur 13 Procent zu ihnen zu rechnen waren. Er bemerkt am Schlusse: „Bei fakultativem Besuche des Spielplatzes kommen diese Empfindlichen einfach nicht wieder, und die Spiele können für ihre Charakterbildung nur nutzbar gemacht werden, wenn dieselben wie das Turnen obligatorisch sind".

den ethischen und paedagogischen Wert zu erörtern, welchen die durch harmlose und erfrischende Spiele hervorgebrachte Heiterkeit für den in der Entwickelung begriffenen Menschen hat. Wir wissen aber auch, dass die Heiterkeit der Seele eine wohlthuende Rückwirkung auf das körperliche Befinden und Gedeihen ausübt, und schon darum heissen wir jede Förderung der Jugendspiele willkommen. Die stille Voraussetzung ist natürlich, dass die Jugend im Uebrigen an ein ernstes und geordnetes Arbeitsleben wie an etwas Selbstverständliches gewöhnt ist. „Um der Spiele willen sich anzustrengen und zu arbeiten", sagt Aristoteles, ist thöricht und kindisch; aber spielen, um zu arbeiten, ist recht." Es wird aber durch die Spiele auch jene unglückliche reizbare Empfindlichkeit bekämpft und oft bewältigt, welche aus einer halb körperlichen, halb seelischen Disposition entspringt und, je weiter sie sich entwickelt, dem von ihr Heimgesuchten eine Quelle immer grösseren Druckes und Leides wird. Im raschen bewegten Gange des Spiels, sagt GutsMuths, ist keine Zeit, über eine kleine, oft nur vermeintliche Kränkung nachzudenken; die spannende, freudige Teilnahme an der Sache reisst ihn mit sich fort, und bis er Zeit gewinnt, sich darüber zu besinnen, hat er es in der heiteren, kräftig frischen Stimmung, welche das Spiel immer erzeugt, entweder bereits vergessen oder wenigstens völlig verschmerzt. Durch die Spiele im Freien wird der Verweichlichte abgehärtet, der Schwächliche gestärkt, der Furchtsame ermutigt, der Bequeme belebt, der Plumpe und Steife geschickt und gewandt. Alles was von den günstigen Wirkungen des Turnens auf die Atmung und Ernährung wie auf den ganzen Kreislauf des Lebens gesagt ist, das gilt nicht minder von den Bewegungsspielen.

Es würde dem Zwecke dieser Schrift nicht entsprechen, wenn wir hier einen Kanon derjenigen Spiele aufstellen wollten, welche vom hygienischen Gesichtspunkte als die für jede Jahreszeit, für jedes Lebensalter und Geschlecht geeignetsten Spiele erscheinen. In dem GutsMuths'schen Buche finden sich bereits sehr dankenswerte Winke; auch sind dort alle Spiele bezeichnet, welche sich nur für Knaben oder nur für Mädchen eignen. In den meisten Turnbüchern sind auch ganz zweckmässig diejenigen Spiele genannt, welche der Lehrer am besten mit den einzelnen Klassen als Uebungspiele betreibt. Zu einem hygienischen Spielkanon würde vorläufig noch der reiche Beobachtungsstoff fehlen, der für solche Arbeit unentbehrlich wäre. Wer wird denn aber auch in der Wahl der Spiele gar so ängstlich und peinlich sein? *) Die Jugend findet unter kundiger und weiser Leitung, später aber auch selbständig mit natürlichem Instinkte das in den Spielen ihrer Natur Gemässeste heraus und hält es fest und pflegt es. Man gönne ihr nur die rechte Zeit zum Spielen und gewähre ihr einen geeigneten Platz dazu, wo möglich unter den Bäumen

*) Sehr gute und praktische Winke giebt E. Kohlrausch in seinem Aufsatz: „Einiges über Auswahl und Betreibung der Turnspiele (Monatsschrift 1883, Heft 5).

eines Parks oder Waldes, so wird die gesundheitliche Wirkung des Spiellebens nicht ausbleiben.

Ludwig Wiese (in seinen Briefen über englische Erziehung), H. Raydt u. a. haben dargethan, welchen günstigen Einfluss Fussball, Cricket und andere Spiele auf die gesamte Entwickelung der englischen Jugend haben; schon Gneisenau, der in der Zeit der Erniedrigung unseres Vaterlandes einen unfreiwilligen Aufenthalt in England nehmen musste, ward erfüllt von der Bedeutung dieser Spiele und warf die Frage auf, ob die deutsche Erziehung nicht der englischen ähnlicher gemacht werden könnte, damit in Deutschland ein an Körper und Geist kräftigeres, kampftüchtiges Geschlecht erzogen würde. K. Koch hat unter anderem in seiner Abhandlung „Cricket als Schulspiel" (Paedag. Archiv 1878) gezeigt, wie solche englischen Spiele auf deutschen Boden verpflanzt und hier unseren schlichteren Verhältnissen entsprechend gestaltet und, so zu sagen, naturalisiert werden können. Die in Braunschweig und an anderen Orten gemachten Erfahrungen ermutigen unbedenklich zu weiteren Versuchen. Wir nehmen die guten Spiele, wo wir sie finden und wie sie unseren Jungen am besten gefallen und gedeihen, gleichviel ob sie eine deutsche, englische oder sonst welche Marke tragen. Wie jedes echte Kunstwerk einerseits ein nationales Gepräge, andererseits einen internationalen Charakter hat, so hat auch jedes gute Jugendspiel nicht nur einen besonderen vaterländisch-volkstümlichen, sondern auch einen allgemein menschlichen Typus, der es qualificiert, sich die Welt zu erobern, wie das deutsche Turnen einen Eroberungszug durch die Welt angetreten hat. So sollen wir auch keine nationale Prüderie den vom Auslande kommenden Spielen gegenüber beobachten, wenn wir sie mit gutem Grunde als eine wertvolle Bereicherung unseres Spielschatzes anzuerkennen haben. Wenn der gesunde Geist, welcher aus den englischen Spielen auf die englische Jugend ausstrahlt, mit diesen Spielen auf unser Bildungs- und Erziehungswesen übertragen werden kann, dann wollen wir uns doch um Gottes willen nicht dagegen sträuben.

Nun handelt es sich aber in erster Linie um die Beschaffung geeigneter Spielplätze, wie schon in dem preussischen Ministerialerlass von 1882 hervorgehoben ist und wie der Minister v. Gossler in seinem Dankschreiben vom 13. März 1888 an Dr. F. A. Schmidt (in Bonn) weiter ausgeführt hat. Die Sache lässt sich nicht schablonenmässig und von einer bestimmten Centralstelle aus machen, sondern es müssen verschiedene Faktoren mitwirken. Hier hat der Staat einzugreifen, dort hat die Gemeindeverwaltung zu sorgen, an anderen Stellen nimmt sich in schwungvoller Weise die freie Vereinsthätigkeit des Wohles der Jugend an, wie dies z. B. in Bonn durch den Verein für Körperpflege in Volk und Schule geschehen ist. In kleinen Städten und auf dem Lande findet die spiellustige Jugend leicht „ein braches Feld, eine abgemähte Wiese, eine Halde, eine Lehde, eine Sandgrube, ein Stück in Wald und Busch zum Tummelplatz geeignet". Weit grössere

Schwierigkeiten bieten die grossstädtischen Verhältnisse dar, und nichts wäre erfreulicher, als wenn da von Freunden der Jugend und Wohlthätern der Menschheit, welche mit Glücksgütern gesegnet sind, durch Geschenke und Stiftungen Jugendspielplätze beschafft würden. Sehr wichtig und beherzigenswert erscheinen uns daher v. Gosslers Ratschläge in dem oben citierten Schreiben an F. A. Schmidt*): „In wenigen Fällen liegen die Turn- und Spielplätze neben dem Schulhause so, dass auf die Stunden im Lehrzimmer die Bewegung und die körperliche Bethätigung im Freien folgen kann. Meist muss die Jugend nach den Lernstunden erst durch lange Strassen weit hinausziehen, um nur die bestimmten Plätze zu erreichen. Dabei wird oft schon ein erheblicher Teil der verfügbaren Zeit verbraucht. Ich verkenne nicht die Schwierigkeiten, die es verursacht, wenn man innerhalb der Stadt und möglichst in der Nähe der Schulanstalten die verloren gegangenen Plätze für die spielende Jugend wiedergewinnen will. Aber möglich dürfte es doch sein, für vereinte Kräfte solche Plätze inmitten der Stadt auszusparen. Wenn unbebaute öde Stätten zu Schmuckplätzen umgewandelt werden, was ja nach einer anderen Seite dankbar anzuerkennen ist, so wird sich doch auch hin und wieder ein Spielplatz zum Besten der heranwachsenden Jugend herrichten lassen. Gelingt dies auch nur allmählich und nicht ohne erhebliche Geldopfer, so erweisen sich diese Aufwendungen doch als produktiv, indem sie unseren Kindern zum frischen fröhlichen Gedeihen an Leib und Seele helfen und einen Gewinn schaffen für das ganze Leben. Arbeit und Spiel, wie sie sich auf den Turn- und Spielplätzen im Freien gestalten, stärken und stählen die Kräfte in körperlicher wie geistiger Hinsicht und machen die Jugend auch für die späteren Jahre leistungs- und widerstandsfähiger.“ —

Ausser Braunschweig und Bonn sind noch gar manche deutsche Städte zu nennen, in denen die Schulspiele eine hervorragende Pflege und Stätte gefunden haben. Ueber Stettin hat s. Z. H. V. Rühl (Monatsschrift f. d. Turnw. 1885), über das Falk-Realgymnasium in Berlin R. Pape (Monatsschrift 1886), über Leipzig Worthmann (Monatsschrift 1889) berichtet. Aus den Reichslanden ist ein Bericht beachtenswert, welchen F. Nusshaag (in den Jahrbüchern der deutschen Turnkunst 1883) über die Pflege der Jugendspiele an der Realschule bei St. Johann in Strassburg erstattet hat. Dort hatte sich bekanntlich der Statthalter v. Manteuffel selbst der Sache energisch angenommen, und in seinem Auftrage lud der Staatsminister v. Hofmann im Mai 1882 die Oberschulräte und Direktoren sowie die Turnlehrer Strassburgs zu einer Beratung ein, auf grund deren planmässig weiter vorgegangen wurde. Die Stadtgemeinde gab und richtete

*) Monatsschrift für das Turnwesen von Euler und Eckler, 1888, S. 118. Es sind übrigens jetzt gerade 100 Jahre (1790) verflossen, seitdem der König von Preussen dem Joachimsthal'schen Gymnasium 90000 Mark zu einem Spielplatze schenkte.

den Platz „Le Nôtre“ dem Spielzweck entsprechend her und die Realschüler spielten seitdem jeden Donnerstag und Sonnabend von 2—4 oder 3—5 Uhr regelmässig unter Leitung ihrer Lehrer. Von 314 Schülern liessen sich 255 in die Listen eintragen und waren durschnittlich 186 oder 73 Procent zugegen. Auf Antrag Nusshaags wurde im Lehrerrat eine Spielordnung angenommen, deren praktisch wichtigste Bestimmungen folgende sind:

1) Die Schüler werden in 6 Spielabteilungen gesondert.
2) Jede Abteilung hat ihre besonderen Spielgeräte und ist für dieselben haftbar.
3) Sie hat zwei Spielführer, welche während des Spielens die Ordnung aufrecht erhalten.
4) Diese sind etwas früher als die anderen Schüler auf dem Spielplatze. Sie nehmen die Spielgeräte in Empfang und liefern dieselben nach dem Gebrauche wieder ab.
5) Die Spiele werden soweit als angängig von den Abteilungen gewählt, in streitigen Fällen bestimmt hier der Turnlehrer.
6) Die Spielführer erhalten ein Büchlein und tragen in dasselbe ein: a. Datum und Wochentag; b. die Zahl der Anwesenden; c. die Spiele, welche geübt werden, und d. die Beschädigungen an den Gerätschaften.

Ein sehr anschauliches und erfreuliches Bild gewährt auch der Bericht G. Dannebergs über Frankfurt a. Main (Monatsschrift 1885). Dort nahmen die städtischen Behörden die Sache selber in die Hand und stellten von vorneherein 3000 Mark zur Verfügung. Es beteiligten sich 1884 im ganzen 13 Schulen an den Spielen; 4 zogen mit allen ihren Spielklassen auf den allgemeinen Spielplatz, während die übrigen die geräumigen Schulhöfe dazu benutzten. Hier wurden die in den Turnhallen vorhandenen Spielgeräte in Gebrauch genommen, während für den allgemeinen Spielplatz neue Gerätschaften angeschafft wurden und zwar — wir wollen sie anführen, um für die Beurteilung oder Nachahmung der Spiele selbst eine Handhabe zu bieten —: 30 graue und 24 rote Tennisbälle, 12 Schlaghölzer, 10 Stossbälle, 10 englische Cricketschläger, 24 Cricketstäbe, 16 Cricketbarren, 4 deutsche und 2 englische Cricketbälle, 2 vollständige Fussballspiele mit 2 Fussbällen, 24 Fähnchen zum Abstecken der Laufbahnen und Plätze, 2 Sicheln, 4 Trinkbecher, 1 Verbandkasten und ein auf Rädern gehender Kasten für die Geräte. Dem Zwecke unserer Erörterungen entsprechend teilen wir noch zwei Instruktionen mit, welche der Stadtarzt Dr. Spiess ausgearbeitet hatte. Die eine bezieht sich auf das Wassertrinken und lautet:

1) Das Wasser wird beim Beginn der Spiele herbeigeschafft und ist auf dem Spielplatz an einer möglichst kühlen Stelle aufzubewahren.
2) Die Verabfolgung von Wasser zum Trinken an die Schüler geschieht stets unter der Aufsicht eines Lehrers.

3) Kein Schüler darf mehrere Becher Wasser hintereinander trinken; die Zwischenpausen sollen mindestens eine halbe Stunde dauern.

4) Die Lehrer werden darauf sehen, dass Schüler, die allzu sehr erhitzt und deren Lungen noch in erhöhter Thätigkeit sind, nicht eher trinken, als bis sie sich etwas abgekühlt haben und ihr Atem wieder ruhig geworden ist.

Die andere Instruktion bezieht sich auf das bei Verletzungen einzuhaltende Verfahren und umfasst folgende 6 Bestimmungen, die uns durchaus praktisch und i. g. ausreichend erscheinen *):

1) Bei allen stärkeren Kontusionen, Verstauchungen u. s. w. ohne Wunde sind Kompressen mit kaltem Wasser aufzulegen, event. mit Hochlagerung des verletzten Teiles.

2) Bei allen Hautverletzungen ist ein Watteverband anzulegen. Ein Päckchen Bruns'scher Watte wird mit einer Sublimatlösung**) von 0,25 ‰ ordentlich angefeuchtet, auf die Wunde aufgelegt und mit einem dreieckigen Tuche festgebunden. Schwämme, Charpie u. s. w. dürfen nie angewendet werden. Ist die Wunde verunreinigt, so soll sie bloss mit reinem Wasser abgespült, allenfalls mit einem reinen Tuche abgetupft werden. Ist es überhaupt nötig, eine Wunde zu berühren, so geschehe dies nur mit ganz reinen frisch gewaschenen Händen.

3) Bei Brüchen der Arme wird der Arm, im rechten Winkel gebogen (die linke Hand an die rechte Schulter bei Bruch des linken Armes, sonst umgekehrt), mit einem dreieckigen Tuche, das hinten am Hals geknüpft wird, fixiert; ist der Bruch am Oberarm, so wird ausserdem der Oberarm mittels eines grossen dreieckigen Tuches an den Körper fest angebunden. Bei Luxationen, die eine Beugung im Ellenbogengelenk nicht zulassen, wird der Arm gestreckt mit Tüchern an den Körper angebunden.

4) Bei Brüchen der Beine dient das gesunde Bein als Schiene für das gebrochene; das gebrochene Bein wird bei fixiertem Becken möglichst stark grade angezogen, und dann werden die beiden gestreckten Beine mittels 3 dreieckiger Tücher, eines oben um die Oberschenkel, das andere um die Kniee, das dritte um die Fussgelenke fest zusammengebunden. Sollten beide Beine gebrochen sein, so wird ein Lattenstück (ein Schlagholz) zwischen die Beine geschoben, und die 3 Tücher werden in gleicher Weise befestigt.

5) Bei allen schweren Verletzungen und bei Brüchen und

*) Man wolle damit vergleichen, was der verstorbene Geh. Sanitätsrat Dr. G. Hoffmann, Lehrer an der Königl. Turnlehrerbildungsanstalt in seinen 3 Aufsätzen über die ersten Hilfeleistungen bei körperlichen Unfällen in Schulen und im öffentlichen Verkehr ausführlicher dargelegt hat (Monatsschrift f. d. Turnw. 1885 S. 65 ff., S. 135 ff. und S. 165 ff.).

**) Statt der Sublimatlösung nimmt man heutzutage lieber verdünnte Karbolsäure. In der Regel genügt uns die einfache Watte.

Luxationen der Beine müssen die Kranken nicht sitzend, sondern auf einer Tragbahre liegend transportiert werden. Auch muss beim Fahren wie beim Tragen der verletzte Teil so gelagert werden, wie er am wenigsten schmerzt.

6) Bei Schwachwerden, Ohnmacht etc. muss der Betreffende platt hingelegt werden mit tiefliegendem Kopf und erhält englisches Riechsalz zum Riechen, event. 20 Tropfen Hoffmannstropfen auf Zucker oder auch einen Schluck Cognac.

Sowohl die Instruktion über das Wassertrinken als auch die Bestimmungen über die ersten Hilfen bei Verletzungen können einfach vom Spielplatz auf den Turnplatz übertragen werden. So mag das hier Mitgeteilte zur Ergänzung dessen dienen, was oben über die hygienischen Vorsichtsmassregeln beim Turnen gesagt ist.

Es bleibt nun noch der Jugendspiele in Görlitz zu gedenken, von welchen der Gymnasialdirektor Dr. Eitner in dem VIII. Jahresbericht des dortigen „Vereins zur Förderung von Handfertigkeit und Jugendspiel" ein anschauliches Bild entworfen hat. Dort hat nämlich der genannte Verein im Jahre 1883 die Förderung der Sache in die Hand genommen und zunächst mit den Schülern des Gymnasiums an 2 freien Nachmittagen die Spiele begonnen. Die jüngere Abteilung spielte mit Vorliebe: der Mützendieb, Geier und Henne, Drittenabschlagen, Stehball, schwarzer Mann, Jäger und Wild, Schlagball, Urbär und Barlauf, die ältere: Fuss-, Schleuder-, Sau- und Treibball, vor allem aber ebenfalls Barlauf. Im darauf folgenden Winter wurde mit den grösseren Schülern Bogenschiessen und Speerwerfen nach schwedischem Muster in der Turnhalle geübt. Es traten in der Folgezeit noch das Fussballspiel und das Tambourinspiel hinzu, das man jetzt in den Seebädern häufig spielen sieht, und endlich wurde auch Lawn Tennis eingeführt. Seit dem Sommer 1886 wurden auch die Volksschüler zu den Spielen herangezogen, während die höhere Bürgerschule unter ihres wackeren und bewährten Mieslers Leitung ihre eigenen Wege geht. Im Sommer 1889 nahmen i. g. etwa 240 Gymnasiasten und 450 Volksschüler an den Spielen des Vereins teil. In dessen Namen hat der Vorsitzende von Schenckendorff an den Kultusminister unter dem 10. Oktober 1889 ein Gesuch um Erweiterung der für Turnen und Spielen als obligatorisch angesetzten Zeit von 2 wöchentlichen Stunden auf 4 und um Einrichtung etwa achttägiger Kurse für Lehrer zur Kenntnisnahme der dortigen Jugendspiele gerichtet. Er hat unter dem 27. November den Bescheid erhalten, dass beide Punkte in wohlwollende Erwägung gezogen werden sollen.*)

*) Der Bescheid des Ministers lautet: „Aus Ew. Hochwohlgeboren Zuschrift vom 10. d. M. habe ich zu meiner Genugthuung ersehen, in wie erfreulicher Weise die Sache der Jugendspiele dort fortgeschritten ist, und wie erfolgreich sich dieselben entwickelt haben. Die Veröffentlichung Ihres Aufsatzes über die Jugendspiele in Görlitz durch die Presse wird zur allgemeinen Kenntnis der Angelegenheit wesentlich beitragen und hoffentlich auch vielfache

Wenn Jahn sagt, dass ohne Turnspiele das Turnwesen nicht gedeihen kann, ohne Spielplatz eine Turnanstalt gar nicht zu denken ist, und wenn F. W. Klumpp in seiner Bearbeitung von GutsMuths' Gymnastik (1847) die Mahnung ergehen lässt: „Geben wir unseren Mädchen vor allem andern so viel als immer möglich den balsamischen Genuss der frischen Luft, die wohlthätige Bewegung im Freien, den belebenden Verkehr mit der Natur, beschränken wir ihre Schul- und Arbeitszeit, schicken wir sie hinaus in Garten, Feld und Wald zum fröhlichen Spiel": so veranlasst uns dies, der Spiele der Mädchen noch besonders zu gedenken; es könnte sonst fast den Schein erwecken, als ob wir sie für minder wichtig halten als die der Knaben. Wir erwähnten schon, dass bei GutsMuths diejenigen Bewegungsspiele gekennzeichnet sind, welche sich hauptsächlich für Mädchen eignen; und in den neueren Lehr- und Uebungsbüchern für das Mädchenturnen fehlt wohl kaum ein Kapitel über die Spiele der Mädchen. Die Erfahrung lehrt, dass diese an Spielen wie „Katze und Maus", „Schlaglaufen", „Tag und Nacht", „die Dritte abschlagen" und an den verschiedenen Haschespielen grosse Freude finden. Als ganz besonders geeignet erweisen sich aber für Mädchen die Ballspiele und zwar sowohl mit dem kleinen Fangball, als auch mit dem grossen Hohlball. Er wird durch die Hände — sagt A. Hermann-Braunschweig — beim Spiel gewissermassen ein lebendiges Wesen, das bald die Luft durchfliegt und bald am Boden dahinläuft oder springt. Dabei giebt es ein Fangen und Werfen, ein Zurückprallen und Stossen, ein Aufhalten am Boden mit den Händen oder Füssen, ein Abmessen mit den Blicken, ein Drehen, Wenden und Bücken mit dem ganzen Leibe. Kein Gelenk ruht dabei, keine Muskel bleibt ohne Thätigkeit, das Blut läuft immer schneller durch die Adern, der Pulsschlag fliegt, die Augen funkeln, von den Wangen lacht das liebliche Rot, und bei dem allen ist es, als löste die Natur selber alle eine freie Bewegung hemmenden Fesseln. — „Wanderball", „Kreiswurfball", „Kreisfussball", „Burgball", „Grenzball", „Eckball", „Ball mit Freistätten" (Rounders

---

Anregung geben. Ich habe selbt in mehreren Zeitungen den Abdruck Ihres Aufsatzes gelesen. Insbesondere ist mir auch die thatkräftige Beteiligung des Gymnasialdirektors Dr. Eitner in Wort und Schrift sehr wertvoll. Von dem eingereichten Exemplar seiner Schrift „Die Jugendspiele in Görlitz" habe ich gern Kenntnis genommen und des verständnisvollen, warmen Eingehens auf die Sache mich gefreut. Auch nehme ich das Anerbieten, mir etwa 100 Exemplare für die Verteilung an die Provinzial-Schulkollegien und an die Regierungen zugehen zu lassen, gern an und werde für die Uebermittelung an die genannten Behörden Sorge tragen. Ob es möglich sein wird, wie Ew. Hochwohlgeboren wünschen, für die körperliche Schulung der heranwachsenden Jugend, namentlich der höheren Lehranstalten, die Zeit von wöchentlich zwei auf vier Stunden zu erweitern, lässt sich zur Zeit noch nicht übersehen. Dagegen werde ich die Einrichtung etwa achttägiger Kurse zur Kenntnisnahme der dortigen Jugendspiele und zur Orientierung in dieser Angelegenheit in Erwägung nehmen und zunächst mit den Alumnats- und den Seminarlehrern den Anfang machen.

Berlin, den 27. November 1889. (gez.) v. Gossler.

der Engländer) erfreuen sich in Braunschweig und wohl überall, wo sich ein fröhliches Spielleben entwickelt hat, grosser Beliebtheit. Neuerdings wird auch das Rasenballspiel (Lawn Tennis) mit grossem Eifer gespielt, und ohne Zweifel hat dieses grossen gymnastischen und hygienischen Wert. Welche Spiele aber auch für die Mädchen aus unserem reichen Spielschatz ausgewählt werden mögen, es handelt sich hier wie dort in erster Linie um die Beschaffung und Einrichtung geeigneter Spielplätze; sodann aber kommt es darauf an, den Betrieb der Spiele richtig anzufangen und zu leiten. Wir dürfen kaum noch hervorheben, dass wir im Gegensatz zu manchen Bedenken, die von dieser oder jener Seite geltend gemacht werden, durchaus auf dem Standpunkte des preussischen Ministerialbescheides vom 24. April 1883 stehen, nach welchem die Bewegungspiele nicht alles und jedes in sich schliessen, was für die Gymnastik der Mädchen überhaupt wünschenswert ist, dass auch durch die Turnübungen die gewünschte Anmut und Schönheit der Bewegungen gefördert wird, wenn diese „Uebungen sich innerhalb der Grenzen vollziehen, welche durch die Natur des weiblichen Körpers und die Rücksicht auf das, was sich für das weibliche Geschlecht ziemt und schickt, gezogen sind“, dass also die ernstere Zucht eines wohl eingerichteten Mädchenturnens und das fröhliche Turn- und Jugendspiel gleich fördernd auf die Bildung des weiblichen Geschlechts wirken sollen.

Können und sollen auch Blinde Bewegungsspiele vornehmen? Minna Kreyer macht in ihrer trefflichen Abhandlung über das Turnen blinder Mädchen (Monatsschrift 1884, II. Heft) die Bemerkung, dass gemeinschaftliche Spiele nur bei den kleineren Beifall finden, während Freiübungen mit Musik und besonders Reigen allen die grösste Freude bereiten. Dagegen meint C. Gaedecke von der Königl. Blindenanstalt in Steglitz (Monatsschrift 1885, II. Heft), dass auch dem blinden Kinde das Spiel ein Lebenselement sei, dass es mit den Fröhlichen fröhlich stimmt und zeitweise ganz seiner traurigen Lage entrückt. „Und hätte das Spiel weiter keinen Zweck, — fährt er fort — schon deshalb müsste es in der Blindenanstalt berücksichtigt werden. Aber die turnerischen Spiele haben noch eine andere Bedeutung: sie sind bei richtiger Handhabung für die leibliche und geistige Entwickelung von grossem Segen. Sie geben Gelegenheit, die durch die Frei-, Ordnungs- und Gerätübungen erlangte Geschicklichkeit und Kraft zu bewähren und den Beweis zu liefern, dass der blinde Zögling mit Sicherheit den Raum und seine Umgebung beherrscht. Anfangs, wenn der Schüler der Anstalt zugeführt wird, zeigt er eine gewisse Abneigung gegen das Spiel, späterhin drängt er selber dazu. Woher diese Erscheinung? Nun, die Ungeschicklichkeit, Unbeholfenheit und Kraftlosigkeit des Körpers und die Unkenntnis der Räumlichkeiten stellen ihm Hindernisse in den Weg, dass er den Mut zu freiem beweglichem Spiele nicht fassen kann, und erst wenn diese Schranken durchbrochen sind, ist ihm die Möglichkeit der Teilnahme an diesen Bewegungen erschlossen. Dann aber ist er auch mit ganzer Seele dabei und giebt seinen sehenden Genossen an Heiterkeit und Frohsinn nichts nach.“ Und welche Spiele haben sich in der Steglitzer Anstalt bewährt? „Der Vogelhändler“, „schwarzer Mann“, „Katze und Maus“, „Jakob, wo bist du?“, „der Plumpsack geht um“, „goldne Brücke“, „blinde Kuh“ und „Topfschlagen“. Auf grund solcher Erfahrungen, die auch anderweitig Bestätigung finden, möchten wir die innerhalb einer gewissen Grenze gehaltenen Bewegungsspiele für Blindenschulen angelegentlich empfehlen.

Dass sie in ausgedehnterem Massstabe und mit noch intensiverem Erfolge in den Schulen für Taubstumme gepflegt werden können, liegt auf der Hand. Auch hier soll dem an Freude und Jugendlust sonst armen Kinde Frohsinn und Freude erweckt werden; es soll ihm zugleich der Körper gekräftigt und geschickt gemacht werden. A. Gutzmann in seiner beachtenswerten Abhandlung über „die Bedeutung und Stellung des Turnunterrichts in dem Unterrichtsplane der Taubstummenschule“ (Monatsschrift 1883 Heft 9) bestätigt aus seiner reichen Erfahrung, dass die Turnspiele besonders geeignet sind, dem taubstummen Kinde zu wohlthuenden Gemütserregungen und freudigerer Stimmung Gelegenheit zu bieten.

Wir haben die Bewegungsspiele als einen notwendigen Bestandteil der Leibesübungen kennen gelernt und mit ihrem gymnastischen Werte auch zugleich ihre hygienische Bedeutung bekundet. Darum sollen dieselben in allen Bildungs- und Erziehungsanstalten gepflegt werden. Denn in höherem oder niederem Masse können unsere Anforderungen an jeder Schule durchgeführt werden. Ist sonst keine Zeit dazu vorhanden, so lässt sich doch sehr wohl das eine oder das andre Spiel in die „Pausen“ einschieben, ohne der Schularbeit Eintrag zu thun; es wird vielmehr eine ähnliche Wirkung hervorbringen, wie die zwischen die wissenschaftlichen Unterrichtsstunden gelegten Turnstunden, nämlich das Gehirn erleichtern.

Zu den grössten Freuden und Erquickungen, welche den Schülern in den Pausen auf dem Schulhof gewährt werden hönnen, gehört das Schneeballwerfen oder die förmliche Schneeballschlacht, zumal nach frischgefallenem Schnee die Luft besonders rein zu sein pflegt. Man gönne sie also den Schülern in den Pausen, wo es irgend möglich ist; man veranstalte oder leite selbst solche Schneeballschlachten zum Beginne einer Turnstunde auf dem Turnplatz, oder man ziehe auch einmal hinaus auf einen weiter gelegenen Spielplatz, um dort solche Kämpfe, wo möglich mit Schneeschanzen und Schneebergen, aufzuführen. Es sind das für die Schüler aller Klassen die herrlichsten und erfrischendsten Winterspiele. Ja, wir ahmen sie sogar im Sommer nach, indem wir einen grossen Sack mit 50—100 Bällen in Schneeballgrösse auf den Turn- oder Spielplatz mitnehmen, die Spielgesellschaft in zwei Parteien teilen, die Grenzen bestimmen und nun schnell links und rechts hin die Bälle zuwerfen. Den frischen Zauber des eigentlichen Schneeballspieles hat diese Imitation freilich nicht, aber belustigend und belebend ist sie doch in hohem Grade. Auch kann der Lehrer bei dieser Gelegenheit einige Regeln zur Ordnung und Mässigung des Spieles einprägen und einüben, die dann den Schneeballspielen auf dem Schulhof und Turnplatz zu statten kommen. Denn es müssen Verletzungen und Unfälle möglichst verhütet werden, wie sie in allzuleidenschaftlichem Kampfe vorkommen können, wenn die Einzelnen oder die Parteien einander zu nahe rücken oder mit zu harten Bällen werfen. Dass der linke Arm immer zur Deckung vor das Gesicht gehalten wird, wenn man mitten im Gefecht ist, mag als Regel nicht vergessen werden. Die mässigende und beruhigende Aufsicht eines Lehrers ist nötig; unter Umständen scheue er sich aber nicht selbst am Spiele oder Gefecht teilzunehmen. Ein ähnliches erfrischendes Winterspiel und zugleich eine vorzügliche Gleichgewichtsübung ist das Schlittern oder Schleifen auf dem Eise; es empfiehlt sich gleichfalls als Körper und Geist belebende Pausenerholung.

Es mag sein, dass die Kinder in den ersten Minuten nach einer verspielten Pause etwas unruhiger sind; doch bleiben sie, wie die Erfahrung lehrt, danach die ganze Unterrichtsstunde frischer und empfänglicher. Wie könnte es auch anders sein? Auf kein Organ hat der Mensch grössere Macht einzuwirken, als auf die Muskeln, welche, wie wir gesehen haben, zum Stoffumsatz unserer Nahrung beitragen. Von den Muskeln aber kann er auf alle Organe einen grösseren Einfluss ausüben. Haben wir also durch angestrengtes Denken oder Kopfarbeiten unser Gehirn zu blutreich gemacht, so lenken wir es leicht von diesem wieder weg, wenn wir alle Muskeln der 4 Extremitäten, wie im Spiel geschieht, recht thätig sein lassen; denn dieselben brauchen dann die doppelte Menge Blutes wie in der Ruhe, und um sie zu füllen, muss das Blut das Gehirn verlassen. Ebenso wird es auch aus Herz, Lunge, Leber und Milz oder anderen Organen, die durch das Sitzen kongestioniert sind, durch fleissige Muskelarbeit nach den Extremitäten abgeleitet. Ist nun der Kopf durch die Spiele in der Pause entlastet, so geht seine Arbeit nachher um so munterer von statten.

Wir glauben diesen Abschnitt von den Jugendspielen nicht besser und würdiger abschliessen zu können als mit der Wiedergabe des preussischen Ministerialerlasses vom 27. Oktbr. 1882. Denn dieser stellt nicht nur historisch und organisch die Verbindung des Spielplatzes mit der Turnanstalt der Schule wieder her, sondern er eröffnet auch einen neuen Ausblick auf andere der Gesundheit dienende Uebungen und Unternehmungen, welche aus einem rechten Schulturnleben unwillkürlich herausquellen, wie die Turnfahrten und Wanderungen, das Schwimmen und den Eislauf. Der berühmte Erlass lautet:

„Nachdem das Turnen als ein integrierender Teil dem Unterrichte der Jugend in den höheren und niederen Schulen eingefügt worden und an die Stelle der Freiwilligkeit der Teilnahme an diesen Uebungen für die turnfähigen Schüler die Verpflichtung getreten ist, hat sich die staatliche und kommunale Fürsorge auf die Beschaffung und Herstellung von geschlossenen Turnräumen erstreckt, in welchen unabhängig von der Jahreszeit und unbehindert von den Unbilden der Witterung das Schulturnen eine ununterbrochene und geordnete Pflege gefunden hat.

Es ist dies für den Jugendunterricht ein überaus wertvoller Erwerb. Erst die Fortführung der turnerischen Uebungen durch das ganze Jahr sichert eine tüchtige körperliche Ausbildung.

Nicht minder wertvoll aber ist der Turnplatz. Gewisse Uebungen, wie das Stabspringen, der Gerwurf, mancherlei Wettkämpfe u. a. lassen sich in der Halle gar nicht oder nicht ohne Beschränkung und ohne Gefahr vornehmen. Ein grösseres Gewicht muss aber noch darauf gelegt werden, dass das Turnen im Freien den günstigen gesundheitlichen Einfluss der Uebungen wesentlich erhöht und dass mit dem Turnplatz eine Stätte gewonnen wird, wo sich die Jugend im Spiel ihrer Freiheit freuen kann, und wo sie dieselbe, nur gehalten durch Gesetz und Regel des Spiels, auch gebrauchen lernt. Es ist von hoher, erziehlicher Bedeutung, dass dieses Stück jugendlichen Lebens, die Freude früherer Geschlechter, in der Gegenwart wieder aufblühe und der Zukunft erhalten bleibe. Oefter und in freierer Weise, als es beim Schulturnen in geschlossenen Räumen möglich ist, muss der Jugend Gelegenheit gegeben werden, Kraft und Geschicklichkeit zu bethätigen und sich des Kampfes zu freuen, der mit jedem rechten Spiel verbunden ist. Es giebt schwerlich ein Mittel, welches wie dieses so sehr im Stande ist, die geistige Ermüdung zu beheben, Leib und Seele zu erfrischen und zu neuer Arbeit fähig und freudig zu machen. Es bewahrt vor unnatürlicher Frühreife und blasiertem Wesen und, wo diese beklagenswerten Erscheinungen bereits Platz gegriffen, arbeitet es mit Erfolg an der Besserung eines ungesund gewordenen Jugendlebens. Das Spiel wahrt der Jugend über das Kindesalter hinaus Unbefangenheit und Frohsinn, die ihr so wohl anstehen, lehrt und übt Gemeinsinn, weckt und stärkt die Freude am thatkräftigen Leben und die volle Hingabe an gemeinsam gestellte Aufgaben und Ziele. Treffend sagt Jahn im zweiten Abschnitt seiner deutschen Turnkunst von den Turnspielen: „In ihnen lebt ein geselliger freudiger lebensfrischer Wettkampf. Hier paart sich Arbeit und Lust, und Ernst mit Jubel. Da lernt die Jugend von Klein auf, gleiches Recht und Gesetz mit andern halten. Da hat sie Brauch, Sitte, Zier und Schick im lebendigen Anschaun vor Augen. Frühe mit seines Gleichen und unter seines Gleichen leben ist die Wiege der Grösse für den Mann. Jeder Einling verirrt sich so so leicht zur Selbstsucht, wozu den Gespielen die Gesellschaft nicht kommen lässet. Auch hat der Einling keinen Spiegel, sich in wahrer Gestalt zu erblicken, kein lebendiges Mass, seine Kraftmehrung zu messen, keine Richterwage für seinen Eigenwert, keine Schule für den Willen und keine Gelegenheit zu schnellem Entschluss und Thatkraft.“

Die Ansprüche an die Erwerbung von Kenntnissen und Fertigkeiten sind für fast alle Berufsarten gewachsen, und je beschränkter damit die Zeit, welche sonst für die Erholung verfügbar war, geworden ist, und je mehr im Hause Sinn und Sitte und leider oft auch die Möglichkeit schwindet, mit der Jugend zu leben und ihr Zeit und Raum zum Spielen zu geben, um so mehr ist Antrieb und Pflicht vorhanden, dass die Schule thue, was sonst erziehlich nicht gethan wird und oft auch nicht gethan werden kann. Die Schule muss das Spiel als eine für Körper und Geist, für Herz und Gemüt gleich heilsame Lebensäusserung der Jugend mit dem Zuwachs an leiblicher Kraft und Gewandtheit und mit den ethischen Wirkungen, die es in seinem Gefolge hat, in ihre Pflege nehmen und zwar nicht bloss gelegentlich, sondern grundsätzlich und in geordneter Weise.

Von dieser Notwendigkeit ist die Unterrichtsverwaltung schon von lange her überzeugt gewesen und hat auch dem entsprechende Verordnungen ergehen lassen. Ich verweise auf die Ministerial-Reskripte vom 26. Mai, vom 10. September, vom 24. November 1860 und vom 14. Mai 1869 (Central-Blatt 1860, S. 399 ff., 519 ff., 735 ff. und 1869, S. 307 ff., auch abgedruckt in „Verordnungen und amtliche Bekanntmachungen das Turnwesen in Preussen betreffend“, gesammelt von Dr. C. Euler und G. Eckler, Leipzig 1869). Leider haben aber diese Anordnungen nach den Wahrnehmungen, welche im allgemeinen und insbesondere bei den Revisionen des Turnwesens in den einzelnen Schulanstalten gemacht worden sind, nicht überall die dem Wert und Nutzen der Sache entsprechende Beachtung gefunden. In einer Anzahl älterer Unterrichts- und Erziehungs-Anstalten sind die Jugendspiele traditionell in Uebung geblieben, und in einigen Bezirken hat Herkommen und Sitte an ihnen festgehalten, in anderen aber fehlt es an jeder Ueberlieferung und nur selten sind Anfänge zu neuer Belebung vorhanden. Jedenfalls hat eine allgemeine Einführung und Durchführung nicht stattgefunden. Es bedarf daher einer erneuten Anregung und einer dauernden Bemühung aller, welche mit der Erziehung der Jugend befasst sind, damit, was da ist, erhalten, was verlernt ist, wieder gelernt werde, und, was als heilsam erkannt ist, in Uebung komme.

Es bedarf kaum der Erwähnung, dass es sich hier lediglich um Bewegungsspiele handelt, und dass alles ausgeschlossen ist, was dahin nicht gehört. An Hilfsmitteln, sich auf diesem Gebiete zu orientieren, fehlt es nicht. Anknüpfend an das, was im Volke und in der Jugend des Volkes lebte, haben GutsMuths und Jahn eine Reihe von Jugend- und Turnspielen zusammengestellt und beschrieben (s. Guts Muths Spiele zur Uebung und Erholung des Körpers und des Geistes, herausgegeben von Schettler, 5. Auflage, Hof 1878. Jahn, die deutsche Turnkunst, Berlin 1816). Andere sind gefolgt. Der neue Leitfaden für den Turnunterricht in den Preussischen Volksschulen, 2. Auflage, Berlin 1868, führt auch eine Reihe von Spielen auf. Vergleiche auch Dieters Merkbüchlein für Turner, herausgegeben von Dr. Ed. Angerstein, 7. Auflage, Halle 1875 und Ravensteins Volksturnbuch, 3. Auflage, Frankfurt a. M.

1876. Eine reichhaltige Zusammenstellung und Beschreibung findet sich auch in Jacobs „Deutschlands spielende Jugend", 2. Auflage, Leipzig 1875.

Bei der grossen Mannigfaltigkeit des Dargebotenen wird es allerdings einer Auswahl bedürfen und es wird hierbei wesentlich auf dasjenige Rücksicht zu nehmen sein, was herkömmlich und volkstümlich ist. Obenan sind die verschiedenen Ballspiele zu stellen (Treibball, Fussball, Schlagball, Kreisball, Stehball, Thorball), dann die Laufspiele, und hier besonders der Barlauf, die Wettkämpfe (Hinkkampf, Tauziehen, Kettenreissen etc.) die Schleuderspiele mit Bällen, Kugeln, Steinen und Stäben, und die Jagd- und Kriegsspiele.

Beachtenswerte Winke über die Gestaltung des Spielens finden sich in einigen Aufsätzen der Monatsschrift über das Turnwesen, herausgegeben von Professor Dr. Euler und Gebh. Eckler, Berlin 1882. (Das freiwillige Abendturnen an der Falk-Realschule zu Berlin, von Dr. Th. Bach, Heft 1 und 2. Zur Geschichte und Organisation der Braunschweiger Schulspiele, von Oberlehrer Dr. K. Koch, Heft 4.) Vergleiche auch den Aufsatz über Turnspiele (Bedürfnis und Einführung) von Kohlrausch in den neuen Jahrbüchern für Philologie und Pädagogik II. Abt. 1860, Heft 4 und 5.

Wenn ich hiernach die Unterrichtsbehörden anweise, für die Einführung und Belebung der Jugendspiele in den ihrer Aufsicht unterstellten Schulanstalten Sorge zu tragen und es sich angelegen sein zu lassen, bei Revision derselben wie auf das Turnen überhaupt, so auch auf die Turnspiele insonderheit ihre Aufmerksamkeit zu richten und sie eingehender Betrachtung zu würdigen, so verkenne ich die Schwierigkeiten nicht, welche sich der allgemeinen Durchführung entgegenstellen. Am leichtesten wird es sich bei den Königl. Schullehrerseminarien machen, weil sie in den meisten Fällen bereits in dem Besitze von Turn- und Spielplätzen sind und es hier nur eben darauf ankommt, die gegebene Gelegenheit gehörig auszunutzen. Das Gleiche wird bei den höheren Lehranstalten der Fall sein, wenn ihnen auch ein Turnplatz zur Verfügung steht. Nur die Neubeschaffung eines solchen wird Schwierigkeiten begegnen, zumal wenn, was allerdings günstig und erwünscht ist, der Turnplatz möglichst in der Nähe der Turnhalle liegen soll. Diese Lage gestattet, die eigentlichen Turnübungen mit den Turnspielen in Verbindung zu setzen und eine angemessene Abwechselung zwischen Arbeit und Erholung herbeizuführen. Wo daher dieser räumliche Zusammenhang zwischen Turnhalle und Turnplatz vorhanden ist, wird er zu bewahren sein, und wo Neuanlagen von Turnhallen stattfinden, wird auch auf die Gewinnung eines Turnplatzes Bedacht zu nehmen sein. In der Cirkular-Verfügung vom 4. Juni 1862 wird unter allen Umständen die Beschaffung und Einrichtung eines geeigneten Turnplatzes von den für Unterhaltung der Volksschule Verpflichteten gefordert. Diese Forderung erscheint bei den höheren Lehranstalten, wenn ihnen auch eine Turnhalle zur Verfügung steht, mit Rücksicht auf die erhöhten geistigen Anforderungen und Anstrengungen nicht minder, ja vielmehr noch in höherem Masse berechtigt. Es wird daher die Sache der Schulaufsichtsbehörden sein, dafür zu sorgen, dass diesem Bedürfnis möglichst bald Genüge geschehe. Und wenn sich der Turnplatz nicht im Zusammenhange mit der Turnhalle beschaffen lässt, wird auf die Anlegung desselben ausserhalb des Orts zu dringen sein. Erhebliche Kosten wird diese Einrichtung nicht verursachen, da die Anlage in diesem Falle hauptsächlich nur den Turnspielen dienen soll. Ich vertraue, dass es den Bemühungen der Behörden, dem thatkräftigen Interesse der Direktoren, der Opferwilligkeit der Gemeinden, der Teilnahme von Vereinen für die Förderung des leiblichen Wohles der lernenden Jugend und dem opferwilligen Wohlwollen von Jugendfreunden gelingen wird, entgegenstehende Anstände zu beseitigen und die für die leibliche und geistige Entwickelung der Jugend in hohem Masse erspriessliche Einrichtung ins Leben zu rufen.

Dabei will ich nicht unterlassen, auf eine weitere Pflege des Spiels in Verbindung mit gemeinschaftlich zu unternehmenden Spaziergängen und Ausflügen in Feld und Wald, sowie mit Turnfahrten hinzuweisen. (S. Minist.-Verfügung vom 10. September 1860, Centr.-Blatt de 1860 S. 519 ff.) Zur Orientierung in dieser Beziehung empfehle ich die Schrift von Dr. Th. Bach: Wanderungen, Turnfahrten und Schülerreisen, Leipzig 1877, sowie die Aufsätze von C. Fleischmann in der deutschen Turnzeitung, Jahrgang 1880 unter der Ueberschrift: „Anleitung zu Turnfahrten", soweit sich dieselben auf Schüler-Turnfahrten beziehen.

In der vorangeführten Ministerial-Verfügung vom 10. September 1860 ist ausser den Turnspielen auch auf Schwimmen und Eislaufen hingewiesen worden. Indem ich hierauf Bezug nehme, bemerke ich, dass die Kgl. Turnlehrer-Bildungsanstalt den Schwimmunterricht schon seit einer Reihe von Jahren in ihren Unterrichtsbetrieb aufgenommen hat und jährlich eine Anzahl von Eleven entlässt, welche auch für die Erteilung dieses Unterrichts befähigt sind. Wo es sich hat ermöglichen lassen, sind bei den Schullehrer-Seminaren Schwimmanstalten eingerichtet worden, zunächst im gesundheitlichen Interesse der Zöglinge, dann aber auch mit der Absicht, diesen für Gesundheit und Leben besonders wertvollen Uebungen und Fertigkeiten in immer weiteren Kreisen Eingang zu verschaffen. (Verfügung vom 24. Juni 1873.)

In geschlossenen Erziehungsanstalten haben auch diese Uebungen, zum Teil von Alters her, eine Stätte gefunden. Bei den offenen Schulanstalten lässt sich deren Einführung allerdings nicht allgemein und ohne weiteres anordnen, aber ich gebe mich der Hoffnung hin, dass ihre Leiter und Lehrer dazu Anregung geben und Vorurteilen gegen diese wie gegen andere körperliche Uebungen, wie sie sich immer noch hin und wieder finden, begegnen werden.

Leider ist die Einsicht noch nicht allgemein geworden, dass mit der leiblichen Ertüchtigung und Erfrischung auch die Kraft und Freudigkeit zu geistiger Arbeit wächst. Manche Klage wegen Ueberbürdung und Ueberanstrengung der Jugend würde nicht laut werden, wenn diese Wahrheit mehr erlebt und erfahren würde. Darum müssen Schule und Haus und wer immer an der Jugendbildung mitzuarbeiten Beruf und Pflicht hat, Raum schaffen und Raum lassen für jene Uebungen, in welchen Körper und Geist Kräftigung und Erholung finden. Der Gewinn davon kommt nicht der Jugend allein zu gute, sondern unserem ganzen Volk und Vaterland.

Der Minister
der geistlichen, Unterrichts- und Medicinal-Angelegenheiten.
(gez.) von Gossler.

Turnen und Sport. Man hat Turnen und Sport in Gegensatz zu einander gebracht, als bedeute Turnen die allseitige, Sport die einseitige Ausbildung des Körpers, als sei Turnen eine ideale Sache, Sport nur eine Befriedigung persönlichen Ehrgeizes, als handle es sich dort um einen vaterländischen Ehrenpreis, hier um Eitelkeit und Gewinnst. Aber ganz so stellt sich das Verhältnis doch nicht. Sport bedeutet Spiel, Kurzweil, im engeren Sinne Spiel und Kurzweil durch Wetten und Wettkampf, besonders in körperlichen Uebungen. Fechten, Schwimmen, Schlittschuhlaufen, Rudern, Reiten, Radfahren, Bergsteigen sind Uebungen, denen eine treffliche Wirkung auf die Gesundheit der Uebenden beigemessen wird, wenn sie mit Plan und Mass betrieben werden. Der Fehler des Sports liegt in dem Unmass und Uebermass, welches bei der einseitigen Vorbereitung für einen bestimmten Wettkampf und bei der leidenschaftlichen Durchführung desselben fast unausbleiblich ist. Die deutsche Turnkunst hat nach Jahn die schöne Aufgabe, die verloren gegangene Gleichmässigkeit der menschlischen Bildung wiederherzustellen, der bloss einseitigen Vergeistigung die wahre Leibhaftigkeit zuzuordnen, der Ueberfeinerung in der wiedergewonnenen Männlichkeit das notwendige Gegengewicht zu geben und im jugendlichen Zusammenleben den ganzen Menschen zu umfassen und zu ergreifen. Aber wird nicht auch das Turnen zum Sport, wo man einseitig auf den Drill zu Einzelwettturnen und Gipfelübungen ausgeht und darüber den Grundgedanken der deutschen Turnerei aus den Augen verliert? Eher könnte man sagen, im Sport liege ein aristokratisches Element, weil es einen erheblichen Aufwand an Zeit und Geld bedingt, während im Turnen der demokratische Gedanke vorwalte, weil es allen zugänglich ist, ja, weil es wie Schule und Heer alle zur Teilnahme verpflichtet. Indessen wir haben es hier nicht mit der principiellen Erfassung der Sache zu thun, sondern dieselbe lediglich von dem hygienischen Gesichtspunkte aus zu beleuchten. So sehr nun auch die ärztliche Welt die eben genannten Leibesübungen mit gutem Grunde als gesundheitfördernde an sich empfiehlt, so hat sie doch alle Veranlassung, vor deren sportsmässiger Uebertreibung zu warnen. Von diesem Gesichtspunkte geht u. a. Dr. C. Partsch (Breslau) aus, wenn er in seinem Vortrag über „Turnen und Sport" hervorhebt, dass gerade die Einseitigkeit und Einförmigkeit der Bewegungen und ihr sportsmässiger Betrieb zum Zwecke des Sieges um jeden Preis ihren gesundheitlichen Nutzen ganz wesentlich einschränkt, ja in vielen Fällen in Schaden verkehrt. „Unser Organismus — sagt er — ist nicht eingerichtet, solche Ueberanstrengungen, wie sie die Erzielung ausserordentlicher Erfolge nötig macht, unbeschadet zu ertragen. So sehr er durch allseitige, in richtigen Pausen vorgenommene mässige Anstrengungen gestählt und gekräftigt wird, so leicht beantwortet er ununterbrochene, über das Mass hinausgehende Arbeit mit bleibender krankhafter Veränderung seiner Organe, insbesondere des Herzens, jenes Muskels, dem wir nicht beliebig nach der Anstrengung Ruhe gönnen können, der vielmehr auch übermüdet rastlos weiter arbeiten muss. Später oder früher werden diese Nachteile des Sports sich geltend machen." Den Ausführungen von Partsch schliesst sich die „Naturwissenschaftliche Wochenschrift" (Bd. III No. 2) an. Von anderer Seite wird auf die gesundheitsschädlichen Nachwirkungen aufmerksam gemacht, welche der den sportsmässigen Wettkämpfen vorausgehende Training mit seinen Entbehrungen hervorbringen kann; denn ist in diesen Entbehrungen auch ein sittliches Moment anzuerkennen, so ist doch andererseits die Grenze der gesundheitsgefährlichen Uebertreibung schwer einzuhalten und für manche Naturen kaum zu erkennen.

Wenn nun W. Angerstein*) mahnt, das Sportwesen mit dem sittlichen Ernste zu bekämpfen, der einem jeden eigen sein muss, dem die Zukunft unseres Volkstums am Herzen liegt, und wenn Oberstleutnant von Dresky, der Leiter der militärischen Centralturnanstalt in Berlin, bei ähnlicher Gelegenheit gleichfalls dazu auffordert, dem Sportwesen mit Entschiedenheit entgegenzutreten, weil es der Ruin der für die Volksentwickelung wertvollen Leibesübungen sei, wie wir sie im deutschen Turnen haben, so hat die Schule allen Grund, ihre Zöglinge von allen Uebertreibungen aufregenden und aufreibenden Sportwesens fern zu halten, wenn sie sich wie ihrer sittlichen so ihrer gesundheitlichen Aufgabe bewusst ist; denn sie vor allen hat das *μηδὲν ἄγαν* (Allzuviel ist ungesund) der alten Hellenen in der Jugend zu wahren.

Turnen und Exercieren. Eine immer wieder in dieser oder jener Gestalt, von dieser oder jener Seite auftauchende Frage ist die, ob und inwieweit militärische Exercitien mit dem Turnen zu verbinden oder als selbständige Uebungen zu betreiben sind, wie dies in den Kadettenanstalten geschieht. Zur Zeit der Erniedrigung Preussens im ersten Decennium dieses Jahrhunderts sind in Preussen

*) „Die Bedeutung der Leibesübungen — Turnen, Sport, Berufsgymnastik — für die Kulturentwickelung", Vortrag gehalten in der 14. märkischen Turnlehrerversammlung, 1888.

viele hervorragende Männer des Staates, des Krieges und der Schule für die Exercier- und Waffenübungen der Jugend eingetreten; denn alles sollte darauf gerichtet sein, nicht nur einen kriegerischen und vaterländischen Geist zu erzeugen, sondern auch alles, was gesund und waffenfähig sei, für die Erhebung gegen Napoleon zur rechten Stunde soldatisch vorzubereiten. Um 1860 bildeten sich namentlich im Süden von Deutschland freiwillige Wehrvereine und Jugendwehren als Ausdruck einer ähnlichen patriotischen Stimmung, eine Bewegung, die bis zur Beendigung des schleswig-holsteinischen Krieges anhielt; ja noch 1867 haben wir die Stuttgarter Jugendwehr in vollem Schwunge gesehen. Das Schweizer Kadettenwesen beruhte im wesentlichen auf demselben Grunde, doch hat es in den Milizeinrichtungen des Landes einen natürlichen Boden. Aber schon 1861 hat dieses in vier Preisschriften, von denen zwei angesehene schweizerische Offiziere (Stocker und Lemp) zu Verfassern hatten, eine absprechende Beurteilung, um nicht zu sagen Verurteilung erfahren. In Frankreich schenkte man in dem ersten Jahrzehnt nach den Niederlagen der Jahre 1870—71 der Gymnastik erhöhte Aufmerksamkeit, um dann als eine vermeintlich praktischere und schneller wirksame Einrichtung die „Schülerbataillone“ ins Leben zu rufen; das Streben nach Wiederbelebung des öffentlichen Geistes verband sich hier mit dem kriegerischen Revanchegedanken. Nachdem eben erst durch Gesetz vom 27. Januar 1880 der gymnastische Unterricht für alle französische Knabenschulen obligatorisch gemacht worden war, beschloss die Municipalität von Paris 1881 die Einrichtung von Schülerbataillonen. In dem betreffenden Organisationsentwurf heisst es: „Die Zöglinge der Schulen von Paris erhalten, wenn sie 11 Jahre alt sind, einen militärischen Unterricht, welcher den übrigen Lehrgegenständen gleich steht. Sie werden in Bataillone von durchschnittlich 640 Köpfen zusammengestellt, welche je 4 Kompagnieen bilden, diese zu 4 Zügen, der Zug zu 4 Escouaden (Korporalschaften). Zu den Exercitien dient ein Uebungsgewehr nach dem in der Armee eingeführten System. Es ist jedoch so einzurichten, dass damit nicht geschossen werden kann. Die Schüler haben sich selbst zu uniformieren und zu bewaffnen. Die Stadt gewährt jedoch Unterstützung an Geldmitteln. Die Uebungen umfassen die gesamte Ausbildung von der Schule des einzelnen Mannes bis zu den Manövern. Auf eine gute Disciplin ist besonderer Wert zu legen; denn es handelt sich weniger darum, die Schüler in der Handhabung der Waffen zu unterrichten, als diejenigen Tugenden zu erwerben, welche einem Soldaten der Republik zukommen.“ Dem Beispiele von Paris folgten bald kleinere Gemeinden. Mit Gambetta 1882 wurde die Sache von Seiten des Staates in die Hand genommen, und im April dieses Jahres fand Oberst Riu bereits in allen Städten bataillons oder compagnies scolaires, über deren Leistungen auch ein deutscher Offizier ein nicht ungünstiges Urteil abgab. Ferry hob schon damals hervor, dass 10 Jahre dazu nötig seien, um die Resultate einer solchen Erziehung schätzen zu können. Betrachten wir die Sache vom hygienischen Standpunkte, so haben wir dabei lediglich die erhöhte körperliche Ausbildung der jungen Leute durch reichliche Bewegung in frischer Luft und durch gesunde Lebensweise willkommen zu heissen.*)

Auch deutsche Militärs haben diese Bewegung mit Interesse verfolgt und gemeint, dass wir in die Fusstapfen dieser éducation militaire treten sollten. Colmar Freiherr von der Goltz (jetzt Goltz-Pascha) beurteilt in einer Reihe von Artikeln in der deutschen Adelszeitung (1883) über „die militärische Jugenderziehung in Frankreich" den Gegenstand ruhig, massvoll und sachverständig. Die waffentechnische Seite der Einrichtung schätzt er nicht hoch und bemerkt, man werde wohl manches davon nachlassen; wohl aber hält er die pädagogische und hygienische Wirkung dieser Einrichtung für beachtenswert. Indem er auf das Gutachten der Manteuffel'schen Expertenkommission für Elsass-Lothringen verweist, welche ausser den obligatorischen Turnstunden Schwimmübungen, Spiele im Freien, Ausflüge und Schlittschuhlauf empfiehlt und den körperlichen Uebungen überhaupt 8 wöchentliche Stunden zugewiesen haben will, geht er auf die deutschen Schulverhältnisse und deutschen Turneinrichtungen über, um denselben etwas von dem belebenden Hauche der französischen Bewegung, vor allen Dingen aber eine intensive und extensive Verstärkung der gymnastischen Jugendbildung zu wünschen. Deshalb begrüsst er das damals eben herausgegebene Handbuch für den Turn- und Waffenunterricht der Jugend von Scheibert und König.**)

*) Seitdem 1888 Oberstleutnant Bataille als Vorsitzender der Inspektionskommission der Schülerbataillone seiner vorgesetzten Behörde einen wenig günstig lautenden Bericht erstattet hat, erfreut sich diese Einrichtung nicht mehr so begeisterter Teilnahme bei den Behörden und bei der Bevölkerung wie bei ihrem ersten Auftreten. Aber 1888 hat sich auch schon gleichsam zum Ersatz in Frankreich eine Ligue nationale de l'éducation physique gebildet, welche bezweckt, in den Schulen jeder Ordnung die Kraft und Geschicklichkeit derjenigen, welche dereinst dem Vaterlande im Heere dienen sollen, zu entwickeln, ihre Gesundheit zu befestigen, zu diesem Zwecke neben dem Turnen die Spiele in freier Luft, sowie Spielpausen einzuführen, welche die notwendige Ergänzung des Turnens sind, die Gemeinden zur Hergabe von Spielplätzen zu veranlassen und Kraft- und Geschicklichkeitswettkämpfe zwischen den Besten aus den Schulen jedes Gaues zu veranstalten. Paris hat in der praktischen Ausführung dieses Planes sich wieder an die Spitze gestellt; das erste Bulletin de la Ligue weiss bereits von 7 Gymnasien zu berichten, welche die Schulspiele aufgenommen haben. S. Revue internationale de l'enseignement 1888, Novemberheft.

**) Das Hauptgewicht legt Goltz als Soldat auf die Disciplinierung, auf die Fähigkeit der schnellen Ordnung und Bewegung grösserer Menschenmassen. „Wenn heute eine Schule von mehreren hundert Knaben - sagt er — sich im bunten Schwarm auf dem Sammelplatz einfindet und dann auf ein Hornsignal sich ohne viele Fragen und Reden in Reihe und Glied stellt, um geordnet abzumarschieren, so ist dieses schon ein gutes Stück militärischer Jugenderziehung; — nicht minder, wenn die turnenden Schüler sich in Riegen und Zügen stellen und von den Vorturnern in fester Ordnung an die Geräte geführt werden, wenn sie unter Musik und Gesang Marschübungen machen, wenn die Knaben ihren Führern folgen lernen und beim Ausfall derselben schnell die Nächstältesten an den leeren Platz treten." Er beruft sich dabei auf das Wort Darwins: „Die Ueberlegenheit, welche disciplinierte Soldaten

Mögen wir auch gegen letztere Schrift manche Bedenken hegen, darin stimmen wir mit Goltz überein, dass die militärischen Exercitien von hohem gymnastischem Werte sind. Höheren erziehlichen und gesundheitlichen Wert für die Knabenwelt messen wir aber doch unseren Turnübungen und Spielen bei. Wo also nur 2 wöchentliche Stunden — und das ist die Regel — für die körperliche Ausbildung in der Schule zur Verfügung stehen, da muss jedenfalls von dem obligatorischen Betrieb militärischer Exercierübungen in der Schule abgesehen werden. Wo aber, wie in den Kadettenanstalten, dem Exercieren neben dem Turnen noch besondere Zeit gewidmet wird, da wollen wir dies als einen Zuwachs an gymnastischer Bildung freudig begrüssen. Insbesondere sind es die einzelnen Schrittarten und Marschierübungen, welche turnerische Beachtung und Verwertung verdienen. Den physiologischen Wert des „langsamen Schritts" hat ausser H. Meyer (Zürich) auch Hans Virchow gewürdigt. In seinen „Beiträgen zur Kenntnis der Bewegungen" (1883) nennt er die militärische Ausbildung „das grossartigste physiologische Experiment" und er erkennt in ihr überraschend viel physiologische Weisheit. Sie erscheint ihm auch noch besonders wichtig als Ausbildung der „Innervation". Ganz neuerdings hat F. A. Schmidt (Bonn) in seiner Schrift „Turnsaal und Exercierplatz" (1889) die Beziehungen zwischen dem pädagogischen Turnen und dem militärischen Exercieren vom ärztlich-hygienischen Standpunkt aus beleuchtet und namentlich zwei Dinge betont: die Wichtigkeit der Bewegung in freier Luft im Gegensatz zu Schulstubensitzerei und die Vorzüglichkeit der verschiedenen Gang- und Marscharten. Den kleinschrittigen, fast Zehengang zu nennenden Marsch, der in vielen Turnhallen üblich ist, will er nur in ganz beschränktem Mass gelten lassen und dafür den weitschrittigen Gangarten des Militärs den Vorzug eingeräumt wissen; denn das schnelle weitschrittige Gehen hat für die Muskeln der Hüften, des Kreuzes, der Schenkel, besonders aber für die Entwickelung des Brustkorbes hohen gym-

über undisciplinierte Massen zeigen, ist hauptsächlich eine Folge des Vertrauens, welches jeder in seinen Kameraden setzt." Wenn er den preussischen Ministerialerlass vom 27. Oktober 1882 als einen erfreulichen Fortschritt begrüsst, kann er doch nicht umhin, den Rückstand zu kennzeichnen, in dem wir Deutsche in dieser Beziehung uns befinden, und auf den Artikel der „Times" hinzuweisen, in welchem v. Gosslers Erlass mit folgenden Worten besprochen wird: „Es ist ergötzlich sich auszumalen, wie verblüfft die Häupter unserer öffentlichen Schulen sein würden, wenn sie eine solche zurechtweisende Mahnung erhielten, ihre Zöglinge zu ermuntern, sich mehr in den gesunden Spielen und Leibesübungen in freier Luft zu ergehen. Dieser Auftrag würde wahrscheinlich die Schule bei Cricket oder Fussball antreffen und die Lehrer mitten unter den Spielern. Man könnte sich versucht fühlen zu überlegen, ob diese Spiele im Freien auf den englischen Schulen nicht schon im Ueberfluss betrieben werden. Erfolg in dem jährlichen Wettkampfe mit einer benachbarten Schule ist für sie wichtiger, als alle Preise für Unterrichtsgegenstände. In Deutschland ist, wie die Deutschen selbst zugestehen, das Gegenteil der Fall; Scharen deutscher Schüler, die an Kurzsichtigkeit, blasser Gesichtsfarbe und eingefallenen Schultern leiden, verkünden nur zu laut die Folgen, welche die Vernachlässigung der körperlichen Erziehung mit sich bringt."

nastischen Wert, einen Wert, der „vieles übertrifft, was im Geräturnen überhaupt erreicht werden kann". Schmidt verweist deshalb auf H. O. Jäger (Stuttgart), welcher im Schulturnen die „so herrlichen Uebungen und Spiele" des Wettgehens nach Dauer, Schnelle, Schrittgrösse, Belastung und Steile als Hauptübungen anerkannt und gepflegt wissen will. Er beschreibt dann an der Hand des neuen Exercierreglements den militärischen Marsch mit 114—120 Schritten in der Minute, um unter Hinweis auf hervorragende Anatomen die hohe Bedeutung desselben für die gesamte körperliche Ausbildung zu kennzeichnen.*) So kommt er zu dem Schluss, dass der weitschrittige Straffgang mit Aufsetzen der ganzen Sohle in munterem Zeitmass der Schritte wegen seines hohen körperbildenden Wertes auf den Turnplätzen eifrig zu pflegen sei.

Nicht minder wertvoll erscheint der „langsame Schritt", welcher die Zerlegung des Marsches in seine einzelnen Momente bedeutet und als eine vortreffliche Gleichgewichtsübung genauer beschrieben wird. Alle Gleichgewichtsübungen aber haben hervorragenden Einfluss auf die Entwickelung der Muskeln, welche um das Becken gelagert sind, den Rumpf tragen und im Gleichgewicht halten. Weil sie aber auch eine grosse Willensanstrengung und Beherrschung der Muskeln erfordern, so haben sie auch grossen Wert für die Nerven-Gymnastik.

Endlich bespricht Schmidt vom gesundheitlichen Standpunkt den Eilschritt oder das Schnellgehen mit Aufsetzen des Fusses auf die Ferse. Er vergleicht die Schrittmasse und Geschwindigkeiten bei den Heeren verschiedener Länder, insbesondre Deutschlands, Frankreichs und Englands, um dann die Einwirkung des Eilmarsches auf die Entwickelung der Lungen und die Kräftigung der Atemmuskeln zu bemessen, um zu zeigen, dass man durch ihn die Menge der eingeatmeten Luft auf das Fünf- und Siebenfache steigern kann. Beim straffen Schnellgehen erstreckt sich ferner die Muskelthätigkeit über sehr weite Gebiete, wie beim Dauerlauf, Bergsteigen und Rudern. Auch kommt in Betracht, dass der gesteigerte Umfang der Atemzüge auf den Inhalt der grossen Blutadern des Unterleibs und der Beine saugend wirkt, während beim langsamen Gehen die Blutadern der Beine überfüllt bleiben und Ermüdung herbeiführen. Endlich ist die leichte Anpassung an die kühle Witterung eine treffliche Gesundheitswirkung dieser Schnellbewegungen.

Ausflüge, Wanderungen, Turnfahrten. Die vorzüglichste Gelegenheit, um die Marschierfähigkeit der Schüler zu üben und zu erproben, sind die gemeinsamen Ausflüge, Wanderungen und Turnfahrten. Sie wachsen wie eine natürliche Blüte aus einem

*) Schmidt fügt hinzu: „Uebrigens wird, wie ich mich an verschiedenen Orten überzeugt habe, an Schulen diese Trittart mit Erfolg gepflegt. Ich habe in Berlin Volksschüler von 12—13 Jahren so marschieren sehen, dass es eine Art hatte."

frisch grünenden Schul- und Turnleben heraus und kommen der von den Vätern ererbten frohen Wanderlust gesunder deutscher Knaben und Jünglinge entgegen. Wie sie sich aus dem alten deutschen Wandertriebe unserer Vorfahren geschichtlich entwickelt und welche Gestalt sie insbesondere unter dem Einflusse der Turnerei gewonnen haben, darüber ist eingehenderer Bericht in Bachs Wanderbuche erstattet.*) Diejenigen, welche dieses Buch kennen, werden nicht annehmen, wir hätten etwa einseitig die gesundheitliche Entwickelung im Auge, wenn wir die Märsche und Wanderungen empfehlen. Ihr Preis erklingt dort in einer höheren Tonart, etwa wie wenn H. Raydt (a. O. S. 8) sagt: „Alles, was gut und schön ist, liegt in solchen gemeinsamen Wanderfahrten verborgen.“ Wenn er aber hinzufügt, es gehöre nicht viel pädagogisches Geschick, sondern nur ein warm fühlendes Herz dazu, um die dort liegenden reichen Schätze zu heben, so können wir ihm doch nur zum Teil Recht geben. Die Veranstaltung und Leitung solcher Wanderfahrten will gelernt und erprobt sein. „Man lernt es nicht um Gut und Geld —
Der Eine lernt's vom Andern.“
Aber freilich nur, wenn er selbst Freude am Wandern und Liebe zur Jugend hat. So wollen wir denn hier auf grund langjähriger Erfahrungen die gymnastisch-hygienischen Gesichtspunkte hervorheben und beleuchten, von welchen aus der Gegenstand betrachtet werden muss.

Man unterscheidet einfache Schülerausflüge, Turnfahrten und weiterreichende Wanderungen und Schülerreisen, die unter Umständen auch Turnfahrten genannt werden. Die Ausflüge können lediglich den Zweck haben, den Schülern ein Vergnügen im Freien zu bereiten,**) oder sie haben einen bestimmten wissenschaftlichen Zweck als botanische, mineralogische, entomologische, technologische, geographische, historische oder sonstwie zu benennende Exkursionen, deren Dauer in der Regel eine halbtägige oder ganztägige ist. Es sind löbliche und erfrischende Unternehmungen, die der Hygieniker willkommen heissen muss.

Auch Turnfahrten werden in der Regel als halbtägige oder ganztägige gedacht und veranstaltet. Die Einfachheit der Kleidung, Nahrung und Unterkunft, die Ueberwindung von Schwierigkeiten, die Ertragung von Anstrengungen, die Uebung der Mannszucht, die feste Einhaltung einer bestimmten Ordnung, wo diese, wie bei einem militärischen Marsche, zur Förderung des Ganzen geboten erscheint, die Ausführung eines munteren Turnspieles, wo Zeit und Gelegenheit dazu einladen, der Gesang von Wander-, Volks- und Vaterlandsliedern: das ist das unentbehrliche Zubehör einer echten Turnfahrt. Auf das tüchtige Fusswandern und die dadurch zu erwirkende körperliche Erfrischung, Abhärtung und Kräftigung

*) Th. Bach, Wanderungen, Turnfahrten und Schülerreisen; 2. Auflage 1885. Der zweite Teil dieses Buches ist von C. Fleischmann verfasst und besonders erschienen unter dem Titel „Anleitung zu Turnfahrten“.

**) Der Berliner nennt sie dann Landpartieen.

wird dabei das Hauptgewicht gelegt; aber diese turnerische Marsch- und Lebensordnung schliesst durchaus nicht aus, dass botanische, mineralogische, geographische und andere Zwecke verfolgt werden, wo sich dazu ein Anreiz bietet und der Leiter der Turnfahrt von diesen Dingen etwas versteht. Es liegt in der That in solchen Fahrten nicht nur ein grosser Schatz von Lebenspoesie und ein unerschöpflicher Quell der ungetrübtesten Erinnerungen, sondern auch ein Element der Belehrung, Erfrischung und Kräftigung, wie es sonstwie oder sonstwo nicht leicht geboten wird.

Man soll nicht einwenden, dass nur bestimmte Gegenden des deutschen Vaterlandes zu Turnfahrten und Wanderungen einzuladen geeignet sind. Die Mark Brandenburg ist gewiss kein von der Natur bevorzugtes Land. Und doch — wie frisch und froh ist ein gemeinsamer Wandergang durch ihren Sand, durch ihre Haide, wenn nur hier oder da ein heller Wasserspiegel der Spree- und Havelseen aus der Landschaft hervorlugt, eine bescheidene Anhöhe einen freundlichen Ausblick in die Ferne bietet oder doch auch schattige Thalsenkungen und Schluchten mit Laubwald eine wohlthuende Abwechselung gewähren! Wie munter und rüstig wandert der märkische, insbesondere der Berliner junge Turner hinaus ins Land, und wie dehnt sich ihm der Blick und die Brust in der herrlichen Gottesnatur! Und wie dankbar empfindet er sein ganzes Leben lang die erquickenden Wirkungen einer solchen Wanderung! — Neben des deutschen Reiches „Streusandbüchse," deren üblen Ruf auch Fontane's und Trinius' treffliche Bücher über die Mark noch nicht haben zerstreuen können, ist wohl die Lüneburger Haide am verrufensten; und doch sagt Professor E. Ziel in seinen eben erschienenen „Erinnerungen aus dem Leben eines alten Schulmannes: „Wo ich auch immer in meinem wechselnden Leben gewesen bin, ob in dem lieblichen Leinethal in Göttingen, oder in dem der Innerste in Hildesheim, oder auf der Höhe des romantischen Harzes, oder in dem schönen Dresden ganz nahe der sächsischen Schweiz — stets hat mich die Sehnsucht nach der stillen, friedlichen Einsamkeit der Haide erfasst und von allen Blumen ist mir die Haideblume immer die liebste geblieben. Wie das Meer, so hat auch die Haide ihren magischen Zauber." Die aber in einer schöneren, abwechselungsreicheren Gegend an der See oder an den Bergen wohnen, wissen oft gar nicht, welchen grossen Vorzug sie in ihrer prächtigen Naturumgebung haben; es muss wohl gar erst einer, der in bescheideneren Verhältnissen lebt, aus einer ärmlicheren Gegend kommt, sie darauf hinweisen und dazu anleiten, dass sie sich in der Natur ergehen, an ihrem Strande, in ihren Wäldern und Bergen frischen Lebensbalsam einsaugen.

Ganz besonders aber sind diejenigen, welche im Qualm der Industrie- und Grossstädte hausen, darauf angewiesen, ihre Lungen zu baden, ihre Nerven zu stählen durch rüstige Wanderschaft, Turnfahrten zu unternehmen, die auch ein ferneres Ziel haben und länger als einen Tag dauern. Vor allen Dingen werden sie durch die herrlichen Berge, durch die Höhenzüge des deutschen

Mittelgebirges gelockt. Mit Recht. Denn es ist erwiesen, dass für Herz und Lunge, für Muskeln und Nerven, für den ganzen Lebensprozess nichts ergiebiger ist, als ein mit Mass und Plan ausgeführtes Bergsteigen. Die Schüler führen im allgemeinen eine sitzende Lebensart in geschlossenen Räumen, wie die Gelehrten, Bureaukraten, Comptoiristen, und so bereiten sich in ihnen Uebel und Leiden vor wie bei jenen, insbesondere Störungen des Blutumlaufs. Sie bedürfen also wie jene eines kräftigen Sauerstoffbades für ihre Lungen und für das in diesen sich erneuernde Blut. Die Schlacken, die Ermüdungsstoffe müssen durch erhöhte Speisung des Körpers mit Luft, durch gründliche Blutoxydation fortgeschafft werden. Nach dem Anatomen Huschke (Jena) beträgt die Zahl der Alveolen oder Lungenbläschen 1800 Millionen, über die bei jedem Herzschlag mehr als 180 Gramm Blut ausgegossen und mit der Luft in Berührung gebracht werden, um dann sofort in die linke Herzkammer überzutreten und mittels der Aorta oder grossen Schlagader sich durch den Körper zu verbreiten, nachdem es durch das Haemoglobin (roten Farbstoff) den Sauerstoff der Luft in sich aufgenommen hat. Das physiologische Gleichgewicht aller Funktionen des Körpers erfordert also vor allen Dingen ein gesundes Herz und eine gesunde Lunge. Um Leiden und Schwächezuständen in beiden Organen vorzubeugen, empfehlen neuerdings sehr viele Aerzte (Oertel) als treffliches Mittel das „massvolle Bergsteigen." Beim Ersteigen eines Berges nehmen wir (nach ungefährer Berechnung) in ½ Stunde mehr Sauerstoff in unser Blut auf, als bei Sitzarbeit im Hause während ½ Tages. Durch das mächtige Tiefatmen beim Steigen erweitert sich aber auch der Brustkorb, namentlich bei Knaben und Jünglingen, bei denen die Rippen noch unverkalkt sind; es wird also dadurch der Verkümmerung der Lungenspitzen wirksam entgegengearbeitet. Es wird ferner der Ausgleich zwischen dem venösen und arteriellen Blute wesentlich gefördert, das Herz gekräftigt durch vermehrte Uebung seiner muskulösen Wandungen und der Stoffumsatz in allen Organen begünstigt.

Welcher Segen liegt also darin, wenn wir unsere Schüler in die Berge führen und die Kunst und Freude des Bergsteigens lehren! Welch ein Born steter Verjüngung öffnet sich ihnen, wenn sie die mit Freuden aufgenommene Kunst im späteren Leben weiterüben! Aus vieljähriger Erfahrung können wir bestätigen, dass sie dies bis in die Mannesjahre hinein dankbar empfinden.

Der Arzt und Alpinist J. Buchheister*) (Hamburg) stellt an der Hand der Erörterungen der Brüder Weber, Buchner u. a. die Unterschiede in dem Masse der Anstrengung beim Gehen in der Ebene, beim Abwärts- und Aufwärtsgehen fest. Von den verschiedenen Arten und Graden des Ganges in der Ebene ist bereits oben (Exercieren) die Rede gewesen. Beim Abwärtsgehen mit

*) Ueber das Bergsteigen. Vortrag von Dr. med. J. Buchheister, 1888. (Sammlung gemeinverständlicher wissenschaftlicher Vorträge von R. Virchow, Heft 78.)

einer Neigung des Bodens von 2—4° tritt eine Erleichterung ein, weil die abwärts treibende Kraft des Körpergewichts die eigenen zur Fortbewegung nötigen Kräfte ersetzt. Sobald aber Neigungen in einem grösseren Winkel eintreten, ist ein „Bremsen" nötig: der Oberkörper wird nach hinten gelegt und bei jedem Schritte eine starke Beugung der Kniegelenke bei festem Auftreten des Fusses nötig. Je stärker nun das Gefälle wird, desto mehr empfiehlt es sich die Bremskraft durch Rückwärtseinsetzen und Schleifen eines Stabes oder Schirmes zu erhöhen; eine Kunst, die auch gelernt sein will und die am besten mit dem langen Alpenstock auf abfallenden Grashalden und Schneefeldern ausgeübt wird. Die Anstrengung der Beine, insbesondere in den Bändern und Muskeln der Kniee und Füsse ist dabei eine ganz ausserordentliche, aber in ihren gesundheitlichen Wirkungen nicht verächtliche.

Bei dem Aufwärtsgehen oder Steigen wächst die Anstrengung nicht minder mit der Steilheit des Weges; denn desto spitzer muss der Winkel werden, den das Knie des vorgesetzten Fusses bildet, um dann die ganze Körperlast durch Geradestreckung mit desto grösserer Anstrengung der Muskeln des Beines und Rumpfes zu heben; auch muss das zurückstehende Bein eine vorwärtsstossende Bewegung machen, um die Arbeit des anderen Beines zu erleichtern oder überhaupt zu ermöglichen. Schon eine ganz geringe Steigung des Weges erfordert eine erhöhte Kraftanstrengung; man hat die Bewältigung einer Meterhöhe in 1 Sekunde beim Erwachsenen auf 1 Pferdekraft berechnet. Um in 1 Stunde den Körper 360 Meter höher zu bringen, ist schon ein geübter Bergsteiger nötig. Es sind also erhebliche und für die Meisten ungewohnte Anstrengungen, die auch ihre besondere physiologische Wirkung haben, bei denen, wie schon hervorgehoben, nicht bloss die Muskeln der Beine und des Rumpfes, sondern auch das Herz und die Lunge ausgebildet und gestählt werden. Buchheister berechnet diese ungewöhnliche Arbeitslast eines Erwachsenen von 75 Kilogr. Gewicht für eine Besteigung des Faulhorns von Grindelwald oder des Ortlers von St. Gertrud aus (= 2000 Meter) auf 180 000 Kg.-Meter. Das wäre also, wie wenn von einem Menschen 180 Kubikmeter Wasser in 5 Stunden in ein 1 Meter höheres Bassin getragen würden. Dem entspricht der Kohlensäureverbrauch. Ein Mann scheidet im Zustand der Ruhe täglich 1000 Gramm Kohlensäure (= 273 Gramm Kohlenstoff) aus, bei geringer Anstrengung schon 1300 Gramm, beim Bergsteigen wohl $^2/_3$ soviel und noch mehr als im Zustande der Ruhe. Buchheister rechnet 500 Gramm Kohlenstoff aus. So steigert sich also die gesundheitliche Bedeutung einer Wanderung, wenn sie aus der Ebene in die Berge führt.

Ueber den gymnastischen und pädagogischen und damit indirekt auch über den hygienischen Wert der Wanderungen und Turnfahrten finden sich bei GutsMuths, Jahn, Harnisch, Spiess u. a. die zutreffendsten Beobachtungen und Betrachtungen, und als klassischer Zeuge wird mit Recht immer wieder der

„Wanderer" Goethe aufgerufen. Neuerdings sind u. a. E. Hartwich (Woran wir leiden S. 34), H. Raydt (Ein gesunder Geist in einem gesunden Körper S. 7 ff.) für die pädagogische Verwertung froher Jugendwanderschaft eingetreten. Wer aber mit Schülern eine mehrtägige Wanderfahrt unternimmt, muss selbst ein erprobter Wanderer, ein Kenner des Landes und Gebirges, ein umsichtiger und besonnener Führer und Leiter sein, und es muss ihm das Herz aufgehen, wenn er der Jugend einen Einblick in die Schönheit der Natur eröffnen, ihr den Sinn für einen Lebensgenuss auf der Wanderschaft erschliessen kann. Er darf natürlich seinen jungen Wandergenossen nicht gleich grössere und längere Gebirgsmärsche zumuten; er muss sie allmählich durch kleinere Märsche vorbereitet haben und diejenigen ausscheiden, welche den Strapazen einer Gebirgsreise nicht gewachsen sind. Besonders gilt dies den Herz- und Lungenschwachen, die vielmehr in die Steigekur eines Arztes nach Oertel'schen Principien genommen werden mögen. Aber er sei auch nicht zu zaghaft. Jungen mit einem gesunden Herzen und einer normalen Lunge können von 13 oder 14 Jahren an, wenn sie richtig angeleitet sind, ausserordentliches im Gebirge leisten; ja es wird ihnen oft leichter als den Erwachsenen, weil bei ihnen alle äusseren und inneren Organe noch geschmeidiger und elastischer sind. Jede Ueberanstrengung ist natürlich hier wie überall zu vermeiden.

Wie ist nun planmässig vorzugehen? —

1. Für Schüler der unteren Klassen erscheinen Halbtagswanderungen am angemessensten. Die Zahl der Teilnehmer sei im allgemeinen nicht über 50, wenn sie nur von einem Lehrer geführt werden. Am Sammelplatz bei der Schule oder vor dem Thore lasse man die Knaben nach der Grösse antreten und sich in Viererreihen ordnen, nachdem sie abgezählt sind. Haben sie sich an diese Ordnung und an den Marsch in geschlossener Ordnung gewöhnt, so kann dieselbe ohne Bedenken streckenweise wieder aufgelöst werden, damit sich die Schüler nach Kameradschaft und Freundschaft zusammenthun können. Ein Signal stellt die Ordnung schnell wieder her und es kann nun wohl zur Belebung und Auffrischung ein Dauerlauf von 3—4 Minuten veranstaltet werden. Ist in 1—2 Stunden das Ziel erreicht, so wird eine Stunde beliebten Bewegungsspielen gewidmet und dann der Rückweg angetreten, der das gleiche Zeitmass in Anspruch nimmt wie der Hinweg; verkürzt wird er durch muntere Sangesweisen. Beim Dunkelwerden sei man womöglich wieder daheim. Wir empfehlen mit Fleischmann als beste Turnfahrtszeit die vom Mai bis September.

2. Die ganztägigen Turnfahrten sind mehr für die mittleren und oberen Klassen geeignet. Diesen Fahrten ist in Preussen leider durch eine Ministerialverfügung vom 17. Juni 1886 eine grosse Beschränkung auferlegt, die entschieden im Widerspruch zu dem Geist des oben mitgeteilten Ministerial-

erlasses vom 27. Oktober 1882 steht.*) Die Verfügung bestimmt: „Sonn- oder Feiertage sind zu den unter der Autorität der Schule veranstalteten Erholungsausflügen von Schülern nicht zu verwenden. Insofern zur Ausführung eines Schülerausflugs die Enthebung der betreffenden Klasse, bezw. Klassen, vom lehrplanmässigen Unterricht erfordert wird, ist der Direktor ermächtigt, für dieselbe Klasse innerhalb eines Schuljahres zweimal den Nachmittagsunterricht, oder einmal den Unterricht eines ganzen Schultages ausfallen zu lassen.“ Es bleibt den Lehrern danach also nur die Ferienzeit zu solchen Ausflügen übrig, während sie doch hauptsächlich eine Erfrischung und Kräftigung inmitten der Schulzeit bieten sollen.

Hat der Lehrer tüchtige und zuverlässige Vorturner als Gehilfen auf dem Marsche, so kann er ohne Bedenken 80—100 Schüler mitnehmen. Die Ordnung ist dieselbe, wie bei den halbtägigen Turnfahrten. Die Ausdehnung des Marsches ist aber eine grössere. Es können im ganzen vier Meilen (= 29—30 Kilometer) zurückgelegt werden; ein Mass, was etwa dem militärischen Tagemarsch entspräche, aber es ist nicht zu vergessen, dass die Schüler ohne Gewehr, Gepäck und Zwang marschieren. In die Mittagsstunden fällt die Hauptrast und das Spiel. Kalte Speisen für Frühstück und Mittagbrot nimmt jeder von Hause nach eigener Auswahl mit, während das Mitbringen von Flaschen mit diesen oder jenen Getränken unterbleibt. Ein Schluck kühlen Wassers, ein Glas frischer Milch, eine Tasse Kaffee oder ein Schluck Bier findet sich schon unterwegs und wird je nach Anordnung des Führers eingenommen. Ein eingelegter Dauerlauf von 5 Minuten ist unbedenklich. Fröhliche Wanderlieder und muntere Gespräche verfehlen auf dem Heimweg nicht ihre erfrischende und belebende Kraft. Und der Berliner Junge will auch seinen „Ziethen aus dem Busch“ nicht vermissen. **)

3. Nachtturnfahrten, von denen C. Fleischmann a. O. im VI. Abschnitt handelt und die i. g. als Ausnahmen betrachtet werden können, haben unseres Erachtens kein hygienisches Interesse; es mag daher hier ihre einfache Erwähnung genügen.

4. Um so mehr nehmen unsere Aufmerksamkeit die mehrtägigen Wanderungen in Anspruch, die sich bis zu mehrwöchentlichen Alpenfahrten ausdehnen können, hauptsächlich aber die deutschen Mittelgebirge zum Ziel haben. Sie gehören recht eigentlich den Schülern der oberen Klassen und der Zeit der Ferien an. Die oben angezogene Ministerialverfügung vom 17. Juni 1886 bestimmt darüber: „Für eine etwaige Ausdehnung eines Ausfluges über die Dauer eines ganzen Tages ist sowohl bezüglich des dadurch herbeigeführten teilweisen Aussetzens des Unterrichts als bezüglich des genau zu bezeichnenden Planes des Ausfluges die

*) Auch H. Raydt spricht a. O S. 9 sein ungemeines Bedauern über diese „Beschränkungen und Schwierigkeiten“ aus, welche so den Turnfahrten „leider“ bereitet worden sind.

**) Ueber den „Ziethen“ siehe Bach a. O. S. 82 und Fleischmann a. O S. 15 und 43.

Genehmigung des Königlichen Provinzialschulkollegiums vorher vom Direktor nachzusuchen.“ Hier kommt es noch mehr als bei den Halbtags- und Eintagswanderungen auf Mass und Plan an, soll alles gut gelingen. Nach unseren eigenen Erfahrungen, wie wir sie im Wanderbuch (S. 123—163) niedergelegt und neuerdings noch mannigfach gesammelt haben, sind dann aber diese Reisen und Wanderungen auch von ganz unberechenbarem Werte für Lebenskraft und Gesundheit der Jugend, wie es ja heutzutage schon durch die Beobachtungen vieler Pädagogen und Aerzte bestätigt wird. Was aber die Schülerturnfahrten in die Alpen anbetrifft, so möchten wir zunächst auf den Inhalt eines Vortrages verweisen, welcher 1888 von Bach gehalten worden ist und über welchen in Eulers und Ecklers Monatsschrift für das Turnwesen berichtet wird. Es heisst da: „Die erste Frage ist die, ob es nicht ratsam sei, sich auf das deutsche Mittelgebirge zu beschränken, und in der That muss man das Gute vor allen Dingen in der Nähe suchen. Da aber seitens der Eltern und Angehörigen hunderte von Knaben und Jünglingen bereits während ihrer Schulzeit in die Alpen mitgenommen werden und dabei oft eine recht verkehrte oder doch jugendwidrige Art des Reisens kennen lernen, so tritt an Lehrer und Jugendfreunde doch die Frage heran: wenn ihr den Schülern überhaupt zeigen wollt, wie man reist, ist es dann nicht gut, auch mit ihnen in die Alpen zu gehen? Schüler, die mit den Eltern dorthin gegangen waren, hatten oft von der Herrlichkeit der von ihnen durchreisten alpinen Gegenden keine Ahnung; sie waren zu viel gefahren, statt zu wandern. Die Scheu vor so weiten Eisenbahnfahrten *) spielt gegenwärtig keine Rolle mehr. Bald nach der Eröffnung der Eisenbahn von Berlin nach Potsdam wurde einem wohlwollenden Manne, der mit Waisenkindern auf seine Kosten eine Eisenbahnfahrt nach Potsdam gemacht hatte, seitens des Berliner Magistrats eine Rüge zu Teil, weil er das Leben der Kinder mutwillig gefährdet habe. Wer denkt heute daran? So ändern sich Zeiten und Verhältnisse.“ Nachdem von des Redners eigenen Alpenturnfahrten mit gereifteren Schülern berichtet ist, heisst es dann weiter: „Jedenfalls soll, wer mit so jungen Leuten reisen will, einen Gehilfen mitnehmen, um sie gesichert zu sehen, falls ihn selbst einmal ein Missgeschick treffen sollte. Es ist natürlich, dass derjenige, welcher den Alpen nahe wohnt, auch dorthin leicht Ausflüge mit Schülern unternimmt; daher sind solche auch in der Schweiz um so gewöhnlicher, als das Institutswesen dort hochentwickelt ist. Aber auch von anderer Seite wird dort die Sache gefördert. Die Stadt Bern hat solche Schülerreisen für ihre Kantonalschule (kombiniertes humanistisches und Real-Gymna-

---

*) Es kann nicht dankbar genug anerkannt werden, dass die meisten Eisenbahnverwaltungen, voran die preussische und die schweizerische, für Schülerreisen in der entgegenkommendsten Weise Fahrpreisermässigungen bis über 50 % gewähren. Vergleiche darüber Bachs Wanderbuch Abschnitt VI: „Die Stellung der Behörden zur Sache“ (S. 172—191) und Eulers und Ecklers Verordnungen, das Turnen in Preussen betreffend, II. Auflage S. 150—156.

sium) zuerst von Staatswegen eingerichtet und aus Stiftungen eine höchst ansehnliche Kasse für solche Zwecke gegründet. Die Einrichtung dieser Ausflüge ist durchaus zweckmässig; sie dauern für die obersten Klassen in der Regel 14 Tage, für die mittleren und unteren kürzere Zeit. Besonders erfreulich sind auch die Turnfahrten des Realschülerturnvereins in Basel, wie sie deren Leiter, der Turnlehrer A. Glatz so anschaulich schildert; auch dort werden seitens der Stadt, beziehungsweise des Staats Mittel gewährt." Nachdem von diesen Unternehmungen des weiteren gesprochen und auch ein Plan der Schülerreisen des Dr. Steinbart (Duisburg) in die Alpen mitgeteilt ist, fährt der Bericht über den Vortrag fort: „Es versteht sich von selbst, dass Behörden und Eltern nicht ohne weiteres an die Lehrer den Anspruch erheben können, solche weitreichende und verantwortungsvolle Schülerreisen zu unternehmen; denn dergleichen ist nicht jedermanns Sache; sie muss rein freiwillig und durchaus planmässig durchgeführt werden. Auch können Schüler nicht so ohne Umstände in die Alpen reisen; sie müssen durch kleinere Reisen sorgfältig vorgebildet und eingeübt sein. Man soll sich nur hüten, mit Schülern gefährlichen und überanstrengenden Alpensport zu treiben." —

Wer mit Schülern in die Alpen gehen will, muss die Natur des Hochgebirges und seine Gefahren kennen; er muss selbst Ausdauer und Kraft besitzen, aber auch die Ausdauer und Kraft seiner jungen Reisegenossen richtig bemessen. Er muss sie anweisen können, wie sie, um sicher zu gehen, den ganzen Fuss fest aufsetzen und beim Aufwärtsgehen den sogenannten Sekundenschritt einhalten, um nicht ausser Atem zu kommen. Er muss sie auch in dem mannigfaltigen Gebrauche des Bergstocks unterrichten und üben, damit sie sicherer und leichter gehen. Buchheister (a. O. S. 26) kommt mit Trautweiler zu dem Schluss, dass bei gleicher Anstrengung die zu 100 Meter Aufstiegs erforderliche Zeit durch den Gebrauch des Bergstocks um $^1/_8$ verkürzt wird. Noch wichtiger ist der Gebrauch des Bergstocks als Hemmschuh beim Abstieg, während er beim Ueberqueren von schrägabfallenden Schneefeldern, Gras- und Schutthalden gleichsam als Verlängerung der Arme dient und den Fuss vor dem Gleiten behütet. Dass der Lehrer wo es not thut, einem tüchtigen Bergführer die Leitung übergiebt und dann in die zweite Stelle zurücktritt, ist selbstverständlich. Mit grösserer Ruhe und Sicherheit wird er immer seine Schaar führen, wenn er nur solche Wege und Berge wählt, die er aus früherer Begehung und Besteigung schon kennt.

Wohin aber auch die Turnfahrten, insbesondere die mehrtägigen, gerichtet sein mögen, stets und überall bleibt eine Menge von Ratschlägen und Massregeln zu beobachten, die von kundigen Aerzten und Wanderern ausgehen und mit dem gesundheitlichen Zwecke der Jugendwanderschaft in engem Zusammenhange stehen. Es seien die wichtigsten hier hervorgehoben:

1. Dass eine gute Vorbereitung durch gehörige turnerische Schulung im Marschieren und daher eine regelmässige Wieder-

holung von halbtägigen und ganztägigen Wanderungen die notwendige Voraussetzung ist, haben wir schon in anderem Zusammenhange geltend gemacht. Die Erfahrung lehrt, dass die liebe Schuljugend sich in der einen oder anderen Weise zu übernehmen pflegt, wenn sie nur ein oder zwei Male im Jahre hinausgeführt wird, dass aber ihr Sinn und ihre Glieder stark und fest werden, wenn regelmässige Turnfahrten in die Schuldiät aufgenommen werden und häufige Wiederholungen erfahren. Es müssten alle Schüler mindestens eine Turnfahrt im Monat unternehmen, dann würden sie erst ihre segensreichen Wirkungen empfinden und erfahren. Die ex abrupto unternommenen Turnfahrten oder Ausflüge erregen mehr oder weniger hygienische Bedenken.

2. Es ist von uns auch schon wiederholt angedeutet worden, dass die Durchschnittsleistung am Tage nicht zu hoch, aber auch nicht zu niedrig bemessen werden soll. Wir dürfen nicht wie die Bürstenbinder durch das Land eilen, sondern müssen fein Umschau halten und auch dem Körper seine Ruhe gönnen. Goethe schreibt an seinen in Heidelberg studierenden Sohn: „Auch ohne mein Ermahnen wirst Du fortfahren, in der Gegend Entdeckungswanderungen zu machen. Richte Deine kleinen Exkursionen, wie die Ferien es Dir erlauben, nach allen Seiten hin, bis Du einmal späterhin weitere Sprünge machen kannst. Was Du auf diesen Wegen siehst und erlebst, das wird Dir für alle Zukunft zu grossem Nutzen und Freude gereichen.“ Von solchem Wesen soll doch auch jede Turnfahrt etwas haben. Wird aber das richtige Mass der Zeit und des Raumes in den Märschen überschritten, so leidet nicht nur die geistige Erholung und Früchtesammlung, sondern es wird auch in körperlicher Beziehung leicht eine Uebermüdung oder Ueberreizung hervorgebracht, die den Zweck der Turnfahrt vereitelt. Auch bei marschgeübten Knaben und Jünglingen wird ein Wegmass von 25—30 Kilometern, ein Zeitmass von 7—8 Marschstunden täglich ohne dringende Nötigung nicht zu überschreiten sein; jeder fünfte Tag aber gelte als halber oder ganzer Ruhetag. Man breche möglichst früh am Tage auf und sehe zu, dass man möglichst zeitig am Abend ins Quartier kommt.

3. Besonderer Beachtung und Pflege bedürfen die Füsse und die Fussbekleidung; denn die Fussleiden können eine ganze Reise verderben und thuen dieses leider nur zu oft. Daraus entspringen dann in der Regel noch andere körperliche Leiden; denn der Tritt wird schlechter, die Ermüdung schneller und bis zur Gehunfähigkeit gesteigert. Der Druck von Leichdörnern (Hühneraugen), Abschürfungen der Haut infolge starken Schweisses, Brennen der Haut bis zur Blasenbildung sind die am häufigsten auftretenden Leiden. An ihnen ist vornehmlich das Schuhwerk schuld, wenn es zu neu, zu eng, zu spitz oder zu kurz ist und einen ungleichmässigen Druck hervorbringt oder eine ungleiche Lagerung der Zehen veranlasst. „Das Skelett jedes einzelnen Fusses bildet ein halbdurchschnittenes Kuppelgewölbe;

die Knochengerüste des rechten und linken Fusses zusammengehalten zeigen, dass die Höhlung beider Sohlen zu einem festen Kuppelgewölbe sich verbindet, welches nach hinten auf dem knöchernen Höcker der Ferse, nach vorn auf den Köpfchen der Mittelfussknochen ruht. Und zwar ruht beim Gehen und Stehen der grössere Teil der Körperschwere auf Fersenhöcker und Kopf des Mittelfussknochens (grosse Zehe), der geringere auf dem der vierten und fünften Zehe. Dieses Gewölbe nun, d. h. die dasselbe bildenden Knochen des Fusses werden gestützt, zusammengehalten durch äusserst feste, wenig drehbare Bandmassen. Dennoch sieht man beim Aufsetzen des Fusses ein Verflachen der Sohle und zwar nach der Breite und Länge. Je stärker der Fuss auf den Boden gesetzt wird, desto mehr weichen die Köpfchen der Mittelfussknochen auseinander, die vordere Ebene wird breiter. Schon beim Stehen nehmen auch die Zehen an der Verbreiterung des vorderen Stützpunktes teil, an dem sie ja durch bewegliche Gelenkbänder angeheftet sind; beim festen Auftreten rücken sie auseinander, werden gespreizter. Ebenso verbreitert sich nicht allein die Sohle, sondern sie verlängert sich auch: der vordere Stützpunkt mit seiner Fortsetzung an den Zehen rückt weiter ab vom hinteren, und zwar will man berechnet haben, dass die Veränderung in der Breite $^1/_4$, in der Länge bis zu $^1/_2$ Zoll betrage. Weiter fällt an dem mit Weichteilen (Haut und Fleisch) überkleideten Fusse die Gestalt des Fussrückens auf. Er zeigt eine spiralförmige Krümmung von vorn und innen nach oben und aussen, welcher in umgekehrter Weise die Sohle folgt.“ *)

Gemäss diesen Verhältnissen muss das Schuhwerk gebaut sein: es muss einen gleichmässigen, nicht einseitigen Druck ausüben, es muss dem Fuss die Möglichkeit bieten, sich in die Länge und Breite auszudehnen, es darf den Fussrücken und die Sohlenkrümmung nicht drücken oder einschnüren, nicht so locker sitzen, dass Reibungen und Hautabschürfungen entstehen. Die Sohle muss dick, aber nicht ganz steif und unbeweglich, das Oberleder der Form des Fussrückens angepasst, der Absatz breit und niedrig sein. Das Vorderteil muss breit und den Fuss etwas überragend sein. Auch darf das Leder keine harten und scharfen Ränder haben, wo es den Fuss berührt. Am besten bewahrt man sich vor Fussleiden durch bequeme, in der Mitte offene und je nach Bedürfnis zu verschnürende, bis über die Knöchel reichende Alpenschuhe. Die Strümpfe seien von nicht zu harter Wolle; wer weiche Füsse hat, versäume nicht doppelte Strümpfe anzuziehen, was bei Alpenschuhen sehr leicht möglich ist. Das Einreiben mit Spiritus, Fett und dergleichen empfiehlt sich im allgemeinen nicht und wird in der Regel dann unnötig, wenn die Füsse wie sonst im Leben so auch auf der Wanderschaft ein oder zweimal am Tage kurz und schnell in kaltem Wasser gewaschen werden; man muss aber daran gewöhnt sein, nicht anders wie bei den Händen.

*) Vergleiche Meding, Aerztliche Winke für Turnfahrten. Deutsche urnzeitung 1870, Nr. 25.

4. Was die Kleidung anbetrifft, so ist es nur zu billigen, dass die Hemden und Unterbeinkleider aus wollenem (System Jaeger) oder aus baumwollenem Gewebe (System Lahmann) immer mehr in Aufnahme kommen, da sie die Erkältungsgefahren ausserordentlich verringern. Die übrige Kleidung sei aus nicht zu schwerem Wollenstoff; am besten bewähren sich die sogenannten Sommerloden gegen alle Angriffe der Witterung.

5. Auf mehrtägigen Wanderungen ist der Plaid niemals zu vergessen, der eine viel mannigfaltigere Verwendung und leichtere Verpackung zulässt als der Ueberzieher und namentlich bei Regenwetter viel besser vor Erkältung schützt. Zum Ersatz dienende Wäsche und Kleidung wird in einem Ranzen oder Tornister auf dem Rücken getragen. Er wird am besten und leichtesten aus undurchlässigem braunem Segeltuch gefertigt. An der Seite zu tragende Umhängetaschen sind zu verwerfen, weil sie die Brust einengen und nur eine Schulter belasten. (Ueber die weitere Ausrüstung vergl. Fleischmann a. O. S. 13 und 25 und Bach a. O. S. 135.)

6. Eine kleine Reiseapotheke für die ganze Reisegesellschaft, oder ist diese zu gross, für die einzelnen Abteilungen derselben ist stets mitzunehmen, Salicylvaselin, Salicylwatte, doppeltkohlensaures Natron, Spiritus aethereus (Hoffmannstropfen), Opiumtinktur, Pincette und Schere, Heftpflaster, ostindisches Pflanzenpapier und etwas alte Leinwand genügen im allgemeinen; ja, man kommt wohl auch mit Wenigerem aus.

7. Es ist darauf zu halten, dass die von Fussleiden oder Unwohlsein Befallenen dem führenden Lehrer alsbald Anzeige machen, damit gegen das Uebel eingeschritten und die gute Reiselaune wiederhergestellt werden kann.

8. Steht ein länger dauerndes Abwärtsgehen bevor, so ist es ratsam, unmittelbar vorher Halt zu machen und alle aufzufordern, dass sie prüfen, ob ihr Schuhwerk gut sitzt. Denn da bei jedem Schritt der Fuss mit Macht nach vorne in den Schuh oder Stiefel hinein geschoben oder gepresst wird, so tritt leicht ein Wundreiben der oberen Seite der Zehen ein, wenn das Schuhwerk nicht fest sitzt. Weichfüssler mögen sich dann, falls es nicht schon beim Frühaufstehen geschehen ist, etwas Salicylvaselin und Salicylwatte auf die Zehen legen. Alpenschuhe können für das Bergabgehen etwas fester geschnürt werden, damit die Füsse mehr im Spann festgehalten werden.

9. Feldflaschen mitzunehmen und sich die verführerische Gelegenheit zu bereiten, dass man in jedem Augenblicke, wo Einen das Gefühl des Durstes ankommt, trinken kann, ist mit hygienischen wie mit pädagogischen Rücksichten nicht vereinbar. Spirituosen sind entschieden zu verwerfen; denn auf augenblickliche Erregung erfolgt baldige Erschlaffung in erhöhtem Masse. Kalter Kaffee oder Thee hat sich bewährt. Aber wie junge Leute sind, sehr bald sind sie damit fertig und füllen die Flaschen

mit Wasser, um jedem Durstgefühl gleich nachzugeben; das ist von schädlicher Wirkung.*)

10. Dagegen erscheint es unbedenklich, auf dem Marsche in angemessenen Zwischenräumen haltzumachen und einen kräftigen Trunk Wasser zu geniessen. Auf den militärischen Märschen geschieht dieses seit geraumer Zeit ganz allgemein und ohne jeden Nachteil; ja es wird dadurch wohl mancher Hitzschlag vermieden. Aber auch für Schüler hegt man jetzt in der ärztlichen Welt kein Bedenken mehr dagegen, vorausgesetzt, dass es mit Plan und Mass geschieht und dass danach der Marsch oder eine andere Bewegung wieder aufgenommen wird. Auch für Bergsteiger wird das Wassertrinken vielfach empfohlen. Buchheister sagt (a. O. S. 20): „Ebensowenig wie es dem Fieberkranken schadet, wenn er seinen überhitzten Gaumen und brennenden Magen reichlich mit Eisstückchen kühlt, ebensowenig schadet dem erhitzten Bergsteiger der Genuss des erquickenden Wassers; im Gegenteil ist die reichliche Aufnahme desselben für den Körper notwendig, weil die durch das Schwitzen erzeugte Wasserentziehung aus dem Blute durch neue Zufuhr von aussen wieder ersetzt werden muss.“ Uebrigens macht jeder Wanderer und Steiger die Beobachtung, dass das quälende Durstgefühl von Tag zu Tag abnimmt, weil in der fortgesetzten Uebung die Muskelanstrengung und Schweisserzeugung mit jedem Tage geringer wird.

11. Viel streitiger ist die Frage, ob auf Turnfahrten ein kaltes Bad genommen werden kann. Fleischmann spricht sich dagegen aus, hauptsächlich aber um der grossen Verantwortung willen, welche der Lehrer damit übernimmt. Meding empfiehlt das Baden in seinen „ärztlichen Ratschlägen“, wenn er schreibt: „Aus eigener, jeden Sommer oft wiederholter Erfahrung, aus der Erfahrung neuerer Feldärzte, aus den Erfahrungen unseres deutschen und des klassischen, griechischen und römischen Altertums kann ich versichern, dass all' diese Glut, diese Leiblösigkeit einem frischen Wohlbehagen Platz macht durch ein kühles Bad. — Nicht das Baden erkältet, sondern das lange Abkühlen vor dem Baden. Ist das Atmen ruhig, der Herzschlag gleichmässig geworden und nicht mehr beschleunigt, die Haut trocken, dann erst entkleide man sich und tauche sofort den ganzen Körper ins Wasser. Je nach der Ermüdung und Gewöhnung mache man sich mehr oder weniger heftige Bewegung und verweile kürzere oder längere Zeit im Bade, bestimmt aber nicht allzulange.“ Unsere eigenen Er-

---

*) Dehio (Dorpat) und Finkelnburg empfehlen mit Recht im „Centralblatt f. allg. Gesundheitspflege“, dass Schüler wie überhaupt so namentlich bei Turnfahrten und ähnlichen Gelegenheiten mehr vom Biergenuss ab- und dem Kaffee- und Theegenuss zugewendet werden sollten. Sie thuen dies auf grund der Untersuchungen über den Einfluss dieser beiden Getränke „auf die Dauer psychischer Vorgänge im Vergleich mit den Wirkungen des Alkohols. Welch herrliche Wirkungen haben einige Tassen Thee nach einem ermüdenden Tagesmarsche auch in der grössten Sommerhitze!

fahrungen stimmen mit den Meding'schen überein. Kannten wir unsere Leute, waren wir ihrer als fester Jungen gewiss, so haben wir uns nicht gescheut, in den Alpen und im Harz wie in den Seen der Havel und Spree ein Schwimmbad zu nehmen; wir haben es mit 5, aber auch mit 30 gethan, und zwar nicht selten mitten auf dem Marsche. Konnte es nicht im Anschluss an eine Badeanstalt geschehen und ging es hinaus in den offenen See, so sorgten wir natürlich für einen begleitenden Kahn. Uebrigens meinen wir, dass in warmen Sommertagen das Abwarten der völligen Trocknung der Haut unmöglich ist, und befürchten, dass dabei gerade die von Meding angedeutete Erkältung vor dem Bade eintreten könnte. Es ist hier nicht der Ort, auf diesen Gegenstand näher einzugehen. Wir wollen immerhin nicht unterlassen, auf die von Fleischmann geltend gemachten Bedenken hinzuweisen und raten nur demjenigen, eine in die Turnfahrt eingelegte kleine Schwimmfahrt zu unternehmen, welcher sich die ausreichende Umsicht und Erfahrung zutraut und seine Begleiter ganz in der Gewalt hat. Die wohlthätig erfrischende und kräftigende Wirkung einer Turnfahrt wird durch ein gelungenes Bad gewiss erhöht.

12. Auf einen guten und ausreichenden Schlaf muss auf einer mehrtägigen Turnfahrt geachtet werden. In heissen Sommertagen kann man in die Mittagsrast mit Vorteil ein Schläfchen aufnehmen. Die Hauptsache aber bleibt der erquickende Nachtschlaf. Der Führer kann für ihn am besten sorgen, wenn er für alle Turnfahrer ein gemeinsames Nachtlager auf Streu oder Matratzen zurichten lässt; denn wenn auch der Anfang und Schluss der ersten Nacht durch verschiedene Spässe vielleicht etwas unruhig wird, so wird doch so in den folgenden Nächten am gleichmässigsten geschlafen. Heutzutage gehen aber die meisten Wirte lieber auf Verteilung der Mannschaften in die einzelnen Stuben und Betten zu ermässigten Preisen ein; dann ist jedenfalls darauf zu halten, dass nicht zwei in einem Bette schlafen und dass die Zimmerthüren unverschlossen bleiben. Man gehe rechtzeitig schlafen und wecke früh seine Leute, um in den schönen Morgenstunden der Sonne rüstig und frohgemut entgegen gehen zu können.

13. Um festzustellen, welche Nahrungsmittel auf einer längeren Wanderschaft die empfehlenswertesten sind, berechnet Buchheister (a. O. S. 13 ff.), dass

1000	g	Fett, Speck, Butter und Schmalz	760	g	Kohlenstoff	geben.
„	„	Weizenmehl	400	„	„	„
„	„	Käse	280	„	„	„
„	„	Schwarzbrot	240	„	„	„
„	„	Eier	145	„	„	„
„	„	Fleisch	115	„	„	„
„	„	Milch	70	„	„	„

Zur Kräftigung unserer angestrengten Muskeln bedürfen wir aber auch vor allen Dingen der Eiweissstoff enthaltenden

Nahrungsmittel, die gerade die kohlenstoffärmsten sind. Es enthalten nämlich:

1000 g	Käse	430 g	Eiweiss,
„ „	Muskelfleisch . .	220 „	„
„ „	Eier	130 „	„
„ „	Schwarzbrot . . .	85 „	„

während Speck, Butter und Schmalz keins enthalten. Man mag also auf Alpenwanderungen, die auf zwei oder mehr Tage von den Gasthäusern fern halten, dem Rate Buchheisters folgend Butter oder Speck, Brot und Käse mitnehmen und, wo man in eine Hütte kommt, sich einen „Schmarren" bereiten lassen.

Für unsere Schülerturnfahrten sind diese Ratschläge zwar wenig bedeutungsvoll, da wir uns auf ihnen wohl nicht leicht über einen Tag hinaus von den Wohnstätten der Menschen entfernen; aber sie geben uns immerhin einen Anhalt für die Wahl der Nährstoffe und Speisen, auf welche wir unser Augenmerk zu richten haben, denn nicht selten kommen wir doch erst wieder zum Abend unter ein gastliches Dach.

Wie sind nun die Mahlzeiten einzuteilen und einzurichten? Ein Morgenimbiss mit Kaffee oder Thee gleich nach dem Aufstehen wird von jedermann für nötig gehalten. Das zweite Frühstück in Gestalt eines tüchtigen Butterbrotes mit Belag von Käse, Wurst oder Braten wird mitgenommen und nach 2—3stündigem Marsche auf einer schönen Raststätte im Grünen in der Nähe eines Quells oder Baches verzehrt. Ein warmes Mittagbrot wird in der Regel nicht eingenommen, dagegen ein Kaffee mit reichlichem Zubehör nicht versäumt. Die Hauptmahlzeit fällt auf den Abend nach des Tages Marschleistung: sie besteht in einem reichlichen Masse von Suppe, Brot, Fleisch und Gemüse. So bleibt man den Tag über stets wanderfrisch, ohne Verstimmung des Magens und ohne üble Laune. —

Dass Mädchenturnfahrten vom hygienischen Standpunkt nicht nur unbedenklich, sondern sogar recht empfehlenswert, ja notwendig sind, glauben wir a. O. S. 119—122 dargethan zu haben und können auf die weitere Bestätigung unserer Beobachtungen und Betrachtungen im VII. Kapitel von Fleischmanns „Anleitung zu Turnfahrten" verweisen. Die Unterschiede, welche zwischen dem Knaben- und Mädchenturnen obwalten, haben nicht mindere Geltung für die Turnfahrten beider Geschlechter. Sind die Knabenturnfahrten zugleich als Uebung im Marschieren, in der Enthaltsamkeit, Dauerbarkeit zu betrachten, so gewinnen die Mädchenturnfahrten ihre richtige Gestalt wohl hauptsächlich durch mädchenhafte Bewegungs- und Wettspiele. Indessen bringen 12 bis 15jährige Mädchen doch auch 3—4 Stunden Marsch ohne Uebermüdung in Halbtagsausflügen zu Stande.

Wenn erfahrungsgemäss viele Schülerinnen der höheren Mädchenschulen bei ihrer oft fast übertriebenen Gewissenhaftigkeit in Erfüllung der Schulpflichten, über die sie sich weit weniger leicht als Knaben hinwegsetzen, eine Ueberbürdung oder Ueberreizung erfahren, so ist es eine gesundheitliche Notwendigkeit, dieser schädlichen Einwirkung der Kopf- und Sitzarbeit durch reichliche Bewegung im Freien entgegenzuarbeiten, die Mädchen nicht minder als die Knaben zu Wanderungen und Spielen auf die Wiese und in den Wald hinauszuführen, sie aber auch auf weiteren Ausflügen aus der Heimatstadt nicht bloss im „Blindekuhwagen" fahren zu lassen, wie Jahn sagen würde, sondern sie dort auch anzuleiten und anzuhalten zu freiem Wandern, Steigen, Atmen.

Ein verständiges und beachtenswertes Wort finden wir in dem Jahresberichte der Königlichen Elisabetschule zu Berlin für das Schuljahr 1888/89. Dort sagt der Direktor Dr. St. Wätzoldt den Eltern der Schülerinnen: „Die Schülerinnen sind zur Teilnahme an den Schulfeierlichkeiten verpflichtet. Dazu gehören die Klassenausflüge im Sommer. Diese Ausflüge haben auch einen erziehlichen Zweck. Sie sind so billig als möglich eingerichtet, und alle Vorsicht wird angewendet, so dass eine Dispensation davon nur dann erfolgen kann, wenn Hinderungsgründe vorliegen."

Wir verweisen insbesondere noch auf die Worte von Fräulein J. Hamilton Fletcher, welche in Schornsteins „Zeitschrift für weibliche Bildung" ins Deutsche übertragen sind; die rüstige Engländerin sagt: „Wir haben ein Mittel, uns Mädchen Gesundheit und Kraft anzueignen, ohne unsere ganze Lebensweise ändern zu müssen: wenn wir nämlich alle lernten zu gehen. Wie selten aber haben wir ein junges Mädchen oder eine Frau kennen gelernt, welche 5 englische Meilen (= 1 deutschen) ohne Anstrengung gehen konnte! Gehen ist aber eine angenehme Art, sich Bewegung zu machen, wenn man die Kunst wirklich versteht. Man kann sie aber durch Uebung erlangen. — Um mit Nutzen und wahrem Vergnügen zu gehen, muss man in der Jugend dazu angehalten werden, täglich eine bestimmte Strecke in gleichmässigem Zeitmass zu gehen. Man muss mit kleinen Entfernungen beginnen und dieselben allmählich ausdehnen. Der Gang, anfänglich langsam, muss gleichfalls allmählich schneller werden, bis man das gewünschte Zeitmass erlangt. Wenn die Mütter darauf achten wollten, ihre Töchter ungefähr vom zwölften Jahre an im Gehen zu üben, so würden wir das Vergnügen haben, unsere Mädchen und Frauen mit Anmut, Würde und Behendigkeit durch die Strassen schreiten zu sehen, und wir würden dadurch auch unseren geselligen Genüssen eine neue Art hinzufügen können. Unsere Mütter und Schwestern könnten ihre Gatten und Brüder auf Fusstouren begleiten, wie sie sie auf Reisen mit dem Dampfwagen oder mit dem Dampfschiffe begleiten."

Turn- und Spielfeste. Es ist nichts natürlicher, als dass da, wo sich in der Schule ein gesundes und munteres Turn- und Spielleben entwickelt hat, von Zeit zu Zeit auch ein Turn- und Spielfest veranstaltet wird. Erwünschte Gelegenheit dazu bieten die vaterländischen Festtage; insbesondere ist der Sedantag für solche

Veranstaltungen beliebt geworden. Solche Feste erfüllen uns mit dem unserem ganzen Wesen wohlthuenden „Gefühle des Frohsinns, welches zu Thaten ermuntert und das Gemüt gegen die anhaltenden Mühseligkeiten stählt, welche von jeder langen und stillen Arbeit unzertrennlich sind“; es ist dann oft, als blieben nur wenige erhabene und mächtige Gedanken übrig, welche alle Seelen gleichmässig beherrschen.*) Schon um dieses Aufschwunges unseres ganzen Wesens willen sind solche Feste wie vom pädagogischen so auch vom hygienischen Gesichtspunkte aus nicht gering zu achten. Aber um diesen Zweck zu erreichen, bedürfen sie einer guten Vorbereitung, Anordnung und Leitung. Wo Verwirrung herrscht, wird das Auge beleidigt, wo Zweckwidrigkeit waltet, wird Unfrieden und Missmut hervorgerufen. Es kommt also darauf an, dass die ganze Masse der Schüler wohldiscipliniert ist, dass leicht und schnell jeder den ihm in der allgemeinen Aufstellung, Marsch- und Spielordnung zukommenden Platz findet, dass alle Schüler zu jeder Zeit in angemessener Weise beschäftigt sind. Wenn bei Schulbehörden, Direktoren und Lehrern eine Abneigung gegen die Veranstaltung solcher grösseren, die ganze Schule umfassenden Feste vorhanden ist, so liegt dies zum guten Teil daran, dass ihnen aus dem Mangel an siner solchen die Massen regelnden und auch in freier Spielbewegung zusammenhaltenden Taktik zu viel Mühe und Verdruss erwächst; wird es doch manchem Lehrer schon schwer und lästig, bei solcher Gelegenheit seine einzelne Klasse in Zug und Ordnung zu halten. Von hervorragenden Schulmännern hat C. G. Scheibert in seiner Schrift „Wesen und Stellung der höheren Bürgerschule“ (Stettin, 1848) gezeigt, wie der Turnplatz als Lebensschule diese Ordnung zu schaffen berufen ist. Je mehr Lehrer nun an dem Leben und Ueben auf dem Turnplatz teilnehmen, desto leichter und erspriesslicher wird sich ein solcher festlicher Auszug veranstalten lassen. Wir können aus eigener Erfahrung sprechen, wie wir sie in dem Wanderbuche**) niedergelegt haben, und wir können darauf hin solche Wald-, Spiel- und Turnfeste nur angelegentlich empfehlen. Der Lohn, welcher den Lehrern aus den gehabten Anstrengungen erwächst, liegt in der erhöhten Frische und Arbeitsfreudigkeit der Schüler, in der grösseren Aussöhnung zwischen Schule und Leben, wie sie die Schüler bei solcher Gelegenheit dankbar empfinden, in dem Bewusstsein, dass die gesunde Bildung der Schüler auch nach dieser Seite gefördert ist. Ja, auch der Gesundheit wird durch diesen bewegungsreichen Aufenthalt im Freien ein grosser Dienst erwiesen, insbesondere wenn die Schüler es lernen und verstehen, bei solchen Gelegenheiten sich in jeder Beziehung massvoll zu halten, sich an der Natur, am Spiel, an der eigenen Jugendfülle zu freuen und nicht in Völlerei oder Rohheit zu verfallen. Vorbilder sind uns wiederum

---

*) Siehe J. C. Lion, „Turnfeste“ im „Turner“ Jahrgang 1850.

**) Dort ist z. B. S. 152—158 das „Waldfest“ des Falk-Realgymnasiums in seinen Einzelheiten beschrieben.

die vielgepriesenen Hellenen, die von Olympia nach Salamis und Plataeae zogen, und Mahner bleibt uns der alte Jahn, der in seinem „deutschen Volkstum“ für die Erneuerung der alten deutschen Spiele und Wettkämpfe bei festlicher Gelegenheit eintritt.

Bei wohl angelegten und wohl durchgeführten Jugendfesten aber werden, so meinen wir, nicht bloss die sich fröhlich tummelnden Schüler, sondern auch die zuschauenden Freunde und Angehörigen an das Wort des alten Testamentes gemahnt: „Gesund und frisch sein ist besser, denn Gold, und ein gesunder Leib ist besser denn gross Gut. Es ist kein Reichtum zu vergleichen einem gesunden Leibe.“

Fechten. In der Systematik der Turnübungen (S. 416) haben wir bereits das Fechten als eine Turnübung bezeichnet und zwar a) das Fechten auf den Hieb, b) auf den Stoss, c) auf Hieb und Stoss. Damit schliessen wir uns Jahn an, der das Fechten eine wesentliche Hauptübung nennt, die zur vollständigen Turnbildung ganz unentbehrlich sei. Daraus folgt für uns aber auch, dass wir uns für die Einführung des Fechtunterrichts in die obersten Klassen höherer Lehranstalten erklären; und zwar meinen wir in erster Linie das Stoss- oder Florettfechten. Denn dieses erfordert mässigere Kräfte als das Hieb- und Gewehrfechten und hat den höchsten gymnastischen Wert von allen Fechtarten. Es wird dabei nicht nur die grösste Geistesgegenwart, sondern auch die sofortige Umsetzung des Willens in That erfordert. Der Körper wird dadurch an augenblicklichen Gehorsam, das Auge an grösste Präzision gewöhnt. Das Auge muss des Gegners Auge und kleinste Bewegung mit grösster Schärfe zum Zwecke der eigenen Deckung verfolgen und zugleich jede Blösse des Gegners für den Angriff wahrnehmen, um in demselben Augenblick die Hand und den ganzen Körper zu den für Deckung oder Stoss nötigen Bewegungen zu bringen. Die Stellung und Haltung des Körpers ist dabei in den Beinen und Armen elastisch federnd, die Brust tritt frei heraus, die Tiefatmung wird durch die erhobenen Arme begünstigt. Die Bewegungen der Beine zum Ausfall, der Arme zum Stoss verstärken die wohlthätige Wirkung, indem sie den ganzen Körper in Mitthätigkeit versetzen. Zur Verbesserung unserer Körperhaltung dienen schon die Vorübungen; auf sie ist ein gehöriges Mass von Zeit zu verwenden, damit das eigentliche Fechten gut erlernt werde. Doch wie wirken erst die verabredeten und freien Gänge belebend auf alle Organe! — Macht aber das Stossfechten besonders gewandt und flink, so ist es gerade den zur Schwerfälligkeit neigenden Deutschen besonders zuträglich zur Veredelung der Rasse.*)

---

*) K. Friedlaender sagt im Programm des Elbinger Realgymnasiums 1868: „Die Vorzüge des Stossfechtens vor dem Hiebfechten inbezug auf Ausbildung einer guten Körperhaltung, kräftige und schöne Bewegungen, allseitige Durcharbeitung des Körpers liegen für jeden Sachkenner zu Tage. Die

Man pflegt diese Uebungen im Saale vorzunehmen und zu Jahns und Friesens Zeit wurden hauptsächlich die Wintermonate, welche das Turnen im Freien unmöglich machten, auf sie verwendet. Aber man kann sie auch unbedenklich in's Freie verlegen, wenn der Boden einigermassen fest ist, und man wird dadurch die Vorteile der Tiefatmung noch erhöhen. An dem Falk-Realgymnasium zu Berlin werden in dieser Weise schon seit Jahren die Schüler der Prima und Obersekunda Winter und Sommer in 2 wöchentlichen fakultativen Unterrichtsstunden im Stossfechten unterwiesen, so zwar, dass in der einen nur die Vorfechter aus- und fortgebildet, in der anderen die übrigen Fechter teils durch den Lehrer, teils durch die Vorfechter angeleitet werden. Es darf kaum erwähnt werden, dass diese Fechtübungen zur gleichmässigen Durchbildung des Körpers immer links wie rechts vorgenommen werden, wie dies Jahn schon streng forderte. Es bewährt sich diese ganze Einrichtung durchaus in pädagogischer wie in gymnastischer und hygienischer Hinsicht; sie bestätigt in der Praxis das, was vorher die im Anschluss an die deutschen Turnlehrerversammlungen abgehaltenen Fechtlehrerversammlungen oder Abteilungen für Fechtunterricht beraten und gefordert haben.

Die Sache ist nichts Neues. Sehen wir von den älteren deutschen Fechtbüchern ab und fragen wir, wie die Aerzte sich zur Ausübung der Fechtkunst gestellt haben, so bemerken wir, dass im vorigen Jahrhundert Tissot das Fechten als eine Leibesübung empfohlen hat, welche dem Körper eine „natürliche, feste und majestätische, dem Könige der Tiere geziemende Stellung und Haltung“ verleihe. In diesem Jahrhundert kennzeichnete u. a. Friedrich (Dresden) das Fechten in gleichem Masse wie das Turnen als Schutz- und Heilmittel gegen körperliche Leiden. Riant rühmt in seinen „leçons d'hygiène“ die physiologischen Wirkungen des Fechtens. Hüppe preist das Fechten, insbesondere das Stossfechten, weil es einen veredelnden und verschönenden Einfluss auf den Körper ausübt, also auch dem Anatomen und Physiologen gerecht werde.

Schulpädagogen, welche die Sache mit ihren Primanern praktisch geübt haben, bemerken, dass dadurch ein ehrenfesteres Verhalten der Schüler herbeigeführt worden, das sie von Winkelkneipen oder noch schlimmeren Orten ferngehalten habe.

Von Turnpädagogen hebt schon Vieth (1763—1836) in eingehender Erörterung als Wirkungen des Fechtens hervor: 1) Kraft und Gewandtheit, 2) Mut und Geistesgegenwart, 3) Männlichkeit und Festigkeit in Haltung und Stellung. Er erkennt auch den höheren gymnastischen Wert des Stossfechtens an, wenn er sagt: „Das Stossfechten ist weit künstlicher und zierlicher, hat wohl

Leichtigkeit und Ungefährlichkeit der Uebungswaffe, ihre Unbrauchbarkeit als Werkzeug kindischen Renommierens kommen als nicht zu unterschätzende pädagogische Vorteile hinzu. Wir haben das Vergnügen gehabt, eine hübsche Anzahl gewandter und eifriger Fechter zu erziehen und auch an den weniger begabten Schülern eine günstige Einwirkung dieser Uebungen auf Körperhaltung und Anstand vielfach zu konstatieren.“

mehr Regeln und Abwechselungen und dient mehr zur Bildung des Körpers als das Fechten auf Hieb." Eiselen (1793—1846) und Lübeck haben in ihren Fechtbüchern gezeigt, wie das Fechten im Anschluss an den Turnunterricht in Schulen eingeführt werden könne. Sie heben auch schon hervor, dass viele Vorübungen zum Fechten in den Kreis der Frei- und Stabübungen aufgenommen werden können, was dann M. Boettcher (Görlitz) in seinem „Turnunterricht für Gymnasien und Realschulen" im Einzelnen ausgeführt hat. Auch hier will Lübeck mit dem Stossfechten die fechterische Ausbildung begonnen wissen, weil es das „für den Zweck der körperlichen Erziehung geeigneteste Fechten" sei, während Eiselen das Hiebfechten an die Spitze stellte. Das preussische Kultusministerium hat sich auf den Standpunkt von Lübeck gestellt, wenn es in einer Verfügung vom 4. Dezember 1861 ablehnt, einen „über das Stossfechten hinausgehenden Fechtunterricht zu genehmigen;" allerdings ist diese Ablehnung lediglich aus pädagogischen Bedenken geschehen.

Als im Jahre 1879 von Seiten des Kuratoriums für das städtische Turnwesen Berlins an die Direktoren der 10 kommunalen Gymnasien und 8 Realgymnasien, beziehungsweise Ober-Realschulen, eine auf Einführung des Fechtunterrichts bezügliche Anfrage gerichtet wurde, verhielten sich alle bis auf 5 (2 von Gymnasial-, 3 von Reallehranstalten) abweisend. Die zustimmenden Direktoren äusserten sich im Wesentlichen übereinstimmend dahin, dass

1) die durch den Fechtunterricht vermehrte körperliche Kraft und Gewandtheit auf die intellektuellen Kräfte der Schüler der oberen Klassen günstig zurückwirke, der Fechtunterricht also die wissenschaftlichen Arbeiten nicht schädige, sondern fördere; dass durch das Dispositionsrecht des Direktors inbetreff der Teilnahme jede Besorgnis in letzterer Beziehung hinfällig werde und die Erlaubnis zur Teilnahme als Auszeichnung für tüchtige Schüler betrachtet werden würde;
2) als obere Klassen die Obersekunda und Prima zu betrachten seien;
3) angesichts der das Hiebfechten untersagenden Ministerial-Verfügung vom 4. December 1861 der Fechtunterricht auf das Stossfechten zu beschränken sei."

Zum Zwecke der Einführung des Fechtunterrichts teilte das Kuratorium folgenden vom damaligen Direktor des Sophien-Realgymnasiums ausgearbeiteten Plan mit:

1) In den Plan der Frei- und Ordnungsübungen der Tertia wird die Einübung der Stellungen und Ausfälle zum Stoss-, Hieb- und Gewehrfechten aufgenommen.
2) Bei den Frei- und Stabübungen der Sekunda und Prima werden Vorübungen zu jenen 3 Fechtarten in folgender Weise vorgenommen:
   a. Sommersemester I. Quartal: Vorübungen zum Stossfechten mit den kleinen Holzstäben (Windestäben).

b. Sommersemester II. Quartal: Vorübungen zum Hiebfechten mit den kleinen Holzstäben.
c. Wintersemester I. Quartal: Allgemeine (Ausfall-) Uebungen mit dem kurzen Eisenstabe.
d. Wintersemester II. Quartal: Vorübungen zum Gewehrfechten mit dem kurzen Eisenstabe mit gelegentlicher Wiederholung der Uebungen des Sommers.

3) Es werden ausser den pflichtmässigen zwei Turnstunden zwei fakultative Fechtstunden angesetzt, an welchen die Schüler der Prima und Obersekunda teilnehmen dürfen, soweit sie sich dieses Zeichens des Vertrauens nicht unwürdig gezeigt haben.

Auf der neunten deutschen Turnlehrerversammlung (Berlin 1881) nahm die Abteilung für Fechten folgende Thesen an:

1) Die Versammlung empfiehlt die Einfügung des Fechtunterrichts in den Turnunterricht der obersten Klassen höherer Lehranstalten.
2) Sie sieht als Grundlage desselben das Stossfechten an.
3) Sie sieht es als wünschenswert an, dass die Vorübungen zum Fechten bereits in das Freiübungsgebiet der Tertia aufgenommen werden.
4) Sie erklärt sich dafür, dass in Prima und Sekunda (resp. Obersekunda) neben den zwei turnerischen Pflichtstunden besondere Stunden für Fechtunterricht angesetzt werden.
5) Sie hält es für geboten und betrachtet es als dauernde Aufgabe der deutschen Fechtlehrerversammlungen, wie in der Kunstsprache so auch in der Betriebsweise, insbesondere in der Stossfechtschule, eine einheitliche Gestaltung anzubahnen.

Wir schliessen uns diesen Sätzen an und möchten den Bedenklichen die Frage vorlegen: Wenn auf den Ritterakademieen und Kadettenanstalten ohne Schaden, ja zum Vorteil der Disciplin und Gesundheit der Zöglinge das Fechten betrieben, und wenn dadurch ein freieres, männlicheres Wesen und Auftreten gefördert wird, warum soll nicht allen Jünglingen, welche dereinst lehrend, leitend und lenkend auf Volk und Vaterland wirken sollen, eine gleiche gymnastische Bildung zu Teil werden?

Was aber die Methode und Schule des Stossfechtens anbetrifft, so unterscheidet man besonders 2: die deutsche und die französische. Die französische ist mit geringen Abweichungen nach Schweden übertragen und von dort wiederum mit einigen Aenderungen durch Rothstein auf die preussische Centralturnanstalt übernommen worden. Dort hat sie sich unter Berücksichtigung praktisch militärischer Gesichtspunkte einfach und selbständig weiter entwickelt. In der Königlichen Turnlehrerbildungsanstalt sind schon mehr Elemente der deutschen Schule aufgenommen worden, so dass die dort massgebende Methode als eine eklektische bezeichnet werden kann. Die reine deutsche Stossfechtschule ist auf Kreussler (Jena) zurückzuführen. Durch Roux und vor allen Dingen durch

Fr. Friesen*) und dessen Schüler E. Eiselen ist das deutsche Stossfechten wieder zur Würde einer Kunst erhoben worden. Das jüngste, vollständigste und übersichtlichste Bild derselben bietet J. C. Lions „Stossfechten zur Lehre und Uebung" (1882).

Aerztlicherseits wird das Stossfechten insofern als ein höchst wichtiges Prophylaktikum gegen chronische Brustleiden betrachtet, als es einen schmalen Brustkasten erweitert, die hiermit verbundene Verflachung der Subclavikular-Gegend hebt und folglich den gefährlichen Druck auf die Lungenspitzen beseitigt.

Eislauf. Der Eislauf wird von GutsMuths eine Bewegung genannt, die alles übertrifft, was Bewegung heisst. Aber sein gymnastischer Wert ist verhältnismässig erst spät erkannt und in weiteren Kreisen verwertet worden. Mehr als alle anderen haben wohl unsere Dichter Klopstock und Goethe zu seiner Verbreitung in den Kreisen der höher Gebildeten beigetragen. GutsMuths, Vieth und Jahn haben ihn in den Kreis der gymnastischen Uebungen aufgenommen und so dieser Bewegungsart, die bis dahin nur in einzelnen Gegenden von besonderen Volksklassen gepflegt und wie das Schlittenfahren fast nur als praktisches Verkehrsmittel im Winter verwendet wurde, weitere Verbreitung und kunstmässige Gestaltung verschafft. Der Fortschritt von der rein praktischen und naturalistischen Ausübung des Eislaufs zu seiner gymnastischen Gestaltung zeigt sich nicht nur in der steten Vervollkommnung des Eisschuhes,**) sondern auch in den Schriften über das Schlittschuhlaufen, wie ein Vergleich zwischen Vieths Anweisungen in seiner Encyklopaedie der Leibesübungen mit Zindels Eislauf (1825), A. Mauls Schlittschuhschleifen (1859), Brinks Schlittschuhfahrkunst (1881) und Huxhagens Uebungsschule des Eislaufs (1888) deutlich zeigt. Auch ist die Darbietung von Eisbahnen nicht mehr dem Zufall überlassen; man kommt der Natur zu Hilfe, indem man nach Schneefall Bahnen auf den Flüssen, Kanälen und Seeen kehrt; man verlängert die verhältnismässig kurze Eislaufzeit und befreit das Vergnügen des Eislaufs von den ärgsten Gefahren, indem man auf Wiesen, Gärten, Höfen mittels künstlicher Ueberschwemmung und Ueberrieselung wohlgepflegte Bahnen anlegt. Freilich hat sich auch der Sport und die Spekulation der Sache bemächtigt: die Sportvereine und Eisbahn-Besitzer oder -Pächter nehmen Preise, welche die minder Bemittelten oder gar die gänzlich Unbemittelten

---

*) Ihn nennt Jahn in jener klassichen Stelle seiner „Turnkunst" einen Meister des Schwerts auf Hieb und Stoss, kurz, rasch, fest, fein, gewaltig und nicht zu ermüden, wenn seine Hand erst das Eisen fasste. Siehe auch Eulers Biographie Friesens (1885) S. 14 und Wasmannsdorff-Böttcher „das deutsche Hiebfechten der Berliner Turnschule" (1882), Vorrede S. XVI—XVIII.

**) Die Bibliothek zu Bern und das British-Museum in London besitzen Schlittschuhe aus Pferdeknochen, deren Alter in die Pfahlbauzeit hineinreichen soll. Der stählerne Schlittschuh mit Holzgestell und Riemen scheint in Friesland erfunden worden zu sein.

von den Freuden und segensreichen Wirkungen des Eislaufs ausschliessen; denn die Polizei gestattet ihn nur auf den abgesteckten Bahnen. Aber jugendfreundliche Menschen und Behörden haben an manchen Orten in opferwilliger Weise Rat geschafft. In München lässt seit 1886 die Stadtbehörde mittels der Hydranten die Schulhöfe überrieseln und stellt die so hergestellten Eisbahnen der Schuljugend an schulfreien Nachmittagen zu unentgeltlicher Benutzung zur Verfügung, während Lehrer gleichfalls unentgeltlich die Aufsicht führen. In Basel hat die Stadt Schlittschuhbahnen für die Schuljugend, aber ausserhalb des Schulgebäudes anlegen lassen. In Hamburg-Altona hat man in ähnlicher Weise gesorgt und auch Preisschlittschuhlaufen für Knaben von 10—15 Jahren veranstaltet. In Bonn hat der Verein für Körperpflege auf dem Arndtplatze eine Schlittschuhbahn eingerichtet, die allen zu unentgeltlicher Benutzung offen steht; und wer diese allgemeine Volksschule des Schlittschuhlaufs meiden will, der findet seine Rechnung auf der Bahn des „Bonner Eisklubs", der 12—1500 Mitglieder zählt. Sehr nachahmenswerte Einrichtungen weist Braunschweig auf. Dort hat sich, wie A. Hermann in Kotelmanns Zeitschrift für Gesundheitspflege (Jahrgang 1889, Heft 1) berichtet, im Winter 1872/73 ein „Eisbahnverein" gebildet und eine sehr segensreiche Wirksamkeit entfaltet, zumal er auch bei der Stadtverwaltung die dankenswerteste Unterstützung fand. Die Stadt kaufte einige geeignete Wiesengrundstücke an, um diese Gesamtfläche von 502 Ar für eine mässige Pacht jenem Vereine zu überlassen und durch Stauung der Ocker im Winter zu überrieseln. Die Absicht des Vereins ist, die Eisfreuden allen, auch den Unbemittelten, zugänglich zu machen. Sein Grundgesetz besagt etwa Folgendes: Die Anzahl der Mitglieder, welche in der Stadt ansässig sein müssen, soll nur 100 betragen, aus deren Mitte die Hauptversammlung 12 Vorstandsmitglieder wählt, welche wiederum aus ihrer Mitte den Vorsitzenden und Geschäftsführer bestimmen. Jedes Mitglied zahlt jährlich 2 Mark Beitrag. An Nichtmitglieder werden für den Winter Ausweisungskarten unter folgenden Bedingungen ausgegeben: 1. Jede einzelne Person zahlt 1 Mark. 2. Wer keine Ausweisungskarte für den Winter löst, zahlt für den jedesmaligen Besuch der Eisbahn an der Kasse sein Bahngeld, und zwar zahlen Erwachsene der Regel nach 10 Pfg. und Kinder, wie Schüler und Schülerinnen überhaupt 5 Pfg. Auch haben an manchen Tagen die Kinder ganz unbemittelter Eltern freien Zutritt. Im Winter 1886/87 betrugen die Einnahmen von 88 Mitgliedern mit 302 Familienangehörigen 176 M., von den Abonnenten 3178 M., der Ertrag der Tageskasse an 31 Eislauftagen 4733,10 M.; der Wiesengraswuchs brachte 370 Mark ein. Was die Ausgaben betrifft, so beträgt die an die Stadt zu zahlende Pacht 710 M., der Lohn der Aufseher, Kassendiener, Bahnarbeiter 1618,32 M., der Preis der Abendbeleuchtung 463,58, die Ausgabe für Drucksachen 445,95 M., für Unterhaltung der Dämme, Schleusen u. s. w. 672 M. Für Eisfeste, Musik, Wettpreise wurden

1180 M. verausgabt. Dem Hygieniker besonders erfreulich ist die Ersetzung des Erfrischungszeltes mit Bier und Spirituosen durch eine Kaffeeschänke, in welcher für 5 Pf. eine Tasse Kaffee mit Milch und Zucker verabfolgt wird.

Auch in Hamburg regt es sich; denn dort hat am 11. Dezember 1889 die von 200 Mitgliedern besuchte „Schulsynode“ folgenden Beschluss gefasst: „Die Schulsynode hält es im Interesse der körperlichen Entwickelung unserer Schuljugend und zur Ergänzung des Turnunterrichts der Schule für wünschenswert, dass unseren Schülern und Schülerinnen in der Winterzeit mehr als bisher Gelegenheit zu gefahrlosem, unentgeltlichem Schlittschuhlaufen gegeben werde. Die Synode ersucht deshalb die Oberschulbehörde, sich bei dem Senat dahin zu verwenden, dass für diesen Zweck geeignete Einrichtungen auf öffentliche Kosten getroffen werden, oder dass bei der Erneuerung von Kontrakten zur Herstellung von Eisbahnen auf dem öffentlichen Grunde, soweit thunlich, eine Klausel eingefügt werde, welche den Schulkindern die Vergünstigung unentgeltlicher Benutzung derselben für ein bis zwei schulfreie Stunden täglich gewährt.“

Möchten solche Bestrebungen und Einrichtungen doch an möglichst vielen Orten Nacheiferung und Nachahmung finden! Wie viel Verdienst ist da z. B. in der deutschen Reichshauptstadt noch übrig!

Der Eislauf weist alle Vorzüge der schnellen Bewegungen und Gleichgewichtsübungen auf, die wir oben gekennzeichnet haben, zumal er in freier Luft und in einer Jahreszeit gepflegt wird, in welcher die Jugend am meisten an die Stube gebannt ist. Gesundheit, Kraft, Ausdauer, Gewandtheit, Anmut in den Bewegungen werden sichtlich dadurch gefördert. Reine Luft, durchdringende, stärkende Kälte, Beschleunigung des Laufs der Körpersäfte, Anstrengung der Muskeln, Uebung so mannigfaltiger Bewegungen, reines Vergnügen rühmt GutsMuths als erfreuliche Begleiterinnen und wohlthätige Folgen des Eislaufs. Vieth erklärt ihn nicht nur für eine der angenehmsten, sondern auch für eine der gesündesten Leibesübungen. Uebertrieben, fügt er hinzu, kann er freilich wie jedes Andere schädlich werden; sonst aber ist er mit keiner zu heftigen Erschütterung verbunden und lässt sich bis zum sanftesten Wiegen mässigen. Das Einatmen reiner Frostluft verbreitet Wohlbehagen durch die ganze Maschine unseres Körpers und Elasticität durch jede Muskelfiber.

Vor welchen Uebertreibungen und Gefahren hat man die Jugend nun zu schützen? Die Gefahr des Einbrechens wird vermieden, wenn man sie nur auf abgesteckten oder künstlich hergestellten Eisbahnen sich tummeln lässt. Die Gefahr des Fallens ist nie ganz ausgeschlossen, aber sie ist um so weniger bedenklich, je früher man den Eislauf lernt; am besten geschieht dies mit 8 bis 10 Jahren, wo das Fallen geradezu noch Freude bereitet und fast als ein wesentlicher Bestandteil des Eisvergnügens betrachtet wird. Die Gefahr der Erkältung ist nicht vorhanden, wenn Vorsicht und Umsicht, bei Unbändigen auch Aufsicht nicht fehlt. Man meide also im Anfange das Laufen gegen den Wind oder schliesse jedenfalls den Mund bei diesem Laufe; man ziehe sich für das Laufvergnügen selbst nicht zu warm an, sondern hülle sich erst in warme Ueberkleider, wenn es zu Ende ist. Der Anfänger namentlich übertreibe das Laufen weder in der Dauer, noch in der Schnelligkeit. Die Jugend muss überhaupt dadurch auf die Eisfreuden vorbereitet sein, dass sie schon mehr durch tüchtige Gänge an die freie und kalte Luft gewöhnt wird. (Siehe Turnfahrten.) Wir müssen auf Grund unserer Beobachtungen und Erfahrungen Lion Recht geben, wenn er in seiner Besprechung der Huxhagen'schen Uebungsschule des Eislaufs *) sagt: „Wir erleben es von Jahr zu Jahr, dass unsere Jugend beiderlei Geschlechts, sobald das erste Frostwetter eintritt, in hellen Scharen den Eisflächen zuströmt, um der ersehnten Lust an der im Winter so oft verkümmerten Bewegung im Freien teilhaftig zu werden. Man freut sich dessen; aber nach wenigen Tagen mehren sich die Namen in den Krankenlisten der Schulen, und oft Wochen vorher, ehe der nahende Frühling die Eisdecke zum Schmelzen bringt, haben die Schüler die Lust am Schlittschuhlaufen verloren, es zieht sie nicht mehr hinaus, sie hocken wieder im Hause. Das ist die notwendige Folge davon, dass sie anfangs ohne eine verständige Vorbereitung aus der vorhergegangenen Hausgefangenschaft bis in die Nacht hinein auf die Eisbahnen hinausgelassen werden und man es ihnen nachsah, wenn sie erschöpft, durchfroren und erhitzt zugleich zurückkamen. Die Jugend vergisst es in der Erregung des Augenblicks zu leicht, dass man sich nicht ungestraft aus einem Extrem ins andere stürzen darf. Wir wollen ihr das Wintervergnügen nicht beschränken, aber darauf hinweisen, wie sehr Eltern und Lehrern anzuraten ist, namentlich im Anfange des Winters die Erlaubnis zum Eislaufe nicht auf zu lange Zeit auszudehnen und die sonst löbliche „Eisfreiheit“ nicht schon dann zu gewähren, wenn sich Teiche und Flüsse zum ersten Male bedecken, sondern erst etwas später in der Frostzeit, wenn eine gelinde Anpassung und Gewöhnung der Kinder an das Winterwetter und die Winterluft stattgefunden hat.“ So hebt auch Baginsky (Schulhygiene S. 412) hervor, dass es Sache der Eltern und Erzieher sei, den Aufenthalt auf dem Eise nicht zu lange währen zu lassen, bei allzustrenger Kälte aber und sehr scharfem Nordwinde der Jugend das Eisvergnügen überhaupt zu versagen. Jedenfalls, meinen wir, empfiehlt sich diese Fürsorge bei Kindern, die der gehörigen Abhärtung und Gewöhnung ermangeln.

Ob auch Mädchen Schlittschuh laufen sollen? Gegen Ende des vorigen Jahrhunderts sprachen dies die Philanthropinisten und J. P. Frank [1745—1821] **) in seinem System einer vollständigen

*) Siehe Zeitschrift für Schulgesundheitspflege 1889, Heft 4. S. 203.

**) Frank sagt unter anderem: „Das weibliche Geschlecht findet sich in den Niederlanden kräftig genug, um der Kälte mit flinkem Fusse Trotz zu bieten, währenddem unsere zimperlichen Dinger hinter dem Ofen Filet stricken.“

medizinischen Polizei als einen dringenden Wunsch aus. Aber noch in der Mitte unseres Jahrhunderts galt der Eislauf der Mädchen als etwas Seltenes und Auffallendes. Heutzutage hat das Leben die konventionellen und medizinischen Bedenken längst überwunden, und wir haben alle unsere Freude daran, wenn wir an einem schönen Wintertage die jungen Mädchen rosenwangig sich in anmutigen Bewegungen auf der Eisfläche wiegen sehen. Wenn sie es freilich den Brüdern an Schnelligkeit des Laufes und an spreizenden Bewegungen der Beine zur Hervorbringung grosser Bogen oder anderer Kunststücke gleichzuthun sich bemühen, dann werden wir ihnen allerdings nicht nur ein Klopstock'sches: „Künstele nicht!" zurufen, sondern auch hygienische Bedenken nicht unterdrücken können.

Was hat die Schule mit der Sache zu thun? — Es liegt auf der Hand, dass sie den Eislauf nicht in den Kreis der regelmässigen gymnastischen Uebungen aufnehmen kann. Wohl aber kann sie ihm mancherlei Förderung angedeihen lassen, sei es, dass der Turnlehrer oder ein anderer Lehrer, der sich gerne als einen Jünger Tjalfs bekennt, sich an die Spitze der eisfrohen Bewegung stellt, oder sei es, dass sie einen unter ihrer Botmässigkeit stehenden Platz der Jugend für diesen Zweck gewährt, oder dass sie ab und zu einen Nachmittag für die Erquickung durch eine Schlittschuhfahrt frei giebt. Der Sammel- und Tummelplatz kann dann eine grössere Eisfläche in unmittelbarer Nähe der Stadt sein. Erfrischender und die Nerven befreiender aber wird der Ausflug, wenn er weiter wegführt von dem Lärm und Gewühle der Grossstadt. Ja, mit rüstigen Schlittschuhläufern der oberen Klassen lässt sich wohl auch eine Tagespartie in die Ferne unternehmen, wie sie E. Lepère (Monatsschrift f. d. Turnwesen 1886, Heft 4) beschreibt. Es ist dies „eine Eisfahrt der Vorturnerschaft des Falk-Realgymnasiums in Berlin durch den Spreewald". Es heisst da in der Einleitung in Bezug auf die Nachmittagsausflüge: „Ein angenehmer Ersatz für die im Winter entweder gar nicht oder nur schwer durchzuführenden Fusswanderungen sind für Lehrer und Schüler des Falk-Realgymnasiums die vom Direktor veranstalteten Eispartieen, die von Zeit zu Zeit an einem Nachmittage unternommen werden. Das Ziel derselben war bisher immer die Havelbucht bei Schildhorn. Der Nachmittagsunterricht fällt an dem bestimmten Tage aus; statt dessen versammeln sich alle Schüler, welche Schlittschuhläufer sind und die Einwilligung ihrer Eltern erhalten haben, um 1 Uhr am Bahnhofe „Zoologischer Garten", von dem aus die Stadtbahn bis Station „Grunewald" benutzt wird. Hier ordnet sich der Zug und in munterem Zeitmass geht es (eine Wegstunde) durch den frischen Wald der Havel zu. Vorausgeeilt ist schon unter Führung des Turnlehrers Pape die Vorturnerschaft, um auf dem Eise die Grenzen bemerklich zu machen, die ein jeder im Laufe innezuhalten hat. Dann entwickelt sich in der sonst wohl stillen Havelbucht ein munteres Treiben, und nur zu schnell eilt die Zeit dahin (etwa 2 Stunden); aber sie muss innegehalten und gegen $4^3/_4$ Uhr der Rückweg nach Station Grunewald angetreten werden, um nicht den um 6 Uhr nach Berlin führenden Vorortszug zu versäumen.“ Die Schilderung der Spreewaldfahrt würde von dem Zwecke dieses Buches ablenken. Erwähnt sei nur noch, dass an der letzten Eislaufpartie in Schildhorn 370 Schüler teilgenommen haben und dass die Wirkung auch eine dem Arbeitsleben der Schule förderliche gewesen ist. Dass bei solcher Gelegenheit auch die von A. Maul (Schlittschuhschleifen Abschnitt VII.) aufgezählten und beschriebenen Künste und Spiele in grösserer oder kleinerer Gemeinschaft ausgeführt werden und die erfrischende Wirkung auf Körper und Geist erhöhen, bedarf nicht erst der Erinnerung.

So schliessen wir denn mit der von der sächsischen Direktorenkonferenz in Magdeburg 1880 angenommenen These:

„Das Schlittschuhlaufen der Schüler ist von der Schule zu begünstigen.“

Baden und Schwimmen. Kalte Waschungen und Bäder sind nach E. du Bois Reymond Turnen der glatten Hautmuskeln; sie involvieren eine Stärkung und Abhärtung, die dem ganzen Körper zu gute kommt. Die Haut funktioniert bekanntlich als Decke, als Absonderungsorgan und als Wärmeregulator des Körpers. Sie ist aber nur dann ihrer natürlichen Funktionen fähig, wenn sie heil und rein erhalten wird. Unrein wird sie nicht nur durch Stoffe von aussen, sondern auch durch die eigenen Absonderungen, und es entwickeln sich dann auf ihr die kleinsten Organismen als Krankheitserzeuger. Die Reinigung geschieht durch Waschungen und Bäder. Dass diese zugleich die Hautnerven erfrischen, wird uns schon durch das Gefühl allgemeiner Frische und Behaglichkeit klar, das nach einem Bade über uns kommt. Man unterscheidet wohl Reinigungs- und Erfrischungsbäder; doch eine strenge Scheidung in der Wirkung lässt sich nicht machen, wenn man auch sagen kann, dass die kalten Bäder mehr der Erfrischung, die lauwarmen mehr der Reinigung dienen.

Gymnastisch am wertvollsten sind jedenfalls die kalten Bäder und zwar besonders die Schwimmbäder; denn die Schwimmbewegungen sind hervorragende und wertvolle gymnastische Bewegungen, nicht nur für die Muskulatur und Atmung, sondern auch für den Knochenbau, weshalb sie für die Orthopädie mit Nutzen verwandt werden. Die Kenntnis und Verwertung der gesundheitlichen Wirkungen des Badens und Schwimmens ist nichts Neues; alle Naturvölker, die an Flüssen und Meeren wohnen, namentlich in den wärmeren Zonen, üben und pflegen es seit den ältesten Zeiten. Aber auch diejenigen Kulturvölker, welche den Wert der Gymnastik für die Erhaltung und Entwickelung ihres Volks- und Menschentums erkannt haben, huldigen der Schwimmkunst und den Bädern. In der musisch-gymnastischen Bildung der Hellenen spielte das Schwimmen eine wichtige Rolle; das sprichwörtliche μήτε νεῖν μήτε γράμματα (er kann weder schwimmen noch kennt er die Buchstaben) bezeichnete den gänzlichen Mangel jener musisch-gymnastischen Bildung, welche den freigeborenen Hellenen vor den Barbaren auszeichnen sollte. Die Römer pflegten das Schwimmen bis in die Zeiten überhandnehmender Verweichlichung, in welchen die prunkvollen warmen Bäder aufkamen. Rom und Byzanz zählten viele Hunderte von Volksbädern und prächtigen Thermen. Tacitus berichtet uns in seiner Germania vom Baden und Schwimmen der alten Deutschen. Im Mittelalter gehörte das Schwimmen zu den sieben ritterlichen Künsten. Aber die scholastische Bildung trat dem Baden im Freien entgegen, ja sie verbot es geradezu. Die öffentlichen und privaten Badestuben wurden eingerichtet und erhielten sich in Deutschland in grosser Verbreitung bis in die Zeiten des dreissigjährigen Krieges und der durch diesen veranlassten Verkümmerung und Verarmung; da zeigte sich deutlich, dass Armut der grösste Feind der Gesundheitspflege ist.

Es ist das Verdienst der Philanthropinisten, dass dem kalten Baden und Schwimmen sein Recht in der Pädagogik und Hygiene wieder eingeräumt wurde. Vor allem pflegte es GutsMuths mit seinen Zöglingen in Schnepfenthal, und er hat uns auf Grund dieser praktischen Erfahrungen jenes Schwimmbuch*) geschaffen, das die Grundlage der Methode der heutigen Schwimmkunst geworden ist. Jahn, der das kräftige Wörtlein gebrauchte, ein Nichtschwimmer habe immer die Wasserscheu und gehe aus Angst mit dem Schmutze der Haut, den er im Leben aufgesammelt, jämmerlich zu Grabe, Jahn betrachtete die Schwimmkunst als einen Teil der Turnkunst und bemühte sich mit That, Wort und Schrift um ihre Ausbildung und Verbreitung. Der General von Pfuel, der noch als Achtzigjähriger ein rüstiger Schwimmer war, förderte in Preussen das Werk Jahns nach dieser Richtung ganz besonders; seine sich an GutsMuths anlehnende Schwimmschule darf auch jetzt noch bei uns als die massgebende betrachtet werden. Theoretisch und litterarisch hat die Sache einen löblichen Abschluss in dem Schwimmbuch von H. O. Kluge und K. Euler gewonnen.**)

Der heisse Sommer des Weinjahres 1811, in welchem viele Leute beim Baden verunglückten, veranlasste die preussische Regierung, Verordnungen betreffs des Schwimmunterrichts zu erlassen. Zunächst wurde er namentlich beim Militär gepflegt, und mancher ehemalige Unteroffizier wurde dann Lehrer in einer bürgerlichen Schwimmanstalt. Im Jahre 1873 erschien eine Verordnung, nach welcher der Schwimmunterricht in sämtlichen preussischen Schullehrerseminarien eingeführt werden sollte. Die Königliche Turn-

*) GutsMuths, kleines Lehrbuch der Schwimmkunst, Weimar 1798.

**) Lehrbuch der Schwimmkunst. Für Turner und andere Freunde der Leibesübungen und zur Benutzung in Schul- und Militär-Schwimmanstalten unter Mitwirkung von Dr. K. Euler, herausgegeben von H. O. Kluge. Mit 9 Tafeln Abbildungen. Berlin 1870.

lehrerbildungsanstalt bietet den an ihren Kursen teilnehmenden Lehrern Gelegenheit zur Erlernung des Schwimmens und Schwimmunterrichts in einem zu diesem Zwecke gemieteten Bassinbade. Geschlossene Lehranstalten wie Schulpforta und Joachimsthal gewähren ihren Zöglingen regelmässigen Schwimmunterricht; das in einem besonderen Gebäude befindliche und Winter wie Sommer benutzbare Bassinbad des Joachimsthalschen Gymnasiums nach Eulers Plan kann als Muster für ähnliche Anstalten gelten. Als mustergiltiges freies Sommerschwimmbad ist uns immer die Leipziger Schwimmanstalt erschienen, die vor mehr denn 20 Jahren nach Lions Plan eingerichtet worden ist und als eine Quelle jugendlicher Freude und Gesundheit für Leipzigs Schüler angesehen werden kann. Wir wissen nicht, ob die Zeit kommen wird, in der, wie L. Burgerstein*) meint, die Schule so wenig ohne Vollbad gebaut wird, als sie heute ohne Turnsaal angelegt wird; jedenfalls aber möchten wir die beiden oben erwähnten Badeanstalten**) allen denjenigen zur Beachtung empfehlen, welche im Sinne der Beschlüsse der deutschen Turnlehrerversammlung in Salzburg (1874) und der sächsischen Direktorenkonferenz in Magdeburg (1880) zu wirken gewillt sind. Die deutschen Turnlehrer haben damals folgende These angenommen: „Der Schwimmunterricht bildet einen wesentlichen Bestandteil der körperlichen Erziehung der Jugend und soll wo möglich von Seiten der Schule geregelt und beaufsichtigt werden.“ Die These der Direktoren geht einen Schritt weiter, wenn sie sagt: „Die Schule hat die Verpflichtung, die Errichtung geeigneter Schwimmanstalten und die Teilnahme der Schüler am Schwimmunterrichte zu befördern und nötigenfalls die Aufsicht bei demselben zu übernehmen. Bei besonders günstigen lokalen Verhältnissen kann sie auch den Schwimmunterricht dem gymnastischen Unterrichte der Schule einfügen und für normal entwickelte, hinlänglich gekräftigte Schüler obligatorisch machen.“

In wie mannigfacher Weise die Beziehungen der Schwimmanstalt zur Schule hergestellt werden können, darüber können die Salzburger (S. 34 ff.) und Magdeburger (S. 86 ff.) Verhandlungen Auskunft geben. Als ein Bild engeren Anschlusses der Schwimmübungen an die Schule ist dort das Gymnasium in Burgsteinfurt angeführt, dessen Badeordnung auch bei L. Wiese (das höhere Schulwesen in Preusen I, 658) mitgeteilt ist. Der Schwimmunterricht wird danach unter stetiger Aufsicht eines Mitgliedes des Lehrerkollegiums erteilt. Dispensationen werden genau ebenso wie

*) L. Burgerstein, Gesundheitspflege in der Mittelschule S. 69.

**) Ihnen möchte ich unbedenklich als dritte die herrliche Anstalt in Schwabing bei München anreihen. Es giebt aber erfreulicher Weise auch noch genug andere in ihrer Art treffliche Schwimmanstalten im Vaterlande, namentlich in Städten an den deutschen Strömen. Oesterreich besitzt eine ganz ausgezeichnete Schwimmanstalt für eine Schule im Wiener Theresianum. Aber leichter kann man einfachere und billigere Schulschwimmanstalten an Seeen und Flüssen mit einer Schwimmbrücke, die auf Pfählen ruht, herrichten oder auch Floss-, Tonnen- und Pfahl-Schwimmanstalten, wie sie Euler in der Salzburger Turnlehrerversammlung beschrieben hat.

beim Turnunterricht behandelt. Die Schüler drängen sich mit Ausnahme einiger Wasserscheuer zum Unterricht, um möglichst bald die den Freischwimmern gewährten Vorrechte zu erlangen, die ihnen gestatten, in einem weiteren Raume und an jedem beliebigen Tage zu baden. Censiert wird das Schwimmen in dem am Ende des Sommersemesters ausgestellten Schulzeugnis.

Die preussische Unterrichtsverwaltung hat auf Grund solcher Beobachtungen erneut auf den Zusammenhang des Schwimmens wie des Eislaufs mit dem gymnastischen Unterricht in der Schule hingewiesen und zwar nicht erst in dem oben angezogenen Erlass vom 27. Oktober 1882, sondern, wie wir gesehen haben, auch schon früher, insbesondere aber in der Verfügung vom 10. September 1860, in welcher es ausdrücklich heisst: „Einem qualificierten Turnlehrer wird es auch nicht schwer fallen in die Schwimmübungen und andere körperliche Exercitien, wie das Schlittschuhlaufen, diejenige Ordnung und Gemeinsamkeit der Schüler zu bringen, welche den wünschenswerten Zusammenhang mit dem eigentlichen gymnastischen Unterricht erhält.“

In der That, wer da weiss und beobachtet hat, wie das kalte Bad selbst die Abhärtung und Widerstandsfähigkeit des Körpers fördert, wie die rhythmischen Bewegungen des ganzen Körpers beim Schwimmen die Thätigkeit der Lungen und des Herzens wohlthätig erhöhen und den Brustkorb erweitern, der kann nur wünschen, dass in dieser Richtung noch weit mehr geschehen möchte, als bisher. Natürlich ist auch hier Mass zu halten und Vorsicht zu beobachten. Nervenkranke mit sehr reizbarer Haut und solche, die an Epilepsie, Veitstanz, Lähmungen leiden, Herzkranke, Lungenkranke, Katarrhalische, Rekonvalescenten von akuten Krankheiten sind vom kalten Baden und Schwimmen fernzuhalten.

Wir stimmen Baginsky (a. O. S. 409) bei, wenn er rät, dass Knaben nicht vor vollendetem neunten, Mädchen nicht vor vollendetem zehnten Lebensjahre mit dem Schwimmunterrichte beginnen sollen; denn die Muskeln sind in der Regel bis dahin noch nicht genug gekräftigt, ja manche brauchen auch danach noch allzu lange Zeit zur Erlernung der Schwimmkunst. Beim Schwimmunterricht selbst darf die Temperatur des Wassers nicht unter 16 ° R. (= 20 ° C.) sein, während Freischwimmer sich mit Behagen auch in kühleren Fluten bewegen. Die eigentliche Schwimmlektion soll nicht über 15 Minuten ausgedehnt werden, während der Freischwimmer weitere Fahrten unternehmen kann. An stillen, sonnigen, warmen Tagen ist das köstliche Luftbad nicht zu verachten, welches dem Schwimmen vorausgehen oder als Pause dienen darf; bei kühlem und windigem Wetter ist beides zu vermeiden. Vor dem Baden darf keine grössere Mahlzeit eingenommen sein; die dazu nötige Abkühlung geschieht nicht nackt, sondern in der Kleidung oder einem Bademantel. Nach dem Baden soll man sich schnell abtrocknen und anziehen, um sich dann eine mässige Bewegung zu machen. Bei kühlem oder kaltem und windigem Wetter bedürfen insbesondere die Haare des Kopfes einer guten Abtrocknung durch Reibung. Zur Mässigung im

Schwimmen mahnte Götz (Lindenau) als Arzt, als er auf der Salzburger Turnlehrerversammlung sagte: „Der nächste Zweck des Badens ist keineswegs der, schwimmen zu lernen, sondern die Reinigung, Abkühlung und Abhärtung des Körpers. Man darf also nicht vergessen, dass durch zu starke Anstrengung beim Schwimmen die übrigen Zwecke des Badens aufgehoben werden können. Das Schwimmen ist eine Bewegung, befördert als solche den Stoffwechsel und erhöht die Körperwärme, ist also der Abkühlung hinderlich. Wie durch Versuche nachgewiesen ist, dringt überhaupt die Abkühlung nur langsam und in eine ganz geringe Tiefe, kaum einen Zoll, in den Körper ein. Der nächste Zweck des Badens, Abkühlung und Abhärtung, würde also durch vieles Schwimmen mehr oder weniger aufgehoben. Der Hauptzweck des Schwimmens ist der, den Menschen fähig zu machen, sich selbst in Wassersgefahr zu schützen oder seinem Mitmenschen zu helfen.“ Dem gegenüber muss aber von uns doch noch einmal der oben besprochene gymnastische Zweck und Wert des Schwimmens hervorgehoben werden, zu dem dann noch als weitere gymnastische Uebung die herrlichen Wassersprünge der deutschen Schwimmschule hinzukommen.

Dem Zwecke unserer Schrift entsprechend geben wir im Anschluss an GutsMuths' Lehrbuch der Schwimmkunst noch einige Gesundheitsregeln für das kalte Bad:

1. In den langen Frühlings- und Sommertagen ist das Wasser in Flüssen und Seeen am wärmsten; es ist also diese die angemessenste Badezeit. Wer aber seine Haut schon etwas abgehärtet hat, der mag auch im Herbst baden, wenn er ganz gesund ist und findet, dass es ihm wohl bekommt.

2. Man vermeide möglichst alles nicht recht frische, stehende, ja wohl gar übelriechende Wasser.

3. Das Bad ist nach Ansicht aller Aerzte schädlich während der Verdauung; man bade daher nur, wenn sie gänzlich vorüber ist. Die Nachmittagsstunden von 5—7 Uhr eignen sich für Knaben am besten.

4. Es ist verkehrt gehandelt, den schwitzenden Körper schnell zu entkleiden und ihn so der freien Luft, wohl gar dem Winde auszusetzen. Es ist an warmen Tagen auch nicht nötig, bis zur gänzlichen Abkühlung zu warten, ehe man ins Wasser geht. Man nehme vielmehr „zur Resistenz gegen die Kühle des Wassers“ einen noch etwas lebhaften Blutumlauf mit ins Bad. An den Schweiss, der nicht durch erhitzende Bewegung, sondern durch die Hitze des Tages entsteht, braucht man sich nicht zu kehren.

5. „Es ist eine elende Art, schrittweise ins Wasser zu gehen; die bessere Methode ist, ins Wasser zu springen, und die beste, mit dem Kopfe voran sich hineinzustürzen.“ Auf diese Art wird das Blut nicht nach einzelnen Körperteilen, besonders nicht nach dem Kopfe getrieben, wie bei langsamem Hineingehen geschieht.

6. Man sei im kalten Bade nicht unthätig; am besten ist das Schwimmen. Wer nicht schwimmen kann, reibe sich fleissig den Körper und mache sich andere Bewegung. Badet man im Sonnen-

schein, so tauche man fleissig unter; aber auch sonst verabsäume man das nicht, damit das Blut nicht zu sehr nach dem Kopfe dringe.

7. Für die Dauer des Bades gelte als allgemeine Hauptregel: „Bleibe im Wasser, so lange es dir behagt; verlass es, wenn die Kälte dich schauern macht.“

8. Für das Verhalten nach dem Baden ist schon oben das schnelle Abtrocknen und Ankleiden nebst darauf folgender mässiger Bewegung empfohlen worden. Wer nach dem Bade Uebelbefinden, Kälte, Eingenommenheit des Kopfes empfindet, der ist entweder zu lange im Wasser gewesen, oder er hat den Kopf zu wenig abgekühlt oder das Bad zu kalt gebraucht, oder — er besitzt zum kalten Bade überhaupt zu wenig Körperkraft und Gesundheit.

Neben den kalten Fluss- und Seebädern haben, wie erwähnt, seit alten Zeiten warme Bassin- und Wannenbäder bestanden; es ist oben schon angedeutet, welcher ungeheure Luxus in der römischen Kaiserzeit mit derartigen Badeeinrichtungen getrieben wurde. Wie schlicht und einfach ist dagegen die Einrichtung unserer lauwarmen Brause- oder Regenbäder für den Volks- und Schulgebrauch! Sie sind vor allen Dingen viel billiger als die Wannenbäder *) und haben noch den Vorzug des stetigen Zu- und Abflusses des Wassers, bieten damit aber auch die allergeringste Gefahr einer Uebertragung von Krankheiten; sie bringen eine gründliche Reinigung und eine günstige mechanische Wirkung auf die Haut hervor. **) Es ist der Ruhm der grossen Ausstellung für Gesundheitspflege in Berlin (1883), dass sie den Brausebädern in Kasernen, Fabriken und anderen Anstalten Eingang verschafft hat. In Göttingen hat man sie zuerst als Volksschulbäder verwendet. Magdeburg, Karlsruhe, Frankfurt a. M., Weimar und andere Städte sind diesem Beispiele gefolgt. Die Berichte aus diesen Orten lauten sehr günstig. Die Bäder sind im Souterrain oder Kellergeschoss der Schule angebracht und bestehen aus einem Vorraum (zum Aus- und Ankleiden) und einem Baderaum. Die Badezeit fällt in die Schulzeit. Die Bäder werden klassen- und abteilungsweise genommen. Die Abteilungen treten in turnerischer Ordnung an und folgen sich von 5 zu 5 Minuten. Die Lehrer haben sich bald mit dieser Störung des Unterrichts ausgesöhnt, weil sie manche vorteilhafte Wirkung wahrgenommen haben, wie körperliche Frische, geistige Munterkeit, Verbesserung der Schulzimmerluft, Sauberhaltung der Leibwäsche, Förderung

*) Man berechnet, dass sie nur den 10—12ten Teil des warmen Wassers verbrauchen, der für Wannenbäder nötig ist.

**) Dr. Renk sagt in Ziemssens Handbuch der spec. Path. u. Therapie (1882) in seiner Besprechung der öffentlichen Bäder: „Die Regenbäder dienen der Reinigung des Körpers und entsprechen, wenn regelmässig vorgenommen, diesem Zwecke vollkommen, besonders wenn sie mit einer während der Pause in der Uebergiessung vorzunehmenden Einseifung des ganzen Körpers verbunden werden. Sie entziehen dem Körper Wärme durch Leitung und erregen dadurch und überdies durch die mechanische Einwirkung des herabfallenden Wassers das Hautorgan, resp. dessen Gefäss- und Nervensystem zu erhöhter Thätigkeit, sind aber auch im Stande, bei richtiger Bereitung das Organ zu üben und dadurch abzuhärten.“

des Anstandes. In Göttingen haben nach ½ Jahre bereits 90 Prozent der Schüler freiwillig an diesen Schulbädern teilgenommen.

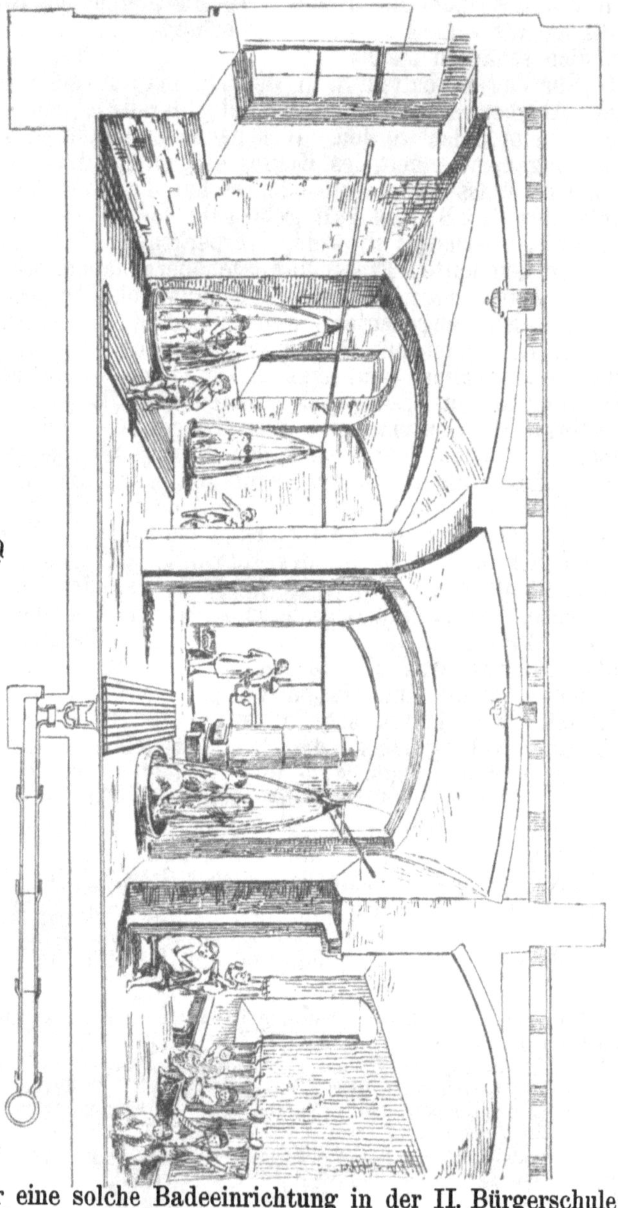

Fig. 70.
Badeeinrichtung in der II. Bürgerschule zu Weimar.

Ueber eine solche Badeeinrichtung in der II. Bürgerschule zu Weimar hat der Stadtbaumeister R. Has in Kotelmanns Zeitschrift für Schul-Gesundheitspflege (1889, Heft 7, S. 325—334) ausführlichen sachverständigen Bericht erstattet, der durch 4 beigefügte Zeichnungen noch besonders anschaulich wird. Wir glauben der Sache, über die noch manche falsche Vorstellungen herrschen, einen Dienst zu leisten, wenn wir diese Zeichnungen hier wiedergeben und die Erklärungen von Has mit einigen Kürzungen beifügen.

Der im Kellergeschoss befindliche Baderaum (Fig. 71 u. 72) von

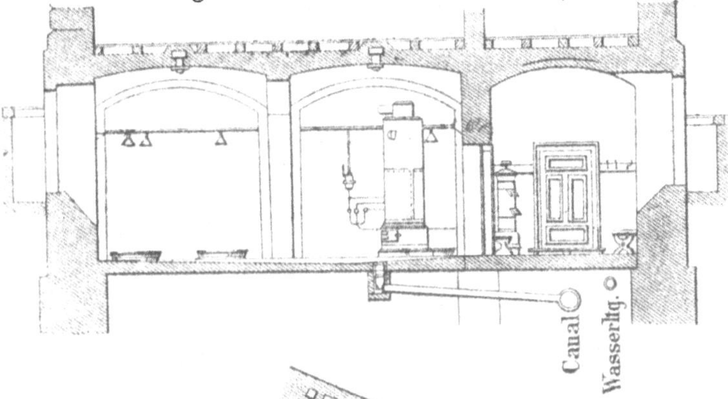

Fig. 71.

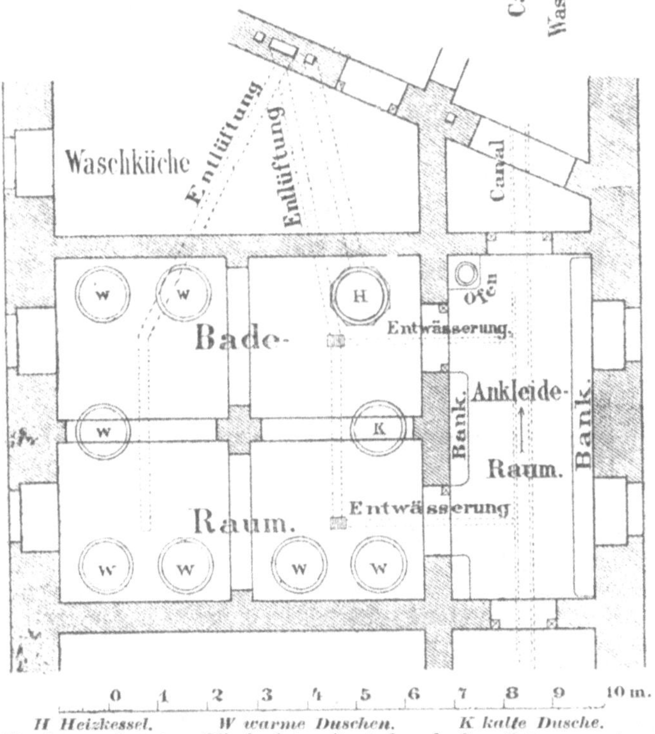

Fig. 72.

H Heizkessel. W warme Duschen. K kalte Dusche.

6,9 m Breite und 7,4 m Tiefe ist mit 4 durch Gurtbögen getrennten böhmischen Kappen überwölbt. Die Gewölbe sind aus hellen

Verblendsteinen hergestellt, die Wandflächen, Pfeiler und Gurtbögen mit glattem Cementputz überzogen. Der Fussboden ist auf Betonunterlage asphaltiert. Ebenso ist der Aus- und Ankleideraum von 6,9 m Breite und 3,0 m Tiefe eingerichtet. Unter dem Fussboden liegt das Kanalrohr und das gusseiserne Hauptrohr der Wasserleitung (Fig. 71), so dass die Zu- und Abführung des Wassers bequem zu ermöglichen ist. Auf dem Fussboden sind Lattenböden aufgelegt. Im Baderaum sind 8 Brausen und unter diesen Zinkteller von 1,0 m Durchmesser, in welche in der Regel 3 Kinder zum Abbrausen kommen. Die Teller haben starken umgebogenen Rand, festen Holzboden und Ablassventil. Der im Baderaum stehende Heizkessel (Fig. 73) ist ein Röhrenkessel von 800 mm Durchmesser, 2000 mm Höhe mit 35 Stück 45 mm weiten Rauchröhren; er kann in der Stunde mindestens 120 Duschebäder zu 35° C. abgeben.

Fig. 73.

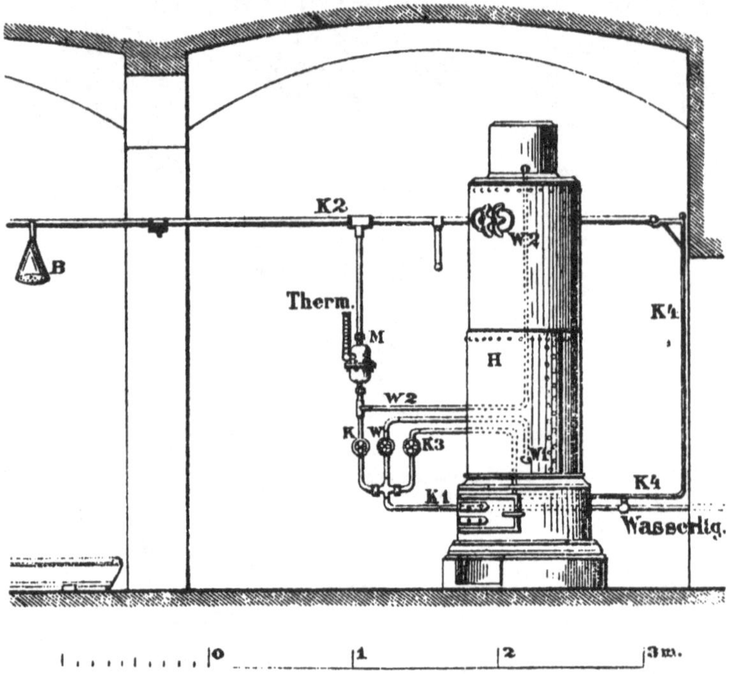

Derselbe steht auf einem gemauerten Sockel, dem Aschenfall, welcher gegen den Fussboden vertieft angelegt ist. Die Rauchhaube des Kessels ist von Gusseisen. Der untere Zulaufstutzen hat 25 mm, der obere Ablaufstutzen 40 mm Durchmesser. Der Zulaufstutzen steht durch das Ventil W mit der Wasserleitung in Verbindung. Beim Oeffnen dieses Ventils wird das erwärmte Wasser aus dem Kessel nach dem Mischgefäss und von da nach den Brausen gedrückt. Da Mischgefäss und Brausen freien Durchgang haben, so kann der Kessel nie unter Druck gesetzt werden.

Das Patentmischgefäss M ist ein kleiner kupferner Kessel, in welchem sich 2 horizontal gelagerte durchlöcherte Röhren befinden, durch die sich das vom Kessel und der Wasserleitung kommende heisse und kalte Wasser hindurch pressen muss; die Temperatur der Mischung wird an einem auf dem Mischgefäss angebrachten Thermometer abgelesen; sie wird in der Regel auf 27 bis 30° C. gebracht. Vom Mischgefäss führt die Rohrfahrt (K 2) nach den 7 Brausen, welche keine besonderen Ventile besitzen. Eine 8. Brause ist (durch Ventil K 3) unmittelbar mit der Wasserleitung verbunden; unter diese kalte Brause treten aus gesundheitlichen Rücksichten (Schutz vor Erkältung) die Kinder vor Verlassen des Bades. Der Heizkessel, der noch mit einem Luftventil und Ablasshahn versehen ist, besorgt auch die Beheizung des ganzen Baderaums in ausreichendem Masse, während der Ankleideraum einen besonderen Ofen hat. Zur Entlüftung dienen 4 verschliessbare Oeffnungen in den Mitten der Gewölbekappen, von denen wagerechte, aus Beton hergestellte Kanäle nach einem zwischen 2 Rauchschlöten liegenden senkrechten Luftschlot führen. Die Kosten der (von der Firma Zünckel in Weimar ausgeführten) Bade-Einrichtung betragen 1556 Mark und zwar 1225 Mark für Kessel, Badeanlage und Badeteller, 331 Mark für Lattenböden, Bänke und Ofen im Ankleideraum. Die Anlage hat sich seit 1888 gut bewährt.

Die prinzipielle Frage, ob der Staat oder die Gemeinde eine sittliche oder gar rechtliche Verpflichtung haben soll Volksschulbäder zu errichten, wollen und können wir hier nicht zur Erörterung und Entscheidung bringen. Es ist ratsam, dass sich die Hygiene einigermassen vor dem Schulsocialismus, wenn wir so sagen dürfen, hütet. Sie hat eine aus natürlichen Gründen entspringende Neigung zu demselben; denn gegenüber den Anforderungen, welche die Schulverwaltung des Staates und der Gemeinde ungescheut an die geistigen Kräfte der Schüler stellt, legt sie dieser auch die Verpflichtung auf, das Gleichgewicht durch allerlei gesundheitliche Einrichtungen wiederherzustellen. Als die Frage der Schulbäder (am 4. März 1886) in der Berliner Stadtverordnetenversammlung zur Sprache kam, warnte man von mehreren Seiten vor der Stabilierung der Omnipotenz der Schule und lehnte den Antrag ab, trotzdem er von hervorragenden Männern unterstüzt wurde. Die damaligen Berliner Verhandlungen sind überhaupt typisch für die ganze Bewegung. Aber abgesehen von dem eben bezeichneten prinzipiellen Standpunkte (principiis obsta) durchkreuzten sich 2 Richtungen, von denen die eine die Schulbäder befürwortete, während die andere die Volksbäder als das Wichtigste und Notwendigste geltend machte; letztere Richtung hat in Berlin gesiegt. F. A. Schmidt (Bonn) schlägt einen Mittelweg vor; er empfiehlt in der Monatsschrift für das Turnwesen (1886, Heft 7) die Anlage von möglichst vielen Volksbädern, welche man für die Schulkinder besonders nutzbar macht, indem man deren Besuch diesen für bestimmte Stunden oder Nachmittage vorbehält.

Was die mit höheren Lehranstalten in Preussen verbundenen Alumnate betrifft, so stellt der Minister von Gossler in einer Verfügung vom 31. Juli 1889 die Forderung, dass jeder Zögling im Sommer wöchentlich mindestens einmal ein kaltes Bad, in der übrigen Zeit, bezw. bei mangelnder Gelegenheit zu kalten Bädern auch in der Sommerzeit 14tägig ein warmes Voll- oder mindestens ein Duschebad erhält. Er erklärt, dass sich der Fürsorge hierfür die das Elternhaus vertretenden und demgemäss auch für die gesundheitliche Entwickelung der Zöglinge verantwortlichen Alumnate der höheren Schulen nicht entziehen dürfen, und verlangt binnen Jahresfrist Bericht, ob und welche Massnahmen zur Abstellung vorhandener Mängel ausgeführt oder in Vorbereitung begriffen sind. Am zweckmässigsten erscheint dem Minister die Herstellung eines allerdings in seiner ersten Einrichtung und in seinem Betriebe kostspieligen Schwimmbassins mit Warmwasserzuführung, sodann die einer Wannenbadeeinrichtung. Wo solche sich aus Mangel an Mitteln oder an Raum nicht beschaffen lassen, soll die Errichtung, bezw. geeignete Bereitstellung einer wesentlich billigeren Duschebadeanstalt genügen.

Schiessen. Von Schiessübungen sind wohl die mit dem Bogen auf Turnplätzen am häufigsten anzutreffen, und in der That verdient das Bogenschiessen vom hygienisch-gymnastischen Gesichtspunkte aus den Vorzug, da es nicht nur zur Uebung des Gesichtssinnes und der ruhigen Haltung dient wie alle übrigen Schiessübungen, sondern auch mit grösserer Anstrengung der Muskeln verbunden ist. Es ist daher nur zu billigen, wenn neuerdings auf dem Görlitzer Spiel- und Turnplatz das Bogenschiessen nach schwedischem Muster eingeführt worden ist. Es wurden dort von dem königlichen gymnastischen Centralinstitut in Stockholm 5 Bogen mit den dazu gehörigen Pfeilen bezogen, die sich gut bewährt haben. Die älteren Schüler haben mit diesem Geschoss allmählich grosse Sicherheit und Geschicklichkeit gewonnen. Am Falk-Realgymnasium in Berlin ist einige Sommer hindurch mit einer Bolzenbüchse von den Vorturnern geschossen und erfreuliche Treffsicherheit erlangt worden. (Vergl. Ravenstein, Volksturnbuch S. 24.)

Radfahren. Das Fahren auf dem Zweirad und Dreirad, welches vor ungefähr 20 Jahren in Deutschland aufkam, hat im letzten Lustrum einen ausserordentlichen Aufschwung genommen, nachdem die Fahrmaschinen selbst in hohem Grade vervollkommnet worden sind. Es ist infolge dieser Vervollkommnung der Maschine minder einseitig anstrengend und mannigfaltiger verwendbar geworden, als es mit den ersten Maschinen war; der Sitz und die Bewegung auf dem Fahrrad ist eine weit gesundheitsmässigere als früherhin geworden, so dass es viele hervorragende Aerzte als Ausübung einer die Gesundheit fördernden Kunst angelegentlich empfohlen haben. Neuerdings hat insbesondere v. Nussbaum

(München) eine Lanze für das Radfahren eingelegt. Natürlich aber warnt er vor allen sportsmässigen Uebertreibungen und erklärt sich besonders feierlich dagegen, dass akut und schwer Kranke oder an Herzklappenfehlern Leidende das Fahrrad besteigen. Er bezeichnet das Radfahren, rationell betrieben, als ein Stärkungsmittel für Schwächlinge, d. h. für Menschen, welche gesund geboren sind, es aber versäumt haben, ihren Körper auszubilden und zu kräftigen. Wir stimmen ihm aus eigener Erfahrung bei, wenn er sagt: „Der Radfahrer sitzt ruhig in gewohnter Körperstellung auf seinem stählernen Rosse, ist nicht vorgebeugt wie ein Läufer. Mit den Unterschenkeln, welche er wie die Treibstangen einer Lokomotive bewegt, arbeitet er am meisten. Allein die Ruhe seines übrigen Körpers ist nur eine scheinbare; kleine Bewegungen zur Steuerung sind unerlässlich, und der Muskeln des Rumpfes bedarf er, um das Gleichgewicht zu halten, und wenn er auf unebenen Wegen fährt, ist der ganze Rumpf in Thätigkeit, selbst die Nackenmuskeln und der Kopf bleiben nicht frei von Mitarbeit. Beim Zweiradfahrer, der die Hände an der Leitstange festhält, sind auch die Arme in fortwährender Thätigkeit.“ Dadurch wird Tiefatmen bewirkt und zwar in freier Luft; es wird Brustkorb und Lunge ausgedehnt, ein mässiger wohlthuender Schweiss erregt, mancher unnütze oder schädliche Stoff ausgeschieden, während andererseits durch die bezeichnete Anstrengung und Kräftigung aller Körpermuskeln die zweckmässige Ernährung des ganzen Körpers gefördert wird. Wenn deshalb das Radfahren von den Aerzten besonders solchen Leuten angeraten wird, die in ihrem Berufe zu wenig Bewegung haben, so erscheint es auch für Schüler geeignet, welche den grössten Teil des Tages über den Büchern sitzen und denen das Blut von dem Gehirn und dem Unterleib nach den Gliedmassen abgeleitet werden soll.

Nussbaum hebt auch die guten Wirkungen des Radfahrens auf das Nervensystem hervor, wenn er sagt: „Das Freiwerden des schweren Kopfes, die Schwitzthätigkeit der Haut, das Strotzen der Muskeln von Blut, der gesteigerte Stoffumsatz, die bessere Blutmischung, die geregelte freiere Blutbewegung, der tiefe Atem mit der vermehrten Sauerstoffaufnahme, das Fortschaffen des überflüssigen hinderlichen Fettes und Wassers, die bessere Ernährung machen den Körper gesund, und mit der Gesundheit des Körpers kommt auch die Gesundheit des Geistes. Die Thatkraft kehrt zurück, die Lust zum Leben, die Lust zur Arbeit, der Schaffensdrang und damit der frohe Sinn und die Zufriedenheit. In wenigen Wochen verschwinden die quälenden Reizerscheinungen des Nervensystems.“ Andere Aerzte rühmen die günstigen Einwirkungen des Radfahrens auf den Unterleib: sie seien mit der Massage zu vergleichen, die man benutzt, um den Darm zu Bewegungen anzuregen und dadurch regelmässige Darmentleerungen herbeizuführen. Es werden also die schon bei jungen Leuten, ja Knaben vorkommenden so verderblichen Stockungen im Unterleibe beseitigt.

In den regelmässigen Dienst der Schule und des Schulturnens

kann indes das Radfahren offenbar nicht genommen werden. Wohl aber ist es unbedenklich, ja dankenswert, wenn sich einzelne Lehrer an die Spitze einer radfahrlustigen und radfahrkundigen Schülerschar setzen und mit dieser durch Wald und Flur eilen, wie bei einer Turnfahrt.

Reiten. Das Reiten kann unzweifelhaft wie in den hippischen Spielen der Hellenen als eine gymnastische Uebung aufgefasst werden, welche den Körper kräftigt und bildet, welche nicht bloss die äusseren Muskeln, sondern auch Lunge und Herz in Kontribution setzt und zum Zeichen alles dessen einen wohlthuenden Schweiss hervorbringt. Nach Regel und Mass betrieben, erregt es keine gesundheitlichen Bedenken. Es kann sich wie das Radfahren rühmen, dass es uns verhältnismässig schnell in das Freie und Grüne hinausbringt. Das Reiten wird allerdings im allgemeinen nicht als eine Kunst für Knaben bezeichnet werden dürfen; aber aufgrund unserer Erfahrungen und Beobachtungen können wir doch nicht in vollem Umfange die Bedenken teilen, welche Jahn in seiner Vorrede zur Turnkunst äussert, wenn er sagt, in zarter Kindheit und früher Jugend sei das Reiten schädlich für Wachstum, Gesundheit und Sittlichkeit, es verfäule und verloddere den jungen Menschen, setze ihm den Dünkel von Erwachsenheit und Vornehmigkeit in den Kopf; aber alle schwingfertigen Turner sollten es nach dem 16. und 17. Lebensjahre lernen. Th. Heinze (Pferd und Reiter oder die Reitkunst in ihrem ganzen Umfange, Berlin 1860) verlangt, dass der Reiter körperlich und geistig gesund, kräftig und wohlgebildet sei, Mut und Geistesgegenwart habe. Solche Eigenschaften werden bei schwingfertigen Turnern der oberen Klassen nicht vermisst. Aber wie die Verhältnisse einmal liegen, muss die schulmässige Erlernung dieser Kunst den Kadettenanstalten, Ritterakademien und ähnlichen geschlossenen Anstalten für Söhne der höheren und reicheren Stände vorbehalten bleiben. Die älteren Zöglinge des Philanthropinums in Schnepfenthal waren zu Salzmanns und GuthsMuths Zeiten tüchtige Reiter, und oft begleitete eine ganze Kavalkade derselben die mehrtägigen Ausflüge der Anstalt.

Rudern. Der Rudersport ist fast gleichzeitig mit dem Radfahren von England zu uns nach Deutschland herübergekommen. Seit der ersten vor dem deutschen Kaiser Wilhelm I. in Ems veranstalteten Regatta hat er unter der jungen Welt bei uns schnelle und weite Verbreitung gefunden. Auch die Schülerwelt nahm an dieser Bewegung teil und bildete teils mit, teils ohne Genehmigung der Schule kleine Ruderklubs. An manchen höheren Lehranstalten haben sich endlich unter Leitung und Aufsicht einzelner Lehrer Schülergenossenschaften zur Pflege der Ruderübungen gebildet, und es ist namentlich von dem Gymnasial-Ruderverein zu Ohlau in Schlesien Erfreuliches zu berichten gewesen.*) Derselbe hat sich unter der trefflichen Leitung des leider zu früh (1887) verstorbenen Oberlehrers Dr. Lampe als ein wohlthuendes und kräftigendes Erfrischungsmittel der Schüler der oberen Klassen erwiesen, wie auch Prof. Dr. Euler (Berlin) bei Gelegenheit einer Inspektion des Turnunterrichts in Schlesien sich dahin aussprach, er habe in Ohlau die Ueberzeugung gewonnen, dass der Rudersport „von Schülern mit grossem Erfolge und ohne Benachteiligung des Turnens und des wissenschaftlichen Unterrichts getrieben werden könne, wenn die Bedingungen günstig sind.“ Zu diesen günstigen Bedingungen ist aber nicht blos die geeignete Wasserfläche zu rechnen, sondern dazu gehört auch der richtige Mann, der wie Lampe die Sache versteht und mit voller Hingabe in die Hand nimmt, der aber auch die Grenzen kennt und einhält, über die man mit einer solchen Einrichtung und Unternehmung nicht hinausgehen darf, ohne Schaden anzurichten. Denn, wie es in der Natur der Sache liegt und wie die Erfahrung lehrt, hat die sportsmässige Uebertreibung des Ruderns nicht nur in England, sondern auch in Deutschland akute Entzündungen und chronische Leiden an Lunge und Herz hervorgebracht. Auf der anderen Seite aber ist nicht zu leugnen und wird auch von Aerzten gerne anerkannt, dass das Rudern eine entschieden heilsame gymnastische Thätigkeit ist, deren wohlthätige Wirkung noch durch die Bewegung unter freiem Himmel erhöht wird. „Die Kunst des Ruderns“, sagt Lampe, „besteht im Grunde darin, den ganzen Körper von der Sohle bis zum Scheitel in lebendige Kraft zu verwandeln, ihm jede Aehnlichkeit mit Ballast zu benehmen und das ganze System seiner Bewegungen für die Ruderführung möglichst wirksam zu machen. Dazu dient der richtige Gebrauch des Stemmbretts beim Strecken und Beugen der Schenkel; ebenso die möglichste Ausnutzung der Gleitbahn mit Hilfe des Gleitsitzes, das gleichmässige Schwingen des Oberleibes in einer lotrechten, dem Kiel parallelen Ebene, die stramme Haltung von Wirbelsäule, Schultern und Kopf, der gestreckte Zug der Arme, welche die Bewegungsgrösse des schwingenden, vom Stemmbrett sich bergwärts hebenden Leibes auf die Riemen zu übertragen haben, das Aufdrehen der Faustgelenke nach vollendetem Vorschwung, um mit senkrechtem Ruderblatt Wasser zu greifen, das Abdrehen derselben nach vollendetem Zuge, um das Blatt in flacher Lage über Wasser zu bringen.“ Es liegt auf der Hand, dass so viele ineinander greifende Bewegungen nicht nur Aufmerksamkeit und Willenskraft in hohem Masse erfordern, sondern auch, indem sie fast alle Muskelsysteme gleichzeitig in's Spiel bringen, der gymnastischen Ausbildung des Körpers in hohem Grade dienen. Es darf uns daher nicht überraschen, wenn Lampe berichtet, dass seine Ruderer in der Regel auch die besten Turner, namentlich Springer,

*) Siehe Dr. Lampe: „Entwickelung und gegenwärtiger Bestand des Gymnasial-Rudervereins zu Ohlau“ in der Monatsschrift für das Turnwesen 1885, Heft 1 und 2. Vergl. auch: Silberer, Handbuch des Rudersports.

und die brauchbarsten Vorturner waren, und wir mögen uns mit ihm freuen, wenn er hier den Geist des modernen Sports mit dem der antiken Gymnastik zusammentreffen sieht. „Die Ruderübungen“, sagt er, haben trotz der wenigen wöchentlich darauf verwandten Stunden einen so unverkennbar günstigen Einfluss geübt, dass sich mir oft die Frage aufgedrängt hat, welchen Anblick die deutsche Jugend wohl bieten müsste, wenn in freier Natur betriebene und zugleich ansprechende Leibesübungen in der Erziehung die Rolle spielten, welche ihnen die Wissenschaft vom Menschen naturnotwendig zuweist.“ An einer anderen Stelle sagt er, indem er seine Freude darüber ausdrückt, dass seine jungen Freunde später im Breslauer akademischen Verein eine Ruderabteilung gebildet haben: „Wäre in den akademisch gebildeten Kreisen Deutschlands mehr Sport (er fasst diesen, wie wir gesehen, in einem höheren Sinne), so würde der „Saufkomment“ bald ein überwundener Standpunkt sein, und wir würden begreifen, dass die deutsche Biersimpelei in den besseren Kreisen Englands vornehm bemitleidet, in Frankreich schadenfroh verachtet wird. Man soll auch vom Feinde lernen, und kein Feindeswort ist mir so ernst und beachtenswert erschienen als das französische: „Ces Allemands se perdront par leur ivresse!“ Man kann darauf schwören, dass unsere Bildungsideale so lange falsch sind, als sie mit Gambrinus und wüster Völlerei Wand an Wand wohnen oder sogar unter demselben Dache gute Freundschaft halten. Eine naturgemässe Erziehung sollte doch wohl an ihren Zöglingen nicht die niederschmetternde Erfahrung machen, dass diese in der Freiheit des akademischen Lebens mit Ostentation und gleichsam in gehobener Stimmung sich ab und zu in Bierschläuche verwandeln.“ Wir zitieren diese Worte hauptsächlich, um am Schlusse unserer Betrachtung darauf hinzudeuten, wie eng die Lösung der hygienisch-gymnastischen Fragen mit sittlichen Problemen und ethischen Idealen zusammenhängt. — — —

Tanzen. Die Lust an rhythmischer Bewegung als Ausfluss der jugendlichen Lebensfreude und Lebenskraft hat überall und zu allen Zeiten bei festlichen Gelegenheiten die junge Welt zu frohem Tanze zusammengeführt. Es muss darin also etwas der Jugend Gemässes, der Jugend Wohlthuendes und Förderliches liegen. Alles Eifern gegen das Tanzen hat nichts genützt, und unser sittlicher Groll wie unser hygienisches Bedenken wird nur gegen die Auswüchse und Uebertreibungen der Tanzfreude gerichtet sein können, während wir in den kunstmässigen Tanzbewegungen selbst doch ein gesundes gymnastisches Element anerkennen müssen. Die innigen Beziehungen zwischen Orchestik und Gymnastik, zwischen Tanzkunst und Turnkunst waren nicht nur den alten Hellenen bewusst und geläufig, sie treten uns auch in Ad. Spiess' Turnlehre wieder vor die Seele, insbesondere in den Gesangs- und Tanzreigen, welche Spiess und seine Nachfolger für das Mädchenturnen komponiert haben.

„Gieb uns zu dem Guten das Schöne! war der Wunsch und das Streben der Hellenen, welche in der vollendeten Ausbildung des Menschen die irdische Bestimmung desselben erkannten. Auf diesen erhabenen Standpunkt müssen wir zurückkehren, wenn wir echte Menschen bilden wollen. Ohne ästhetische Erziehung und Bildung des Leibes ist solches nicht möglich; sie war, ist und bleibt ein Hauptteil aller Erziehung und Bildung.“ So äussert sich Ad. Diesterweg in seinem Wegweiser für Lehrer. Von einem solchen pädagogischen ästhetisch-gymnastischen Gesichtspunkte ist man wohl auch ausgegangen, wenn man in den Kadettenanstalten, Ritterakademieen und in anderen Internaten den Tanzunterricht für die Zöglinge eingeführt hat. Ja, es ist eins der besten Bücher über Tanzkunst aus den Erfahrungen hervorgegangen, welche in dem Tanzunterricht der Landesschule Pforta gesammelt worden sind: es ist das Lehrbuch der Tanzkunst von F. A. Roller (1843).*) Es ist diesem nicht nur um den sozialen und ästhetischen Zweck bei Erlernung der Tanzkunst zu thun, sondern er fasst dieselbe auch von der gymnastischen und hygienischen Seite ins Auge. Er sieht in den grotesken Tanz-Schritten und Sprüngen eine gute Vorübung fürs Turnen und in der Tanzkunst überhaupt eine Ergänzung der Turnkunst. Er meint, die Turnübungen erreichten bloss die vermehrte Ausbildung der körperlichen Kraft und Ausdauer ohne Gewinn für Anstand und Schönheit. „Geht ein zweckmässiger Tanzunterricht, der alle Bewegungen regelt, vereint mit — so lautet sein Erfahrungssatz —, so wird das übrigbleibende Unschöne weggeschafft, und der männliche Körper präsentiert sich gebildeter und mit mehr Anstand. Als ich die Turnübungen leitete, wurde beides in Harmonie gebracht.“ Die gesundheitliche Richtung seiner Betrachtungen tritt u. a. in dem Satze hervor: „Wer nicht ganz gesund und nicht in fröhlicher Stimmung ist, darf nicht tanzen, ohne sich zu schaden, und der, dessen Brust und Lunge nicht gut ist, arbeitet an seiner Zerstörung.“

Hatte Roller hauptsächlich die Knaben vor Augen, so betonte damals J. A. L. Werner (1794—1866) in der weiblichen Gymnastik die ästhetische Seite; er schätzte und verwertete nach dieser Seite die Tanzkunst, aber wies auch auf die Mängel und schädlichen Folgen des gewöhnlichen Tanzunterrichts hin, der es

*) Der vollständige Titel lautet: Systematisches Lehrbuch der bildenden Tanzkunst und körperlichen Ausbildung von der Geburt an bis zum vollendeten Wachstume des Menschen. Ausgearbeitet für das gebildete Publikum, zur Belehrung bei der körperlichen Erziehung und als Unterricht für diejenigen, welche sich zu ausübenden Künstlern und zu nützlichen Lehrern dieser Kunst bilden wollen, und herausgegeben bei Gelegenheit des dreihundertjährigen Jubiläums der Königlich preussischen Landesschule Pforta von Franz Anton Roller, ehemaliger Theatraltänzer und seit 1805 Lehrer der bildenden Tanzkunst und der Gymnastik daselbst. Mit 24 Abbildungen auf 15 Tafeln und 4 Tabellen choreographischer Zeichnungen. Weimar 1843, B. Fr. Voigt.

nur auf die schnelle Einübung der üblichen Salontänze abgesehen hat. Insbesondere warnte er vor den üblen Wirkungen auf die Gesundheit:*) „Das Tanzen, wie es jetzt gelernt und geübt wird, ist bei der jetzigen schwächlichen Leibesbeschaffenheit der Mädchen gerade oft mehr schädlich als nützlich“, und an einer anderen Stelle äussert er die Besorgnis, die heutige Tanzkunst sei für das zarte Jugendalter nicht geeignet, da sie weder den jungen Körper kräftige, noch der bildenden Lebenskraft im Körper möglichst schöne Formen erteile; sie könne also nur den bereits entwickelten Formen das Gepräge der Vollendung aufdrücken; es müssten ihr andere zweckmässige Uebungen vorausgegangen sein.

Wir finden diese in den Stellungen und Bewegungen, Schritt- und Hüpfarten, Drehungen und Wendungen der Spiess'schen Turnschule. Das Zusammenfügen der Grundschritte zu Tanzschritten (pas composés) nach dem Takte der Musik bringt nicht nur die turnerischen Tanzreigen hervor, sondern bildet auch die Grundlage der verschiedenen Nationaltänze, indem die einfachen Tanzschritte zu Touren und Figuren zusammengesetzt werden. So entstehen sowohl die Menuett und Gavotte der Franzosen, als auch die deutschen, ungarischen, polnischen, englischen Nationaltänze, welche aus diesen Elementen zusammengefügt sind; ja, schliesslich sind doch auch die internationalen Gesellschaftstänze auf dieselben Grundlagen und Grundformen zurückzuführen.

Wir haben (in Breslau) wiederholt den Unterrichtsstunden und Prüfungen in M. Reifs „Institut für ästhetische Gymnastik und systematischen Tanzunterricht zur körperlichen Ausbildung der Jugend“ beigewohnt, und oft glaubten wir uns dabei in eine Spiess'sche Turnstunde für Mädchen versetzt, während wir andrerseits nicht selten einer Tanzstunde beizuwohnen vermeinten, wenn Fr. Roedelius in seiner Turnstunde einen Reigen mit Mädchen einübte und endlich in seiner Vollendung vorführte.

Wenn wir also von dem gymnastischen Werte des Tanzunterrichts sprechen, so meinen wir natürlich nicht den ganz unsystematischen, rein empirischen Unterricht der Tanzlehrer, die nur Salon- und Konversationstänze einüben; wir meinen also nicht Lektionen, die, wie Reif zu sagen pflegte, den Charakter des Unterrichts verlieren, sobald einige Tänze eingeübt sind, und zu Tanzkränzchen werden, in denen wir anstatt der Schüler und Schülerinnen Damen und Herren vor uns sehen, die sich zum geselligen Vergnügen vereinen. „Wo Schüler von verschiedenem Alter und Geschlecht zusammen unterrichtet werden — sagt Reif —, kann unmöglich der Unterricht gründlich sein, weil der Lehrer kein be-

*) Zwölf Lebensfragen, oder ist das Glück eines kultivierten und wohlgeordneten Staates allein durch eine geregelte geistige Erziehung zu begründen, oder muss nicht unbedingt auch die physische damit verbunden werden? Zur Beherzigung gestellt und anatomisch-physiologisch beleuchtet für jeden, welchem das Wohl der künftigen Geschlechter wahrhaft am Herzen liegt, von Johann Adolf Ludwig Werner, Lieutenant von der K. S. Armee, Direktor eines gymnastischen Instituts, Ehrenmitglied des pädagogischen Vereins zu Dresden (Dresden u. Leipzig, Arnoldi, 1836).

stimmtes System in demselben zur Anwendung bringen kann“, und er glaubt sich mit allen Pädagogen in Uebereinstimmung, wenn er erklärt, dass der bisher übliche Tanzunterricht nur nachteilig auf die Erziehung der Jugend wirke.*) Sein Unterricht in der „ästhetischen Gymnastik“ umfasste je drei Winterkurse und ging von einfachen Bewegungen einzelner Körperteile aus, die er als die Fundamente der Körperbildung und als Elemente der Tanzkunst betrachtete, schritt aber dann planmässig zu deren Zusammensetzung nach einem bestimmten Zeitmasse (Musiktakte) weiter, um endlich die einzelnen Nationaltänze und Konversationstänze entstehen und einüben zu lassen.

Wenn nun der Referent der mehrfach erwähnten sächsischen Direktorenkonferenz in Magdeburg (1880) auch grosse Bedenken gegen den Tanzunterricht erhebt, wie er gewöhnlich an Knaben und Mädchen, Jungfrauen und Jünglinge, zumal in später Abendstunde, erteilt wird, so geht er doch nicht so weit wie Baginsky, der in seiner Schulhygiene (S. 411) die Ansicht vertritt, die Schule müsse den Tanzunterricht ganz in die Hand nehmen, um ihn vor Auswüchsen und vor Gefahren für Herz und Gesundheit zu bewahren; sondern er verlangt nur a) strenge Ueberwachung des Tanzunterrichts durch die Schule, b) eine Reform des Tanzunterrichts zum Zweck seiner mehr gymnastischen und ästhetischen Gestaltung. Er vindiciert also der Schule das Recht und die Pflicht, die Teilnahme der Schüler von ihrer Erlaubnis abhängig zu machen. „Eine absolute Trennung der Geschlechter (wie sie Baginsky fordert) wird sie dabei nicht verlangen können, da bei einer solchen nach allgemeiner und im Einzelnen ja wohl gerechtfertigter Ansicht der Zweck des Unterrichts nicht genügend erreicht werden kann.“ So gipfelt denn endlich die Erörterung in der von der Versammlung gut geheissenen These (No. 52): „Die Teilnahme von Schülern an öffentlichem Tanzunterricht ist von der Erlaubnis der Schule abhängig. Die Schule hat diese Erlaubnis nur dann zu geben, wenn sich erwarten lässt, dass bei Erteilung des Unterrichts eine genügende Berücksichtigung wie der erziehlichen so auch der hygienischen Interessen stattfinden wird. Falls eine grössere Zahl von Schülern an dem Unterrichte eines Tanzlehrers teilnehmen will, ist die Bildung einer besonderen Schülerabteilung anzustreben.“

Wir können uns im Wesentlichen den dort vertretenen Ansichten anschliessen; denn wir sehen in einem richtigen Tanzunterricht eine ästhetische Gymnastik, die nicht nur an wohlanständige, anmutige Haltung und Bewegung gewöhnt und die Freude an solcher weckt und fördert, sondern auch die Schlaffheit und Schläfrigkeit des Leibes bannt und durch die Erregung des schnelleren Blutumlaufs auch die geistige Regsamkeit und Leben-

*) M. Reif, der Tanzunterricht als Mittel für körperliche Bildung. Breslau 1868 (Selbstverlag). Reif hatte als Turnlehrer an der städtischen höheren Töchterschule auf der Taschenstrasse das Spiess'sche System sich möglichst zu eigen gemacht.

digkeit fördert. Es muss der Schule daran gelegen sein, dass der Tanz ihrer Zöglinge sich in edlen gymnastischen Formen hält und dass er sich in gesundheitsförderlicher Weise gestaltet. In dieser Hinsicht gelten aber dieselben Gesichtspunkte und Vorsichtsmassregeln, welche wir beim Turnen aufgestellt haben.

Wir können also endlich auch A. Ravenstein beipflichten, wenn er in seinem Volksturnbuche (S. 636) dazu mahnt, die auf der turnerischen, durch Spiess geschaffenen Ordnungslehre beruhenden Reigen mehr und mehr auch in den geselligen Tanz einzuführen, gleichzeitig aber alles entfernt zu halten, was auf das körperliche Wohlbefinden und die guten Sitten nachteilig einwirken könnte.

Sorge des Staates für gymnastische Veranstaltungen durch Gesetze und Verordnungen. Was die staatliche Fürsorge für Pflege der Leibesübungen anbetrifft, so geht schon aus unserem historischen Ueberblick hervor, dass in den deutschen Staaten die Gesetzgebung im allgemeinen der Wirklichkeit vorausgeeilt ist. Andererseits sind aber auch die Bemühungen und Leistungen freier Vereinigungen nicht selten dem Staate vorangeschritten.

In Bayern kann man die erste Spur solcher staatlichen Fürsorge in dem Lehrplan für die Volksschulen von 1806 erkennen; er ordnet die Pflege der Gymnastik in allen 3 Klassen an. In Bayern ist auch sehr bald nach der sog. „Turnsperre“ von 1819 das Turnen wieder in den Kreis der Unterrichtsmittel eingereiht worden; denn 1824 werden die gymnastischen Uebungen den Gymnasiasten erlaubt und 1826 lehrplanmässig angeordnet; zugleich wird auch die Gründung einer königlichen Turnlehrerbildungsanstalt ins Auge gefasst. Einen wichtigen Abschluss finden diese Arbeiten staatlicher Fürsorge durch den Ministerialerlass vom 13. August 1879, welcher das „Programm des Turnunterrichts für die humanistischen und realistischen Mittelschulen des Königreichs“ bringt. Dasselbe bietet eine eingehende Verteilung des Lehrstoffs und stellt als Lehrziel hin „harmonische Ausbildung des ganzen Körpers zu gesteigerter Rüstigkeit, Gewandtheit und Ausdauer, männlich schöne Haltung, Gewecktheit der Sinne, Mut und rasche Entschlossenheit, Erziehung zu freiem Gehorsam, Vorbereitung für den Wehrdienst, jugendliche Frische und Fröhlichkeit.“

In Sachsen geschahen die ersten offiziellen Schritte zur Einführung des Turnens 1837 infolge des vom Leipziger Superintendenten Dr. Grossmann in der ersten Kammer gestellten Antrages, dass die „Staatsregierung den Unterricht in der Gymnastik möglichst fördere und zu diesem Zwecke namentlich

a) Sorge für Heranbildung künftiger Lehrer trage;
b) durch Verordnung den Unterricht in der Gymnastik als notwendigen Lehrgegenstand in den Gelehrtenschulen Sachsens einführe;

c) durch Verordnung die Erteilung des Unterrichts in der Gymnastik von der besonderen Erlaubnis des hohen Kultusministerii nach angestellter Prüfung abhängig mache; endlich
d) die Niederlassung geeigneter Lehrer der Gymnastik in den grösseren und mittleren Städten des Landes erleichtere".

Seitdem hat das sächsische Schulturnwesen eine Entwickelung genommen, die z. T. für das übrige Deutschland vorbildlich geworden ist.

In Württemberg waren durch den Pestalozzianer Ramsauer und durch Klumpp die ersten Turnplätze in Stuttgart und Vaihingen gegründet, denen bald andere Städte und auch die vier theologischen Seminare folgten. Im Jahre 1845 erlässt der Oberstudienrat zwei wichtige Verordnungen zur Einführung des Turnens; 1863 wird das Turnen für ein ordentliches Schulfach erklärt und das Statut der Turnlehrerbildungsanstalt genehmigt.

Aehnlich bildet sich die historische und gesetzliche Grundlage für das Schulturnen in den übrigen deutschen Staaten, von denen Hessen-Darmstadt um Ad. Spiess' willen besondere Erwähnung verdient. Denn diesen ausgezeichneten Mann, den sich Preussen s. Z. entgehen liess, gebar Hessen nicht nur, sondern gewann ihn auch 1848 aus der Schweiz wieder und nahm seinen sinnigen Plänen gemäss die Einordnung des Turnens in das Ganze der Volkserziehung durch die Schulen auf.

Das Turnen ist in den Knabenvolksschulen deutscher Staaten gesetzlich oder durch Verordnungen mit Gesetzeskraft zuerst in Oldenburg im Jahre 1847, in Preussen, Weimar, Koburg 1862, in Gotha 1863, in Anhalt und Baden 1868, im Königreich Sachsen 1873 eingeführt worden.

Was Oesterreich betrifft, so regte sich dort das Interesse für das Turnwesen erst in den Vierzigerjahren. Die erste staatliche Turn- und Turnlehrerbildungs-Anstalt wurde 1847 in Innsbruck im Anschluss an die dortige Universität errichtet. Um 1862, als das Vereinsturnwesen einen hohen Aufschwung nahm, beginnen auch die Bestrebungen, das Turnen zu einem allgemein verbindlichen Unterrichtsgegenstande zu machen. Im Jahre 1867 ergeht vom Ministerium die Verordnung, dass der Turnunterricht an allen Volks- und Mittelschulen in kürzester Frist, in den Lehrerbildungsanstalten aber sofort als obligatorischer Gegenstand eingeführt werden soll; in der Reichsratssitzung vom 27. November 1867 wird eine ebendahin zielende Resolution angenommen und zugleich beschlossen, dass „für diesen hochwichtigen Unterrichtszweig" bei Vorlage des Budgets die erforderliche Rücksicht genommen werden soll. Das Volksschulgesetz vom 14. Mai 1869 ordnet an, dass die Leibesübungen als verbindlicher Gegenstand in allen Volks- und Bürgerschulen, wie in allen Bildungsanstalten für Lehrer und Lehrerinnen einzuführen seien. Zu beachten ist, dass die österreichische Regierung im Unterschiede von den Staaten des deutschen Reichs den Turnunterricht zuerst in den Volksschulen prinzipiell verbindlich gemacht hat, um danach allmählich erst die entsprechenden Anordnungen für Mittelschulen in den einzelnen Kronländern zu treffen.

Von der Entwickelung des Turnens und Turnunterrichts in Preussen als dem für Deutschland in erster Linie massgebenden Staate ist vorgreifend schon mehrfach die Rede gewesen, ja, es sind einzelne Erlasse und Verfügungen wie die vom 27. Oktbr. 1882 (S. 446 ff.) wörtlich mitgeteilt. Aber es muss doch noch ein vollständiges Bild der Entwickelung, wenn auch in knappen Zügen, gegeben werden. Es mag also zunächst daran erinnert werden, dass bereits vor 100 Jahren (1790) der König die Mittel zu einem Spiel- und Turnplatz für das Joachimsthal'sche Gymnasium spendete. Im Jahre 1804 schrieb der Staatsminister von Massow als Chef des Kultusdepartements an GutsMuths: „Körperliche Uebungen sind ein wesentliches Stück in meinem National-Erziehungsplane" — und ebenso erklärte der Minister von Stein 1809 dem sittlich-wissenschaftlichen Vereine, „dass auch die Erziehungsbehörde das Bedürfnis allgemeiner gymnastischer Uebungen lebhaft fühle und sie zu einem Hauptbestandteile des Jugendunterrichts zu machen ernstlich bemüht sei." Mit Unterstützung der Staatsbehörden eröffnete 1811 Jahn die erste öffentliche Turnanstalt in der Berliner Hasenheide und diesem Beispiele folgten bald andere Männer und Städte. So wurde 1815 in Breslau durch W. Harnisch ein Turnplatz eingerichtet, der eine mindestens ebenso erfreuliche Entwickelung wie der Berliner nahm, bis 1819 durch die Ministerialverordnungen vom 12. und 18. November die bestehenden Turnanstalten geschlossen und 1820 sogar die Zerstörung, beziehungsweise Wegschaffung aller Turngeräte angeordnet wurde. Dass aber damals nichtsdestoweniger die preussische Regierung von der Nützlichkeit der „Leibesübungen" überzeugt war, geht aus dem Entwurfe eines Unterrichtsgesetzes hervor, welches am 2. Juni 1819 fertig gestellt wurde. Mit klugem und massvollem Sinne wird dort bestimmt: „In Ansehung der allgemeinen Leibesübungen insonderheit ist zu beachten, dass sie lediglich als ein ergänzender Teil des ganzen Erziehungssystems der Schule und diesem untergeordnet, von allem bloss Künstlichen und Uebertriebenen frei, dagegen einfach, in zweckmässiger Stufenfolge, mit Rücksicht auf die allmähliche Entwickelung, auf die Gesundheit und Kraft des jugendlichen Körpers, Geistes und Gemütes gehalten werden." Der Unterricht soll in allen Elementarschulen, gehobenen Stadtschulen (den späteren Realschulen) und Gymnasien stattfinden und demgemäss bei jedem Schulhaus, gestattet es irgend die Gelegenheit, ein „Versammlungs- und Uebungsplatz für die Jugend" befindlich sein. Unter den allgemeinen Hülfsmitteln des Unterrichts werden auch die für die Leibesübungen notwendigen Gerätschaften aufgezählt. Endlich wird aber auch bestimmt, dass diese Uebungen zur Heranbildung von Turnlehrern in allen Seminarien getrieben werden müssen.

Es ist männiglich bekannt,*) dass nach der durch Lorinser

*) Siehe unseren historischen Ueberblick S. 35—36.

gegebenen Anregung die Einführung geregelter Leibesübungen unter Leitung eines Lehrers und unter Verantwortlichkeit des Direktors 1837 an den höheren Schulen wieder gestattet wurde und dass am 6. Juni 1842 durch eine Kabinettsordre das Turnen als ein notwendiger und unentbehrlicher Bestandteil der männlichen Jugenderziehung förmlich anerkannt und in den Kreis der Volkserziehungsmittel aufgenommen wurde. Die daraus folgenden Ministerialverfügungen von 1844 ordneten zwar die Verbindung der Turnanstalt mit jeder höheren Lehranstalt genauer an, stellten jedoch die Teilnahme der Schüler noch ganz in das Ermessen der Eltern. Zwei Jahre darauf wird Privatpersonen auch die Errichtung von Turnanstalten für die weibliche Jugend gestattet und 1848 die Gründung einer staatlichen Turnlehrerbildungsanstalt in Angriff genommen, an deren Stelle nach 2 Jahren die für Militär- und Civil-Eleven gemeinsame Centralturnanstalt unter Hauptmann Rothstein trat. Durch die sogenannten Stiehlschen Regulative wird dann 1854 ein aus Ling und Spiess gemischtes System in den Turnunterricht der Seminarien aufgenommen. Aber erst 1860—62 wird der Turnunterricht für alle Knabenschulen und Schüler obligatorisch gemacht. Im J. 1865 wird die Genehmigung von Bauplänen höherer Schulen an die Herrichtung von bedeckten Turnräumen (Turnsälen, Turnhallen) geknüpft. Im Jahre 1870 erklärt sich das Ministerium prinzipiell für das Klassenturnen nach Spiess'schen Grundsätzen im Gegensatz zum Massenturnen. Die Kriege von 1864, 1866 und 1870|71 hatten überall der Ansicht den Sieg gewonnen, dass die Turnübungen sich als das bewährt hatten, was sie nach den von Jahn 1816 ausgesprochenen Grundsätzen und nach der in der Königlichen Kabinettsordre von 1842 niedergelegten Ueberzeugung sein sollten: eine Schule des Volkes zur Mannhaftigkeit, Gesundheit und Rüstigkeit. Für den Hygieniker ist ebenso wie für den Patrioten erfreulich, zu beobachten, wie sich diese Ansicht der Dinge in den massgebenden und regierenden Kreisen immer mehr Bahn bricht. Alle weiteren Anordnungen und Verfügungen zeigen daher die Tendenz, das Turnen immer fester und inniger mit dem Leben der Schule zu verbinden. Es werden 1875 vierwöchentliche Turnkurse für bereits im Amte stehende Elementarlehrer eingerichtet und eine Prüfungsordnung für Turnlehrerinnen erlassen. 1878 wird die Civilabteilung der Central-Turnanstalt zu einer selbständigen Turnlehrerbildungsanstalt umgebildet und dieser 1880 ein eigenes trefflich eingerichtetes Lehrgebäude mit 3 Turnsälen überwiesen.

Es folgt der von uns (S. 446—451) mitgeteilte Ministerialerlass vom 27. Oktober 1882, durch welchen die Pflege des Turnens auf dem freien Turnplatz, in Turnspielen und Turnfahrten allen Beteiligten ans Herz gelegt wurde. Daran schloss sich unter dem 31. Januar 1883 eine an die Universitäten und technischen Hochschulen erlassene Verfügung, welche lautet:

„Der von meinem Herrn Amtsvorgänger an die königlichen Provinzial-Schulkollegien und die königlichen Regierungen gerichtete Zirkular-Erlass vom 10. September 1860, durch welchen der Turnunterricht an höheren und niederen Schulen als ordentlicher Lehrgegenstand eingegliedert wird, ist auch den Rektoren und Senaten, bezw. den Curatoren der Universitäten abschriftlich unter gleichem Datum zur Kenntnisnahme mitgeteilt worden. (Zentr.-Bl. de 1860 S. 525.) In dem betreffenden Erlass heisst es: „Die Universitäten werden hiervon nach zwei Seiten hin berührt. Einmal muss dafür gesorgt werden, dass den von den Schulen abgehenden jungen Männern auf der Universität eine geordnete Fortsetzung der angefangenen gymnastischen Ausbildung möglich gemacht werde; sodann ist Wert darauf zu legen, dass namentlich die künftigen Geistlichen und Schulmänner schon auf der Universität Gelegenheit erhalten, sich mit einem ordnungsmässigen Betrieb der Gymnastik bekannt zu machen, damit sie in ihrem späteren Amt beaufsichtigend und ausübend hiervon Gebrauch machen können.“ Wie dies von der einzelnen Universität in das Werk zu setzen sei, sollte in Erwägung genommen und bei Abgabe der betreffenden Vorschläge sollten zugleich Mitteilungen darüber gemacht werden, welche Veranstaltungen zu demselben oder ähnlichem Zwecke und mit welchem Erfolge dort bis dahin schon bestanden haben.

Die gutachtlichen Aeusserungen sprechen sich fast ausnahmslos für die Anstellung qualificierter Turnlehrer und für die Beschaffung geeigneter und, wenn irgend möglich, eigener Räume für die Pflege der Leibesübungen der studierenden Jugend aus. Was an der einen oder anderen Universität an turnerischen Einrichtungen noch aus früherer Zeit sich erhalten oder seit den Vierzigerjahren neu gebildet hatte, war gering, und leider war auch die gegebene Anregung nicht von dem gewünschten Erfolge begleitet, da zur Ausführung der gemachten Vorschläge die Universitäten keine oder nur sehr unbedeutende Mittel aufwenden konnten und die Finanzlage des Staats grössere Aufwendungen für den bezeichneten Zweck nicht gestattete. Indes hatte der einmal gegebene Anstoss die Folge, dass sich fast überall akademische Turnvereine bildeten, und wenn es überhaupt noch hatte zweifelhaft sein können, dass Einrichtungen zur Pflege der Leibesübungen unter der studierenden Jugend ein Bedürfsnis seien, so würden es die meist schon seit Dezennien bestehenden Vereine, deren Mitgliederzahl im Einzelnen zuweilen weit über hundert hinaus gewachsen ist, ausser Frage gestellt haben. Der bei dem vierten allgemeinen deutschen Turnfest zu Bonn im Jahre 1872 geschlossene Kartellverband akademischer Turnvereine, welchem zur Zeit die Vereine von zwölf deutschen Hochschulen angehören, konnte im vorigen Jahre sein zehnjähriges Bestehen mit einem in Sangerhausen abgehaltenen Turnfest feiern, an welchem zwölf akademische Turnvereine mit über 250 Mitgliedern vertreten waren. Ist dies an sich schon ein beachtenswertes Zeichen des turnerischen Lebens auf den Universitäten, so hat auch ausser den befriedigenden, zum Teil vorzüglichen Leistungen auf diesem Gebiete die treffliche Haltung der Studierenden erfreut. Bei aller studentischen Fröhlichkeit hat sich ein Geist der Zucht und Sitte kundgegeben, welcher, wie ich anzunehmen geneigt bin, nicht ausser Zusammenhang mit der disziplinierenden Kraft wohlgeordneter Leibesübungen steht. Und wenn bei dieser Gelegenheit zahlreich versammelte Zuschauer den turnerischen Leistungen, namentlich den volkstümlichen Uebungen, dem Wetturnen und den Turnspielen mit der freudigsten Teilnahme gefolgt sind, so erscheint auch nach dieser Seite hin die Pflege der Leibesübungen auf den Hochschulen von allgemeiner idealer Bedeutung. Ich erachte es für das gesamte akademische Leben als einen grossen Gewinn, wenn durch die weitere Ausgestaltung der gymnastischen Uebungen eine Arena geschaffen wird, wo Jugendkraft und Jugendlust sich bethätigen können, ohne selbst Schaden zu leiden. Es ist daher in erster Linie der Wert der Sache an sich, wie er neben dem gesundheitlichen Nutzen, in den Geist und Gemüt erfrischenden Wirkungen sowie in der Stärkung eines auf das Ideale gerichteten Sinnes zu Tage tritt, der mich bestimmt, für die Förderung der Leibesübungen auf unseren Hochschulen einzutreten. Ausserdem ist aber auch der praktische Zweck, welcher in dem Erlass vom 10. September 1860 hervorgehoben wird — die Gewinnung von wissenschaftlich gebildeten Turnlehrern — von erheblicher Bedeutung.

Nun fehlt es zwar auch jetzt schon nicht an einzelnen jungen Philologen, welche sich der vorschriftsmässigen Prüfung zur Erlangung der Qualifikation als Turnlehrer an höheren Lehranstalten unterziehen. Unzweifelhaft würde aber eine weit grössere Zahl diesen Weg gehen, wenn überall auf den Universitäten in einem methodisch geordneten Turnbetriebe und in der schon dort zu gewinnenden Einführung in das ganze Gebiet der Turnwissenschaft eine ausreichende Vorbereitung auf diese Prüfung ermöglicht würde. Mit solchen Lehrern ist dem Turnen an den höheren Lehranstalten am meisten gedient, welche neben der fachmännischen Ausbildung, die sie sich erworben haben, die Begeisterung, mit der sie selbst während ihrer Studienzeit turnten, mit hinübernehmen in ihre Schulthätigkeit, um sie da in die Herzen der lernenden Jugend weiter zu pflanzen.

Ich beabsichtige daher, sowohl für diejenigen Studierenden, welche Neigung haben, ihre gymnastischen Uebungen von der Schule her fortzusetzen, ausreichende Gelegenheit hierzu zu verschaffen, als auch für diejenigen, welche sich die Befähigung zum Turnlehrer an höheren Lehranstalten erwerben wollen, die sonst noch erforderlichen Einrichtungen zu treffen. Für den Unterricht in einigen Leibesübungen und Fertigkeiten sind bei den Universitäten herkömmlich Veranstaltungen vorhanden. Der Turnunterricht fällt zur Zeit noch ausserhalb des Rahmens der Universitätslektionen. Was vorhanden, geht nebenher und ist meist aus der Initiative der Studierenden hervorgegangen. Es scheint mir aber angemessen und erforderlich, dass von Universitätswegen dafür gesorgt werde. Dazu gehören geeignete Räume und Plätze und deren turnerische Ausstattung, sowie wohlqualifizierte Lehrkräfte. Ich werde es mir angelegen sein lassen, Mittel für diese Zwecke flüssig zu machen und bereit zu stellen, soweit sie in den Spezialetats nicht vorhanden sind. So viel wie möglich werden die Studierenden von Aufwendungen für die Sache frei zu lassen sein.

Um nun die Verhältnisse im Einzelnen, das daraus sich ergebende Bedürfnis sowie die Möglichkeit und Art seiner Befriedigung übersehen zu können, wünsche ich eine Auskunft über folgende Fragepunkte zu erhalten: 1) Was für Turnräume — Halle und Plätze — sind vorhanden? Wie sind dieselben beschaffen? 2) Wie sind dieselben mit Geräten etc. ausgestattet? 3) Sind diese Räume Eigentum der Hochschule oder angemietet? 4) Wie viel beträgt im letztern Falle der Mietspreis und wer bezahlt ihn? 5) Ist ein qualifizierter Turnlehrer vorhanden, und wenn dies der Fall ist, von wem und mit welchem Betrage wird er honoriert? 6) Besteht ein akademischer Turnverein und event. wie gross ist seine Mitgliederzahl? 7) Wird auch von solchen Studierenden, welche dem akademischen Turnverein nicht angehören, regelmässig geturnt? (event. von wieviel Studierenden?) 8) Falls die Turnräume (zu 1) oder die Einrichtungen (zu 2) oder die Lehrkräfte (zu 5) nicht oder nicht ausreichend vorhanden sind, wie ist den Mängeln abzuhelfen und welche Mittel sind hierfür erforderlich?

Den Bericht, in welchem auch sonst zum vorliegenden Gegenstande Bemerkenswertes aufzunehmen ist, erwarte ich bis zum 15. April d. J. von Gossler."

Wir teilen den vollen Wortlaut dieser Verfügung mit, weil wir dem Gegenstand derselben eine besondere Wichtigkeit beimessen. Wie uns schon 1828 R. Wesselhöft's Schrift: „Die deutsche Jugend in weiland Burschenschaften und Turngemeinden" darthut, ist durch die Einführung des Turnens in die akademische Welt zur Zeit der Freiheitskriege ein sehr wesentlicher Beitrag zur sittlichen und leiblichen Wiedergeburt der akademischen Jugend geschaffen worden; ja, dieselbe wurde recht eigentlich die Trägerin der Jahn'schen Ideen und trug sie weiter in weitere Kreise der Regierenden und des Volkes. Aber in der Folgezeit, als das ideale Pathos der Freiheitskriege verflogen war, versumpfte die Studentenwelt wieder mehr und mehr bei Bierkrug und Rauchtabak oder in „Pauksimpeleien", und erst allmählich, als in den Sechzigerjahren das Volksleben nach dieser Richtung einen neuen Aufschwung nahm, bildeten sich wieder Studentenriegen und akademische Turnvereine, die seitdem mehr und mehr aufgeblüht sind.

Es kann nach unserer Meinung nicht genug geschehen, um den Studenten ausreichende Gelegenheit zu bieten, dass sie das, was sie an gymnastischen Gütern auf der Schule gewonnen haben, auf der Hochschule weiter pflegen und dass insbesondere diejenigen, welche dereinst selber Lehrer werden wollen oder irgend an der Leitung und Gestaltung des Erziehungswesens teilnehmen sollen, praktisch wie theoretisch vom Turnen und von allem Thun, was den Leib übt und bildet, etwas Ordentliches verstehen.

Schon im Anfange der Sechzigerjahre hat deshalb die Versammlung der schlesischen Turnlehrer und Turnwarte die Forderung gestellt, dass jeder akademisch gebildete Lehrer, der nicht körperlich ungestaltet oder unfähig ist, seine Befähigung zur Erteilung und Beaufsichtigung des Turnunterrichts nachzuweisen habe und bereit sein müsse, denselben an der Anstalt zu übernehmen, an welcher er als wissenschaftlicher Lehrer thätig ist. Wir halten diese Forderung aufrecht. Aber auch alle übrigen Studenten bedürfen zur Förderung und Vollendung ihrer humanen Bildung des regelmässigen Betriebes der Leibesübungen. Die Einrichtung von Universitätsturnanstalten ist daher nach unserer Meinung etwas ebenso Selbstverständliches wie die von Seminarturnanstalten. Dass, wenn irgend möglich, Fechtboden und Schwimmanstalt mit ihr verbunden werden, erscheint uns ebenso selbstverständlich. Das hierfür angelegte Kapital trägt tausendfältig Frucht für die Erhöhung der Gesundheit und Wehrhaftigkeit des Volkes*).

Was insbesondere noch das Turnen des weiblichen Geschlechts anbetrifft, so hatte Jahn bereits in seinem „Deutschen Volkstum“ 1810 daran erinnert, dass in den Mädchenschulen die Leibesübungen nicht ausgeschlossen bleiben dürften. Sein Schüler E. Eiselen errichtete 1832 mit polizeilicher Genehmigung eine Mädchenturnanstalt in Berlin, ja, er gedachte mit der besonderen Beistimmung des Ministers Eichhorn 1845 einen Lehrgang für Turnlehrerinnen zu eröffnen. Der eigentliche Begründer des Mädchenturnens aber wurde Ad. Spiess. In Preussen wurde erst

---

*) Gemäss dem von uns eingenommenen Standpunkte müssen wir mit Freuden die Nachricht begrüssen, dass der Verband der deutschen Touristenvereine den Plan zu einer „Hochschüler-Wanderkasse“ gefasst hat. Die öffentlichen Blätter berichten darüber (siehe Voss. Ztg. 1890, Nr. 60):

„Die Sammlung soll geschehen durch Zuwendungen von Freunden der Sache, durch Beteiligung von Vereinen, durch Wohlthätigkeitsveranstaltungen und Heranziehung wohlhabender studentischer Vereinigungen. Ein Drittel des Fonds wird in jedem Jahre als Grundstock der Sammlung zinstragend angelegt, zwei Drittel werden bei Anbruch der Reisezeit, spätestens aber im Laufe des Monats Mai zur Verteilung gebracht. Diese erfolgt unter bereitwilligst zugestandener Unterstützung des Kultusministeriums und unter Kontrolle des Ministers von Gossler. Die Ankündigungen werden am schwarzen Brett der deutschen Universitäten und Hochschulen erlassen. In erster Reihe werden die Besucher derjenigen Hochschulen berücksichtigt, die örtlich den Gebirgsgegenden Deutschlands am entferntesten liegen. Die Studierenden der Philologie, die berufen sind, Lehrer der Jugend zu werden, sollen vorzugsweise in Betracht kommen. Die Stipendiaten haben unter verschiedenen Reiserouten die Wahl und sind zur Anfertigung einer ausführlichen Schilderung verpflichtet, die nach Verwendbarkeit veröffentlicht, in jedem Falle aber zu den Berichten der Hochschüler-Wanderkasse dem Kultusministerium eingereicht wird.“

1873 durch die unter Falk abgehaltenen Konferenzen für das Mädchenschulwesen das Turnen offiziell als ein Unterrichtsgegenstand bezeichnet, welcher obligatorisch in den Lehrplan dieser Anstalten einzureihen sei. Die Folge war die Einrichtung von Turnlehrerinnenprüfungen nach einem unter dem 21. August 1875 erlassenen Reglement; bis 1883 konnte bereits 742 Damen die Befähigung zur Erteilung von Turnunterricht zuerkannt werden. Seit 1880 finden alljährlich dreimonatliche Kurse zur Ausbildung von Turnlehrerinnen in der Königl. Turnlehrerbildungsanstalt zu Berlin statt. Die Stätte der praktischen Ausbildung ist ein Saal von 20 m Länge, 10 m Breite und 5,50 m Höhe mit sehr zweckmässiger Einrichtung. *)

Aehnlich hat sich das Mädchenturnen in den übrigen deutschen Staaten entwickelt.

Was aber das gesamte Schulturnwesen betrifft, so können wir diesen Abschnitt nicht besser schliessen als mit den Worten, welche Lion 1873 an den Schluss der Vorrede zu seiner „Statistik des Schulturnens in Deutschland" gesetzt hat. Er sagt da: „Fast ohne Ausnahme erblicken die Mitarbeiter die nächste Aufgabe der gegenwärtig thätigen Turnfreunde nur darin, der Turnkunst als einem Unterrichtsgegenstand den Platz in allen Schulen des Volkes zu sichern; ein dahingegangenes Geschlecht begehrte Grösseres: sie sollte alsbald das ganze Leben unserer Jugend in Sitte und Sinn erleuchten. Was bei den Vorgängern ein Verlangen war, ist uns nur eine Hoffnung; Denen nach uns sei es wieder mehr!"

Sorgen wir, dass diese Zukunft bald Gegenwart werde!

Turnräume. Zu GutsMuths' und Jahns Zeiten übte die Gesamtheit der Turner nur auf dem Turnplatz im Freien. Der GutsMuths'sche Turnplatz in Schnepfenthal ist von der Erziehungsanstalt selbst durch ein Thal getrennt, weit, gross und luftig, von Bäumen umgeben und beschattet. Jahn eröffnete 1811 seinen ersten Berliner Turnplatz weitab von dem Getümmel und Dunst der Stadt in der Hasenheide. In seiner „Turnkunst" (1816) konstruiert er einen Turnplatz von 465 Fuss Länge und 250 Fuss Breite; er umfasste also einen oblongen Raum von etwa 114,5 Ar Die Laufbahn ist 400 Fuss lang und 30 Fuss breit; der Spielplatz ist eine Fläche von 120 Fuss ins Geviert. In einer Eingabe an das Ministerium vom 22. October 1816 bemerkt Jahn aber mit besonderem Hinblick auf die Heranbildung von Turnlehrern und Vorturnern: „So lange noch kein gehöriger bedeckter Raum für Turnübungen zur Winterszeit ausgemittelt ist, wird die Turnkunst immer eine Art Winterschlaf halten". Was Jahn gewünscht hatte, das forderte Ad. Spiess; er sagt 1842 in seinen „Gedanken über die Einordnung des Turnwesens in das Ganze

*) Siehe die genauere Beschreibung der Einrichtung bei G. Eckler, Modell des Mädchenturnsaales in der Königl. Turnlehrerbildungsanstalt (Monatsschrift f. d. Turnw. 1883. S. 149 ff.)

der Volkserziehung" S. 14: „Das Turnen erfordert besondere Räume und Plätze, und da dasselbe unausgesetzt das ganze Jahr hindurch als Schulunterricht betrieben werden muss, so ist es erklärlich, dass ein gedecktes und geschlossenes Turnhaus, welches im Winter und bei sonst ungünstiger Witterung benutzt wird, und ein im Freien angebrachter Turnplatz unentbehrlich sind. Es muss darum jede Schule ihr geschlossenes Turnhaus und ihren Turnplatz im Freien haben, vor allem das Erstere. Am zweckmässigsten ist es, wenn beide Räume unmittelbar mit der Schule verbunden sind oder doch in deren Umgebung liegen, damit die Turnstunden jederzeit in Wechsel mit anderen Unterrichtsstunden kommen können, was hingegen bei entfernterer Lage des Turnplatzes vom Schulhause nicht so leicht einzurichten ist. In kleineren Städten, wo die Schülerzahl der einzelnen Schulen nicht so gross ist, hat der Umstand, dass der Turnplatz ausserhalb der Stadt angelegt wird, weniger Bedeutung, als in grossen Städten, wo die Abgelegenheit des Turnplatzes sehr störend auf die Regelmässigkeit und Ordnung des Besuches einwirkt und ausserdem zu viele Zeit auf dem Hin- und Herwege verloren geht. Wenn es immer nur möglich ist, so hat jede Schule ihr Turnhaus und ebenso ihren Turnplatz im Freien in nächster Umgebung des Schulhauses oder doch wenigstens in nicht zu grosser Entfernung von demselben."

Es ist gewiss höchst erfreulich, wenn Spiel- und Turnplätze im Walde fern von der ungesunden Luft der Stadt geschaffen und erhalten werden, wie sie Jahn und dessen Jünger in Berlin, Breslau, Hirschberg i. S. und an anderen Orten angelegt haben, aber für den regelmässigen Turnunterricht reichen sie nicht aus oder lassen sie sich, wie E. Angerstein in seinem Handbuch S. 410 bemerkt, nur mit grosser Beeinträchtigung des Turnunterrichts verwenden, schon weil ihr Besuch zu zeitraubend ist. Aber es ist mindestens ebenso misslich, wenn die Schüler als einziges gymnastisches Uebungsfeld nur eine geschlossene Turnhalle besitzen. Denn, wie wir bereits dargelegt haben, fördert gerade die lebhafte Bewegung im Freien ausserordentlich die Gesundheit; in der Turnhalle aber sind die Bewegungsspiele, das Laufen, Stabspringen und manche andere Uebungen, die auf den Organismus so erfrischend und kräftigend einwirken, entweder gar nicht oder doch nicht in ausgiebiger Weise möglich.

Das auf Veranlassung des Statthalters von Manteuffel abgegebene ärztliche Gutachten über das reichsländische Schulwesen äussert sich zugunsten der Turnübungen und Spiele im Freien folgendermassen:

„Wenn irgend möglich, sollten alle Leibesübungen der männlichen Jugend in freier Luft auf geräumigen Spiel- und Turnplätzen geschehen. Denn für die gesunde Entwickelung des Körpers ist die Einwirkung der freien Luft auf die Wärmeabgabe durch die Haut und kräftige Lungenatmung von grösster Bedeutung. Wenn die Muskeln arbeiten, während zugleich reine, bewegte, nicht zu warme Luft eingeatmet wird, und der Körper nicht zu dicht bekleidet ist, werden durch Entziehung einer grösseren Wärmemenge die Lebensvorgänge viel höher gesteigert, als bei gleicher Muskelthätigkeit in der ruhigen Luft des geschlossenen Raumes. Blässe und eine gewisse Schlaffheit der Haut kennzeichnen bei sonst gesunden Menschen die Wirkung des Lebens in geschlossenen Räumen, wenn es ihnen auch an Anstrengungen der Muskeln nicht fehlt. Die sehr günstigen Einwirkungen des Atmens in freier Luft, verbunden mit Muskelarbeit, auf die Verrichtungen unserer Organe sind bekannt."

Auch der preussische Kultusminister von Gossler hebt diesen Gesichtspunkt für die weitere Entwickelung der Schulturneinrichtungen hervor, wenn er in seiner Kammerrede vom 20. März 1890 sagt:

„Ich habe den Eindruck gehabt, dass es nicht ganz richtig war, unser ganzes Turnwesen in die Turnhallen zu verlegen. Ich selbst bin gross geworden zunächst auf dem freien Turnplatz zu Potsdam; ich kann nicht ohne Bewegung an dem alten Turnplatz am Brauhausberg vorübergehen, der jetzt verödet daliegt. Ich bin später Hallenturner geworden, mit der Begeisterung, die jeder Hallenturner entwickelt. Es turnt sich in den Hallen gut, sehr viel besser; aber für die Unterrichtsverwaltung, welche die körperliche Entwickelung im Durchschnitt zu verfolgen hat, ist gar kein Zweifel darüber, dass die Hallen nur als Ergänzung einzutreten haben dann, wenn die Witterungsverhältnisse es nicht ermöglichen, im Freien zu turnen. Ich weiss sehr wohl, man kann nicht so elegant, nicht so gewandt draussen turnen, man hat nicht die ausgezeichneten neueren Geräte, die im Freien keinen Bestand haben, aber es ist doch richtiger, im Freien zu turnen."

Darüber sind alle einig, dass ein solcher Turn- und Spielplatz „frei, luftig, hell, trocken, fern von schädlichen Ausdünstungen gelegen und eben" sein, auch Schutz gegen die scharfen Nord- und Ostwinde gewähren muss. Der Freiübungsplatz ist mit Kies zu beschütten, während die Niedersprungstellen für die Uebungen an Geräten durch Sand- oder Loheaufschüttungen weich zu erhalten sind. Zur Abführung der Tageswasser ist dem Platze ein leichtes Gefälle zu geben, durch Anpflanzung von hochstämmigen und schattenreichen Bäumen, welche nicht nur den ganzen Raum umgeben, sondern sich auch in Abständen über den Geräteplatz hinziehen, Schutz gegen die brennenden und blendenden Sonnenstrahlen zu gewähren.

Was die Geräte anbetrifft, so ist es sehr erwünscht, dass dieselben möglichst tragbar und fortstellbar gemacht werden, damit sie nicht durch den Winter und das schlechte Wetter leiden, sondern in der Halle oder in einem Schuppen Deckung finden können; je besser die Geräte gearbeitet und erhalten werden, desto weniger sind Unglücksfälle zu besorgen. Für ihre Aufstellung ist der Stand der Sonne massgebend. H. O. Kluge*) hebt mit Recht hervor, dass die Springgeräte so hingestellt werden müssen, dass den Anlaufenden die Sonne nicht ins Gesicht scheint. Ebenso müssen die schrägen Stangen und Leitern zum Hangeln wie die Barren und Recke derart gestellt sein, dass das Sonnenlicht von der Seite her einfällt.

In dem Sinne der vorausgehenden Erörterungen wird in einer preussischen Ministerialverfügung vom 30. Juli 1883 auf die „Beschaffung und Einrichtung von zweckmässigen Turnplätzen thunlichst in Verbindung mit den Turnhallen“ grosser Wert gelegt, vor allem im Interesse der „gesundheitlichen Entwickelung der Turner, für welche die geregelte körperliche Thätigkeit in der freien Luft nur von grösstem Vorteil sein kann“. Dass die Schulvorstände zur Herstellung solcher Plätze verpflichtet sind, wird in einer Verfügung vom 23. Oktober 1883 hervorgehoben, in welcher das Mass von 4,5 Ar als ein minimales bezeichnet wird. In einer Verfügung über den Turnunterricht in Volksschulen vom 18. März 1885 werden als die für einen Turnplatz notwendigsten Geräte angegeben Holzstäbe, ein langes Schwingseil, ein Springgestell (2 Ständer mit Schnur) mit Springbrett, ein Reck, 2 Barren von verschiedener Weite und Höhe, 2 senkrechte Kletterstangen, eine schräge Leiter und ein Sprossenständer, zwei Schwebebalken, doch ist ausdrücklich bemerkt, dass die Zahl dieser Geräte vermehrt werden muss, je nachdem die Zahl der Turnenden es erheischt. In Landschulen ist unter Umständen die Beschränkung der Ausrüstung des Turnplatzes auf Holzstäbe, Schwingseil, Springvorrichtung und Reck gestattet. Im weiteren Verlauf der Verfügung wird dann die Frage beantwortet, wie viel Quadratfläche bei Anlegung neuer Turnplätze auf dem Lande für das Kind in Anspruch zu nehmen ist, a) wenn der Platz nur als Turnplatz, b) wenn er zugleich als Turn- und Spielplatz benutzt werden soll. Wo die konkreten Verhältnisse es irgend gestatten, wird für 40 Schüler der Turnraum auf 400 qm zu bemessen sein. Ist der Platz aber zugleich Spielplatz, so ist er auf 1500 qm auszudehnen. „Es kann indes angenommen werden, heisst es weiter, dass auf dem Lande andere Plätze (Anger, Wiese, Brachfeld etc.) wenigstens zeitweise für Turnspiele zur Verfügung stehen, so dass von der Beschaffung sehr grosser, auch zum Spiel geeigneter Turnplätze, die örtlich sich oft nur mit verhältnismässig sehr grossen Kosten herstellen lassen, abzusehen ist.“ **)

Für die Grösse der Turn- und Spielplätze höherer Lehranstalten sind keine offiziellen Masse veröffentlicht, wohl aber immer wieder der Wert und die Notwendigkeit jener Plätze in Erinnerung gebracht: so in dem Erlass an Dr. F. A. Schmidt (Bonn) vom

*) Vortrag im Berliner Turnlehrerverein 1876, Sonderabzug aus den „Neuen Jahrbüchern f. d. Turnkunst“, S. 12.

**) Vergl. die sehr zweckentsprechenden Verfügungen über Volksschulturnplätze, welche die grossherzogl. hessische Regierung unter dem 27. Mai 1881 und Mai 1890 (Deutsche Schulzeitung 1890) erlassen hat.

13. März 1888, betreffend die „hygienischen Grundsätze für die Verbreitung körperlicher Uebungen".*)

Turnhallen, in welchen Turnklassen oder grössere Turnabteilungen turnen können, kennt, wie wir gesehen, die alte Jahn'sche Zeit noch nicht. Man turnte während des Sommers im Freien und war zufrieden, wenn man für den Winter einen bescheidenen Raum hatte, in welchem die Ausbildung der Vorturner für das Massenturnen auf dem Sommerturnplatz und der Fechtunterricht vorgenommen werden konnten. Als aber das Turnen für einen notwendigen Bestandteil der gesamten Jugendbildung erklärt worden war (1843), da drängte sich der Fürsorge der Schulbehörden auch die Frage auf, wie der Turnunterricht auf den Winter auszudehnen, wie zu diesem Zwecke Turnsäle und Turnhallen zu beschaffen seien. Seitdem sind dem Turnen viele solche gesicherte Uebungsstätten gegründet worden. Ihre Grösse richtet sich ebenso wie bei den Turnplätzen zunächst nach der Zahl der Schüler, die gleichzeitig unterrichtet werden sollen, dann aber auch nach der Verschiedenartigkeit des Turnbetriebs, der in ländlichen und städtischen Volksschulen oder in höheren Lehranstalten am Platze ist, denn diese bedürfen mehr Raum und mannigfaltigere Uebungsgeräte. Dem entsprechend lautet auch das Gutachten der Königlich preussischen Centralturnanstalt über die Turnhallen der Landschulen und der Schullehrerseminarien, welches der Minister unter dem 6. Februar 1866 den Regierungen als massgebend zugesandt hat:

---

*) Es heisst in diesem Erlass v. Gosslers inbetreff der grossen Städte: „In wenigen Fällen liegen die Turn- und Spielplätze neben dem Schulhause so, dass auf die Stunden im Lehrzimmer die Bewegung und die körperliche Bethätigung im Freien folgen kann. Meist muss die Jugend nach den Lernstunden erst durch lange Strassen weit hinausziehen, um nur die bestimmten Plätze zu erreichen. Dabei wird oft schon ein erheblicher Theil der verfügbaren Zeit verbraucht. Ich verkenne nicht die Schwierigkeiten, die es verursacht, wenn man innerhalb der Stadt und möglichst in der Nähe der Schulanstalten die verloren gegangenen Plätze für die spielende Jugend wieder gewinnen will. Aber möglich dürfte es doch sein, für vereinte Kräfte solche Plätze innerhalb der Stadt auszusparen. Wenn unbebaute öde Stätten zu Schmuckplätzen umgewandelt werden, was ja nach einer anderen Seite hin dankbar anzuerkennen ist, so wird sich doch hin und wieder ein Spielplatz zum Besten der heranwachsenden Jugend herrichten lassen. Gelingt dies auch nur allmählich und nicht ohne erhebliche Geldopfer, so erweisen sich diese Aufwendungen doch als produktiv, indem sie unseren Kindern zum frischen, fröhlichen Gedeihen an Leib und Seele helfen und einen Gewinn schaffen für das ganze Leben. Arbeit und Spiel, wie sie sich auf den Turn- und Spielplätzen im Freien gestalten, stärken und stählen die Kräfte in geistiger wie körperlicher Hinsicht und machen die Jugend auch für die späteren Jahre leistungs- und widerstandsfähiger. Wenn im Vaterland jetzt die Dienstpflicht weiter ausgedehnt wird, als dies früher der Fall war, und wenn Männer auch in höheren Jahren noch bereit und fähig sein sollen, für unsere höchsten Güter in Wehr und Waffen einzutreten, so ist jedes Unternehmen freudig zu begrüssen, durch welches schon in der Jugend die Thatkraft unseres Volkes erhöht und das Erbe von Geschlecht zu Geschlecht sicher gestellt wird, wie es uns die Väter erworben und hinterlassen haben. Möge die Zeit nicht fern sein, wo die Gelegenheit hierzu überall gegeben ist."

a) Landschulen.

1) Vorausgesetzt, dass mit Ausnahme des Klettergerüstes und der Reckständer alle Turngeräte transportabel eingerichtet werden, muss für eine Turnerschaft von 50 Schülern der Grundraum der Halle 1500 □ Fuss betragen.

2) Um das erforderliche Klettergerüst in zweckmässiger Grösse anbringen zu können, ist dem Gebäude eine lichte Höhe von 16 Fuss zu geben.

3) Bei 1500 □ Fuss Grundraum ist eine lichte Tiefe der Halle von 30 Fuss und eine Länge derselben von 50 Fuss jedem Uebungs-Arrangement am entsprechendsten.

4) Ausser dem Uebungsraum bedarf es keiner Nebenräumlichkeiten. — Ein transportabler Kleiderständer, sowie ein Schrank zur Aufbewahrung der kleinen Turngeräte genügt vollkommen.

5) Die Turnhalle muss heizbar gemacht werden.

6) Der Fussboden ist am zweckmässigsten mit einer Bretterdielung zu versehen.

b) Seminare.

A. Halle für die gleichzeitigen Uebungen von 50 Zöglingen.

Die in dem diesseitigen Gutachten vom 17. Mai cr. angegebenen Masse für bedeckte Turnlokale bei den Elementarschulen, nämlich ein Grundraum von 1500 □ Fuss, finden auch auf Schullehrer-Seminare Anwendung, jedoch mit der Modifikation, dass

1) dem Turnsaal selbst statt 16 Fuss eine innere lichte Höhe von 18 Fuss zu geben ist, um ein grösseres Klettergerüst anbringen zu können;

2) wegen der notwendigen reicheren Ausstattung an Turngeräten, und weil Erwachsene mehr Raum gebrauchen als Kinder, es noch einer Nebenräumlichkeit bedarf, wo die transportablen Geräte etc. untergestellt und die überflüssigen Kleidungsstücke abgelegt werden können.

B. Halle für die gleichzeitigen Uebungen von 75 Zöglingen.

Grundraum der Halle — bei 65 Fuss Länge und 35 Fuss Tiefe — 2275 □ Fuss; innere lichte Höhe bis zur Decke 18 Fuss.

Eine Nebenräumlichkeit ist erforderlich; siehe A.

C. Halle für die gleichzeitigen Uebungen von 100 Zöglingen.

Grundraum der Halle — bei 70 Fuss Länge und 40 Fuss Tiefe — 2800 □ Fuss; innere lichte Höhe, der Grösse des Saales entsprechend, 20 Fuss.

Einer Nebenräumlichkeit bedarf es; siehe A.

Bei Feststellung dieser Masse ist angenommen worden, dass mit Ausnahme des Klettergerüstes und der Reckständer die vorhandenen Turngeräte transportfähig sind.

Die qu. Hallen müssen heizbar und mit einer Bretterdielung versehen sein."

Diesen Angaben entsprechen auch die preussischen Gutachten und Verfügungen, welche i. J. 1870 für die höheren Lehranstalten erlassen sind. In anderen deutschen Staaten finden sich andere offizielle Massbestimmungen, doch würde es vom Zwecke unserer Erörterungen zu weit abführen, wenn wir alle Abweichungen notieren oder ein ideales Normalmass konstruieren wollten. Vom gesundheitlichen Standpunkte aus können wir die Hallen nicht gross und hell und luftig genug wünschen. Eckler empfiehlt eine Saallänge von 20—25 m und eine Breite von 10 - 12,5 m im Lichten; ebenso Kluge ein Mass von 19 m Länge und 9—12,5 m Breite, dazu aber noch einen Raum für Aufnahme der feststehenden Klettergerüste, so dass also noch 6 Meter der Länge zuzugeben sind. Die Höhe richtet sich nach den Schaukel- und Klettergeräten, ist also auf 5—6 m zu berechnen. Der Saal des Königlichen Wilhelmsgymnasiums in Berlin und des Königlichen Gymnasiums in Posen hat eine Länge von 25 m, eine Breite von 13 m und eine Höhe von 6 m. Sehr gut bewährt haben sich die sog. mittelgrossen*) Turnhallen für die städtischen höheren Lehranstalten Berlins, von denen z. B. das Askanische Gymnasium (1875) eine Halle von 465 qm, das Humboldtgymnasium (1875) dagegen eine von nur 344 qm besitzt.

Am vertrautesten ist uns die Turnhalle des Falk-Realgymnasiums (1880), die einen Flächenraum von 392 qm einnimmt, 28 m lang, 14 m breit und 9 m hoch ist. Zur Gewinnung eines möglichst grossen und freien Raumes für Frei- und Ordnungsübungen wie für Spiele sind alle Geräte und Gerüste möglichst beweglich angebracht. Die seitlichen Reckständer können aus ihren Lagern gelöst und an die Wand gezogen werden; die Leitern stehen senkrecht im Klettergerüst, sie laufen aber zwischen Winkelschienen und können mittels Stellbolzen jede beliebige Neigung erhalten; bei wagrechter Lagerung wird das untere Ende durch 2 Ständer gehalten, die zu dem Zweck in den Boden eingelassen werden. In der Regel wird darin eine einzige Klasse von durchschnittlich 50 Schülern unterrichtet; es können aber auch ohne Bedenken 2 Klassen zugleich turnen, ja im sog. freiwilligen Abendturnen benutzen wohl 150 Schüler zugleich die Halle, eine Möglichkeit, auf welche entschieden Wert zu legen ist. Bei den Berliner Gemeindeschulturnhallen ist der durchschnittliche Flächenraum 190 qm (19 : 10 m) gross, während z. B. die Braunschweiger Bürgerschulen für ihre Hallen als Normalmass einen Flächenraum von 220 qm (20 : 11 m) bei 6,60 m Höhe im Lichten aufweisen.

Wie und wo sind die Fenster anzubringen? Dieselben müssen recht zahlreich, hoch und breit sein, um viel Licht und Luft einzulassen.**) Die Musterturnhalle in Karlsruhe (1869) hat bei einer Länge von 36 m, einer Breite von 18 m und einer Seitenwandhöhe von 7,5 m von allen Seiten Licht, das durch 21 grosse

---

*) Man nennt sie so, weil sie die Mitte zwischen der grossen Turnhalle in der Prinzenstrasse mit 1034 qm Grundfläche und den kleineren Gemeindeschulturnhallen halten.

**) Vergleiche den ganzen Abschnitt über die innere Ausstattung der Schulzimmer S. 169 ff.

Fenster, 6 Rundfenster und 4 Glasthüren einströmt. Die Seminarturnhalle in Braunschweig, welche 24 m lang, 12 m breit und 7 m hoch ist, hat auf der einen Langseite 4 Fenster nebst Thür, auf der anderen 5 und auf der einen Giebelseite 3 Fenster. Nicht wenige Turnhallen lassen das Licht von den 2 Langseiten ein, wie in Berlin die grosse Turnhalle in der Prinzenstrasse und die mittlere in der Gormannstrasse. Sehr viele Turnhallen, wie die in der Berliner Turnlehrerbildungsanstalt, im Wilhelmsgymnasium, im Falk-Realgymnasium haben nach Analogie der Schulzimmer die Fenster nur auf der einen Langseite. Welche Seite soll dann gewählt werden? Lion, der viel Sonnenlicht um der Gesundheit willen wünscht, entscheidet sich für die Südseite, Kluge, der des Guten zu viel besorgt, erklärt sich für die Nord- oder Ostseite. Wie aber Eckler ganz richtig bemerkt, müssen an der Sonnenseite dicht schliessende Vorhänge ihre Stelle finden. Wir würden die Giebelwände nach Ost und West legen und uns für Fenster auf der südlichen und nördlichen Längswand erklären; denn dann kann 1) jederzeit in den Zwischenstunden eine gründliche und kräftige Lüftung vorgenommen werden, 2) im Sommer auch in den Lehrstunden soviel als möglich nach Norden gelüftet werden, 3) im Winter das erfreuende und belebende Sonnenlicht freien Eingang haben. Während die Sonne aber von Ost und West ihre Strahlen wagrecht oder doch sehr schräg durch die Fenster hineinsendet und deshalb oft arge und langdauernde Glut hervorbringt, wenn sie im Sommer lange auf den Fenstern liegt, so fallen die Sonnenstrahlen von Süden her gerade im Sommer, je höher die Sonne steigt, um so steiler durch die Fenster, treffen also dann immer nur einen kleinen Teil des bedeckten Raumes. Keineswegs verächtlich sind Oberlichtfenster wegen der ruhigen, gleichmässigen, von jedem Reflexlicht freien Beleuchtung, die sie gewähren; aber wohl nicht mit Unrecht hebt Eckler die praktischen Schwierigkeiten hervor, welche die Konstruktion und Erhaltung eines guten Oberlichts bereiten. Seitenfenster dürfen aber womöglich nicht unter 1,80 vom Fussboden beginnen, um desto höher hinaufgeführt zu werden. Denn fällt das Licht zu tief ein, so schädigt es die Augen und die Sicherheit des Blicks der Turnenden. Die Fensterzwischenwände müssen dagegen möglichst schmal sein, in allen Fenstern aber zur Beförderung der Ventilation eine Luftscheibe oder besser eine nach unten und innen aufzuklappende Oberscheibe mit Backenwänden angebracht werden, wie wir sie S. 170 nach der Konstruktion von Vandenesch als bewährt für Schulzimmer beschrieben und empfohlen haben.

Der Ventilation muss auch die Heizvorrichtung dienen, und da empfiehlt sich nach den von den Vertretern des Baufachs gemachten Erfahrungen am meisten die Centralheizung, die auch von Andern wie von F. A. Schmidt (Bonn) befürwortet wird. Stimmen wir nun auch keineswegs den unbedingten Gegnern der Luftheizung bei, indem wir vielmehr eine gute Luftheizung auch in Turnhallen bewährt gefunden haben, so verkennen wir doch nicht, wenn es sich namentlich um Staubvermeidung handelt, von der weiter unten die Rede sein wird, die Vorzüge der Warmwasser- und Dampfheizung. Die Niederdruck-Dampfheizung nach den Principien von Bechem & Post empfiehlt F. A. Schmidt. Wir haben diese Centralheizung bereits S. 258 besprochen. Ihrer Einführung in Turnanstalten stehen allerdings die Anlagekosten entgegen; überhaupt wird der Kostenpunkt die Anlage einer Centralheizung in Turnanstalten häufig unmöglich oder unthunlich machen. Nach Eckler's Erfahrung ziehen auch die Turnlehrer in der Regel die Ofenheizung vor. Hauptmann von Waldow hat als Unterrichtsdirigent der Königl. Centralturnanstalt zu Berlin ein Gutachten zu Gunsten der Meidinger'schen Füllöfen abgegeben; er hatte beobachtet, dass sie „mit Leichtigkeit und wenig Feuerungsmaterial“ einen grossen Raum heizen. Diese Füllöfen klassifizieren sich nach Buchstaben (in Bezug auf den Durchmesser) und nach Nummern (in Bezug auf die Höhe), sind also nach dem Kubikinhalt des Turnraumes zu bemessen.

Eckler sagt: Dem Turnsaal muss auch bei strengster Winterkälte eine Temperatur von 10—12° R. gegeben werden können. Nach den gemachten Erfahrungen scheinen sich als Heizvorrichtungen am meisten solche eiserne Oefen bewährt zu haben, bei welchen die strahlende Wärme zwar zur Vorheizung benutzt, bei denen aber während der Turnzeit durch einen schützenden Blechmantel diese strahlende Wärme von den Turnenden abgehalten werden kann. Auch Kluge erklärt aus seiner Erfahrung die Umkleidung mit einem Eisenmantel für notwendig.

Gut bewährt hat sich nach dem Urteile der dortigen Sachverständigen, insbesondere des Baurats, die Einrichtung der Lokalheizung durch Mantelöfen in der städtischen Turnhalle in Ansbach. Sie ist vom „Eisenwerk Kaiserslautern“ geliefert und nach dem Grundsatz gebaut, dass die Heizung der Ventilation möglichst dienstbar gemacht werden müsse. In dieser Halle mit 3000 cbm Inhalt wurden 4 von innen heizbare Saalschachtöfen mit ovalem Heizcylinder und zwar als Mantelöfen aufgestellt. Eckler berichtet darüber genauer (Monatsschrift für das Turnw. 1883 S. 104): „Behufs kräftiger Ventilation ist für jeden Ofen direkt von aussen über dem Fussboden ein Kanal an den Ofensockel angeschlossen. Die frische Aussenluft tritt in den Hohlraum zwischen Mantel und Heizcylinder ein und strömt, nachdem sie sich an den Ofenwandungen erwärmt hat, durch den durchbrochenen Deckel des Ofens aus. Zwei Ringschieber gestatten die Regulierung und den Abschluss der kalten Luft und bewirken ein gleichzeitiges Oeffnen des Ofensockels nach vorn, wodurch die Möglichkeit der Anheizung ohne Ventilation gegeben ist. Die Luftabführung erfolgt hinter jedem Ofen durch zwei Kanäle, welche sich links und rechts dicht an den Ofenkamin anschliessen und von diesem durch zwei gusseiserne Platten getrennt sind. Hierdurch wird eine kräftige Absaugung der Luft bewirkt, indem die Wärme der abziehenden Rauchgase teilweise für die Ventilation nutzbar gemacht wird. Die Oeffnungen für die Winter-Ventilation liegen unmittelbar über dem Fussboden; der Luftabzug während des Sommers wird dagegen durch Oeffnungen vermittelt, welche sich unterhalb der Decke befinden. Durch diese Einrichtung wird eine 1½ bis 2 malige Lufterneuerung stündlich erreicht und dabei genügen die Oefen, um auch im strengsten Winter eine Innentemperatur von + 12° C. zu erhalten; nach den bereits gemachten Erfahrungen wird die Halle bei nicht aussergewöhnlicher Kälte selbst mit einem Ofen ausreichend erwärmt. Ueber die Schattenseite der Ventilations- und Regulier-Füllöfen haben wir bereits Seite 248 das Nähere mitgeteilt.

Ist von uns die Frage, wie die Unterrichtsräume von Staub freigemacht und freigehalten werden, als eine sehr wichtige bezeichnet und behandelt worden, so erscheint sie für die Turnräume noch viel wichtiger. Denn in den Schulzimmern herrscht mehr Ruhe, so dass der in sie hineingetragene oder in ihnen erzeugte Staub sich leichter legt und da haftet, wo er einmal liegt. In den Turnräumen hingegen wird der Staub durch die fortwährende heftige Bewegung immer wieder aufgewirbelt und bei dem durch das Turnen erregten Tiefatmen auch in diejenigen Teile der Lunge gebracht, die minder widerstandsfähig sind, weil sie durch Uebung und Bewegung des Körpers nicht so in Mitbewegung versetzt werden und darum die eingesaugten Staubteilchen nicht so gut wieder abstossen. F. A. Schmidt, ein turnkundiger Arzt in Bonn, hat neuerdings eine Abhandlung über die Staubbeschädigungen beim Hallenturnen und ihre Bekämpfung veröffentlicht, welche alle einschlägigen Gesichtspunkte eingehend und einleuchtend erörtert. Die Resultate seiner allgemeinen Erörterungen stehen mit den allgemeinen Erfahrungen über Staubinhalation im Einklange und lassen sich in folgenden Sätzen zusammenfassen:

1) Bei längerem Einatmen von Staubluft können Staubteilchen bis tief in die Lungen eingeatmet werden und sogar ins Lungengewebe selbst eindringen.

2) Ruhiges Atmen durch die Nase gewährt gegen das Eindringen von Staub in die tieferen Luftwege einen ziemlich sicheren Schutz.

3) Das Eindringen von Staub in die Lungen wird dagegen gefördert durch Tiefatmen, namentlich mit offenem Munde, wie es z. B. durch lautes Sprechen, Rufen, Singen, ganz besonders aber durch starke Muskelthätigkeit bewirkt wird.

4) Begünstigend für das Eindringen von Staub in die tieferen Luftwege bei turnerischen Uebungen sind
- a) die um das mehrfache gesteigerte und vertiefte Atemthätigkeit,
- b) der physiologische Vorgang der Anstrengung oder des Atemanhaltens,
- c) die Ueberanstrengung der Atmung oder das ausser Atem Kommen.

5) In Hals und Lungen eingedrungner Staub wirkt mechanisch reizend auf die Atemschleimhaut und ruft namentlich bei gewohnheitsmässigem Aufenthalt in Staubluft auch dauernde Reizzustände hervor, die zu einfachen Katarrhen und schliesslich sogar zu schweren Erkrankungen der Atemwerkzeuge führen.

6) Schon bestehende Hustenerkrankungen werden auch bei nur gelegentlichem Aufenthalt in Staubluft stets ungünstig beeinflusst; ganz besonders aber, wenn durch Sprechen, Singen oder heftige körperliche Bewegung das Eindringen des Staubes in Hals und Lunge erleichtert wird.

7) Weitaus schwerer als durch die Einatmung blos mechanisch auf die Schleimhaut wirkenden Staubes kann die Gesundheit durch die Einatmung von Staub, der gewisse Pilzkeime enthält, geschädigt werden. Namentlich ist es der Tuberkelbacillus, welcher auf diesem Wege die Lungenschwindsucht und $^1/_7$ aller Todesfälle hervorruft.

8) Der Tuberkelpilz entfaltet seine erste Wirksamkeit stets in den Lungenspitzen. Tiefatmen in pilzhaltiger Luft und somit auch der Betrieb der Turnübungen begünstigt das Eindringen der Schwindsuchtskeime gerade in diese gefährdeten Lungenabschnitte. (Man vergl. S. 363 und 364 dieses Buches.)

Welches sind nun die hauptsächlichsten Staubquellen in Turnhallen? Toter Staub wird namentlich am Schuhwerk der Turnenden hineingetragen, feinerer und bedenklicherer an den Kleidungsstücken. Aber auch durch die Heizung, durch die Abnutzung der Dielen, Geräte, Matratzen wird allerlei Staub erzeugt. Was ist dagegen zu thun? — An den Eingängen sind reichlich Schabeisen und Drahtfussmatten anzubringen, die Turner aber sorgfältig zu deren Gebrauch anzuhalten. Die Oberkleider und Kopfbedeckungen sind in einem gesonderten Raume abzulegen und das gewöhnliche Schuhwerk mit Turnschuhen zu vertauschen. Die Heizeinrichtung sei ausserhalb des Turnraumes angebracht. Die Lüftung*) in den Zwischenstunden und die Oeffnung der oberen Klappfenster während der Turnstunden werde nimmer versäumt. Die Geräte werden durch regelmässiges feuchtes Abwischen reingehalten.

*) Die Menschen stehen in physischer Beziehung wie die Säugetiere. Es ist aber erwiesen, dass die in freier und reiner Luft lebenden Tiere gesünder und widerstandsfähiger sind als die in warmen, ungelüfteten Stallungen gehaltenen. Von wie ausserordentlichem Einfluss die Beschaffenheit der Luft in dem Stalle z. B. auf die Milchergiebigkeit der Kühe ist, beweist die Statistik der Frankfurter Milchkuranstalt. Der Stall war mit 80 Schweizerkühen besetzt, die gleichmässig gut gefüttert wurden Diese lieferten 1877 bis 79 jährlich 3700 Liter Milch. Nachdem aber für eine bessere Lufterneuerung gesorgt war, lieferte das Stück 1880 durchschnittlich 4050 Liter, 1881 aber 4152 und 1882 gar 4354 Liter Milch; der Milchertrag war also bei gleicher Fütterung durchschnittlich um 438 Liter erhöht worden. Die Milch war aber auch gesünder und die aus ihr gewonnene Butter wohlschmeckender geworden. Dies experimentum in corpore vili weist deutlich darauf hin, wie wichtig für das leibliche Gedeihen und Wohlbefinden des Menschen die gute und reine Luft in den geschlossenen Räumen ist, in denen er sich aufhält und bewegt, vor allem in den Turnräumen.

In diesem Zusammenhang ist auch am angemessensten die Frage nach der besten Beschaffenheit des Fussbodens zu besprechen. Man hat früher in Turnhallen wie in Exercierhäusern Lehm- und Sandboden hergestellt oder man hat den ganzen Raum mit einer tiefen Schicht von Lohe oder Reishülsen beschüttet. Mehr und mehr ist man aber zur Dielung übergegangen und jetzt findet man die meisten Turnhallen ganz gedielt,*) während man in anderen grössere Niedersprungstellen noch mit Lohe- oder Reishülsenschüttung ausgefüllt sieht. Auch mit Cement und Asphalt werden Versuche gemacht.

Wir entscheiden uns mit Schmidt, Eckler, Lion, Niggeler, Weber u. a. für die Dielung, weil sie auf der einen Seite Elasticität bietet, auf der anderen Seite die sauberste Reinigung zulässt. Am zweckentsprechendsten aber ist eine Dielung mit schmalen Riemen aus Kiefern-, Rottannen-, Pechkiefern- oder Eichenholz, deren Fugen ineinander greifen. Noch besser, aber teurer sind Parkettfussböden. Die Dielenhölzer müssen mit Oel getränkt oder auf beiden Seiten mit reinem Teer bestrichen sein, damit das Eindringen von Feuchtigkeit und Schmutz gehindert wird.

Werden die Wände mit Oel angestrichen, so ist das jedenfalls als ein Vorzug der Halle anzusehen, da dann regelmässige Abwaschungen möglich sind. Dieser Vorzug wird gesteigert, wenn ringsum eine Holzverkleidung von 1,5 m Höhe angebracht ist; natürlich ist auch hier die Bildung von Fugen und Ritzen zu vermeiden.

Das Reinmachen des Fussbodens, der Wände und Gerätschaften geschieht immer nur auf feuchtem Wege. Für die Dielung hat sich die Anwendung von Kehrwalzen mit gleichzeitiger Berieselung bewährt; doch genügen auch schon Besen mit nassen Lappen.

Als besondere Staubansammler sind die Matratzen verrufen. Im allgemeinen sollte von den Lehrern darauf gehalten werden, dass Matratzen nur da gebraucht werden, wo sie dringend notwendig erscheinen, und dass sie nicht für jeden leichten Auf- und Niedersprung herbeigeschleppt werden.**) Aber zu entbehren sind sie in gedielten Turnhallen doch nun einmal nicht. Welchen sollen wir also den Vorzug geben? Am empfehlenswertesten sind die Matratzen mit aufrechtstehenden Kokosfasern und die aus derbem Sämischleder mit Rosshaarfüllung. Diese müssen immer wieder tüchtig ausgeklopft werden, während sich jene zum Zwecke der Reinigung mit Wasser durchspülen lassen. Selbstverständlich dürfen die Matratzen keine hohen und harten Kanten haben, damit bei Fehlsprüngen Verstauchungen, Verrenkungen, Knochenbrüche möglichst vermieden werden.

*) Siehe die technischen Gutachten der preussischen Centralturnanstalt, welche vom Ministerium 1865 mitgeteilt sind (Euler & Eckler a. O. S. 130) und die sich namentlich gegen den Sand- und Lehmboden aussprechen.

**) In Leipzig haben wir in der grossen Turnhalle selbst das Sturmspringen ohne Matratzen üben sehen; die Schüler sprangen wohl weniger hoch, aber um so exakter.

Was von uns sonst in dem betreffenden Abschnitt für die Schulzimmer empfohlen ist, gilt erst recht für die Turnräume; so ist hier insbesondere auf die S. 363 empfohlenen Wasserspucknäpfe und auf deren Benutzung durch die Schüler zu halten; namentlich ist darauf zu achten, dass die mit Husten Behafteten nicht auf den Fussboden, sondern in die mit Wasser versehenen Näpfe spucken.

Auch sonst bleibt noch manches bei Erbauung, Einrichtung und Benutzung der Turnhallen in gesundheitlicher Beziehung zu beachten. Wir haben eben gezeigt, dass die richtige Herstellung, beziehungsweise Dielung des Fussbodens bei der Anlage eines Turnsaales eine Hauptbedingung ist. Es ist aber noch daran zu erinnern, dass dieselben auf geteerte Balken gut gelagert und diese wieder auf guten Fundamentsteinen oder Fundamentierungen ruhen müssen, damit ein guter Luftzug unter ihnen stattfinden kann. Es darf daher auch kein Kellerraum unter dem Fussboden hergerichtet werden; die unter ihm befindliche Aufschüttung, welche bis auf Handbreite an das Balkenlager heranreichen kann, muss mit einer Schicht Coaks-Asche bedeckt und festgestampft werden.*)

Den wagrechten Decken geben wir vor den gewinkelten und nach oben sich erhöhenden mit Kluge aus folgenden Gründen den Vorzug: 1) sie halten die Wärme fest; 2) sie strahlen das natürliche Tageslicht sowie das künstliche Abendlicht besser zurück, namentlich wenn sie eine helle Färbung erhalten; 3) sie geben keine Veranlassung zu Staubansammlungen.

Was aber die eben erwähnte Abendbeleuchtung betrifft, die im Winter ja oft schon zwischen 3 und 4 Uhr nachmittags eintreten muss, so haben wir gewiss noch mit der Zeit eine gute elektrische Beleuchtung zu erwarten. Gegenwärtig werden die meisten Turnhallen auf Gasbeleuchtung angewiesen sein. Licht, welches seitwärts von Wandarmen ausstrahlt, blendet leicht oder wirft störende Schatten. Viel besser sind oben angebrachte Gaskronen mit Reflektoren, am besten grosse Siemens'sche Regenerativbrenner, die noch den besonderen Vorzug haben, dass sie die Luft des Saales weniger erhitzen und der Ventilation dienstbar sind.

Die Anstellung eines besonderen Saal- oder Turndieners empfiehlt sich dringend für grössere Schulen und wird mit Recht schon von Kluge gefordert. Er hat für Reinlichkeit, Ordnung, Lüftung und Heizung zu sorgen. Da er auch die Aufsicht über die Geräte und die Verantwortung für deren Instandhaltung hat, so darf man nicht einen Invaliden der Arbeit, sondern einen rüstigen Mann nehmen, der von Tischlerei oder Zimmerei etwas versteht.

Der Turnsaal muss stets einen Vorraum haben, in welchem nicht nur die Reinigung der Füsse von Staub und Schmutz stattfindet, sondern auch die kalte Luft abgefangen werden kann, die

*) Vergleiche Kluge u. Euler, Turngeräte und Turneinrichtungen S. 6.

einströmt, wenn man die äussere Thür des Vorraums öffnet. Kluge verlangt gewiss nicht zu viel, wenn er diesen Raum auf 2—2,5 m ins Geviert berechnet.

Der Abort*) der Schule wird in der Regel auch für die Turnhalle zu verwenden sein. Es liegt auf der Hand, dass er nicht so angelegt sein darf, dass man unmittelbar aus der Halle in diesen Raum eintritt, sondern am besten so, dass man durch einen gedeckten und nach der Wetterseite geschützten Gang zu demselben gelangt.**)

Von den Unfällen beim Turnen und deren Behandlung und Verhütung ist bei uns schon mehrfach die Rede gewesen.***) Die Erfahrung lehrt, dass in den Turnhallen mehr Schädigungen der Turnschüler vorkommen als auf den Turnplätzen. Das liegt weniger an der weicheren Beschaffenheit des Bodens auf dem Platze, als vielmehr an dem Umstande, dass bei uns ja fast überall die geschlossenen Hallen weit mehr für Turnübungen verwandt werden als die freien Plätze; ja, sind doch heutzutage nicht wenige Schulen ganz auf die Turnhalle angewiesen. Aber auch je nach der verschiedenartigen Beschaffenheit der Hallen ist die Zahl der Unfälle eine grössere oder geringere. W. Krampe in Breslau hat bei der Mannigfaltigkeit des Baues und der Einrichtung der dortigen Turnhallen mancherlei Beobachtungen machen können. Er teilt dieselben in einem besonderen Aufsatz über Unglücksfälle mit, welcher in der Monatsschrift für das Turnwesen (1890 S. 3 ff.) erschienen ist. Er konstatiert, dass innerhalb der letzten 10 Jahre aus den Schulturnstunden 26 Unfälle gemeldet worden sind, von welchen 5 auf die Volksschulen, 21 auf die höheren Lehranstalten, 16 auf die Wintersemester, 10 auf die Sommermonate entfallen. Besonders hervorgehoben aber wird die Beobachtung, dass die Hälfte der Unfälle in den beiden grossen städtischen Turnhallen sich ereignet hat, in denen vielfach während des ganzen Jahres 8 gleichzeitig turnende Abteilungen oder Turnklassen unterrichtet werden. Es ist ferner zu bemerken, dass 13 Verletzungen auf dem Loheboden vorgekommen sind, während 3 auf dem Dielenboden selbst und 3 auf Matratzen (Kokosmatten) geschehen sind. Es sprechen die angegebenen Zahlen gegen den Loheboden und gegen den gleichzeitigen Unterricht

---

*) Ziehe den Abschnitt „Nebenanlagen des Schulhauses“ S. 134 ff. dieser Schrift zu Rate.

**) Sehr beachtenswert ist übrigens die Art und Weise, wie man in Württemberg zum Zweck der Beschaffung von Schulturnräumen vorgegangen ist. Nachdem dort 1863 eine offizielle „Turnordnung“ für das ganze Königreich erschienen war, hat sich Prof. Dr. Jaeger als Leiter der Königl. Turnlehrerbildungsanstalt mit Baurat Bock verbunden, um im Auftrage der Regierung auf 12 Blättern „Turnhallenpläne“ herauszugeben, die für einen billigen Preis ausgegeben wurden. Es sind Musterpläne für eine grössere, eine mittlere und eine kleinere Turnhalle. Lion sagt von ihnen: „Jaegers Turnweise mag sich in ganzer Strenge halten oder mag vergehen, seine Turnhallen bleiben.“

***) Vergleiche namentlich S. 429 ff.

mehrerer Turnabteilungen in einer grossen Halle; aber sie reichen bei weitem noch nicht aus, um in dieser Beziehung sichere Schlüsse zu gestatten.*)

Zur Vermeidung von Unglücksfällen sind von den Technikern schon mancherlei Vorschläge gemacht, wie von Kluge und Euler in dem angezogenen Werke über Turneinrichtungen und Turngeräte. Hier genügt es hervorzuheben, dass nicht nur an der Holzverschalung der Wand, sondern auch an den Gerüsten und Geräten die scharfen Kanten und hervorstehenden Ecken möglichst zu vermeiden sind, dass aber auch alle Geräte und Gerüste häufig nachzusehen und auf ihre Sicherheit sorgfältig zu prüfen sind. Auch mag dafür gesorgt werden, dass im Lehrerzimmer ein bankartiges Lager mit verstellbarem Kopfende zur Aufnahme eines etwa verletzten Schülers angebracht wird; doch weiss sich ein umsichtiger Turnlehrer auch anders zu helfen.

Die Mädchenschulturnhallen sind in nichts wesentlich von den Knabenturnhallen verschieden, nur wird die Geräteeinrichtung eine andere sein. Der „Mädchenturnsaal" in der Berliner Turnlehrer-Bildungsanstalt, dessen Modell 1883 in der „Hygiene-Ausstellung" zu sehen war, ist 20 m lang, 10 m breit und 5,5 m hoch. Die Decke ruht auf vier eisernen T-Trägern. Der Fussboden ist mit eichenen Stäben gedielt. Die Fenster befinden sich auf der nach Westen gelegenen Langseite. Die Abendbeleuchtung geben 2 Sonnenbrenner mit Reflektoren. Die Heizung geschieht durch Warmluftkanäle. Die Wände sind mit Paneelen bekleidet. An der der Fensterwand gegenüberliegenden Wand sind Wandschränke zur Aufbewahrung von Handgeräten angebracht. Die Geräteeinrichtung ist abgesehen von der Schaukeldiele, die nur zweifach vorhanden ist, eine vierfache. Nächst der einen Schmalwand sind 2 Stangenreihen, von denen die erste aus 8 runden, fest angebrachten Stangen besteht, während die andere, mit 8 eirunden Stangen, schräg gestellt werden kann. Rechts und links an den Längswänden sind zunächst angehängt Wippständer, welche zum Turngebrauch in die in dem Fussboden befindlichen eisernen Hülsen eingestellt und durch Bolzen festgehalten, die an der Wand rechts aufgehängten Wippholme tragen. An der Fensterwand stehen die Sturmlaufbretter und Springbretter, zu beiden Seiten der Thür die Schaukeldielen; unter den Fenstern hängen die 4 Hülsenbarren. An der gegenüberliegenden Wand sind die Steige-

*) Was die Art der Verletzungen betrifft, so sind neben Verstauchungen und Verrenkungen 18 leichte Knochenbrüche verzeichnet, die gut geheilt sind. Was aber die Art der Geräte und Uebungen anbetrifft, so hat den Löwenanteil das Sturmspringen mit 6 Unfällen. Darauf folgt das Stabspringen (in der Halle mit Lohboden) mit 4, Freispringen, Pferdspringen, Turnspiel mit je 3, Bock und Reck mit je 2 Unfällen, während Wettlauf, wagrechte Leiter und Schaukelringe nur je 1 Verletzung aufweisen, die anderen Geräte (wie Barren) aber ganz frei ausgegangen sind. Es wäre in der That sehr dankenswert, wenn eine solche Unfallstatistik überall ein- und weitergeführt würde, damit eine Rechnung mit grossen Zahlen den Stoff zu sichereren Schlüssen und Vorschlägen gewährt.

bretter befestigt. An der anderen Schmalwand sind 4 Leitern, welche mittels Rollvorrichtung senkrecht, schräg und wagrecht gestellt werden können. An dem zweiten und vierten Deckenträger sind die Rundlaufkurbeln befestigt, während an dem dritten Träger sich die 4 Paar Schaukelhaken mit den Schaukelringen und Sicherheitsketten befinden. Zwischen dem zweiten und dritten Träger sind in gleichen Abständen, je 2 und 2 mit einander verbunden, lange Haken zum Aufhängen der Drähte für die Schaukeldielen. Von beweglichen Turngeräten enthält der Saal noch 4 Sturmlaufböcke von 0,65 m Höhe, 2 Kreuzfussspringständer und 4 Hülsenspringständer, 4 mit Leder gepolsterte Springkasten, 4 Tiefspringtritte zum Aufhängen an den senkrechten Leitern, 4 Schwebestangen, 4 Ballkörbe, 4 Ballnetze und 8 Springmatten aus Kokosfasern. Die im Jahre 1874 von der Stadt Berlin gebaute Turnhalle der Luisenschule umfasst 216 qm, die der Charlottenschule vom Jahre 1880 sogar 403 qm. Manche Mädchenschulen benutzen die Turnräume der benachbarten Knabenschulen.

Nachdem immer mehr anerkannt worden ist, wie wichtig die Turnübungen für Blinde und Taubstumme sind, werden auch für deren Zwecke Turnhallen erbaut. Die der Taubstummen brauchen sich in nichts von denen der Vollsinnigen zu unterscheiden. Besondere Beachtung und Einrichtung haben die Leibesübungen der Blinden nötig. Sie, die gewöhnlich infolge vernachlässigter oder verzärtelnder Erziehung den Anstalten „so unbehilflich in ihrer Bewegung und so schlaff in dem Gebrauche ihrer Gliedmassen“ übergeben werden, dass sie „nicht ohne Hilfe essen, trinken, ja kaum gehen können“, sollen doch dahin gebracht werden, dass sie „sich ungehindert und mit Anstand bewegen, harte Arbeiten lange und ohne Ermüdung ertragen und mit ihren Händen die kompliciertesten und feinsten Flechtarbeiten ausführen, ja sozusagen mit ihren Fingerspitzen sehen können“. Der Anstaltsdirektor Mecker in Düren, den wir hier aus Ecklers Bericht über die Hygiene-Ausstellung 1883 *) citieren, empfiehlt daher dringend den „unausgesetzten“ Betrieb von Leibesübungen aller Art, namentlich Tast-, Spring-, Lauf- und Kletter-Uebungen und zwar mit grösserer Planmässigkeit als bei Sehenden, weil „Blinde von Natur jeder Bewegung abhold sind“. Das Freiturnen umfasst daher alle Uebungen, die auch für die Schulen der Sehenden gebräuchlich sind, das Gerätturnen beschränkt sich auf Barren, Reck, Seil, Mast, Stange und Leiter. Dazu kommen ohne Bedenken noch Stäbe, Hantel, Zugseil und Rundlauf. Von den Spielen der Blinden wie der Taubstummen war schon früher (S. 444—445) die Rede.

Zimmergymnastik. Schule und Haus sollen sich in dem gemeinsamen Erziehungswerke ergänzen: so mag denn auch der Hausgarten zum Turn- und Spielplatz, das Arbeitszimmer zum Turnsaal werden, und wenn die Schule den Turnübungen nicht

*) Siehe Monatschrift für das Turnwesen 1883 S. 334.

mehr Zeit widmet, als gemeinhin geschieht, so erscheint es doppelt erwünscht und ratsam, dass auch daheim solche Uebungen vorgenommen werden. Am besten im Hausgarten. Wenn dort einige Geräte wie Barren, Reck, Springel aufgestellt werden, so wird den Kindern des Hauses die günstigste Gelegenheit geboten, für sich die Uebungen und Künste zu wiederholen und fortzusetzen, die sie in der Schule gelernt haben.*) Wenn das möglichst alle Tage — etwa vor dem Abendbrot — geschieht, so ist dies ein treffliches Mittel zur Pflege und Förderung der Kraft und Gesundheit, und wenn der Schulturnlehrer dazu einige Anleitung giebt, auf dass es mit Verstand und Vorsicht geschieht, so erwirbt er sich grossen Dank. Es werden oft mehr, als es gut und wünschenswert ist, Privatstunden in den Fächern der Geistesschule erteilt; wie selten aber hört man davon, dass gymnastische Nachhilfe- oder Privatstunden gewünscht werden, die vermutlich viel zuträglicher wären! Am besten, wenn der Vater oder ein Verwandter des Hauses die Leitung übernehmen kann. Aber nicht vielen ist ein Turnplätzchen am Hause beschieden; die meisten sind also auf Zimmergymnastik angewiesen. Um deren Einrichtung und Belebung haben sich viele Männer verdient gemacht; früherhin am meisten Schreber, jetzt E. Angerstein und Eckler durch ihre 2 Bücher, die den Titel führen: „Hausgymnastik für Gesunde und Kranke“ und „Hausgymnastik für Mädchen und Frauen“, Bücher, die sich ausgezeichnet bewährt und darum schnell hintereinander mehrere Auflagen erlebt haben.**) Wir können hier nichts Besseres thun, als diese ausgezeichnet verwendbaren Schriften, welche aus langjähriger Uebung und Erfahrung des Arztes und Turnlehrers hervorgegangen sind, angelegentlichst zum Gebrauch zu empfehlen. Wir verweisen besonders auf die Kapitel, welche von der Verwendung der Uebungen für die verschiedenen Lebensalter und namentlich für die Kindheit und Jugend handeln, und auf alle die trefflichen Winke, die vom hygienischen Standpunkte aus gegeben werden. Es sind natürlich in erster Linie die Freiübungen des deutschen Turnens zu Rate gezogen, aber auch manche Turn- und Hausgeräte wie Hantel und Stäbe, Tische und Stühle zu Hilfe genommen; es wirkt das kräftiger und nachhaltiger, als die sanfte Zimmergymnastik J. Kants, welcher sein

*) In unserer Gymnasialzeit wurde in Ermangelung einer Turnhalle nur in den Sommermonaten an regenlosen Nachmittagen des Mittwochs und Samstags $1^1/_2$—2 Stunden geturnt und zwar wurde Jahn'sches Massenturnen betrieben. Einige Familien aber liessen in ihren Gärten Reck und Barren anbringen, und da turnten wir denn bald zu 3—6, bald zu 10—15 fast täglich und wir bildeten natürlich auch den Kern der Vorturnerschaft, so dass dieses Sonderturnen wiederum der Gesamtheit der übrigen Schüler und dem Turnbetrieb des ganzen Gymnasiums sehr zu statten kam. Solch Vorturnerdienst macht aber nicht nur gesund, kräftig und anstellig, sondern weihet einen auch, sich dem Dienste des Allgemeinen zu widmen.

**) Eine dankenswerte Ergänzung zu diesen Büchern bildet Dr. C. H. Schildbachs „Kinderstubengymnastik“, eine Anleitung zur körperlichen Ausbildung der Kinder in den ersten Lebensjahren, für Eltern, Lehrer und Kindergärtnerinnen; Leipzig, Veit & Comp.

Taschentuch entfernt von seinem Arbeitssessel zu legen pflegte, damit er ab und zu genötigt wäre aufzustehen und sich einige Bewegung zu machen.

In dem Uebungsbuch für das weibliche Geschlecht kommen noch einige Geräte hinzu, die indes ebenso gut für Knaben verwendbar sind, wie Bälle, Schaukelringe und Reck, das zwischen den Seitenfüllungen einer Thür angebracht wird. Dass hier der Arm- und Bruststärker von Dr. Largiadèr*) nachdrücklich empfohlen und in seiner Verwendbarkeit für allerlei Uebungen eingehender dargestellt wird, gereicht uns vom hygienischen Standpunkte zu besonderer Genugthuung. Denn aus unserer Erfahrung können wir nur bestätigen, was dort hervorgehoben ist, dass nämlich diese Uebungen die Muskulatur der Arme sowie die den Brustkorb umgebenden Brust- und Rückenmuskeln kräftigen, dass sie die Brusthöhle erweitern und die Atmung verbessern. Unleugbar hat dieses Gerät auch die dort geltend gemachten Vorzüge vor dem ähnlich wirkenden Gummistrang. Gleichviel, ob das Hausturnen heilgymnastisch oder diätetisch wirken soll, jedenfalls muss es, wenn es wirken soll, regelmässig, planmässig und ausdauernd geübt werden. Die Gesamtwirkung soll eine mässige Ermüdung, keine Ermattung oder Erschöpfung sein. Jede Uebungszeit ist, wie Angerstein und Eckler richtig hervorheben, mit mässig anstrengenden Uebungen zu beginnen; dann erst kommen die kräftiger wirkenden Bewegungen, und mit ruhigen und beruhigenden wird die Thätigkeit geschlossen. Zu Uebungszeiten werden die Morgenstunden vor dem Frühstück, demnächst die Vormittagsstunden kurz vor dem Mittagessen, aber auch die Zeit vor dem Abendessen empfohlen; doch muss zwischen Uebungs- und Mahlzeit eine Pause fallen, damit die Aufregung inzwischen verschwunden und der Organismus wieder zur Ruhe gekommen ist. Können die Uebungen nicht im Freien vorgenommen werden, so muss der Uebungsraum gut gelüftet und staubfrei sein; am besten ist's, wenn die Fenster auch während der Uebungen geöffnet bleiben. Die Kleidung muss wie bei allen Turnübungen bequem und frei sein; insbesondere sind bei den Mädchen Schnürleiber, enge Strumpfbänder und über den Hüften festgebundene Röcke zu verpönen, wie bei den Knaben enge Halstücher und Kravatten, Gürtel und Leibriemen. Leichte Muskelschmerzen, welche bei Ungeübten in der Anfangszeit des Zimmerturnens auftreten, haben nichts zu bedeuten.

---

*) Largiadèrs Arm- und Bruststärker kann bezogen werden von dem Fabrikanten Georg Engler in Stuttgart, sowie aus dessen Niederlagen bei A. Bielefeld, N. Gartenstrasse 135, und Paul Hartmann, Karlsstrasse 18, Berlin; bei Knoke & Dressler in Dresden und bei Hermann Härtel in Breslau. Den Verkauf für Oestreich-Ungarn hat die Firma Hartmann & Kleining in Hohenelbe (Böhmen) übernommen. Für jüngere Knaben, für Mädchen und Frauen ist besonders der vom Verfertiger als No 16 R bezeichnete Arm- und Bruststärker zu empfehlen. (Preis 8 Mark).

Ziele und Ideale. Aus der ganzen Richtung und Entwickelung des Turnens wie aus den darauf bezüglichen Aeusserungen und Anordnungen der Behörden der meisten deutschen Staaten geht hervor, dass der gymnastischen Ausbildung in unseren Schulen ein grösserer Spielraum gewährt, eine grössere Aufmerksamkeit gewidmet werden muss, als es gegenwärtig zumeist geschieht. Das ärztliche Gutachten über das elsass-lothringische Schulwesen 1884 beansprucht 6 bis 8 wöchentlicher Stunden für Leibesübungen. In der im preussischen Kultusministerium um dieselbe Zeit ausgearbeiteten Denkschrift, betreffend die Frage der Ueberbürdung, wird „keineswegs übersehen, dass die zwei Turnstunden wöchentlich nicht ein ausreichendes Gegengewicht bilden, um bei den Ansprüchen an die geistige Beschäftigung der Schüler ihnen die körperliche Frische und die jugendliche Freudigkeit des Gemüts zu bewahren.“ Die Denkschrift stützt sich wiederum auf das Gutachten der Deputation für das Medizinalwesen, welches zwei Turnstunden wöchentlich als ein solches Minimum bezeichnet, dass „wir uns damit im hygienischen Sinne nicht wohl befriedigt erklären können“; gerade für die Schüler der höheren Klassen werden mindestens drei Stunden verlangt. Der Unterrichtsminister v. Gossler selbst erklärt in seiner Kammerrede vom 24. März 1890 zwei wöchentliche Turnstunden, wie sie der Lehrplan vorschreibt, für „sehr wenig“ und bemerkt: „Wir werden, wenn wir eine Revision des Lehrplanes vornehmen, auch diese Frage in Erwägung ziehen müssen. Wir haben früher ganz anders geturnt; wir turnten allerdings auch zweimal in der Woche, aber nicht nur eine, sondern 2 bis 3 Stunden, und hatten dann 3 Nachmittage frei; wir turnten von 4 bis 7 Uhr und die häuslichen Arbeiten waren so eingerichtet, dass wir nicht so viel zu arbeiten hatten, sondern der Ruhe pflegen konnten.“

Die Ansicht, dass mehr Zeit für körperliche Uebung und Bewegung gewonnen werden muss, wird nicht nur durch die Erfahrungen vieler turnkundiger Pädagogen *) unterstützt, sondern es treten auch viele Mediziner — und das ist hier das Wichtigere — für den Vorschlag ein, dass täglich eine Stunde geturnt oder gespielt werde, damit die täglich auf den jugendlichen Körper schädlich wirkenden Einflüsse des Sitzlebens ausgeglichen werden. R. Virchow erklärte 1861 auf der Naturforscherversammlung in

---

*) Auch grössere Versammlungen von Schulmännern haben sich für Ausdehnung der den körperlichen Uebungen zu widmenden Zeit ausgesprochen. So lautet z. B. die von der Direktorenkonferenz der Provinz Sachsen 1880 in Magdeburg gutgeheissene These 47: „Jeder Schüler muss das ganze Jahr hindurch mindestens zwei Stunden in der Woche Turnunterricht haben. Eine weitere Vermehrung der Turnstunden, namentlich zum Zwecke der Pflege der Bewegungsspiele, ist dringend zu empfehlen.“ Schon Ad. Spiess verlangte täglich 1 Stunde für Turnen mit Einschluss der Spiele. Hartwich fordert in seiner Schrift: „Woran wir leiden“ die Nachmittagsstunden möglichst frei für Turnübungen, Spiele und Ausflüge. In Dänemark sind 4 Stunden wöchentlich für Turnen und Spielen angesetzt, in Norwegen täglich 1/2 Stunde.

Speyer für wünschenswert, dass wo möglich nur die Hälfte der herkömmlichen Zeit auf Unterricht, der Rest aber auf körperliche Uebungen verwendet werde. G. Hofmann, welcher lange Jahre den anatomischen und hygienischen Unterricht in der Berliner Turnlehrerbildungsanstalt geleitet hat, war von dem physiologischen Nutzen des Turnens für die allgemeine Volksgesundheit und Leistungskraft so durchdrungen *), dass ihm die Einreihung des täglichen Turnunterrichts in den Vormittags-Klassenplan bei vierstündiger wissenschaftlicher Arbeit als ein notwendiges Erfordernis“ erschien. Der Reichstagsabgeordnete Dr. med. Ferd. Götz-Lindenau äussert sich in einer Reichstagsrede**) dahin: „Wir brauchen vor allen Dingen in allen Schulen von unten an für Mädchen und Knaben obligatorischen Turnunterricht, nicht bloss an 2 Tagen, sondern abwechselnd mit Spielen wo möglich an jedem Tag. Für die höheren Schulen ist das Doppelte wünschenswerth, um die geistige Arbeit durch leibliche Uebungen zu unterbrechen.“

Sind wir nun aber davon überzeugt, dass tägliches Turnen nötig ist, dass der in der Entwicklung begriffene Körper täglich mindestens eine Stunde der Bewegung, Uebung, Kräftigung durch Turnen und Spielen bedarf, und bezweifeln wir nicht, dass gerade die Anforderungen der höheren Schule der Jetztzeit an Gehirn und Nervensystem der Schüler ein energisches Gegengewicht durch gymnastische Ausbildung nötig machen, so entsteht für die Schulverwaltung und Schulregierung auch die unabweisliche Verpflichtung, über das homoeopathische Mass von 2 wöchentlichen Turnstunden hinauszugehen und dafür zu sorgen, dass von Seiten der Schule alle ihre Zöglinge täglich eine Stunde zu planmässiger körperlicher Uebung und Bewegung angehalten und angeleitet werden. Man sagt wohl, wenn der gegenwärtige Plan für die Schul- und Arbeitszeit der höheren Lehranstalten bestehen bleibe, so werde durch Vermehrung der für gymnastische Zwecke angesetzten Zeit das Uebel noch vermehrt, denn es werde dann gewissermassen das Lebenslicht an 2 Enden zugleich angezündet, es müsse sich also die Lebenskraft um so schneller verzehren. Der Franzose Rouxel***) meint, es gebe 2 Wege, um ein gestörtes Gleichgewicht wiederherzustellen: entweder nehmen wir von der schwerer belasteten Wagschale das Uebergewicht fort, oder wir legen auf die leichtere Wagschale so lange Gewichte zu, bis das Gewicht auf der anderen Wagschale erreicht ist. Nun sei klar, dass das erste dieser Mittel keine Gefahr mit sich bringe. Wie aber stehe es mit dem zweiten? Man brauche gerade kein hervorragender Mechaniker zu sein, um einzusehen, dass das von der Stärke des Wagebalkens und der Schneide abhängt: würde die Ueberlast zu schwer, dann breche die Wage auseinander und die

*) Siehe Monatsschrift f. d. Turnwesen 1885, Heft 11 S. 297 ff.

**) Siehe Kotelmann's Zeitschrift für Schulgesundheitspflege 1889, Heft 3, S. 136 ff.

***) Journal d'Hygiène, 1888. Zeitschrift f. Schulgesundheitspflege 1889 Nr. 4.

ganze Bescherung liege auf der Erde. Es scheint ihm damit an Stelle der einseitigen die allseitige Ueberbürdung zu treten.

Wir wüssten indes nicht, dass ein aus der Anthropologie entlehnter Beweis dafür geführt sei oder geführt werden könne, dass eine Verstärkung der Turn- und Spielzeit bei unverändertem Lehr- und Arbeitsplan der Lernschule eine solche Wirkung hervorbringen müsse. Wir können es allenfalls zugeben, wenn die Ernährung besonders mangelhaft oder die Gesundheitsverhältnisse besonders ungünstig sind. Aber unsere langjährigen Erfahrungen an den lebendigen Leibern der Schüler lehren vielmehr, dass diejenigen Schüler, welche während ihrer ganzen Schulzeit von Sexta bis Prima, also neun bis zehn Jahre hindurch wöchentlich sechs bis acht Stunden gymnastischen Zwecken gewidmet haben, nicht nur während des Schulbesuchs durch körperliche und geistige Frische und Arbeitskraft hervorgethan, sondern auch nachher auf der Hochschule, im Heere, im Berufe durch richtige und tüchtige Haltung, ja zum Teil durch rühmliche Leistungen auf verschiedenen Lebensgebieten sich ausgezeichnet haben. Im Uebrigen sind wir die Letzten, die etwas dagegen zu erinnern hätten, wenn der Lern- und Arbeitsstoff auf unseren höheren Schulen vereinfacht, vertieft und vergeistigt würde, wenn das Multum neben all den Multa wieder mehr zur Geltung käme.

Die Gesundheitslehre besagt, dass es für jeden gesunden Menschen heilsam oder nötig sei, sich täglich so viel Bewegung zu machen, dass er in leichten Schweiss gerät. Um wie viel mehr gilt dies für die noch in voller Entwickelung begriffene Jugend. Steigern sich aber von Jahrzehnt zu Jahrzehnt die Anforderungen an deren geistige Arbeits- und Fassungskraft oder bleiben sie auf dem gegenwärtig erreichten Niveau, so erwächst auch, wie gesagt, für die Schulverwaltung die Verpflichtung, alles zu thun und aufzuwenden, um der einseitigen Vergeistigung entgegenzuwirken, und zwar vor allen Dingen dadurch, dass den Schülern möglichst reichliche Gelegenheit zu jenen gymnastischen Uebungen und Spielen geboten wird.

Und wie sind die von uns empfohlenen 6 Wochenstunden etwa zu verwenden? Wir meinen so:

a) Je 2 Stunden müssen dem Turnunterricht nach Spiess'schen Grundsätzen gewidmet werden wie bisher; denn das hat sich gut bewährt.

b) Je 2 weitere Stunden sind auf das freie Spiel zu verwenden; denn dieses bildet, wie wir wiederholt hervorgehoben haben, eine notwendige Ergänzung des streng schulmässigen Turnunterrichts.

c) Je eine Wochenstunde sei dem Marschieren und Exercieren zugewendet. Hierbei ist besonders auf gute und straffe Haltung und auf Einübung der verschiedenen Gang- und Laufschrittarten zu halten. Der Gebrauch von Eisenstäben, langen Holzstäben (oder unter Umständen wie in Bunzlau,

Niesky u. a. O.) ist zur Erhöhung der bezweckten Wirkung empfehlenswert.

d) Die zur Verwendung noch übrig bleibende Stunde ist je nach den Verhältnissen für Kürturnen, Spielen, Stossfechten (in I u. IIa) in Anspruch zu nehmen.

Dass daneben noch Zeit für Schwimmen, Schlittschuhlaufen, Rudern und andere Uebungen in freier Luft gewonnen und gewährt werde, ist nach den von uns entwickelten Grundsätzen für harmonische Bildung und Erziehung äusserst wünschenswert. Dass die Durchführung eines solchen Planes bei Gewährung reichlicher Mittel möglich ist, zeigt das Beispiel der Kadettenanstalten und mancher anderen geschlossenen Erziehungsanstalten, zeigt auch das Beispiel der Engländer, wie es uns jetzt so oft als den Hellenen am nächsten stehend vor Augen und zu Gemüte geführt wird.

Wo wir dem oben bezeichneten Ziele und Ideale schon in der Gegenwart nahe kommen wollen, sind wir auf die Opferwilligkeit und Freiwilligkeit angewiesen, auf die Opferwilligkeit nicht nur der Turnlehrer, sondern auch der Gemeinden oder der Wohlfahrtsvereine, die sich zur Förderung solcher Zwecke und Einrichtungen für die Jugend bilden. Wie dies gemeint ist und wie es ausgeführt werden kann, dafür sei ein Beispiel aus der unmittelbaren Praxis und dem uns nächst liegenden Lebenskreise gegeben.

Der Direktor des Berliner Falk-Realgymnasiums berichtet unter dem 18. Oktober 1888: „Gleich nachdem das Falk-Realgymnasium (1880) eröffnet worden war, forderte ich die Schüler zur Teilnahme an freiwilligen Turnübungen auf und machte bald auch das Elternhaus in einem gedruckten Anschreiben auf das Erziehliche dieser Einrichtung aufmerksam. Es heisst da:

> „Es soll damit den Schülern Gelegenheit geboten werden, ihre Kraft und Gewandheit zu üben, an Frische und Gesundheit, an Rüstigkeit und Munterkeit zu gewinnen, auf dass sich an ihnen das Bibelwort erfülle. „Was dir zu thun vorkommt, thue frisch. Der Mensch hat nichts unter der Sonne, als dass er guten Mutes sei und fröhlich bei seiner Arbeit; denn das ist sein Teil."
>
> Wir meinen und es ist durch die Erfahrung trefflicher Männer bestätigt, dass durch diese eines Freien und Edlen würdige Verwendung der Musse zu einer selbstgewählten und freudigen Thätigkeit, durch dieses frohe und einträchtige Zusammenleben auf dem Spielplatz und Turnsaal, durch diesen friedlichen Wettkampf der jugendlichen Kräfte in freiwilliger Neben- und Unterordnung auch die geistige und sittliche Kraft unmerklich und unwillkürlich gehoben, dass so am ehesten dem von den Alten gerühmten Ziele „mens sana in corpore sano" nachgestrebt werde. Wir meinen, dass wir Lehrer dann auch an der erfrischten und gestärkten Arbeitskraft unsrer Schüler empfinden, was J. H. Voss sagt:

„Gesund an Leib und Seele sein,
Das ist der Quell des Lebens;
Es strömet Lust durch Mark und Bein,
Die Lust des tapfren Strebens.
Was man mit frischem Herzensblut
Und keckem Wohlbehagen thut,
Das thut man nicht vergebens.“ — —

Dem Rufe ist bereitwillig und zahlreich Folge geleistet worden. Mit der steigenden Zahl der Schüler mehrte sich auch die Teilnahme derselben an den freiwilligen Turnübungen und an den mit diesen verbundenen Spielen auf dem Hippodrom. Im Winter pflegten 160—180, im Sommer 180—200 am freiwilligen Abendturnen teilzunehmen; an den Spielen auf dem Hippodrom beteiligten sich im letzten Sommer durchschnittlich 250—260 Schüler.

Ich halte es indes für meine Pflicht die Eltern nach langer Zeit wieder einmal auf diese bei uns bestehende Einrichtung hinzuweisen. Es hiesse „Eulen nach Athen tragen“ und wäre heutzutage fast beleidigend für die Eltern, wollte ich ihnen die segensreichen Wirkungen solcher geregelten und regelmässigen Leibesübungen auseinandersetzen. Aber es wird auch niemand behaupten wollen, dass die 2 wöchentlichen Schulturnstunden ein vollgiltiges Gegengewicht gegen die geistige Schul- und Hausarbeit bieten. Sie geben vielmehr nur eine stetige Anregung und Anleitung zu körperlicher Bewegung und gymnastischer Uebung.

Es ist in erster Linie gewiss Sache des Hauses für die Gesundheit und für die körperliche Entwickelung und Bildung zu sorgen. Aber besonders in einer Millionenstadt wird doch verhältnismässig nur wenigen Schülern ausserhalb der Schule hinreichende Gelegenheit geboten sich gehörig zu tummeln, sich körperlich zu üben und zu bilden. Darum empfiehlt sich und bewährt sich unsere Einrichtung.

Das freiwillige Abendturnen findet im Winter für die Schüler der Klassen Oberprima bis Obertertia an jedem Dienstag und Freitag von 5—6½ (für die Vorturner und Anmänner bis 7) Uhr, für die Schüler der Untertertia bis Sexta an jedem Montag und Donnerstag von 4—5½, beziehungsweise 6 Uhr statt. Es beginnt mit halbstündiger Turnkür; in ihr kann jeder frei seine Kräfte tummeln, frei sich die Uebungsgenossen und Uebungsgeräte wählen, in freiem Wettbewerb mit jenen seine Gewandtheit und seine Geübtheit messen, hier es den Genossen vorthun, dort von ihnen lernen. Und damit kein Schaden geschieht, befindet sich bei jedem der aufgestellten Geräte ein Vorturner zur Aufsicht und Hilfsbereitschaft, zur Warnung und zur Ermunterung durch eigenes Vormachen. Nachdem sich dann alle in Riegen und Zügen geordnet haben, wird ein gemeinsames Lied angestimmt und darauf in fester Ordnung zu den angewiesenen Geräten gezogen, um an diesen unter Anleitung von Vorturnern fast eine Stunde planmässig zu turnen. Während nun die übrigen Schüler die Turnhalle verlassen, bleibt die Vorturnerschaft noch ½ Stunde darin zurück, um für die nächste Stunde Unterweisung zu erhalten, Uebungen vorzunehmen, oder auch ein allgemeines Spiel zu veranstalten.

Zur Beschaffung von Büchern, Bällen und anderen Gerätschaften, sowie zur Deckung sonstiger Ausgaben hat jeder Teilnehmer einen Vierteljahrsbeitrag von 50 Pfg. zu entrichten*), über dessen Empfang auf einer besonderen Mitgliedskarte quittiert wird. Ausser den Freischülern und ältesten von drei Brüdern erhalten diejenigen Schüler, welche etwa durch Konfirmandenunterricht verhindert sind, an dem Schulturnunterricht ihrer Klasse teilzunehmen, sowie unbemittelte Schüler, deren Eltern sich an mich wenden, bereitwilligst Freikarten, welche zur unentgeltlichen Teilnahme auf 1/2 Jahr berechtigen.

Es werden Präsenzlisten geführt, mit deren Hilfe die Angehörigen jederzeit Auskunft über die regelmässige Teilnahme am Abendturnen erhalten können. Denn hat unser Abendturnen einerseits die Formen des freien Gemeinschaftslebens und ist auch die Teilnahme daran eine durchaus freiwillige, so tritt doch andererseits die gesellschaftliche und sittliche Verpflichtung der Regelmässigkeit des Besuches ein, sobald einmal die Teilnahme für den bestimmten Zeitraum eines Viertel- oder Halbjahres zugesagt ist."

Was die Volksschulen anbetrifft, so ist vor allen Dingen mit aller Energie und Konsequenz darauf hinzuarbeiten, dass überhaupt in allen Volksschulen auch auf dem flachen Lande ein regel- und planmässiger Turnunterricht stattfindet, und zwar nicht nur im Sommer auf einem freien Platze, sondern auch während des Winters in einem gedeckten Raume, am besten in einer eigens für diesen Zweck erbauten Turnhalle. Wo etwa der einzige Lehrer des Orts aus triftigem Grunde nicht zur Erteilung und Leitung des Turnunterrichts qualifiziert ist, da ist aus der Mitte der „gedienten Leute" oder aus dem „Turnverein" eine geeignete Kraft zu gewinnen. Schauen wir uns in den deutschen Landen um, so werden wir zugeben müssen, dass gerade in dieser Richtung noch viel zu thun übrig ist.

Litteratur. Aus der ausserordentlich grossen Zahl von Büchern und Schriften, welche von den Leibesübungen handeln, heben wir einzelne hervor, die wir hier wiederholt benutzt haben: 1) **J. Chr. Fr. GutsMuths**, Gymnastik für die Jugend, 1793. — 2) **G. U. A. Vieth**, Encyklopaedie der Leibesübungen, 1794. — 3) **F. L. Jahn u. E. Eiselen**, Deutsche Turnkunst, 1816. — 4) **W. Harnisch**, Das Turnen in seinen allseitigen Verhältnissen, 1817. — 5) **Ad. Spiess**, Turnbuch für Schulen, 1847. — 6) **J. C. Lion**, System der Turnübungen, 1862. — 7) **E. du Bois Reymond**, Ueber das Barrenturnen und die sog. rationelle Gymnastik, 1862. — 8) Leitfaden für den Turnunterricht i. d. preuss. Volksschulen, 1862. — 9) **E. R. Pfaff**, Aerztliche Ratschläge über die beim Turnen notwendigen diätetischen Vorsichtsmassregeln, 1863. — 10) **O. H. Jaeger**, Turnschule f. d. deutsche Jugend, 1863. — 11) **G. Hirth**, Das gesamte Turnwesen, 1865. — 12) **O. H. Jaeger u. Bock**, Turnhallenpläne, 1866. — 13) **Th. Bach**, Gedanken u. Vorschläge zu einer Reorganisation des Schulturnwesens

---

*) Es bedarf nicht erst der Erwähnung, dass die Teilnahme der Lehrer an der Leitung der Uebungen eine freiwillige und unentgeltliche ist.

der Stadt Breslau, 1866. — 14) **M. Kloss,** Die weibliche Turnkunst, II. Aufl. 1867. — 15) **E. Angerstein,** Theoretisches Handbuch für Turner zur Einführung in die turnerische Lehrthätigkeit, 1870. — 16) **Ad. Spiess,** Kleine Schriften über Turnen, gesammelt von J. C. Lion, 1872. — 17) **H. O. Kluge u. K. Euler,** Turngeräte und Turneinrichtungen, 1872. — 18) **J. C. Lion,** Statistik des Schulturnens in Deutschland, 1873. — 19) **A. Maul,** Anleitung f. d. Turnunterricht in Knabenschulen, 1878. — 20) **H. O. Kluge,** Herstellung von Turnräumen und deren Geräteeinrichtungen (Neue Jahrbücher der Turnkunst), 1876. — 21) **E. du Bois Reymond,** Ueber die Uebung, 1881. — 22) **E. Angerstein u. Eckler,** Turnen, in Eulenberg's Handbuch des öffentlichen Gesundheitswesens, 1882. — 23) **J. C. Lion,** Das Turnen in der Volksschule, in Schütze's evang. Schulkunde, 1884. — 24) **K. Euler u. G. Eckler,** Verordnungen und Bekanntmachungen, das Turnwesen in Preussen betreffend, II. Aufl., 1884. — 25) **v. Dresky,** Praktische Anleitung zu richtigen Hilfestellungen bei gymnastischen Uebungen, IV. Aufl, 1887. — 26) **K. Euler u. G. Eckler,** Monatsschrift für das Turnwesen 1881—1890. — 27) **Kotelmann,** Zeitschrift für Schulgesundheitspflege 1887—1890. – 28) **M. Kloss. u. W. Bier,** Jahrb. f. deutsche Turnkunst 1880—1890. — 29) **F. A. Schmidt,** Die Staubbeschädigungen beim Hallenturnen, 1890. — II. 30) **GutsMuths,** Spiele zur Uebung u. Erholung des Körpers und Geistes, 1796. (VII. Auflage von O. Schettler, 1883.) — 31. **K. Koch,** Der erziehliche Werth der Jugendspiele, Programm des Braunschweiger Gymnasiums, 1878. — 32) **E. Hartwich,** Woran wir leiden, 1882. — 33) **M. Lazarus,** Ueber die Reize des Spieles, 1883. — 34) **H. Raydt,** Ein gesunder Geist in einem gesunden Körper, 1889. — III. 35) **K. Partsch,** Turnen und Sport, 1888. — 36) **W. Angerstein,** Die Bedeutung der Leibesübungen — Turnen, Sport, Berufsgymnastik f. d. Kulturentwickelung, 1888. — IV. 37) **Scheibert u. König,** Handbuch f. d. Turn- und Waffenunterricht der Jugend, 1882. - 38) **C. von der Goltz,** Die militärische Jugenderziehung in Frankreich, in der Deutschen Adelsztg. 1883. — 39) **H. Virchow,** Beiträge zur Kenntniss der Bewegungen, 1883. — 40) **F. A. Schmidt,** Turnsaal u. Exerzierplatz, 1889. -- V 41) **Meding,** Aerztliche Ratschläge für Turnfahrten, Turnztg. 1870. — 42) **C. Fleischmann,** Anleitung zu Turnfahrten, 1883. — 43) **Th. Bach,** Wanderungen, Turnfahrten u. Schülerreisen, II. Aufl. 1885. — 44) **A. Glatz,** Turnfahrten des Realschülerturnvereins in Basel 1882—88. — 45) **J. Buchheister,** Ueber das Bergsteigen, 1888. — VI. 46) **E. Eiselen,** Abriss des deutschen Stossfechtens nach Kreussler, 1816. — 47) **Lübeck,** Deutsche Fechtkunst, 1865. — 48) **M. Boettcher,** Turnunterricht f. Gymnasien u. Realschulen, II. Aufl. 1868. — 49) **Wassmannsdorff u. M. Boettcher,** Das deutsche Hiebfechten der Berliner Turnschule, 1882. — 50) **J. C. Lion,** Stossfechten zur Lehre und Uebung, 1882. — VII. 51) **Vieth,** Eislauf in der Encyklopädie der Leibesübungen, 1795. — 52) **Zindel,** Eislauf, 1825. — 53) **A. Maul,** Schlittschuhschleifen, 1859. — 54) **Brink,** Schlittschuhfahrkunst, 1881. — 55) **Huxhagen,** Uebungsschule des Eislaufs, 1888. — VIII. 56) **GutsMuths,** Kleines Lehrbuch der Schwimmkunst, 1798. — 57) **H. O. Kluge u. K. Euler,** Lehrbuch der Schwimmkunst, 1870. — 58) **Dr. Renk,** Ueber öffentliche Bäder, in Ziemssen's Handbuch der Pathologie u. Therapie, 1882. — 59) **R. Has,** Badeeinrichtung der II. Bürgerschule in Weimar, in Kotelmann's Zeitschrift f. Schulgesundheitspflg. 1889. — IX. 60) **Silberer,** Handbuch des Rudersports, 1883. — 61) **Lampe,** Entwickelung u. gegenwärtiger Bestand des Gymnasial-Ruderveins zu Ohlau (Monatsschrift f. d. Turnwesen 1885). — 62) **G. M. Schreber,** Aerztliche Zimmergymnastik, 1855. — 63) **E. Angerstein u. G. Eckler,** Hausgymnastik für Gesunde u. Kranke, 1887. — 64) **Dieselben,** Hausgymnastik für Mädchen u. Frauen, 1888. — 65) **C. H. Schildbach,** Kinderstubengymnastik, 1889. — 66) **F. A. Roller,** Systematisches Lehrbuch der bildenden Tanzkunst, 1843. — 67) **M. Reif,** Der Tanzunterricht als Mittel für körperliche Bildung, 1868. —

Siehe übrigens die unter Mitwirkung von namhaften Fachmännern von **G. F. Lenz** herausgegebene „Zusammenstellung von Schriften über Leibesübungen", Berlin 1865.

Anderweitige Einrichtungen und Veranstaltungen zur Behütung und Festigung der Gesundheit der Schüler.

Ferien. Die Ferien hatten zunächst nur kirchlichen Charakter und ergaben sich aus der engen Verbindung der Schule mit der Kirche, für welche die Schule z. B. die Sängerchöre für die hohen Festtage stellte, und wohl schon vor tausend Jahren wurden in St. Gallen und Fulda die Vakanztage von den Klosterschülern als die Glanzpunkte im Schulleben betrachtet. In den Schulordnungen des 16. und 17. Jahrhunderts finden wir bereits festere und klarere Bestimmungen, aus denen sich allmählich die jetzt für die einzelnen Länder, Landesteile und Schulgattungen bestehenden Ferienordnungen entwickelten, und je mehr sich im Verlaufe der Zeiten die Ansprüche der Schule an die Arbeitskraft der Schüler und der Lehrer steigerten, desto mehr wurde auch der hygienische Zweck der Ferien erkannt und hervorgehoben, dass sie Lehrenden und Lernenden eine Erholung bieten sollen.

Die Erfahrung und die Wissenschaft lehren, dass wie der tierische so auch der menschliche Organismus der Ausspannung und Ruhe bedarf und dass diese Erholung eine um so ausgedehntere und planmässigere sein muss, je intensiver die vorausgehende Anspannung und Anstrengung der Kräfte war. Die Postpferde in den Schweizer Alpen, welche uns durch ihre Sicherheit und Leistungsfähigkeit in Erstaunen setzen, werden von Zeit zu Zeit auf Wochen zur freien und nahrhaften Weide in die Berge getrieben. So werden unseren Lehrern und Schülern von Zeit zu Zeit auf mehr oder weniger Wochen Ferien zu freier Verwendung ihrer Zeit gewährt, und schon allein das Gefühl dieser Freiheit ist eine Erholung. Je eindringlicher und gebundener aber die geistige Arbeit war, desto dringlicher wird auch das Bedürfnis der Erholung, dass „den durch Wochen und Monate in gleichmässiger Spannung gehaltenen Kräften eine Frist geschenkt werde, wo die Spannung aufgehoben und freie Bewegung möglich ist, wo die Ermüdung und Verstimmung sich lösen und Lust und Trieb zu neuer Thätigkeit sich bilden kann". Unzweifelhaft wirkt die geistige Arbeit viel mehr Nervenkraft aufzehrend als die körperliche, und deshalb bedürfen die Kopfwerker weit mehr der Ferien als die Handwerker, die Lehrer und Schüler der höheren Lehranstalten mehr als die der Volksschulen. Nach diesen Gesichtspunkten sind die Ferien der verschiedenen Schulgattungen einzurichten.

Derjenige, welcher körperlich arbeitet, schläft auch besser und fester als derjenige, welcher Geistesarbeit verrichtet. Die Erfahrung zeigt und die Physiologie bestätigt es, dass die dauernde und übermässige Anstrengung des Geistes endlich unleidliche Schlaflosigkeit hervorbringt, aus der sich leicht die schlimmsten Uebel entwickeln, dass der aufreibende Zustand aber ganz beseitigt oder doch wesentlich gemildert wird, wenn der Leidende in die freie Luft und in die Sphäre körperlicher Leistung durch Turnen, Baden, Wandern, Bergsteigen versetzt wird. Ja, wenn wir nur 5—6 Tage bergauf und bergab gewandert sind, gewinnen wir schon auf Wochen hinaus einen so gesegneten Appetit und einen so gesunden Schlaf, dass wir uns wie neugeboren fühlen. So zeigt sich oft, wenn das Uebel nicht schon zu tief eingewurzelt ist, für den angestrengten Kopfarbeiter als die erquickendste und stärkendste Erholung die entgegengesetzte Thätigkeit, an Stelle der Sitzarbeit in der Stube die leibliche Bewegung im Freien, an Stelle der geistigen Erregung die körperliche Arbeit bei geistiger Ruhe, an Stelle der Produktion die Reception, an Stelle des Theoretischen das Praktische. Wir haben einst Messungen der körperlichen Kraft und Leistungsfähigkeit der Schüler vor und nach den grossen Ferien, in welchen NB. nicht geturnt worden, vorgenommen, und wir haben gefunden, dass nach den Ferien die meisten in der Fähigkeit des Hoch- und Weitsprungs, des Arm-Beugens und Streckens im Hang und im Stütz zugenommen hatten.

Haben wir deshalb als Gegengewicht gegen die tägliche Geistesarbeit in der Schule die Uebungen und Bewegungsspiele im Freien oder in einer luftigen Halle nachdrücklich empfohlen, so erkennen wir nicht minder die Notwendigkeit an, dass, wie die Wochenthätigkeit durch die Erholung und Ruhe des Sonntags unterbrochen wird, so auf die gleichmässig angestrengte Schularbeit von Monden zur Abwechselung und Erholung Wochen der Ferien folgen. Wenn aber Erholung für Lehrer und Schüler der Hauptzweck der Ferien ist, so ist jede Einrichtung zu vermeiden oder zu beseitigen, durch welche die Erreichung dieses Zweckes beeinträchtigt oder gar verhindert wird. Nach gethaner Arbeit ist gut ruhen — lehrt uns das Sprüchwort und die Wissenschaft. Danach sind also die Hauptferien nicht in die Mitte der Semestralthätigkeit, sondern an deren Ende zu legen. Wir müssen uns mithin als Hygieniker ganz auf den Standpunkt derjenigen stellen, welche die Lage der grossen Ferien inmitten des Sommersemesters entschieden verwerfen und deren Verlegung an das Ende desselben verlangen. Diese löbliche Einrichtung besteht auch bereits in Oesterreich, Süd- und Westdeutschland, wie an den katholischen Gymnasien Preussens. Aber die Ueberführung der Ferienordnung der übrigen Anstalten in diesen Zustand würde uns noch nicht genügen. Es erscheint uns vielmehr notwendig, was schon von vielen Seiten begehrt worden ist, nämlich das Schuljahr dem bürgerlichen Jahre entsprechend in 2 Semester zu teilen, deren erstes von Januar bis Juli reicht, während das zweite mit dem Dezember abschliesst. Dann können die abschliessenden Hauptferien in die Zeit um Weihnachten und Johanni fallen, und da, wo wie in Preussen durchschnittlich 10½ bis 11 Ferienwochen für die höheren Lehranstalten gewährt sind, erscheint es vom gesundheitlichen Standpunkte am zweckmässigsten, dass die Weihnachtsferien 3, die Johannisferien 5—6 Wochen, die Oster- und Michaelisferien je 1, die Pfingstferien ½—1 Woche dauern. Diese Einrichtung der Ferien ist auch deshalb vom hygienischen Gesichtspunkt wichtig und vorzüglicher als alle bisher in Deutschland üblichen Ferienordnungen, weil dadurch ein Teil der anstrengenden Winterarbeit auf jedes der beiden Semester fällt. Endlich ist es dann überall leicht möglich die grossen Ferien so zu legen, dass sie sich mit den heissesten Wochen des Jahres decken.

Wir befinden uns hierin in einer erfreulichen Uebereinstimmung mit Ludwig Wiese, der bereits 1873 als Leiter des höheren Schulwesens in Preussen in den sog. Oktoberkonferenzen erklärte, dass er die Möglichkeit einer durchgreifenden und einheitlichen Neuordnung der Ferien in einer Massregel sehe, die gegenüber dem Althergebrachten vielleicht revolutionär erscheine, die aber mehr als jede andere eine allseitige Berücksichtigung der verschiedenen Interessen zulasse: es sei die, dass man den Anfang des Schuljahres mit dem Anfange des bürgerlichen Jahres zusammenfallen lasse und dann das Schuljahr in 2 Semester teile, welche durch die Hauptferien geschieden sind. Dieser Vorschlag wurde damals von vielen angesehenen Mitgliedern der Konferenz nachdrücklich befürwortet und von keiner Seite angegriffen. Ebenso erklärten sich viele Provinzial-Direktoren-Konferenzen für diesen Vorschlag. Die Mangelhaftigkeit des bestehenden Zustandes wird ja von allen Seiten bitter empfunden; sie ist seit 1873 wiederholt Gegenstand von öffentlichen Besprechungen und von Eingaben an die Behörden gewesen.

Die sonst aus dem bürgerlichen und Schul-Leben entlehnten Gründe für die Konstatierung der Notwendigkeit einer Aenderung gehen uns an dieser Stelle nicht weiter an. Aber, fragen wir, wie soll die oben bezeichnete gedeihliche Wirkung der grossen Ferien eintreten, wenn, wie zumeist in Norddeutschland, wenige Wochen darauf das Abiturientenexamen und die Klassenversetzungen stattfinden? Gehen diese nicht als Gespenster in den Köpfen der Schüler um wie Bankos Geist? Wo soll da die innere Ruhe und Freudigkeit, Erholung und Kräftigung herkommen, die der Hauptzweck der Ferien sind? Man sollte kaum glauben, dass eine so törichte Einrichtung sich so lange erhalten kann. —

„In den Ferien sollen alle die löblichen Kräfte und Neigungen, welche in dem Schüler unter dem Drucke einer einseitigen Schularbeit ohne Aeusserung bleiben, sich frei und ungehindert bethätigen“ — sagt man. Gut; einverstanden! Aber bedeutet es nicht wiederum eine Verkümmerung der heilsamen Wirkungen der grossen Ferien, wenn, wie jetzt, die Beweglichkeit des Osterfestes eine um Wochen verschiedene Länge der Winter- und Sommersemester hervorbringt, in denen doch wesentlich das Gleiche geleistet werden soll, und wenn also oft bei der grossen Kürze des Sommersemesters von denjenigen Schülern, welche zu Michaelis versetzt werden wollen, auch während der grossen Ferien hastig und ängstlich gearbeitet werden muss? —

Wie sind nun die Ferien am besten zu verwerten? Darüber geben im allgemeinen die einleitenden Worte dieses Kapitels ebenso wie die Erörterungen des folgenden Abschnittes über Ferienkolonieen Aufschluss. Sind wissenschaftliche Ferienaufgaben nötig, damit alle Schüler in der Lernübung bleiben und damit wenigstens die in der Stadt zurückbleibenden Stoff für eine gesunde Diaetetik der Seele haben? Man täusche sich nicht. Viele Schüler werden in den ersten 8 Tagen mit unnatürlichem Eifer arbeiten, um schnell fertig zu werden und dann mit dem Rufe: jucundi acti labores! den Büchern Valet sagen. Andere werden sich mit dem Spruche trösten: morgen, morgen, nur nicht heute! und erst am Ende der Ferien überhastete und wertlose Arbeit liefern. Den richtigen Mittelweg hat das Provinzialschulkollegium der Provinz Brandenburg eingeschlagen, wenn es unter dem 28. November 1882 anordnet: „1. Eigentliche Ferienaufgaben sind nur während der Sommerferien und zwar in möglichst beschränkter Weise und stets im Anschluss an die laufenden Arbeiten zu geben. 2. Die Klassenordinarien haben vor dem Beginn der Sommerferien diese Aufgaben zusammenzustellen, im Klassenbuch zu verzeichnen und den Direktoren zur Genehmigung vorzulegen. 3. Für alle übrigen Ferien fallen die eigentlichen Ferienaufgaben fort. Es sind von den Schülern nur die gewöhnlichen fortlaufenden Arbeiten zu verlangen. 4. In den mittleren und noch mehr in den oberen Klassen sind die Schüler zu einer angemessenen Selbstbeschäftigung, insbesondere zur Privatlektüre anzuweisen und anzuhalten. 5. Im Falle, dass Schüler während der Sommerferien verreisen, ist bei der Kontrolle der Ferienarbeiten gebührende Rücksicht hierauf zu nehmen.“

Wohl den Schülern, denen es vergönnt ist, in den grossen Ferien in das grüne Land, an die wogende See, in den schattigen Wald, in das lachende Gebirgsthal zu ziehen! Aber weit mehr bleiben doch daheim innerhalb der Mauern, vielleicht in engen, düstern, schlecht gelüfteten Hofwohnungen, in die selten ein Sonnenstrahl voll und licht hineinlacht. Für die Zöglinge der Volksschulen in Gross- und Mittelstädten ist am besten durch die sog. Ferienhalbkolonieen gesorgt, von denen im nächsten Abschnitt die Rede ist. Grösser ist die Gefahr der psychischen Vereinsamung und physischen Verkümmerung für die wenig oder nicht bemittelten Schüler höherer Lehranstalten, die nicht verreisen. Um darzuthun, wie für diese gesorgt werden mag, geben wir aus der eigenen Schulpraxis ein Wort „an das Elternhaus", das bald nach Eröffnung des Falk-Realgymnasiums erlassen wurde und folgendermassen lautete:

„Es ist von einigen Seiten an mich die Frage herangetreten, ob nicht während der grossen Ferien von der Falk-Realschule Arbeitsstunden eingerichtet werden würden. Demgemäss habe ich für den Fall, dass sich eine ausreichende Beteiligung herausstellen sollte, die entsprechenden Vorbereitungen für eine solche Einrichtung getroffen. Der Plan ist, dass die angemeldeten Schüler 3—3½ Wochen hindurch täglich von 8—10 Uhr unter Aufsicht eines oder einiger Lehrer arbeiten und darnach 1 Stunde spielen und turnen.

Die Ferienarbeiten, deren Mass ja ein beschränktes sein wird, können in der vorausgehenden Woche bereits erledigt sein. In den angesetzten Arbeitsstunden wird nur in den ersten Tagen auf dieselben Rücksicht genommen werden; in der festgesetzten Arbeitszeit sollen die Schüler vielmehr Anleitung und Unterweisung .in denjenigen Lehrgegenständen erhalten, in welchen sie nach dem Urteil ihrer Lehrer deren besonders bedürfen. Es wird zu dem Zwecke ein ins Einzelne gehender Stundenplan ausgearbeitet werden.

Der vorauszuzahlende Beitrag beträgt 5 Mark. Notorisch unbemittelten Schülern sowie den dritten Brüdern wird die unentgeltliche Teilnahme gestattet.

Die Bestimmungen der Schulordnung sind auch für diese Ferieneinrichtung massgebend. Jede Versäumnis muss also vorschriftsmässig entschuldigt werden; tritt sie auf Grund einer Erkrankung ein, so ist nachträglich ein Entschuldigungsschein des Vaters beizubringen; geschieht sie zum Zweck einer Reise, oder aus ähnlicher Veranlassung, so ist vorher eine Bescheinigung des Vaters einzureichen.

Wie ich mich zu dieser Angelegenheit auf Grund der in früheren Berufsstellungen von mir gemachten Erfahrungen stelle, habe ich in einem Anschreiben hervorgehoben, welches ich als Direktor der Sophien-Realschule unter dem 24. Juni 1880 an das Elternhaus gerichtet habe und in welchem es heisst:

„Im allgemeinen muss die Schule einer Grossstadt wünschen, dass es allen ihren Schülern vergönnt sein möchte, die Ferienzeit in der freien Natur zuzubringen und so Erquickung und Stärkung zu neuer rüstiger Arbeit zu gewinnen, sei es nun, dass eine Reise und zwar womöglich eine Fusswanderung in eine schöne und gesunde Gegend am Meeresstrande oder im Gebirge unternommen wird, oder sei es, dass den Schülern bei einer befreundeten oder verwandten Familie auf dem Lande Aufnahme gewährt wird, wo sie in Wald und Flur, auf Rossen und im Wasser sich tummeln oder an Erntearbeiten rüstigen Anteil nehmen können. Zur Ausgleichung zwischen Berufsarbeit und Musse, sagt ein namhafter Pädagoge, gehört auch das, dass die Ferien zu jener freien Thätigkeit, die aus der besonderen Neigung und freien Wahl hervorgeht, genügenden Raum lassen; die Liebhabereien des Knaben, mag er nun an dem Klavier oder bei der Lektüre einer Reisebeschreibung sitzen oder an der Hobelbank stehen oder durch die Wälder streifen, Schmetterlinge fangen, Eichhörnchen belauschen, alle diese Liebhabereien haben in den Ferien das Recht, aus ihrem Versteck hervorzukommen; hat sich das junge Herz daran gelabt und gesättigt, so nimmt es nachher williger auch die Arbeit wieder auf.

Wenn nun der Zweck der Ferien erreicht werden soll, so wird allerdings auch den in Berlin zurückbleibenden Schülern möglichst Gelegenheit geboten werden mögen, dass sie durch Baden und Schwimmen, durch Spiel und Wanderung in der freien Natur etc. Erholung und Kräftigung gewinnen. Andrerseits aber bedürfen sie einer ruhigen Stätte und angemessenen Anleitung, um einige Stunden des Tages, besonders in der Frühe, bei planvoll geordneter Arbeit zuzubringen. Denn es ist dieses ihrer Gesundheit keineswegs unzuträglich und es wird ihnen dadurch ein geistiger und sittlicher Halt geboten, der sie vor Verirrung und Verwilderung behüten kann, *indem ihnen täglich das stärkende und erhebende Bewusstsein erfüllter Arbeitspflicht, der Lösung einer wenn auch mässigen Tagesaufgabe geboten wird.* Manchem erwächst ja auch geradezu die Pflicht,

Versäumtes nachzuholen und Lücken auszufüllen. Ausserdem hat das Zusammensein, Zusammenarbeiten, Zusammenspielen mit den gewohnten Schulfreunden und Altersgenossen etwas Erfrischendes und Belebendes, während die in den Ferien sonst leicht eintretende Vereinzelung und Vereinsamung ungünstige Folgen für Geistes- und Charakterbildung haben kann.

Ich wiederhole es also: die Erholung und Erfrischung in den Ferien soll jedem Schüler, der in der Schulzeit redlich seine Pflicht gethan, unverkürzt gegönnt werden, und je ferner von dem angreifenden und aufregenden Leben der Grossstadt diese Erholung gewährt werden kann, um so fruchtbringender dürfte sie für den Schüler sein. Aber den in Berlin bleibenden will doch die Schule die Gelegenheit zu planmässiger Thätigkeit bieten, wo eine solche zu Hause durch die Eltern oder Privatlehrer nicht gewährt werden kann."

Selbstverständlich soll durch diese Benachrichtigung auf die Eltern auch nicht im Entferntesten ein Druck ausgeübt werden, um sie zur Teilnahme der Knaben an der „Ferienschule" zu veranlassen. Es soll eben nur festgestellt werden, inwieweit ein solches Bedürfnis vorhanden ist. Die Eltern wollen ihre Willenserklärung baldgefälligst in der Form eines hierunter gefügten „Ja" oder „Nein" mit Namensunterschrift mitteilen.

Berlin, den 1. Juli 1881."

Wir bemerken zu diesem Schriftstück, dass die Teilnahme an den wissenschaftlichen Arbeitsstunden auf die Schüler der III bis VI berechnet war, dass aber an den sich anschliessenden Spielen und Turnübungen auch nicht wenige Schüler der oberen Klassen teilgenommen haben, aus denen die Vorturner hervorgingen, dass wöchentlich wenigstens ein Ausflug ins Freie unternommen, häusliche Arbeiten hingegen gar nicht aufgegeben wurden. Die unentgeltliche Teilnahme wurde in der ausgedehntesten Weise gewährt. Die Einrichtung hat sich bewährt und bis 1889 erhalten. In den Sommerferien 1890 sind an ihre Stelle ausschliesslich Spiele und Turnübungen getreten, ausserdem aber noch eine — im nächsten Abschnitt zu besprechende — Ferienkolonie im Riesengebirge. Eine grosse Wohlthat war auch die im Sommer 1890 durch einen Verein vollzogene Eröffnung eines neuen Spielplatzes im Westen Berlins, welcher von manchen Schülern während der Ferien täglich in den späten Nachmittags- und Abendstunden besucht wurde und für die Gesundheit einiger die erfreulichsten Ergebnisse bot.

Litteratur: 1) **Wiese-Kübler,** Verordnungen u. Gesetze f. d. höheren Schulen, 1888. — 2) Protokolle der im Oktober 1873 im Königl. Preussischen Unterrichts-Ministerium über verschiedene Fragen des höheren Schulwesens abgehaltenen Konferenz, 1873. — 3) **K. A. Schmidt,** Encyclopädie des gesamten Erziehungs- und Unterrichtswesens, II. Band 1878.

Ferienkolonieen. Die Ferien sind, wie wir gesehen haben, zur Erholung und Kräftigung der Lehrer und Schüler da, und je höhere Anforderungen in der Schule an ihre geistige Arbeitskraft gestellt werden, desto grösser ist auch das Erholungsbedürfnis, ein um so ausgedehnteres Mass der Ferien erwünscht oder nötig. Das grössere oder geringere Erholungsbedürfnis richtet sich aber auch nach dem verschiedenen Masse der Widerstandskraft des Körpers gegen schädliche Einwirkungen des Schullebens. Denn so wohlthätig einerseits die regelmässige Thätigkeit in der Schule auf die Gesundheit wirkt, so ist sie andererseits doch mit Anstrengung, ja oft mit Ueberanstrengung verbunden, bringt Ueberlastung und Ueberreizung hervor. Die Ferien sollen einen Ausgleich bieten, und insbesondere gelten die grossen Sommerferien diesem Zwecke.

Wie soll aber das Kind des Armen Erholung und Kräftigung finden, wenn es in der kümmerlichen Wohnung und Ernährung des Elternhauses verbleibt, in dem die hygienischen Verhältnisse*) vielleicht die allerungünstigsten sind? Man besuche doch die Wohnstätten der ärmeren Bevölkerung einer Grossstadt und beobachte, wie deren Kindern inmitten der Stadt die Lebenselemente der Luft und des Lichtes benommen sind, um den dringenden Wunsch zu hegen, dass diese Kinder wenigstens zeitweise auf dem Lande leben, nachts in gesunder Behausung schlafen, tagsüber in der freien Luft arbeiten, wandern, spielen können und dabei eine möglichst einfache, aber nahrhafte Kost geniessen. Darum hat man Ferienkolonieen gegründet. Man hat wohl das Bedenken erhoben: Wird dadurch nicht der Samen neuer Unzufriedenheit ausgestreut, die doch an sich schon für unsere Zeit ein Unglück ist, nachdem sie von gewisser Seite förmlich in ein System gebracht ist? Werden nicht in den Kindern frühzeitig Bedürfnisse und Wünsche geweckt, die das Elternhaus nicht befriedigen kann, und wird etwa dadurch nicht der Keim heimlichen Zwiespalts zwischen Eltern und Kindern gelegt**)? Wir hegen diese Bedenken und Befürchtungen keineswegs; wir finden nicht durch die Erfahrung bestätigt, dass derartige Gefahren und üble Folgen eintreten. Wie sollten auch wohlüberlegte und allmählich erprobte Werke der Liebe solche Folgen haben? Wir könnten die Gegenfrage stellen: Sind nicht die daheimbleibenden Kinder der Grossstadt, wenn sie keine nützliche Beschäftigung haben, sondern in mehrwöchentlichem Nichtsthun leben, vielmehr gefährlichen Ideen und Neigungen ausgesetzt? Auf dem Lande und in den Landstädten liegen ja natürlich die Verhältnisse anders. Da finden die grösseren Kinder in der Teilnahme an den Feld- und Erntearbeiten ihre Erholung und Kräftigung, und die kleineren suchen Beeren, Pilze

*) Wie die Zusammendrängung in den Wohnungen der Verkehrscentren zunimmt, davon giebt Syndikus Eberty für Berlin in den Verhandlungen des Berliner Lokalcomité's (1890) für Ferienkolonieen ein Beispiel. An der Hand der Volkszählungen teilt er mit, dass am 1. December 1885 von den 304 926 Wohnungen, in welchen 1 315 287 Einwohner lebten, 152 993, also die Hälfte, solche waren, die abgesehen von der Küche und unheizbaren Räumen, nur Ein heizbares Zimmer hatten; dass auf den Einwohner nur 47,78 qm Raum gegen 61,14 im Jahre 1875 kamen.

**) So sieht A. Siefert in seiner Schrift: „Die Armenpflege der Zukunft“ in der Einrichtung der Ferienkolonie eine Gewöhnung an überflüssige Bedürfnisse und damit einen grossen Nachteil für den Gemütszustand und die Zukunft des Kindes, dessen Gefühl der Abhängigkeit von den Eltern durch diese Gaben aus fremder Hand geschwächt werde.“ Siehe die kurze Widerlegung dieser Vorwürfe in Kotelmanns Zeitschrift für Schulgesundheitspflege 1890, S. 290.

oder haben eine andere leichte Beschäftigung im Freien. Aber auch hier gilt wie überall das Wort des Prof. Gerhardt: „Niemand ist erbarmungswürdiger, als das kranke Kind des Armen"; also auch hier kommt die Ferienkolonie als Kinderheilstätte zur Geltung.

Aber wie notwendig ist es für die Kinder der armen Leute ebenso wie der kleinen Beamten, der Handwerker, Fabrikarbeiter in den grösseren Städten, dass sie während der Sommerferien in die freie Natur geschickt werden, soweit dieses irgend die Verhältnisse gestatten! Ja, wir müssen vom hygienischen Standpunkte aus um so dringender wünschen, dass das Institut der Ferienkolonieen sich immer reicher entwickele und immer weiter ausdehne, je nervös aufreibender sich das Leben in den grossen Städten gestaltet, je beschränkter an Raum, Luft und Licht die Wohnungen inmitten der Gross- und Industriestädte werden. Soll man aber darum die Staatshilfe anrufen und mit E. Engelhorn (Schulgesundheitspflege Seite 151) eine „staatliche Regelung" der Ferienkolonieen für wünschenswert erklären? Wir können diesen Spuren des Sozialismus nicht folgen. —

Hier haben wir nicht zu prüfen, inwieweit durch diese humanitären Bestrebungen in der Gegenwart oder Zukunft eine Aussöhnung zwischen Armen und Reichen, Ungebildeten und Gebildeten, Arbeitern und Arbeitgebern herbeigeführt oder angebahnt werden kann und soll. Wir haben hier auch nicht zu fragen, welche günstigen Erfahrungen die Lehrer in den Volksschulen an den heimgekehrten Kolonisten gemacht haben, obwohl wir eine Wechselwirkung mit den hygienischen Erfolgen nicht verkennen. Hier ist es uns vor allen Dingen um die gesundheitliche Wirkung zu thun, und da ist denn doch zu konstatieren, dass überall ein günstiges Ergebnis beobachtet worden ist und zwar sowohl von solchen, welche die Sache ins Leben gerufen, gefördert und geleitet haben, deren Urteil also von Voreingenommenheit nicht frei sein könnte, als auch von Pädagogen*), Medizinern und anderen urteilsfähigen Männern, welche eine unbefangene Beobachtung und Prüfung angestellt haben.

Die günstige Wirkung richtet sich aber nicht nur nach der Beschaffenheit des Aufenthaltsortes und der hygienischen Behandlung der Kinder, sondern namentlich auch nach der Dauer des

---

*) So werden aus Regensburg für 1888 statistische Angaben über Abnahme der Schulversäumnisse mitgeteilt, eine der Güte der Lehrer verdankte Statistik, die in der That geradezu frappierend ist. Es wurden die 57 Kinder einer Kolonie, welche aus den kränklichsten, schwächlichsten, die meisten Schulversäumnisse aufweisenden Schülern ausgewählt waren, im Winterhalbjahr 1888/89 durch die Lehrer sorgfältig beobachtet. Von ihnen zeigten 27 gar keine Versäumnisse. Bei weiteren 20 Kindern betrugen die Versäumnisse nur 1—14 Tage. Beide Kategorien von Kindern wiesen einen befriedigenden Gesundheitszustand auf, während 10 Kinder längere Zeit krank waren. Es waren Skrophulöse mit Hautausschlägen, Drüsenaffektionen, Augenleiden u.s.w., auf deren tiefere konstitutionelle Störungen der kurze Landaufenthalt nur einen vorübergehenden bessernden Einfluss äussern konnte.

Aufenthaltes. Es liegt auf der Hand, dass die Kinder, je länger sie den dumpfen Stuben und engen Strassen der städtischen Centren entrückt worden und in einer gesunden ländlichen Gegend gesund gelebt, in Wald und Flur sich erfrischt haben, desto kräftiger und gesunder heimkehren und den schädlichen Einwirkungen des Stadt- und Schullebens eine um so nachhaltigere Widerstandskraft entgegensetzen können. Die Dauer der Kolonieen richtet sich aber nach der Länge der Ferien und schwankt zwischen 3 und 6 Wochen; das sind die Kolonieen der im allgemeinen schwächlichen und erholungsbedürftigen Kinder. Wo es sich aber um Heilung oder Milderung bestimmter Krankheiten wie Rhachitis, Skrophulose, Tuberkulose handelt, wo also die Kolonie zur Heilstätte wird, da ist natürlich ein längerer Aufenthalt an den sanatorischen Orten geboten, wenn überhaupt eine bessernde oder heilende Wirkung hervorgebracht werden soll.

Es wird aber auch kaum bestritten werden, dass unter sonst gleichen Verhältnissen diejenigen Kinder die meiste Kräftigung erfahren, welche in subalpinen oder maritimen Gegenden untergebracht worden sind.

Dass endlich die Aufseher und Leiter der Kolonie, abgesehen von ihrer jugendfreundlichen Gesinnung und pädagogischen Erfahrung, etwas von Gesundheitspflege verstehen müssen, ist eine selbstverständliche Voraussetzung. Indessen wie die Aerzte selbst verschiedene Grade der Erkenntnis, Erfahrung, Geschicklichkeit in der Behandlung der Schwachen und Kranken haben und wie sie namentlich in der hygienischen Prophylaxe verschieden geartet sind, so wird auch unter jenen Kolonistenführern der eine eine glücklichere Hand, eine grössere Umsicht, eine reichere Erfahrung haben als der andere. Wie aus den Berichten und Verhandlungen der Comités für Ferienkolonieen hervorgeht, sucht man auch immer mehr Bürgschaft für die gesundheitlich richtige Behandlung der Kolonisten zu gewinnen, indem man einen im Orte selbst oder in dessen Nachbarschaft wohnenden Arzt für die Sache interessiert und mit der Aufgabe betraut, ab und zu der Kolonie einen Besuch abzustatten und Rat und Hilfe zu gewähren, wo es nötig scheint.

Der Begründer der Ferienkolonieen ist Walter Bion, Pfarrer in Zürich. Von dort wurde 1876 die erste Kolonie ausgesandt: es waren 68 arme Schulkinder. Bions Aufruf fand aber weit über die Grenzen der Schweiz Anklang, sein Beispiel Nacheiferung. In Frankreich, beziehungsweise Paris, hat man auf Anregung Cottinets an Stelle der Schülerferienreisen (colonies ambulantes), die sich für Elementarschüler nicht bewährt haben und die man deshalb seitdem den höheren Lehranstalten vorbehalten hat, die geschlossenen Ferienkolonieen eingeführt und 1883 zunächst zehn Knaben und zehn Mädchen in die Sommerpflege gesandt. Buisson, directeur de l'enseignement primaire, gründete dann 1887 zur weiteren Verfolgung dieser Zwecke eine Gesellschaft, deren anregendem Beispiele auch andere Städte wie Bordeaux, Lyon, Bayonne folgten. In Italien ist Mailand durch den Aufruf Varrentrapps in Frankfurt a. M. angeregt, mit der Gründung der Pia Instituzione per la cura climatica gratuita aigli allievi delle scuole communali vorgegangen und hat im Alpengebiet eine Kolonie gegründet, welche 100 Mitglieder umfasst und 31 Tage dauert. In Ungarn hat zuerst Budapest 1880 eine Ferienkolonie mit 20 Kindern auf 8 Wochen gegründet; im Sommer 1888 sind von dort bereits 120 Kinder in 4 verschiedene Kolonieen auf 6 Wochen ausgesandt worden. In Oesterreich haben mehrere Städte wie Wien, Prag, Olmütz Ferienkolonieen gegründet. Aber auch in anderen Ländern und Städten Europas hat die Sache Anhänger und Nachfolger gefunden.

Was die Heilstätten für die Kinder der Armen angeht, so hat bereits 1750 Richard Russel in England auf die Notwendigkeit solcher Heilstätten für Rhachitische und Skrophulöse hingewiesen, und im Jahre 1796 ging der Gedanke seiner Verwirklichung entgegen. Dieser Anregung folgten allmählich auch die kontinentalen Kulturstaaten Europas. In Deutschland und Oesterreich entstanden 1850 die ersten Bäderhospize für arme Kinder. Nächstdem wurden noch an verschiedenen Orten Seehospize, ländliche und Höhen-Sanatorien gegründet. Roestel sagt darüber in seinem Bericht über die Entwickelung der Ferienkolonieen in Deutschland: „An anderen Orten hatte man eigene Kinderheime errichtet und die Schulbehörden gestatteten gern, dass jene schwächlichen, skrophulösen Kinder auch in der Schulzeit einige Wochen ausspannen durften, weil sie die Erfahrung gemacht hatten, dass die frisch und gestärkt heimkehrenden Kinder schnell das Versäumte nachholen und eher zum Ziele kommen, als die zurückbleibenden, siech und welk dahin dämmernden Kinder; — so konnten diese Häuser während des ganzen Sommers benutzt werden".

Was aber die eigentlichen Ferienkolonieen betrifft, von welchen die Kranken ausgeschlossen sind und vielmehr jenen Heilstätten überwiesen werden, so haben sie in Deutschland den erfreulichsten Aufschwung genommen; aber auch hier ging die Verwirklichung des Gedankens von kleinen Anfängen aus. Denn im ersten Jahre (1876) sandte hier nur 1 Stadt 10 Kinder aus. Der eigentliche Apostel dieser schönen Idee wurde Dr. Varrentrapp (Frankfurt a. M.) welcher 1877 auf einer Schweizer Reise Bions Ferienkolonieen genauer kennen lernte. Auf dem internationalen hygienischen Kongress 1882 zu Genf trat er mit Begeisterung für die Ferienkolonieen ein und kennzeichnete ihren Zweck mit folgenden Worten: „Sie beabsichtigen für einige Zeit, zumal während der Sommerferien, kränkliche, arme brave Schulkinder aus den Städten unter Leitung und steter Aufsicht tüchtiger Lehrer oder Lehrerinnen — bei reichlicher, kräftiger, wenn auch einfacher Kost aus ihren dumpfen, engen Wohnungen hinaus in die Höhe, in Berg- und Waldluft oder auch an den Meeresstrand zu versetzen und sie dort zu möglichst vieler Bewegung im Freien anzuhalten. Selbst gesunde kräftige Kinder, die, obgleich in günstigen Verhältnissen lebend, nach einem langen Schulsemester etwas schlaff und welk geworden sind, suchen und finden ebenso, wie rüstige, aber geistig etwas überarbeitete Männer, in solcher vollkommenen Umkehr der bisherigen Verhältnisse und Lebensweise erneute Kraft. Um wie viel grösser wird der Erfolg sein, wenn man schwächlichen armen Kindern ungesunde Wohnung, fehlerhafte — oft selbst ungenügende Kost für einige Wochen durch das Gegenteil ersetzt." — Im V. Jahre (1880) waren es bereits 11 deutsche Städte, die zusammen 1017 Kinder in Sommerpflege schickten; im X. Jahre aber (1885) nahmen nicht weniger als 60 Städte an dem segensreichen Werke teil, und es wurden aus 41 Städten 5457 Kinder in Kolonieen, aus 19 Städten 2688 in Familien gesandt. Im Jahre 1889 wurden verpflegt in geschlossenen Ferienkolonieen 6532, in Familien 2148, in Stadt- (Halb-) Kolonieen 6844, in Kinderheilstätten a) der Solbäder 5741, b) der Seebäder 1434, so dass also die Gesamtzahl der deutschen Sommerpfleglinge 22699 betrug.

Die Entwickelung der Ferienkolonieen ist aber durchaus keine uniforme gewesen, sondern, wie namentlich durch die Verhandlungen des internationalen Kongresses in Zürich 1888 dargethan wird und wie auch aus den Berichten in Kotelmanns Zeitschrift für Schulgesundheitspflege hervorgeht, sind verschiedene Wege eingeschlagen worden, um zu dem gemeinsamen Ziele der Erfrischung und Kräftigung armer und erholungsbedürftiger Schulkinder zu gelangen. Das hing vor allen Dingen von denjenigen ab, welche die Sache in's Leben riefen: hier waren es Geistliche, dort Lehrer, hier Aerzte, dort Fabrikherren und andre Männer und Frauen, die sich so der Kinder des Volkes in erbarmender Liebe annahmen. Aber auch andre, provinziale und lokale Bedingungen wirkten modifizierend ein. Das Entgegenkommen, welches man bei den Mitbürgern und in den massgebenden Kreisen fand, und demgemäss die Mittel, die zu Gebote gestellt werden konnten, die Lage und Entfernung der ländlichen Ortschaften, nach welchen Kolonieen ausgesandt werden konnten, diese und andre Umstände brachten manche Unterschiede und Abweichungen hervor, erweiterten aber auch das Gebiet der Beobachtungen und Erfahrungen, um die Angelegenheit in immer sicherere Bahnen zu leiten.

Daneben ist in den letzten 4 Jahren die Zahl der Halbkolonisten fortwährend gestiegen von 2500 auf 5162. Im Jahre 1888 sind aus deutschen Städten bereits 20074 Schulkinder überhaupt in die Sommerpflegestätten geschickt worden, deren Zahl 1889, wie wir eben sahen, noch weit überschritten worden ist.

In der Reichshauptstadt Berlin hat sich der „Verein für häusliche Gesundheitspflege" unter den Auspicien der Kaiserin Friedrich der Aufgabe gewidmet und im I. Jahre (1880) bereits 108 Kinder in 9 Kolonieen, 1881 aber 228 Kinder in 16 Kolonieen ausgeschickt. In dem Rechenschaftsberichte des Vereins konnte eine recht erfreuliche Summe der gesundheitlichen Nachwirkungen dieser Sommerpflege gezogen werden; Denn es heisst da (S. 35): „Eltern wie Lehrer bezeugten, dass Kinder, die früher viel gekränkelt und deshalb die Schule versäumt hatten, den Winter ohne

Kranksein und mit regelmässigem Schulbesuch verbracht hatten. Die Aufmerksamkeit und Lebhaftigkeit der Kinder während des Schulbesuchs hatte zugenommen. Dass neben den Nachwirkungen des Landaufenthaltes auch die geweckte Aufmerksamkeit der Eltern auf die häusliche Gesundheitspflege zu den günstigen Resultaten beigetragen haben mag, thut dem Nutzen der Ferienkolonieen gewiss keinen Abbruch." Die Berichte dieses Vereins sind überhaupt sehr lehrreich. Wie wir aus denselben ersehen, wurden 1888 bereits 803 Kinder in 36 Vollkolonieen und 849 in 17 Halbkolonieen gesandt. Die Halbkolonisten blieben in Berlin, wurden aber an 24 Feriennachmittagen in Wald und Flur hinausgeführt oder vielmehr mit Dampfschiffen und Dampfwagen hinausgefahren zu Spiel und Sang, Turnen und Wandern, Baden und Schwimmen. Es wurden 12581 Bäder im freien Wasser, 872 Wannenbäder, 188 Salzwasserbäder genommen. Zur Einrichtung von Halbkolonieen für die minder erholungsbedürftigen Kinder sah man sich schon aus dem Grunde genötigt, weil der Zahl der Anmeldungen (=4000) die vorhandenen Mittel und Kräfte nicht entsprachen. Was aber die Vollkolonieen angeht, so sind entsandt worden:

in eigentliche Ferienkolonieen	145 Knaben,	96 Mädchen	= 241	Kinder
„ Rekonvalescentenkolonieen	— „	75 „	= 75	„
„ Stahlbadkolonieen	— „	25 „	= 25	„
„ Solbadkolonieen	100 „	175 „	= 275	„
„ Seebadkolonieen	52 „	75 „	= 127	„
„ Einzelpflege	22 „	38 „	= 60	„
	318 Kn.,	484 M.,	zus. = 803	Kinder.

Im Jahre 1889 verschiebt sich das Bild insofern etwas, als die Solbad- und Seebadkolonieen erheblich stärker beschickt werden als die eigentlichen Ferienkolonieen; denn in den Solbadkolonieen sind dieses Mal 120 Knaben und 221 Mädchen (= 341), in den Seebädern 121 Knaben und 100 Mädchen (= 221). Im ganzen sind 1006 Schulkinder in Vollkolonieen und 1059 in Halbkolonieen. In Betreff der Vermehrung der Sol- und Seebadkolonieen sagt der Bericht: „Eingedenk der Aufgabe einer vorbeugenden Gesundheitspflege ist das Comité bestrebt, jedem Kind, welches nach sorgfältiger Prüfung ausgewählt wurde, das zu gewähren, was unsere untersuchenden Aerzte als heilsam uns angaben. Hieraus erklärt sich die stete Zunahme von Sol- und Seebadkolonieen, deren sichtbare Erfolge für jeden überraschend sind, der die Kinder bei ihrer Abreise und Rückkehr auf den Bahnhöfen sich ansieht. Möglichst bedeutende Luftveränderung scheint das wirksamste Heilmittel zu sein, wie Autoritäten auf diesem Gebiet, als Geh. Medizinalrat Dr. Mettenheimer, Prof. Dr. Ewald bestätigen." Während übrigens früher die bestehenden Hospize benutzt wurden, werden jetzt die Kolonieen, soweit es angeht, in den Bädern ebenso wie die andern als geschlossene eingerichtet; denn es hat sich diese Einrichtung in hygienischer wie pädagogischer Beziehung am besten bewährt.

Um die allgemeine Aufbesserung des Kraft- und Gesundheitszustandes der Kolonisten festzustellen, sind verschiedene Proben und Messungen vorgenommen worden. So haben u. a. Dr. Varrentrapp in Frankfurt a. M. und Prof. Dr. Wyss in Zürich das Körpergewicht gemessen und im allgemeinen eine erfreuliche Zunahme desselben festgestellt. Wyss hat auch konstatiert, dass bei den vollen Landkolonieen die Gewichtszunahme eine bedeutendere ist als bei den halben oder Stadt-Kolonieen, während Varrentrapp beobachtet hat, dass bei den Kolonisten auch nach 3 Monaten noch Gewichtszunahme stattfand. Sie haben sich aber selbst gesagt, dass dies durchaus nicht der einzige Gradmesser der Gesundheit und Lebenskraft ist, da z. B. bei trägen Kindern, die sich ungerne bewegen, die Gewichtszunahme eine auffallend starke war, während gerade diejenigen, bei denen die Umwandlung von fettem und faulem Fleisch in Muskelsubstanz am energischsten vor sich ging, weit weniger an Gewicht zunahmen, in Gebirgskolonieen sogar abnahmen. Auf der anderen Seite ist auch (z. B. von Dr. Unruh in Dresden) festgestellt worden, dass diejenigen Kinder, welche zur Erleichterung der sozialen Not ihrer Eltern während der Ferien, statt sich im Freien zu tummeln, in enge Arbeitsräume eingepfercht wurden, eine beträchtliche Abnahme des Körpergewichts zeigten, während die Ferienkolonisten in ihrer frischen, gesunden Gesichtsfarbe, ihren strahlenden Augen, ihrem frohen elastischen Wesen die untrüglichen Zeichen körperlichen Wohlbefindens erkennen liessen. Andere wiederum haben das Wachstum der Körperlänge beobachtet, ohne indes zu sicheren Resultaten zu gelangen, da noch das umfassende Beobachtungsmaterial fehlt. Auch Bestimmungen des Brustumfangs und der Atemkraft sind vorgenommen worden, z. B. in Lausanne, Brüssel und Dresden; auch sie hatten ein günstiges Ergebnis — natürlich immer im Vergleich mit den daheimgebliebenen Kindern. Dr. Stierlin in Schaffhausen *) endlich hat mit den Apparaten von Malasser, Hagen, Thoma die Beschaffenheit des Blutes sorgfältig geprüft und bei den meisten Kindern eine Zunahme der „Blutkörperchen“ festgestellt, was gleichfalls als ein Zeichen erhöhter Kraft und Gesundheit zu deuten ist.

Aber können wir im allgemeinen eine körperliche wie sittliche Kräftigung der Kinder konstatieren, so möchten wir mit Dr. Bausch in Düsseldorf raten, nicht überall eine so peinliche Beobachtung des Kindes mit Messen, Wägen u. dergl., noch subtile Experimente hinsichtlich der besten Nahrung vorzunehmen, sondern es dabei bewenden zu lassen, dass die Einschleppung ansteckender Krankheiten in jeder Weise gemieden und gehindert wird und dass auch sonst die richtigen hygienischen Bedingungen des Lebens in einer grossen Familie erfüllt werden. Es muss also vor allen Dingen 1) die Wahl

*) R. Stierlin, Blutkörperzählungen und Hämoglobinbestimmungen bei Kindern, im Archiv f. klin. Medizin, Leipzig 1889, XLV.

der gesundheitlich geeignetesten Orte vorgenommen werden.*) Es müssen 2) hier wohnliche Räume ausfindig gemacht werden, die trocken, luftig und reinlich sind. Es muss 3) für eine zweckmässige und zureichende Verpflegung und Ernährung gesorgt werden. 4) Zu Leitern der Kolonie müssen, wie Dr. Veith (Frankfurt a. M.) richtig bemerkt, nicht Mietlinge und Pedanten, sondern kinderfreundliche und kinderfrohe Lehrer und Lehrerinnen ausersehen werden; denn auf die Persönlichkeit des Leiters kommt es hauptsächlich an. Wenn dieselben vorher, wie hier und da geschehen, einen Samariterkursus nach der Esmarch'schen Anleitung durchmachen, so wird das ihre Brauchbarkeit gewiss fördern, darf sie aber nicht bedingen. 5) Die Beschäftigung der Pfleglinge muss sich von Schulmeisterei fern halten, angemessener Wechsel von geregelter Bewegung und freiem Tummeln, von ernster Thätigkeit und Spiel obwalten und alles Leben und Bewegen möglichst in's Freie verlegt werden.**) 6) Ueber die angemessene Ausrüstung werden sich keine für alle Fälle und Orte giltigen Regeln aufstellen lassen, und so bleibe auch die Frage unerledigt, ob sich, wie es in Budapest aus praktischen Gründen geschehen ist, die Beschaffung einer möglichst einfachen Uniform empfiehlt. 7) Was die Zahl der Pfleglinge anbetrifft, so sei sie in der Regel nicht über 15; doch ist man unter Umständen ohne Bedenken und Schaden bis zur Vereinigung von 25—36 Kindern in einer Kolonie gegangen. 8) Auch die Frage ist theoretisch erörtert und praktisch erprobt worden, ob Familienpflege dem Leben in einer geschlossenen Kolonie vorzuziehen sei. Im allgemeinen giebt man dieser mit Recht den Vorzug und wählt nur unter besonderen Verhältnissen die Familienpflege.***) Hier und da waltet ein kombiniertes System ob, nach welchem ein Teil der Kinder in Familien untergebracht und nur an den Nachmittagen zu den allgemeinen Unternehmungen der Kolonie herangezogen wird. Uebrigens verdient nach den gemachten Erfahrungen die Selbstbeköstigung der Kolonie vor der Speisung im Wirtshaus den Vorzug; denn sie stellt sich nicht nur wesentlich billiger, so dass also mehr Kinder an der Wohlthat der Kolonie teilzunehmen vermögen, sondern es können dann auch die Pfleglinge, wo es nötig erscheint, in Bezug auf die Nahrung individueller behandelt werden.

*) Der erste Berliner Bericht (1880) sagt darüber: „Grosse Schwierigkeiten machte die Auswahl der Orte, an denen die Kolonieen angesiedelt werden sollten. Als notwendige Vorbedingungen waren gesunde Luft, gutes Wasser, geräumige Schlafzimmer, ein geeigneter Raum zum Aufenthalt bei schlechtem Wetter, Feld und Wald, womöglich See oder Fluss zum Baden und das Fehlen endemischer und sporadischer ansteckender Krankheiten bezeichnet worden. In den folgenden Jahren ist dann die Arbeit der Auswahl der geeignetesten Orte aufgrund der gemachten Erfahrungen eine immer leichtere und übersichtlichere geworden."

**) Siehe die Verhandlungen des Züricher internationalen Kongresses, S. 21 u. ff.

***) Auch was in den „Ergebnissen der Sommerpflege in Deutschland i. J. 1889" S. 6—9 mitgeteilt und erörtert ist, spricht zu Ungunsten der Familienpflege im Vergleich mit der geschlossenen Kolonie.

9) Welche Kinder und welcher Leute Kinder sollen in die Ferienkolonieen geführt werden? Die an akuten Krankheiten leidenden sind selbstverständlich von denselben fernzuhalten, die von chronischen Leiden behafteten in die Sanatorien und Hospize zu entsenden. In die eigentlichen Ferienkolonien schicken wir in erster Reihe die Kinder der Armen, die am meisten erholungsbedürftig sind. Wenn aber die Mittel vorhanden sind, so ist auch den Kindern der kleinen Beamten, der Witwen, der einfachen Gewerbe- und Arbeitsleute die helfende Hand zu reichen. Wir meinen solche Leute, die zwar nicht ganz mittellos sind, die aber weder selbst mit ihren Kindern aufs Land fahren können, noch die Mittel und Gelegenheit haben, um ihre Kinder während der Ferien unter guter Aufsicht hinauszuschicken, indes am Ende doch 20—30—50 Mark für diesen Zweck aufbringen können. Die Kasse des betreffenden Hilfsvereins muss dann, soweit es geht, das Fehlende ersetzen und diese Kinder entweder den oben erwähnten Ferienkolonisten einreihen oder unter besonderer Führung aussenden. Ja, wir möchten noch weiter gehen und auch die Kinder solcher Mitbürger an der Kolonie teilnehmen lassen, welche selbst die Mittel ganz aufbringen können und sich freiwillig melden. Damit tritt allerdings das Unternehmen aus dem Rahmen der Volksschule heraus. Warum auch nicht? Hilfe ist auch an anderer Stelle nötig.

Ein wohlthuendes und prächtiges Bild gewährt die Ferienkolonie, welche von dem Turnlehrer A. Glatz, dessen Alpenturnfahrten bereits gelegentlich (S. 464) erwähnt sind, mit den Mitgliedern des Realschülerturnvereins in Basel auf der Alp Schrina-Hochruck am Churfirsten 1884 gegründet worden ist. Aehnliches ist neuerdings auch an anderen Orten von jugendfreundlichen und opferwilligen Lehrern unternommen worden.*) Für die Ferienkolonieen gesunder Kinder tritt Dr. Veith (Frankfurt a. M.) auf dem Züricher internationalen Kongress ein, wenn er (Protokoll S. 101) sagt: „Wir wollen darauf hinwirken in unseren Kreisen, dass auch für die Kinder, welche man nicht gerade als kränklich bezeichnen kann, mehr und mehr geschieht, um ihre Kräfte zu steigern. Für's Erste sollten wir darauf dringen, dass keine Ferienaufgaben gegeben werden, damit die Kinder die Ferien geniessen können. Sodann sollte der Sinn für Errichtung von Kolonieen

*) Die „Centralstelle der Vereinigungen für Sommerpflege" hat in der Statistik der Ferienkolonieen für das Jahr 1886 (S. 20) 4 Kolonien verzeichnet, welche 1885 und 1886 „von bemittelten Eltern und auf deren Kosten" unter Führung eines Lehrers ausgesandt worden sind, und für Hannover sind dieselben ausdrücklich „Ferienkolonieen für Schüler höherer Lehranstalten" genannt. Im Sommer 1890 hat vom Falk-Realgymnasium in Berlin der Realgymnasiallehrer Georg Schulz eine Kolonie von 25 Schülern der Prima-Tertia auf 4 Wochen nach Kynwasser am Kynast im Riesengebirge geführt. Lehrer und Schüler zahlten jeder 100 Mark ein, die indes nicht ganz verbraucht wurden. Ein besonderer Bericht über das gelungene Unternehmen ist an anderer Stelle zu erwarten. Damit in Vergleich zu stellen ist der Ferienhort zu Steg am Hallstädter See, ein Unternehmen, über welches L. Burgerstein in der Zeitschrift für Schulgesundheitspflege 1890 (Heft X, S. 606—607) Bericht erstattet hat; auch dieses hat sich gut bewährt.

für gesunde Kinder mehr zur Entwickelung kommen, damit auch diese in der Natur getreuen Armen erwarmen." Aus denselben Beweggründen, aus denen wir für die Turnfahrten und Ferienwanderungen der Schüler höherer Lehranstalten eingetreten sind, müssen wir uns diesen Wünschen und Ansichten anschliessen.

K. Schrader [Berlin*)] und Dr. Unruh [Dresden] erklären es für wünschenswert oder notwendig, dass nach Wiederbeginn der Schule die Thätigkeit der Ferienkolonien in der Veranstaltung von regelmässigen Ausflügen und Jugendspielen an den schulfreien Nachmittagen fortgesetzt werde. Auch die möglichst ausgedehnte Ausführung dieses Planes müssen wir vom hygienischen Standpunkte freudig begrüssen. In den Abschnitten über Ausflüge, Wanderungen, Turnfahrten (S. 456 ff.) und über Spiele (S. 431 ff.) haben wir eingehender unsere Erfahrungen und Ansichten darüber mitgeteilt. (Vergleiche auch S. 150—151 dieses Buches.)

Aber wenn wir die bestehenden Verhältnisse, Mittel und Schuleinrichtungen in Betracht ziehen, können wir nicht ohne Bedenken gegen einen an sich ja ganz schönen und löblichen Vorschlag von A. Baginsky (Schulhygiene S. 609) sein, der dahin geht, dass neben den eigentlichen Schulen der grossen Städte während der Sommerzeit eine Art von Erholungsschule (Schulbaracke) in einem nicht fernen Walde eingerichtet werde, in welcher der wissenschaftliche Unterricht nur teilweise und möglichst im Freien fortgesetzt wird, während die übrige Zeit den Turnübungen. Spielen, Wanderungen gewidmet wird. Wer soll dies unternehmen? Wohlthätigkeitsvereine? Deren Mittel und Autorität reichen dazu nicht aus. Der Staat oder die diesen vertretende Gemeinde? Da erwachen in uns doch wieder die an anderen Stellen geäusserten Bedenken gegen den radikalen und uniformierenden Schulsocialismus. Eine genauere Beleuchtung des Vorschlages an dieser Stelle müssen wir uns als zuweit führend versagen.

Zugleich auf den vorigen Abschnitt zurückgreifend möchten wir hier noch zur Sprache bringen, was F. A. Schmidt (Centralblatt für allg. Gesundheitspflege 1891, S. 26) neuerdings geltend macht. Er bezeichnet es nämlich als ein Seitenstück zu den Ferienkolonieen, zwar vom Geldstandpunkt viel weniger kostspielig als diese, aber wenn man den Gewinnst an frischer Jugendkraft zahlenmässig herausrechnen könnte, sicherlich viel wertvoller, dass die Ferienzeit im allgemeinen gymnastisch mehr nutzbar gemacht, zu wirklich strammem Turnen ausgiebig benutzt würde. Er meint, die Schüler würden dann in ganz anderer körperlicher und geistiger

*) Auf Schraders Antrag wurde auf der Frankfurter Konferenz der „deutschen Vereinigung für Sommerpflegen" 1887 folgende Resolution angenommen: „Soll den Ergebnissen der Sommerpflege eine dauernde Wirkung gesichert werden, so müssen sich an dieselbe in gleicher Richtung liegende, gleiche Zwecke verfolgende und dadurch die bereits erreichten Ergebnisse festhaltende und auf ihnen weiter bauende Einrichtungen anschliessen. Est ist Sache der Comités und Vereine für Sommerpflege, diese Fürsorge entweder selbst zu übernehmen oder zu vermitteln."

Verfassung das neue Schulhalbjahr beginnen; seine Ferienzeit nur so hinzudämmern ohne jede körperliche und geistige Anstrengung, möchte ja für die geistige Verfassung wohlthätig sein und eine Erfrischung bedeuten; für den Körper aber sei eine solche Ruhe eine entnervende. Wir stimmen seiner Ansicht bei, und finden es durch unsere Erfahrung bestätigt, dass jene Einrichtung für unsere Jugend eine bedeutende Förderung der Gesundheit und kräftigere Entwickelung nach sich zieht. Aber wir meinen doch andererseits, man solle das Eine thun und das Andere nicht lassen; man solle während der Ferien alle turnfähige Schuljugend täglich und tüchtig zu Turnübungen und Bewegungsspielen heranziehen, sie aber auch, wo es die Mittel gestatten und die Gesundheitsverhältnisse erheischen, in die Sommerfrische und Sommerpflege schicken.

Hier und da ist es den Vereinen für Kinderpflege gelungen, ein eigenes Heim zu gewinnen. Dieselben sind dann einerseits für die Zeit der Ferien nicht auf die Gasthäuser angewiesen, andererseits können sie dieses Heim während des ganzen Jahres als Heilstätte für pflegebedürftige Kinder verwenden. Pfarrer W. Bion schreibt darüber (in einem Briefe an Roestel-Berlin, März 1890) ein beachtenswertes Wort, welches den Schluss dieser Betrachtung bilden mag:

„Für die Weiterentwickelung der Ferienkolonieen zu dem Ziele, welches ich mir vorgesetzt habe, ist noch lange und grosse Arbeit notwendig. Sie wissen, dass wir im Kanton Appenzell ein grosses, herrlich gelegenes Berggut, gekauft haben, auf welchem wir nicht nur den Ferienkolonieen für einige Wochen ein schönes, allen hygienischen Anforderungen entsprechendes Heim schaffen, sondern auch eine das ganze Jahr geöffnete Erholungsstation für schwächliche Kinder des Mittelstandes errichten wollen."

Litteratur. 1) **W. Bion,** Ferienkolonieen von Stadtschulkindern; Korrespondenzblatt für Schweizerärzte, 1877, S. 400—402. — 2) **G. Varrentrapp,** Ferienkolonieen kränklicher armer Schulkinder. Deutsche Vierteljahresschrift für öffentliche Gesundheitspflege. Bd. X, S. 735 (1878). — 3) **G. Varrentrapp,** Ueber die bisherigen Ergebnisse der Ferienkolonieen. Vortrag auf dem internationalen hygienischen Kongress in Genf 1882. — 4) **J. Uffelmann,** Ueber Anstalten und Einrichtungen zur Pflege unbemittelter, skrophulöser und schwächlicher Kinder, insbes. über Seehospize, Soolbäderheilanstalten, ländliche Sanatorien, Rekonvalescenzhäuser und Ferienkolonieen. Deutsche Vierteljahresschrift für öffentliche Gesundheitspflege. Bd. XII, S. 697 und 738. — 5) **J. Uffelmann,** Handbuch der Hygiene des Kindes, S. 564. — 6) **W. Bion,** Die Ferienkolonieen Protestantische Kirchenzeitung für das evang. Deutschland, 1884, No. 33, 35, 37, 40. — 7) **Goetze** (Leipzig), a) Gedanken über Ferienkolonieen, b) Ausdehnbarkeit der Ferienkolonieen. Deutsches Wochenblatt für Gesundheitspflege II, No. 29 und No. 39. — 8) **Mettenheimer,** Ferienkolonieen und Kinderasyle in den baltischen Ländern. Deutsche Medizinalzeitung, III, No. 32. — 9) **A. Tibuldi,** La cura climatica gratuita ai fanciulli gracili alunni delle scuole elementari communali di Milano. Giornale della soc. ital. d'igiene. Milano 1883, S. 207. — 10) **M. Cottinet,** Colonies scolaires de vacances du IXe arrondissement de Paris, 1884, 1885. — 11) Jahresberichte der verschiedenen Comités in der Schweiz und Deutschland, namentlich der in Zürich und Basel, Berlin und Frankfurt a. M. — 12) Verhandlungen des internationalen

Kongresses für Ferienkolonien und verwandte Bestrebungen der Kinderhygiene in Zürich 1888. Hamburg und Leipzig, L. Voss. — 13) **Kotelmann's** Zeitschrift für Schulgesundheitspflege 1888—90, L. Voss. — 14) Verhandlungen der Generalversammlung des Lokalkomités Berliner Ferienkolonieen am 18. März 1890 (mit den Vorträgen von **Eberty, Borchardt** und **Roestel**). — 15) Ergebnisse der Sommerpflegen in Deutschland i. J. 1889. Bericht der Centralstelle der Vereinigungen f. Sommerpflegen i. D. Berlin 1890. — 16) **Ad. Glatz.** Der Schülerturnverein Basel als Ferienkolonie auf der Alp Schrina-Hochruck (Churfirsten) vom 19. Juli bis 2. August 1884. Basel 1885.

Kinderhorte. Das Bemühen, die Erfolge solcher Einrichtungen wie der Ferien und Ferienkolonien zu sichern, zeigt sich namentlich in der an vielen Orten ausgeführten Gründung von Kinderhorten, in welchen die nicht genügend ernährten und beaufsichtigten Kinder der Armen in der schulfreien Zeit Aufnahme und Beschäftigung finden. Sie sind also für Kinder, deren Eltern den ganzen Tag ausserhalb des Hauses beschäftigt sind, die also bei der Heimkehr aus der Schule die Thüren versperrt oder doch im Winter die Stuben kalt und dunkel vorfinden, die infolge dessen durch das Leben auf der Strasse leicht zu „Kandidaten der Kriminaljustiz" werden. Sind doch in Deutschland in einem Jahre 30000 jugendliche Personen unter 18 Jahren der richterlichen Bestrafung verfallen, und ähnlich sind die Verhältnisse in anderen Ländern. Die sog. „Besserungsanstalten" greifen zu spät ein, entbehren des prophylaktischen Charakters. Um nun dem angedeuteten physischen und aus diesem hervorwachsenden moralischen Elend entgegenzutreten, hat man schon in den Zwanzigerjahren dieses Jahrhunderts in Darmstadt, Weimar und anderen Städten „Knabenarbeitsanstalten" ins Leben gerufen, die viel Segen gestiftet haben. Aber erst nach Gründung des neuen deutschen Reiches wurden nach dem Beispiele der durch Prof. Dr. Schmitz in Erlangen gegründeten Anstalt „Sonnenblume" an vielen anderen Orten Deutschlands (i. J. 1888 waren es etwa 40), Oesterreichs und der Schweiz Jugendhorte, Jugendheime oder wie diese wohlthätigen Anstalten alle heissen mögen, begründet; sie haben alle das Gemeinsame, dass sie durch freie Liebesthätigkeit entstanden sind und bis zu einem gewissen Punkte die Familie ersetzen oder doch deren Aufgabe ergänzen wollen. In München, wo vom Gemeinderat ausserdem Mittagshorte oder Suppenanstalten für arme Schulkinder eingerichtet sind, erscheinen die Kinder im „Kinderhort" um 2 oder um 4 Uhr. Nachdem ihr Hunger durch Brot und Milch gestillt ist, geht es an die Lösung der Schulaufgaben. Dann werden allerlei spielende oder ernste und nützliche Beschäftigungen vorgenommen; aber es wird Systematisierung und Schablonisierung vermieden. Es wird auch auf Feld und Flur gespielt und gearbeitet und endlich durch Gewährung von Bädern auf die Gesundheitsverhältnisse der Kinder günstig eingewirkt. Die Lehrer in den Schulen haben nicht nur dieses festgestellt, sondern auch anerkannt, dass die Zeugnisse der in Horten untergebrachten Kinder sehr bald besser werden. In Prag sind durch die Gemeinde 4 Mädchen- und 5 Knabenhorte eingerichtet, die von 2, resp. 4 bis 7 Uhr wochentäglich geöffnet sind. Unter Aufsicht einer Erzieherin machen die Kinder zunächst ihre Schularbeiten; wenn diese fertig sind, schreiten sie zur Handarbeit.*) In den Mädchenhorten sind alle Fächer der weiblichen Handarbeiten eingeführt vom Stricken bis zum Nähen einfacher Kleider; selbst geschmackvolle Knüpfarbeiten (Schul- und Badetaschen u. dgl.) und Kunstblumen werden dort gefertigt. Der von einem Fachlehrer geleitete Handfertigkeitsunterricht der Knaben erstreckt sich auf Papp-, Stroh und Laubsägearbeiten, sowie Kerbschnitzerei. Auch Gesang und Turnen findet im Horte eifrige Pflege. Im Sommer werden die Kinder in Flussbäder geführt. Man veranstaltet ferner kleine Nachmittagsausflüge, gewöhnlich zu Fuss, ausnahmsweise, wenn es nämlich nichts kostet, auch zu Schiff. Zur Vesperstunde wird jedem Kinde ein Stück Brot und Milch verabreicht. Die Oberaufsicht führt ein von der Gemeinde berufener Inspektor. In Köln a. Rh. hat man für die Einrichtung von Kinderhorten die Schulräume und die Kasse der Gemeinde in Anspruch genommen, indes auch der freien Liebesthätigkeit nicht entbehrt.

Die Hygiene erfordert möglichst Gänge ins Freie, aber nicht ausschliesslich zu Spielen. Wir stimmen vielmehr einem Redner (Fister-Zürich) auf dem internationalen Kongress 1888 bei, der da meinte, Spiel solle nicht immer mit Spiel abwechseln, sondern mit einer Beschäftigung, die wenigstens in den Augen des Kindes Arbeit bedeute; denn sonst werde schliesslich das Spiel selbst zur Arbeit. So können wir uns auch, ohne schablonisieren zu wollen, den dort aufgestellten Thesen anschliessen:

1. Die Jugendhorte sollen, um ihrer Aufgabe als Familienheime zu genügen, nur eine verhältnissmässig geringe Zahl von Zöglingen gleichzeitig unter einer Leitung vereinigen.
2. Spezielle Stundenpläne und offizielle Tagebücher erscheinen zum mindesten als überflüssig.
3. Der Knabenhort betrachtet als nicht zu unterschätzendes Erziehungsmittel u. a. möglichst vielseitige, dem praktischen Leben entnommene und dem jugendlichen Interesse entsprechende körperliche Bethätigung, welche wenigstens in den Augen der Zöglinge den Charakter leichter Arbeit trägt.

Wir brauchen nicht erst hervorzuheben, wie auch hier richtige pädagogische und hygienische Gesichtspunkte in enge Beziehung zu einander treten.

Litteratur. 1) Jahresberichte der Vereine. — 2) Fachzeitschrift „Knabenbort" München (seit 1883). — 3) **Fr. Haenle,** Wesen und Ziele der Knaben- und Mädchenhorte. München. — 4) **Ludw. Jung,** Hort und Heim armer Knaben. München 1883. — 5) Vorträge von **Jung**—München, **Fister**—Zürich, **Reddersen**—Bremen, **Brandenberg**—Köln in den Verhandlungen des internationalen Kongresses für Ferienkolonieen und verwandte Bestrebungen in Zürich 1888.

*) Siehe Kotelmanns Zeitschrift f. Schulgesundheitspflege, 1890, S. 360.

Hitzferien, Hitzvakanzen. Ist die Ferienfrage unseren Wünschen und Vorschlägen entsprechend gelöst und einheitlich geordnet, so wird nur selten der Ausfall des Unterrichts wegen zu grosser Hitze nötig sein. Immerhin aber sind Bestimmungen nötig, nach welchen die Schulen sich richten können. Denn es liegt auf der Hand, dass an sehr heissen Tagen namentlich in den Nachmittagsstunden die Gesundheit der Kinder geschädigt werden kann, wenn sie in vollen Klassen beisammensitzen und geistig angestrengt werden. Das Württembergische Ministerium hat 1870 angeordnet, dass der Nachmittagsunterricht eingestellt werden kann, wenn das Thermometer vormittags zwischen 9 und 10 Uhr über 20° R. im Schatten zeigt. Das Preussische Ministerium hat für die höheren Lehranstalten keine allgemein bindenden Bestimmungen gegeben, sondern überlässt für ausserordentliche Fälle die nötigen Anordnungen dem „pflichtmässigen Ermessen" der Direktoren, bringt aber von Zeit zu Zeit in Erinnerung, dass auch nach dieser Seite die Schonung der Gesundheit der Schüler im Auge behalten werden muss. Die städtische Schuldeputation von Berlin bestimmt unter dem 1. April 1886, dass an heissen Sommertagen in den Gemeindeschulen der Unterricht von 11 Uhr vormittags an ausgesetzt werden darf, wenn das hundertteilige Thermometer um 10 Uhr vormittags 25° im Schatten zeigt. Aehnliche Anweisungen sind auch in anderen Staaten und an anderen Orten gegeben.

Erholungspausen, Respirien. Zwischen die Lehrstunden eine kurze Zeit der Erholung zu legen ist allgemeiner Brauch. An der hygienischen Notwendigkeit dieser Einrichtung wird heute wohl von keiner Seite gezweifelt, und wohl überall ist sie auch von der Schulbehörde sanktioniert. Das Elsass-Lothringische Gutachten (1882) verlangt Erholungspausen von 10 Minuten, zwischen der zweiten und dritten Vormittagstunde aber 15 Minuten. In Hessen-Darmstadt ordnet der Erlass vom 25. Mai 1883 für alle Klassen der höheren Knaben- und Mädchenschulen an, dass zwischen den einzelnen Unterrichtsstunden Pausen von je 15 Minuten eingerichtet werden sollen. Die preussische Medizinal-Deputation empfiehlt in ihrem Gutachten vom 19. Dezember 1883 dieselbe Einrichtung für die Vorschule und die unteren Klassen, während sie für die oberen Klassen ein bescheideneres Mass für ausreichend hält. „Denn nicht nur die Andauer der geistigen Anstrengung und der damit verbundenen erzwungenen Ruhe des Körpers, werden von so zarten Organismen schwer ertragen, sondern auch der schnelle Uebergang aus einer Zwangslage des Geistes in eine andere, wie sie der jähe Wechsel der Unterrichtsgegenstände mit sich bringt, erfordert eine Schulung, wie sie erst ganz allmählich gewonnen wird; andernfalls greift er die Kräfte des Kindes in härtester und nachhaltigster Weise an. Ein grosser Theil der Klagen wegen Ueberanstrengung, welche erst in den höheren Schulklassen hervortreten, würde wahrscheinlich verstummen, wenn die Schüler in einem Zustande von grösserer geistiger Abhärtung und mit gesunderen Organen aus den unteren Schulklassen hervorgingen.“ Aber eine Verschiedenheit in der Länge und Lage der Pausen an einer und derselben Anstalt ist aus administrativen Gründen undurchführbar, deshalb hat das Ministerium unter dem 10. November 1884 angeordnet:

„1) Bei vierstündigem Vormittags- und zweistündigem Nachmittagsunterricht und gleicherweise bei Zusammenlegung des Unterrichts auf fünf Vormittagslektionen hat die Gesamtdauer der Erholungspausen nicht weniger als 40 Minuten zu betragen und darf 45 Minuten nicht überschreiten. An den Tagen, an welchen der Vormittagsunterricht sich auf drei Stunden beschränkt, ist die Gesamtdauer der Erholungspausen in entsprechender Weise zu vermindern.

2) Die Verteilung der Gesamtdauer der Erholungspausen eines Lektionstages auf die einzelnen Lektionswechsel bleibt den K. Prov.-Schulkollegien überlassen. Als Grundsatz ist bei dieser Verteilung einzuhalten: in den Fällen des vierstündigen Vormittags- und zweistündigen Nachmittagsunterrichts, dass die Hauptpause vormittags nach der zweiten Lehrstunde fällt, während nach der ersten und nach der dritten nur kürzere Unterbrechungen eintreten und dass zwischen den beiden Nachmittagsstunden ebenfalls eine grössere Pause eintritt; in den Fällen einer Beschränkung des Unterrichts auf fünf Vormittagsstunden, dass die Hauptpausen nach der zweiten und vierten, dagegen nur kürzere Unterbrechungen nach der ersten und dritten Lehrstunde eintreten. Es ist darauf Bedacht zu nehmen, dass der aus den Hauptpausen sich ergebende Ausfall an Lektionszeit nicht eine einzelne Lektion treffe, sondern auf die gesamten Lehrstunden in angemessener Weise verteilt werde.

3) Für die grösseren Pausen, also bei Vor- und Nachmittagsunterricht für die Pause nach der zweiten Vormittags- und nach der ersten Nachmittagsstunde, bei ausschliesslichem Vormittagsunterricht für die Pause nach der zweiten und nach der vierten Lektion, ist als Regel einzuhalten, dass alle Schüler die Lehrzimmer zu verlassen haben und diese inzwischen gelüftet werden.

4) Der von der Wiss. Deputation f. d. Medizinalw. empfohlenen Unterscheidung der unteren und der höheren Klassen bezüglich der Gesamtdauer der Erholungspausen ist eine theoretische Berechtigung nicht abzusprechen; da aber mit der Ausführung einer solchen Unterscheidung für den Beginn des Unterrichts in den oberen Klassen unvermeidlich so erhebliche Störungen verbunden sind, dass dadurch die für die höheren Klassen bestimmten Pausen thatsächlich auf das den unteren Klassen bewilligte Mass verlängert würden, so ist hiervon Abstand zu nehmen. Dies unterliegt um so weniger einem Bedenken, da die für alle Klassen bestimmte Gesamtdauer der Erholungspausen grösser ist, als die von der Wiss. Deputation f. d. Medicinalw. für die unteren Klassen in Aussicht genommene. Für die mit höheren Schulen verbundenen Vorschulen kommt überdies in Betracht, dass sie, da ihr Unterricht um eine Stunde später zu beginnen pflegt, schon nach der ersten Lektion an der grösseren Pause teilnehmen.

5) An manchen Anstalten besteht infolge des Mangels an künstlicher Beleuchtung oder der Mangelhaftigkeit derselben die Einrichtung, dass während der dunkelsten Wochen des Winters der Nachmittagsunterricht um ungefähr eine Viertelstunde früher geschlossen, zum Ersatz dafür aber die zwischen beide Lehrstunden fallende Unterbrechung auf die zum Lektionswechsel unumgänglich erforderliche Zeit beschränkt, eventuell die erste Lektion etwas früher begonnen wird. Gegen eine solche zeitweilige Einrichtung ist unter der Voraussetzung einer dabei fest eingehaltenen Ordnung nichts einzuwenden.

6) Durch die in No. 1 und 2 enthaltenen Bestimmungen über die Zeitdauer der Erholungspausen und über die Grundsätze für ihre Verteilung ist dem Erfordernisse körperlicher und geistiger Erholung angemessen Rechnung getragen. Nicht bloss im Interesse des Unterrichts, sondern eben so sehr behufs Gewöhnung der Schüler an pünktliche Ordnung ist erforderlich, dass die

Dauer der Pausen nicht überschritten und dass unmittelbar nach ihrem Schlusse der Unterricht begonnen wird. Bei der ersten Vormittagsstunde (bezw. bei der derselben vorausgehenden Andacht) oder der ersten Nachmittagsstunde ist zu einem Aufschube des Anfangs ein Anlass nicht vorhanden, vielmehr sind diese Lektionen mit dem Glockenschlage zu beginnen. Die Direktoren (Rektoren) der höheren Schulen sind darauf aufmerksam zu machen, dass es zu ihren Obliegenheiten gehört, für strenge Einhaltung der bezüglich der Erholungspausen seitens des K. Prov.-Schulkollegiums getroffenen oder genehmigten Einrichtungen Sorge zu tragen."

Während der Pausen ist vor allen Dingen für Lufterneuerung in den Klassen zu sorgen und zwar je nach der Witterung und Jahreszeit durch Oeffnen der Fenster oder durch Oeffnen der Thüren nach den als hoch und geräumig vorausgesetzten Korridoren, welche während der Lehrstunden durch Oeffnen der Fenster gelüftet worden sind. Die Schüler sind im Winter wie im Sommer auf den Hof zu schicken, namentlich wenn dort bedeckte Gänge angebracht sind. Fehlen diese, so muss den Schülern bei starkem Regen oder Schneefall oder sonstiger Ungunst des Wetters gestattet sein in den Klassen zu verweilen; in der Winterluft dürfen sie Kopfbedeckungen und Ueberzieher auf den Hof mitnehmen. Auf diesem herrsche, soweit es die Verhältnisse gestatten, freie Bewegung. Wir haben bereits an anderer Stelle*) hervorgehoben, dass nach unserer Ueberzeugung und Erfahrung die Einwirkung solcher Spielpausen auf die folgenden Unterrichtsstunden nicht nur unschädlich, sondern sogar förderlich ist. Ebenso ist daran erinnert, dass unter Umständen auch massvolles und gut beaufsichtigtes Kürturnen oder Freiturnen in die Pausen gelegt werden kann; hat es nicht den Charakter der Freiheit und Freiwilligkeit, so gewährt es kaum die Erquickung und Erholung, die gegenüber dem Zwang und der Anstrengung der Unterrichtsstunden gewonnen werden soll.

Tägliche Unterrichtszeit. Nachmittagsunterricht. Um welche Tagesstunde soll der Unterricht beginnen? Unmöglich lässt sich auf diese Frage eine für alle Fälle und Verhältnisse giltige Antwort geben. Die kleinen Schüler bedürfen längeren Schlafes und sollen nicht so früh hinaus wie die grossen; die Mädchen brauchen zum Kämmen und Ankleiden weit mehr Zeit als die Knaben; in einem kleineren Orte ist die Zeit zum Schlafengehen und Aufstehen gewohnheitsmässig eine frühere als in einer Grossstadt; im Sommersemester beginnt der Tag früher als im Winter; in einer Volksschule ist die Zahl der täglichen Schulstunden eine geringere, als in einer höheren Lehranstalt. So wirken eine Menge von Faktoren mit, welche eine generelle Regelung dieser Frage unthunlich, ja unmöglich erscheinen lassen. Es muss also je nach Ort, Jahreszeit, Geschlecht und Alter der Schüler und nach sonstigen Verhältnissen individualisierend vorgegangen werden. In den Städten ist wohl am weitesten die Einrichtung verbreitet, dass die höheren Mädchenschulen und die Vorbereitungsklassen

*) Siehe den Abschnitt über Spiele S. 445.

der höheren Knabenschulen den Unterricht im Sommer um 8, im Winter um 9 Uhr beginnen, während der Anfang des übrigen Unterrichts eine Stunde früher gelegt ist. In grösseren Städten ist aber auch sehr häufig die gleiche Anfangszeit, nämlich 8 Uhr früh, für alle Schulen und für alle Jahreszeiten angesetzt. Es tritt dann nur leicht der Uebelstand ein, dass im Sommer der Heimweg oft in der grössten Hitze zurückgelegt werden muss.

Auf dem Lande steht man allgemein im Winter wie im Sommer viel früher auf, als in der Stadt; es kann daher dort unbedenklich, wenn wir von besondern Witterungsverhältnissen absehen, für alle Schüler der Unterricht im Sommer um 7, im Winter um 8 Uhr beginnen. In gesundheitlicher Beziehung kommt es wesentlich darauf an, dass jeder Schüler gehörig ausgeschlafen, sein Frühstück ohne Hast und Hitze eingenommen hat und nun den Schulweg ohne Ueberstürzung zurücklegen kann. Es sorge nur jede Familie dafür, dass grosse wie kleine Kinder rechtzeitig zu Bette gehen, damit sie am folgenden Morgen frisch und fröhlich dem Tagewerk entgegensehen und entgegengehen. Wenn die Schule durch ihre Ordnungen und Einrichtungen zu vernünftiger und strenger Regelmässigkeit des Lebens zwingt und eine Beschränkung des Nachtlebens bewirkt, so macht sie sich um die häusliche Gesundheitspflege nur verdient.*)

Viel Not machen die Schulwege, und oft genug hört man über dieselben seufzen. Ein Bürger der Reichshauptstadt Berlin liess neulich folgenden Klageruf in der Zeitung (Reichsbote 14./1. 1891) ertönen: „Mein Junge, Obersekundaner eines hiesigen Gymnasiums, kommt einmal um 12½ Uhr, dann mal wieder um 2½ Uhr zu Tische, ich als Beamter kann erst um 4 Uhr zuhause sein; ich sehe ihn also höchstens Sonntags beim Essen. Abgesehen von der Unbequemlichkeit für die Hausfrau, fast täglich zweimal anrichten zu müssen, dürfte es auch in gesundheitlicher Hinsicht von Wichtigkeit sein, wenn die tägliche Hauptmahlzeit regelmässig zu einer bestimmten Stunde eingenommen wird. Und welches erziehliche Moment liegt nicht darin, dass die Hausgenossen das Mittagbrot wenigstens gemeinsam einnehmen.

Ein Sprüchwort sagt:

Willst Du die Menschen kennen lernen,
Du darfst sie sitzen nur und stehn,
Sich nahen nur und sich entfernen,
Und ungesehn sie essen sehn.

In meinem elterlichen Hause, und meines Wissens in vielen andern Haushaltungen auch, wurde das Mittagsmahl mit einer gewissen Feierlichkeit abgehalten. Die Hausgenossen kamen sauber gewaschen und gekleidet zu Tische, ein Kind sprach das Tisch-

*) Auch **Baginsky** (a. O. S. 393) erklärt sich dafür, dass abgesehen von den jüngsten Altersstufen der Unterricht im Sommer um 7, im Winter um 8 Uhr anfängt. Er warnt aber davor, dass im Winter vor Beginn der Schule die Kinder zur Morgenandacht in die kalte Kirche geführt werden.

gebet, die Mutter legte vor und während des Essens gab der Vater Acht, dass die Kinder Löffel, Messer und Gabel richtig führten, dass Anstand und gute Sitte walteten und keine unpassenden Reden geführt wurden. Mit einem Dankgebet war das Mahl beendet und man wünschte sich: Gesegnete Mahlzeit! Wie ist das heute? Der Knabe kommt abgehetzt nachhause und, um ja keine Zeit zu versäumen, „schlingt" er das ihm Vorgesetzte hinunter, wie es ihm gerade passt, womöglich noch mit einem Buche in der Hand. Von einer Ueberwachung beim Essen kann natürlich keine Rede sein.

Und nun gar erst der Sonnabend, der eigentlich als Vorabend des Sonntags schon — wenigstens in seiner zweiten Hälfte — ein halber Feiertag sein sollte! — Der Unterricht dauert von 8—2 Uhr, nachmittags von 5—7 Uhr ist Turnen. Um 7½ Uhr kommt der Junge müde und abgespannt nachhause. Und da ihm an diesem Tage gewöhnlich noch grosse Wäsche oder ein Bad bevorsteht, so kann von Schularbeiten natürlich keine Rede sein.

Ich halte darauf, dass der Knabe, wenn er irgend kann, Sonntags zur Kirche geht, für seine Schularbeiten bleibt dann nur der Sonntag-Nachmittag übrig. Wo bleibt da die sonntägliche Erholung und Erbauung!

Wenn nun doch schon einmal reformiert wird, so möchte es auch in diesem Punkte geschehen. Bei den Berliner Verhältnissen und den weiten Schulwegen — mein Junge hat ½ Stunde zu laufen — dürfte es sich wohl empfehlen, dass wenigstens die sogenannten obligatorischen Unterrichtsstunden in einer Zeitfolge, vielleicht von 8—1 Uhr, abgehalten werden, die Nachmittage seien an zwei Tagen für das Turnen, an 2 Tagen für die Wahlstunden (fakultativ) bestimmt. Und der Mittwoch- und Sonnabend-Nachmittag sei gänzlich frei, wie schon zu des Alten Fritzen Zeiten." —

Die grossen Städte und die Dorfgemeinden, deren Häuser weit zerstreut liegen, sind in der Weite der Schulwege einander ähnlich. Aber hier geht der Weg meist durch Wald und Flur, über Heide und Höhe, dort durch die langen Strassen mit ihrem Wagen- und Menschengewühl an den Häusern hin, die im Sommer, wenn sie von der Sonne durchglüht sind, Hitze ausstrahlen, aber auch im Winter allerlei Düfte und Dünste ausatmen, die der Gesundheit ebenso wenig zuträglich sind, wie der von den Winden, Wagen und Menschen aufgewirbelte Staub. Als unlängst der ehemalige Seinepraefekt Haussmann starb, wurde daran erinnert, wie viel luftiger und schöner er Paris gemacht habe, indem er ganze Quartiere mit engen und krummen Strassen niedergerissen und dafür breite und grade Avenuen gebaut habe; aber von anderer Seite wurde doch auch geltend gemacht, dass es sich in diesen neuen Strassen nicht so ungestört durch heisse Sonnenstrahlen und scharfe Winde gehen und sitzen lasse, wie im Schatten der alten ruhigen Strassen; infolge dessen sei das Pariser Leben mehr aus den Strassen in die geschlossenen Räume gedrängt; in dieser Beziehung sei Paris gewissermassen ungesunder geworden. Aehnlich ist es in den meisten grossen

Städten der modernen Welt. Ohne Zweifel wird die Volksgesundheitslehre die Anlage der breiten Strassen, namentlich wenn sie mit Bäumen bepflanzt sind, als einen Fortschritt gegen frühere Zustände bezeichnen müssen; aber das lässt sich doch nicht in Abrede stellen, dass diese langen, breiten, graden Strassen den oben bezeichneten Nachteil haben, dass sie bald zu sehr von der Sonne durchglüht, bald von rauhen Winden durchweht sind. Unserer Schuljugend möchte man nur wünschen, dass dies Uebel durch ähnliche Anlagen gemindert oder beseitigt würde, wie durch die sog. „Lauben", die man z. B. in Bern, Meran, Hirschberg, Trautenau und manchen anderen Städten des Riesengebirges und des Alpengebiets findet.*) Indessen wollen wir uns bei Salzmanns altem Sprüchlein beruhigen: „So lange man sich durch Gehen und Laufen in Bewegung hält, kann man viel aushalten." Im allgemeinen macht man nämlich in den Schulen die Erfahrung, dass diejenigen Schüler, welche weitere Wege zu Fuss zurückzulegen haben, nicht nur die pünktlichsten sind, sondern sich auch frischer und gesünder zeigen, als die nahe und nächst wohnenden, und dass ihnen auch die kalte und nasse Witterung nichts schadet, wenn sie sich allmählich gewöhnt und abgehärtet haben und wenn sie sich eben durch strammes Gehen in gehöriger Bewegung halten. Bedenklicher ist es, wenn Fahrgelegenheiten benutzt werden müssen, die erst durch einen kleinen Eilmarsch erreicht werden, wie so oft die Eisen- und Pferdebahnen in den Vororten grösserer Städte; denn der vorausgehenden Erhitzung in der Bewegung folgt dann leicht eine Erkältung in der Ruhe. Doch diese Sorge geht mehr das Haus an.

Die Schule hat sich nur die Frage vorzulegen, ob sie ihren Zöglingen mehr als ein Mal täglich den Hin- und Rückweg zumuten darf. Der Wunsch, dass der wissenschaftliche Unterricht auf den Vormittag beschränkt werde, der allerorten ertönende Ruf, dass der Nachmittagsunterricht möglichst vermindert oder nur von technischen Stunden besetzt oder ganz abgeschafft werden möchte, ist gewiss ein nicht unberechtigter. Und namentlich gilt dies wiederum von den grossen Städten mit den weiten Schulwegen: da muss man in der That wünschen, dass für die Bewegung der Jugend im Freien auf andere Weise als durch allzuhäufige Schulwege gesorgt werde. Aber die grossen Städte sind nicht die Beherrscherinnen des Landes, und man soll den kleineren Orten

*) Berlepsch sagt in seinem Buche über die Schweiz ganz zutreffend: „Längs der Strassen (von Bern) laufen zu beiden Seiten lange nur durch Querstrassen unterbrochene Bogengänge, unter deren Schutz die wandernde Volksmenge sich bewegt. Mit seiner Wohnung baut jeder Hausbesitzer auch ein Stück Oeffentlichkeitsgebäude, weil ein Teil seines Erdgeschosses nicht ihm, sondern dem allgemeinen Verkehr gehört. In diesen kreuzgangähnlichen Lauben, die während ungünstiger Witterung, sowie während der Sommerhitze ausgezeichneten Schutz gewähren, bewegt sich das Strassenleben der Stadt und ihr Kleinhandel." Dass an Schulhäusern und auf Schulhöfen solche bedeckten Gänge sehr erwünscht sind, haben wir schon in dem Abschnitt über Schulbauten dargethan.

nicht wider ihren Willen und ihre Lebensordnung aufdrängen, was für Berlin oder Hamburg passt. Denn so einfach durch einen Federstrich ist die Frage der Beschränkung des Unterrichts auf den Vormittag nicht zu lösen. Vor allen Dingen muss vorher festgestellt werden, welches das Minimal- und Maximalmass oder, sagen wir, das Normalmass der für alle verbindlichen wissenschaftlichen Stunden ist. Und ist es mit der blossen Herabminderung der Schulstundenzahl gethan? Ist nicht zu befürchten, dass die Zahl der häuslichen Arbeitsstunden dann vermehrt werden muss, um die Erreichung des jeder Klasse und Schule gesteckten Zieles zu ermöglichen? Ertönt denn nicht wieder von anderer Seite der Ruf nach möglichster Verminderung oder völliger Beseitigung der Hausaufgaben und Hausarbeiten? Es müssen also vorher darüber klare Bestimmungen getroffen werden, es müssen Mittel und Wege gefunden werden, den Unterricht zu vereinfachen, mehr auf das zur Geistesbildung Wesentliche und Notwendige zu beschränken. Es müssten vorher die Lehrziele herabgesetzt, die Anforderungen in den Versetzungs- und Reifeprüfungen erniedrigt werden. So sehr wir also grundsätzlich auf Seiten derer stehen, welche eine Entlastung und Erleichterung der Schuljugend nach der Seite der wissenschaftlichen Pflichtarbeit, aber eine stärkere Ausbildung und Ausarbeitung im hellenisch-gymnastischen Sinne anstreben, so müssen wir doch immer im Auge behalten, wie sehr eine Massnahme von der anderen abhängig ist, und wir dürfen nicht vergessen, dass jede Schule nicht ein Mechanismus, sondern ein Organismus ist, der sein individuelles Gepräge und Leben hat, das sich nicht von der unmittelbar umgebenden Welt loslösen und nicht durch Verordnungen schablonisieren lässt.

Wir gingen bei unserer Betrachtung von den grossen Städten aus. Aber versetzen wir uns auch einmal in ein schlesisches oder bayerisches Gebirgsdorf, das zum guten Teil aus weit zerstreuten Häusern und Bauden besteht, aus denen die Kinder einen $^1/_2$ bis 1 stündigen Weg zur Schule zurückzulegen haben: da wird selbstverständlich von Nachmittagsunterricht nicht die Rede sein und zwar weder im Sommer noch im Winter; ja, oft werden die Kinder überhaupt nicht zur Schule kommen können. Dagegen in kleinen Städten und in dichter zusammengebauten Dörfern werden es die berechtigten Lebensgewohnheiten im bürgerlichen Leben und die Einrichtungen der Schulen dringend wünschenswert erscheinen lassen, dass auch nachmittags unterrichtet werde.

Und wie, wenn aller technische Unterricht auf den Nachmittag verlegt, der wissenschaftliche auf den Vormittag beschränkt werden soll? Sagen da nicht wieder manche Hygieniker und Pädagogen mit gutem Grunde, es sei heilsam, die wissenschaftlichen Stunden durch technische, namentlich Turnstunden zu unterbrechen? Und wie sollten in einer grösseren Anstalt alle Klassen nachmittags zum technischen Unterricht gelangen, wenn für jedes technische Fach nur e i n Lehrer vorhanden ist, oder wenn gar der Schreib- und Zeichenlehrer zugleich Gesang- und Turnlehrer ist? Und bis zu dem von uns ersehnten Ziele, dass möglichst alle pro facultate docendi geprüften Lehrer auch die Befähigung zur Erteilung von Turnunterricht*) aufweisen sollten, sind doch vorläufig auch noch weite Wege. Kurzum, in der Praxis jeder Schule stellen sich bald diese, bald jene Schwierigkeiten heraus, an die man am grünen Tische oft nicht denkt.

Unter den gegenwärtigen Verhältnissen können wir daher den Standpunkt nur billigen, von welchem das preussische Kultusministerium die Sache auffasst, wenn es in einer Verfügung vom 12. Mai 1890 sagt:

„Auf den Bericht vom 21. April d. J. erwidere ich dem Königlichen Prov.-Schulkollegium, dass für die Entscheidung der Frage der thunlichsten Beseitigung des Nachmittagsunterrichtes an höheren Schulen nicht lediglich allgemeine pädagogische und didaktische Gesichtspunkte in Betracht kommen, sondern eben so sehr die konkreten Verhältnisse des betreffenden Ortes. Liegen in dem bestimmten Falle die Verhältnisse so, dass die Schulwege sehr weite sind, dass die Thätigkeit der Familienhäupter und die Lebensgewohnheiten des Ortes die Verlegung der Hauptmahlzeit auf eine spätere Stunde gestatten, so habe ich, obschon ich einen fünfstündigen Vormittags-Unterricht für die kleineren Schüler nicht für empfehlenswert halte, im allgemeinen nichts dagegen zu erinnern, wenn das Königliche Prov.-Schulkollegium auf Antrag des Lehrerkollegiums und nach Anhörung der Gemeinde-Vertretung seine Genehmigung zur Verlegung des wissenschaftlichen Unterrichts auf den Vormittag erteilt. Dabei setze ich aber voraus, dass eine vorgängige Verständigung mit der betreffenden Königlichen Regierung bezüglich der etwa am Orte befindlichen höheren Töchterschulen stattgefunden hat, da es nicht angängig ist, die höheren Schulen für die männliche und die für die weibliche Jugend nach dieser Richtung verschieden zu behandeln.“

Nun wünschen Lorinser, Hartwich, Raydt, Güssfeldt**) u. a. überhaupt eine Verminderung der Stundenzahl, auf dass der Nachmittag neben der Privatarbeit und Erledigung der Schulaufgaben möglichst der kräftigenden Bewegung im Turnen und Spielen, Baden und Schlittschuhlaufen und anderen freien Künsten gewidmet werden kann. Kein Leser wird daran zweifeln, dass auch wir einem solchen Ideale nachstreben. Aber wir müssen uns, wenn wir auf die praktischen und realen Verhältnisse hinblicken, wie sie sich in Schule und Leben gestalten, doch auch mancherlei Fragen vorlegen, die bedacht sein wollen, ehe wir jene wichtige Entscheidung treffen. Wie soll es z. B. gehalten werden, wenn das Wetter Wochen lang so geartet ist, dass jene gymnastischen Uebungen und Spiele im Freien nicht vorgenommen werden können? Wird da Schule und Elternhaus immer Rat wissen, um die Schüler angemessen zu beschäftigen und ihnen einen geeigneten Ersatz für jenen Ausfall zu bieten? Doch wir wollen nicht Splitterrichter sein und vor allen Dingen empfehlen, dass da, wo die rechten Leute vorhanden sind und die Verhältnisse es gestatten, planmässige Versuche gemacht werden, ehe zu einer generellen Ordnung der Angelegenheit geschritten wird.

---

*) Siehe oben S. 412 und 505—507.

**) Paul Güssfeld, Die Erziehung der deutschen Jugend. Berlin 1890. E. Hartwich (Woran wir leiden S. 24) sagt: „Der Vormittag dem Geist, der Nachmittag dem Körper und Gemüt!“

Festsetzung des Anfangs der Schulreife und Schulpflicht. Wenn der Staat die allgemeine Schulpflicht wie die allgemeine Kriegsdienstpflicht eingeführt hat, so fällt ihm auch die Aufgabe zu, die Jahre der Schulpflichtigkeit zu bestimmen, dafür zu sorgen, dass nicht zu früh und nicht zu spät mit dem schulmässigen Lernen begonnen und aufgehört werde.*) Er schützt durch Verordnungen und Gesetze die jungen Bäumlein im Tannenwald, er hat auch die jungen Bäumlein im Walde der Menschheit zu schirmen und zu pflegen.

Wann soll die Schulpflicht und der Schulbesuch beginnen? — Wenn die volle Schulreife eingetreten ist. — Ueber diesen Punkt sind die Ansichten der Pädagogen wie der Mediziner geteilt. Der preussische Staat — und seinem Beispiele sind die meisten anderen gefolgt — hat die Vollendung des sechsten Lebensjahres als den Anfangspunkt des Schulunterrichts festgestellt.

In einer Denkschrift, welche das preussische Kultusministerium 1883 dem Abgeordnetenhaus überreicht hat, werden die gesetzlichen Grundlagen für die achtjährige Dauer der allgemeinen Schulpflicht vom 6. bis zum 14. Jahre folgendermassen dargelegt:

„Nach § 1 des Generallandschulreglements **) vom 22. August 1763, nach § 43 Titel 12 Teil II des Allgemeinen Landrechts und nach No. 1 der Allerhöchsten Ordre vom 14. Mai 1825 sollen die Eltern, beziehungsweise deren Stellvertreter die Kinder, deren Erziehung ihnen obliegt, allerdings bereits vom zurückgelegten 5. Lebensjahre an zur Schule schicken, und der in den bezeichneten gesetzlichen Vorschriften nur allgemein bestimmte Entlassungstermin ist ziemlich überall auf das vollendete 14. Lebensjahr gelegt worden. Indes haben teils Spezialgesetze für einzelne Landesteile, wie § 1 der Schulordnung für die Provinz Preussen vom 11. Dezember 1845 und die Reglements für die niederen katholischen Schulen Schlesiens, teils die Observanz in den verschiedenen Provinzen das zurückgelegte 6. Jahr als Anfangspunkt für den Schulbesuch gelten lassen. Auch in den in neuerer Zeit mit dem preussischen Staate verbundenen Provinzen beginnt das schulpflichtige Alter nicht früher. Die Entlassung aus der Schule wird in einigen Gegenden von der Erreichung eines bestimmten Bildungszieles, in anderen von der Vollendung eines gewissen Lebensalters, welches nur in Schleswig-Holstein über das vollendete 14. Jahr hinausgeht, abhängig gemacht; in einigen endlich giebt die kirchliche Einsegnung des Kindes auch den Termin für seine Entlassung aus der Schule; bekanntlich geschieht jene der Regel nach bei dem Eintritte des Kindes in das 15. Lebensjahr. Es entspricht daher ebenso wohl der geltenden Praxis wie den gesetzlichen Vorschriften, wenn die Zeit vom vollendeten 6. bis zum vollendeten 14. Lebensjahre als die Dauer der allgemeinen Schulpflicht angesehen wird."

Indes schon im Bethmann-Hollweg'schen Entwurfe eines Unterrichtsgesetzes war vorgesehen, dass für Kinder, deren Wohnort über eine Viertelmeile von der Schule entfernt ist, die Schulpflichtigkeit erst mit dem vollendeten 7. Lebensjahre beginnen soll, und demgemäss hat sich namentlich in Westfalen die Praxis der Schulverwaltung eingerichtet.***)

Viele Aerzte und Lehrer entscheiden sich für einen späteren Beginn der Schulpflicht; sie meinen, dass das Kind in der Regel

---

*) Vergleiche unsere historische Einleitung S. 34—43.

**) Vergleiche unseren einleitenden historischen Ueberblick S. 24 ff.

***) Siehe die Reden Rickert's und v. Gossler's in der Sitzung des preussischen Abgeordnetenhauses vom 20. Februar 1889.

erst mit 6½—7 Jahren schulreif sei. Die Aerzte machen geltend, dass erst dann das Gehirn so weit ausgebildet und gefestigt sei, dass es den Anforderungen des Unterrichts an die geistige Arbeitskraft und Aufmerksamkeit ohne Schaden genügen könne; der Schaden zeige sich zwar zumeist nicht gleich, aber im Verlaufe des Schullebens trete nicht selten eine Ermattung, Widerstandslosigkeit, Kränkelei, Nervosität ein, die nicht anders zu erklären sei als dadurch, dass dem Kinde zu früh zu grosse geistige Anstrengungen und Aufregungen zugemutet worden seien. Füllen, die zu früh eingespannt seien, spannten zu früh wieder aus; Kinder von Athleten, deren Glieder- und Muskelkraft durch die Eltern von klein auf für allerlei Leistungen und Kunststücke im Cirkus in Anspruch genommen werde, blieben verkümmert, bleich und mager. Schreber erklärt, dass erst zu Anfang des achten Lebensjahres der richtige Zeitpunkt des Unterrichts gekommen sei, und ebenso nimmt Hornemann den Zeitpunkt der zweiten Dentition (7—8 Lebensjahr) als denjenigen an, in welchem der Schulbesuch seinen regelmässigen Anfang nehmen dürfe*). Daran schliesst sich das Gutachten vieler anderer Aerzte an.

Axel Key hat in seinen schulhygienischen Untersuchungen nachgewiesen, dass an den Vorbereitungsschulen in Stockholm, die mit dem siebenten Lebensjahre beginnen, schon in den ersten Schuljahren eine erschreckende Zunahme der Blutarmut sich zeigt. Denn es hatte nach einjährigem Schulbesuche jeder 13. Knabe,
„ zweijährigem „ „ 6—7. „
„ dreijährigem „ „ 5. „
die Bleichsucht. Zu einem gleichen Ergebnis führten die ebenso gewissenhaften Untersuchungen Hertels in Kopenhagen. Daraus folgt, dass die ersten Schuljahre bei vielen Kindern die Blutbildung stark beeinträchtigen, wobei natürlich unentschieden bleibt, ob die Verhältnisse an deutschen Knabenschulen bessere oder gar ungünstigere sind; denn es fehlen uns hier umfassende Untersuchungen. F. A. Schmidt (Bonn) u. a. schliesst aus jenen Beobachtungen wohl nicht mit Unrecht, dass eine erhebliche Schädigung der Gesundheit vorhanden sei, welche für viele Kinder Herabsetzung der körperlichen Leistungsfähigkeit und Verminderung der Widerstandskraft für die Folgezeit bedinge. Er findet den Grund dafür in dem vielen Stillsitzen der Kinder. Dazu kommt aber wohl noch der durch die erhöhte Hirnthätigkeit hervorgebrachte Zudrang des Blutes nach dem Kopfe, das den übrigen Körperteilen und Organen entzogen wird.

Dass in der That im Beginn des Schullebens, in den ersten Schuljahren für den zarten kindlichen Organismus ungewohnte Strapazen gegeben sind, und dass dieser besonderer Achtung und Schonung bedarf, sagt auch das Gutachten der preussischen Medizinaldeputation von 1883, wo es S. 18 heisst; „Nicht nur die Andauer der geistigen Anstrengung und der damit verbundenen

*) Vergleiche Baginsky, Schulhygiene S. 367.

erzwungenen Ruhe des Körpers werden von so zarten Organismen schwer ertragen, sondern auch der schnelle Uebergang von einer Zwangslage des Geistes in eine andere, wie sie der jähe Wechsel der Unterrichtsgegenstände mit sich bringt, erfordert eine „Schulung", wie sie erst ganz allmählich gewonnen wird; andernfalls greift er die Kräfte des Kindes in härtester und nachhaltigster Weise an. Ein grosser Teil der Klagen wegen Ueberanstrengung, welche erst in den höheren Klassen hervortreten, würde wahrscheinlich verstummen, wenn die Schüler in einem Zustande von grösserer geistiger Abhärtung und mit gesunderen Organen aus den unteren Schulklassen hervorgingen. Wenn man zugleich erwägt, dass gerade in der Zeit, wo die Schüler in den untersten Klassen sich befinden, die Mehrzahl der ansteckenden Krankheiten ihnen übertragen wird, so wird man sich dem Gedanken nicht verschliessen können, dass gerade dieses zarte Alter die grösste Schonung erfordert." Das Gutachten entscheidet sich aber nicht für einen späteren Anfang des Schulzwanges, sondern empfiehlt nur ausgedehntere Erholungspausen für die Kleinen. Dagegen erklärt 1878 die fünfte Versammlung des deutschen Vereins für öffentliche Gesundheitspflege auf ein Referat von Finkelnburg hin: „Das jetzige Unterrichtssystem in den Schulen wirkt nach verschiedenen Seiten hin, insbesondere durch zu frühzeitige und zu gehäufte Anstrengungen des kindlichen Gehirns bei verhältnissmässiger Niederhaltung der Muskelthätigkeit, störend auf die allgemeine Körperentwickelung, am meisten auf das Sehorgan."

Die Volksschule strengt die Kinder geistig nicht so an und behält sie 4—6 Jahre weniger als eine höhere Lehranstalt, und wo Armut oder Rohheit den Aufenthalt im Hause zur Hölle machen, da ist die Volksschule nicht nur eine geistige Erlösung, sondern auch eine segensreiche hygienische Anstalt für das Kind. Hier wird unter Umständen ein körperliches wie geistiges Aufblühen der Kinder zu bemerken sein. Aber an den Vorschulen höherer Lehranstalten sind viele Lehrer in der Beobachtung einig, dass die 6½—7 jährigen kleinen Rekruten besser als die mit 6 Jahren eintretenden Schüler den Zumutungen und Strapazen des Schullebens gewachsen sind und sich grössere Rüstigkeit bewahren. Sichere statistische Ermittelungen fehlen freilich noch.

Der rechtsgeschichtliche Verlauf und Stand der Sache in Preussen ist folgender: „Das Generalschulreglement von 1763 legte ebenso wie das Allgemeine Landrecht von 1794 und die Kabinettsordre von 1825 grossen Wert darauf, dass die Kinder möglichst frühe in die Schule geschickt würden, und setzte daher als Termin des Schulbeginns das vollendete 5. Lebensjahr fest. Erst die im Jahre 1845 für die Provinz Preussen erlassene Schulordnung bricht mit dieser traditionellen Bestimmung, indem sie den Eltern zwar das Recht giebt, mit 5 Jahren das Kind zur Schule zu schicken, die Pflicht dazu aber erst mit dem vollendeten 6. Lebensjahre eintreten lässt. Dieses wurde bald in allen preussischen Provinzen Gebrauchsrecht und fand sich als solches auch in den 1866 neu angegliederten Landesteilen vor. Im Bethmann-Hollweg'schen Schulgesetzentwurf findet sich in § 21 die Bestimmung: „Für Kinder, deren Wohnort über eine Viertelmeile von der Schule entfernt ist, beginnt die Schulpflichtigkeit erst mit dem vollendeten 7. Lebensjahre.“ Auch der Mühler'sche Entwurf von 1869 betonte in den Motiven, dass der bisherige gesetzliche Zustand des Schulbeginns mit dem vollendeten 5. Lebensjahre unmöglich aufrecht erhalten werden könne, und fügt hinzu: „Die Leistungen der Schule können nur gewinnen und fruchtbarer werden, wenn ihr die Kinder nicht in unreifem Alter überwiesen werden. Der Anfang des schulpflichtigen Alters ist deshalb auf das vollendete 6. Lebensjahr festgesetzt worden. Wo auch dieser Termin in einzelnen Fällen oder nach den örtlichen Verhältnissen zu früh erscheint, kann durch Dispensation geholfen werden.“ Durch die ministerielle Denkschrift von 1882 wird allgemein bestimmt, dass die Schulpflicht mit dem vollendeten 6. Jahre beginnt. Demgemäss bestätigt auch der Minister v. Gossler in der Verhandlung des Abgeordnetenhauses über diesen Punkt (20. Febr. 1889): „Im grossen und ganzen steht die Sache so, dass heute im Wege der Verordnung, wo nicht positive Gesetze entgegenstehen, das vollendete 6. Lebensjahr das massgebende für die Aufnahme und das vollendete 14. Lebensjahr das massgebende für die Entlassung ist.“ Für die Aufnahme in die Vorschulen der Gymnasial- und Reallehranstalten ist durch Circularverfügung vom 23. April 1883 folgende Bestimmung massgebend geworden: „Im Hinblicke darauf, dass verfrühte Ansprüche an die geistige Beschäftigung und an die andauernde Aufmerksamkeit der Kinder, ungeachtet der etwaigen augenblicklichen Erfolge, erfahrungsmässig später erhebliche Nachteile herbeiführen, ist es, wie auch Eltern und Privatinstitute in dieser Hinsicht verfahren mögen, Pflicht der öffentlichen Schule an einem derartigen Unrechte sich nicht zu beteiligen.“ Es wird demgemäss das vollendete 6. Lebensjahr für die Aufnahme gefordert. Von dieser Minimalforderung darf aber bei halbjährlicher Aufnahme $^1/_4$, bei jährlicher sogar $^1/_2$ Jahr „ausnahmsweise“ nachgelassen werden, wenn die körperliche Kräftigkeit des Aufzunehmenden ausdrücklich bezeugt ist.

Wenn nun, wie in Preussen und Frankreich seit 1882, der Schulzwang mit vollendetem sechsten Lebensjahre eintritt, so ist doch daran zu erinnern, dass die Kinder auch in dieser Hinsicht individuell zu betrachten sind, und es giebt hier sicher noch ein weites Feld für ärztliche Beobachtung, Begutachtung nnd Entscheidung, um die Rechte der Individuen zur Geltung zu bringen, um festzusetzen, welche Erscheinungen am kindlichen Organismus die Giltigkeit des allgemein gegebenen Schulpflichtgesetzes einschränken müssen, z. B. wie Baginsky (a. O. S. 270) treffend ausführt, bei Kindern lungenschwindsüchtiger, geistes- und nervenkranker, epileptischer Eltern. Aber auch die ohne Vererbung den Kindern anhaftenden krankhaften Veranlagungen und Eigenschaften kommen in Betracht. Die Ermittelung solcher Umstände ist oft nicht schwer. Aber es wird von den Hygienikern eine solche Menge auch für die Aerzte unberechenbarer und unbeurteilbarer Fälle nachgewiesen und es wird auch oft hervorgeheben, dass gerade die sogenannten geistig Ueberreifen der längeren Schonung und der Zurückhaltung um ein Jahr bedürfen, so dass wir immer wieder zu dem Schlusse kommen: Der Staat thut im Interesse der nachwachsenden Geschlechter gut, ja hat die Pflicht, den Anfang des Schulzwanges auf das Alter von 7 Jahren zu legen. Denn auch Grösse, Gewicht, blühendes Aussehen entscheiden gar nichts, und, während uns ein sicherer Massstab der Beurteilung noch fehlt, mehren und verstärken sich von Jahr zu Jahr die Bedenken gegen den Schulbeginn mit 6 Jahren.*)

Auch die Schulbehörden, welche einfach einen alten Brauch kodificiert haben, als sie das vollendete sechste Lebensjahr für die Einschulung der Kinder festsetzten, scheinen sich nicht ganz gewiss zu sein, ob diese Einrichtung zutreffend sei. In den Vorlagen für die „Landesschulkonferenz“ von 1849 heisst es, dass die Schüler in der Regel mit 10 Jahren in Sexta (d. h. dann doch mit 7 Jahren in die III. Vorklasse) eintreten sollen. Als das

---

*) Einen ähnlichen Gedankengang haben wir in einem von fachmännischer Seite herrührenden Artikel der Vossischen Zeitung (1888 No. 408) gefunden. Er lautet:

„Unter den Hunderttausenden von Kindern, die mit dem Beginn jedes neuen Schuljahres als Abcschützen in die deutschen Schulen eintreten, befinden sich nicht wenige, deren körperliche Kräfte den Anstrengungen, die ein 20—22stündiger wöchentlicher Schulunterricht mit sich bringt, nicht gewachsen sind. Beim stillen Spiele im elterlichen Hause gedeihen die kleinen Schwächlinge zwar ganz gut, aber sobald sie einige Wochen die Schule besuchen, werden die Gesichter blasser, die Haltung schlaffer, der Appetit geringer, der Schlaf unruhiger. Das ganze Benehmen des Kindes wird ein anderes. Die heitere Spiellust ist verschwunden, und ein scheuer, mürrischer Zug tritt hervor. So kann man die Schulrekruten in jeder grösseren Schule zu Dutzenden im Laufe der ersten Schulwochen sich verändern sehen. Oft genug ist darauf hingewiesen worden, dass nicht der frühe Beginn des schulgemässen Lernens den Erfolg des Bildungsganges verbürgt, sondern die Kraft und Lernlust, welche das Kind besitzt. Durch zu frühe Anspannung der Kinder wird aber beides unterdrückt. Zwar macht eine grosse Zahl von Eltern von dem Rechte Gebrauch, ihre körperlich schwachen Kinder auch über das sechste Jahr hinaus von der Schule fernzuhalten, aber die Zahl derer, die ihre Sprösslinge trotz sichtbar hervortretender körperlicher Schwäche dennoch mit dem gesetzlich festgesetzten Alter in die Schule eintreten lassen, ist doch erheblich grösser. Ja, viele Eltern begnügen sich hiermit noch nicht. Sie schicken ihre Kinder schon vor dem sechsten Jahre zur Schule, in der Meinung, ihnen dadurch einen Vorsprung für später zu sichern. Oft gelingt es ja auch, auf diese Art ein Kind mit einem älteren Jahrgange gemeinsam in die oberen Klassen zu bringen, in der Regel aber nicht. Ein Kind dieses Alters lernt ungemein viel, aber es muss dabei freie Bewegung haben und lernen können, wann, was und wie viel es will. Auf kurze Lernstrecken müssen viel längere Spielpausen folgen. Auf die Schulbank aber gehört ein solches Kind nicht. Jedem fühlenden Lehrer thut das Herz weh, ein solches taufrisches Knöspchen schon mit Dingen plagen zu müssen, von denen es zwar vorübergehend schon naschen möchte, die ihm aber zum Ekel werden, wenn es vier Stunden nach einander, kerzengerade und mäuschenstill sitzend, damit traktiert wird. Es wäre sehr zu wünschen, dass von Seiten der Schule alle diese übermässig um

preussische Kultusministerium 1860 unter Bethmann-Hollweg einen Unterrichtsgesetzentwurf ausarbeitete, unterliess es nicht, in den Erläuterungen zu bemerken, dass die Leistungen der Schule nur gewinnen könnten, wenn die Kinder ihr nicht in unreifem Alter überwiesen würden. In den Schulkonferenzen von 1873 konnte der Referent (Dillenburger) aus der bisherigen Praxis der preussischen Regierung doch nur den Schluss ziehen, dass die Unterrichtsverwaltung innerhalb dieser 50 Jahre keinerlei Erfahrungen gemacht habe, welche eine Veränderung in der Bestimmung des Aufnahmealters hätten notwendig erscheinen lassen; und in der Versammlung selbst wurden ungescheut (von Ostendorf) Zweifel angeregt*), ob die geltenden Bestimmungen über den Eintritt des schulpflichtigen Alters mit dem vollendeten sechsten Lebensjahre sich durchaus bewährt hätten, und ob die gemachten Erfahrungen für die Angemessenheit des vollendeten neunten Jahres für die Aufnahme in eine höhere Lehranstalt sprächen. Man wünschte statistische Erhebungen über die Fortschritte der mit 6, beziehungsweise 9 Jahren aufgenommenen Knaben.

Es ist ganz folgerichtig, dass man, wie es in Preussen bereits 1837 und 1856 geschehen ist, den Beginn des Sextakursus mit 9 Jahren ansetzt, wenn man den Vorausgang eines dreijährigen Elementar-

---

den schulgemässen Unterricht ihrer Kinder besorgten Eltern über das Verhängnisvolle ihres Thuns aufgeklärt würden und die Schulthür keinem noch vor dem vollendeten sechsten Jahre stehenden Kinde sich öffnete. Jedes Kind aber, auch wenn es das Schulalter schon erreicht oder überschritten hätte, sollte vor seinem Eintritt in die Schule durch einen kundigen Arzt untersucht und nur mit dessen Zustimmung aufgenommen werden. Vielleicht würde die Berücksichtigung der Forderung, den Beginn des Schulunterrichts erst mit dem siebenten Jahre eintreten zu lassen, noch durchschlagender wirken, wenn auch nicht ausser Acht gelassen werden darf, dass viele der sechsjährigen Kinder schon recht kräftig sind und einen mässigen Schulunterricht mit Nutzen geniessen können. Dieser Unterricht sollte aber nicht sogleich in die strenge Schulschablone eingepresst werden, sondern dem Kinde Zeit zur Eingewöhnung lassen, eine geringere Stundenzahl haben und durch längere Pausen oft unterbrochen werden. Da die Schulrekruten fast immer in den Parterrezimmern untergebracht sind, so würde eine erhebliche Störung des übrigen Schulunterrichts damit nicht verbunden sein. Andernfalls dürfte sich die Abzweigung der unteren Klassen zu besonderen Unterschulen, wie sie in Schweden und Frankreich bestehen, empfehlen. Auf jeden Fall erfordert die Ueberwachung und Pflege der jungen Schulbürger eine grössere Aufmerksamkeit seitens der Lehrer und Aerzte, als ihnen bisher zugewandt worden ist. Was diese Kinder lernen, ist ohne Frage weniger wichtig, als was sie an körperlicher und geistiger Kraft für eine spätere Altersstufe erwerben. Recht viele Unterrichtsfrüchte der Grundklasse müssen sogar für die spätere Bildung als geradezu schädlich bezeichnet werden; denn da der Verstand noch nicht zur Erfassung des Dargebotenen reif ist, erfolgt eine so mechanische und äusserliche Aneignung, dass ein solches Kind später, anstatt mit eigenem Gedankenmaterial zu arbeiten, den unterrichtenden Lehrer mit blossem Wortschwall bedient und nur schwer zu einem tieferen Eindringen in den Unterrichtsstoff zu bewegen ist. Die schlimmste Folge des verfrühten Unterrichts aber ist die Schädigung der Kräfte des Kindes und die Ertötung der Lernlust. Wenn in den mittleren und oberen Klassen oft so erschreckend viele „Schulleichen" sich finden, so sind 90 Prozent derselben auf Rechnung eines verfrühten und zu anstrengenden Grundklassenunterrichts zu setzen."

*) Protokolle S. 134 ff.

kursus für ausreichend hält, um nun den grammatischen Unterricht in fremden Sprachen eintreten zu lassen und den Knaben aus der Hand eines einzelnen sich seiner seelsorgerisch annehmenden Klassenlehrers in die Hände mehrerer Fachlehrer zu geben. Ob dieses auch psychologisch und physiologisch richtig ist? Wir wollen nicht verhehlen, dass wir zu den Zweiflern gehören, dass wir erhebliche Bedenken gegen diese Einrichtung hegen. Zum guten Theile gehen dieselben schon aus den oben angestellten Erörterungen hervor. Wenn jetzt über die Mängel und Schädlichkeiten der Ueberwucherung des Fachlehrersystems über das Klassenlehrersystem geklagt wird, so muss diese Klage ganz besonders die untersten Klassen treffen, wo die Schroffheit des oben bezeichneten Uebergangs und die Vielheit der Ansprüche der Lehrer am einschüchterndsten wirkt, besonders wenn in diesen Klassen junge und ehrgeizige Lehrer wirken, von denen jeder nur an seinem Strange ziehen und in seinem Fache das Beste leisten möchte. Manche Knaben scheitern geradezu an dieser Einrichtung oder erholen sich doch nur langsam. Dazu kommt nun noch die Wucht der fremdsprachlichen, insbesondere der lateinischen Grammatik über den Kindskopf. Wir konnten dem Lehrer wahrlich nicht grollen, welcher als Ordinarius der Sexta den lateinischen Unterricht dieser Klasse erhielt und nach einem Semester bat, es möchte ihm derselbe wieder abgenommen werden; er habe seine Schüler zu lieb gewonnen, als dass er diesen schweren, ja grausamen Druck weiter auf sie ausüben möchte. Wir fragen uns vielmehr, ob es nicht richtiger sei, die Knaben erst ein Jahr später in die Sexta eintreten oder den methodisch grammatischen Unterricht einer fremden Sprache erst in Quinta beginnen zu lassen, wenn der geistige und körperliche Organismus schon besser gefestigt ist. Höchst beachtenswert erscheint uns daher, was H. Bertram, dessen Plan für die Berliner höheren Bürgerschulen den Anfang des fremdsprachlichen Unterrichts auf einen späteren Termin verlegt, während er die Elemente der Geometrie vorausschickt, zur Empfehlung dieses seines Planes sagt; denn es entspricht den Lehren einer gesunden psychologischen und physiologischen Diaetetik. Es ist nicht gleichgiltig, an welchem Gegenstande der kindliche Geist geübt wird, sondern es kommt darauf an, dass der Gegenstand der Kraft und Entwickelungsstufe möglichst angemessen ist. Der frühe Beginn der methodischen Erlernung einer fremden Sprache rührt aus einer Zeit her, in der ernstes Lernen ohne jene nicht möglich war. Aber heute drängt sich doch die Beobachtung auf, dass aus der deutschen Litteratur und der Geschichte, der Geographie und den Naturwissenschaften, dem Rechnen und der Geometrie, wie Bertram sagt*), eine Reihe von Anschauungen, Be-

*) Aktenstücke, betreffend Errichtung höherer Bürgerschulen, Berlin 1887, S. 5 ff. Dort heisst es u. a.: „Das Kind kann notdürftig lesen, schreiben und rechnen, es hat angefangen in seiner Muttersprache zu denken, von dem Ideenkreis der Erwachsenen, von Himmel und Erde, Land und Geschichte,

griffen und Gedanken in das Leben des Volkes übergegangen sind so einfacher Art, dass sie für die erwachende Kindesseele die natürliche Nahrung, für das anfangende Denken den geeignetesten Stoff abgeben, und dabei von solcher Gemüt bildenden Kraft sind, dass sie das Gefühlsleben des Kindes auf Jahre zu erfüllen vermögen. Das ist doch eine auch vom Standpunkte einer organischen Gesundheitslehre sehr erwägenswerte Sache.

In der preussischen Landesvertretung hat neuerdings (1889) der Abgeordnete H. Rickert die allgemeine Aufmerksamkeit auf die Frage der Schulpflichtigkeit, beziehungsweise die Beschränkung des Schulzwanges auf das vollendete siebente Lebensjahr gerichtet. Nach den veröffentlichten Berichten nahm die Unterrichtskommission des Abgeordnetenhauses und dieses selbst den Antrag, betreffend die Regelung der Schulpflicht, in der Fassung an, die Staatsregierung zu ersuchen, dem Landtage einen Gesetzentwurf vorzulegen, durch welchen der Beginn und das Ende der Schulpflicht für den preussischen Staat geregelt wird, und zwar mit der Massgabe, für den Beginn das vollendete sechste und für das Ende das vollendete 14. Lebensjahr festzusetzen, mit der Befugnis für die Schulaufsichtsbehörde, aus örtlichen oder persönlichen Gründen den Termin hinauszuschieben. Bei der Beratung des Antrags in der Kommission wurde die Anregung, den Beginn der Schulpflicht bis zum vollendeten siebenten Jahre hinauszuschieben, seitens der Regierungskommissarien damit zurückgewiesen, dass es sich hier um „neue, unerprobte, also auch unbewährte Theorien“, mögen diese auch noch so gut gemeint sein, handele. Ein bezügliches Bedürfnis sei schon darum nicht vorhanden, weil überall da, wo sich die vorgeschlagene Massregel im einzelnen Falle rechtfertige, die Ausnahme gestattet werde; die allgemeine, obenein gesetzliche Hinausschiebung des Termins habe gegen sich, dass die Mehrzahl der Kinder in den Schulen einen besseren, gesünderen, angenehmeren Aufenthalt hätten, als in den engen, oft recht ungesunden Wohnungen des elterlichen Hauses, dass ferner unbeaufsichtigte Kinder eine Gefahr für das Haus sind, in welchem sie zurückgelassen werden. Die Statistik der Brandstiftungen durch Kinder

---

Natur und Seele in geordneter Rede zu hören, da — ehe es der gewonnenen Kräfte froh, der neu erschlossenen Welt bewusst und in der Wiedergabe des Erfahrenen geübt ist — da nimmt ein fremdes Idiom den besten Teil der Kräfte in Anspruch; Denken und Gedächtnis werden ihm vorzugsweise zugewandt; die Leistungen und der Entwickelungsstand werden nach den Fortschritten in ihm beurteilt; in die natürliche Entwickelung des in der Welt sich umschauenden Kindes tritt die verwirrende Masse der gedächtnismässig anzueignenden Vokabeln und Formen der abstrakten grammatischen Uebungen. Eine alte Tradition spricht für diesen Weg, und wenige unter den Gelehrten sind seit der Reformation einen anderen gegangen. Ob aber die Mehrzahl derer, die auf ihm liegen bleiben, die von den Gymnasialpädagogen strengster Observanz mit Ballast Bezeichneten, ob diese nicht durch die vorzeitige Beschäftigung mit fremden Sprachen die Störung ihrer gedeihlichen Entwickelung erlitten haben, das bleibt zu untersuchen.“

gebe die Beweise; es sei ausserordentlich bedenklich, den erwachenden Geist der Kinder ohne Nahrung zu lassen, das unbeschäftigte Kind stumpfe eben so ab, wie das zu sehr angestrengte; es beruhe auf hundertjähriger Erfahrung und Beobachtung, dass unsere Kinder mit dem Eintritt in das siebente Jahr das Bedürfnis und die Empfänglichkeit für die Schule hätten. Von besonderer Bedeutung aber sei es, dass die Not des Lebens die Eltern verleite, die schwachen Kräfte der Kinder für den Diensterwerb des Hauses auszunutzen.

Die Entlassung aus der Volksschule tritt in Preussen nach dem Gesetz mit 14 Jahren ein. Die höhere Bürgerschule mit sechsjährigem Kursus entlässt ihre Zöglinge in der Regel mit 16 bis 17 Jahren, die höheren Lehranstalten mit neunjährigem Kursus geben ihnen das Zeugnis der Reife durchschnittlich im Alter von 19 bis 20 Jahren. Viele würden diese Altersgrenze kaum überschreiten, auch wenn sie erst mit 7, beziehungsweise 10 Jahren in die Schule eintreten, wenn sie nur frischer und kräftiger die Schularbeit aufnähmen. Und wäre es wirklich ein Verlust am geistigen, sittlichen und wirtschaftlichen Nationalvermögen, wenn wir einen achtjährigen Kursus zuliessen? Noch 1837 war die Absolvierung der Tertia und Sekunda mit je 1½ Jahren nicht ausgeschlossen und in der Landesschulkonferenz von 1849 wurde der Kursus der Tertia als in der Regel e i n Jahr dauernd normiert. Aus dem Geschlechte derer aber, welche — die Freiheitskriege geleistet, haben sehr viele das Gymnasium in 8 Jahren absolviert.

Litteratur. 1) **A. Key,** Schulhygienische Untersuchungen, deutsch von **L. Burgerstein.** 1889. — 2) **F. A. Schmidt,** Centralblatt f. allg. Gesundheitspflege 1891, S. 1 ff. — 3) Bericht über die V. Versammlung des deutschen Vereins für öffentliche Gesundheitspflege, 1878. — 4) Protokolle der preussischen Oktoberkonferenzen für das höhere Schulwesen, 1873. — 5) Aktenstücke, betr. Errichtung höherer Bürgerschulen in Berlin 1887. — 6) Verhandlungen des preussischen Abgeordnetenhauses 1889, S. 487—510. — 7) **K. Schneider u. v. Bremen,** Das Volksschulwesen im preussischen Staate (1887), III. Band, S. 1—16.

Kindergärten. Oft ertönt der Ruf der Mütter, welche anderweitig sehr in Anspruch genommen sind, wie derjenigen, welche mit ihren Kindern nichts anzufangen wissen, wie endlich auch derjenigen, welche nicht frühe genug die Schullorbeeren ihrer Kleinen pflücken können, das Kind bedürfe dringend der Beschäftigung und Belehrung, es sei so geweckt, so kräftig, so ungeduldig, so wissensdurstig, dass es nicht länger zurückgehalten werden könne noch dürfe. Ist Platz vorhanden, so kann nach den bestehenden Bestimmungen dem Kinde die Aufnahme nicht verweigert werden, wenn es 6 Jahre alt ist. Nur selten findet man Entgegenkommen, wenn man den Rat giebt, das Kind sollte lieber noch ½—1 Jahr in den Kindergarten geschickt werden.

Und doch wäre nach unserer Meinung ein gut angelegter

und gut geleiteter Kindergarten für die Kleinen bis zum vollendeten siebenten Lebensjahre ein weit geeigneterer Aufenthalt und Tummelplatz zur Weckung aller Kräfte des Leibes und der Seele als die Lernschule. In Paris und anderen Städten Frankreichs hat man deshalb auch kommunale Volkskindergärten eingerichtet [écoles maternelles *)], welche von allen Kindern besucht werden dürfen, ehe sie in die eigentliche Schule eintreten. Diesen écoles maternelles entsprechen wohl im Wesentlichen die vom Minister v. Gossler im Abgeordnetenhause (20. Februar 1889) empfohlenen „Kleinkinder- und Warteschulen". In derselben Sitzung verwies ein Arzt, Dr. Langerhans, zu Gunsten eines späteren Schulanfangs auf die Kindergärten und Spielschulen und fand darin die volle Beistimmung des Referenten Rickert.

Wir haben schon in dem einleitenden historischen Ueberblick (S. 30—31) darauf hingewiesen, welche Wohlthat, welch bedeutungsvoller Fortschritt im deutschen Erziehungswesen die Gründung des ersten Kindergartens durch Fröbel war, der bereits Pestalozzi vorgeschwebt hatte. Es ist hier nicht unsere Aufgabe, Wesen und Entwickelung des deutschen Kindergartens darzulegen; wir verweisen vielmehr auf die reiche Litteratur und vor allen Dingen auf Fröbels Schriften selbst. Aber die Kindergärten bedürfen hier doch einer besonderen Betrachtung im Zusammenhange mit dem vorhergehenden Abschnitt.

Wenn E. Hartwich in Bezug auf die Schulpflicht sagt: „Wozu so früh beginnen? Wozu so viele Stunden? Wozu schon in den ersten Jahren das verderbliche Lesen und Schreiben, anstatt feste Begriffe und klares Denken einzig und allein oder doch vornehmlich durch Vortrag und Anschauungsunterricht?" — so will er doch auch nur sagen, dass unsere schulmässige Arbeit an den Kindern zu früh beginnt, dass eine Zwischenstufe eingelegt werden soll zwischen der freien Spielzeit der Kinder und deren schul- und verstandesmässiger Ausbildung, dass also eine Einrichtung wie der Kindergarten notwendig ist. Denn hier wird Anschauungsvermögen und Aufmerksamkeit, Gemüt und Sinnigkeit gebildet, der Verstand und die Phantasie in freierer Weise geweckt. Es muss wiederholt werden: es kommt nicht nur darauf an, dass

*) Vergleiche M. Weigert's Schrift über die Volksschule und den gewerblichen Unterricht in Frankreich (1890). In Frankreich ist mit jedem Lehrerinnenseminar ein Kindergarten ebenso wie eine Elementarschule verbunden. In Paris beträgt die Zahl der Kindergärten 127, an denen 123 Leiterinnen und 307 Lehrerinnen wirken und in die 22879 Kinder Aufnahme gefunden haben. Die Räume sind sorgfältig ausgewählt und eingerichtet. Die Nachbarschaft muss gesund sein. Die Zimmer sind luftig und geräumig. Ein Hof oder Garten, in welchem für jedes Kind je nach den Verhältnissen 2 bis 6 qm gerechnet sind, ist für den Aufenthalt und die Spiele im Freien bestimmt. In den Unterricht sind allerdings auch schon vorgreifend die ersten Anfangsgründe des Lesens, Rechnens und Schreibens aufgenommen. Der Etat der Stadt Paris warf 1888 für die Volkskindergärten (Lehrer- und Dienstpersonal, Mobiliar und Schulutensilien, Mieten für Schulräume) nicht weniger als 2 098 945 Frcs. aus.

das Kind überhaupt lernt, sondern auch, dass es das seinem Standpunkte, seinen Kräften Angemessene lernt. Wer wollte aber leugnen, dass die Aufgaben und Arbeiten des Fröbelschen Kindergartens der Kinderzeit von 4—7 Lebensjahren weit angemessener sind als das Pensum der Lernschule und dass es deshalb auch viel gesünder für die Kinder ist. Dem Gesunden aber gehört die Welt.

Dann muss freilich aber auch im Kindergarten dafür gesorgt werden, dass die Räume und Beschäftigungen wirklich gesund sind, dass diese also, soweit die Witterung es irgend zulässt, in den Garten und nicht in einen geschlossenen und vielleicht gar engen und dumpfigen Raum verlegt werden. Ein abgeschlossener Garten aber ist besonders in grösseren Städten, in denen meist das Princip der äussersten Raumausnützung für praktische Zwecke herrscht, nicht leicht zu gewinnen. Dann muss man sich dadurch zu helfen suchen, dass man die Kinder, wenn sie alle versammelt sind und im geschlossenen Raum auch die nöthige innere Sammlung gewonnen haben, in die öffentlichen Anlagen hinausführt, wo sich vormittags wenigstens ein ungestörter Spielplatz zu finden pflegt.

Und was für Beschäftigungen sind vorzunehmen? Vor allen Dingen die reizenden Kinderspiele und Kinderlieder, die ja bei Fröbel so innig und anmutig verbunden erscheinen. Dazu kann man auch schon die allereinfachsten Turnübungen fügen: von Ordnungsübungen ergeben sich wie von selbst die Aufstellungen und Bewegungen in Stirn- und Flankenreihen wie im Kreise; die leichtesten Freiübungen, welche jetzt z. t. schon in die Nachahmungsspiele der kleinsten Kinder übergegangen sind, wecken nicht nur ihre Aufmerksamkeit und Koordinationsfähigkeit, sondern machen sie auch gelenker und geschickter und lehren sie ihre Glieder kennen. Am wichtigsten aber bleibt das freie und frei erfundene Spiel, besonders im Sandhaufen oder Sandgraben; ewiges Gängeln hemmt die Schaffenslust und Schaffenskraft. Dazu kommen dann allerlei Thätigkeiten der Handfertigkeit, insbesondere mit Papier und Scheere, Pappe und Kleister, aber auch mit Lehm und Thon. Bei vielen Kindern ist auch schon die Lust zu zeichnen vorhanden, und es werden da allerlei Gebilde geschaffen, die den ersten Anfängen der assyrischen und ägyptischen Kunst gleichen. Wenden wir uns mehr dem rein Geistigen zu, so ist da ein unerschöpfliches Gebiet der Erweckung, Anregung und Belehrung des Anschauungsunterrichts, am besten an den Gegenständen in Garten und Stube selbst geübt. Dann kommt das poetische Gebiet der Sprüchlein und Gedichte, wie sie besonders in Speckters Fabelbuch, in R. Loewensteins Kindergarten und in Fröbels Werken selbst vertreten sind. Aber auch gemüt- und phantasievolle Erzählungen sind nicht zu verabsäumen als gesunde Speise. Sehr wichtig ist, dass die Kleinen hier gut sprechen lernen, alle Fehler und üblen Angewöhnungen im Sprechen ablegen, wie sie besonders bei Kindern aus niederen Ständen, denen die Eltern keine Zeit und Aufmerksamkeit widmen können, häufig sind. Von nicht minderer Wichtigkeit ist auch in hygienischer Hinsicht der Gesang. Dass den Kleinen daneben praktisch manche Regeln für Reinlichkeit, Gesundheit, Sittsamkeit geboten werden, ist nur löblich.

So wird der Kindergarten ein erweiterter Hausgarten, die Spielstube eine erweiterte Familienstube; alles, was eine sinnige, sorgsame Hausmutter ihre Kinder in Stube und Garten vornehmen lässt, davon wird der Kindergarten ein Spiegelbild in grösserem Massstabe. So sagt auch Henriette Schrader im I. Heft des „Volkskindergartens" (S. 5.): „Der Kindergarten entlehnt die Grundzüge seiner Einrichtung und Leitung nicht der Schule, sondern dem gesunden, sittlich religiösen Familienleben. Die Kinder finden demgemäss in der Anstalt, wie Pestalozzi verlangt, alle Anreize, ihre Anlagen und Kräfte durch den Gebrauch derselben zu entwickeln, aber nicht nur zum eigenen Nutzen, sondern auch im liebevollen Dienste für andere. Die Leitung der Kinder ist weniger eine schulmässige, als eine wahrhaft mütterliche. So wollten es Pestalozzi und Fröbel, Pestalozzi mit dem Kinderhause, von welchem er in „Lienhard und Gertrud" (1803) spricht, Fröbel mit dem Kindergarten, zu dessen Gründung er 1840 die deutschen Frauen und Jungfrauen aufruft.

Für diejenigen unserer Leser, welche Kindergärten noch nicht näher kennen gelernt haben, sei ein besonderer Hinweis auf die oben angeführte Schrift von Henriette Schrader gestattet, von der 2 Hefte erschienen sind unter dem Titel: Der Volkskindergarten im Pestalozzi-Fröbel-Hause Berlin, Steinmetzstrasse 16. Wir teilen daraus zur klaren Veranschaulichung des Gegenstandes einige Stellen mit, welche von der Einrichtung und Beschäftigung in jenem Kindergarten handeln. Es heisst da:

„Die Räumlichkeiten umfassen zur Zeit: Drei Arbeitszimmer, ein Spielzimmer, welches auch als Esszimmer dient, zwei kleine Spielzimmer, ein Zimmer zu häuslichen Beschäftigungen, eine Küche und Zubehör, Hof und Garten und zwar einen Gartenplatz zu ganz freier Benutzung für die Kinder mit Sand zum Schaufeln, Graben etc. und einen Garten zu regelrechter Gartenpflege. Die Beschäftigungsmittel sind: Der Garten mit seinen Pflanzen und Blumen, mancherlei Naturgegenstände, wie Sand, Holz, Steine, Tannenzapfen, Moos, Muscheln, Stroh, Heu u. s. w. Industriegegenstände, z. B. Papier, Zeugflickchen, Töpferthon, Schüsseln, Töpfe, Kochapparat, Hausgerät u. s. w. Vögel, Fische, Tauben, Hühner etc. Das Fröbel'sche Beschäftigungsmaterial: Baukästen, Legetafeln, Stäbchen, Bälle u dergl. mehr. Einfache Puppen und verschiedenes einfaches Spielzeug. Gute Bilder, Musikinstrumente, Lieder und Erzählungen. Die Beschäftigungen: Freies Spiel, gymnastische Uebungen, verschiedene Kleinkinderarbeit, Spaziergänge, Musik, Instrumentalmusik und Gesang, Erzählungen, Liederlernen und Hersagen, Bilderbesehen u. s. w. Das Spiel: Freispiel einzelner Kinder, freies Spiel mehrerer Kinder, Gesamtspiel der Kinder unter Leitung der Kindergärtnerin (Fröbel'sches Bewegungsspiel). Die Kleinkinderarbeit: Hilfe bei häuslichen Beschäftigungen, Gartenarbeit, systematisch geordnete Fröbel'sche Beschäftigungen. (Anmerkung. Je jünger die Kinder sind, desto mehr waltet das freie Spiel vor; die Nötigung zu regelrechter Beschäftigung und Kleinkinderarbeit tritt nur sehr leise und allmählich auf, je nach Entwickelung und Bedürfnis der Kinder.) Die Einteilung der Kinder. Diese geschieht nach Altersstufen, dem geselligen Triebe der Kinder, mit Altersgenossen zu verkehren, entsprechend. Der Kindergarten mit Vermittelungsklasse zerfällt demnach in 5 Abteilungen; zeitweise nach Gruppen, in denen verschiedene Altersstufen vertreten sind, dem Familiensinn der Kinder entsprechend. Zeitdauer: Die meisten Kinder verweilen in der Anstalt von 9—12 morgens und von 2—4 nachmittags, mit Ausnahme von Mittwoch und Sonnabend. Diejenigen Kinder, welche ihr Mittagsmahl in der Anstalt bekommen, bleiben daselbst von 9—4 am Mittwoch und Sonnabend von 9—1. Leitende Persönlichkeiten: Zwei geprüfte Kindergärtnerinnen führen mit den Schülerinnen des Kursus zur Ausbildung von Kindergärtnerinnen den Kindergarten, so dass durchschnittlich auf eine Persönlichkeit 15—20 Kinder zur Beaufsichtigung und Leitung kommen; eine dritte, geprüfte Kindergärtnerin leitet die Vermittelungsklasse. Der Stundenplan richtet sich nach den Jahreszeiten, besonderen Vorkommnissen und Bedürfnissen der Kinder. — Leitende Gesichtspunkte für die Beschäftigungen: Neben dem Bedürfnis des Kindes, sich frei und ungestört im Spiel zu beschäftigen, liegt auch der Trieb in ihm, sich hilfreich zu erweisen und kleine, seinen Kräften angemessene Arbeiten zu verrichten. Dazu wird den Kindern Gelegenheit gegeben und zwar in folgender Weise: Sie werden angehalten zum Reinhalten und Schonen, Ordnen, Erhalten und Verwenden verschiedener Dinge im Haushalte des Kindergartens, z. B. verteilen und räumen sie das Spiel- und Arbeitsmaterial weg, helfen beim Reinigen der Zimmer, Möbel und Beschäftigungsmittel, stellen Ordnung und Sauberkeit her, indem sie zerrissene Tapeten und Bilder kleben, Umschläge um Bücher machen, beim Kochen und bei der Vorbereitung zu demselben, beim Tischdecken, Abwaschen des Geschirrs etc. helfen. Die Kinder gewinnen dadurch einfache, aber wichtige Grundlagen für die wirtschaftliche Thätigkeit und lernen, dieselbe in den Dienst anderer stellen. — Durch eine systematische Behandlung der Fröbel'schen Beschäftigungen werden die intellektuellen Fähigkeiten der Kinder gepflegt, doch nicht in abstrakter Weise, sondern durchs Thun — das Kind wird auf die Schule vorbereitet. Durch Verbindung von Bild, Lied und Erzählung mit den Erlebnissen des Kindes wird die Phantasie der Kleinen naturgemäss gepflegt und eine poetische und heitere Erfassung des Lebens angeregt Durch stete Verbindung von körperlicher und geistiger Thätigkeit wird der Grund gelegt zu harmonischer Wechselwirkung zwischen Körper- und Geistesleben."

Es erhellt aus dem Vorgetragenen, von welcher hygienischen Bedeutung die Kindergärten sind. Insbesondere ist darauf hinzuweisen, dass die Einzelkinder und diejenigen, welche keine annähernd gleichalterigen Geschwister und Spielkameraden haben, der Vereinsamung und der einseitigen, der wohlthätigen Wirkung der Bewegungsspiele entbehrenden Bildung verfallen, wenn sie nicht einem solchen grösseren, auf gesunder Grundlage ruhenden Gemeinschaftsleben zugeführt werden. Nun sind aber gegen dieselben seitens der Aerzte und Lehrer mancherlei Einwendungen erhoben worden, die nicht unberührt bleiben können. Aerzte meinten in ihnen Heerde zur Verbreitung ansteckender Krankheiten gefunden zu haben. Ist derselbe Vorwurf aber nicht auch gegen die untersten Schulklassen geäussert worden? Hebt man deshalb dieselben auf oder hält die Kinder dauernd von ihnen fern? Nein, man nimmt, wie wir gesehen, die Schulen in ärztliche Obacht und trifft Anordnungen gegen die Verbreitung jener Krankheiten, wie sie durch das Zusammensein vieler Kinder möglich wird. Man schenke also den Kindergärten dieselbe hygienische Aufmerksamkeit, ohne sie in ihrem Wirken einzuengen und zu schädigen. Lehrer der untersten Schulklassen klagen über zu grosse Lebendigkeit und Unruhe, auch wohl Zerstreutheit und Unaufmerksamkeit der kleinen Rekruten, welche unmittelbar aus dem Kindergarten in die Schule übertreten. Es mag sein, dass in diesem oder jenem Kindergarten die Sache nicht richtig angefasst worden ist: aber geht es nicht auch in manchen Schulen so? Und wie? Bezeichnen jene eben gerügten Mängel nicht am Ende doch nur erhöhte Frische und Gesundheit, Gewecktheit und Lebhaftigkeit, die sich erst in Teilnahme für die Gegenstände des Schulunterrichtes umsetzen muss, um hier fruchtbar zu werden? Sind diejenigen Kinder, welche still sitzen und den Unterricht nicht stören, nicht oft die grössten Schlafmützen und beschränktesten Köpfe? Und sollte uns jene Beobachtung nicht gar eine Mahnung sein, unseren Unterricht nach Stoff und Methode lebensvoller, dem Kinde angemessener zu gestalten? Erinnerung verdient z. B. immer wieder das lange andauernde Ruhigsitzen der Kinder bei angestrengter Hirnthätigkeit.

Doch hierher gehört nicht die Erörterung der Frage, ob und wie etwa ein besonderer Uebergang aus dem Kindergarten in die Lernschule gestaltet werden soll. Diese Frage hat uns allerdings noch Fröbel zu lösen überlassen. Aber hier genügt es hervorzuheben, dass der Kindergarten ein lebensvoller Organismus ist, der den Uebergang aus dem Hause in die Schule bildet, ein Organismus, der Leben und Gesundheit spendet, wenn er im Geiste Fröbels angelegt, eingerichtet und geleitet ist. Ist dem aber so, so entsteht für uns die Erwägung, ob nicht als fakultative Einrichtung mit jeder Volks- und Vorschule ein Kindergarten zu verbinden sei. Denn ganz zutreffend erscheint uns das, was Baginsky zu dieser Frage äussert, wenn er (Schulhygiene 368) sagt: „Was uns die Natur in der Entwickelung des menschlichen Organismus sowohl, wie in der gesamten organischen Schöpfung lehrt, das ist das Gesetz des allmählichen Fortschreitens von der niederen Stufe zur höheren, von den unbedeutendsten Anfängen geistiger Veranlagung zu den höheren bis hinauf zu den höchsten, welche in den Leistungen menschlicher Wissenschaft und Kunstfertigkeit sich kundgeben: nirgends, wo wir uns auch umsehen, sehen wir rasche, gewaltsame Sprünge in der Natur, nirgends das Einsetzen urplötzlich zur Geltung kommender Kräfte, wenn anders die Entwickelung eben nicht krankhafter Art und in diesem Sinne naturwidrig ist. Wenn wir also von Erfüllung eines Naturgesetzes mit Bezug auf die Schule sprechen wollen, so könnte es sich nur handeln um die allmähliche Einführung des geistig sich regenden kindlichen Organismus in die Schule, die allmähliche Ueberführung vom Spiel zur Thätigkeit."

Erwähnt sei noch, dass in der „allgemeinen deutschen Lehrerversammlung" 1889 bei Erörterung der Frage, was die Schule zur Lösung der sozialen Frage beitragen könne, vom Referenten und von anderen Rednern die Angliederung von Kindergärten an die allgemeine Volksschule empfohlen wurde, denn die Fröbel'sche Pädagogik suche den Menschen so zu erziehen, dass er durch seine eigene Kraft seine Stellung in der Welt sich erwerben könne.

Litteratur. 1) **A. Baginsky,** Schulhygiene S. 368, 369, S. 605 ff. — 2) **M. Weigert,** Die Volksschule und der gewerbliche Unterricht in Frankreich, 1890. — 3) **E. Hartwich,** Woran wir leiden, 1882. — 4) **H. Schrader,** Volkskindergarten, 1890. — 5) Bericht über die allgemeine deutsche Lehrerversammlung, 1889. — 6) **Pestalozzi's** und **Fr. Fröbel's** Schriften.

Verhütung der Ueberfüllung der Schulen und Klassen. Frequenzermässigung. Schon seit Jahrzehnten ertönt der Klageruf von der Ueberfüllung der Schulen, besonders in den grossen Städten und Verkehrscentren. Wenn L. Wiese bereits 1864 in seinem Werke über das höhere Schulwesen auf diesen Umstand hinweist, so zeigt die Statistik der folgenden Jahrzehnte, dass das Uebel in stetigem Wachstum geblieben ist. Im Jahre 1868 kam ein Gymnasialschüler in Preussen auf 427, ein Schüler der höheren Lehranstalten überhaupt auf 266 Köpfe der Gesamtbevölkerung, im Jahre 1880 war das Verhältnis der Gymnasiasten 1 : 362, das der Schüler höherer Lehranstalten überhaupt 1 : 215 der Bevölkerung. Nimmt man die offiziellen Maximalzahlen für VI. u. V. = 50, für IV. u. III. = 40, für II. u. I. = 30, so ergeben die Frequenzlisten von 1881, dass zwei oder mehr überfüllte Klassen hatten

von 251 Gymnasien 140 oder 55,73 Procent,
„ 38 Progymnasien 6 „ 15,78 „
„ 105 Realschulen I. u. II. Ordnung (d. h. Realgymnasien u. Ober-Realschulen) 53 oder 50,57 Procent,
„ 104 höheren Bürgerschulen beziehungsweise Realprogymnasien 16 oder 15,38 Procent.

Für sämtliche höhere Lehranstalten Preussens betrug der Procentsatz der mit überfüllten Klassen versehenen Schulen im dreijährigen Mittel (1879—1881) = 24 Procent. Im folgenden Jahrzehnt ist es nicht besser geworden. Den Ursachen dieses Uebels nachzugehen ist hier nicht unsere Aufgabe.

Dass aber eine übergrosse Frequenz in den Klassen weder dem körperlichen, noch dem geistigen Gedeihen der Schüler förderlich sein kann, ist dem Hygieniker so wenig wie dem Pädagogen zweifelhaft. Was die pädagogische Seite der Frage anbetrifft, so hat L. Wiese in den 1873 von Falk berufenen Schulkonferenzen eine klare und zweckmässige Auseinandersetzung gegeben. (Protokoll S. 132.) Auch W. Schrader in seiner Schrift über die Verfassung der höheren Schulen (S. 39.) betrachtet die Ueberfüllung als ein Haupthindernis für die Entwickelung der Einzelnen und der Gesamtheit. Er hebt hervor, dass der Lehrer dadurch zu einem gleichförmigen und straffen Verfahren gezwungen sei, um alle anzuregen und zusammenzuhalten; das sei wohl geeignet den Eindruck der Kraft und auch der Gerechtigkeit zu machen und die Klasse in Zucht, Gehorsam und Aufmerksamkeit zu halten, aber es sei der berechtigten Empfindungs- und Entwickelungsweise der verschiedenen Geister wenig entsprechend. Auch in den ministeriellen Erläuterungen zu den revidierten Lehrplänen 1882 heisst es: „Das Urteil über jeden Schüler wird zu einer aus den einzelnen Notizen, hauptsächlich über das Ergebnis der schriftlichen Klassenleistungen, summierten Angabe über das Verhältnis seiner Leistungen zur Aufgabe der Klasse ohne die belebende Anerkennung des gelingenden Strebens und ohne die wohlwollende Ermunterung des ernstlichen, aber noch nicht ausreichend erfolgreichen Fleisses." Sehr leicht wird so dem Schüler die Arbeit verleidet und erschwert; Die Extemporalienleistungen mit ihrer nervös machenden Hast und Aufregung treten zu sehr in den Vordergrund. In den Lehrstunden, die sich der Schüler doch immer überhaupt nur anrechnet, wenn er einige Male gefragt oder doch wenigstens ein Mal „herangekommen" ist, fühlt er sich in der Masse unberücksichtigt und versinkt in sich selbst, statt sich dem vom Lehrer behandelten Gegenstande zu widmen, oder er fängt darob wohl gar mit dem Lehrer zu schmollen an und unterbricht absichtlich den geistigen Strom, der vom Lehrer auf den Schüler übergehen soll. Schwindet aber die Heiterkeit und Freudigkeit der Seele beim Lernen und Arbeiten, dann treten auch allmählich physiologische Rückwirkungen ein, die dem jugendlichen Organismus schädlich sind.

Für das körperliche Wohlbefinden und Gedeihen ist, wie wir bereits an anderen Stellen geltend gemacht haben*), das Zusammensein zu vieler Schüler in einem geschlossenen Raume schon darum schädlich, weil die gesunde Atmung und Blutbildung dadurch beeinträchtigt wird. Licht, Luft und Raum zur Bewegung war und bleibt unsere Losung. Als wir die Grösse der Schulzimmer (S. 157 ff.) besprachen, haben wir festgestellt, welches Minimalmass von Flächenraum und Luftraum für jeden Schüler und demgemäss für eine ganze Klasse notwendig erscheint, in welcher die von den Behörden vorgeschriebene Schülerzahl nicht überschritten ist, also für Klassen von 20, 30, 40 und 50 Schülern. Denn wird der Schulraum zu gross und für zu viele Schüler angelegt, so werden einerseits die Sprachorgane der Lehrer zu sehr angegriffen, andererseits zu hohe Ansprüche an die Sehkraft der Schüler gemacht; es müssen die in der hintersten Reihe sitzenden Schüler bei normaler Sehweite noch Schriftzeichen, Figuren und Zahlen an der Schultafel zu erkennen und zu lesen im Stande sein. Ob dies noch möglich ist, wenn in Volksschulen, wie noch 1870 unter Stiehl in Preussen geschah, 80, ja bis 100 Schüler einem Lehrer zugewiesen werden? Die normale Mittelzahl sollte doch hier nicht über 60 steigen. Auch für die höheren Schulen sind 50—60 in VI. u. V., 40—50 in IV. u. III., 30—40 in II. u. I. hoch gegriffen.

Die Massnahmen, welche zu treffen sind, um Ueberfüllung zu vermeiden, wie sie in den Oktoberkonferenzen 1873, in Direktoren- und Lehrerversammlungen und in Erlassen der Behörden besprochen sind, fallen nicht in das Gebiet unserer Betrachtung. Ebensowenig gehört dahin die Erörterung der

*) Siehe den Abschnitt über Schulluft S. 265—289.

streitigen Frage, ob die Herabsetzung der Normal- und Maximalzahlen mehr die oberen oder die unteren Klassen treffen soll. Die Schulfrage-Konferenz vom December 1890 entscheidet sich dafür, dass auch für die unteren Klassen die Maximalfrequenz auf 40 festzusetzen sei.

Litteratur. 1) Protokolle der im Oktober 1873 im K. Preuss. Unterrichtsministerium über versch. Fragen des höheren Schulwesens abgehaltenen Konferenz, 1874. — 2) W. **Schrader**, Verfassung der höheren Schulen, III. Aufl. 1889. — 3) Gutachten der Königl Preuss. Deputation f. d. Medizinalwesen, betr. die Ueberbürdung der Schüler in den höheren Lehranstalten 1883.

Schulstrafen. Es ist hier nicht die Aufgabe, aus der Jurisprudenz oder Pädagogik abgeleitete Theorien des Strafrechts aufzustellen; es ist hier auch nicht zu untersuchen, was der Zweck der Strafen sei, ob Abschreckung, Wiedervergeltung, Sühne oder Besserung. Jedenfalls sind die Schulstrafen ein unentbehrlicher Bestandteil der pädagogischen Therapie, Arzneimittel zur geistigen Gesundung. *) Arznei aber setzt Krankheit oder Störung der Gesundheit voraus. Je weniger Strafen also in einer normal organisierten Schule nötig sind, desto besser wird es um sie bestellt sein.

Wir unterscheiden Strafen mit Blicken und Gebärden, mit Worten und mit Handlungen. Hauptsächlich letztere fallen in das Gebiet der Gesundheitslehre. Dass das Verfahren des Orbilius plagosus nicht den Inbegriff der Schulweisheit darstellt, bedarf heutzutage kaum der Erwähnung. Denn die Humanität, die Pädagogik und die Medizin haben dagegen Einspruch erhoben. Die körperliche Züchtigung, reichlich und als Hauptstrafmittel angewandt, macht roh, „verstockt", ehrlos und stumpf. Sie ist deshalb entweder ganz zu vermeiden oder doch nur auf besondere Individuen und besondere Vergehen anzuwenden, sagt die moderne Pädagogik. Die Humanität aber findet es widerlich, wenn ein Kind wegen geringfügiger Vergehen so geschlagen wird, dass seine Mitschüler tief erregt und in psychische Mitleidenschaft gezogen werden und dass der Klageton des also Gezüchtigten wohl durch Thür und Fenster in noch weitere Kreise dringt. Die Medizin aber hat nachgewiesen, dass in vielen Fällen durch körperliche Züchtigung ein erheblicher Schaden an der Gesundheit zugefügt wird, und sie hat deshalb geprüft, ob und inwieweit jene in der Schule zulässig ist. Von allen Seiten verpönt sind heutzutage Schläge nach dem Kopfe, gleichviel gegen welchen Teil desselben sie sich richten, gleichviel, ob sie mit der Hand oder einem andern Werkzeuge ausgeführt werden. Bald waren es offenkundige Schäden, die an dem Körper des also Bestraften nachgewiesen werden konnten, bald langsame, aber tief nachwirkende Benachteiligungen der Gesundheit, insbesondere des Nervensystems; ja

---

*) Seneca sagt: castigatio non nocet, sed medetur specie nocendi.

mitunter ist sogar der Tod die Folge einer heftigen Ohrfeige oder einer ähnlichen Körperstrafe in der Schule geworden. Mit vollem Rechte wird daher allerseits, besonders jungen Erziehern von hitzigem Temperament, die Pflicht der Schonung der Gesundheit der Zöglinge ans Herz gelegt und eine Warnung vor Erteilung von Ohrfeigen gegeben. Giebt es doch keinen traurigeren Anblick, sagt A. Hauber, als z. B. den vernagelten Kopf eines schwer lernenden Knaben von wuchtiger Hand auf das Subsellium niederschlagen oder ein dürftiges blasses Kind sich unter unbarmherzigen Streichen krümmen zu sehen. Wer seines fleischlichen Zornes nicht Herr werden kann, schliesse lieber den Stock aus freien Stücken vor sich selber ein. Anders der sittliche Zorn, der, möchten wir sagen, Voraussetzung und Bedingung jeder Strafe ist.

Die Art und das Mass der Strafen und Züchtigungen hängt von den allgemeinen Zeitvorstellungen ab, von dem consensus gentium, wie Nägelsbach sagt, und von der Weise, wie im Hause, im Heere, in der öffentlichen Rechtspflege gestraft wird. Man könnte eine interessante Geschichte der Fasces des Orbilius im Altertum, des Stockes in der mittelalterlichen Schule schreiben. Aber auch bis in die neuste Zeit hat man des Stockes und der Schläge in der Schule nicht entraten; doch sucht man überall den Grundsatz zur Geltung zu bringen, den Fr. Rückert für die väterliche Züchtigung aufstellt, wenn er sagt:

„Der Vater straft sein Kind
Und fühlet selbst den Streich;
Die Härte ist Verdienst,
Wo dir das Herz ist weich.“

Wer sich eingehender über Wesen, Geschichte und Einteilung der Schulstrafen unterrichten will, findet in den betreffenden Artikeln der pädagogischen Encyklopädie von Schmid genügende Auskunft. Auch Rochholz' Schriften und Salzmann's „Ameisenbüchlein oder Anweisung zu einer vernünftigen Erziehung der Erzieher“ enthalten dankenswerte Winke. Ueberall gilt in neuerer Zeit der Stock als sicherer Zeiger an der Schuluhr: „Die besten Schulen werden ihn am seltensten, die schlechtesten am öftesten gebrauchen; oder auch umgekehrt: je weniger Schläge, desto besser, je mehr Schläge, desto schlechter die Schulzucht.“ Je mehr sich aber die Einsicht in die schädlichen Wirkungen der körperlichen Züchtigung verbreitete, desto häufiger sahen sich auch die Behörden veranlasst, sowohl in den niederen, als auch in den höheren Schulen mit Belehrungen, Verordnungen für die Lehrerwelt vorzugehen. Die Instruktionen, welche gemäss den allgemeinen ministeriellen Bestimmungen von den einzelnen preussischen Provinzialschulkollegien für die Direktoren, Ordinarien und Lehrer seit 1840 erlassen worden sind und die bei Wiese-Kübler (Verordnungen und Gesetze I, 357 ff. und II, 133) nachzulesen sind, beschränken die körperliche Züchtigung auf die Vorschule, Sexta, Quinta und Quarta und erachten sie ausnahmsweise auch für

Tertia zulässig. Sie verweisen auf die Bestimmung im Allgemeinen Landrecht: „Die Schulzucht darf niemals bis zu Misshandlungen, welche der Gesundheit der Kinder auch nur auf entfernte Art schädlich werden könnten, ausgedehnt werden"; eine Bestimmung, welche auch durch das Reichsstrafgesetzbuch nicht aufgehoben ist, so dass also die Lehrer jederzeit wegen Ueberschreitung des Züchtigungsrechtes zur Rechenschaft gezogen werden können. Jene Verordnungen erteilen den Direktoren auch die Befugnis, einzelnen Lehrern das Strafrecht ganz oder vorübergehend zu entziehen. Sie wollen die Körperstrafe nur bei Ausbrüchen besonderer Roheit und Zügellosigkeit angewandt und zu ihrer Ausführung nur eine Rute oder ein dünnes Rohrstöckchen verwendet wissen. Die flache Hand oder bei Knaben auch der bekannte disciplinarische Gemeinplatz werden als diejenigen Körperteile bezeichnet, welche am ehesten ohne Schaden eine mässige körperliche Züchtigung vertragen. Alle Schläge nach dem Kopfe sind verpönt.

Auch in den Volksschulen ist für Klarheit darüber gesorgt, was jeder Lehrer zu thun und zu lassen hat, um in Ausübung seines Strafrechts die Gesundheit der Kinder nicht zu schädigen. Nach den vom preussischen Ministerium gegebenen Weisungen haben die einzelnen Bezirksregierungen die Schulinspektoren, Rektoren und Lehrer mit ausreichenden Instruktionen versehen, wie sie in dem umfassenden dreibändigen Werke von K. Schneider und E. von Bremen über das preussische Volksschulwesen (III, S. 244—272) nachzulesen sind. Im Wesentlichen stimmen alle diese Instruktionen mit derjenigen überein, welche die Merseburger Regierung unter dem 15. April 1863 erlassen hat und welche über die körperliche Züchtigung folgende Bestimmungen giebt:

„1) Eine körperliche Züchtigung, die als Strafe verhängt wird, darf niemals im Augenblicke des Zornes oder der Aufwallung und solange der zu bestrafende Schüler sich noch zwischen den Tischen und Bänken befindet, sondern stets nur im freien Raume des Lehrzimmers und in der Regel nach beendigter Unterrichtsstunde vollzogen werden.

2) Als Werkzeug der Züchtigung ist nur eine aus dünnen Reisern bestehende Rute und in erheblichen Fällen, sowie bei den grösseren Knaben, ein biegsames Stöckchen von der Stärke eines kleinen Fingers zulässig. Die Züchtigung selbst findet bei Mädchen nur auf den Rücken, bei Knaben auf den Rücken oder das Gesäss statt. Es versteht sich, dass die genannten Körperteile nicht von den Kleidern entblösst werden dürfen.

3) Das Schlagen mit einem stärkeren Stock oder mit einem Lineal, desgleichen das Schlagen mit der Hand, der Faust oder dem Buch ins Gesicht und an den Kopf, das Reissen an den Haaren, an den Ohren und an anderen Teilen des Körpers sind unbedingt untersagt. Auch hat sich der Lehrer aller Schimpfwörter, sowie der Beilegung von Spitznamen zu enthalten.

4) Wenn der Lehrer eine härtere körperliche Züchtigung für nötig hält, als die ihm unter No. 2 gestattete, so hat er in jedem einzelnen Fall nach Massgabe von § 26 alinea 3 der Instruktion vom 1. August 1859 dem Lokal-Schulinspektor Anzeige zu machen und von diesem weitere Weisung abzuwarten.

5) Die Erteilung jeder körperlichen Züchtigung ist unter Angabe der Gründe und des Masses derselben in das Klassenbuch einzutragen."

Was die anderen Schulstrafen anbetrifft, so fallen sie zum Teil nicht minder unter den hygienischen Gesichtspunkt. Das Herausstellen oder Eckenstehen, gegen das sich namentlich Guillaume erklärt, sollte bei kleinen Kindern nicht über 10, bei grösseren nicht über 15—30 Minuten ausgedehnt werden. Seltener wird ein Schüler aus der Klasse auf den Korridor zu verweisen sein, bei strenger Kälte wird der Lehrer zu bedenken haben, dass nicht eine erhebliche Erkältung eintrete. Sogenannte Strafarbeiten sind früher im Uebermass diktiert worden, zumeist bestanden sie in einer einmaligen oder mehrmaligen Abschrift einzelner Worte, Regeln, Sätze, die nicht gut gelernt waren, oder ganzer Schriftstücke, die nachlässig angefertigt oder geschrieben waren. Als Uebungsarbeiten sind solche wohl auch heutzutage nicht entbehrlich, damit die Schrift dem Gedächtnis zur Einprägung von Wortformen u. s. w. zu Hilfe komme. Aber wenn die Pädagogen dieselben nicht mehr für so bedeutungsvoll halten als früher, und wenn die Behörden sie möglichst eingeschränkt zu sehen wünschen, so kommen sie nur der Schulgesundheitspflege entgegen, welche immer wieder auf die Schädlichkeit des lang andauernden Schreibsitzens hinzuweisen hat.

Von diesem Gesichtspunkte aus ist auch nicht minder wie von dem pädagogischen das Masshalten in der Verhängung der Freiheitsstrafen anzuempfehlen. Auch dieser Sache haben sich die Behörden angenommen und in verschiedenen Verordnungen bestimmt, in welchen Fällen Freiheitsstrafen eintreten dürfen. Das Nacharbeiten oder Nachsitzen darf überall nur unter Aufsicht stattfinden, auf dass es nicht bedenklich für die Gesundheit wie für die guten Sitten werde; es darf nicht in die Pause zwischen Vor- und Nachmittagsunterricht gelegt werden, damit die Schüler nicht abgehetzt oder erschöpft zum Nachmittagsunterricht zurückkehren. Die Einzelhaft (Karzer) bleibt auf die oberen Klassen beschränkt und wird an manche andere Bedingungen geknüpft. In den meisten Provinzen des preussischen Staates wird jetzt als höchstes Mass eine Haft von 4 Stunden festgesetzt; nur in einzelnen Provinzen wie Hannover, Pommern, Sachsen ist sechsstündige Haft für zulässig erklärt.

Die Wahrnehmung, dass nicht selten Schülerselbstmorde, von denen wir oben (S. 350) gehandelt haben, auf die Furcht vor Schulstrafen zurückzuführen sind, mahnt nicht am wenigsten zur Umsicht und Besonnenheit in Anwendung derselben; sie weist aber auch darauf hin, dass die Katharsis, wenn dieser Ausdruck aus des Aristoteles Lehre von der Tragödie gestattet ist, die Läuterung, welche die Wirkung jeder rechten pädagogischen Strafe sein sollte, im allgemeinen besser erreicht wird, wenn die Strafe dem entsprechenden Vergehen thunlichst bald auf dem Fusse nachfolgt; die Strafe bleibt aber jedenfalls eher von üblen Nebenwirkungen frei, wenn sie nicht in der ersten Aufwallung erfolgt.

Grosses Aufsehen erregt zur Zeit L. Strümpell's pädagogische Pathologie oder „die Lehre von den Fehlern der Kinder". Es ist hier nicht zu untersuchen, ob und inwieweit durch sie eine Bereicherung der Erziehungswissenschaft erstanden ist. Wir möchten aber doch Pädagogen und Hygieniker namentlich auf das

VI. Kapitel, welches von dem psychischen Mechanismus in seiner Wechselwirkung mit dem Körper handelt, und auf das VII. Kapitel verweisen, welches die Kennzeichen der geistigen Gesundheit eines Kindes hervorhebt. Denn hier tritt auch die gesundheitliche Einwirkung hervor, welche die ganze Gruppe der „deprimierenden Affekte" wie Beklommenheit, Scham, Furcht, Angst hervorbringt. Hier werden also auch neue Gesichtspunkte für die hygienische Kritik des pädagogischen Straftrechts geboten. Uebrigens fragt es sich, ob die Aufregung des Nervensystems bei Auferlegung und Ausführung von Strafen bei den Lehrern nicht oft grösser ist als bei den Schülern.

Litteratur. 1) **Schmid,** Encyklopädie des gesamten Erziehungs- und Unterrichtswesens, II. Auflage, VIII. u. IX. Band, 1887. — 2) **Wiese-Kübler,** Verordnungen und Gesetze für die höheren Schulen in Preussen, 1888. — 3) **L. Strümpell,** Pädagogische Pathologie, 1890. — 4) **K. Schneider** und **v. Bremen,** Das Volksschulwesen im preussischen Staate, 3 Bde., 1887.

Verbote gegen Tabakrauchen und Trinkgelage. Das Tabakrauchen ist durch die gute Sitte oder durch die Schulordnung den Schülern der unteren Klassen in der Regel unbedingt, denen der oberen Klassen auf den Strassen und Promenaden wie in öffentlichen Lokalen untersagt. Die giftige Wirkung des Nicotins ist bekannt, aber die Widerstandsfähigkeit gegen dieses Gift eine sehr verschiedene. Mangelhafte Ernährung, Blutarmut, grosse Erregbarkeit des Herzens, besonders aber zu grosse Jugend machen für die giftigen Wirkungen des Tabaks entschieden empfänglich. Der Genuss desselben im Freien und in der Bewegung erscheint unschädlicher als im Zimmer und bei sitzender Lebensweise. Aber auch bei denjenigen, welche sich schon seit Jahren an das Tabakrauchen gewöhnt haben, kommen allerlei krankhafte Zustände vor, die wieder verschwinden, wenn der Tabaksgenuss aufgegeben wird. Als besonders beachtenswerte Wirkungen sind die Abnahme der Sehschärfe und die Reizbarkeit des Nervensystems ins Auge zu fassen. So haben wir nicht daran zu zweifeln, dass die Enthaltsamkeit vom Tabaksgenuss der Schuljugend sehr heilsam ist, und wir können Fr. Dornblüth nur beistimmen, wenn er sagt: „Wegen der geringeren Widerstandskraft der Jugend sollte man möglichst zu verhindern suchen, dass Knaben vor der Vollendung des Wachstums sich die Gewohnheit des Rauchens aneignen, und vielmehr dahin streben, dass sie mindestens noch längere Zeit dem Genusse entsagen, wenn der erste Versuch ihnen schlecht bekommen ist. Auch weil das Masshalten der Jugend schwerer fällt, soll sie die Genüsse des Mannesalters nicht zu früh teilen." Es fragt sich nur, ob das angestrebte Ziel besser durch strenges Verbot oder durch vernünftige naturwissenschaftliche Belehrung über die schädlichen Wirkungen des Rauchens und durch anderweitige anregende Beschäftigung in der Musse erreicht wird.

Ebenso steht es mit dem Trinken von Spirituosen. Jede

die Leidenschaft des Trinkens nährende Zusammenkunft, der Besuch von Wirtshäusern und Restaurationen ohne Begleitung und Aufsicht der Angehörigen pflegt in den Schulgesetzen verboten zu sein. Besonders eingehend beschäftigt sich mit diesem Gegenstande die preussische Ministerialverfügung vom 29. Mai 1880, die sich in erster Linie gegen die Kneipverbindungen der Schüler wendet. Denn als gemeinsames Kennzeichen derselben stellte sich bei den stattgehabten Untersuchungen und Bestrafungen heraus die „Gewöhnung an einen übermässigen Genuss geistiger Getränke, welche jedenfalls der körperlichen Gesundheit nachteilig ist, jedes edlere geistige Interesse lähmt, ja selbst die Fähigkeit zum ernsten Arbeiten aufhebt.“ Dass die Trunkenheit und Trunksucht eine Verminderung der geistigen und körperlichen Kräfte im Gefolge haben, ist männiglich bekannt und darum hier nicht weiter darzuthun. Wohl aber ist daran zu erinnern, dass diese Folgen um so nachhaltiger sind, je früher der Leidenschaft des Trinkens gefröhnt wird. Das Gefährliche jener Kneipverbindungen liegt nun darin, dass, wie Fr. Dornblüth richtig hervorhebt, die dem Alkohol selbst innewohnende Verlockung hier durch das Verlangen gesteigert wird, es anderen durch Alter und Gewohnheit mehr Gefestigten gleichzuthun, im Kreise fröhlicher Genossen nicht zurückzubleiben und nicht den Schein der Feigheit aus Furcht vor den Folgen auf sich zu laden. Durch hygienische Belehrung und ethische Einwirkung in dieser Hinsicht kann sich die Schule um Volk und Vaterland sehr verdient machen. Als das bewährteste Gegenmittel gilt uns aber das, was wir eine echt turnerische Erziehung nennen und was wir in dem Abschnitt über die gymnastischen Einrichtungen und Veranstaltungen (S. 402 ff.) eingehender behandelt haben.*)

Aber mehr noch als die Schule hat in dieser Beziehung das Haus zu thun und zu verantworten. Dort sollten die Kinder mit geistigen Getränken verschont und nur bei festlichen Gelegenheiten oder in besonderen Krankheitsfällen damit bedacht werden. Es sollte nicht nur durch die gute Gewohnheit und Sitte der Erwachsenen, sondern auch durch vernünftige Anweisung und Belehrung über das, was dem menschlichen Organismus schädlich und nützlich ist, auf die Kinder des Hauses eingewirkt werden.

Litteratur. 1) **Wiese-Kübler,** Verordnungen und Gesetze, 1888. — 2) **Fr. Dornblüth,** Gesundheitspflege in Haus und Familie, 1888.

Hygiene der Sprache. Sprechübungen und Sprechfehler. Die Sprechübungen sind nicht nur aus dem didaktisch pädagogischen, sondern auch aus dem hygienischen Gesichtspunkte betrachtet von hervorragender Bedeutung. Die Bestimmtheit, die bewusste Klarheit und Deutlichkeit der Sprache, die Höhe und Tiefe des Tones, die Mässigung und Anstrengung der Stimme vom leisen

*) Vgl. auch das Citat von Lampe S. 496.

Flüstertone bis zum lauten Rufe gehören zur Gymnastik und Oekonomie des Atmens und wirken in ihrer Abwechselung belebend und kräftigend auf den ganzen psychophysischen Organismus. Denn zur Erzeugung von artikulierten Sprachlauten gehört, wie M. Lazarus darlegt*), 1) eine Veränderung der Respiration und Gestaltung des durch dieselbe erzeugten Luftstroms unter Spannung der Stimmbänder; 2) eine Bewegung in den sog. Sprachwerkzeugen (Kehle, Zunge, Kiefern, Gaumen und Lippen, stellenweise auch der Nasenhöhle); die Vokale erfordern ausser der Atmungsveränderung eine bestimmte Stellung und Lage der Sprachorgane, die Konsonanten eine bestimmte Bewegung der Teile der Mundhöhle und Rachenenge, meist aber auch einen bestimmten Anschlag derselben an andere Teile.

Wie nun die ersten Sprechübungen mit Kindern methodisch vorzunehmen sind, darüber giebt Mielecke—Spandau in einem Bericht über den ersten Heilkursus für stotternde Schulkinder Anweisung.**) Je häufiger es geschieht, dass man sich in der Haussprache gehen lässt, desto sorgfältiger muss in der Schulsprache auf Orthoëpie und Kalliëpie geachtet werden, und da hat besonders die Volksschule eine sehr wichtige Aufgabe. In der Schule erst lernt das Kind das Ganze der Sprache zergliedern und die einzelnen Glieder zu einem Ganzen wieder vereinigen. So wird in der Schule in der Regel sehr bald das Stammeln gleichsam von selbst geheilt. Die Hauptsache ist und bleibt, dass der Lehrer den Schülern mit dem guten Beispiele einer deutlichen, lauten, korrekten Aussprache vorangeht, und zwar gilt dies nicht nur für die unteren Klassen, sondern für alle bis Prima hinauf.

Besondere Beachtung verdient die Zeit der Pubertät und Mutation, in der durch die grössere Blutfülle und das schnellere Wachstum der Sprachwerkzeuge die Stimme tiefer, aber auch rauh, unrein und unsicher wird und wo besonders der Kehlkopf für Erkältungen, Katarrhe und Lähmungen veranlagt ist. Es ist also nicht nur schlechte und staubige Luft, sondern auch forciertes Sprechen und Singen zu vermeiden; denn die Ueberanstrengung wirkt auf wenig widerstandsfähige Organe am schädlichsten ein. Andererseits aber muss für eine vernünftige Abhärtung gesorgt werden, wie sie durch Spülungen des Mundes und der Kehle und durch Waschungen und Abreibungen des Halses mit kaltem Wasser gewonnen wird. In physiologischer Beziehung muss besonders den Modulationen der Stimme bei Deklamationen eine bedeutende Wirkung beigemessen werden. Denn bei ihnen ist „Hebung und Senkung der Stimme, Schärfe oder Stumpfheit, Stärke oder Schwäche der Laute, die Betonung einzelner Worte und kleinerer und grösserer Sätze und ihrer Teile, die steigende

*) Schmid's Encyklopaedie des gesamten Erziehungs- und Unterrichtswesens in dem Artikel „Sprache". IX. Band, S. 51.

**) Medizinisch-pädagogische Monatschrift f. d. gesamte Sprachheilkunde von A. und H. Gutzmann. Januarheft 1891, S. 28—32.

oder fallende Lebendigkeit der Rede, die Raschheit oder Langsamkeit ihrer Ab- oder Ansätze, die Grösse der Pausen" genau zu beachten. Man muss nur sehen, wie alles so in einem kleinen Buben von 7—9 Jahren arbeitet, wenn er auf das Podium tritt, um laut und deutlich und ausdrucksvoll ein Gedicht zu deklamieren; und ebenso kann man beobachten, wie die Schüler der oberen Klassen psychisch und physisch belebt sind, wenn sie sich in Deklamationsübungen ergehen, besonders wenn dieselben mit dramatischer Aktion verbunden sind.

Bei allen Sprechübungen in der Schule, sei es nun bei dem Lesen, Vortragen, Antworten einzelner oder sei es, dass von der Gesamtheit im Chor gesprochen wird — eine Uebung, die für alle Klassen empfehlenswert ist – muss darauf gehalten werden, dass die Schüler stehen, damit Hals und Lunge um so freier arbeiten können und die Atemkraft und Atemkunst gefördert wird. Auch der Gesundheit der Sekundaner und Primaner erweist man einen Dienst, wenn man sie nicht nur nötigt, laut und deutlich zu sprechen, sondern sie auch dazu anhält, bei allen Antworten und sonstigen mündlichen Leistungen aufzustehen. Bequem werden heisst alt werden. Man erhält die Jünglinge jugendfrisch, wenn man sie nicht zu dauernder körperlicher Ruhe in der Sitzhaltung verurteilt, sondern sie zu häufigem Uebergang aus dem Sitz in den Stand und umgekehrt nötigt. Wir haben bereits darauf hingewiesen, dass die Atemthätigkeit im Sitzen lebhafter ist als im Liegen und im Stehen wieder lebhafter als im Sitzen*), und wir haben deshalb überhaupt (S. 221) die Steharbeit im Wechsel mit dem Sitz empfohlen. So gestaltet sich auch im mündlichen Unterrichte alles lebensvoller und gesünder, wenn ein solcher Wechsel eingehalten wird.

Es ist nun aber erstaunlich, wie viele Sprechfehler die Kinder in die Schule mitbringen, ja, wie oft sie überhaupt erst in der Schule sprechen lernen, in der sie in planmässige geistige und sittliche Zucht genommen und von manchen bösen Angewöhnungen und Mängeln befreit werden. Die auffallendsten und hervorragendsten Fehler sind das Lallen und Lispeln, das Stammeln und Stottern. Oft nehmen wir wahr, dass diese Fehler durch jene Zucht und Schulung in Verbindung mit dem allgemeinen Wachstum der Kraft und Gewandtheit des Körpers allmählich von selbst beseitigt werden. Aber nicht selten erweist sich auch die Notwendigkeit einer besonderen medizinisch-pädagogischen Behandlung, wie sie die öffentliche allgemeine Schule in ihrem Unterrichte nicht bieten kann. Für reicher Leute Kinder kann da schon durch die Vermittelung des Hausarztes gesorgt werden. Der minder bemittelten und armen Kinder wird sich die Gemeinde oder ein wohlthätiger Verein anzunehmen haben, wie dies auch bei den Blinden, Taubstummen, Idioten u. a. geschieht.

---

*) E. Smith hat berechnet, dass, wenn man die Atemgrösse im Liegen = 1 setzt, sie im Sitzen = 1,33, im langsamen Gehen = 1,9, im schnellen Gehen = 4,0, im Laufen = 7,0 beträgt.

Erst in neuester Zeit sind wir zur klaren Anerkennung dieser Notwendigkeit gelangt, und erst in den letzten Jahren sind Schritte geschehen, um dieser Erkenntnis praktische Folge zu geben. Aber wir sind auch jetzt erst zu einer zuverlässigen medizinisch-pädagogischen Methode gekommen, um jene sprachlichen Schäden zu mindern und zu heilen. Der Franzose Hervez de Chéguin behandelte das Stottern zuerst chirurgisch, und ihm folgte der berühmte deutsche Chirurg Dieffenbach. Aber da einerseits keine dauernden Erfolge zu Tage traten, andererseits Colombat de l'Isère und andere überhaupt keine organischen Fehler der Artikulationsorgane zu entdecken vermochten, so nahm man weiterhin von solchen chirurgischen Eingriffen Abstand.*) Dagegen wurde der Zusammenhang des Stotterns mit Hals- und Nasenleiden in vielen Fällen festgestellt. Kafemann, Lenzmann, Winkler u. a. fanden bei Stotterern vielfach adenoide Vegetation, d. h. Geschwülste, welche „von der Schädelbasis herunter wuchernd, die hintere Nasenöffnung mehr oder weniger verlegen." Bloch hat ein häufiges Zusammenbestehen von Stottern, Nasen- und Ohrenleiden konstatiert. Der Rhinologe Schaeffer hat wiederholt junge Stotterer durch Operation adenoider Vegetationen von ihren Sprachgebrechen befreit. Dass heilbare Stotterer meist skrophulös, überhaupt von minderwertiger Konstitution und infolge von Nasenkrankheiten Mundatmer sind, ist eine allgemeine Beobachtung. Vom pädagogischen Gesichtspunkte ist der Sache besonders A. Gutzmann, Taubstummenlehrer in Berlin, beigekommen und als Mediziner hat sein Sohn H. Gutzmann die Sache mit Eifer und Einsicht ergriffen. Von beiden gemeinsam wurden bereits 5 „Lehrkurse zur Abstellung von Sprachgebrechen unter der Schuljugend" abgehalten und zwar mit einer Gesamtteilnehmerzahl von 125, die fast ausschliesslich Lehrer waren. So wird die Therapie des Stotterns immer mehr Gemeingut weiterer Kreise. Welche Faktoren bei ihr in Betracht kommen, erörtert H. Gutzmann selbst in seiner „Prognose des Stotterns" (Monatsschrift S. 21 ff.). Nach der Prognose richtet sich natürlich die Methode der Heilung. Denn als eigentlich unheilbar erscheinen nur die Sprachgebrechen, welche aus Gehirn und Rückenmark kommen. Der geistige Defekt zeigt sich namentlich in der Anwendung der Spiegelschrift beim Schreiben mit der linken Hand.

Ueber die Klagen, dass die Sprachgebrechen sich in neuerer Zeit wesentlich vermehrt haben, können wir füglich zur Tagesordnung übergehen, denn es fehlt gänzlich an statistischem Beweismaterial. Erst in unserer Zeit nämlich ist man nicht nur auf die Sammlung von Material, sondern auch auf die strengere Prüfung der verschiedenen Erfahrungen und Methoden zur Heilung jener Leiden eingegangen. In der preussischen Prüfungsordnung für Vorsteher von Taubstummenanstalten (1878) ist bestimmt, dass

*) Vergleiche R. Kafemann, Ueber den Zusammenhang gewisser Hals- und Nasenleiden mit Stottern, in der oben angeführten Monatsschrift von Gutzmann, S. 13—21.

die Kandidaten auch mit dem Wesen der Sprachgebrechen vertraut sein sollen.

Die öffentlichen Massregeln zur Bekämpfung von Sprachstörungen nahmen auf Anregung Dr. Berkhans in Braunschweig ihren Anfang. In Preussen gingen sie von Potsdam aus. Die Anregung dazu wurde dort 1885 aus Lehrerkreisen gegeben, und die Schuldeputation richtete 1886 und 1887 Heilkurse ein, deren günstiges Ergebnis*) in die Worte zusammengefasst ist, die Behörde sei zu der Ueberzeugung gekommen, dass „das Uebel des Stotterns durch Anwendung des Gutzmann'schen Verfahrens, welches wesentlich auf pädagogischen, namentlich auf die Oekonomie des Atmens und des Atemverbrauchs einwirkenden Mitteln begründet ist, in anerkennenswerter Weise überwunden wird." Mit rühmlichem Beispiel ist im Osten Königsberg i. Pr. vorgegangen. Nachdem in Elberfeld gleich günstige Erfahrungen gemacht waren, gab das preussische Kultusministerium unter dem 18. Juli 1889 sämtlichen Prov.-Schulkollegien Kenntnis von einer Verfügung der Düsseldorfer Regierung (d. d. 31. 5. 89),**) welche lautet:

„Unsere Verfügung vom 12. April 1884 (II. A. 2838), durch welche wir auf die Schrift: „Das Stottern und seine gründliche Beseitigung durch ein methodisch geordnetes und praktisch erprobtes Verfahren von Albert Gutzmann" aufmerksam gemacht haben, hat dem Kreisschulinspektor Dr. Boodstein zu Elberfeld Anlass gegeben, feststellen zu lassen, wie gross die Zahl der stotternden Kinder in den öffentlichen Volksschulen sei. Die bezügliche Aufnahme ergab, dass im Jahre 1887 in den Volksschulen Elberfelds, welche etwa 18000 Schulkinder umfassen, 220 stotternde Kinder vorhanden waren, und dass das Gebrechen des Stotterns unter allen Altersklassen von Schülern verbreitet war. Auf den Vorschlag des Kreisschulinspektors Dr. Boodstein hin hat die Stadtverordneten-Versammlung zu Elberfeld mit dankenswerter Bereitwilligkeit sodann die Mittel zur versuchsweisen Einrichtung von Heilkursen für stotternde Schulkinder gewährt. Es wurden zunächst zwei dortige Volksschullehrer, welche sich bereits mit der Behandlung stotternder Kinder befasst hatten, nach Berlin behufs Teilnahme an einem von dem Taubstummenlehrer Gutzmann daselbst veranstalteten Kursus entsendet; und nachdem dieselben sich mit dem Heilverfahren des p. Gutzmann bei Behandlung stotternder Kinder bekannt gemacht hatten, wurden zwei Unterrichtskurse für stotternde Kinder eingerichtet. Jedem der beiden Lehrer sind 8—9 ältere schulpflichtige Knaben, welche besonders stark stotterten, zur Unterweisung überwiesen worden, und erhielten die Knaben während eines Zeitraumes von 4 Monaten wöchentlich 6 Unterrichtsstunden. Das Ergebnis dieser Unterweisung ist ein recht erfreuliches gewesen. Wie die am Ende der fraglichen Kurse abgehaltene Schlussprüfung herausgestellt hat, waren 17 von jenen Knaben soweit gefördert worden, dass sie nicht bloss fliessend lesen, sondern auch ohne wesentliche Spuren ihres Uebels antworten konnten.

Diese befriedigenden Erfolge haben die Stadtverordneten-Versammlung zu Elberfeld zu dem Beschlusse veranlasst, die fraglichen Unterrichtskurse, um sie, wenn möglich, allen stotternden schulpflichtigen Kindern daselbst zugänglich zu machen, fortzusetzen, und es sind für das neue Jahr sechs neue Unterrichtskurse in Aussicht genommen.

Da nach den von unseren Departements-Schulräten gemachten Beobachtungen die Zahl der Stotterer unter den schulpflichtigen Kindern unseres Bezirks eine nicht unerhebliche ist, und da das Stottern die bürgerliche Brauch-

*) Siehe den Bericht in dem Centralblatt für die Unterrichtsverwaltung 1888, Heft 11 u. 12.

**) Siehe Centralblatt f. d. preuss. Unterrichtsverwaltung 1889, Septemberheft S. 662.

barkeit der von diesem Uebel Betroffenen auf das Empfindlichste schädigt, so ist lebhaft zu wünschen, dass der Vorgang Elberfelds wenigstens in allen grösseren Städten unseres Bezirkes Nachahmung fände.

Wir veranlassen daher die Herren Oberbürgermeister, dieser Angelegenheit ihre Aufmerksamkeit zuzuwenden, und sofern eine bei den Lehrerpersonen der städtischen Volksschulen zu haltende Umfrage ergeben sollte, dass zur Einrichtung von Heilkursen für stotternde Kinder eine genügende Anzahl solcher Kinder vorhanden ist, bei der Stadtverordneten-Versammlung die Einrichtung solcher Kurse, über welche Kreisschulinspektor Dr. Boodstein zu Elberfeld gern nähere Auskunft geben wird, in Anregung zu bringen."

Es wurden nun allerorten statistische Ermittelungen angestellt, aus denen sich ergiebt, dass die Zahl der stotternden und stammelnden Kinder nirgends unter 1%, an manchen Orten aber 2% beträgt.

Man hat die Frage aufgeworfen, ob stotternde, insbesonders schwer stotternde Kinder vom öffentlichen Schulunterricht auszuschliessen sind. Baginsky*) hält es für ratsam, dass die schweren Stotterer aus der Schule fortbleiben, weil dieses Uebel den Erfolg des Unterrichts hemmt und, insofern es von anderen Kindern gerne nachgeahmt wird, auch ansteckend wirkt. Unzweifelhaft beruht das Stottern sehr häufig auf Nachahmung; aber es ist nach den gemachten Beobachtungen kaum zu bestreiten, dass diese Nachahmung ebenso sehr ausserhalb wie innerhalb der Schule betrieben wird. Das richtigste und humanste Verfahren ist doch, für möglichst schnelle und wirksame Heilung des Leidens auf pädagogischem oder wenn nötig auf medizinischem Wege zu sorgen. Auch empfiehlt es sich, arge Stotterer und Stammler in der ersten Zeit nicht zum Sprechen vor der Klasse zu nötigen, bis durch besondere Behandlung das Leiden gemildert oder gehoben ist. Wie die in Waldeck, Potsdam, Spandau, Elberfeld u. a. O. gemachten Erfahrungen lehren, wird durch Einrichtung von Ferial- und Abendkursen nach rechter Methode höchst Erfreuliches erreicht, zumal wenn alle Lehrer es sich angelegen sein lassen, dass sie ihrerseits die stotternden und die von dem Uebel rekonvalescierenden Kinder in der Bekämpfung des Uebels unterstützen.

Sehr wichtig und in vielen Fällen von heilender Wirkung ist, wie wir schon hervorgehoben haben, der erste Lese- und Sprechunterricht, für welchen A. Gutzmann folgende Regeln für den Lehrer giebt:

1. Die Vokale müssen in der von ihnen bedingten Mundstellung scharf und klar, aber natürlich und mit Brustton gesprochen werden.

2. Schöne Klangfarbe und Reinheit der Laute müssen erzielt werden.

3. Die Schüler müssen die Vokale nach Höhe und Tiefe, Stärke und Schwäche, Länge und Kürze durch das Ohr unterscheiden und dann sprechen lernen.

4. Die Artikulation der Konsonanten, sowohl einzeln als in ihren Verbindungen unter einander und mit Vokalen muss eine ganz korrekte und gewandte werden.

*) Schulhygiene II. Auflage S. 458.

5. Soweit als der deutlichen Aussprache dadurch nicht geschadet wird, lasse man schon hier in Wörtern und Sätzen die Konsonanten gegen die Vokale zurücktreten, damit möglichst viel Vokalisation und wenig Konsonantengeräusch in der Aussprache hörbar ist.

6. Man entwickle und übe die Atmungskraft und die richtige Verteilung des Atems beim Sprechen und Lesen.

Für die höheren Lehranstalten ist noch die Bemerkung hinzuzufügen, dass beim Beginn fremdsprachlichen Unterrichts, namentlich im Französischen und Englischen, im Wesentlichen dieselbe Methode in Anwendung zu bringen sein wird. Der Lehrer darf natürlich auch die Unsitte nicht aufkommen lassen, dass einem stotternden Mitschüler nachgeäfft wird; denn abgesehen davon, dass dieser dadurch scheu und ängstlich gemacht und in seinem Leiden verstärkt wird, vollzieht sich ja gerade durch Nachahmung die Ansteckung (contagion morale).

Wenn nun aber statistisch erwiesen ist, dass in den Volksschulen die Zahl der Stotterer von Klasse zu Klasse zunimmt,*) so wird die Schule ein Ansteckungsheerd, falls nicht die angedeuteten prophylaktischen Massnahmen getroffen werden. Da nun ferner Stotterer als Kranke zu betrachten sind, denen manche Lebensberufe ganz verschlossen werden, und auch nicht zum Kriegsdienst genommen werden, so haben Staat und Gemeinde ein hervorragendes Interesse daran, dass dem Uebel möglichst gesteuert werde, und es erwächst für sie geradezu die Pflicht, jene prophylaktischen Massnahmen zu ergreifen. Der naturgemässe und auf anderen Gebieten wohl erprobte Weg ist der, dass 1) immer mehr angestellte Lehrer zu Kursen für Erkenntnis und Bekämpfung des Uebels herangezogen werden, und dass 2) in den Lehrerseminarien die nötige methodische Anweisung und praktische Uebung geboten wird.

Litteratur. 1) **M. Lazarus** in Schmid's Encyklopädie des Erziehungs- und Unterrichtswesens, IX. Bd. — 2) **Stiehl's** Centralblatt f. d. preuss. Unterrichtsverwaltung, 1888 und 1889. — 3) **H. Gutzmann**, Verhütung und Bekämpfung des Stotterns in der Schule, 1890. — 5) **A.** und **H. Gutzmann**, Medizinisch-pädagog. Monatsschr. f. Sprachheilkunde, 1891. — 6) **L. Strümpell**, Pädagogische Pathologie, 1890. — 7) **Kussmaul**, Störungen der Sprache.

Singübungen Der Gesangunterricht fällt nicht minder unter den hygienischen Gesichtspunkt als die Sprechübungen. Denn da soll der Gehörsinn gebildet und veredelt, die Lunge gekräftigt und das zarte Organ des Kehlkopfs entwickelt werden. Der Gesang erhält aber noch eine besondere ideale Bedeutung, insofern er für das Volk der Hauptvermittler der Poesie ist. Er ist daher ein wichtiger Gegenstand des Volksschulunterrichts, in dem er ausserdem als ein Mittel zur Bildung der Sprachorgane von Wert ist. Hier wird zuerst der Gesang von Chorälen und Liedern nach dem Gehör geübt, wobei Tonangabe, Tonbildung und Aussprache ge-

*) H. Gutzmann, Verhütung und Bekämpfung des Stotterns, S. 4—5.

pflegt werden. Dann folgt das einstimmige und zweistimmige Singen nach Noten.

In Preussen wird durch die „Regulative“ von 1854 festgesetzt, dass die Kinder bei ihrer Entlassung aus der Volksschule die gebräuchlichsten Kirchenmelodieen und eine möglichst reiche Anzahl guter Volkslieder einstimmig richtig und fertig singen können; es sind für den Gesang 3 wöchentliche Stunden angesetzt. Wenn Stiehl in diesen Regulativen von den Seminaristen die Beherrschung von 50 Choralmelodieen nebst Texten verlangte und Bormann in seiner Schulkunde dieses Mass auf die Volksschulen einfach übertrug, so war das in beiden Fällen eine Uebertreibung und Ueberbürdung. Die allgemeinen Bestimmungen von 1872 beschränken dieses Mass und setzen auch nur 2 Gesangstunden an; sonst weisen sie keine wesentliche Abweichung hiervon auf.

Was die höheren Lehranstalten betrifft, so wird für die Vorschulklassen in einer Cirkularverfügung vom 23. April 1883 einfach die Uebung im Singen „in der für dieses Alter angemessenen und erfreuenden Beschäftigung“ in je 2 halben Stunden wöchentlich verlangt. Auch für VI und V bleibt der Gesangunterricht obligatorisch. Den Schülern der oberen Klassen wird im Cirkularreskript von 1837 die Teilnahme freigestellt, wenn sie „aus Talent und besonderer Neigung“ die Uebungen fortsetzen wollen, wohingegen ihnen durch die Lehrpläne von 1882 die Verpflichtung zur Teilnahme auferlegt wird, wenn nicht ein ärztliches Zeugnis oder der durch den Gesanglehrer bekundete Mangel an Befähigung sie davon befreien. Für die Reallehranstalten wird in den erläuternden Bemerkungen zu der Unterrichts- und Prüfungsordnung von 1859 die „pädagogische und sittliche Bedeutung“ des Gesangunterrichts hervorgehoben und die Pflege des einfachen Choral- und Volksgesangs auch für die oberen Klassen „neben dem mehr künstlerischen“ den Schulen aufgegeben. Es wird noch ausdrücklich bemerkt, dass die Schüler zur Zeit des Stimmwechsels vom Singen zu dispensieren sind.

Schon 1851 war vom Ministerium ein Gutachten der wissenschaftlichen Deputation für das Medizinalwesen eingeholt worden. Diese hatte sich dahin ausgesprochen, dass vornehmlich auf Schonung des Stimmorgans in den Pubertätsjahren beider Geschlechter, insbesondere bei den Knaben — einem Zeitraum, der sich physiologisch und musikalisch vom 14. bis zum 18. Lebensjahre ausdehne — Rücksicht zu nehmen sei, indem aus dem Mangel solcher Berücksichtigung nach den zahlreichen Erfahrungen sich oft dauernd nachteilige Folgen ergäben; ausserdem sei zu beachten, dass auch im zarteren Alter die Kinderstimmen vor zu grosser Anstrengung gesichert blieben; vor vollendetem 7. Lebensjahre sei der Gesangunterricht überhaupt nicht anzufangen, und die Dauer einer Stunde in diesem zarten Alter eine zu grosse Anstrengung für die Kinderstimme.

Welche hygienischen Rücksichten sind sonst noch beim Gesangunterricht zu nehmen? Die Urteile der Aerzte sowohl wie der

Gesangstechniker gehen da noch vielfach auseinander. Wir haben in den Alpen Opernsänger, die ihre Stimmorgane ja gewaltig anstrengen müssen, getroffen und gesprochen: sie erklärten, es gebe keine bessere Kur für die Stimme als die allgemeine Kräftigung des ganzen Organismus, insbesondere der Nerven, in der Alpenluft und im Bergsteigen. Und sprechen und singen wir nicht alle viel volltönender, wenn wir unsere Brust in Bergesluft so recht gesund gebadet haben und uns an Leib und Gliedern erneuert fühlen? Sollte dieses bei der Kindes- und Knabennatur wesentlich anders sein? Sollte nicht auch da die allgemein kräftigende Entwickelung durch die von uns gekennzeichneten Mittel der positiven und aktiven, d. h. gymnastischen Hygiene das sicherste Präservativ sein? Die Physiologie wird dem beistimmen.

Nicht mit Unrecht wird das Singen als eine treffliche Lungen- und Halsgymnastik bezeichnet. Schon wiederholt haben wir Gelegenheit gehabt, den Vorgang des Atmens zu besprechen und die Bedeutung desselben für die Ernährung des ganzen Körpers hervorzuheben. Wenn nun durch das Singen, wie niemand bezweifelt, das zweckmässige und kräftige Einatmen gefördert wird und wenn diese gesteigerte Atmung in reiner und gut temperierter Luft geschieht, so dass alle Fäserchen der Lungen bis in ihre Spitzen mit frischer Luft versorgt werden, so haben wir eine gesunde Ausdehnung der Lunge, wie sie abgesehen vom Turnen in keiner der übrigen Lehrstunden vorkommt. Gleichzeitig findet aber beim Gesange auch ein verstärktes Ausatmen statt; denn gerade die ausströmende Luft wird ja zur Erzeugung der Töne im Kehlkopf verwendet. Um nun aber davon genug zu haben, muss man ruhiger und kräftiger einatmen, und so wird eine erhöhte Thätigkeit aller beteiligten Muskeln und eine Kräftigung der Organe der Lunge und des Halses bewirkt. Die zarteren Organe und Muskeln des Halses, insbesondere die Stimmbänder, bedürfen aber besonderer Rücksichtnahme und Schonung. Es ist also jede Ueberanstrengung im Schulgesang zu vermeiden, und es dürfen namentlich an den Umfang der Stimme nicht zu hohe Anforderungen gestellt werden. Denn Organe, die noch in der Entwickelung begriffen, mithin weniger widerstandsfähig sind, bedürfen grösserer Schonung als die bereits fertig entwickelten. Wir gehen aber in unseren Bedenken nicht so weit wie manche, die z. B. das Singen in den Kindergärten ganz verbieten möchten; denn wir meinen, es genügt sicher auch hier, wenn Kraft und Umfang der Stimme nicht übermässig in Anspruch genommen werden. Die Rücksichten, welche beim Turngesang zu nehmen sind, haben wir bereits (S. 430) besprochen. Wir haben auch den Wandersang empfohlen. Er schadet sicherlich nichts, sondern fördert nur die wohlthätigen Wirkungen des Wanderns, wenn er 1) nur bei mässiger Schrittweise erfolgt und überhaupt in keiner Art übertrieben wird. Er darf 2) nicht beim Bergaufsteigen geübt werden, weil hierbei Lunge und Herz an und für sich schon genug in Anspruch genommen sind. Er muss 3) unterbleiben, wenn durch den Wind oder durch die Marschierenden selbst Staub aufgewirbelt wird, weil die Staubteilchen dann lebhafter und tiefer in die Lungen eindringen könnten. Er darf 4) auch nicht im Marsche gegen heftigen oder rauhen Wind ausgeführt werden, weil dann zu leicht ein Hals- oder Bronchialkatarrh entsteht, aus dem sich chronische Leiden entwickeln können.

Was über die Entwickelungsgeschichte und die gegenwärtige Gestaltung des Schulgesanges für die Beurteilung der Sache sich gegenwärtig zu halten nötig erscheint, das findet sich sehr angemessen in Raumers Geschichte der Pädagogik und in Palmers Artikel „Gesangunterricht“, in Schmids Encyklopädie des gesamten Erziehungs- und Unterrichtswesens (Band II S. 947—964) dargestellt. Wir möchten daraus nur ein schlichtes Wort citieren, das lautet: „So unmittelbar belohnt sich kein Lernen wie das Singen.“ Denn das bedeutet eine allgemein günstige Wirkung auf den psychophysischen Organismus des Kindes, die wir als Hygieniker hochschätzen müssen.

Schliesslich können wir nicht umhin, auf ein Wort zu verweisen, welches M. Mackenzie in dem Werke über „Singen und Sprechen“ (Deutsch von Michael, bei L. Voss, 1887) gebraucht hat: „Man hat vergessen, dass das körperliche Wohl und die Gesundheit, so schätzenswert dieselben auch sind, doch schliesslich nicht an sich Endzweck, sondern vielmehr das Mittel sind, das uns befähigt, unsere Aufgabe in der Welt zu erfüllen. Die Gesundheit ist schliesslich zu teuer erkauft, wenn wir alles dafür opfern sollen, was das Leben wert macht und verschönt. Wer auf seinem Lebenspfade ausschliesslich seine Schritte von der Leuchte der Gesundheitslehre leiten lässt, wird nie ein Koryphäe in seinem Felde werden: vielmehr wird man oft ihre Vorschriften unberücksichtigt lassen müssen. Aber das idealste Heldenherz, das für alles Gute und Edle schlägt, wird in seiner edlen Beschäftigung nachlässiger werden, sobald es ungenügend ernährt ist; Krankheit lähmt die Thätigkeit des fleissigsten Arbeiters. Der Sänger muss wie der Held geben und empfangen, wenn er zur Grösse emporblühen soll. Dasselbe, was Rousseau von der Tugend im Kloster sagt, gilt auch vom Gesang. Eine Stimme, welche nur bei sorgfältiger Beobachtung aller hygienischen Vorschriften leistungsfähig ist, ist kaum wert, dass man sie erhält. Wer einzig und allein nur an sein körperliches Wohlbefinden denkt, wird in keinem Beruf etwas Hervorragendes leisten“ — („nicht einmal der Hygieniker“, fügt er mit Humor und Selbstironie hinzu).

Litteratur. 1) **Wiese-Kübler,** Verordnungen und Gesetze, 1886. — 2) **Schneider** und **v. Bremen,** Volksschulwesen, 1887. — 3) **v. Raumer,** Geschichte der Pädagogik, 1854. — 4) **Schmid,** Encyklopädie des Erziehungs- und Unterrichtswesens, 1878 ff. — 5) **Schadewald,** Gesangunterricht in Baginsky's Schulhygiene, S. 415—432, wo die physiologischen Vorgänge eingehend behandelt sind.

Unterricht in Handarbeit und Handfertigkeit. Der Unterricht zur Ausbildung praktischer Handgeschicklichkeit ist von unbestreitbarem Wert für die sittliche und wirtschaftliche Bildung. Von Rechtswegen giebt dazu das Haus die geeignetste und mannigfaltigste Anregung und Anleitung, und wo der Vater dem alten Sprüchlein folgt: „Der Herr muss selber sein der Knecht, will er's im Hause haben recht", da werden die Buben ihm helfen und allmählich seine Künste ablernen, wie die Mädchen dem Beispiel der Mutter folgen und von ihr mancherlei Handarbeit lernen. Es überrascht uns daher nicht, dass der eigentliche Unterricht zur Förderung der Handgeschicklichkeit von den Philanthropinen ausging; denn diese wollten Haus und Familie ersetzen und nicht bloss bilden, sondern auch erziehen.

Heutzutage begünstigt und fördert man jedenfalls in allen Mädchenschulen die weiblichen Handarbeiten; ja diese machen in vielen Ländern, wie Sachsen, Baden, Preussen, einen vorgeschriebenen Teil des Volksschulunterrichts aus. Was insbesondere Preussen anbetrifft, so sind bereits 1861 unter Bethmann-Hollweg folgende Grundsätze massgebend geworden:

„1) Der Unterricht der weiblichen Jugend in den notwendigsten Handarbeiten, als Nähen, Stricken und Stopfen ist im allgemeinen als ein Bedürfnis anzusehen, welchem, wenn irgend möglich, durch die Elementarschule entgegenzukommen ist.

2) Den Königlichen Regierungen steht das Recht zu, die Einführung dieses Unterrichts und die Aufbringung der durch ihn entstandenen Kosten anzuordnen.

3) Bei der event. zwangsweisen Einführung dieses Unterrichts ist auf die Verschiedenheit der Lokalverhältnisse, sowie darauf, ob einzelne Schulkinder in den erwähnten Fertigkeiten im elterlichen Hause genügende Unterweisung erhalten, angemessene Rücksicht zu nehmen."

Durch die allgemeinen Bestimmungen von Falk 1872 wurde der Handarbeitsunterricht für alle Mädchenschulen obligatorisch gemacht. Um aber die Klippen einseitiger Ueberanstrengung bei der Sitzarbeit zu vermeiden, wurde der Unterricht auf 2 wöchentliche Stunden und auf das notwendigste Mass der Fertigkeit im Stricken, Nähen, Säumen, Flicken, Stopfen beschränkt, alles Künstlerische und rein Gewerbliche aber ausgeschlossen. Besonders empfohlen wurde die Schallenfeld'sche Methode*), welche die übereinstimmende Beschäftigung der ganzen Klasse mit demselben Gegenstande und das gleichmässige Fortschreiten der Schülerinnen fest im Auge behielt. Die Lehrerin hat hier vor jedem Uebermass der Sitzarbeit zu behüten und stets darauf zu achten, dass nicht eine schiefe oder eine gebückte Haltung angenommen wird, welche Eingeweide und Brust einpresst oder die Augen dem Gegenstande dauernd zu nahe bringt. Die Schulverwaltung hat darauf zu halten,

*) Rosalie Schallenfeld, Der Handarbeitsunterricht in Schulen, Frankfurt a. M. 1868.

dass dieser Unterricht überhaupt nicht zu früh beginnt, zumal die technischen Schwierigkeiten in reiferen Jugendjahren viel leichter und schneller überwunden werden, als in den ersten Jahren des Schulalters.

Dagegen ist vom hygienischen Standpunkte wohl kaum etwas gegen die Zulassung von Fröbel'schen Handkünsten, wie Stäbchenlegen, Bauen, Täfeln, Flechten, Schnüren, Ausstechen, Ausnähen, Ausschneiden, Erbsenarbeiten u. a. m. in den Kindergärten und Kinderbewahranstalten zu erinnern, zumal dieselben vielfach als Steharbeit ausgeführt werden und mit Spielen und anderen Bewegungen abwechseln.

Könnte man es, darin stimmen wir I. C. Lion bei, so würde man gewiss die Anleitung zu Gartenarbeiten in allen Schulen verbindlich machen, und keine Schule dürfte sich darüber beklagen, wenn ihr ein grosser Schulgarten zu einem grossen Turnplatze geschenkt würde. Es ist darüber nur eine Stimme, wie wohlthätig auf die Frische, Kraft und Gesundheit der Zöglinge die stetige Gartenarbeit in der deutschen Pestalozzistiftung in Pankow bei Berlin wirkt, was wir aus eigener mehrjähriger Beobachtung wissen, und gleich günstige Erfahrungen liegen aus Waisenhäusern vor. Dieser unter Gottes freiem Himmel geübte Handfertigkeitsunterricht ist gewiss der beste und erfreulichste.

Aber darüber dürfen wir doch den in den Schulwerkstätten gepflegten mechanischen Beschäftigungen des Laubsägens, Hobelns, Drechselns, Holzschnitzens, Korbflechtens, Metalldrehens, Buchbindens, Modellierens u. s. w. die pädagogische Berechtigung und den hygienischen Wert nicht absprechen.

Wir erwähnten schon, dass der Handfertigkeitsunterricht in den Philanthropinen und bei Pestalozzi*) seine Wiege hat, wenn wir nicht bis auf Comenius zurückgehen wollen, und dass er in derartigen geschlossenen Erziehungsanstalten von jener Zeit bis heute still gepflegt worden ist. In Norwegen, Schweden und Dänemark hat man ihn in neuerer Zeit als Sloyd hinausgetragen in die gesamte Jugend und in die Schule des Volkes. Dorther sind denn wieder auf Deutschland und die anderen Kulturländer, mit dem Reiz der Neuheit versehen, mächtige Anregungen übergegangen, und es haben sich Behörden wie gemeinnützige Männer und Vereine der Sache angenommen. Er mag wie im Familienkreise so auch im Schülerkreise als Gegengewicht gegen

---

*) Pestalozzi sagt in „Lienhard und Gertrud" von Glülphi, der solche Arbeiten eingeführt: „Mit jedem Tage ward ihm heiterer (d. h. klarer), die Arbeitsamkeit, die physische Thätigkeit unseres Geschlechtes sei das wahrhafte, heilige Mittel der Verbindung des ganzen Umfanges unserer Kräfte zu einer einzigen gemeinsamen Kraft, zur Kraft der Menschlichkeit. Alle Tage sah er mehr, wie die Arbeitsamkeit den Verstand bildet und den Gefühlen des Herzens Kräfte giebt, wie sie . . . von den Schwächen zurückführt, ... unser Geschwätz über Heldengrösse für Heldengrösse anzusehen. Diese höheren Ansichten über die menschliche Ausbildung waren es, warum er Drehstuhl, Hobelbank, Nähkissen u. s. w. in seine Schule aufnahm."

einseitige Kopfarbeit gepflegt werden*), aber als Gegenstand der Unterweisung in der Gesamtschule scheint er uns nicht am Platze zu sein; dazu ist er auch bei uns noch viel zu wenig technisch und didaktisch entwickelt. Nach dieser Seite würde es uns namentlich auf die Anregung der freien Schaffenslust und auf die Entwickelung der freien Schaffenskraft ankommen, und deshalb legen wir auch auf das Modellieren in Gips, Thon u. a. Wert, wie es in den Schülerwerkstätten Frankreichs betrieben wird.

Was aber die hygienische Seite anbetrifft, so kommt dieselbe namentlich in denjenigen Arbeiten und Fertigkeiten zur Geltung, welche dem Körper eine genügende Bewegung und Anstrengung gewähren, wie das Hobeln. Dr. S. Kristeller (Berlin) hat uns in seinem Vortrag über „die erziehliche Knabenhandarbeit vom ärztlichen Standpunkte" 1886 und in dem 1889 gehaltenen Vortrage über „das Physiologische und Psychologische des Knabenhandarbeitsunterrichts" die nötigen Fingerzeige für die hygienische Beurteilung der Sache gegeben und in ähnlichem Sinne hat der Landtagsabgeordnete v. Schenckendorff 1887 in einem Vortrage über die Knabenhandarbeit als „ein Mittel gegen geistige Ueberanstrengungen" deren Wirkung geschildert. Die Handarbeit gilt ihm als „eine Turnübung am Werkzeug", aber als eine mildere und weniger anstrengende. „Beide Richtungen — heisst es da — schliessen sich nicht aus, sondern ergänzen sich. Der durch das Lernen vorher angestrengte Kopf wird befreit, andere Teile des Körpers kommen in Thätigkeit, Blut und Säfte werden nach denselben hingezogen; durch Uebung und Anstrengung dieser Organe werden diese gekräftigt, und die stehende Stellung bei der Handarbeit befreit zugleich von dem Druck, welchem Brust und Unterleib vorher ausgesetzt waren. Es treten dann noch die seelischen Momente hinzu. So erklärt sich vollkommen die ausgleichende, ableitende, sowie Körper und Geist erfrischende Wirkung der Handarbeit." Die physiologischen Wirkungen der Handarbeit werden von Kristeller nach weiterer Ausführung in dem oben genannten Vortrage folgendermassen dargestellt: „Der arbeitende Körper gewinnt an Masse, Kraft, Ausdauer und Geschmeidigkeit.

*) Das Programm der Schülerwerkstätten des „Berliner Hauptvereins für Knabenhandarbeit" besagt: „Die Arbeit in der Schülerwerkstätte will die praktischen Fähigkeiten des Geistes zur volleren Entwickelung bringen, sowie den ausserordentlich regen Trieb der Knabennatur, zu gestalten, zu schaffen und sich praktisch thätig zu erweisen, befriedigen. Sie gewöhnt schon früh an stete nützliche Beschäftigung, weckt in dem Knaben das Interesse und das Verständnis für die werkthätige Arbeit der Hand und ist zugleich eins der geeignetsten Mittel, den Knaben nach der Anstrengung des Geistes wieder zu erfrischen und für neue Lernarbeit aufnahmefähig zu machen." — In einer Verfügung von 1888 empfiehlt das preussische Ministerium des Innern im Einverständnis mit dem für den Unterricht und dem für Handel und Gewerbe sämtlichen Provinzialregierungen die Förderung der Sache, da durch die Erfahrung bewiesen sei, dass „der Handfertigkeitsunterricht durch die Anleitung zur praktischen Arbeit ein sehr wirksames Mittel der Erziehung, insbesondere in öffentlichen Erziehungs- und Besserungsanstalten werden kann."

Alle Funktionen des Körpers werden in ihrem Gange gesichert. Die Aufnahme des Sauerstoffs steigt, der Blutumlauf wird reger, die Gesamtmenge der Absonderungen, namentlich die Menge der ausgeatmeten Kohlensäure wird vergrössert, das Nahrungsbedürfnis wächst, der Stoffwechsel wird im ganzen Körper schneller gefördert. Muskelarbeit macht die Atmung lebhafter und unter Erweiterung des Brustkorbes die Atemzüge tiefer und ergiebiger."

Wir sehen, es wird von Schenckendorff, Kristeller u. a. für die Knabenhandarbeit dasselbe Geschütz ins Gefecht geführt, wie einst für die Leibesübungen. Wir wollen deshalb auch nicht gegen die jüngste Resolution des Berliner Turnlehrervereins ankämpfen, welche lautet: „Der Verein sieht in den Bestrebungen für erziehliche Handarbeit nicht eine gegnerische, sondern eine willkommene und sympathische Bestrebung, indem in dem pädagogisch richtig ausgeübten Handfertigkeitsunterricht eine Ergänzung des Gesamtunterrichts liegt. Es empfiehlt sich eine entschiedene Förderung dieser Bestrebungen zunächst auf dem fakultativen Wege." Wir meinen aber doch: sind wir vor die Wahl gestellt, ob mehr Mittel und Zeit für Turnübungen und Spiele (wo möglich im Freien) aufgewendet werden sollen, oder ob dieser etwaige Mehraufwand an Zeit und Kosten dem Handarbeitsunterrichte zu gute kommen soll, so müssen wir uns als Hygieniker für die den ganzen Leib mehr entwickelnden, bildenden und kräftigenden Turnübungen und Bewegungsspiele entscheiden. Hat doch noch niemand die Werkstättenluft für die beste erklärt, und sind doch von Handarbeitslehrern selbst gegen einzelne Arbeitszweige wie die Kerbschnitzerei gesundheitliche Bedenken erhoben worden.

In hygienischer Beziehung dürfte der grösste Teil des jetzt in Deutschland geübten Handfertigkeitsunterrichts etwa eine Mittelstellung zwischen dem Zeichnen und Turnen einnehmen. Wie weit er im Stande ist, das Niveau unserer allgemeinen praktischen und technischen Befähigung zu heben, unser Handwerk und Kunstgewerbe dem Auslande gegenüber konkurrenzfähiger zu machen, zur Lösung sittlicher und socialer Fragen beizutragen u. s. w., das zu erörtern ist nicht unseres Amtes. Wir dürfen diese Wirkungen nicht übertreiben, aber noch weniger unterschätzen. Die Nachrichten aus den nordgermanischen Staaten und noch mehr die Berichte aus Frankreich ermutigen zu immer weiteren Versuchen. Dumreichers Buch „über den französischen Nationalwohlstand als Werk der Erziehung" giebt darüber manches zu denken.

Wir schliessen uns daher den Thesen an, welche auf dem letzten deutschen Lehrertage (Berlin 1890) von Groppler aufgestellt und nach eingehender Verhandlung von der Versammlung angenommen worden sind. Sie lauten:

1. Unter den Aufgaben, welche eine zeitgemässe Erziehung zu erfüllen hat, nimmt die Entwickelung des Schaffens- und Gestaltungstriebes mittels einer weitergehenden methodischen Bildung von Hand und Auge, sowie der praktischen Anlagen des Kindes eine hervorragende Stellung ein.

2. Die Versammlung sieht in dem auf pädagogischen Grundsätzen beruhenden Handarbeitsunterrichte für Knaben ein geeignetes Mittel zur Erreichung dieses Zieles und betrachtet ihn als eine notwendige Erweiterung der bereits vorhandenen Erziehungsmittel. Es verdienen daher die hierauf gerichteten Bestrebungen die wohlwollende und thätige Mitwirkung der Lehrerkreise.

3. Der von dem deutschen Verein für Knabenhandarbeit bis jetzt beschrittene Weg der Entwickelung dieses Unterrichtsfaches auf dem Boden der Freiwilligkeit unter staatlicher, kommunaler und Vereins-Unterstützung ist als richtig anzuerkennen, weil er sowohl dem Zeitgeist entspricht, als auch am sichersten eine Klärung darüber schaffen wird, ob zu der allgemeinen Einführung dieses Unterrichtszweiges ein Bedürfnis vorhanden ist.

Litteratur. 1) **Blasche**, Werkstätte der Kinder, 1801. — 2) **Vieth**, physikalischer Kinderfreund, 1801. — 3) **E. Barth** und **W. Niederley**, Des Kindes erstes Beschäftigungsbuch und des deutschen Knaben Handwerksbuch, 1877. 4) **R. Rissmann**, Geschichte des Arbeitsunterrichts in Deutschland, 1882. — 5) **K. Biedermann**, Erziehung zur Arbeit, 1883. — 6) **J. C. Lion**, Der Handfertigkeitsunterricht, in Schützes ev. Schulkunde. — 7) Erster Jahresbericht des Hauptvereins für Knaben-Handarbeit in Berlin 1888, mit von Schenkendorffs Vortrag über diese als Mittel gegen geistige Ueberanstrengung, sowie zur Erweckung des Interesses für gewerbliche Berufsarten. — 8) Zweiter Jahresbericht desselben Vereins 1889, mit Grunows Vortrag über den Arbeitsunterricht als Vorschule für die gewerbliche und kunstgewerbliche Ausbildung. — 9) Dritter Jahresbericht desselben Vereins 1890 mit Kristellers Vortrag über das Physiologische und Psychologische des Knabenhandarbeitsunterrichts. — 10) XXVIII. Allgemeine deutsche Lehrerversammlung in Augsburg, 1889 mit der Verhandlung über die Frage: „Gehört der Handfertigkeitsunterricht in die Schulen und in die Lehrerbildungsanstalten?“ — 11) Die Frage der Knaben-Handarbeit auf dem VIII. deutschen Lehrertag, Berlin, 1890. — 12) **Kotelmann**, Zeitschrift für Schulgesundheitspflege, besonders 1889, S. 41, S. 171—173, S. 286, S. 370, S. 457 - 465. — 13) **K. Schneider** und **E. v. Bremen**, das Volksschulwesen im preussischen Staate, III. Teil, S. 509—523 mit v. Gosslers und K. Schneiders Reden im Abgeordnetenhause 1880 und 1884.

Die Ueberbürdung und die Massnahmen zu deren Verhütung oder Beseitigung.

Die Ueberbürdungsfrage ist in den letzten Jahrzehnten schon so vielfach Gegenstand der Besprechung von den verschiedensten Seiten gewesen, dass kaum etwas Neues zu ihrer Klarstellung und Lösung beigebracht werden kann. In den vorausgehenden Abschnitten haben auch wir schon wiederholt diese Frage in mittelbarem oder unmittelbarem Zusammenhang mit anderen Fragen behandelt; denn sie lässt sich in der That nicht selbstständig und losgelöst von den anderen hygienischen Unterrichts- und Erziehungsfragen betrachten, unwillkürlich greift eine in die andere. Als ein mächtiges Gegengewicht gegen die geistige Ueberbürdung (surmenage intellectuel) haben wir alle gymnastischen Veranstaltungen und Einrichtungen kennen und würdigen gelernt; wir kennzeichneten sie zugleich als Hauptmittel der positiven oder aktiven Hygiene. In unserem einleitenden historischen Ueberblick haben wir überall*) hervorgehoben, welche Männer und Bestrebungen in den verschiedenen Jahrhunderten aufgetreten sind, um der einseitigen Geistesarbeit und Vergeistigung die Ausbildung und Kräftigung des Körpers als unentbehrlichen Bestandteil der Volkserziehung gegenüber zu stellen und zur Geltung zu bringen.

Als Epoche machend bezeichneten wir das Auftreten Lorinsers in unserem Jahrhundert. Aber schon lange vor Lorinser haben Aerzte und Erzieher auf die während der Lernzeit der Gesundheit der Jugend schuldigen Rücksichten verwiesen. Den von Lorinser selbst erwähnten Gelehrten Johannes Heurnius (de morbis, qui in singulis partibus humani capitis insidere consueverunt 1594) und Gregorius Horst (tractatus de tuenda sanitate litteratorum 1615) reihen sich u. a. Adam Contzen und Hieronymus Hirnhaim**) an. Der Jesuit Contzen († 1635) schildert in seinen Politicorum libri 10 die Schäden des überschwenglichen Lern- und Schuleifers und äussert: „Causa tanti mali confusa discentium

---

*) Siehe insbesondere Luther (S. 11) und die Humanisten (S. 19) Comenius (S. 20), die Philanthropinisten (S. 26—28), Lorinser und Froriep (S. 34—35).

**) Vergleiche Mendels neurologisches Centralblatt 1882, S. 528.

multitudo, in qua quisque, quamvis ingenio deficiat, eniti ad eruditionis fastigium contendit. Cum vero plerosque vires deserant, necesse est multos in ipsis principiis, alios in medio, alios in fine prope ipsam metam concidere.“ Schärfer noch drückt sich der Prager Praemonstratenserkanonikus Hirnhaim in seiner Satire de typho generis humani (1676) aus, wenn er sagt: „Occurrunt passim hodierno etiam tempore multa similium exempla, quos natura indociles progenuit et idiotas jussit vivere, qui tamen tanto sciendi desiderio aestuant, ut, si studiis applicentur, capita sua pertinaci, sed irrito labore frangant ac cerebrum inaniter consumant et per multas litteras, quibus omnino sunt inhabiles, ad insaniam frequenter perducantur. — Expediret profecto in multis reprimi hanc discendi pruriginem nec omnibus indifferenter Palladis januam patere.“ „Glücklich die Studierenden, — ruft Tissot im vorigen Jahrhundert aus — die ihr Stand zur Bewegung zwingt. Die aber schon im Kindesalter von gelehrter Raserei befallen sind, die sind im Anfange Wunder, am Ende Narren. Man soll den Kindern nicht zu früh grosse Anstrengung, weder körperliche noch geistige, zumuten; denn sie ist das Grab ihrer Talente und Gesundheit.“ Aehnlich meint J. P. Frank,*) solche zu frühe und einseitige Beschäftigung des Geistes erzeuge leicht Hypochondrie, Tiefsinn und, wie man die Sache zu benennen beliebe, den gelehrten Schuss, welcher bei vielen Ueberstudierten nahe an Narrheit grenze. Beide empfehlen eindringlich für die studierenden Knaben, Jünglinge und Männer die rechtzeitige und planmässige Erholung durch Leibesübungen und Bewegungsspiele, Ausflüge und Fussmärsche.**)

Eines der trefflichsten Bücher jener „pädagogischen Epoche,“ wie sie Salzmann nennt, ist die schon wiederholt erwähnte „Gymnastik für die Jugend“ von GutsMuths, eine wahre Fundgrube reicher und feiner pädagogischer Beobachtungen und Bemerkungen. Er ist gerne bereit, die Verbesserungen anzuerkennen, welche an den „öffentlichen grösseren Schulen“ in Deutschland gemacht sind; aber sie erscheinen ihm doch einseitig; denn sie

---

*) Vergleiche unsere geschichtliche Einleitung S. 32—33

**) Im Anschluss an Tissot und Frank verlangt der Lippe'sche Hofarzt Dr. Faust in seinem 1794 erschienenen „Gesundheitskatechismus für Schule und Haus“, dass die Kinder nicht vor vollendetem 9. Lebensjahre zu anhaltender Sitzarbeit gezwungen und nach dem 12. Jahre in Leibesübungen und körperlichen Spielen unterrichtet und geübt werden; die Menschen würden dadurch viel gesünder und stärker, arbeitsamer und glücklicher werden. Eine gleiche Tendenz verfolgt ein fast ebenso vergessenes Büchlein vom sächsischen „Naturforscher und Prediger“ Chr. A. Krahmer „Ueber das Leben“. Er klagt bereits über die Polypragmosyne oder Vielgeschäftigkeit der Zeit, jenes „unaufhörliche, rastlose Treiben und Streben nach neuen Unternehmungen, Arbeiten, Planen.“ Ebenso rügt er die frühzeitige und übermässige Anstrengung der Seelenkräfte und bemerkt: „Am meisten werden solche angegriffen, die bei mittelmässigen Geistesanlagen es mit Gewalt gleichsam erzwingen wollen; daher schwächt diejenige Geistesanstrengung am meisten, die wir uns wider Willen und ohne Lust an der Sache zu haben, geben; — es ist erzwungene Anspannung.“

beschränken sich auf die Unterrichtsmethoden und auf die Einführung neuer Zweige der Wissenschaften. „Die Vervielfältigung der wissenschaftlichen Fächer,“ sagt er (S. 134), „und die grösseren Forderungen, welche man an jeden thut, der sich den Künsten und Wissenschaften widmet, machen es notwendig, auf bessere Schulmethoden zu denken und den Gang des Unterrichts sehr zu verändern. Dies war ein Hauptgrund zur Verbesserung unserer öffentlichen Schulen und des häuslichen Unterrichts. Wenn aber eben diese Vermehrung der Lehrgegenstände die Disharmonie vergrösserte, welche schon so lange zwischen der wissenschaftlichen und physischen Erziehung auf Kosten des Körpers und Geistes stattfand: so hätte man um so mehr auf Leibesstärkung denken sollen. Aber hier leitet uns noch fast durchgehends die Krallenhand des Vorurteils.“ „Wenn Treue und Glauben — sagt er an anderer Stelle (S. 109), — Charakterfestigkeit, unerschütterliche Liebe, Fröhlichkeit, Gegenwart des Geistes, Mut und wahrer Mannessinn in neueren Zeiten abgenommen haben: so liegt vielleicht die Schuld garnicht an der grösseren Geisteskultur unserer Zeitgenossen, sondern grösstenteils allein an Vernachlässigung der körperlichen Erziehung, am Mangel der Abhärtung und Uebung der jugendlichen Menschenwelt.“

Es wächst inzwischen aus dem Staat und der Saat Friedrichs des Grossen ein neues kräftiges Geschlecht heran, welches in der Zeit der Freiheitskriege seine sittliche und nationale Wiedergeburt feiert: Treue und Charakterfestigkeit, Liebe und Glauben, Mannesmut und Mannessinn kommen wieder zur Entwickelung und Geltung. Die wiedererweckte deutsche Turnkunst wird von den Patrioten als ein nationales Erziehungs- und Kräftigungsmittel begrüsst. In der allgemeinen Wehrpflicht ist ein unvergleichliches Mittel zur steten leiblichen und sittlichen Wiedergeburt der Nation gefunden, an welcher auch die gelehrten Stände mehr und mehr teilnehmen. Aber die dem erwachenden Völkerfrühling bald folgende Restaurationsherrschaft hat manche Blüten wieder geknickt und abgestreift, hat manche gute, wenn auch jugendlich brausende Kraft lahmgelegt. Die Jugend schien wiederum nur noch die Seligkeit der Bücher und — des Bieres zu kennen.

Zu einem Schaffen im höheren Stile brachte es auch die Regierung nicht; denn sie war zu sehr von der Metternich'schen Politik und von der durch diese genährten politischen Gespensterfurcht umgarnt. Aber wie wir aus den sorgfältigen und zum teil trefflichen Vorarbeiten für die Unterrichtsgesetzgebung ersehen, hatte sie die besten Absichten, um das Schul- und Erziehungswesen auf die Höhe der nationalen und humanen Aufgaben zu erheben. Sie lässt es auch nicht an treuer Fürsorge im Einzelnen und Kleinen fehlen. Aus eigener Initiative erlässt das Ministerium unter dem 29. März 1829 eine Verfügung, in welcher es alle Beteiligten verpflichtet, einen sorgfältigen Unterschied zwischen den Schülern der oberen und denen der mittleren und unteren Klassen zu machen; denn während den Jünglingen „in der Schule und mittels derselben die Beschwerden, Mühseligkeiten, Aufopferungen, welche die unvermeidlichen Bedingungen eines erfolgreichen, dem Dienste der Wissenschaft, des Staates und der Kirche gewidmeten Lebens sind, vergegenwärtigt, und sie frühe an den Ernst ihres Berufs gewöhnt und zur Ertragung der mit demselben verbundenen Arbeiten gestählt werden“ sollen, dürfen in den niederen Klassen die Anforderungen an die Knaben, deren geistige und körperliche Kraft noch nicht genügend ausgebildet ist, nicht so hoch gespannt werden. Das Ministerium lehnt es ab, ein bestimmtes Maximum und Minimum häuslicher Arbeitszeit festzusetzen, vertritt aber im allgemeinen die Ansicht, dass in den oberen Klassen bis zu 5 Stunden, in den niederen bis zu 3 Stunden täglicher Hausarbeit gegangen werden dürfe. Das ist in der That ein vollgerüttelt Mass von Arbeitszeit; aber es darf nicht unbeachtet bleiben, dass in diese nicht bloss die eigentlichen Schulaufgaben, sondern auch alle von den Schülern frei gewählten Privatarbeiten eingeschlossen sein sollten. Auch wussten Lehrer und Schüler schon einen Ausgleich zu finden, um nicht unter der Last zu erliegen.

Es kam das erste allgemeine Abiturientenprüfungsreglement vom 4. Juni 1834, und damit steigerte sich unwillkürlich die Uniformität der Anstalten und das Mass der Ansprüche an Zeit und Kraft der Schüler. Es ist sicherlich kein Zufall, dass sehr bald darauf (1836) Lorinser's bekannter Warnungsruf „zum Schutz der Gesundheit in den Schulen“ ertönte. Um die modernen Leiden und Krankheitsanlagen hervorzurufen und zu steigern, scheinen ihm in den Gymnasien hauptsächlich 3 Ursachen vorhanden zu sein: die Vielheit der Unterrichtsgegenstände, die Vielheit der Unterrichtsstunden und die Vielheit der häuslichen Aufgaben. Robert Froriep, welcher alsbald die Lorinser'sche Schrift einer medizinischen Kritik unterwarf, konnte doch eine allgemeine Ueberreizung der Jugend nicht in Abrede stellen und glaubte den Grund hauptsächlich in der den Schulprüfungen, insbesondere der Reifeprüfung, beigelegten Wichtigkeit finden zu müssen. Unter seinen Vorschlägen, die wir bereits (S. 35) mitgeteilt haben, beziehen sich daher auch mehrere auf die Beseitigung der schädlichen Wirkung der Prüfungen, die nicht zu Prüfungen für die Lehrer selbst werden sollen und so eingerichtet werden müssen, dass sie nicht als etwas zu Befürchtendes fortwährend vor den Augen der Schüler stehen; das Abiturientenexamen habe lediglich zu ermitteln, ob die jungen Leute fähig geworden seien zu studieren.

Nachdem das Ministerium von den Schulkollegien und Direktoren wie von den Medizinalbehörden Berichte und Gutachten eingefordert hatte, erliess es jene berühmte Verfügung vom 24. Oktober 1837, in welcher es in Bezug auf die Gesundheitspflege in den Schulen heisst: „Wenn auch mit Grund anzunehmen ist, dass bei einer umsichtigen und gewissenhaften Ausführung der in Bezug auf die Gymnasien bereits erlassenen gesetzlichen Vorschriften die geistige und körperliche Gesundheit die Jugend nicht gefährdet, vielmehr durch den Ernst des Unterrichts und die Strenge der Zucht, wie sie in den Gymnasien herrschen, selbst gegen die verderblichen Einflüsse der oft verkehrten häuslichen Erziehung und der materiellen Richtungen der Zeit erfolgreich geschützt wird, so glaubt das Ministerium dennoch die erfreuliche Aufmerksamkeit und lebendige Teilnahme, welcher der Aufsatz des p. Lorinser in den verschiedensten Kreisen der Gesellschaft gefunden hat, nicht unzweideutiger ehren zu können, als indem dasselbe wesentliche in den Gymnasien wahrgenommene Gebrechen und Mängel, welche der gedeihlichen Wirksamkeit dieser Anstalten hemmend entgegentreten, so viel als möglich abzustellen sucht."

„Die gesetzliche und herkömmliche Zahl wöchentlicher Lehrstunden ist wie die ganze Gymnasialeinrichtung ebenso wenig auf schwache als auf vorzüglich begabte, vielmehr auf Schüler von gewöhnlichen geistigen und körperlichen Kräften berechnet. Für diese sind nach vieljähriger Erfahrung und nach dem Urteil von Aerzten täglich 4 Lehrstunden des Vormittags und an 4 Tagen der Woche 2 Stunden des Nachmittags nicht zu viel, zumal da in allen Gymnasien nach der zweiten Stunde des Vormittags und nach der ersten Stunde des Nachmittags den Schülern eine viertelstündige Erholung im Freien gegönnt wird, zwischen jeder der übrigen Lehrstunden eine Pause von wenigstens 5 Minuten erlaubt ist, und zwischen dem vor- und dem nachmittäglichen Unterricht eine grössere Pause von wenigstens zwei Stunden eintritt, welche in der Regel nicht zu Geistesarbeiten verwandt wird. Ferner gewähren die zwei freien Nachmittage, die Sonntage und die verschiedenen Hauptferien, welche etwa den 6. Teil des Jahres einnehmen, kleinere und grössere Ruhepunkte und lassen den Schülern zur Abspannung des Geistes und zur Uebung des Körpers Zeit genug übrig. Bei solchen regelmässigen Unterbrechungen der Lehrstunden wie bei der ganzen mehr oder weniger erotematischen Art und Weise des Schulunterrichts ist ein 4- oder 6 stündiger Aufenthalt in hellen, luftigen, geräumigen und mit zweckmässigen Tischen und Subsellien versehenen Schulzimmern der naturgemässen Entwickelung des Körpers nicht hinderlich und wird überhaupt für die Gesundheit der Jugend keine andere Gefahr haben als die, welche von jeder sitzenden Lebensart unzertrennlich ist." Als Normalmass werden 32 wöchentliche Lehrstunden berechnet.

Es ist seitdem über $^1/_2$ Jahrhundert verflossen. Was ist in dieser Zwischenzeit geschehen? Die „Leibesübungen," für welche sich fast alle Direktoren und die Mehrzahl der Provinzialschulkollegien ausgesprochen hatten und welche demgemäss in jener Ministerialverfügung wieder gestattet worden waren, wurden 1842 durch den König selbst als ein notwendiger und unentbehrlicher Bestandteil der männlichen Erziehung anerkannt und allmählich in den Kreis der Volkserziehungsmittel aufgenommen.

Wer wollte verkennen, dass die Wirkungen dieser Wiederbelebung des Turnens segensreiche geworden? Wer hätte nicht den Segen derselben an sich selbst erfahren? Wer hätte nicht die körperliche und sittliche Tüchtigkeit, die „affenartige Geschwindigkeit,“ die Mannszucht, den Mut und die Entschlossenheit, die Ausdauer und die Unverdrossenheit des durch die Turnschule gegangenen preussischen Volkes in Waffen 1864, 1866, 1870/71 rühmend anerkannt? Wer hätte nicht damit in Vergleich gestellt die grossen Opfer an edlen und gebildeten Jünglingen, welche weit mehr als die Schlachten die Strapazen der Napoleonischen Kriege 1806—15 uns gekostet? Wer nähme nicht heutzutage an den Vertretern der wissenschaftlichen und gelehrten Berufszweige eine grössere Frische und Männlichkeit wahr als ehedem? Wie vielen Vätern wachsen heutzutage ihre Söhne — wir meinen körperlich — über den Kopf? Und ist unsere Nervosität, unsere Ueberreiztheit im grossen und ganzen wirklich grösser als vor 50 und vor 100 Jahren? Sie ist jetzt verbreiteter als ehedem, weil mehr Menschen an den Arbeiten und Früchten der höheren Bildung teilnehmen; aber intensiver ist sie schwerlich als in den gepriesenen alten Zeiten.

Und selbst der Umstand, dass die Ueberbürdungsklagen und Ueberbürdungsfragen nicht wieder von der Tagesordnung verschwinden wollen, sondern immer dringender eine Erledigung begehren, ist er nicht als ein Zeichen eines kräftiger erwachenden nationalen Geistes zu schätzen? Fangen wir nicht an uns den Engländern und Romanen gegenüber unserer Brillenträgerei zu schämen? Lassen wir es uns noch weiter gefallen, dass die Engländer in dem Bewusstsein, dass sie zu einer weltgeschichtlichen Rolle geboren sind und sich darum die volle Kraft und Leistungsfähigkeit des Leibes wie des Geistes zu erhalten haben, allein die höchsten Gipfel der Alpen erklimmen, allein mit delphinartiger Geschwindigkeit in ihren Ruderböten über die Wasserfläche dahinsausen? Haben wir nicht auch jetzt allerlei Vereine für körperliche Uebung und Bildung? Blüht nicht vor allen Dingen ein frisches Leben und ernstes Streben in unseren Turnvereinen? Wird nicht in ausgedehnterem Masse als früher ein grosser Teil unserer Männerwelt durch unsere Kriegsverfassung und Heereseinrichtung vor Verbuttung und Verkümmerung bewahrt? — Und von wem rühren denn die Ueberbürdungsklagen her? Etwa von Weichlingen und Feiglingen? Nicht vielmehr von ernsten Männern, die es gut meinen mit dem Volke und der Jugend unseres Vaterlandes? Von Erziehern, Aerzten, Patrioten, welche nicht die Arbeit und die Bildung scheuen, sondern nur wünschen, dass auch die „Arbeit im Gewande jugendlicher Freude“ den Zöglingen unserer höheren Schulen in ausreichendem Masse zu teil werde. Kommen aber die Klagen und Fragen dorther, dann müssen wir sie zu beantworten und zu lösen suchen.

In solchem Sinne haben wir uns schon vor 10 Jahren ausgesprochen, als sich unter E. Hartwich's Leitung der rheinische Centralverein für Körperpflege bildete und sich mit seinen Gesuchen um Förderung der Sache an das Ministerium wie an die

Volksvertretung wandte. Es wurde ausgerechnet, dass nach den bestehenden Lehr- und Arbeitsplänen die Schüler wöchentlich etwa 60 Stunden auf geistige Arbeit zu verwenden hätten, während ihnen für die Körperpflege nur 2 wöchentliche Turnstunden geboten würden. Da aber die geistige Arbeit für den Körper bekanntlich die verzehrendste sei, so müssten die Schüler ebenso wie die jugendlichen Fabrikarbeiter vor der Ueberschreitung einer genau bestimmten Stundenzahl gesetzlich geschützt werden. Unter den gegenwärtigen Verhältnissen werde es den Lehrern und Schülern, wie an Zeit so an Lust und Stimmung zu gymnastischen Uebungen und Spielen fehlen. Dazu Zeit und Lust zu schaffen, sei aber der allerwichtigste Punkt in der Schulgesundheitspflege.

Dieser neuen Bewegung kam das ärztliche Gutachten sehr zu statten, welches durch den Statthalter von Manteuffel von einer Expertenkommission über das höhere Schulwesen Elsass-Lothringens*) erfordert und veröffentlicht wurde. Auf die Frage, welches Mass der Ausdauer und Arbeit von den Schülern auf den verschiedenen Klassenstufen gefordert und wie hoch die Zahl der Unterrichts- und häuslichen Arbeitsstunden angesetzt werden dürfe, glaubte die Kommission sich dahin erklären zu müssen, dass eine „Ueberbürdung mit Unterrichtsstunden und häuslichen Aufgaben“ vorhanden sei, welche zum mindesten „Zustände geistiger Ermattung und nervöser Ueberreizung und Schwäche“ zur Entwickelung bringe. Zur Abwendung weiterer Uebel und Gefahren wurden folgende Vorschläge gemacht:

1) Die Beschäftigung der Schüler in der Schule und für die Schule soll in der Woche höchstens betragen:

Während der Lebensjahre	Klasse	Sitzstunden	Singen	Turnen	Arbeitsstunden	Im Ganzen
7 8	IX VIII	18	$^2/_2$	$^4/_2$—$^5/_2$	$^6/_2$	24—24 $^1/_2$
9	VII	20	$^2/_2$	$^4/_2$—$^5/_2$	5—6	28—29 $^1/_2$
10 11	VI V	24	2	2—3	8	36—37
12 13 14	IV III	26	2	2	12	42
15 16 17 18	II I	30	2	2	12—18	46—52

2) Zwischen je zwei Lehrstunden, auch am Nachmittag, finden je 10 Minuten Pause statt. Folgen mehr als zwei Lehrstunden aufeinander, so ist zwischen der 2. und 3. eine Pause von 15 Minuten, zwischen der 4. und 5. eine solche von 20 Minuten zu machen.

3) Die Schulwoche wird von einem freien Nachmittag unterbrochen, von einem zweiten geendet.

4) Vom Vormittag zum Nachmittag desselben Tages dürfen keine Arbeiten aufgegeben werden. Der Sonntag ist von Schularbeiten ganz frei zu halten.

*) Die reichsländischen Gymnasial- und Reallehranstalten waren, wie wir bereits S. 40 in unserer historischen Einleitung erwähnt haben, durch Regulativ vom 10. Juli 1873 im wesentlichen nach preussischem Muster eingerichtet worden.

5) Die Herbstferien beginnen Anfang August und währen bis Mitte September. Während der Pfingst- und Weihnachtsferien sind keine Arbeiten aufzugeben.

6) Die Einrichtung der Hitzferien ist zweckmässig und beizubehalten.

7) Die höchste zulässige Schülerzahl der einzelnen Klassen ist nach der von Pettenkofer aufgestellten Norm zu bemessen.

8) Einschränkung in der Handhabung des Certierens, sowie Vermeidung der einseitigen Betonung der Extemporalleistungen und jeder Ueberanstrengung bei den Vorbereitungen für die Reifeprüfungen wird empfohlen.

9) Die Lehrstunden, welche starke Anforderungen an Nachdenken und Gedächtnis stellen, sind auf den Vormittag zu verlegen.

10) Ausser den obligatorischen Turnstunden sind Schwimmübungen, Spiele im Freien, Ausflüge, Schlittschuhlauf dringend zu empfehlen. Den körperlichen Uebungen sind im ganzen 8 Stunden wöchentlich zuzuwenden.

Eine Verordnung der Grossherzoglich Hessischen Regierung bestimmte die Dauer der häuslichen Arbeitszeit für die Vorschulen auf 30—40 Minuten den Tag oder 3—4 Stunden die Woche,

für	VI u.	V	auf	1 Stunde	den	Tag	oder	6 Stunden	die	Woche,
„	IV „	U III	„	2 Stunden	„	„	„	12 „	„	„
„	O III „	U II	„	2½ „	„	„	„	15 „	„	„
„	O II „	I	„	3 „	„	„	„	18 „	„	„

und zwar sollte dies das äusserst zulässige Mass sein.

Die meisten deutschen Regierungen liessen es sich angelegen sein, den hygienischen Forderungen des Zeitgeistes gerecht zu werden und durch Anordnungen und Verfügungen vorhandene Uebelstände zu beseitigen, ja die gesamten Schuleinrichtungen von diesem Gesichtspunkte aus einer neuen Prüfung zu unterziehen. Die preussische Unterrichtsverwaltung erklärt in der Cirkularverfügung vom 31. März 1882, betr. die Einführung der revidierten Lehrpläne für die höheren Schulen, „den Gedanken eine einheitliche, die Aufgabe des Gymnasiums und der Realschule verschmelzende höhere Schule herzustellen für nicht ausführbar, ohne dass dadurch die geistige Entwickelung der Jugend auf das Schwerste (eben durch Ueberbürdung) gefährdet würde“. Sie giebt Andeutungen und Anweisungen wie innerhalb der neuen Lehrpläne der Ueberbürdung vorzubeugen oder auszuweichen sei, und spricht gegen die Direktoren und Lehrerkollegien das Vertrauen aus, dass „sie in der Ausführung der revidierten Lehrpläne eine erneute Anregung finden werden, ihrerseits dazu beizutragen, dass der in den Ueberbürdungsklagen hervorgetretene, das frische und frohe Leben der Schulen lähmende Gegensatz gegen das Elternhaus zu den Forderungen der Schule einem Einklange der beiden zum Zusammenwirken bestimmten Faktoren weiche.“

Auch in der dem Abgeordnetenhause unter dem 30. November 1882 übergebenen Denkschrift, betr. die Bestreitung der

Ausgaben für die verlängerte praktische Ausbildung der Kandidaten des höheren Schulamts äussert sich das Ministerium dahin, dass es darauf ankomme „alles zu beseitigen, was zu übermässigen Ansprüchen an die geistige Anstrengung unserer Jugend und dadurch zu einer Gefährdung ihrer körperlichen und geistigen Entwickelung Anlass geben kann"; ein Anlass der Ueberbürdung sei aber darin zu suchen, dass „die Lehrer infolge mangelhafter Methodik diejenige Arbeit, welche sie selbst in den Unterrichtsstunden zu leisten hätten, den Schülern für deren häusliche Beschäftigung zuwiesen."

Ausserdem aber wurde der wissenschaftlichen Deputation für das Medizinalwesen der Auftrag zu teil, ein Gutachten abzugeben. Dieses Gutachten vom 13. December 1883, welches von uns schon mehrfach berücksichtigt worden ist, zieht alle Punkte in Betracht, welche als Unterlagen für die Beantwortung der Ueberbürdungsfrage dienen können: 1) das Verhältnis der zum Militärdienst untauglichen Schüler, 2) den Selbstmord unter den Schülern, 3) die Geisteskrankheiten, 4) die Kurzsichtigkeit, 5) Kongestionen zum Kopf, Kopfweh, Nasenbluten, 6) allgemeine Schwächezustände. Als ursächliche Momente werden hervorgehoben: 1) die Ueberfüllung der einzelnen Schulklassen, 2) der Mangel genügender Fürsorge, besonders in den untersten Klassen, 3) die Erholungspausen zwischen den Lehrstunden, 4) die Dauer der Schul- und Arbeitszeit.

Dies letztere Moment bedarf hauptsächlich der Erwägung; denn es kommt, wie die Deputation sehr richtig bemerkt, nicht auf die Zahl der wöchentlichen Lehrstunden allein an, sondern auf die gesamte seitens der Schule in Anspruch genommene Zeit in Unterricht und Hausarbeit, auf eine verständige Individualisierung in der Behandlung der Schüler und zu diesem Zweck vor allem darauf an, dass die Zahl der von dem Lehrer zu unterrichtenden Schüler nicht zu gross sei. Die Deputation lehnt es ab durch ärztliches Gutachten die Dauer der wöchentlichen Schulzeit zu bestimmen; denn diese ist widerum abhängig von der Zahl der häuslichen Arbeitsstunden, welche als Ergänzung der Unterrichtsstunden notwendig erscheinen; es muss also zunächst dem Ermessen der Schulleitung vorbehalten bleiben, wie viel der einen, wie viel der anderen Weise des Lernens zugewiesen werden kann. Die Deputation erklärt ausdrücklich, dass sie die Bedeutung der häuslichen Arbeiten für die Entwickelung des Geistes zu selbständigem Arbeiten sehr hoch veranschlage, und dass sie den leider nur zu häufig hervortretenden Mangel an Unabhängigkeit im Denken und Urteilen vorzugsweise der geringen Uebung in eigener Thätigkeit zuschreiben müsse. „Freilich ist es nicht gleichgiltig", heisst es dann in dem Gutachten (S. 20) weiter, „welche Aufgaben der häuslichen Arbeit gestellt werden. Die bloss mechanischen Leistungen, z. B. das Abschreiben, das einfache Memorieren, tragen wenig oder nichts dazu bei, die Kunst zu entwickeln, sich selbst fortzuhelfen in geistiger Beschäftigung. Der Einzelne muss vor allem lernen, seine Lexika, Grammatiken und sonstige Lehrbücher selbständig zu benutzen und fleissig zu Rate zu ziehen; er muss sein Gedächtnis mit einer gewissen Ruhe ordnen, um das, was er braucht, zu rechter Zeit zu reproducieren und in die gehörige Verbindung zu bringen; er muss selbst die verschiedenen Möglichkeiten des einzelnen Falles aufsuchen und ihren Wert kritisch feststellen lernen. Hier erst entwickelt sich in vollem Masse die Fähigkeit und damit auch die Lust zum Arbeiten. Gewiss hat die Schule die Anregung da zu geben und die Wege zu zeigen; aber es heisst den höheren Schulen sehr enge Ziele stecken, wenn man ihnen die Aufgabe vorzeichnet, alles Wesentliche in den Unterrichtsstunden selbst zu erringen.“ So betrachtet die Deputation die häusliche Arbeit als wesentliche Ergänzung des Schulunterrichts, vornehmlich in den höheren Klassen und hält es für geboten, dass sowohl im gesamten Lehrplane als auch von dem einzelnen Lehrer das Mass der geistigen Belastung der Schüler unter gleichzeitiger Berücksichtigung beider Seiten der Thätigkeit geschehe. Die Medizinaldeputation weist es ihrerseits von der Hand, die häusliche Arbeitszeit in gleicher Weise zu fixieren wie die eigentliche Schulzeit; ja sie ist im Zweifel, ob sich die Zeit für die häuslichen Arbeiten überhaupt bestimmen lässt, denn die Fähigkeit, die Aufmerksamkeit und der Fleiss jedes einzelnen Schülers entscheiden zuletzt darüber, wie viel Zeit er zur Vollendung eines bestimmten Pensums nötig hat. Als das allgemein zulässige Mass für die höheren Klassen glaubt aber die Deputation eine Summe von 8 Schul- und Arbeitsstunden täglich oder von 48 Stunden wöchentlich fixieren zu sollen, während sie für die unteren Klassen ein bescheideneres Mass begehrt und im allgemeinen 6 Stunden für zutreffend erachtet.

Im Anschlusse an diese Ausführungen stellte denn das Ministerium folgende Stufenfolge für das Steigern der zulässigen Zeitdauer der häuslichen Arbeit fest: VI 1 Stunde, V 1½ Stunden, IV und UIII 2 Stunden, OIII und UII 2½ Stunden, OII und I 3 Stunden. Es geschah dieses in einer Cirkularverfügung vom 10. November 1884, welche sich fast ausschliesslich mit der Frage der Zeitdauer der häuslichen Arbeit und mit ihrem Verhältnis zur Ueberbürdungsfrage beschäftigt. Da heisst es: „Bedrückend und überbürdend wirken die Aufgaben für häusliche Beschäftigung nicht ausschliesslich, wohl nicht einmal hauptsächlich durch die Zeitdauer, welche sie in Anspruch nehmen. Bei einer Arbeit, welche mit Interesse an der Sache begonnen, mit dem Bewusstsein der eigenen Kraft und mit steigender Sicherheit ausgeführt wird, macht die Zeitdauer sich wenig bemerklich, vielleicht weniger, als die Rücksicht auf die körperliche Entwickelung und die geistige Erholung unbedingt erfordert; wird dagegen eine Arbeit mit Gleichgiltigkeit unternommen, im vergeblichen Ringen mit unbesiegbaren Hindernissen und mit dem Gefühle des Misslingens fortgesetzt, so wird selbst eine mässige Zeitdauer zu einer drückenden, abspannenden Last. Der entschiedenste Schutz liegt daher zunächst darin, dass durch den Unterricht das Interesse an der Sache geweckt und die häusliche Arbeit vorbereitet sei. Es wird als zweifellose Forderung an das Unterrichtsverfahren anerkannt, dass beispielsweise im sprachlichen Unterricht die Einprägung der Formen und des Wortschatzes einer zu erlernenden fremden Sprache im Wesentlichen durch die Lehrstunden selbst herbei zu führen ist und der häuslichen Beschäftigung nur der Abschluss der sicheren Aneignung zuzufallen hat, dass zur Präparation auf die fremdsprachliche Lektüre, wo sie zuerst eintritt, bestimmte Anleitung zu geben ist; dass die häuslichen Aufgaben zu schriftlicher Uebersetzung in eine fremde Sprache durch die mündlichen Uebungen in den Lektionen vollständig vorbereitet sein müssen; ebenso ist auf dem mathematischen Gebiete zu verlangen, dass die zu häuslicher Bearbeitung gestellten Aufgaben, durch die Lehrstunden vollständig vorbereitet, in keiner Weise das durch den Unterricht entwickelte Können der Schüler überschreiten; überhaupt ist zu erfordern, dass die häusliche Beschäftigung der Schüler in keinem Falle als Ersatz dessen benutzt werden darf, was die Lehrstunden bieten können und sollen, sondern als Fortsetzung und ergänzender Abschluss des Erfolges der Lehrstunden.

In einem ähnlichen Gedankengange bewegt sich die Denkschrift, „betreffend die Frage der Ueberbürdung der Jugend an unseren höheren Schulen", welche das Ministerium dem Abgeordnetenhause während der 15. Legislaturperiode (1882—84) vorlegte. Es werden alle Momente der Schuleinrichtung und des Schullebens, welche Anlässe zur Ueberbürdung geboten haben und weiterhin bieten können, historisch eingehend erörtert und die Schritte angegeben, welche die Regierung gethan hat, um diesen Gefahren und Uebelständen aus dem Wege zu gehen.

L. Wiese hatte bereits auf den Schulkonferenzen*) im Oktober 1873 darauf hingewiesen, dass die Hauptschwierigkeit in der Gestaltung der Lehrpläne und in der Handhabung der Prüfungen liege, und er hat nachdrücklich die Erfahrung hervorgehoben, dass, wenn der Lehrplan zur Ueberbürdung der Schüler Anlass gebe, alle abwehrenden Verordnungen in Betreff der Ausführung eines solchen vergeblich seien. In seinen „pädagogischen Idealen und Protesten" (1884) blickt er sogar mit einer gewissen Wehmut auf das bis in die Zwanzigerjahre dieses Jahrhunderts in Uebung gewesene Fachsystem zurück, nach welchem ein Schüler je nach seinen Fortschritten und seiner Befähigung in verschiedenen Unterrichtsgegenständen verschiedenen Klassen angehören konnte. Er weist darauf hin, dass nach der Lehrordnung A. H. Franckes neben einer mässigen Schülerzahl das Fachsystem als die corona paedagogii gegolten habe; J. M. Gesner, Heyne, Meierotto hätten es nicht anders gekannt und F. A. Wolf habe sich gleichfalls für dieses System ausgesprochen, weil durch die möglichst gleich-

*) Siehe Protokolle der Konferenz S. 52, S. 140 ff.

mässige Ausbildung der Schüler an Tiefe verloren gehen müsse, was etwa an Breite gewonnen werde, und weil dadurch bei vielen die Energie des Naturtriebes und die produktive Selbstthätigkeit geknickt werde. Aber auch vom hygienischen Gesichtspunkte aus müssen wir ihm Recht geben, wenn er ausruft: „Und doch ist die Freudigkeit der Seele der fruchtbarste Boden für Arbeitslust und Kraft und lässt die Jugend auch Anstrengung nicht als beschwerlichen Druck empfinden. O, eine fröhliche Jugendzeit, wie wirkt sie wohlthätig auch auf das spätere Leben nach und giebt demselben noch in der Erinnerung die Erquickung eines heiteren Himmels, und wie ist die Nachwirkung des Gegenteils oft noch lange lastend und trübend!" — Bei dem streng durchgeführten Klassensystem der gleichen Pensa für alle in allem werde dagegen, so meint Wiese, der wegen Zurückbleibens in dem einen oder anderen Gegenstande nicht Versetzte leicht verzagt und missmütig; es sei die Sache aber noch dadurch erschwert, dass ein in sich schärfer gesondertes Fachlehrertum entstanden sei, das dem pädagogischen Gemeinsinn Abbruch thue. Er verweist auf das Wort, welches Fr. v. Raumer bereits 1828 in seiner Schrift über die Städteordnung gesprochen hat: „Ueberzeugt, dass Eines sich nicht für alle schicke, erlaubte und billigte man sonst, wenn ein Schüler nach Massgabe seiner Anlagen und seines künftigen Berufes einem oder dem anderen Gegenstande mit besonderem Eifer oblag. Jetzt dagegen heisst es: alles ist für jeden gleich wichtig, und kein Fortschritt in eine höhere Klasse erlaubt, so lange nicht das Wissen in allen Gegenständen gleichmässig gewachsen ist. Diese Mechanik, vom Standpunkte untergeordneter negativer Abstraktion für die höchste Weisheit ausgegeben, ertötet in Wahrheit Lust, Liebe, Geist, Individualität und verschafft in der Regel denjenigen das höchste Lob, die sich zu allen Gegenständen des menschlichen Wissens durchaus gleichmässig verhalten, d. h. den geborenen Philistern." Einen Hauptanlass zu dieser Gleichmässigkeit der Anforderungen bot, wie Wiese weiter ausführt, das an bestimmte Schulen und Klassen gebundene staatliche Berechtigungswesen, das namentlich die Gymnasien über das richtige Mass hinaus vermehrt und mit ungeeigneten Schülern überfüllt habe. Nun kommen die Prüfungen noch mehr zur Geltung, die Prüfungen, welche die Gleichheit der Ansprüche an alle Schüler und die möglichste Gleichmässigkeit ihrer Durchbildung noch höher schrauben und, wie auch W. Schrader (Verfassung der höheren Schulen S. 19 und S. 23) zugiebt, Ueberspannung und Ueberreizung hervorbringen. Und es ist gewiss etwas Wahres in O. Jaegers Wort (Pädagogisches Testament § 28): „Merke dir, dass die Ueberbürdung nicht von den Hauptstunden, sondern von den Nebenstunden kommt, — davon kommt, dass man diese jenen gleichgestellt hat und überall ein starkes Quantum gedächtnismässigen Wissens verlangt, anstatt dass man früher den Hauptnachdruck auf das Können legte. Latein, Griechisch, Mathematik kann der Schüler; Geschichte kann er nicht, er weiss nur einiges aus ihr."

Der Lehrplan ebenso wie die Prüfungsordnung ist nicht richtig angelegt; denn die Schüler erlangen in einem verhältnismässig zu hohen Alter das Zeugnis der Reife. A. Petersilie hat in einem Vortrage über „die Entwickelung der preussischen höheren Lehranstalten in statistischer Beleuchtung" (1883) nachgewiesen, dass auf den Gymnasien i. J. 1869 nur 25,8, i. J. 1877 nur 26,2 und i. J. 1881 nur 23,1 Procent aller Maturi 19 Jahre und jünger waren, dass also etwa 75 Procent das Reifezeugnis nicht im normalen Alter erlangten und über 22 Procent der Maturi älter als 21 Jahre waren. Bei den Realgymnasien haben sich diese Altersverhältnisse mit den steigenden Anforderungen gleichfalls verschlechtert; denn während 1869 noch 51,2 Procent der Maturi unter 19 Jahre alt waren, sind es 1877 nur noch 31,1 und 1881 gar nur 27,8 Procent, und ebenso wächst die Zahl der Ueberalterten (21 Jahre und darüber) von 13,7 Procent i. J. 1877 auf 19,3 Procent i. J. 1881. Und das alles trotz des Beginns der Schulpflicht mit 6 Lebensjahren!

Es bedürfen in diesem Zusammenhange noch 2 Fragen der Erörterung: 1) ob und wie die Pubertätsentwickelung in der Schule sich berücksichtigen lässt, 2) ob und wie die der Hygiene widersprechenden Einwirkungen der Schluss- und Reifeprüfungen auf das ganze Schulleben sich beseitigen oder mildern lassen.

Wir machen in der Schule immer wieder die Beobachtung, dass bei Schülern, die sich in den unteren Klassen ganz normal entwickelt, ja erfreuliche Fortschritte gemacht haben, in den mittleren Klassen ein Stillstand oder gar ein Rückgang in den Leistungen eintritt, dass Schlaffheit und Energielosigkeit, verbunden mit allerlei Gelüsten, die Signatur des Schülers werden, wenn er sich in der Pubertätsentwickelung befindet, und das geschieht zumeist in den mittleren Klassen. Die Lehrer haben dann schwere Arbeit, und nirgends bleiben die Schüler so leicht länger, als wünschenswert ist, in einer Klasse hängen wie hier. Die gewaltige Umwälzung, welche bei der Umbildung des Knaben zum Jüngling vor sich geht, scheint eine vorübergehende Stauung in den geistigen Funktionen hervorzubringen, jedenfalls aber die Lernlust und Lernfähigkeit in der Schule zu beeinträchtigen. Nun ist aber auf die höchst bedeutungsvollen Beobachtungen und Berechnungen zu verweisen, welche Axel Key in seinen mehrfach schon genannten „schulhygienischen Untersuchungen" veröffentlicht hat. Da erfahren wir nämlich, dass der menschliche Körper in dieser Periode gerade eine bedeutende Wachstumsenergie und Widerstandskraft gegen Krankheiten zeigt. Die Key'schen Tabellen und Kurven offenbaren eine bedeutend schnellere Zunahme der Körperlänge und des Gewichts bei Knaben vom 14. bis 16. Lebensjahre, also in der schwedischen und dänischen Pubertätsperiode, von der die deutsche kaum abzuweichen scheint, wie z. B. Kotelmanns Untersuchungen in den Hamburger Schulen darthuen. Wir erfahren ferner: bei Kindern der wohlhabenden Klassen pflegt das schnellere Wachstum, beziehungsweise die Pubertätsperiode ein Jahr früher einzutreten als bei ihren ärmeren Altersgenossen, bei diesen aber schreitet die Entwickelung um so schneller vor und schliesst mit demselben Jahre wie bei den wohlhabenden Kindern ab. Sobald aber die Pubertätsentwickelung kräftiger eingetreten ist und ganz besonders gegen Ende dieser Periode, wenn auch die Gewichtszunahme gerade am stärksten ist, senkt sich die Key'sche Krankenkurve Klasse für Klasse, bis die Entwickelung vollendet ist, und es erscheint bei Key das 17. Lebensjahr als das gesundeste in der Schulzeit, während das 18. und 19. wieder mehr Anfälligkeit und Kränklichkeit zeigen.

Woher kommt nun die vielfach beobachtete geistige Mattigkeit und Unzuverlässigkeit in der Pubertätszeit? Rührt sie von der starken körperlichen Revolution her, so ist zu erwägen, ob die Klassenziele und wissenschaftlichen Anforderungen in III und II herabzusetzen und dafür mehr körperliche Uebung und Bewegung einzuführen sind. Denn unsere Erfahrungen lehren in der That, dass über alle Schwierigkeiten dieses Lebensabschnittes diejenigen Knaben am leichtesten hinwegkommen, welche ihren Körper am eifrigsten und regelmässigsten im Turnen und Spielen tummeln. Kommen jene Stockungen und Störungen im psychischen Leben, wie nach Key anzunehmen wäre, daher, dass die geistige Anstrengung in der vorhergehenden Periode von 9—13 Jahren, in welcher Wachstums- und Widerstandsfähigkeit an und für sich gemindert erscheinen, eine zu grosse war, so müsste in erster Linie in den unteren Klassen mit der Vereinfachung des Unterrichtsplanes und der Herabminderung der Ansprüche eingesetzt werden. Als ein Ueberlastungs- und Ueberladungsfehler dieser Art scheint uns z. B. in den für die preussischen Gymnasien und Realgymnasien zur Zeit geltenden Lehrplänen darin zu bestehen, dass bereits in V, also nur ein Jahr nach dem Beginne des Lateinischen, der Unterricht in einer zweiten fremden Sprache, in der französischen seinen Anfang nimmt. Das mag bei Kindern angehen, die für Sprachen gut beanlagt sind. Aber wir haben es doch überwiegend mit Kinderköpfen von mittlerer Begabung zu thun. Glücklich haben sie in VI die regelmässige lateinische Formenlehre und einen entsprechenden Vokabelvorrat bewältigt, notdürftig haben sie sich diese fremdartigen Wortbilder eingeprägt, da stürmt im zweiten Schuljahre gleichzeitig mit allen sogenannten Ausnahmen und Unregelmässigkeiten der lateinischen Sprache eine zweite fremde Sprache mit wiederum ganz neuen Wortformen und mit einer zu diesen Wortformen nicht stimmenden Aussprache auf ihre bescheidene und noch wenig geübte Fassungskraft ein.*) Woher soll da die Freude und das Behagen kommen, welche die Herrschaft über das geistige Besitztum gewährt und welche auch auf das physische

*) Es ist bekannt, dass an den Gymnasien bis 1856 in VI und V nur eine fremde Sprache, die lateinische, gelehrt wurde, während in IV das Griechische und erst in UIII das Französische begann. Den Reallehranstalten aber war bis 1859 eine ausgedehnte Freiheit in der Gestaltung des Lehrplanes gelassen, so dass auch der Anfang des fremdsprachlichen Unterrichts in ihnen

Leben wohlthätig belebend zurückwirkt? Wird da nicht von vornherein Verwirrung in vielen jugendlichen Köpfen angerichtet und die Unsicherheit für permanent erklärt? Es ist hier nicht unsere Aufgabe Schulpläne und Schulreformvorschläge zu machen. Dass hier aber ein wunder Fleck ist, möchte auch daraus hervorgehen, dass selbst ein so konservativer Schulpolitiker wie W. Schrader (in seiner „Verfassung der höheren Schulen S. 34 ff.) viele erhebliche Bedenken gegen die bestehende Lehrplaneinrichtung geltend macht.

Bei den Mädchen sind übrigens die Entwickelungsphasen dieselben, nur dass diese verschiedenen Phasen um ein oder einige Jahre früher eintreten als bei den Knaben. Auch hier mahnen die von Hertel und Key aufgestellten Berechnungen und Kurven zur Vorsicht und zur erneuten Prüfung des Masses der Arbeitsleistungen, welche den Schülerinnen, namentlich in den höheren Mädchenschulen zugemutet werden dürfen; denn die dort mitgeteilten Resultate zeigen, dass das Uebermass an Kopf- und Sitzarbeit auf den Organismus der Mädchen noch schädlicher wirkt als auf den der Knaben. Man darf also ganz gewiss nicht, wozu oft Neigung vorhanden ist, Methode, Plan, Einrichtungen von den höheren Knabenschulen einfach auf die höheren Mädchenschulen übertragen; denn das wäre von vornherein eine Ueberspannung der Leistungsfähigkeit. Das Uebel wird verschlimmert, wenn seitens des Hauses dem jungen Mädchen noch allerlei Privatarbeiten und Privatstunden auferlegt werden. Insbesondere gilt dieses vom Erlernen und Betreiben der Musik, die einen grossen Verbrauch an Nervenkraft erheischt. F. Dornblüth weist in seiner Gesundheitspflege (S. 274 ff.) nachdrücklich auf die schädlichen Folgen des zu frühen und zu eifrigen Betriebes der Instrumentalmusik hin, den er ebenso wie die Handarbeiten nicht vor dem 12. Jahre beginnen lassen will. Aufgrund vielfacher praktischer Erfahrungen steht er nicht an, den frühen Unterricht in Musik und Handarbeiten für Zeit- und Kräftevergeudung zu erklären.

Sehr beachtenswert erscheint uns daher, was Dr. St. Waetzoldt als Direktor der Berliner Elisabethschule in dem Programm von 1889 den Eltern und Hausärzten zu bedenken giebt, wenn er sagt: „Während die Eltern unbedenklich den Hausarzt veranlassen, aus gesundheitlichen Gründen die Befreiung von einem oder dem andern Lehrgegenstande der Schule zu befürworten, lassen sie oft den Musikunterricht ihrer Töchter und die Uebungsstunden ruhig weiter bestehen. Wir bemühen uns, damit den Mädchen die in der Grossstadt ihnen so unentbehrliche Zeit zur Ruhe, zum Spiel und zur körperlichen Bewegung gewahrt bleibe, die häuslichen Arbeiten auf das geringste Mass zu beschränken, eine halbe

ein verschiedenartiger war. — Auf die von J. Ostendorf 1873 aufgeworfene Frage: „Mit welcher Sprache beginnt zweckmässiger Weise der fremdsprachliche Unterricht?“ und auf die von diesem für das Französische getroffene Entscheidung hier näher einzugehen verbietet uns die begrenzte hygienische Aufgabe, die wir hier zu lösen haben.

Stunde täglich für die Unterstufe, eine Stunde für die Mittelstufe, eine und eine halbe Stunde durchschnittlich für die Oberstufe. Es muss als ein Missbrauch der kindlichen Kräfte bezeichnet werden, wenn für einen Luxus-Lehrgegenstand, wie Klavierspiel, täglich ebensoviel, oft mehr Zeit beansprucht wird, als für die Schularbeiten. Fast alle schwachen, matten, zerstreuten Schülerinnen, das ergab die Aufnahme, übten täglich 1—2 Stunden auf dem Klavier. Wurde der Klavierunterricht aufgegeben oder auch nur erheblich beschnitten, so waren die Mädchen frischer, nahmen reger Teil und leisteten besseres. Keine Uebung stellt an das Nervensystem höhere Ansprüche als das Klavierspielen. Dem Musikgötzen, dem thörichten Modevorurteil, dass Klavierspielen zur Bildung gehöre, bringt manche Mutter die Gesundheit der Tochter zum Opfer.

Einige Beispiele aus dem Sommerhalbjahre 1888 mögen das Gesagte unterstützen:

Klasse.	Durchschnittsalter.	Frequenz.	Davon haben Klavierstunde.	Tägliche Schularbeit.	Tägliche Musikübung.
VB.	9,6 Jahre	50	25	$^1/_2$—$^3/_4$ St.	$^3/_4$—1 St.
VA.	10,8 -	50	27	do.	1—1 $^1/_2$ St.
IVB.	11,2 -	51	29	1 St.	1—1 $^1/_2$ St.
IVA.	11,9 -	52	38	do.	1—2 St.
IIIB.	12,8 -	47	35	do.	1—1 $^1/_2$ St.
IIIA.	13,6 -	48	38	do.	1—2 St.
IIB.	14,4 -	46	21	do.	1—2 $^1/_2$ St.
IIA.	14,5 -	36	27	1 $^1/_2$ St.	1—2 $^1/_2$ St.

Bei einer grossen Zahl der Klavierspielerinnen lassen die häuslichen Arbeiten viel zu wünschen übrig; ihre Haltung ist matt oder aufgeregt. Einige leiden an nervöser Unruhe, klagen über häufigen Kopfschmerz und Schlaflosigkeit. Mit dem Alter der Schülerinnen nehmen diese Erscheinungen zu. Es darf behauptet werden, dass an der Schwächlichkeit und der Nervosität vieler Mädchen die häuslichen Musikübungen mehr Schuld tragen als die oft getadelte Schule. Vor dem 12. Jahre sollte der Klavierunterricht nicht beginnen, pflegen sollten die Musik nur ganz gesunde, musikalisch gut begabte Mädchen, von denen zu erwarten ist, dass ihr Spiel einst den Mitmenschen Freude bereiten wird. Von hundert klavierspielenden Mädchen gelangen aber neunzig nach jahrelanger Mühe nur zu einer automatenhaften Fertigkeit, die mit der Uebung einer Kunst nicht nur keine Verwandtschaft hat, sondern der Fähigkeit schlichter reiner musikalischer Empfindung geradezu verderblich ist. Den masslosen Ansprüchen mancher Klavierlehrer und Lehrerinnen an Zeit und Kraft unerwachsener Mädchen müssen Eltern und Schule ernsthafter entgegentreten. Es ist weder nötig noch wünschenswert, dass wir viele mittelmässige und schlechte Klavierspielerinnen haben, aber es ist nötig, dass unsere Mädchen körperlich und geistig gesund und frisch bleiben. In keinem Fall kann die Schule gestatten, dass wegen Blutarmut, Schwächlichkeit, überstandener Krankheiten, schwacher Augen u. s. w. u. s. w. solche Schülerinnen vom Handarbeitsunterricht, vom Turnen oder vom Zeichnen dispensiert werden, welche den Musikunterricht fortsetzen. Werden Dispensationen aus gesundheitlichen Gründen notwendig, so ist im allgemeinen auch zugleich jedes Klavierspiel aufzugeben. Es wäre sehr dankenswert, wenn die Aerzte, welche die Dispensation beantragen, darauf ihr Augenmerk richten wollten, damit es nicht vorkommt, dass Mädchen wegen schwacher oder entzündlicher Augen vom Zeichen- oder Handarbeitsunterricht dispensiert werden sollen, die 2 Stunden täglich den Notendruck entziffern müssen."

Wir haben sodann noch die zweite Frage aufgeworfen, wie die nicht zu verkennende Rückwirkung der Reifeprüfung von gesundheitsschädlichen Folgen für das ganze Schul- und Schülerleben möglichst befreit werden könne. Das einfachste und radikalste Mittel wäre ja die Beseitigung dieser Prüfung, die erst vor hundert Jahren eingeführt und erst vor c. 60 Jahren in volle Wirksamkeit gesetzt worden ist. Und in der That bringt u. a. Paul Richter in der „Zeitschrift für das Gymnasialwesen" 1889 Gründe für den Wegfall dieser Prüfung, die sich hören lassen. Es fragt sich aber, ob eine solche Radikalkur an der Zeit ist.

Die zu Ostern 1789 in Preussen eingeführte Reifeprüfung hatte den ausgesprochenen Zweck, „der notorischen Unwissenheit der Studierenden in den Schulkenntnissen energisch zu steuern"; doch war den einzelnen Gelehrtenschulen, deren Lehrpläne zum Teil erheblich von einander abwichen, erheblicher als heutzutage die gymnasialen von den realgymnasialen, je nach diesen Lehrplänen sowohl in den Anforderungen als in den Gegenständen der Prüfung ausgedehnte Freiheit gelassen. Im Jahre 1812 wurde das erste Prüfungsreglement erlassen, in welchem als Hauptfächer die alten Sprachen, Geschichte und Mathematik, als Nebenfächer Deutsch, Französisch, Geographie und Naturlehre fungierten. Wer in drei Hauptfächern genügte, erhielt Nr. 1, auch wenn die Nebenfächer ausfielen, wer ein Hauptfach beherrschte, Nr. 2, und wer in keinem Hauptfache bestand, gewann immer noch die Zeugnisnummer 3, konnte er auch nicht vorzügliche Fortschritte in den Naturwissenschaften als Ersatz bieten; alle drei Nummern aber berechtigten zum Studium und zu den Staatsprüfungen. Der Individualität der Schüler wurde also der allerfreieste Spielraum gelassen; er sollte Zeit und Musse zu freiem wissenschaftlichem Studium in dem Fache haben, zu dem ihn Neigung und Anlage hinzogen. Der Unterrichtsplan von 1816 beschränkte die eben gekennzeichnete individuelle Freiheit der Schulen und Schüler bereits erheblich, und es wurden an die Arbeitskraft und Zeit der Schüler ausserordentlich gesteigerte Anforderungen gestellt. Joh. Schulze ging in dem Ehrgeiz die Leistungen der preussischen Gymnasien zu heben zu weit. Das neue Prüfungsreglement von 1834 kannte nur noch die Prädikate „reif" und „unreif" und verweigerte den für unreif Erklärten den Zutritt zu den Fakultätsstudien, während gleichzeitig den Universitäten das Recht einer Aufnahmeprüfung entzogen wurde.

Da das Reglement alle Lehrfächer für Prüfungsfächer erklärte und in Lehrern wie Schülern das ehrgeizige Streben erwecken musste in allen Fächern zu genügen, so konnte eine verschärfende und überlastende Rückwirkung auf die ganze Anstalt nicht ausbleiben, und es darf uns daher nicht Wunder nehmen, dass, wie wir gesehen haben, gerade damals die Ueberbürdungsfrage auftauchte und die Klage sich erhob, durch die fortwährende Ueberhäufung mit Hausaufgaben werde die freie spontane Arbeitslust und Arbeitskraft gemindert oder gar ertötet. „Man wird es allseitig rühmen", sagt P. Richter, „dass der Lehrplan neben den alten Sprachen diejenigen Fächer als obligatorische einführte, deren Kenntnis das Verständnis der modernen Kultur ermöglicht; aber ebenso zweifellos ist es auch, dass die Aufrechterhaltung der Zielforderungen in den alten Sprachen neben der gründlichen Behandlung der anderen Fächer, zumal wenn in allen geprüft wurde, eine erdrückende Last für die Jugend werden musste."

Die Lehrpläne und Prüfungsordnungen von 1856 (für die Realgymnasien 1859) und 1882 sollten diesen Uebelständen abhelfen, blieben aber in manchen Halbheiten stecken; denn sie sind nicht aus Einem Gusse, Einer Idee. So hat man z. B. die Unterscheidung zwischen Haupt- und Nebenfächern fallen lassen und verweigert das Zeugnis der Reife, wenn nicht, abgesehen von Kompensationen zwischen „gut" und „nicht genügend", in allen obligatorischen Fächern das Urteil „genügend" lautet. In der Prüfungsordnung von 1882 zeigt sich ein besonders anerkennenswerter Zug insofern, als hier deutlich die Klassenleistungen als ein gleichberechtigter Faktor neben die Prüfungsleistungen gestellt werden. Seit 1856 werden die Nebenfächer gewiss mit ganz anderem Nachdruck getrieben, aber gerade dadurch ist auch mehr Hast, Unruhe, Ueberlastung in die Schule getragen. Dabei erhält der Extemporalienkultus die Schüler in steter nervöser Aufregung, die sich steigert, je näher die Zeit der Versetzung und der Schlussprüfung kommt. Wenn nun gar der Königl. Kommissarius das Abiturientenexamen als die hauptsächlichste Gelegenheit behandelt, dass die Schule sich vor ihm über ihre Erfolge ausweise, dann wird die ungünstige Rückwirkung noch gesteigert. Die Behörde hat in Verfügungen und Verordnungen alles gethan, um alle Uebertreibung, allen Missbrauch zu hemmen und erst 1889 eine Verfügung erlassen, welche der Schule verbietet, besondere Repetitionen für das Examen abzuhalten. Die vorwaltende Absicht, der Ueberlastung und Ueberanstrengung der Schüler im letzten Semester vorzubeugen, ist sehr löblich. Aber ob sie erreicht wird? Ob es nicht folgerichtiger wäre, 1) den Klassenleistungen ein noch grösseres Gewicht beizulegen, 2) alle diejenigen Fächer und Arbeiten aus der Prüfung zu streichen, welche umfassende Repetitionen nötig machen und welche weit mehr das Wissen als das Können auf die Probe stellen? Die Studien auf den Universitäten und Akademieen verlangen klare Denk- und Urteilskraft, wissenschaftlichen Sinn, geschulte, aber ungeschwächte Arbeitskraft, und die Fähigkeit richtiger Beobachtung; erst in zweiter Linie alle die Kenntnisse, welche von der Schule mitgebracht werden. Es genügt, wenn die vorhandenen Fähigkeiten in Fertigkeiten umgebildet sind. Mit der grösseren Beschränkung der Abiturientenprüfung auf das Wesentliche wird fast von selbst eine Herabstimmung der Anforderungen an den gesamten Lernstoff der Schule erfolgen und eine gesundere Ruhe und Vertiefung des Unterrichts eintreten.

Nun ertönt aber von allen Seiten der Ruf nach einer besseren Unterrichtsmethode, nach einer planmässigeren didaktischen und pädagogischen Vorbildung der Lehrer. Man erwarte davon nicht zu viel. Was ist und macht die Methode? Sie wird gegeben durch die Natur des Lehrgegenstandes und durch die Persönlichkeit des Lehrers. Didaktisch kann sich dieser von Tag zu Tag vervollkommnen. Aber wie heisst doch das alte Sprüchlein? Paedagogus nascitur, non fit. Und Zweierlei kann auch die beste Methode nicht erreichen: sie kann weder dem Tage einige Stunden zulegen, noch die von der Natur gesteckte Grenze der Aufnahmefähigkeit des jugendlichen Geistes erweitern.

Die preussische Unterrichtsverwaltung hat unter dem 15. März 1890 eine „Ordnung der praktischen Ausbildung der Kandidaten für das Lehramt an höheren Schulen“ erlassen, welche diese Ausbildungszeit auf 2 Jahre ausdehnt. Das erste oder Seminarjahr ist dazu bestimmt, die Kandidaten entweder an einem der vorhandenen pädagogischen Seminare oder an einer solchen Zwecken entsprechend eingerichteten höheren Lehranstalt „mit den Aufgaben der Erziehungs- und Unterrichtslehre in ihrer Anwendung auf höhere Schulen und insbesondere mit der Methodik der einzelnen Unterrichtsgegenstände bekannt zu machen, sowie durch Darbietung vorbildlichen Unterrichts und durch Anleitung zu eigenen Unterrichtsversuchen zur Wirksamkeit als Lehrer zu befähigen“, während das darauf folgende Probejahr vorzugsweise der selbstständigen praktischen Bewährung des erworbenen Lehrgeschicks dienen soll. Demgemäss sind denn die Einrichtungen und Bestimmungen getroffen, welche in den 21 Paragraphen jenes Reglements in allen ihren Einzelheiten dargestellt sind. Es ist zu wünschen und zu erwarten, dass sie sich in der Hauptsache bewähren und der Hygiene des Unterrichts zu statten kommen werden.

Wir schliessen diese Betrachtung mit einer Anzahl von Sätzen, die wir bereits bei einer früheren Gelegenheit (1883) aufgestellt und vertreten haben:

1. Zur Vermeidung späterer Ueberlastung und Uebermüdung ist vor allen Dingen der zu frühe Beginn des Schulunterrichts zu verhüten. Knaben, welche ein humanistisches oder realistisches Gymnasium, resp. eine Oberrealschule durchzumachen bestimmt sind, sollten nicht vor vollendetem 7. Lebensjahre einer Schule überantwortet werden.

2. Während der Zeit des Schulbesuches ist darauf zu achten, dass Schüler nicht durch Privatstunden, die vom Schulunterricht abliegen und ablenken, besonders auch nicht durch übermässiges Betreiben der die Nerven angreifenden und die Aufmerksamkeit anspannenden Musik überreizt oder überanstrengt werden. (Anmerk. In den unteren Klassen ist das Nehmen, in den oberen auch das Erteilen von Privatstunden gemeint.)

3. Die Hausordnung muss es zulassen und regeln, dass für die zu Hause zu erledigenden Aufgaben und Arbeiten die nötige Ungestörtheit und richtige Zeiteinteilung vorhanden ist. Wo das Haus diese Zeitordnung und Ungestörtheit nicht schaffen kann, ist in Erwägung zu ziehen, ob seitens der Schule unentgeltliche Arbeitsstunden gewährt werden können.

4. Ueberhaupt ist ein „Einklang der beiden zum Zusammenwirken bestimmten Faktoren“, Schule und Haus, nötig, um die zur Ueberbürdung beitragenden Uebelstände zu verhüten. (Vgl. die Ministerialverfügung vom 31. März 1882.)

5. Für die Tages- und Wochenarbeit in den Vorschulklassen erscheint das von der ärztlichen Kommission in Elsass-Lothringen vorgeschlagene Mass empfehlenswert, welches bestimmt:

Lebensjahr.	Klasse.	Sitzstunden.	Singen.	Turnen.	Arbeitsstunden	Im ganzen.
7. 8.	IX. VIII.	18	2|2	4|2—5|2	6|2	24—24 1|2
9.	VII.	20	2|2	4|2—5|2	5—6	28—29 1|2

6. Für die Real- und Gymnasialklassen erscheint ein durch eingehende Untersuchungen und Beratungen von Expertenkommissionen anzubahnender Ausgleich zwischen solchen Anforderungen, wie sie die ärztliche Kommission in Elsass-Lothringen stellt, und den Anordnungen, welche von der preussischen Unterrichtsverwaltung für die Stunden- und Arbeitspläne getroffen worden, nicht schwer durchführbar.

7. Ausser den 2—3 obligatorischen Turnstunden sind freiwillige Turnübungen, Turnspiele, Ausflüge ins Freie, Turnfahrten, Schwimmen, Schlittschuhlauf dringend zu empfehlen. (Ministerialerlass vom 27. X. 82.) Es sind den körperlichen Uebungen im ganzen 8 Stunden wöchentlich zuzuwenden, sei es nun, dass dieselben von der Schule selbst angeordnet und geleitet werden, oder dass sie unter einer anderen öffentlichen Autorität stehen. (Elsass-Lothringen Nr. 10.)

8. Der Sonntag ist von Schulaufgaben und Schularbeiten frei zu halten. (E. L. Nr. 4.)

9. Ebenso sind die Ferien von Schulaufgaben im engeren Sinne möglichst zu entlasten. (E. L. Nr. 5.)

10. Die grossen Ferien sind an das Ende eines Schuljahres oder Semesters zu legen und nicht in die Mitte der Schularbeit.

11. Der Ueberfüllung der Klassen ist nach Kräften vorzubeugen. Als Normalmass gelten für die Vorschul- und unteren Klassen 40—45, für die mittleren 30—35, für die oberen 20—25.

12. In grossen Städten, in denen weite Schulwege durch die Strassen zurückzulegen sind, ist möglichste Koncentration des wissenschaftlichen Unterrichts wie überhaupt des obligatorischen Unterrichts auf die Vormittage zu empfehlen, dabei aber auf genügende Pausen Rücksicht zu nehmen.

13. Das Abiturientenexamen, durch welches seit 1812, bezw. 1834 der Staat die Kontrolle über das genügende Mass der Bildung, der Leistungen und Kenntnisse der mit dem Reifezeugnis Abgehenden übernommen hat, muss so gehandhabt werden, dass es auf das Leben und Arbeiten der ganzen Schule einen belebenden und anregenden, nicht einen überanstrengenden und schablonisierenden Einfluss ausübt. Zu dem Zwecke ist das Ziel der Forderungen herabzusetzen und das System der Kompensation der Leistungen in geeigneter Weise in Anwendung zu bringen. (Vergl. Schrader, die Verfassung der höheren Schulen, S. 47 ff. und Ministerialerlass vom 27. V. 82.)

14. Die Einschränkung der Schreibarbeit und die Erledigung der Hauptarbeit in der Schule, namentlich in den unteren und mittleren Klassen, ist unentbehrlich.

15. Die übermässige Betonung der Extemporalleistungen und schriftlichen Versetzungsarbeiten ist zu vermeiden. Insbesondere sind Probearbeiten so einzurichten, dass das Mass der für sie nötigen Vorbereitungen und Wiederholungen nicht über das Mass und die Kontrolle des Arbeitsplanes hinausgeht, welcher am Anfange jedes Schuljahres und Semesters zu vereinbaren und streng einzuhalten ist. (Vergl. die Ministerialverfügung vom 31. III. 82, S. 8 u. a.) Auch dürfen bei Versetzungen die Anforderungen an die Gleichmässigkeit der Leistungen nicht zu weit getrieben werden.

16. Im allgemeinen ist für die Erledigung der häuslichen Schularbeiten das Mass anzustreben, welches in dem ärztlichen Gutachten für Elsass-Lothringen angegeben ist, also

VI und V	8 Stunden	wöchentlich	(tägl. 1½)
IV „ III	12 „	„	(tägl. 2—2½)
II „ I	12-18 „	„	(tägl. 2½—3)

17. Knaben, welche für den erfolgreichen Besuch einer solchen höheren Lehranstalt nicht geeignet sind, sollten von ihr ferngehalten oder wieder weggenommen werden, wenn Anlagen und Leistungen in dauerndem Widerspruche zu den dort gestellten Anforderungen bleiben.

18. Es ist für diejenigen Schüler, welche den ganzen Kursus einer vollberechtigten Gymnasial- oder Reallehranstalt weder durchmachen können noch wollen, sondern aus einer der mittleren Klassen abgehen oder mit dem Zeugnis der wissenschaftlichen Befähigung für den einjährigen Dienst ihre Schulbildung abschliessen wollen, durch Mittelschulen und höhere Bürgerschulen zu sorgen, auf denen sie eine für ihre Zwecke geeignetere und abgeschlossenere Schulbildung erlangen können. (Vergl. die neuen Lehrpläne 82, S. 19—23.)

19. Die Gymnasial- wie die Reallehranstalten haben sich im Laufe des Jahrhunderts zu grösserer Vielseitigkeit ihrer Unterrichtsfächer und Leistungen entwickelt. Lässt sich nun, wie unzweifelhaft erscheint, die ursprüngliche grössere Einfachheit ihrer Lehrverfassung nicht wieder herstellen, so darf und kann andrerseits die durch die Anforderungen der Neuzeit gebotene Vielseitigkeit und die Annäherung beider Schulgattungen aneinander doch nicht so weit geführt werden, dass die sogenannte Einheitsschule (welche die Lehrziele und Vorzüge der Gymnasien und Realschulen in sich vereinigen will) hergestellt wird; denn nach dem Urteil der pädagogischen Autoritäten würde durch das damit verbundene Unmass der Anforderungen an die Jugend deren Gesundheit, Arbeitskraft und Arbeitsfreudigkeit völlig untergraben werden.

20. Den sich heranbildenden Lehrern höherer Lehranstalten ist ausreichende Gelegenheit zur methodischen Ausbildung in pädagogischer und didaktischer Hinsicht zu gewähren.

Beziehen sich die voranstehenden Sätze nur auf die höheren Lehranstalten, so haben wir noch 2 hinzuzufügen, welche auch den Volksschulen gelten:

1. Im Anschluss an die bei allen Kulturvölkern gebräuchliche Schreibweise werde in allen Volksschulen und unteren Klassen höherer Lehranstalten die Antiqua oder Lateinschrift in Druck und Schrift massgebend. (Siehe die Begründung dieses Satzes auf S. 231—234 unseres Buches.)

2. Es werde eine Rechtschreibung eingeführt, welche alle Wörter ausser den Eigennamen klein schreibt und alle Dehnungszeichen weglässt. (Siehe Begründung bei Jacob Grimm.)

Welche Vereinfachung des Unterrichts, welche Ersparnis an Zeit und Kraft für die Schüler, an Aerger und Verdruss für die Lehrer!

Litteratur. 1) **v. Kamptz,** Annalen der preussischen inneren Staatsverwaltung, 1829. — 2) **Lorinser,** Zum Schutz der Gesundheit in den Schulen, 1836. — 3) Protokolle der preussischen Schulkonferenzen, 1873. — 4) **A. Petersilie,** Die Entwickelung der preussischen höheren Lehranstalten in statistischer Beleuchtung, 1883. — 5) **L. Wiese,** Pädagogische Ideale und Proteste, 1884. — 6) **A. Key,** Schulhygienische Untersuchungen, 1888. — 7) **F. Dornblüth,** Gesundheitspflege, 1889. — 8) **P. Richter,** Das Abiturientenexamen, 1890. — 9) **P. Cauer,** Staat und Erziehung, 1890. — 10) **Wiese-Kübler,** Verordnungen und Gesetze, 1887.

Ergänzungen und Verbesserungen.

Auf S. 40 ist erwähnt, dass für die Realgymnasien unter den Staaten des Deutschen Reiches eine ähnliche Verständigung angestrebt werde, wie für die Humangymnasien durch die Uebereinkunft von 1874. Die erste Lieferung unseres Buches war bereits im Druck erschienen, als unter dem 1. März 1889 das „Uebereinkommen" veröffentlicht wurde, welches von den deutschen Bundesregierungen „hinsichtlich der gegenseitigen Anerkennung der von den Gymnasien, beziehungsweise Realgymnasien ausgestellten Reifezeugnisses" genehmigt worden und dessen Hauptbestimmung in § 1 enthalten ist; dieser lautet:

„Das Reifezeugniss, welches ein Angehöriger des Deutschen Reiches von einem Gymnasium oder einem Realgymnasium (einer Realschule I. Ordnung) irgend eines deutschen Staates als Schüler der Anstalt erworben hat, gewährt in jedem einzelnen Bundesstaate diejenigen Berechtigungen, welche mit dem Reifezeugnisse eines dem letzteren Staate angehörenden Gymnasiums bezw. Realgymnasiums (Realschule 1. Ordnung) verbunden sind."

Auf Seite 364, betreffend die Krankheiten der Brustorgane, haben wir bereits erwähnt, dass nicht nur Schüler, sondern auch Lehrer und Lehrerinnen, welche an Lungentuberkulose leiden, wegen der grossen Gefahr der Ansteckung sofort von der Schule ausgeschlossen werden sollten. Nachdem die Wissenschaftliche Deputation für das Medizinalwesen in einem Gutachten vom 5. November 1890, betreffend die Verhütung der Tuberkulose, sich ebenfalls hierüber geäussert hat, so verfehlen wir nicht, den bezeichneten Passus hier mitzuteilen.

4) „Für die Schüler sind die Erkrankungen der Lehrer von grösserer Bedeutung als die der Schüler, wenigstens soweit es sich um jüngere Kinder handelt. Lymphdrüsen der Brust und des Gehirns erkranken bei Kindern häufiger als die Lunge an Tuberkulose; zudem sind Kinder im Aushusten nicht geübt und verschlucken den Auswurf. In den oberen, namentlich Knabenklassen wird die Bedeutung des Spucknapfes schon grösser sein. Ganz allgemein dürfte für Schulen anzuordnen sein:

1) dass Lehrer wie Schüler durch Entfernung ihres Auswurfs im Schulgebäude sich nur der in geeigneter Beschaffenheit und genügender Zahl aufzustellenden Spucknäpfe bedienen dürfen oder eines Dettweiler'schen Fläschchens;

2) dass in den Schulräumen Staub möglichst beseitigt, aber nur durch nasses Aufwaschen entfernt werden darf;

3) dass öfter hustende Schüler in Bezug auf 1) vom Lehrer besonders zu beachten sind;

4) dass bei brustkranken Schülern das Wegbleiben von der Schule zum Zwecke längerer Kuren mit besonderer Bereitwilligkeit erleichtert und gestattet werde."

Das Ministerium hat eine dem entsprechende Verfügung bereits erlassen.

Auf S. 426 muss es „in der preussischen (nicht deutschen) Centralturnanstalt" heissen.

Alphabetisches Sachregister.

Alphabetisches Namenregister.

Druck von Albert Koenig in Guben.

FSC
www.fsc.org
MIX
Papier | Fördert gute Waldnutzung
FSC® C083411

Kolibri 360 GmbH
Ferdinand-Jühlke-Straße 7
99095 Erfurt, Deutschland
produktsicherheit@kolibri360.de